Cardiovascular MRI and MRA

Copyright © 2003 by Charles B. Higgins, Albert de Roos

Lippincott Williams & Wilkins

530 Walnut Street, 8th Floor East

Philadelphia, PA 19106 U.S.A.

ISBN 0-7817-3482-7

CARDIOVASCULAR MRI & MRA

心血管
MRI 和 MRA

（美）CHARLES B. HIGGINS
ALBERT DE ROOS 主编

程敬亮　张兆琪　张　勇　主译
祁　吉　李坤成　审校

河南科学技术出版社
·郑州·

内容简介

  本书由来自不同国家的 50 余位国际知名医学影像学专家共同编著。作者在系统阐述磁共振成像 (MRI) 和磁共振血管造影 (MRA) 基本理论、基本技术的基础上，重点介绍了 MRI 和 MRA 在各种先天性心脏病、后天性心脏病和血管疾病中的应用，书中第三部分尤为详尽地讲述了 MRI 和 MRA 在缺血性心脏病中的广泛应用。全书有 400 余幅图片，既有直观的成像原理示意图，又有大量典型病例的 MRI 和 MRA 图像。

Chinese translation published by arrangement with

Lippincott Williams & Wilkins Inc.U.S.A.

版权所有，翻印必究

著作权合同登记号：图字 16-2004-5

图书在版编目 (CIP) 数据

  心血管MRI和MRA=Cardiovascular MRI And MRA/ (美) 希金斯 (Higgins C.B.)，罗斯 (De Roos A.) 主编；程敬亮等主译． — 郑州：河南科学技术出版社，2008.1
  ISBN 978-7-5349-3581-7

  I.心⋯ II.①希⋯②罗⋯③程⋯ III.①心脏血管疾病－磁共振成像－诊断学②心脏血管疾病－磁共振血管造影－诊断学
IV.R540.4

  中国版本图书馆 CIP 数据核字 (2007) 第 192547 号

出版发行：河南科学技术出版社
     地址：郑州市经五路 66 号 邮编：450002
     电话：(0371)65737028
     网址：www.hnstp.cn
责任编辑：李娜娜 赵影影
责任校对：崔春娟 周立新 张景琴
封面设计：张 伟
版式设计：常红岩
印 刷：河南第一新华印刷厂
经 销：全国新华书店
幅面尺寸：210mm × 297mm 印张：32.25 字数：954 千字
版 次：2008 年 1 月第 1 版 2008 年 1 月第 1 次印刷
定 价：180.00 元

如发现印、装质量问题，影响阅读，请与出版社联系。

主译简介

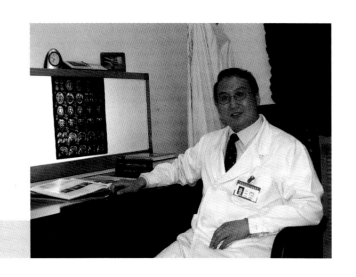

程敬亮

程敬亮，男，1964 年 8 月出生，河南省太康县人。现为郑州大学（原河南医科大学）第一附属医院放射科教授、主任医师、医学影像专业博士生导师。先后被评为河南省优秀专家、河南省跨世纪学术学科带头人和河南省优秀中青年骨干教师。

1985 年 7 月河南医科大学医疗系本科毕业，先后在河南医科大学第二附属医院放射科和郑州大学第一附属医院放射科从事放射诊断的医疗、教学和科研工作。并于 2007 年在美国南加州大学医学院研修 MRI 诊断 1 年。已完成河南省科技攻关和河南省自然科学基金项目 8 项，并分别获得河南省科技进步二等奖和三等奖，尚完成了河南省医学创新人才工程 1 项、河南省教育厅科研项目 4 项。共获科研资助基金 200 余万元。目前的主要研究课题《缺血性脑血管病的影像学诊断和相关治疗研究》，已同时得到河南省杰出青年科学基金、河南省重点科技攻关项目、河南省医学创新人才工程项目基金、河南省杰出人才计划和河南省高校优秀人才支持计划的资助和支持。已发表科研论文 120 余篇。主编和参编医学影像学专著 10 部，主译 4 部，主审 1 部。已获国家实用新型发明专利 4 项。已培养硕士和博士研究生 26 名。

工作中注重全面发展，但更擅长于中枢神经系统、五官疾病和胸部疾病的影像学诊断。对眼外伤、眼异物、脑血管病和脊髓纵裂畸形的影像学诊断进行了深入细致的研究，填补了国内外多项研究空白，《眼外伤性病变的影像学诊断比较研究》、《脊髓纵裂的分型、影像学诊断和治疗研究》和《脑囊虫的磁共振成像诊断研究》分别获得 1998 年、1999 年和 2006 年度河南省科技进步二等奖。多次受邀参加 RSNA、ECR、ESMRMB 和 JRC 等国际放射学术会议。

主要学术兼职有：河南省放射学会主任委员，河南省介入治疗专业委员会名誉主任委员，中华放射学会全国委员，中国医学影像技术研究会常务理事，河南省影像技术学会副主任委员，河南省医师协会放射学分会副会长，是《中华放射学杂志》等十多种影像学杂志编委或常务编委。

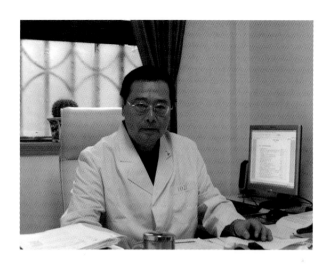

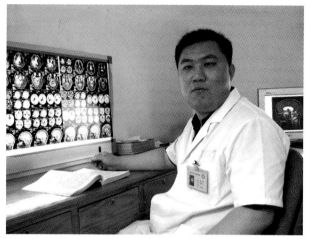

张兆琪

张　勇

张兆琪，男，主任医师，教授，博士生导师，1970年毕业于协和医科大学。先后在天津医科大学总医院放射科、天津医科大学第二医院放射科、首都医科大学附属北京安贞医院医学影像科任职。现为首都医科大学附属北京安贞医院医学影像科主任，北京放射学会委员，中华医学会放射学分会心胸组委员，多种专业期刊编委和特约审稿人。自1984至1985年作为访问学者在美国Cleveland Clinic学习磁共振成像技术以来，长期从事磁共振成像的相关研究，是我国早期从事磁共振影像诊断学的专家之一。在心脏、大血管、骨关节疾病的磁共振诊断以及脑功能磁共振成像方面造诣颇深。近些年来，在国内外各种学术期刊上发表论文40余篇，主编或参编专著10余部，培养或联合培养博士后、博士生、硕士生10余人，承担在研课题3项（国家级1项、省部级2项）。已完成课题"肺动脉血栓栓塞的基础与临床研究"获2002年度北京市科技进步三等奖。

张勇，男，1977年出生，河南省焦作市人，主治医师，2004年毕业于郑州大学医学院，获影像专业硕士学位，现为郑州大学医学院医学影像学专业博士研究生，从事影像诊断的医疗、教学和科研工作，具有丰富的磁共振诊断经验。擅长中枢神经系统和心血管疾病的影像学诊断。参与编著医学影像学专著4部，发表科研论文30余篇，获河南省科技进步二等奖1项，获国家实用新型发明专利2项。

译者名单

主　　译　　程敬亮　张兆琪　张　勇
副主译　　崔晓琳　王梅云　任翠萍
参译人员　（以姓氏笔画为序）

于　薇　马晓海　王　珏　王永梅　王梅云　石士奎
白　洁　吕　飚　乔晨辉　刘予东　刘克成　刘依凝
毕　涛　杜　彦　杜　靖　邱春光　陈　尔　陈学军
张　岚　张　勇　张　焱　张兆琪　张会霞　杨　涛
杨运俊　苗翠莲　范占明　赵艺蕾　贺　毅　秦石成
晋　晖　高雪梅　郭　曦　姜　涛　黄小勇　崔晓琳
董　莉　程敬亮　温兆赢　戴沁怡

审　　校　　祁　吉　李坤成

中 文 版 序

　　自20世纪80年代初MRI应用于临床不久，即用于心脏大血管的检查。早期，因条件的限制，主要用于大体形态的检查。其后由于MRI硬件、软件的不断改进和更新，包括脉冲序列和成像技术以及相应临床应用研究的显著进展，20世纪90年代初中期，MRI已与超声心动图、CT、X线数字成像和放射性核素显像并列，成为现代心血管影像学的重要组成部分。MRI具有大视野、多体位直接成像、无射线、高对比，以及高组织分辨力的优势。随着近年来时间和空间分辨力的不断提高，MRI对心血管疾病的医疗、科研和教学工作必将发挥越来越重要的作用。

　　值此时期，由郑州大学第一附属医院程敬亮教授和首都医科大学附属安贞医院张兆琪教授等翻译的《心血管MRI和MRA》一书即将出版，值得祝贺。这一专著由国外知名的医学影像学专家、对心血管MR诊断造诣颇深的Charles B. Higgins和Albert de Roos主编。该书内容丰富，在讲述基本原理的基础上概括了主要获得性和先天性心脏病及血管疾病的MRI和MRA的诊断分析，图文并茂。中文版译文流畅，是一本有用而难得的心血管MR成像的参考书。祝愿并相信，该书中文版的出版不仅有饶广大读者，并将对推动我国心血管MRI与MRA，进而促进心血管影像学的发展，发挥积极作用。

中国工程院院士
中国协和医科大学附属
阜外医院放射科教授

2007年10月

中 文 版 前 言

20世纪40年代X线心血管造影始用于临床，一经问世，即极大地推动了心血管疾病诊断与手术治疗的发展，并成为心血管疾病临床诊断的金标准。近20多年来陆续有多种影像诊断新技术诞生并应用于临床，尤其是磁共振成像（MRI）技术的迅速发展。目前，MRI已可无创地从形态学、血流学及心功能等方面对心血管疾病进行全面的评估和诊断。

心血管MRI应用于临床在国外始于20世纪80年代初期，我国起步较晚。目前国内外有关MRI诊断的著作已有很多，但重点而系统阐述心血管MRI诊断的著作则甚少。有鉴于此，我们十分高兴地接受了河南科学技术出版社的委托，翻译《心血管MRI和MRA》一书。

本书包括基本原理、后天性心脏病、缺血性心脏病、先天性心脏病和血管疾病5个部分，共29章，约100万字，图400余幅。全书详细介绍了当前MRI的新技术和各种心血管疾病的MRI诊断知识。本书的出版将有力提高影像科医生对MRI诊疗心血管疾病的认识，是影像科医生和心血管内、外科等相关临床科室医生不可多得的一本参考书。

在本书的翻译过程中，承蒙郑州大学第一附属医院和首都医科大学附属安贞医院放射科多位同仁的大力支持和协助，谨此表示衷心的谢忱。特别感谢天津医科大学附属第一中心医院祁吉教授和首都医科大学附属宣武医院的李坤成教授在百忙中审校本书中译本。衷心感谢中国工程院院士、北京阜外医院刘玉清教授为本书中文版作序。

在翻译过程中，我们力求做到准确并忠于原著，但由于水平有限，错误之处在所难免，恳切希望同道斧正。

程敬亮　张兆琪　张　勇

2007年7月

原　著　序

经过 20 多年的发展，磁共振成像（MRI）已是一种比较成熟、几乎能用于人体各个部位的成像技术，然而心血管 MRI 技术却不十分完善，并少为人们所熟知。首例人体心脏 MRI 检查大约是在 1982 年，但 20 年后，诊断医师对 MRI 在心血管疾病中的应用仍然缺乏足够的了解和认识。最近 5 年来，随着 MRI 梯度系统的改进和新脉冲序列的应用，MRI 技术得到了飞跃发展，可以从形态学和生理学对心血管系统做出全面评估及精确量化。

我们撰写本书的目的在于提高医务工作者对 MRI 和 MRA 在心血管疾病诊断价值方面的认识水平。鉴于心血管 MRI 技术的发展日新月异，我们编写本书，从起草到初稿完成不到 1 年时间。

本书共分为 5 部分。第 1 部分系统介绍了有关心血管 MRI 的技术和基础知识；第 2、第 3 和第 4 部分分别介绍了 MRI 在各种心血管疾病中的应用价值，其中第 3 部分共 9 章更为详尽地介绍了 MRI 在缺血性心脏病中的广泛应用；第 5 部分阐述了 MRA 对血管性病变的评价意义。

本书作者为来自不同国家的从事心血管疾病研究的医学工作者、心脏病专家和影像学专家，他们为心血管 MRI 和 MRA 的发展和临床应用付出了长期的辛勤劳动和不懈努力。

Charles B. Higgins, MD

Albert de Roos, MD

作者名单

Haydar Akbari,MD   Research Fellow,Department of Radiology,University of California San Francisco,San Francisco,California

Charles M.Anderson,MD,PhD   Associate Professor,Department of Radiology,University of California San Francisco; Chief of MRI,Department of Radiology,San Francisco VA Medical Center,San Francisco,California

Philip A.Araoz,MD   Clinical Instructor,Department of Radiology,University of California San Francisco,San Francisco,California

Frank M.Baer,MD,PhD   Associate Professor,Klinik III für Innere Medizin,Universität zu Köln,Köln,Germany

W.L.F.Bedaux,MD   Research Fellow,Department of Cardiology,Vrije Universiteit Medical Center,Amsterdam, The Netherlands

René M.Botnar,PhD   Visiting Scientist,Cardiovascular Division,Harvard Medical School;Senior Scientist,Cardiovascular Division,Beth Israel Deaconess Medical Center, Boston,Massachusetts

Lawrence M.Boxt,MD   Professor of Clinical Radiology, Department of Radiology,Albert Einstein College of Medicine;Chief of Cardiovascular Imaging,Department of Radiology,Beth Israel Medical Center,New York, New York

Arno Bücker,MD   Associate Professor,Department of Diagnostic Radiology,University Clinic Aachen,Aachen, Ger-many

Shalini G.Chabra,MD   Research Fellow,Department of Radiology,Weill Medical College of Cornell University; Resident,Department of Internal Medicine,Metropolitan Hospital,New York,New York

Graham R.Cherryman,FRCR   Professor,Department of Radiology,University of Leicester;HonoraryConsultant and Clinical Director,Department of Radiology,University Hos-pitals of Leicester,Leicester,United Kingdom

Kelly M.Choi,MD   Cardiology Fellow,Department of Medicine/Cardiology,Duke University;Cardiology Fellow,

Duke Cardiovascular Magnetic Resonance Center,Duke Univer-sity Medical Center,Durham,North Carolina

Jozo Crnac,MD   Abteilung für Kardiologie,Sankt Katharinen Hospital Frechen,Frechen,Germany

Jörg F.Debatin,MD,MBA   Professor and Chairman,Department of Diagnostic and Interventional Radiology,University Hospital Essen,Eseen,Germany

Albert de Roos,MD   Professor and Vice Chairman,Department of Radiology,Leiden University Medical Center, Leiden,The Netherlands

Martijn S.Dirksen,MD   PhD Research Student,Department of Radiology,Leiden University Medical Center,Leiden, The Netherlands

Qian Dong,MD   Researcher,Department of Radiology, University of Michigan,Ann Arbor,Michigan

Joost Doornbos,PhD   Scientist,Department of Radiology, Leiden University Medical Center,Leiden, The Netherlands

Rossella Fattori,MD   Assistant Professor and Chief,Cardiovascular Unit,Department of Radiology,S.Orsola University Hospital,Bologna,Italy

Zahi A.Fayad,PhD   Associate Professor,Departments of Radiology and Medicine(Cardiology),Mount Sinai School of Medicine;Director,Cardiovascular Imaging Research,The Zena and Michael A Weiner Cardiovascular Institute, Mount Sinai Medical Center,New York,New York

Mathias Goyen,MD   Assistant Professor,Department of Diagnostic and Interventional Radiology,University Hospital Essen,Essen,Germany

Willem A.Helbing,MD,PhD   Professor and Head,Division of Pediatric Cardiology,Department of Pediatrics,Erasmus MC-Sophia Children's Hospital,Rotterdam,The Netherlands

Charles B.Higgins,MD   Professor,Department of Radiology, University of California San Francisco,San Francisco, California

Robert M.Judd,PhD   Associate Professor,Department of

Medicine,Duke University Medical Center,Durham,North Carolina

J.Wouter Jukema,MD,PhD,FESC,FACC Associate Professor of Cardiology, Head, Interventional Cardiology, Department of Cardiology,Leiden University Medical Center, Leiden,The Netherlands

Philip J.Kilner,MD,PhD Consultant,Cardiovascular Magnetic Resonance Unit,Royal Brompton Hospital,London, United Kingdom

Raymond J.Kim,MD Associate Professor, Department of Medicine(Cardiology),Duke University; Clinical Director, Duke Cardiovascular Magnetic Resonance Center,Duke University Medical Center,Durham,North Carolina

Kraig V.Kissinger,BS,RT (R) (MR) Senior Cardiac MR Technologist,Cardiac MR Center,Beth Israel Deaconess Medical Center,Boston,Massachusetts

Gabriele A.Krombach,MD Department of Radiology,University of Technology(RWTH-Aachen),Aachen,Germany

Hildo J.Lamb,PhD Senior Scientist, Department of Radiology,Leiden University Medical Center,Leiden,The Netherlands

Warren J.Manning,MD Associate Professor of Medicine and Radiology,Harvard Medical School; Section Chief,Noninvasive Cardiac Imaging,Cardiovascular Division,Beth Israel Deaconess Medical Center,Boston,Massachusetts

Eike Nagel,MD Director of Cardiovascular Magnetic Resonance,Department of Cardiology,German Heart Institute, Berlin,Germany

Johannes C.Post,MD,PhD Resident,Department of Cardiology,Vrije Universiteit Medical Center,Amsterdam,The Netherlands

Martin R.Prince,MD,PhD Professor of Radiology,Department of Radiology,Weill Medical College of Cornell University;Chief of MRI,Department of Radiology,New York Presbyterian Hospital,New York,New York

Frank Rademakers,MD Professor,Department of Cardiology, Catholic University Leuven;Department of Cardiology/ Non-invasive Imaging,University Hospital Gasthuisberg, Leuven,Belgium

Gautham P.Reddy,MD,MPH Assistant Professor of Radiology,Associate Director of Residency Program,Department of Radiology,University of California San Francisco, San Francisco,California

Johan H.C.Reiber,PhD Professor of Medical Imaging, Department of Radiology,Division of Image Processing, Leiden University Medical Center,Leiden,The Netherlands

Arno A.W.Roest,PhD Research Fellow,Department of Pediatric Cardiology,Leiden University Medical Center, Leiden,The Netherlands

Anna Rozenshtein,MD Assistant Professor of Clinical Radiology,Department of Radiology,College of Physicians and Surgeons of Columbia University; Attending Radiologist,Department of Radiology,St.Luke's-Roosevelt Hospital Center,New York,New York

Stefan G.Ruehm,MD Associate Professor,Department of Diagnostic and Interventional Radiology,University Hospital Essen,Essen,Germany

Maythem Saeed,DVM,PhD Professor,Department of Radiology,University of California San Francisco,San Francisco,California

Hajime Sakuma,MD Associate Professor,Department of Radiology,Mie University Hospital,Tsu,Mie,Japan

David Saloner,PhD Professor,Department of Radiology, University of California San Francisco;Director,Vascular Imaging Research Center,San Francisco VA Medical Center,San Francisco,California

Matthias Schmidt,MD Oberarzt,Klinik und Poliklinik für Nuklearmedizin,Universität zu Köln,Köln,Germany

Penelope R.Sensky,MRCP Specialist Registrar,Department of Cardiology,Glenfield Hospital,Leicester, United Kingdom

Lars Søndergaard Department of Cardiology,Rigshospitalet,Copenhagen,Denmark

Freddy Ståhlberg Professor,Department of Radiation Physics,The Jubileum Institute,Lund University Hospital, Lund,Sweden

Matthias Stuber,PhD Visiting Scientist,Cardiovascular Division/Cardiac MRI,Harvard Medical School,Boston, Massachusetts

Carsten Thomsen Department of Radiology,Rigshospitalet, Copenhagen,Denmark

Rob J.van der Geest,MSc Assistant Professor,Department of Radiology,Division of Image Processing,Leiden University Medical Center,Leiden,The Netherlands

Ernst E.van der Wall,MD Department of Cardiology,Leiden University Medical Center,Leiden,The Netherlands

Albert C.van Rossum,MD,PhD Professor and Head of Outpatient Clinic,Department of Cardiology,Vrije Universiteit Medical Center,Amsterdam,The Netherlands

Martin N.Wasser,MD Radiologist,Department of Radiology, Leiden University Medical Center,Leiden,The Netherlands

Norbert Watzinger,MD Assistant Professor,Department of Medicine,University of Graz,Graz,Austria

CONTENTS

目 录

第三部分　　缺血性心脏病

第四部分　　先天性心脏病

第五部分　　血管疾病

第一部分

1

基 本 原 理

第1章　心血管MRI技术的临床应用

HILDO J. LAMB

JOOST DOORNBOS

心血管MRI技术的持续快速进展，迄今已经达到令人振奋的临床实用阶段。随着MRI扫描硬件、软件和图像后处理技术的发展，主要的技术限制已被克服。本章将从临床应用的角度讨论心血管MRI的基本成像技术和高级成像技术，并对一位虚拟患者的检查展开讨论，重点介绍用于心脏疾病功能评估的MRI技术。灌注成像、延迟强化、冠状动脉MRA和血管壁成像等MRI技术将在其他章节中详细讨论，在本章中仅简要介绍。

■ 线圈

心脏检查可以使用标准体线圈进行，但其图像质量不尽如人意，最主要的问题是其平面空间分辨力有限，仅约为3mm。较高的空间分辨力对于准确评价诸如心肌梗死所致的室壁运动异常至关重要。过去，用于评价整体和局部心肌室壁运动可靠的MRI均是通过体线圈获得的。使用表面线圈（如直径大约14cm的单环线圈），可显著提高图像质量和空间分辨力。最佳可替代线圈是组合式心脏专用阵列线圈，目前绝大

多数MRI扫描仪制造商均可提供这种线圈（图1.1），其最主要的优点是可以进一步提高图像质量和空间分辨力，以获得更大的视野（FOV）；另一个优点是阵列线圈可以使用多线圈并行成像技术，如采集敏感编码成像（SENSE）技术[1]。每个线圈都有不同的灵敏度，应用这一特性可以降低k-空间数据密度从而减

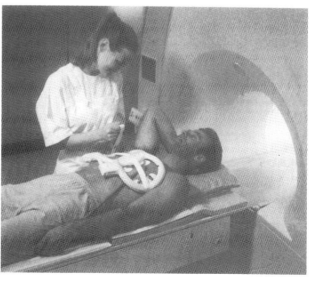

图1.1　心脏专用阵列线圈和矢量心电图仪。（Philips Medical System, Best, The Netherlands.）

少采集时间。使用SENSE技术，可以使现阶段的成像速度提高2倍；在实验环境下，甚至可以提高4倍。总之，由于SENSE技术减少了扫描时间，使得心血管MRI的临床接受程度大大提高，从而使MRI可与超声或CT相媲美。

■ 心脏运动补偿

心脏运动补偿是通过使图像采集与心电图（ECG）信号同步进行来实现。MRI的形成是基于数据获取时k-空间的填充（见本章末附录）。由于很多文献对k-空间已有详尽的报道[2~6]，在此不做详细讨论。使用ECG触发的目的是在心动周期内分步填充k-空间（图1.2～图1.6）。例如，为了生成一个心脏断层的电影显示，大约需要20个心动时相来获得足够的时间分辨力。通常，每个心动时相图像需要小于40ms的时间分辨力，才能够选择心脏收缩末期时相来计算心室收缩末期容积或射血分数等血流动力学参数。每个层面的20幅心脏图像不可能在一次心跳中获得，因此，人们使用ECG触发来促成部分k-空间填充和心周期同步。假设第一幅心动时相图像需要128行k-空间数据，但每次心跳只能获取12行图像数据，因而为了完成图像k-空间填充就需要11次心跳。对于心率60次/min的患者，就需要屏气大约11s，当然，20个心动时相是一次扫描获取的，

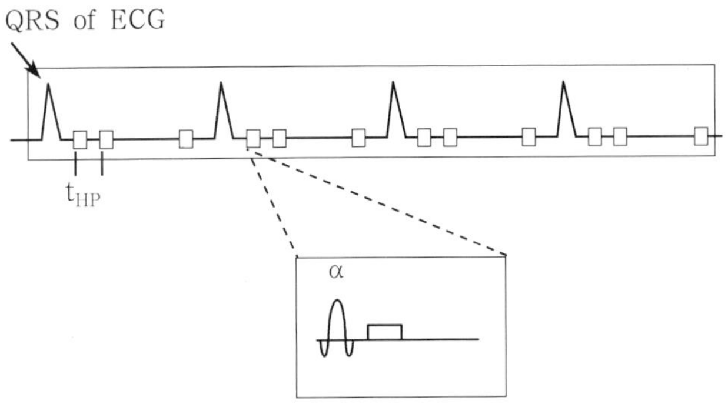

所以在11s内就可以得到一个心脏层面的电影显示。

目前有两种ECG触发方法。第一种是前瞻性触发，指在ECG的QRS复合波之后立即开始图像采集，并大约在80%的心动周期之后停止采集，因此，20个心动时相就被分布到80%的心动周期上，余下20%的心动周期并不参与成像，此技术适用于心脏收缩功能成像。如果要利用心动周期的后面时段来评估舒张

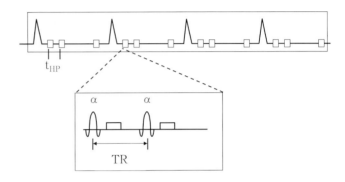

图1.3 MRI快速梯度回波（FFE）序列与心动周期时间关系的基本原理示意图。每一射频（rf）激发脉冲（α）之后，采集1行k-空间，该例中重复了2次（加速因子为2），这样每个心动周期每个心脏时相共采集2个k-空间行（放大部分）。图中共显示4次心脏搏动，结果在一幅图像中采集了8个k-空间行。如果要采集120个k-空间行的图像，这个过程就必须重复15次，共60个心动周期。心率为60次/min时，可在60s的连续呼吸状态下完成采集。白色方框表示心动时相图像片断；t_{HP}：心动时相间的时间（时间分辨力）；TR：射频脉冲激发之间的重复时间。

QRS of ECG

图1.2 MRI梯度回波或快速梯度回波（FFE）序列与心动周期时间关系的基本原理示意图。每一射频（rf）激发脉冲（α）之后，采集一行k-空间（放大部分）。图中共显示4次心脏搏动，结果在一幅图像中采集了4个k-空间行。如果一幅图像需要采集120个k-空间行，这个过程就必须重复30次，共120个心动周期。心率为60次/min时，可在2min内的连续呼吸状态下完成采集。白色方框表示心动时相图像片断；t_{HP}：心动时相间的时间（时间分辨力）；QRS of ECG：心电图QRS综合波。

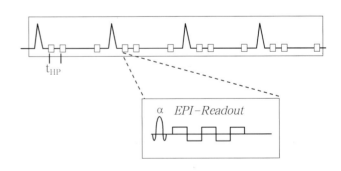

图1.4 MRI平面回波成像（EPI）序列与心动周期时间关系的基本原理示意图。每一射频（rf）激发脉冲（α）之后，采集5行k-空间（EPI因子为5），这样每个心动周期每个心脏相位图像片断共采集5个k-空间行（放大部分）。图中共显示4次心脏搏动，结果在一幅图像中采集了20个k-空间行。如果要采集120个k-空间行的图像，这个过程就必须重复6次，共24个心动周期。心率为60次/min时，可在24s的连续呼吸状态下完成采集。白色方框表示心动时相图像片断；t_{HP}表示心动时相间的时间（时间分辨力）。*EPI-Readout*：EPI读出方向。

期心脏功能，则需使用回顾性 ECG 触发。回顾性 ECG 门控的图像采集与 ECG 无关，是在 MRI 采集结束后，根据存储的 ECG 信号和 k- 空间数据，计算机回顾性地计算出适当的心动时相。使用这种方法，心动周期的余下时段也可以成像，这种技术主要用于 MR 流速图（见下文），可以对诸如二尖瓣关闭不全患者的舒张充盈或返流量进行评价。回顾性 ECG 门控可以联

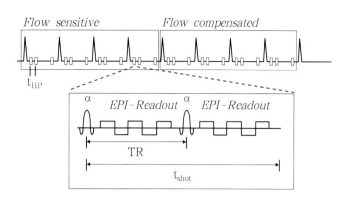

图 1.6　快速梯度平面回波成像（TFEPI）序列与心动周期时间关系的基本原理示意图。采集 5 行 k- 空间（EPI 因子为 5），该例中重复了 2 次（加速因子为 2），这样每个心动周期每个心脏相位图像采集片断共采集 10 个 k- 空间行（放大部分）。流动敏感图像共 4 个心动周期，以及流动补偿图像的 4 个心动周期，结果每种图像采集了 40 个 k- 空间行。如要得到 120 个 k- 空间行的高空间分辨力图像，这个过程必须重复 3 次，共 24 个心动周期。白色方框表示心动时相图像采集片断；t$_{HP}$ 表示心动时相间的时间（时间分辨力）；TR：重复时间；t$_{shot}$：扫描时间；*EPI-Readout*：EPI 读出方向；*Flow sensitive*：流动敏感；*Flow compensated*：流动补偿。

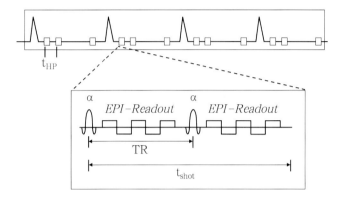

图 1.5　快速梯度平面回波成像（TFEPI）序列与心动周期时间关系的基本原理示意图。每一射频（rf）激发脉冲（α）之后，采集 5 行 k- 空间（EPI 因子为 5），该例中重复了 2 次（加速因子为 2），这样每个心动周期每个心脏相位图像采集片断共采集 10 个 k- 空间行（放大部分）。图中共显示 4 次心脏搏动，结果在一幅图像中采集了 40 个 k- 空间行。如果要采集 120 个 k- 空间行的图像，这个过程就必须重复 3 次，共 12 个心动周期。心率为 60 次 / min 时，可在 12 s 的屏气状态下完成采集。白色方框表示心动时相图像片断；t$_{HP}$：心动时相间的时间（时间分辨力）；TR：重复时间；t$_{shot}$：扫描时间；*EPI-Readout*：EPI 读出方向。

合应用快速扫描技术，例如平面回波成像和快速平衡梯度回波采集等（见下文），因此，目前大多数心血管 MRI 应用的是回顾性 ECG 触发。

　　ECG 信号被磁场和通过主动脉弓的搏动血流（磁血动力学效应）扰乱，使约 2% ～ 5% 的临床病例不能得到可靠的 ECG 信号，而心血管 MRI 临床应用中的一个主要问题就是如何在 MRI 扫描仪内得到可靠的 ECG 信号。最近，采用一种新技术克服了这个问题。向量 ECG 技术即基于 QRS 复合波的三维取向和 ECG 的 T 波以及干扰波[7]。这样，MRI 采集就仅仅由 QRS 复合波触发，而不会被 T 波或 ECG 干扰波或梯度转换信号误触发。向量 ECG 联合应用心脏专用表面线圈和 SENSE 技术，已经引起了心血管 MRI 临床应用领域的革命，目前，心血管 MRI 实际应用

中的限制与常规 MRI 相同，如体内有金属植入物或带有心脏起搏器的患者禁用。

呼吸运动补偿

　　引起心脏成像图像变形的另一个因素是呼吸运动。10 年前，MRI 采集的时间很长，因而不可能进行屏气成像。后来人们引入了呼吸指令相位编码（respiratory-ordered phase encoding，ROPE）技术[8] 或相位编码伪影消减（phase-encoding artifact reduction，PEAR）技术。ROPE 是一种特殊的 k- 空间行重排技术，并联合应用置于患者腹部的呼吸追踪器，将呼吸过程中采集的 k- 空间行置于 k- 空间的外围（这部分 k- 空间对运动相对不敏感），即可减少呼吸伪影，使用这种伪影消减技术，图像质量得到了提高，但仍不尽如人意。

　　随着快速 MRI 技术的进展，如平面回波成像和快速梯度回波成像技术应用于临床，使得在约 15 s 的短暂屏气时间内获取图像成为可能。但是，屏气采集的缺点是屏气程度的可重复性差，会引起不同屏气阶段不同层面的舒张末期体积计算结果不一致，从而导致得到的临床数据可能会不准确。因此，当进行屏气

MRI 采集时，需认真、细心地指导患者于呼气时屏气，使由于屏气程度的不可重复性所致的问题最小化。

在一些高分辨力 MRI 时，需要较长的采集时间，而不是一次屏气就能完成。例如，冠状动脉 MRA 尽管能在短期屏气时采集，但只有在使用呼吸导航技术时，才能得到高质量的理想图像[9, 10]。呼吸导航技术的基本原理是通过肺和肝界面之间的一幅一维图像追踪膈的运动。通常，导航束置于右半膈上（图1.7），在每个 MRI 数据采集块之前和之后采集一维图像（图1.8），采集过程仅 30ms。随后，通过门控自动追踪呼吸导航得到的呼吸信号采集图像。MRI 采集数据所允许的膈位置变动取决于呼气末膈接受窗的宽度。例如，3mm 的接受窗意味着在呼气末可以接受小于 3mm 的膈位置变动。呼吸导航也能用于层面追踪，根据导航探测到的呼吸变化调整层面的位置。使用这种方式时，图像采集并不是门控于某个预先定义的接受窗内，而是对全部扫描数据进行采集。在 3mm 的接受窗内，通过使用追踪技术补偿剩余的呼吸运动，在冠状动脉 MRA 中已经取得了良好的效果[11]。

最近，MRI 技术的发展，使得在约 20s 的单次屏气时间内采集 12 个层面成为可能，每 1 层面包含约 25 个心动周期。这些超快速 MRI 技术联合应用快速梯度回波、平面回波和螺旋 k- 空间填充技术，其最基本的应用是心脏功能评价。单次屏气扫描消除了前文所述的多次屏气扫描中的层面可重复性差的问题。然而，这种技术的空间分辨力仍相当低，只能用来评价心室体积变化和粗略估计心室壁运动异常。预期将来运用超快速采集方法与 SENSE 技术结合，有可能得到更高分辨力的图像。

心脏实时成像是另一个有前途的发展方向。实时心脏成像始于 MRI 发展早期[12]，最近，可在不需要 ECG 触发或屏气的情况下，进行整个心室的实时采集[13, 14]。这些初步研究可精确定量心室功能，联合应用实时图像分析，可能带来心脏 MRI 应用的革命。

■ 定位

心血管 MRI 检查的第一步是采集用来确定大体解剖结构的定位像，这是进一步扫描的基础。第 1 次扫描的目的是获取心脏 MRI 的 3 个基本层面，即冠状面、横断面和矢状面，每个层面获取 15 幅 10mm 层厚的图像。10 年以前，这种 "定位像" 是应用多层面自旋回波技术，有时也结合快速自旋回波技术获得的。如果 MR 扫描仪不支持快速成像技术，仍然能够使用上述这种技术。快速成像采集定位像的方法，如快速梯度回波或快速梯度平面回波成像序列。

最近，随着平衡梯度回波（balanced gradient

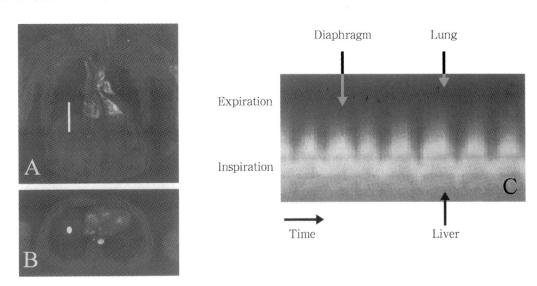

图 1.7　在冠状面（图 A）和矢状面（图 B）的定位像上，呼吸导航束（图 A 中白线；图 B 中白点）放置于肺和肝之间的右半膈上。反复采集一维导航图像，以创建膈的运动图像（图 C）。自动追踪肺肝的边缘产生的类似于图1.8的呼吸曲线。Expiration：呼气；Inspiration：吸气；Diaphragm：膈；Lung：肺；Time：时间；Liver：肝脏。

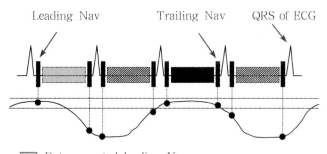

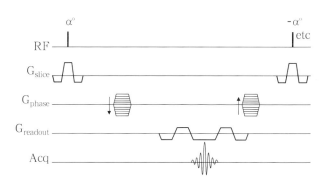

图1.8　基于追踪呼气末的呼吸信号（实心曲线）而预设的接受窗，进行门控MRI采集（两条实心水平线）。k-空间数据是连续采集的，但仅仅存储满足如下条件的数据：（a）在数据采集前，导航器在接受窗内（前导导航）；或者（b）在数据采集前和采集后，导航器在接受窗内（前导导航和拖尾导航），其余时段采集的图像数据均被删除。这就是实时前瞻性呼吸导航的原理。Data accepted：leading Nav：数据存储：前导导航；Data accepted：leading+trailing Nav：前导导航＋拖尾导航；Data rejected：数据删除。

图1.9　平衡快速梯度回波（B-FFE）脉冲序列，属于稳态自由进动技术的范畴。时间平衡梯度应用于所有梯度方向上：层面选择、相位编码和频率编码读出方向。结合激发脉冲的交变相位，能够同时采集自由感应衰减和回波信号。对于具有高T2／T1比值的组织，此序列可以产生较高的图像对比，且不依赖于重复时间（TR）。由于磁场均匀性非常重要，因而B-FFE图像要在匀场后才能得到。G_{slice}：G层面；G_{phase}：G时相；$G_{readout}$：G读出方向；Acq：采集信号。

echo）或称平衡快速梯度回波（balanced fast-field echo，B-FFE）和稳态进动快速成像（fast imaging with steady precession，FISP）技术的应用，可以得到血液和心肌之间高对比度的图像（图1.9，图1.10）。即定位像可在连续呼吸过程中使用呼吸导航获取，也可在屏气过程中获取。目前，使用平衡FFE可在连续呼吸过程中获得非常好的图像，采集时间仅为15s。

■ 扫描计划

根据定位像，使用标准扫描仪软件中的计划工具就可以制订下一步的MRI扫描计划。新千年伊始，心脏MRI就已经可以实时地进行计划和扫描了，甚至可以与B-FFE相结合。使用实时计划工具，成像平面内的人为变更可立即被自动运行的MRI扫描所校正，在几秒之内就可以找到最佳的成像平面，一旦得到所需的成像平面，心脏的几何形态就被存储起来备用，从而显著提高了工作效率，使心血管MRI可以作为常规检查应用于临床。

另一个方法是能够自动计划所需图像平面的算法输入[15]。软件在定位像上自动寻找心脏的位置，并应用此信息制订采集方案。这种与操作者无关的自动扫描方法能可靠地量化心脏舒张末期容积或射血分数，并显著减少各次检查之间的差异。因此，这种方

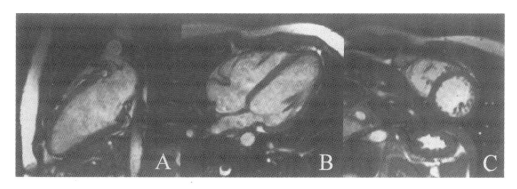

图1.10　平衡快速梯度回波（B-FFE）脉冲序列采集的二腔切面（图A）、四腔切面（图B）和短轴切面（图C）图像。每幅图像包含25个心动周期，每个切面在12 s的屏气时间内完成采集。图中显示的是舒张末期图像。血液和心肌之间的对比度明显优于本章其他图中所示的平面回波成像序列图像。

法特别适合用于随访评价应用抗高血压药物或降血脂药物的治疗效果。然而，自动扫描技术当前仅作为离线的研究工具，而实时计划的效率更高。

解剖

目前，临床上进行MRI检查最常见的适应证是先天性心脏病。医生主要感兴趣的常常是整体心血管解剖结构。MRI检查的目的是进行心脏三维成像，从而诊断复杂的先天性心脏异常，并制订手术治疗的方案。过去，人们选用耗时的自旋回波或快速自旋回波技术，其主要缺点是呼吸伪影的存在妨碍了对心脏解剖结构的可靠评估。

目前，有几种检查技术可供选择。最新的一种是多次屏气双翻转"黑血"快速自旋回波技术（图1.11，图1.12），它能得到高质量的图像[16]；其缺点是每一层必须在一个独立的屏气期间采集，因而其每次屏气程度的可重复性较低。期望这种技术在将来能够进一步优化，通过与SENSE技术相结合，使单次屏气或呼吸导航门控采集成为可能。

功能

心血管MRI检查的第二步是评价心脏功能，对疑诊心肌缺血的患者进行心肌壁运动异常的评估。现在，大多数这类患者行超声心动图而不是超声成像。心脏科医生正从这组通常比较肥胖或患有肺气肿患者的MRI检查中积累经验，可以肯定地说，对MRI心脏功能分析的需求将会迅速增加。

与超声心动图一样，左心室（LV）短轴切面是心脏MRI的"万能马"（work horse）。在获取短轴切面之前，必须先采集两个长轴切面，后者单独即可提供诊断信息，尤其是对左、右心室心尖部室壁运动情况显示更好。首先采集垂直长轴切面，或称二腔切面（图1.13）。根据通过二尖瓣水平的横断面定位像，将层面中心大约放置于二尖瓣的中点位置，并调整角度使得垂直长轴切面（或称二腔切面）在较低的横断面定位像上通过左心尖。为了选择收缩末期时相，必须先用动态梯度回波技术得到二腔切面图像，这样可以通过在连续呼吸状态下使用常规梯度回波技术完成，但应用超快速屏气技术可以得到更好的效果，例如应用平面回波成像技术[17]。目前，采集二腔切面最好的方法是应用平衡式快速梯度回波序列，它可提供最佳的血液和心肌对比。

随后，应该采集水平长轴切面，或称为四腔切面（图1.14）。四腔切面的扫描是在舒张期和收缩期二腔切面图像基础上，先将层面中心放置在收缩末期二腔切面图像二尖瓣下1/3部位；之后调整角度使层面通过心尖部。然后，检查舒张期二腔切面图像层面位置以确保心房正确成像。四腔切面图像也必须应用动态成像技术采集，多采用平衡快速梯度回波序列。二腔切面和四腔切面图像可提供重要的临床信息，主要包括心室解剖和大小、是否存在心脏肥大和瓣膜病变等。

心室功能评估的最后一步是确定短轴切面（图1.15）。垂直于左心室（LV）长轴定位一组10～12层的切面，层厚8～10mm，根据舒张期和收缩期四腔切面及收缩期二腔切面将短轴切面定位于自二尖瓣

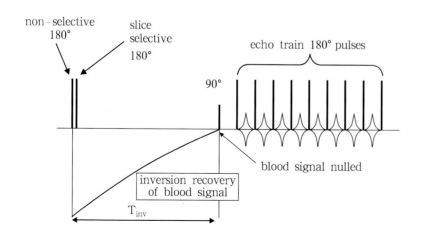

图1.11 黑血脉冲序列示意图。非层面选择180°射频脉冲翻转所有信号，随后，层面选择180°射频脉冲恢复所选层面的信号。翻转信号的血液流入层面内。一段时间后（T_{inv}，翻转时间），血液信号为零，此时应用快速自旋回波脉冲链进行屏气图像采集，该方法是一次屏气完成的。注意：翻转时间依赖于心率。non-selective180°：非层面选择180°射频脉冲；slice selective180°：层面选择180°射频脉冲；echo train 180° pulses：回波链180°射频脉冲；blood signal nulled：血流信号置零；inversion recovery of blood signal：血流信号翻转恢复；90°：90°射频脉冲。

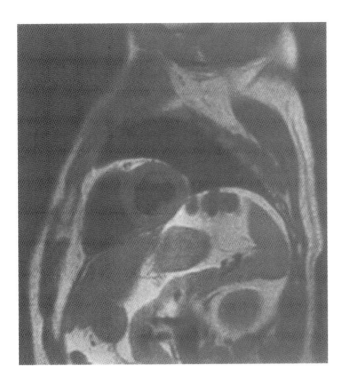

图1.12　双翻转快速自旋回波技术联合应用SENSE技术（加速因子为2）得到的"黑血"图像。回波间隔4.3ms，FOV 350mm×350mm，采集矩阵192×146，层厚8mm（Philips Medical System, Best, The Netherlands）。

中心点至LV顶点，必须包括舒张末期整个心室图像（可在舒张末期图像上确认），这些对于计算心脏舒张末期的体积、心搏出量、射血分数和导出功能参数都很重要。

覆盖整个心室的10～12层的短轴切面图像，可在连续呼吸状态下应用常规梯度回波序列采集和屏气平面回波成像，但最好的技术仍然是平衡FFE序列（图1.10）。目前，这些扫描是在多次屏气的情况下完成的。在不久的将来，应用B-FFE-SENSE技术及螺旋k-空间采集，可能在15s的单次屏气时间内得到整个一组短轴切面；进一步，可能会做出短轴切面的实时成像，尽管这会引起离线图像处理的一些问题。现在看来，短轴切面实时成像非常适用于持续增加多巴酚丁胺剂量期间的心脏负荷成像。

灌注

MRI可用于缺血性心脏病的心肌灌注研究[18]。大多数灌注分析是经静脉内注射钆对比剂，瞬时改变T1弛豫时间，从而改变灌注良好的组织的MR信号强度。对比剂注入后，同灌注正常的心肌相比，缺血心肌区域表现为无或仅有很少信号强度改变的区域。快速T1WI技术可以显示团注对比剂的通过情况。首次报道的有关MRI心肌灌注缺损临床研究应用的是单层采集技术[19]。现在使用的是快速梯度回波脉冲序列（磁化准备快速场梯度回波／平面回波／快速小角度激发序列），可以在每个心动周期内对3个或更多个解剖层面反复定位，或在时间分辨力为每隔1个心动周期时定位6个层面[20]。而最新的"叶间锯齿状饱和（interleaved notched saturation）"方法，能够快速扫描7个层面。

注射对比剂后，通过对团注对比剂通路的定量分析，得到速率和强化程度、达峰时间和平均通过时间一系列参数。这些特征性的参数可以从每一个图像像素得到，并能够在所谓的参数图像上作图形化显示，从而显示病变的解剖部位[21]。

延迟强化

在小分子量对比剂注射之后，其血浆浓度很快达到峰值，随后由于组织间隙扩散和肾脏廓清而迅速降低。扩散至组织间隙的对比剂被重吸收入毛细血管中并经肾脏排泄。然而，当组织发生病变，如心肌梗死时，对比剂的重吸收速率减慢。正常情况下，注射对比剂后15～30min正常心肌组织将完全廓清，而相同时间内梗死或者水肿心肌组织却未完全廓清，这是"延迟强化成像"的基础。很多学者[22, 23]报道了存活心肌与延迟强化范围之间的关系。无论是在基本的自旋回波序列，或是在更复杂的含有翻转或饱和脉冲的梯度回波序列MR图像上，对比剂在T1WI上均显示为亮区。但目前，对注射对比剂后MR延迟图像上亮区域对应坏死心肌，即"亮处即坏死处"的理论仍有争议[24～26]。

血流

心血管MRI诊断的另一优点是可测量血液流速（cm/s）和流量（ml/s），MRI测量血流是基于"自旋相位"原理[27]。通常，MR图像仅仅应用所选层面的MR信号绝对值，但采集的数据也包含有关"自旋相位"的信息。MR数据采集和后处理可以设置为每个切面产生两幅图像：一幅含有代表组织空间定位

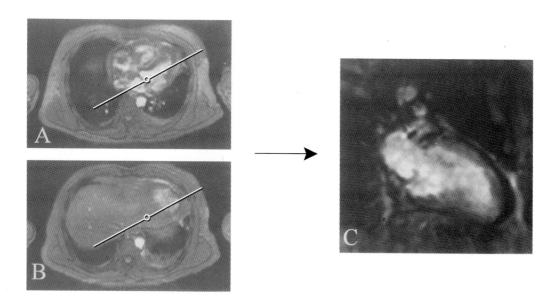

图 1 . 13 使用下述方法确定垂直长轴切面或二腔切面：根据通过二尖瓣水平的横断面定位像（图 A），层面中心约放置于二尖瓣的中点位置，并调整角度使得垂直长轴切面或二腔切面在较低的横断面定位像上同左心尖相交（图 B）。此图显示的是在 12 s 的屏气时间内应用平面回波成像序列采集的舒张末期二腔切面图像（图 C）。

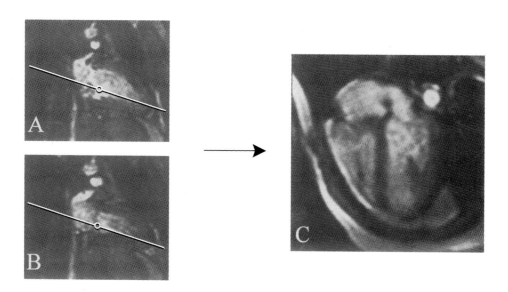

图 1 . 14 使用下述方法确定水平长轴切面或四腔切面：层面中心必须放置在收缩末期二腔切面图像二尖瓣下 1/3 处（图 B）；然后调整角度使层面通过心尖部（图 A，图 B），接着，在舒张期二腔切面图像上检查层面位置（图 A）以确保心房正确成像。此图显示的是在 12 s 的屏气时间内应用平面回波成像序列采集的舒张末期四腔切面图像（图 C）。

的灰度值，一幅含有代表每个图像单元中组织流速的灰度值，后一种图像叫做流速图（图 1.16）。在一幅流速图中，静止组织像素显示强度为零，而运动血液的像素具有正值或负值，这取决于血流方向。成像脉冲序列中采用额外附加磁场梯度是流速图成像的基础，这些磁场梯度可能应用于"层面内"或者"穿过层面"，从而编码不同的流动方向。大多数情况下，成像层面被定位于测量穿过层面的流速，但也可通过增加额外的数据采集在所有三维方向上测量流速。

为了获得有价值的血流数据，有必要在心动周期内的多个时相测量感兴趣血管或者瓣膜的血流速度。例如，可通过在一个感兴趣区内的很多时相测量血流速度来产生流速—时间曲线（见下文），从而提供心动周期内血流速度改变的信息。在流速—时间曲线中，计算出曲线下的面积就可以得到搏出量，即一个心动周期内通过感兴趣区的血流量。其他与心脏收缩

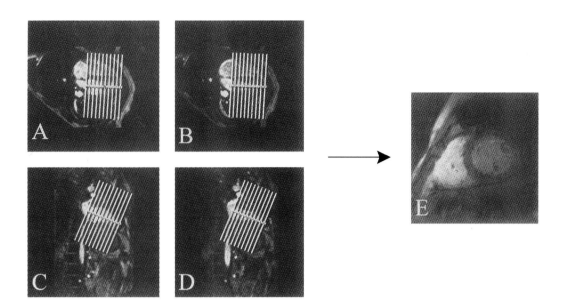

图 1.15　使用下述方法确定短轴切面：垂直于左心室（LV）长轴定位一组层面，根据舒张期（图 A）和收缩期（图 B）四腔切面以及舒张期（图 C）和收缩期（图 D）二腔切面将短轴切面定位于自二尖瓣中心点至左心室顶点。舒张末期必须包括整个心室，这可以在舒张末期图像（图 A、图 C）上确认。此图显示的是在 12 s 的屏气时间内应用平面回波成像序列采集的舒张末期短轴图像（图 E）。

和舒张有关的有价值的血液动力学参数也可从流速—时间曲线上收集到[28]。

流动编码 MR 扫描基于联合应用前瞻性 ECG 触发或者回顾性 ECG 门控的梯度回波脉冲序列。为了评估舒张期心室功能，需要使用回顾性 ECG 门控，这是由于前瞻性 ECG 触发仅对心动周期前 80% 的时段成像，而心房对心室的充盈发生在心动周期的最后 10%～20%。当前的 MRI 技术测量血流速度需要 2～

3min，其结果代表采集期间的平均流速。随着 MRI 扫描仪硬件和软件的发展，实时流速测量已应用于临床[29, 30]，可研究快速变化的血流。

与临床关系最密切的心脏血流成像是测量通过二尖瓣、三尖瓣、升主动脉和肺动脉的血流情况。二尖瓣流速采集是通过收缩末期的二腔切面和四腔切面（图 1.16），层面中心定位于收缩末期的二腔切面和四腔切面上的二尖瓣中点部位，并调整角度使之平行

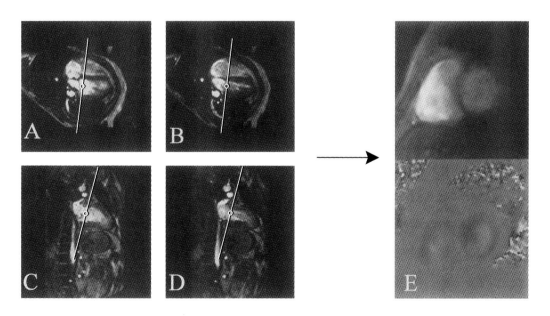

图 1.16　使用下述方法采集二尖瓣流速图：层面中心定位于收缩末期的二腔切面（图 D）和四腔切面（图 B）上的二尖瓣中点处，并调整角度使之平行于二尖瓣，在舒张期末的二腔切面（图 C）和四腔切面（图 A）上也采用同样的方法定位。此为舒张期末的二尖瓣图像（图 E），上图为正常图像，下图为速度编码图像（流速图）。

于二尖瓣。图1.17显示的为典型的二尖瓣血流曲线。

三尖瓣流速采集基于右心室（RV）二腔切面（图1.18）。RV 二腔切面是在收缩末期四腔切面上得到

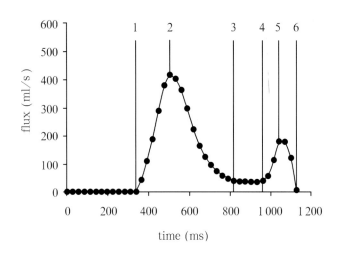

图 1.17 在速度编码图像上追踪所有心动周期时相的二尖瓣孔得到的典型二尖瓣血流曲线。对所有包括在被追踪区域内的像素整合随时间变化的流速数据，可得到体积—流量曲线。早期最大充盈率（2）是左心房和左心室之间压力差所导致的，是一个被动过程。心房最大充盈率（5）是左心房收缩的结果，是一个主动过程。另一个可以从曲线上得到的功能参数是流量的最快速变化，如 2 和 3 之间，即所谓的早期压力下降峰值。注意 3 和 4 之间的舒张期。flux：血流量； time：时间。

的，层面中心定位于三尖瓣中点部位，并调整角度使之通过 RV 顶点。三尖瓣流速采集首先是在收缩末期四腔切面上进行的（图1.19），层面中心放置于三尖

瓣中心，并调整角度使之平行于三尖瓣，随后在 RV 二腔切面上调整层面角度使其平行于三尖瓣。图 1.20 显示的为典型的三尖瓣流速曲线。

测量通过升主动脉的血流速度和流量是通过原始的冠状面和矢状面定位图像（图1.21）进行的。在冠状面上垂直于升主动脉放置一个未调整角度的层面，通常位于肺动脉分叉水平。在原始矢状定位像上，必要时可以调整层面角度。图1.22 显示的为典型的升主动脉流速曲线。

测量通过肺动脉的血流是通过原始的冠状面和横断面定位像（图1.23）来实现的。首先，以原始的矢状面定位图像作为基础，在肺动脉中心并平行于肺动脉采集另外 1~3 个层面的定位图像；然后，在调整好角度的上述定位图像和原始矢状面定位图像上垂直于肺动脉进行肺动脉流速采集。另外，在横断面原始探察图像上，头尾方向上的层面必须恰好位于肺动脉分叉前方。图1.24 显示的为典型的肺动脉血流曲线。

▇ 冠状动脉 MRA

冠状动脉 MRA 在本章中不作详细讨论，读者可以参阅后面章节中对该技术及其方法的更深层次的解释。这里只涉及冠状动脉 MRA 中的三个要点。第一是心脏本身的运动，限制了图像采集的激发时间要小

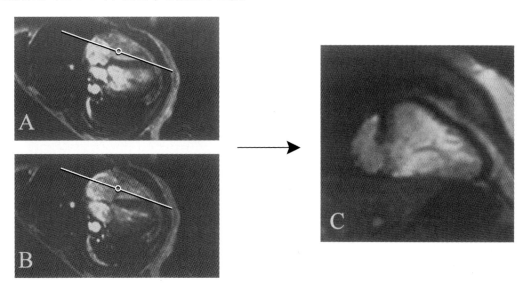

图 1.18 三尖瓣流速采集基于右心室（RV）二腔切面。RV 二腔切面是在收缩期末四腔切面上得到的（图 B）。层面中心定位于三尖瓣中点部位，并在舒张末期（图 A）和收缩末期（图 B）图像上调整角度使之通过 RV 顶点。此图为舒张末期 RV 二腔切面图像，是在 12 s 的屏气过程中应用平面回波成像技术采集的（图 C）。

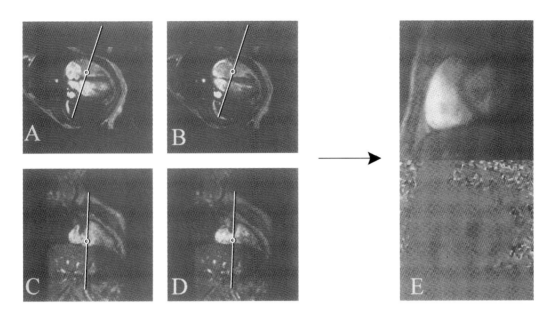

图1.19 使用下述方法进行三尖瓣流速采集：层面中心定位于收缩末期四腔切面（图B）上的三尖瓣中心，并在舒张末期的四腔切面上调整角度使之平行于三尖瓣（图A）。然后，在舒张末期（图C）和收缩末期（图D）的右心室二腔切面上调整层面角度使其平行于三尖瓣。此图为舒张末期的三尖瓣图像（图E），上图为正常图像，下图为速度编码图像（流速图）。

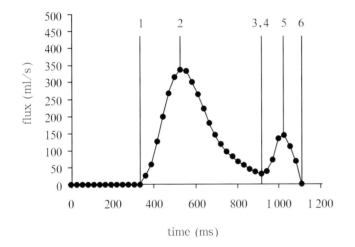

图1.20 在速度编码图像上追踪所有心动周期时相的三尖瓣孔得到的典型三尖瓣流速曲线。早期的最大充盈率（2）是右心房和右心室之间压力差所导致的，是一个被动过程。心房最大充盈率（5）是左心房收缩的结果，是一个主动过程。另一个从曲线上可能得到的功能参数是流量的最快速变化，如2和3之间，即所谓的早期压力下降峰值。flux：血流量； time：时间。

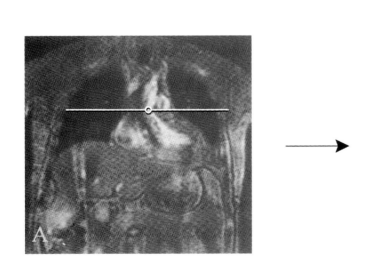

图1.21 使用下述方法进行升主动脉流速采集：在冠状面定位像上，垂直于升主动脉放置一个未调整角度的层面（图A）；在原始矢状面定位像上，通常不需要调整层面角度（未显示）。此图为舒张末期的升主动脉图像（图B），上图为正常图像，下图为速度编码图像（流速图）。

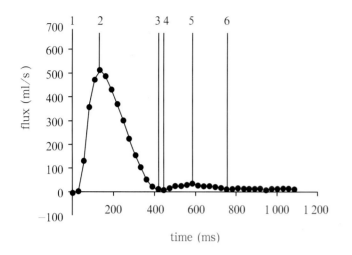

图 1.22　在速度编码图像上追踪所有心动周期时相的升主动脉轮廓得到的典型的升主动脉流速曲线。高峰射血率（2）是左心室（LV）收缩的结果。曲线 1～3 下的面积是 LV 搏出量。另一个可以从曲线上得到的功能参数是流量的最快变化，即所谓的大动脉加速峰，如 1 和 2 之间。flux：血流量；time：时间。

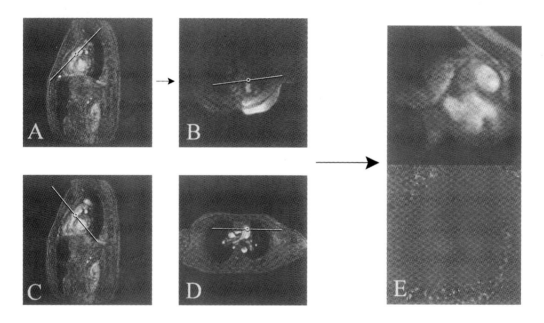

图 1.23　使用下述方法进行肺动脉流速采集：首先，以原始的矢状面定位像作为基础，在肺动脉中心并平行于肺动脉采集 1～3 个层面的定位图像（图 A）。然后，在调整好角度的上述定位图像（图 B）和原始矢状面定位图像（图 C）上垂直于肺动脉进行肺动脉流速采集。另外，在横断面原始探察图像上，头尾方向上的层面必须恰好位于肺动脉分叉前方（图 D）。该图为舒张末期的主肺动脉图像（图 E），上图为正常图像，下图为速度编码图像（流速图）。

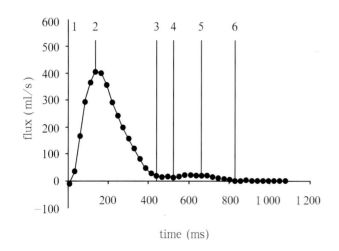

图 1.24　在速度编码图像上追踪所有心动周期时相的肺动脉轮廓得到的典型的肺动脉流速曲线。高峰射血率（2）是右心室（RV）收缩的结果。曲线 1～3 下的面积是 RV 搏出量。另一个可以从曲线上得到的功能参数是流量的最快变化，即所谓的肺动脉减速峰，如 2 和 3 之间。flux：血流量；time：时间。

于 100ms。第二个是呼吸运动，可以使用具有 3mm 接受窗的剩余呼吸运动补偿技术的呼吸导航校正。现在，由于 100ms 激发时间的限制，层面内图像分辨力被限制在 0.7mm；在这段时间内，仍然会有一些心脏运动引起图像模糊。理论上讲，层面内分辨力可以达到 0.3mm 左右，但约 100ms 的长激发时间使其难以达到理论值。不久，在进一步改进扫描仪硬件和软件之后，各向同性分辨力有望达到 250μm，这可能要在 3.0T MRI 扫描仪上实现，而不是在标准的临床 1.5T 的 MRI 扫描仪上进行冠状动脉 MRA 扫描。所有较大的 MRI 扫描仪生产商现在都能提供 3.0T 的 MRI 扫描仪。第三点是如何使冠状动脉血管和周围组织间的图像对比度最优化。基本上有两种方法：① T2 准备技术；② 使用对比剂的螺旋 k-空间填充，这将在随后的章节中详细论述。重要的是要认识到，抑制周围组织的信号可能会比增强冠状动脉内部的信号更为有效。

血管壁成像

本章不对血管壁成像作详细讨论，读者可以参阅随后章节中对该技术及其方法的详细介绍。目前，血管壁成像是心血管 MRI 的一个重要功能，其他成像技术尚不能无创性地进行血管壁成像，因此，人们致力于发展冠状动脉血管壁成像的 MRI 技术[30]。如前所述，3.0T MRI 的应用可以改进以往的效果，将来可以用于确定动脉粥样硬化斑的成分和稳定性；也可能会用于心血管 MRI 介入和其他 MRI 介入技术，如 MRI 引导下的标记术和血管内支架术。

心血管 MRI 图像的后处理

常规心血管 MRI 临床应用的主要障碍之一是相对落后的心脏图像分析技术，目前，获得可靠测量结果的唯一选择是手工进行图像分析。勾勒心内膜和心外膜的轮廓线是心脏 MRI 检查中非常耗时的环节，有多种软件包可以辅助进行这一枯燥的工作，如 MASS 和 FLOW 软件（MEDIS，医学成像系统，莱顿，荷兰）[32,33]。最近，已经开发出一种完全自动探测心肌边缘的新技术，它不需要任何人工干预。这种方法使用主动外观模型（active appearance model）

算法，这种算法是基于在四个维度上对心肌轮廓形状进行统计描述[34]。这种方法给出了极好的初步结果，这可能是第一次能够进行精确的、完全自动化的心脏功能评估软件，将来可能使用这种方法分析心肌灌注和延迟强化图像。

未来图像处理的发展目标是设计一个单独的软件包来评估功能、灌注、延迟强化和冠状动脉 MRA。类似于综合心脏成像方法一体化的发展，现在已经可以做到"一站式"心脏图像处理；下一步是要能够实时分析心血管 MRI，当患者还在 MRI 扫描仪内时就可以进行定量的临床评估，使其能够在线控制已采集图像的质量，将实时心血管 MR 图像扫描和实时图像分析结合在一起。10 年后这一构想可能会实现。

▌附：k-空间计算

MRI 图像的形成是基于在数据采集过程中"k-空间"的填充。在此不对填充"k-空间"这一概念作深入解释，因已有很多文章详细而广泛地讨论过这一问题[2~6]。与 MRI 的实际理解相关的是 k-空间采集行数的计算和心脏图像空间分辨力的确定。

k-空间相位编码（Y）方向上的行数可用下面的公式计算：

k-空间行数 = 采集矩阵 × 矩形视野 × 对称缩减 × 不对称缩减

此处的对称缩减因子等于扫描百分比，不对称缩减因子等于半采集（图 1.25，图 1.26）。例如，假设采集矩阵为 256，矩形视野因子为 0.6，对称缩减因子为 0.8，不对称缩减因子为 1（意味着不进行半采集），则 k-空间行数等于 256 × 0.6 × 0.8 × 1，也就是 122。

图像像素分辨力可按照下面的公式计算：

X 方向分辨力（回波读出方向）= 视野 / 采集矩阵
Y 方向分辨力（相位编码方向）= 视野 /（采集矩阵 × 对称缩减因子）

例如，假设视野为 300mm，采集矩阵为 256，对称缩减因子为 0.8，则 X 方向分辨力为 300/256，也就是 1.2mm，Y 方向分辨力为 300/（256 × 0.8）= 1.5mm。重建为 256 × 256 矩阵，也就是 Y 方向分辨力被插入到 X 方向分辨力（在这个例子中为 1.2mm），其结果是层面内图像分辨力变为 1.2mm × 1.2mm，层厚为8mm，这样产生的最后的分辨力在300mm × 180mm 的视野下为1.2mm × 1.2mm × 8mm。

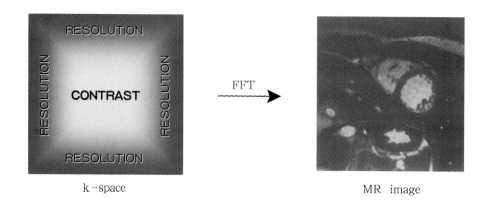

k-space   FFT →   MR image

图1.25 k-空间和MR图像关系示意图。k-空间中心包含较多的对比度信息，而k-空间外围包含较多的分辨力信息。k-空间的每一个点均与MR图像上的所有点相关联，此图像显示的是应用平衡式快速梯度回波在15s的屏气时间内采集的图像。CONTRAST：大范围内的灰度值；RESOLUTION：精细结构的显示；FFT：快速傅立叶转换；k-space：k-空间。

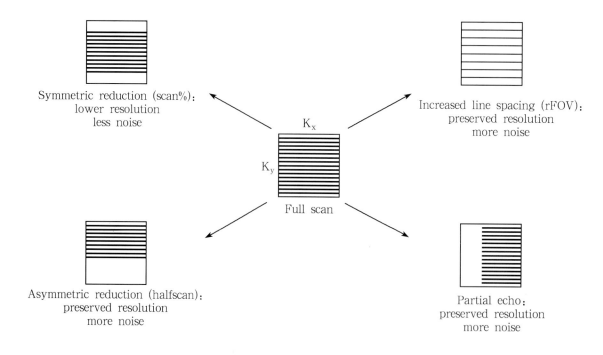

Symmetric reduction (scan%)：
lower resolution
less noise

Increased line spacing (rFOV)：
preserved resolution
more noise

K_x

K_y

Full scan

Asymmetric reduction (halfscan)：
preserved resolution
more noise

Partial echo：
preserved resolution
more noise

图1.26 减少每幅MR图像采集的k-空间行可使MRI扫描速度加快，对称缩减和增加行距是最常用的缩减k-空间行的技术。对称缩减是k-空间Y方向（相位编码方向）的两边，也就是决定图像分辨力的k-空间行（图1.25）不被采集，因此，采集的图像具有较少的k-空间行数，但其层面内空间分辨力降低。增加行距会减少k-空间行的密度，但仍会覆盖整个k-空间，用这种方法，图像分辨力保持原样，而图像噪声增加，视野呈矩形。减少k-空间行数的另一种方法是在同样的行密度下，只采集部分k-空间，如5／8的k-空间，这种不对称缩减的结果是产生更多的图像噪声。加快MRI采集的另一种方法是不减少k-空间行，但是减少对产生回波的取样，这种方法由于采集较少的图像数据，而使图像噪声增加。Full scan：全野扫描；Symmetric reduction (scan%)：对称性缩减扫描；lower resolution：更低分辨力；less noise：更低噪声；Asymmetric reduction(halfscan)：不对称缩减（半扫描）；preserved resolution：保留分辨力；more noise：更大噪声；Increased line spacing(rFOV)：增加行距；Partial echo：部分回波采集。

参考文献

[1] Pruessmann KP,Weiger M,Scheidegger MB,et al.SENSE：sensitivity encoding for fast MRI.*Magn Reson Med* 1999, 42：952－962.

[2] Boxerman JL,Mosher TJ,McVeigh ER,et al. Advanced MR imaging techniques for evaluation of the heart and great vessels.*Radiographics* 1998, 18：543－564.

[3] Boxt LM.Primer on cardiac magnetic resonance imaging：how to perform the examination.*Top Magn Reson Imaging* 2000,11：331－347.

[4] Duerk JL.Principles of MR image formation and reconstruction.*Magn Reson Imaging Clin N Am* 1999, 7：629－659.

[5] Reeder SB,Faranesh AZ.Ultrafast pulse sequence techniques for cardiac magnetic resonance imaging.*Top Magn Reson Imaging* 2000, 11：312－330.

[6] Sakuma H,Takeda K,Higgins CB.Fast magnetic resonance imaging of the heart.*Eur J Radiol* 1999, 29：101－113.

[7] Chia JM,Fischer SE,Wickline SA,et al.Performance of QRS detection for cardiac magnetic resonance imaging with a novel vectorcardiographic triggering method. *J Magn Reson Imaging* 2000, 12：678－688.

[8] Bailes DR,Gilderdale DJ,Bydder GM,et al. Respiratory ordered phase encoding (ROPE)：a method for reducing respiratory motion artefacts in MR imaging. *J Comput Assist Tomogr* 1985, 9：835－838.

[9] Wang Y,Rossman PJ,Grimm RC,et al.Navigator-echo-based real-time respiratory gating and triggering for reduction of respiration effects in three-dimensional coronary MR angiography.*Radiology* 1996, 198：55－60.

[10] Danias PG,McConnell MV,Khasgiwala VC,et al.Prospective navigator correction of image position for coronary MR angiography.*Radiology* 1997,203：733－736.

[11] Stuber M,Botnar RM,Danias PG,et al.Submillimeter three-dimensional coronary MR angiography with real-time navigator correction：comparison of navigator locations.*Radiology* 1999, 212：579－587.

[12] Chapman B,Turner R,Ordidge RJ,et al.Real-time movie imaging from a single cardiac cycle by NMR. *Magn Reson Med* 1987, 5：246－254.

[13] Weber OM,Eggers H,Spiegel MA,et al.Real-time interactive magnetic resonance imaging with multiple coils for the assessment of left ventricular function.*J Magn Reson Imaging* 1999, 10：826－832.

[14] Yang PC,Kerr AB,Liu AC,et al.New real-time interactive cardiac magnetic resonance imaging system complements echocardiography.*J Am Coll Cardiol* 1998, 32：2 049－2 056.

[15] Lelieveldt BPF,van der Geest RJ,Lamb HJ,et al.Automated observer-independent acquisition of cardiac short-axis MR images：a pilot study.*Radiology* 2001, 221：537－542.

[16] Simonetti OP,Finn JP,White RD,et al."Black blood" T2-weighted inversion-recovery MR imaging of the heart.*Radiology* 1996, 199：49－57.

[17] Lamb HJ,Doornbos J,van der Velde EA,et al. Echo planar MRI of the heart on a standard system：validation of measurements of left ventricular function and mass.*J Comput Assist Tomogr* 1996, 20：942－949.

[18] Wilke N,Jerosch-Herold M,Stillman AE,et al. Concepts of myocardial perfusion imaging in magnetic resonance imaging.*Magn Reson Q* 1994, 10：249－286.

[19] Cullen JH,Horsfield MA,Reek CR,et al.A myocardial perfusion reserve index in humans using first-pass contrast-enhanced magnetic resonance imaging.*J Am Coll Cardiol* 1999, 33：1 386－1 394.

[20] Lauerma K,Virtanen KS,Sipila LM,et al. Multislice MRI in assessment of myocardial perfusion in patients with single-vessel proximal left anterior descending coronary artery disease before and after revascularization. *Circulation* 1997, 96：2 859－2 867.

[21] Dromigny-Badin A,Zhu YM,Magnin I,et al. Fusion of cine magnetic resonance and contrast-enhanced first-pass magnetic resonance data in patients with coronary artery disease：a feasibility study.*Invest Radiol* 1998, 33：12－21.

[22] Gerber KH,Higgins CB.Quantitation of size of myocardial infarctions by computerized transmission tomography.Comparison with hot-spot and cold-spot radionuclide scans.*Invest Radiol* 1983, 18：238－244.

[23] de Roos A,Doornbos J,van der Wall EE,et al. MR imaging of acute myocardial infarction：value of Gd-DTPA.*AJR Am J Roentgenol* 1988, 150：531－534.

[24] Kim RJ,Fieno DS,Parrish TB,et al.Relationship of MRI delayed contrast enhancement to irreversible injury,infarct age,and contractile function.*Circulation* 1999, 100：1 992－2 002.

[25] Kim RJ,Wu E,Rafael A,et al.The use of contrast-enhanced magnetic resonance imaging to identify reversible myocardial dysfunction.*N Engl J Med* 2000, 343：1 445－1 453.

[26] Gerber BL,Rochitte CE,Melin JA,et al.Microvas-

cular obstruction and left ventricular remodeling early after acute myocardial infarction. *Circulation* 2000, 101: 2 734-2 741.

[27] van Dijk P.Direct cardiac NMR imaging of heart wall and blood flow velocity. *J Comput Assist Tomogr* 1984, 8: 429-436.

[28] Lamb HJ,Beyerbacht HP,van der LA,et al. Diastolic dysfunction in hypertensive heart disease is associated with altered myocardial metabolism. *Circulation* 1999, 99: 2 261-2 267.

[29] Guilfoyle DN,Gibbs P,Ordidge RJ,et al.Real-time flow measurements using echo-planar imaging. *Magn Reson Med* 1991, 18: 1-8.

[30]Klein C,Schalla S,Schnackenburg B,et al.Magnetic resonance flow measurements in real time:comparison with a standard gradient-echo technique. *J Magn Reson Imaging* 2001, 14: 306-310.

[31] Botnar RM,Stuber M,Kissinger KV,et al. Noninvasive coronary vessel wall and plaque imaging with magnetic resonance imaging. *Circulation* 2000, 102: 2 582-2 587.

[32] van der Geest RJ,Buller VG,Jansen E,et al. Comparison between manual and semiautomated analysis of left ventricular volume parameters from short-axis MR images. *J Comput Assist Tomogr* 1997, 21: 756-765.

[33]van der Geest RJ,Niezen RA,van der Wall EE, et al.Automated measurement of volume flow in the ascending aorta using MR velocity maps : evaluation of inter-and intraobserver variability in healthy volunteers. *J Comput Assist Tomogr* 1998, 22: 904-911.

[34] Mitchell SC,Lelieveldt BP,van der Geest RJ,et al.Multistage hybrid active appearance model matching: segmentation of left and right ventricles in cardiac MR images. *IEEE Trans Med Imaging* 2001, 20: 415-423.

第2章　MRA 技术

DAVID　SALONER

　　MRI的许多优点使其特别适用于评估血管病变，其主要优点是能无创性显示大范围的血管，并且能提供三维空间信息，即使是经静脉注射对比剂增强时，也仅仅是微创的。一系列三维数据的采集，且可在任意角度或方向获得连续层面，使得以多种方式显示感兴趣血管成为可能。尽管MRA也可显示血管壁以描述疾病的进展状况，但其主要用途仍是血管腔成像。

　　类似于其他MRI技术，图像采集过程中的人体运动可使MRA采集难以成功。人体运动可能是由于患者不配合，也可能由生理性运动（如冠状动脉成像时心脏的运动）引起；或内脏动脉成像时的呼吸运动引起，甚至血流本身流速非常慢、非常快或血流紊乱时也可降低血管腔的成像质量。

　　随着MRI设备的不断进展，获得高质量MRA血管像的技术也应运而生。当然，对高质量的MRA的需求也促使MRI设备不断改进，高质量MRA的获得也印证了新技术的可行性。本章将讨论多种不同的MRA技术及显示MRA的方法。

血流动力学

　　在MRA中，血流信号强度取决于数据采集过程中血流的速度、方向及其变化（如心跳所致的变化），因此，在对正常和病变状态下的感兴趣血管成像时，成像方法的设计和实施以及成像参数的选择，均需要考虑到感兴趣血管的血流动力学变化。如果不考虑患者的人体运动，当图像分辨力足够高，像素值大于血管腔直径时；或当血流速度足够快，血流通过成像容积仅接受较少的RF激励时；以及当整个心动周期内的血流状态保持稳定时，MRA均能提供准确的血管腔图像。但血流状态的变化既可见于健康人，也可见于病变血管[1~3]。

　　收缩期和舒张期血流差别可引起血流状态的变化，例如，下肢动脉在明显的快速顺行性血流后会出现一段较为短小的逆行性血流，随后为较长的舒张期间隔。在体血流方式同样受血管形状的明显影响，即使是健康人的血管也是弯曲的，且有许多分支和分叉，这种外形的不同明显影响血流速度，使通过血管分叉入口处的血管管腔轮廓变平，或弯曲的血管内（如主动脉）的血流呈螺旋状。正常情况下的血流通常呈层状血流，且在每一心动周期重复不变。而在动脉硬化区域，血管壁很不光滑，残存管腔粗细不等，使该区域血流紊乱，如从狭窄处喷射出的血流可伴有涡流，这种涡流在每一心动周期是不同的。

MRA 主要成像方法

所有MRA技术的目的都是为了获得运动和静止的自旋质子之间高度的对比[4~9]。MRI能测量横向磁化矢量的大小和空间（相位）磁化矢量的方向，已有研究者设计出一些可在运动和静止的自旋质子之间，产生较大磁化矢量或相位差别的方法[5,7]。一种是通过完全磁化的血液流入成像容积，从而在运动和静止的自旋质子之间产生明显差别，这通常称为时间飞跃（TOF)法，可显示横向磁化的大小[4]。另一种是通过向血管内注入对比剂以增强血管信号，称为对比增强法，也能显示横向磁化的大小[10]。而显示磁化相位的成像方法则称为相位对比法[11]。这些技术依赖于运动质子（与成像梯度有关）所产生的血管与静止组织间的对比。

流动补偿

为使所有受激励物质的横向磁化矢量方向一致（聚相）形成回波，必须确保其位于读出间隔的中心，才能在高信噪比图像上获得准确的空间定位。通常，在应用梯度成像时，由于自旋而产生了相位偏移，常规的梯度成像从静止的自旋质子中产生回波信号，而不考虑运动的自旋质子；在回波中心，运动的自旋质子聚相位，后者取决于在RF激励和回波收集时间之间自旋质子的运动。在一个含有不同运动速度的运动自旋质子的体素内，可出现多相位。此体素内的平均磁化量是所有单个矢量的总和，由于相位的多样性导致信号强度降低称为体素内相位弥散（intravoxel phase dispersion）。梯度回波用来校正血流运动，以便运动自旋质子的磁化量在回波的中心重聚相位[12,13]，这点对于很多MRA序列都很重要，称为运动补偿梯度[14]。常规的梯度回波序列使用2个极性相反的梯度场强度的梯度回波，而流动补偿梯度需要额外的梯度场。原则上，流动补偿可以包括所有的运动指令[15]，实际上，高阶运动补偿需要的额外梯度增加了时间，因此回波时间(TE)延长。如果采用运动补偿，最有效的改善运动质子信号强度的方法，是只对恒速质子聚相位，这也适用于不含高阶运动的涡流[16~19]。

大多数MRA序列沿层面选择方向施加速度补偿梯度和频率编码梯度，而相位编码方向未经补偿，在应用这些梯度回波序列中，持续时间很短的相位编码梯度可将运动的影响减到最小。

时间飞跃法

在MRA中，运动与静止的自旋质子间的对比与两者纵向磁化矢量的相对大小密切相关[6,20,21]。在梯度回波序列（翻转角<90°）中，质子的纵向磁化强度随一系列RF脉冲的激励而减弱，随RF激励次数的增加，质子的纵向磁化强度继续减少，这种现象称为饱和，最后达到一种稳态，这种稳态是由翻转角、重复时间和组织的T1弛豫时间决定的。图像采集过程中，静态组织始终位于成像容积内，因此，静态组织的磁化矢量降到稳态，而在血管内，任何指定位置的质子纵向磁化强度均取决于自旋质子在进入成像容积和到达指定位置之间接收的RF激励。快速运动的血流只接收到少量的RF脉冲，因而基本上保留其磁化强度；类似于静止的或运动缓慢的自旋质子接收到大量脉冲，其纵向磁化量可降至稳态。在MR灰阶图像上，已经接收许多RF脉冲的质子完全饱和而呈黑色，而保留大量磁化强度的质子则呈白色。

二维时间飞跃法

在运动和静止质子的纵向磁化强度间产生较强对比，然后应用流动补偿梯度对横向磁化强度进行准确编码的技术，称为二维时间飞跃（TOF)[22,23]。该方法在薄层成像中已得到很好的应用。薄层成像时，在流动补偿梯度序列中获得一个与血管垂直的单个层面（图2.1），层面需非常薄，以确保它能在血管舒张时得以补偿，而且即使适当加大翻转角仍不饱和，每单个层面的采集需要8s。该方法能够重复多次，在合理的成像时间内，随着层面位置的移动可获得大范围连续的层面。在标准的多层成像时，图像被同时连续采集，因此血液在进入下一个层面之前没有被饱和，从而在血管和周围静止组织间产生明显的对比。这个过程提供了完整的三维数据集合，且通过叠加和计算单个层面可重建出所需的投影层面。

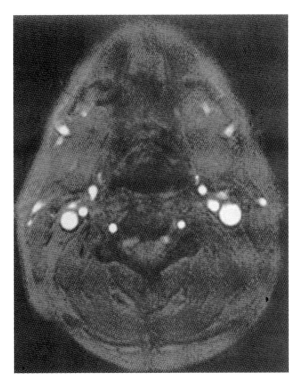

图 2.1 颈部的二维梯度回波序列图像。相对于周围静态组织，动、静脉有良好的对比度。TR／TE／翻转角＝35／9／30°。

二维 TOF 法的缺点

当采集层面与感兴趣血管垂直时，二维 TOF 法产生明显的流入性增强。当血管与采集层面在同一平面（平行）时，或者是再进入层面，血液就变得饱和而对比度逐渐消失，当层面较厚时，这种现象更为显著。另外，采集颈动脉轴位像时，上部应用的预饱和带接近该层面，且与当前的层面同时移动，目的是避免静脉血管的显示。有时可见血管扭曲成环，尤其是老年人的椎动脉。如果血管环太大，下方流动的动脉血也能被预饱和，而无法产生信号。因此，二维 TOF 法对垂直走行的感兴趣血管效果最好。

当采集层面与感兴趣血管垂直时，得到的轴面图像（如沿血管长轴方向）分辨力低。应用较薄的采集层面时可提高分辨力，但由于总成像时间取决于采集层面的数量，因此，实际应用中不能无限制地减少采集层面厚度；另外，层面愈薄，信噪比愈低，TE 时间愈长。

许多情况下，尤其是在腹部，采集层面与所要求的投影图像在同一平面时，可导致图像分辨力下降。在对下腔静脉冠状面成像时，使用小翻转角可减少下腔静脉的平面内饱和，但同时也降低了对比度。

三维时间飞跃法

薄层扫描的主要缺点是降低了分辨力。在使用二维流动补偿梯度技术时，层面厚度通常为2mm 或者更厚；三维技术的使用可以获得每个体素直径均小于1mm 的完整的三维数据[3,4,7,24]。小血管分支可因部分容积效应而显示不清，因而高分辨力的体素对其显示至关重要，同时，也可清晰显示任意空间方向扭曲的血管。

与二维方法比较，三维方法允许采用较短的 TE。在获取三维容积数据过程中，"层面选择"方向选择的是激发容积为厚约 40mm 的层面。与二维法相比，三维法需额外增加相位编码的循环，以便减少数据。三维法的采集时间较长，但具有增加信噪比的优势。在三维成像时，通过激励容积的血流接受的激励脉冲较二维成像更多，为了避免过饱和的影响，必须减小翻转角(< 30°) 。

预饱和

在许多情况下，静脉掩盖了动脉，使其显示模糊不清，此时很难评价动脉情况，反之亦然。为了清除静脉信号，可用一个90°翻转角的预饱和带放置于成像层面或成像容积的邻近部位，以使血液在进入成像层面前被饱和[25, 26](图 2.2)。例如，研究肾动脉的起始部位时，可在肾脏下方的腹部放置一横向预饱和带，以去除下腔静脉信号。使用预饱和时要谨慎，因为如果将预饱和带放置在扫描范围外，那么就无法去除静脉信号，并且必须注意确保感兴趣血管不被预饱和。

■ 参数选择

在进行MR血管成像时，参数的选择常是以牺牲某一方面为代价来突出另一特性的。在选择理想的脉冲序列参数时，必须考虑到血流速度、成像容积的厚度以及血流与静止组织之间的适当对比。

重复时间（TR）

TR 越短，静止组织信号饱和越多，且血流在相

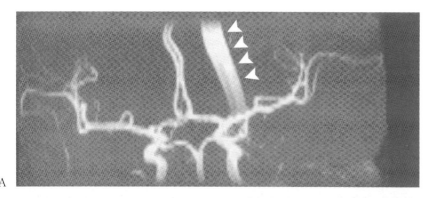

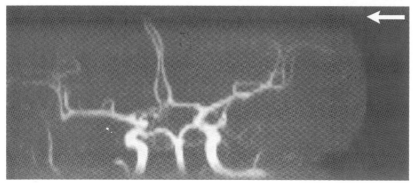

图 2.2　Willis 环水平三维 TOF MIP 冠状面图像。图 A：未使用预饱和，矢状窦显示清晰（箭头）并与动脉影像重叠。图 B：上方加用轴位饱和带（箭头）消除了静脉血流信号。

同范围内接受的 RF 激励就越多（图 2.3 示一位正常志愿者 Willis 环的轴面三维图像）。最合适的 TR 取决于血流通过层面时的速度，血管与血管是不同的，即使对于某一支特定的血管，在某种程度上也存在个体差异。较长的 TR 时间还使总的检查时间延长，增加患者运动的可能性，导致图像质量降低。

翻转角（α角）

增加 α 角能明显抑制静止组织的信号，使接受到多次激励的血流更快地饱和(图 2.4)。翻转角的选择取决于血流动力学。对于稳定的血流，穿过激励区域的磁化强度分布反映翻转角的大小，且随翻转角增大而增大；但磁化强度的分布暂时是恒定的，并且每一相位编码的磁化矢量的分布均相同。对于脉动的血流，每个心动周期中磁化矢量的分布是不同的。可以通过减小翻转角来降低由于脉动产生的伪影。

■ 涡流

快速流动的血流可产生涡流。有涡流的部位，如重度血管狭窄的部位，血流方式复杂，某些区域内可出现层流而另一些区域出现涡流；而且在血流断续的部位，两种血流方式均存在，此时，用于 MRA 的不同的相位编码步阶应采用不同的信号分布采集。这种不稳定导致了数据不恒定和图像质量下降[27, 28]。此外，涡流意味着在 RF 激励和信号读出之间，质子将沿复杂的轨迹不仅以恒定的速度而且以高速的非重复相位的运动来进行恒速补偿聚相位。在读出时，一些体素可包含一系列质子运动的记录和相应的聚相位范围，这些体素净横向磁化强度降低，在 MRI 上信号减低。此种信号丢失与血流紊乱有关，可使正常血管表现为血管狭窄，由此导致对病变血管狭窄程度和范围的高估。

■ 其他 MRA 方法

虽然常规的 TOF 法使 MRA 有了重大的进步，但新技术的不断出现使 MRA 进一步完善，如减少涡流所致的信号丢失的序列。其他一些方法通过有效抑制静止质子的信号或保留感兴趣血管远端血流信号，来增强静止与运动的自旋质子间的对比。

短回波序列

通常，涡流导致的体素内编码离散可以通过缩短编码梯度的持续时间来改善[17,19,29~32]，其范围受磁场梯度变化的速率(切换率)和最大的梯度场限制。采用

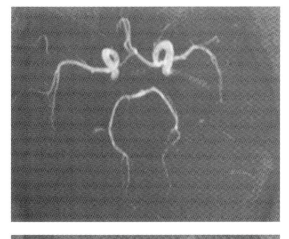

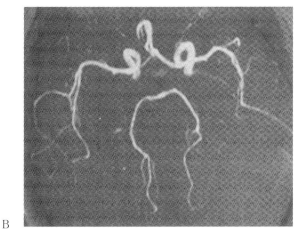

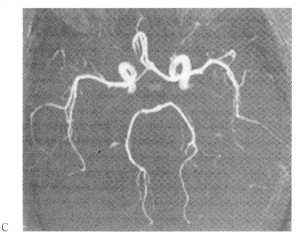

图 2.3　不同 TR 采集的 Willis 环 TOF MRA，随着 TR 增加，静态组织饱和减少，远端的动脉信号保留越多。TR／TE／翻转角分别为 25／7／10°（图 A）、35／7／25°（图 B）和 45／7／40°（图 C）。

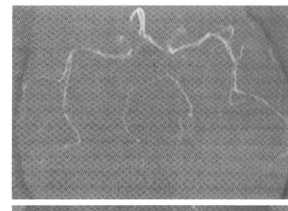

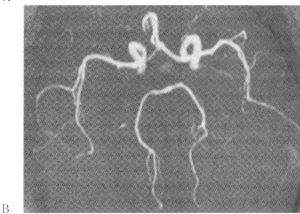

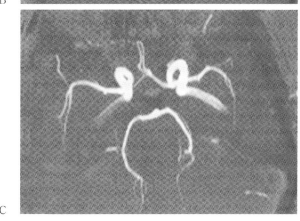

图 2.4　不同翻转角采集的 Willis 环 TOF MRA，随着翻转角的增加，静态组织饱和增加，远端的动脉信号减少。TR／TE／翻转角分别为 35／7／10°（图 A）、35／7／25°（图 B）和 35／7／40°（图 C）。

强大的频率编码梯度会导致信噪比降低。但由于较好的梯度系统的应用，MRA 的质量得到显著提高。

在选择 TOF MRA 的 TE 时，考虑背景信号对 TE 的依赖性是重要的。在以脂肪和水质子为主的体素内，信号强度取决于两者之间的相位关系，该相位关系由两种不同的成分内质子进动频率的微小差别来

确定。例如，在 1.5T 中，脂肪和水的信号在 2.3ms 的奇数倍数上是去相位，在偶数倍数上是同相位。因此，TE 为 7ms 的背景抑制比 TE 为 5ms 的图像更为明显[33]（图 2.5）；短 TE MRA 的优势仍然在少脂肪的组织中比较明显，如脑。

还可通过放宽对数据窗中对称地放置全回波的要求，来实现短 TE 序列。常规 MRA 序列是通过牺牲一个回波片断和放置一个与激励脉冲接近的回波来缩

短TE。高阶频率成分降低导致的分辨力轻度下降,可通过减少对涡流敏感性来弥补[34, 35]。通过部分傅立叶技术的运用获得了高度不对称(均匀)的回波,分辨力下降异常明显,必须通过利用傅立叶数据的内在均匀性来添加后处理,重建丢失的信息。

斜射频激励

TOF序列依赖于不饱和运动质子与部分饱和静止质子之间的对比来显示血流。当血管通过一个激励容积时,越远端的血流质子越饱和,此时可用一个合适的RF激发脉冲来减少这种饱和,抵消上述的趋势[36]。用来减少饱和的不均匀RF脉冲从感兴趣容积的一侧进入,为成像层面的近侧质子提供一个相对较小的激发角,这个激发角穿过成像层面后变得越来越大。质子进入成像层面并保留其信号强度,直到在成像层面远端的强大脉冲作用下,达到最有效的磁化,而不考虑更远端的血管。与持续翻转角激发相比,这种沿着血管长轴的磁化反应显得较低平[37, 38](图2.6)。这些脉冲称为倾斜优化非饱和激发(tilted optimized nonsaturating excitation,TONE)。

连续三维法

通过减少受激励成像层面的厚度和采用多层三维容积法覆盖感兴趣区域,可降低三维 TOF 出现远端饱和现象,该方法被称为多层重叠薄层块采集(multiple overlapping thin slab acquisition,MOTSA)[39]。MOTSA的三维成像平面与血流的主要方向垂直(如为了研究颅外颈动脉应取横轴位)。为了避免射频脉冲在成像层面边缘减弱造成信号丢失带,成像层面需连续重叠放置,这使得总的扫描时间增加。在连续成像层面采集时,患者的运动可产生管腔边缘连续性中断(类似于连续二维成像)。在受激发的容积内,成像层面厚度的降低限制了自旋质子持续的时间,从而使远端血管更好地保持信号(图2.7)。MOSTA技术可采集高分辨力的三维MRA[40]。

螺旋扫描

在早期临床研究中,已经认识到所谓的重合失调伪影[41, 42],相对于相位和频率编码主轴,斜行运动的

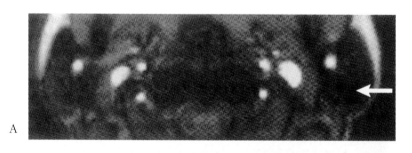

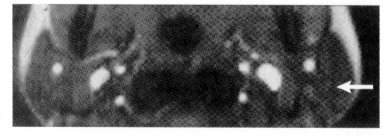

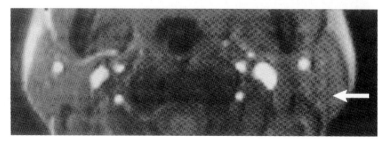

图2.5 颈部三维单层图像。2.3ms多层扫描时,在同一体素内的脂质和自由水信号消失最明显,如图中箭头所指的颈部肌肉。TR/TE/翻转角分别为35/7/25°(图A)、35/6/25°(图B)和35/5/25°(图C)。

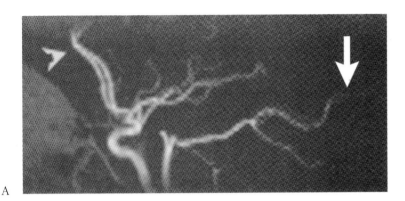

A

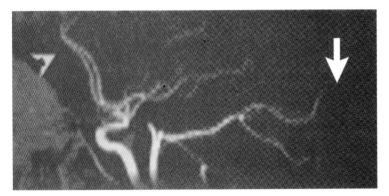

B

图 2.6　Willis 环 TOF MRA，斜射频脉冲激励图像与恒定射频脉冲激励图像的对比，大脑前动脉（三角箭头）及大脑后动脉（箭头）远端在斜射频激励中显示更好。图 A：斜射频激励，TR／TE：35／7；成像层面近端的翻转角 15°，远端为 35°。翻转角成线性增加。图 B：TR／TE = 35／7；翻转角：25°。

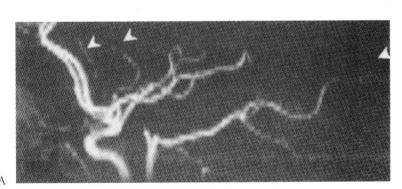

A

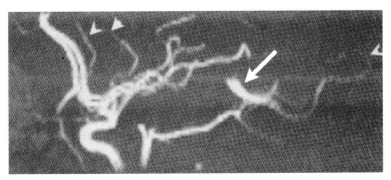

B

图 2.7　单层面成像激励法和双层面多层重叠薄层块采集法（MOTSA）的比较。MOTSA 法所得 Willis 环显示远侧小动脉的信号（三角箭头）并显示较低成像层面，即上方进入图像的静脉信号（无预置饱和）（箭头）。图 A：单层面成像采集，TR／TE = 35／7。图 B：双层面 MOTSA 法，TR／TE／翻转角 = 35／7／25°。

自旋质子信号在图像上位于血管腔以外的其他部位，它可显示为倾斜走行的亮血管并平行于黑的血管腔。伪影的出现是由于在常规的二维傅立叶编码中，相位编码的出现早于频率编码。因此，在图像上运动质子的部位会出现错误的影像。为减少这种伪影，可在频率编码轴的中心出现时，采用一个以适合自身位置的相位来编码恒定速度运动的质子的双极梯度替换相位编码梯度[43]，但这种方法只能纠正以恒速运动的质子，高阶运动质子的移位伪影仍然可见。

螺旋扫描可以同时获得相位和频率编码轴上的空间信息，从根本上消除伪影。螺旋扫描法通过设计梯度轨迹建立 k-空间，梯度轨迹从 k-空间中心开始螺旋状向外采集[44, 45]。在流动的情况下，螺旋扫描法使得二维空间编码同时出现，因此，几乎没有重合失调伪影的出现。螺旋扫描技术可以大大缩短 TE 时间，特别是对 k-空间中心的低空间频率信息，从而增加了对涡流的不敏感性。

心脏同步 MRA

动脉血流随脉动变化而改变，脉动变化情况在身体不同部位有所不同，且在血管疾病时发生变化。脉动的血流在收缩和舒张期可以产生明显不同的流动方式，特别是在心动周期的主要时相即心舒张期，许多血管内的血流实际上是静止的。在狭窄远端的血管，收缩期血流可以产生涡流而舒张期血流则相对正常。了解了这一特点，有助于我们选择性捕获心动周期中感兴趣部分的信号而避开不想要的部分。

应用门控技术来监控心脏的信号可以达到以上目的，所选的门控窗应覆盖所需的时间间隔[46~48]。门控技术特别适用于下肢血管研究，这是由于舒张期下肢血流较慢，导致常规 MRA 中血流信号明显饱和。在收缩峰值放置一个 200ms 窗宽的数据接收窗，确保在流入性增强效应明显时采集数据；另一方面，在研究颈动脉分叉部位的狭窄性病变时，应用门控技术在心脏舒张期采集数据，可以避免心脏收缩期的涡流。

黑 血

亮血 MRA 通常难以判断涡流的管腔边缘，在明显狭窄段的远端或突然成角的分支处，可能产生涡流。采用重聚恒速运动质子相位序列，难以重聚涡流信号，结果造成信号丢失，导致对狭窄程度及范围的高估。而黑血技术则可避免这种情况发生[49~53]。

在早期临床研究中，用于显示血流的主要技术是单层 SE 序列，血流表现为流空信号。SE 序列进一步改进后可充分消除运动质子的信号，而保留静止质子信号，它是在质子进入感兴趣的血管前，通过添加预饱和脉冲选择性使其饱和来实现，而且，流动补偿被去除，梯度用于着重强调体素内的相位离散。TE 的延长也增加了流动质子在 90°~180°脉冲之间时离开选定层面的可能性，阻止了这些质子形成回波。

尽管 SE 序列可有效地降低运动质子信号，但充分获取静止质子的信号也同样重要，如空气或骨的低信号强度部位，在接近感兴趣血管时，就显得尤为重要；且 SE 序列难以可靠地显示有钙化斑块的血管，会导致对其狭窄程度的低估（图 2.8）。另外，慢流血或再循环的血液可以不表现为黑色。

当采用"黑血"技术采集一系列的层面后，问题就集中于图像显示方面，因为最大强度投影（MIP）只显示高信号强度的结构，因此必须改进以能保留最低信号区域，但不需要显示不感兴趣的低信号区域，如骨和空气。

尽管"黑血"技术有上述局限性，但它仍被人们关注，这是由于其对常规 MRA 技术的以下两方面不敏感：①涡流引起的体素内相位离散；②在质子经过受激励的容积时由重复脉冲产生的信号饱和。

RF 激发脉冲

MRA 技术的进步多是基于磁场梯度的改进，另外，MRI 操作人员可用制订的 RF 脉冲来改变信号特征。虽然 TONE 序列可用于有效地保留流动血液的信号，但已开发出的可替代脉冲系列可以选择性降低静止组织的信号，而运动质子的信号却不受影响。

脂肪饱和脉冲主要用来选择性地激励脂质质子[54, 55]。该方法是利用脂质和自由水质子因化学环境的微小差别而造成两者局部磁场出现轻微的差别，使得进动频率在 1.5T 中有 220Hz 的差异，因此在脂肪共振频率时施加一个 90°饱和脉冲，可有效消除 MRI 上的脂肪信号，而不影响流动血液的信号。脂肪饱和脉冲的实施效果取决于受激励容积的磁场均匀

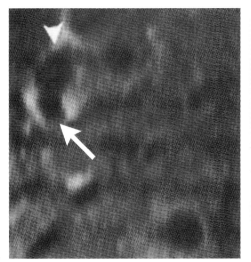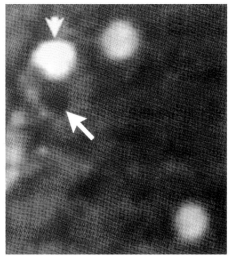

图 2.8　颈内动脉钙化斑块患者，同一平面"黑血"技术及 TOF　MRA 的比较。图 A：SE 序列 T 1 W I 显示的血管腔（三角箭头）和钙化区域（箭头），并可见一溃疡突入钙化斑。图 B：三维　TOF 单层图像，在同一层面显示通畅的高信号血管腔（三角箭头）而钙化呈低信号（箭头）。

性，其在诸如下肢这样的部位非常有用，可抑制皮下脂肪和骨髓的高信号（图 2.9）。

　　另一种脉冲序列也可显示自由水质子以及细胞膜和其他大分子内质子之间弛豫特征的不同。结合质子的 T2 弛豫时间非常短且进动频率频谱较宽，因此可以被远离运动质子共振频率的脉冲激励，而使磁场饱和。这也相应地降低了实质组织内运动质子的信号强度，后者与结合质子之间经历了一种快速交换。运动自旋质子不参与该机制，并且流动血液的磁化大多不受这些偏共振的激励脉冲影响（图 2.10）。人们把这

种脉冲序列称为磁化转移饱和（magnetization transfer saturation）序列[56~58]。磁化转移饱和脉冲和脂肪饱和脉冲都将增加脉冲序列时间和延长 TR 的最小值。

■ 相位差法

　　在应用 RF 脉冲的采集过程中，通过上述纵向磁化幅度产生的对比，取决于接收了较少的激发脉冲的物质和接收了大量的激发脉冲的静止物质之间纵

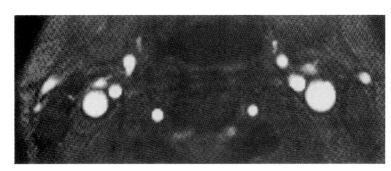

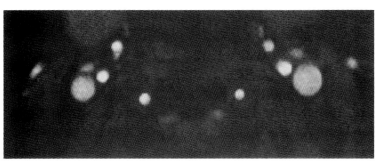

图 2.9　脂肪饱和技术和不用脂肪饱和技术图像的比较。图 A：通过颈动脉分叉部不采用脂肪饱和技术的二维单层图像。图 B：同层面加用脂肪饱和技术的二维单层图像，图像信号明显抑制，但更清晰地显示血管。

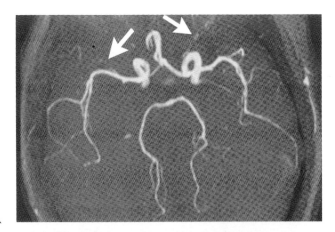

A

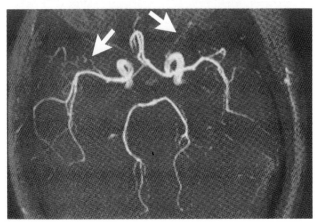

B

图 2.10　应用磁化转移饱和技术和不应用磁化转移饱和技术显示 Willis 环的三维 TOF MRA 最大信号投影（MIP）图像的比较。图 A：不应用磁化转移饱和技术，由于与周围静止组织的对比度低，小血管（箭头）不易显示。图 B：应用磁化转移饱和技术，增加了软组织的信号饱和，进而增加了小血管的清晰度（箭头）。

向磁化的差异。一种与此不同的血管成像方法是在 RF 激励时间与信号采集时间之间调整横向磁化的相位[11,59]。在该方法通过适当的梯度波有目的地改变运动质子的相位，额外施加一个相位调整梯度至流动补偿序列，该梯度运动质子产生的相位聚集正比于自旋质子的速度，再通过翻转相位调整梯度获得第 2 幅图像。两幅图像的横向磁化量相等，但横向磁化的相位与流速以及相位调整梯度的持续时间和大小成正比，如果这一梯度不是太大，可以通过减去磁化向量的方法从两个图像的原始数据中重建图像。静止组织的磁化量和相位在两组数据都是相同的，因此静止组织在减影图像上无信号。

梯度强度的选择必须与所研究血管内的血流速度成比例，强梯度场对静脉血流的慢血流具有高度敏感性。相位对比图像的信噪比随运动质子的磁化相位差异增加而增加，如在减影图像中的表现。如果血流速度和梯度强度的结合度过高，将会产生相位卷叠伪影，在血流速度很高的血管腔内造成低信号。

类似于 TOF 法，相位对比 MRA 可采用二维或三维容积成像。在相位对比法中，由于极好地抑制了静止组织的信号，可以获得数厘米厚的二维成像层面，且得到具有良好对比的血管腔投影图像。二维电影相位对比技术可以提供心动周期中血流的动态变化信息。

由于相位对比 MRA 的信号强度与血流速度成正比，因而可用于测定血流速度。血流成分可沿相互垂直的三维方向上的任一方向分布，故有必要重复其测量三个空间方向以获得总体血流图。尽管相位对比法可以通过获得 1 幅参考图像和 3 幅编码图像来减少相位对比 MRA 总的采集时间，但相对于 TOF 法，总的采集时间仍然较长。相位对比法还易受机械运动如涡流的影响。然而，由于相位对比法对流动饱和效应的相对不敏感性和对静止组织信号的强抑制性，该技术对于血流缓慢的血管成像时仍具吸引力。

对比增强 MRA

MRA 中的信号对比主要由血流方式决定，如同在常规的 MRI 中，T1 和 T2 值的重要性一样。可应用对比剂缩短 T1 来提高 MRA 的对比[60,61]。使用对比剂时的许多分析方法都与其他的血管造影方法相同,如在螺旋 CT 血管造影术中,必须预先制订好对比剂团注的开始时间与持续时间,以及与数据采集间隔的时间关系。

缩短 T1

在 MRA 中,使用对比剂的目的是缩短血管腔内血液的 T1 值,在 1.5T 的高场强下,血液的 T1 弛豫时间为 1.2s。当钆对比剂浓度足够高时,血液的 T1 时间下降到 150ms 以下,低于所有组织的 T1 值,因而即使 TR 时间很短,对比增强的血液也可快速恢复磁化,并且具有较高的信号强度。

当行对比剂增强 MRA 时,需要采用一种不同于标准 MRA 的方法。团注对比剂后,在很短的时间内对比剂就达到动脉期[62,63]。为了得到动脉期峰值信号,准确设定数据采集时间至关重要,动脉信号达到峰值后,其强度逐渐降低,而静脉信号开始上升。在常规动脉 MRA 研究中,预饱和脉冲放置于感兴趣部位的上方或下方,用来消除静脉信号,但在对比增强 MRA 中,预饱和脉冲难以消除静脉信号。大多数对比增强技术要求采用采集时间最短的参数,而额外应用预饱和脉冲却大大延长了采集时间。由于血液 T1 值下降而快速恢复饱和磁场强度,从而限制了预饱和的应用。

在某些应用中,短时间内获得三维数据十分重要。例如,颅外颈动脉成像时,团注对比剂首过产生动脉最强信号,且由于血脑屏障效应,尚未发生紧随动脉期后的静脉强化,这一间隔时间非常短;同样地,在腹部血管成像时也需要较短的采集时间,以便一次屏气完成检查。目前高性能梯度系统的运用,使得 TE 时间可减少到 2ms 以下,TR 时间控制在 5ms,短 TR 值使得三维成像可以在 10～20s 内完成。常规 TOF　MRA 法依赖于完全磁化的质子在连续的两次激励脉冲间进入成像容积。TR 值很短时,流入增强效应最小。因此,对比增强 MRA 信号强度很大程度上取决于成像容积内物质的 T1 弛豫时间。

相位编码因素

为了缩短采集时间,倾向于选择较少数量的相位

编码行。然而,对足够分辨力的需要限制了这一选择,也即像素的大小随 FOV 的变化而变化,而 FOV 是由相位编码行决定的。沿相位编码主轴方向的 FOV 还必须足够大,以能包括该轴上的解剖信息。如果选择的 FOV 不够大,将会导致错误的信号,产生卷褶伪影。当感兴趣的血管位于解剖部位中心时,可以不考虑这种边缘的伪影。

MRI 的总体对比主要是由 k-空间中心的信号测量决定的;而高分辨力的细节多是由 k-空间的边缘决定的。由于对比剂注入后,血管腔内磁化强度有一个变化过程,应用线性相位编码可在磁化增强之前测量大部分 k-空间,或在强化峰值过后采集 k-空间的中心。

可以采用多种方法,如中心相位编码,采集 k-空间数据以重建图像,其中与对比增强 MRA 特别相关的技术是在磁化峰值时采集 k-空间中心数据。对于二维成像来说,首先在 Y-相位编码强度为零时收集回波,然后,自 k-空间中心移至边缘部,收集相位编码强度为正、负交替的回波。中心相位编码技术也可应用于三维成像中,此时,Z-和 Y-相位编码值不断变化,故在一开始采集数据时,就采集 k-空间中心的数据,随后采集 k-空间边缘部分,这一过程被称为椭圆中心相位编码可视程序 (elliptical centric phase-encoding view order)[63]。

采集时间

类似于其他使用对比剂的血管造影技术,在对比增强 MRA 中,与对比剂通过时间相关的图像采集时间设定是关键点。在某些应用中,可以采取多次重复注入对比剂的方法,为了减少静脉增强效应的影响和充分利用注入对比剂后磁化强度峰值,数据采集时间的设定至关重要。合适的时间选择取决于特殊采集方式,这可通过以下不同的方法来完成。

采集时间:团注试验

团注试验是一种简单直接的选择序列激励和采集时间的方法[62,64]。注入约 2ml 对比剂后,用生理盐水冲洗以确保注射管中无对比剂存留。应用快速成像序列扫描感兴趣解剖部位,以 1s 为间隔采集图像,共

持续50s。如果图像采集方法正确(如在感兴趣血管或饱和成像平面应用厚成像层面采集图像),那么就不会出现一过性流入性增强效应,对比剂到达靶区表现就更明显,此方法可以判断对比剂注入感兴趣区和达到高峰值之间的间隔时间。

基于上述方法得出的对比剂团注和磁化峰值间的时间延迟,可以完成整个检查。根据靶血管部位,注入适量的对比剂,随后用盐水冲洗,在延迟一定时间后,再开始进行MRA增强扫描。通常,对比增强MRA序列中要选择合适的延迟时间,以便在磁化强度达到峰值时采集k-空间中心数据。因为k-空间中心数据决定图像的整体对比度,这种方法可以确保血液与静止物体之间产生最大对比及在磁化强度较低时收集到高空间频率的数据。虽然这种折衷的方法会导致图像边缘模糊,但这在对比增强MRA中表现并不明显。

采集时间:信号触发采集

自动触发技术是一种替代团注实验的方法[63,65,66],它是采用一个脉冲序列对感兴趣血管或上级血管的磁化强度进行采样。该采样序列选用快速采集的低分辨力二维成像序列,且能快速重建并显示图像,称为MRI透视;并相应地采用线性扫描计划,以20ms间隔连续采集信号。注射对比剂后,在信号强度超过预先设定的阈值时停止样本采集,同时启动对比增强的MRA采集。自动触发技术解释了在团注试验而不是全剂量注射时,对比剂通过时间存在差异的原因:即当检测到对比剂前缘时,就说明对比剂已经开始进入快速强化期,因而在数据采集早期获得k-空间中心数据的成像序列是十分重要的,可以利用中心的或椭圆形的相位编码方式实现这一目的。

采集时间:动态减影对比增强MRA

解决注射时间问题的理想办法是不断地收集三维图像数据,在对比剂注射前开始,完全进入静脉期后结束,而不再要求与注射时间同步采集数据。团注后磁场强化相对较快(5~10s内),而且,为了捕捉强磁场增强期并区分动、静脉期,应在5s的间隔期内采集完整三维容积的k-空间数据。目前,三维数据

的采集时间一般控制在10s。

动态减影对比增强MRA的局限性表现在图像数据重建时,在时间上接近并共享k-空间数据[67,68]。该方法要求有特定时间分辨力,可通过利用与时间窗要求相适应的k-空间数据,并在最接近特定间隔的理想时间窗之前或之后插入测量k-空间数据,从而在理想时间窗内重建三维数据。典型的方法是采集k-空间的中间部分,而非边缘部分。该技术提高了在血管内磁化强度很高时捕获k-空间主要部分(决定整体对比信噪比)的可能性。

零填充内插法

因为对比剂通过很快,对比增强MRA要在尽可能短的时间内采集必要的数据。除缩短TR可以节约时间外,减少相位编码步阶数目也常被用来缩短扫描时间,尤其是在沿成像层面方向选择时。成像容积通常不能减少,否则将导致不含血管的覆盖面相应地减少,并伴有空间分辨力降低,那么图像显示就更模糊,尤其是包含低分辨力数据的平面,应用内插法可以达到改善图像的效果。零填充内插法是在采用离散点矩阵采集数据的基础上实现的[69]。

当采集一幅MRI时,从所选对象的真实磁化强度分布采集数据,这个磁化强度的分布是连续性的。在图像采集过程中,已定的FOV决定了图像的分辨力,并限定了采集数据的矩阵。采用与采集分辨力相等的点播散功能,这一过程等同于使连续磁化强度卷曲或"模糊",模糊的图像最接近于"真正"磁化分布。然而,标准的MRI应以较低的显示模式来显示连续的数据。例如,当FOV为256mm和采集矩阵为256时,采用1mm的空间间隔和在这些点间线性内插信号强度,通过采集模糊的信号强度分布来形成图像。"原始"数据(如磁化强度和相位)在任何情况下均被采集,并包含所有必要的信息,以可在任意小的空间间隔重建"模糊"图像的信号强度变化情况。这种以较小的空间间隔而不是以特定的分辨力来重建图像的技术,称为零填充内插法。

实际上,在使用零填充内插法过程中,随着每一个连续插值命令的成功实施,数据文件变为双倍大小。零填充内插法伴图像矩阵增加是不常见的,图像采集分辨力是由矩阵除以FOV所得的值决定的,即

使采用无限小的图像重建步骤,最后重建的图像也仅仅接近模糊图像。换句话说,零填充内插法不能改善所采集数据的固有分辨力,但可以恢复常规 MRI 重建中由于线性内插法损失的分辨力。

成像参数

MRI 技术几个参数选择会影响对比增强 MRA 的图像质量,包括翻转角和时间参数,如 TR 和 TE;其他参数,如相位编码排序方式,则由脉冲序列决定。在常规 MRA 中,评判参数变化对图像质量的影响是直截了当的,然而这在对比增强的 MRA 中却很困难,这是由于最初团注的对比剂影响随后所有对比剂注入后图像的显示。参数选择是在理论研究、模型研究和一定量人体研究基础上确定的。

TR 的选择要考虑对短采集时间的要求,以便进行屏气扫描,并可在动脉内对比剂达到峰值浓度时捕获相位。TR 的最小值取决于脉冲序列的结构,这涉及运用梯度场对磁场空间定位进行编码的需要,特别是形成和测量"回波"。测量回波时,增加所应用的梯度场场强,可减少测量信号所需的时间,但信噪比也减少,因此,需结合信噪比和采集时间综合考虑 TR 的最小值。

常规 TOF MRA 中,翻转角是决定总体图像质量的敏感因素。由于血液的 T1 值长于大多数组织,特殊情况下,三维成像中大于 30°的翻转角通常可导致感兴趣血管末梢的信号饱和。在对比增强 MRA 中,血液的 T1 值明显短于周围组织;此时翻转角的选择范围较大,以 30°~60°比较理想。由于翻转角较大而 TR 很短时会出现部分饱和,因而选取理想的翻转角一定程度上取决于 TR 的选择。

对比增强 MRA 的优点

在 MRA 中使用对比剂有三个主要优点。第一,采集三维数据所需的总体时间明显缩短,为 10~20s,这意味着可明显地减少患者运动所造成的影响,单次屏气即可完成内脏动脉成像[70~72]。而在 TOF 法采集时,颈动脉的成像需要 10min,而患者的运动,如吞咽、打鼾和颈部运动均可明显影响图像质量。扫描时间较短的对比增强 MRA 明显解决了这些问题(图 2.11)。第二是增加了覆盖范围,TOF 法依赖流入增强效应,血管末梢的信号强度较低,确保大容积内血管呈一致高信号的唯一方法是采用多次叠加法以覆盖感兴趣血管,而多次叠加需要较长的采集时间并导致无效数据的产生,且增加了患者运动的可

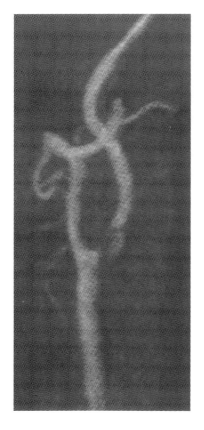
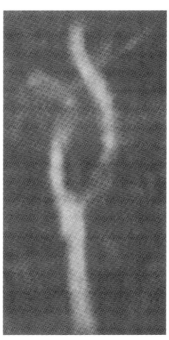

图 2.11 颈内动脉重度狭窄及局部溃疡形成患者对比增强 MRA 和多层重叠薄层块采集(MOTSA)TOF MRA 的比较,对比增强 MRA 因减少总的采集时间使局部边缘卷曲。图 A:冠状面 MIP。采集时间:25s,像素大小:0.5 mm × 1.0 mm × 1.5mm,TR/TR/翻转角 = 6/2.2/25°。图 B:3 块多层重叠薄层块采集法(MOTSA)最大密度投影(MIP)。图像采集时间:10min45s,像素:0.7 mm × 0.7 mm × 1mm。TR/TE/翻转角 = 35/7/25°。

A,B

能性。如果用对比剂填充感兴趣区血管，对比增强MRA则可覆盖一个非常大范围的容积，同时具有极好的对比噪声比（图2.12）。第三个是信号强度增加，对比增强MRA可应用较高的接收器带宽以采用短TE，且具有足够的信噪比。由于短TE可限制涡流中的信号丢失，因而所有MRA序列都受益于回波时间缩短。

对比增强MRA的缺点

对比增强MRA也有一些缺点。一个主要的缺点是需要注入钆对比剂，但对比剂副作用很小[73]。虽然数据采集时间减少，但由于患者进行扫描前尚需建立静脉通道，因而扫描前的准备时间增加；对比剂的注射还需要额外的人手，再加上对比剂的费用，使整个检查的费用增加。还有一个主要问题是随着注射时间的增加，静脉血管信号也随之增加，而使动脉腔显影模糊，这在Willis环及动静脉相互比邻的下肢的显示中已被证实。对比增强MRA另一个缺点是对时间要求高，因为必须在很短的动脉期采集峰值信号，只

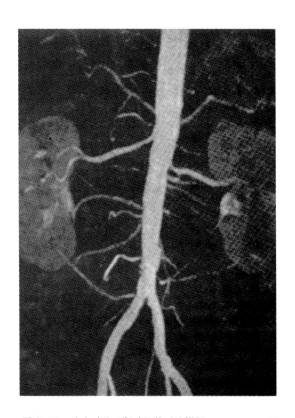

图2.12 腹主动脉及肾动脉的对比增强MRA MIP图像，极好地显示了由腹主动脉至肾动脉的远端以及髂动脉的血管结构。TR/TE/翻转角＝4.6/1.8/25°，总采集时间为21s。

能采用牺牲覆盖面或分辨力的折衷办法采集三维MRA。

明显抑制静止组织的信号，有利于血管轮廓的显示，与常规MRA序列相比，对比增强MRA可更为有效地抑制静止组织信号。静止组织的信号对血管的病理研究提供有价值的信息，对于常规MRA序列常常可显示狭窄部位的动脉粥样硬化斑块特征，在对比增强MRA上却不能显示。TOF法可评估动脉粥样硬化的范围，并易于显示高信号血肿。

■后处理和显示

MRA的三维容积覆盖既可通过采集多个二维层面，也可通过提供直接的感兴趣容积三维数据而产生一系列的二维分层图像。感兴趣血管大部分都位于一个层面的情况较少见。比较常见的是每一层只包含感兴趣血管的一小部分。整体解释一段血管与另一段之间的关系是非常困难的，而通过后处理算法可以很方便地分析复杂血管解剖结构，尤其是对大多数在三维空间内蜿蜒走行的血管。已有几种图像后处理方法可提供重组图像，其中，最常用的是MIP技术[74]。

最大强度投影

MIP技术利用了MRA序列的运动质子呈高信号而静止质子呈低信号的特性。应该强调的是，MIP是一种可在数据收集后的任何时间进行处理的后处理算法，且不需要额外采集数据或增加扫描时间。

该方法首先要确定特定观察层面，观察层面一旦确定，一条假想线即垂直投影于给定层面的像素上，然后，搜索已获得的三维数据中的所有与假想线一致的体素，决定具有最高信号强度的体素，再把该强度值分配到观察平面的图像像素中，在观察层面的每一像素上重复这一过程就可得到一幅投影图像。把MIP与X线产生的投影图像相比较后即可发现，X线产生的投影图像反映了沿着X线通过路径上所有衰减效果的综合投影；在MRA中，静止组织通常具有信号强度，但其明显低于流动组织的信号，如果对MRA数据也进行综合投影，那么流动信号将被掩盖在静止组织背景的信号下。

MIP技术的计算难度不大，且MIP图像易于描

述,有助于投影平面的选择。MIP 为整个血管的显示提供了一个路标,且可提示可疑病变的部位。根据 MIP 的显示,可决定是否对可疑部位增加一个额外的序列以及 MRA 序列应覆盖的容积范围。

MIP 技术的局限性

尽管 MIP 技术简易快捷,但会产生明显的伪影[75,76]。如果原始图像上血管内的信号低于静止组织信号(如脂肪、出血或对比剂注入后),则静止组织的信号将映射到投影图像上,从而造成图像信息丢失,并在图像上错误地显示为血管狭窄或闭塞等临床上严重的疾病。要牢记的是,尽管 MIP 技术是一种很便捷的方式,但原始图像上包含了许多额外信息,后者对正确判断图像至关重要。

由于上文所述的伪影是所处理的容积数据的特点(随容积的增加,包含高信号静止组织的可能性增加),因而重要的是应尽可能地缩小后处理的容积范围,使其完全包括感兴趣血管但不包含静止组织。当静止组织增厚,则所包含的容积数据增加,包含高于流动组织信号的静止组织体素的可能性也增加。因此,可通过限制 MIP 的容积使其只包括感兴趣血管的容积,来改善 MIP 的图像对比。这可以利用三维 MIP 影像来定义用于后处理的容积范围。尽管 MIP 技术速度很快,采用高性能的处理器能在几分钟内手动完成数据处理,但 MIP 技术的处理过程是相当主观的。另外,该技术还可以用来消除叠加的血管影。

重建格式

在平面图像上观察血管形态较原始图像更有价值,例如,血管腔断面的变化在血管的纵向显示较横断面更好[77]。由于不存在可使血管模糊的重叠背景信号,所以 MIP 技术可提供最好的对比。覆盖感兴趣容积的二维和三维图像数据均可从原始数据中重建出任意方向的图像,这对已获取了各向同性体素(即在三维方向上具有同样长度的体素)的三维图像数据更具吸引力,此时,可在任意方向上重建具有相当分辨力的图像。MIP 技术的缺点是主观性强,即只能由使用者综合考虑选择适当的平面,而不能自动化。此外,重建的图像只显示了一个层面数据。有时,少量重建的 MIP 图像,对保留良好的对比度以显示整个血管概况,及得到理想的观察平面方面是很有优势的。

可充分利用信息数据作进一步的处理。容积重现技术提供了血管和软组织结构间的空间关系信息[78,79]。表面重现技术还可以用于虚拟光源,提供血管结构的信息,获得与表面梯度强度一致的图像。

■ 结束语

MRI 提供了多种获取高对比度和高分辨力血管图像的方法,对于显示血管的三维空间走行和血管与周围软组织之间的关系,具有重要的价值。MRA 可广泛用于临床常见血管病变的诊断,对研究血管病变的发生、发展及提供治疗方案也有重要意义。

参考文献

[1] Milnor WR. *Hemodynamics*. Baltimore: Williams & Wilkins, 1989: xii, 419.

[2] Strandness DE, Sumner DS. *Hemodynamics for surgeons. Modern surgical monographs*. New York: Grune & Stratton, 1975: xi, 698.

[3] Stroud JS, Berger SA, Saloner D. Influence of stenosis morphology on flow through severely stenotic vessels: implications for plaque rupture. *J Biomechanics* 2000, 33: 443-455.

[4] Dumoulin CL, Cline HE, Souza SP, et al. Three-dimensional time-of-flight magnetic resonance angiography using spin saturation. *Magn Reson Med* 1989, 11: 35-46.

[5] Dumoulin CL, Souza SP, Walker MF, et al. Three-dimensional phase contrast angiography. *Magn Reson Med* 1989, 9: 139-149.

[6] Haacke EM, Masaryk TJ. The salient features of MR angiography. *Radiology* 1989, 173: 611-612.

[7] Laub GA, Kaiser WA. MR angiography with gradient motion refocusing. *J Comput Assist Tomogr* 1988, 12: 377-382.

[8] Lenz GW, Haacke EM, Masaryk TJ, et al. In-plane vascular imaging: pulse sequence design and strategy. *Radiology* 1988, 166: 875-882.

[9] Masaryk TJ, Tkach J, Glicklich M. Flow, radiofrequency pulse sequences, and gradient magnetic

fields : basic interactions and adaptations to angiographic imaging.*Top Magn Reson Imaging* 1991, 3: 1-11.

[10] Prince MR.Contrast-enhanced MR angiography: theory and optimization.*Magn Reson Imaging Clin N Am* 1998, 6: 257-267.

[11] Moran PR.A flow velocity zeugmatographic interlace for NMR imaging in humans.*Magn Reson Imaging* 1982, 1: 197-203.

[12] Constantinesco A,Mallet JJ,Bonmartin A,et al. Spatial or flow velocity phase encoding gradients in NMR imaging.*Magn Reson Imaging* 1984, 2: 335-340.

[13] Pattany PM,Phillips JJ,Chiu LC,et al.Motion artifact suppression technique (MAST) for MR imaging. *J Comput Assist Tomogr* 1987, 11: 369-377.

[14] Saloner D.Flow and motion.*Magn Reson Imaging Clin N Am* 1999, 7: 699-715.

[15] Xiang QS,Nalcioglu O.Differential flow imaging by NMR.*Magn Reson Med* 1989, 12: 14-24.

[16] Lee JN,Riederer SJ,Pelc NJ.Flow-compensated limited flip angle MR angiography.*Magn Reson Med* 1989, 12: 1-13.

[17] Tkach JA,Lin W,Duda JJ Jr,et al.Optimizing three-dimensional time-of-flight MR angiography with variable repetition time.*Radiology* 1994, 191: 805-811.

[18] Tkach JA,Ruggieri PM,Ross JS,et al.Pulse sequence strategies for vascular contrast in time-of-flight carotid MR angiography.*J Magn Reson Imaging* 1993, 3: 811-820.

[19] Urchuk SN,Plewes DB.Mechanisms of flow-induced signal loss in MR angiography.*J Magn Reson Imaging* 1992, 2: 453-462.

[20] Gao JH,Holland SK,Gore JC.Nuclear magnetic resonance signal from flowing nuclei in rapid imaging using gradient echoes.*Med Phys* 1988, 15: 809-814.

[21] Saloner D.Determinants of image appearance in contrast-enhanced magnetic resonance angiography.A review.*Invest Radiol* 1998, 33: 488-495.

[22] Gullberg GT,Wehrli FW,Shimakawa A,et al. MR vascular imaging with a fast gradient refocusing pulse sequence and reformatted images from transaxial sections.*Radiology* 1987, 165: 241-246.

[23] Keller PJ,Drayer BP,Fram EK,et al.MR angiography with two-dimensional acquisition and three-dimensional display.Work in progress.*Radiology* 1989, 173: 527-532.

[24] Ruggieri PM,Laub GA,Masaryk TJ,et al.Intracranial circulation : pulse-sequence considerations in three-dimensional (volume) MR angiography.*Radiology* 1989, 171: 785-791.

[25] Edelman RR,Atkinson DJ,Silver MS,et al. FRODO pulse sequences: a new means of eliminating motion,flow,and wraparound artifacts.*Radiology* 1988, 166: 231-236.

[26] Felmlee JP,Ehman RL.Spatial presaturation: a method for suppressing flow artifacts and improving depiction of vascular anatomy in MR imaging.*Radiology* 1987, 164: 559-564.

[27] Gao JH,Holland SK,Gore JC.Effects of gradient timing and spatial resolution on the NMR signal from flowing blood.*Phys Med Biol* 1992,37: 1 581-1 588.

[28] Oshinski JN,Ku DN,Pettigrew RI.Turbulent fluctuation velocity: the most significant determinant of signal loss in stenotic vessels.*Magn Reson Med* 1995,33 : 193-199.

[29] Duerk JL,Simonetti OP,Hurst GC,et al.Experimental confirmation of phase encoding of instantaneous derivatives of position.*Magn Reson Med* 1994, 32: 77-87.

[30] Ehman RL,Felmlee JP.Flow artifact reduction in MRI: a review of the roles of gradient moment nulling and spatial presaturation.*Magn Reson Med* 1990, 14: 293-307.

[31] Nishimura DG,Macovski A,Jackson JI,et al. Magnetic resonance angiography by selective inversion recovery using a compact gradient echo sequence.*Magn Reson Med* 1988, 8: 96-103.

[32] Schmalbrock P,Yuan C,Chakeres DW,et al. Volume MR angiography: methods to achieve very short echo times.*Radiology* 1990, 175: 861-865.

[33] Wehrli FW,Perkins TG,Shimakawa A,et al. Chemical shift-induced amplitude modulations in images obtained with gradient refocusing.*Magn Reson Imaging* 1987, 5: 157-158.

[34] Gatenby JC, McCauley RT,Gore JC.Mechanisms of signal loss in magnetic resonance imaging of stenoses.*Med Phys* 1993, 20: 1 049-1 057.

[35] Evans AJ,Richardson DB,Tien R,et al. Poststenotic signal loss in MR angiography: effects of echo time,flow compensation,and fractional echo.*AJNR Am J Neuroradiol* 1993, 14: 721-729.

[36] Atkinson D,Brant-Zawadzki M,Gillan G,et al. Improved MR angiography: magnetization transfer suppression with variable flip angle excitation and increased resolution.*Radiology* 1994, 190: 890-894.

[37] Roditi GH,Smith FW,Redpath TW.Evaluation of tilted,optimized,non-saturating excitation pulses in 3D magnetic resonance angiography of the abdominal aorta and major branches in volunteers.*Br J Radiol* 1994, 67: 11-13.

[38] Nägele T,Klose U,Grodd W,et al.The effects of linearly increasing flip angles on 3D inflow MR angiography.*Magn Reson Med* 1994, 31: 561-566.

[39] Parker DL,Yuan C,Blatter DD.MR angiography by multiple thin slab 3D acquisition.*Magn Reson Med* 1991, 17: 434-451.

[40] Davis WL,Blatter DD,Harnsberger HR,et al. Intracranial MR angiography: comparison of single-volume three-dimensional time-of-flight and multiple overlapping thin slab acquisition techniques.*AJR Am J Roentgenol* 1994, 163: 915-920.

[41] Nishimura DG,Jackson JI,Pauly JM.On the nature and reduction of the displacement artifact in flow images.*Magn Reson Med* 1991, 22: 481-492.

[42] von Schulthess GK,Higgins CB.Blood flow imaging with MR: spin-phase phenomena.*Radiology* 1985, 157: 687-695.

[43] Frank LR,Buxton RB,Kerber CW.Pulsatile flow artifacts in 3D magnetic resonance imaging.*Magn Reson Med* 1993, 30: 296-304.

[44] Meyer CH,Hu BS,Nishimura DG,et al.Fast spiral coronary artery imaging.*Magn Reson Med* 1992, 28: 202-213.

[45] Nishimura DG,Irarrazabal P,Meyer CH.A velocity k-space analysis of flow effects in echo-planar and spiral imaging.*Magn Reson Med* 1995, 33: 549-556.

[46] de Graaf RG,Groen JP.MR angiography with pulsatile flow.*Magn Reson Imaging* 1992, 10: 25-34.

[47] Saloner D,Selby K,Anderson CM.MRA studies of arterial stenosis: improvements by diastolic acquisition. *Magn Reson Med* 1994, 31: 196-203.

[48] Selby K,Saloner D,Anderson CM,et al.MR angiography with a cardiac-phase-specific acquisition window.*J Magn Reson Imaging* 1992, 2: 637-643.

[49] Finn JP,Edelman RR.Black-blood and segmented k-space magnetic resonance angiography.*Magn Reson Imaging Clin N Am* 1993, 1: 349-357.

[50] Chien D,Goldmann A,Edelman RR.High-speed black blood imaging of vessel stenosis in the presence of pulsatile flow.*J Magn Reson Imaging* 1992, 2: 437-441.

[51] Edelman RR,Chien D,Kim D.Fast selective black blood MR imaging.*Radiology* 1991, 181: 655-660.

[52] Jara H,Barish MA.Black-blood MR angiography. Techniques and clinical applications.*Magn Reson Imaging Clin N Am* 1999, 7: 303-317.

[53] Melhem ER,Jara H,Yucel EK.Black blood MR angiography using multislab three-dimensional T1-weighted turbo spin-echo technique: imaging of intracranial circulation.*AJR Am J Roentgenol* 1997,169: 1 418-1 420.

[54] Li D,Haacke EM,Mugler JP 3rd,et al.Three-dimensional time-of-flight MR angiography using selective inversion recovery RAGE with fat saturation and ECG-triggering: application to renal arteries.*Magn Reson Med* 1994, 31: 414-422.

[55] Robison RO,Blatter DD,Parker DL,et al.Fat suppression in combination with multiple overlapping thin-slab 3-D acquisition MR angiography: proposed technique for improved vessel visualization.*AJNR Am J Neuroradiol* 1992, 13: 1 429-1 434.

[56] Lin W,Tkach JA,Haacke EM,et al.Intracranial MR angiography: application of magnetization transfer contrast and fat saturation to short gradient-echo,velocity-compensated sequences.*Radiology* 1993,186: 753-761.

[57] Mathews VP,Ulmer JL,White ML,et al.Depiction of intracranial vessels with MRA: utility of magnetization transfer saturation and gadolinium.*J Comput Assist Tomogr* 1999, 23: 597-602.

[58] Pike GB,Hu BS,Glover GH,et al.Magnetization transfer time-of-flight magnetic resonance angiography. *Magn Reson Med* 1992, 25: 372-379.

[59] Bryant DJ,Payne JA,Firmin DN,et al.Measurement of flow with NMR imaging using a gradient pulse and phase difference technique.*J Comput Assist Tomogr* 1984, 8: 588-593.

[60] Marchal G,Michiels J,Bosmans H,et al.Contrast-enhanced MRA of the brain.*J Comput Assist Tomogr* 1992, 16: 25-29.

[61] Prince MR,Yucel EK,Kaufman JA,et al.Dynamic gadolinium-enhanced three-dimensional abdominal MR arteriography.*J Magn Reson Imaging* 1993, 3: 877-881.

[62] Kim JK,Farb RI,Wright GA.Test bolus examination in the carotid artery at dynamic gadolinium-enhanced MR angiography[see Comments].*Radiology* 1998, 206: 283-289.

[63] Wilman AH,Riederer SJ,King BF,et al.Fluoroscopically triggered contrast-enhanced three-dimensional MR angiography with elliptical centric view order: application to the renal arteries.*Radiology* 1997, 205: 137-

146.

[64] Earls JP,Rofsky NM,DeCorato DR,et al.Hepatic arterial-phase dynamic gadolinium-enhanced MR imaging:optimization with a test examination and a power injector.*Radiology* 1997, 202: 268—273.

[65] Foo TK,Saranathan M,Prince MR,et al.Automated detection of bolus arrival and initiation of data acquisition in fast,three-dimensional,gadolinium-enhanced MR angiography.*Radiology* 1997, 203: 275—280.

[66] Ho VB,Choyke PL,Foo TK,et al.Automated bolus chase peripheral MR angiography: initial practical experiences and future directions of this work-in-progress. *J Magn Reson Imaging* 1999, 10: 376—388.

[67] Korosec FR,Frayne R,Grist TM,et al.Time-resolved contrast-enhanced 3D MR angiography.*Magn Reson Med* 1996, 36: 345—351.

[68] Mistretta CA,Grist TM,Korosec FR,et al.3D time-resolved contrast-enhanced MR DSA: advantages and tradeoffs.*Magn Reson Med* 1998, 40: 571—581.

[69] Du YP,Parker DL,Davis WL,et al.Reduction of partial-volume artifacts with zero-filled interpolation in three-dimensional MR angiography.*J Magn Reson Imaging* 1994, 4: 733—741.

[70] Leung DA,Hany TF,Debatin JF.Three-dimensional contrast-enhanced magnetic resonance angiography of the abdominal arterial system.*Cardiovasc Intervent Radiol* 1998, 21: 1—10.

[71] Leung DA, McKinnon GC, Davis CP, et al. Breath-hold, contrast-enhanced, three-dimensional MR angiography.*Radiology* 1996, 200: 569—571.

[72] Prince MR,Narasimham DL,Stanley JC,et al. Breath-hold gadolinium-enhanced MR angiography of the abdominal aorta and its major branches.*Radiology* 1995, 197: 785—792.

[73] Niendorf HP,Dinger JC,Haustein J,et al.Tolerance data of Gd-DTPA: a review.*Eur J Radiol* 1991, 13: 15—20.

[74] Laub G.Displays for MR angiography.*Magn Reson Med* 1990, 14: 222—229.

[75] Tsuruda J,Saloner D,Norman D.Artifacts associated with MR neuroangiography.*AJNR Am J Neuroradiol* 1992, 13: 1 411—1 422.

[76] Anderson CM,Saloner D,Tsuruda JS,et al.Artifacts in maximum-intensity-projection display of MR angiograms.*AJR Am J Roentgenol* 1990, 154: 623—629.

[77] Anderson CM,Lee RE,Levin DL,et al.Measurement of internal carotid artery stenosis from source MR angiograms.*Radiology* 1994, 193: 219—226.

[78] Hu X,Alperin N,Levin DN,et al.Visualization of MR angiographic data with segmentation and volume-rendering techniques.*J Magn Reson Imaging* 1991, 1: 539—546.

[79] Shapiro LB,Tien RD,Golding SJ,et al.Preliminary results of a modified surface rendering technique in the display of magnetic resonance angiography images. *Magn Reson Imaging* 1994, 12: 461—468.

第3章　心脏生理学：成像考虑

FRANK RADEMAKERS

随着心血管MR（CMR）技术的不断进步，临床诊治水平也不断提高。但是，将技术进一步转化为临床应用，则需要充分了解心血管生理学及病理生理学知识。因此本章旨在介绍心血管生理学的一些基本概念，以有助于理解心血管MRI的静止图像、血流曲线及心动电影。

从Galen时代（约公元200年）开始，包括Servetus（1511年）、Vesalius（1514年）、Harvey（1578年）、Frank（1895年）、Starling（1918年）在内的很多科学家，都致力于心脏结构与功能的研究（图3.1），即使到今天，心脏的部分结构与功能亦未完全明了。纤维束、层、页的结构还在讨论中，目前的知识水平还不能完全解释著名的Frank-Starling理论。尽管分子实验技术快速增进了我们对心脏一些基本机制的了解，但CMR可无创性地全面评估心脏的解剖形态、局部及整体功能以及血流及灌注，为人类心脏在体功能研究指明了新的方向。在西方国家，心血管疾病仍是人群的头号杀手，因此，无创、可重复地提供心脏全面信息的技术对于老龄人群极具价值。由于各种先进的技术需与解剖学、生理学、病理生理学、临床治疗等方面的知识相结合，故要求各相关学科间紧密合作才能将CMR成功用于临床。

本章将用斜体字描述CMR的特有功能。

功能解剖

大体解剖

由心肌构成的起血液泵功能作用的心脏，由两套连续的系统组成，其外覆心包膜。位于纵隔内的心脏重约250~350g，从第2肋斜行至第5肋间，跨度约为13cm。

心脏位于膈的上面，肺从侧面包绕并部分覆盖心脏。心脏宽阔的底部指向右肩，下方的心尖指向左髋。心脏被纤维性房间隔和肌性室间隔纵向划分为4个腔，下方为2个心室，上方为2个心房。右心室（RV）是心脏最靠前的部分，肺动脉干是最靠前的血管。左心室（LV）构成心脏的后下部及心尖。

心脏表面可见数条沟槽（通常被心外膜脂肪充填），这些沟槽使各个腔室分界清楚并容纳营养心肌的血管。房室沟，或称冠状动脉沟，环绕心房与心室的连接处，容纳右冠状动脉、左冠状动脉回旋支和冠状动脉窦。前室间沟位于右室和左室前面的连接部位，容纳冠状动脉前降支及心大静脉。后室间沟位于

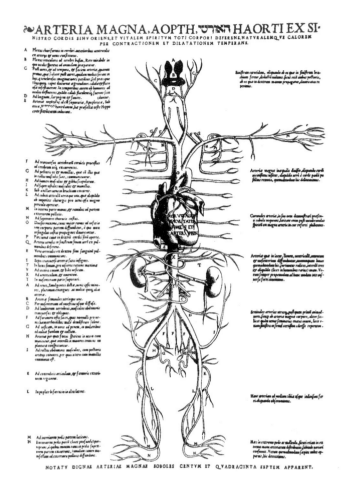

剖所得出的不同定义。超声与血管造影的比较就很好地说明了这一问题。超声通过调整声窗来获取心脏的标准并由此定义不同区域；血管造影则使用 X 线管作为标准的外部定位，从投影边界来定义不同区域。CMR 对成像平面的选取无任何限制，因此可以选择标准的心脏两维平面（如两腔平面、四腔平面、短轴平面），或利用心脏内部结构（如乳头肌）作为参照物来命名不同区域。另外由于 CMR 的视野很大，非常适合用于描绘心脏和周围结构的关系，有助于判断从周围区域向心脏延伸或从心脏向周围区域延伸的肿块（如肿瘤）。当使用标准横断面、矢状面、冠状面成像时，血管造影就会遇到同样的问题，人们必须了解心脏在胸腔内的不同部位对心脏表面命名和分区的影响。

图 3.1 Andreas Vesalius(1514—1564) Tabulae 解剖学循环系统示意图。

心脏后下面的两室交汇处,容纳冠状动脉后降支和心中静脉。冠状动脉后降支可起自冠状动脉回旋支或右冠状动脉。心小静脉沿心脏右下缘走行，在右心房（RA）后端的前方汇入冠状窦。

心脏区域及表面的命名

心脏的几个表面和区域的确定取决于不同的成像技术，因而当对照研究超声心动图、核医学、血管造影和 CMR 的结果时会产生混乱。其原因部分是由于所使用的参考点不同引起的,部分则是由于衰老或者疾病引起心脏在胸腔中位置的改变引起的。年轻人的心脏位置相对竖直,"膈"部分较少而"背面"部分较大。

衰老或某些肺部疾病均可使心脏位置更加水平，心尖位置更靠外侧，使得心脏与膈的接触面增大，心脏的"背面"部分愈加"向下"。很明显，术语的混乱是由于根据不同的外部参考物、体部解剖或心脏解

循环

右侧心脏接受来自上、下腔静脉的体循环及来自冠状窦的心脏自身的非饱和血液，并将其泵入肺循环。左侧心脏接受来自肺静脉的含氧血液并将之泵入主动脉，使经循环系统流向全身。

心房

血液持续流入薄壁的肌性心房。心室收缩期，房室瓣关闭，心房起到储存血液的作用，舒张期，心房成为血流管道。只在心房收缩期间，心房才主动加压，使心室更好充盈。由于静脉汇合入心房部位无瓣膜存在，心房收缩时会出现部分血液返流。心房仅流入区域是光滑的；心耳及前壁均较粗糙。

其他结构主要在右心房内。下腔静脉起自腔静脉瓣，后者引导血流自下腔静脉流向房间隔。未出生前胎儿的血流穿过房间隔上的卵圆孔进行循环。出生后（通常卵圆孔关闭，在房间隔上形成卵圆窝），自下腔静脉向房间隔的血流依然存在，并常伴有加速或湍流。Chiari 网在心房内位置较高，与腔静脉瓣相连，横跨心房，并带有多个小腱，常被误认为是血栓或者赘生物。在心房的后表面，右心房光滑的入口部分与肌小梁丰富的心耳部分由界嵴分隔开来,界嵴有时非常明显。

左心房（LA）接受 4 条肺静脉血回流，左心房

内的附属物使得左心房开口小于右心房（RA）。心房纤颤时，LA 的附加物可包含血栓，引起血栓性脑病及全身性疾病。

CMR 能准确地识别心房内的静脉排空及异常血流，多数是右肺静脉回流至 RA 或上腔静脉。肺静脉中的血流易于测量，过去被用来分析 LV 舒张功能，但需要较高的时间分辨力才能实现。超声心动图上显示的异常结构或肿块，可在 CMR 上区分出正常结构、解剖变异或真正的血栓、肿瘤。

瓣膜

心脏舒张期,血流经二尖瓣和三尖瓣从心房流入心室。二尖瓣的形状类似天主教主教所戴的帽子，有一个较大的前瓣叶和一个较小的后瓣叶。每个瓣叶都是柔韧的、有薄鞘的结缔组织，牢固地附着在二尖瓣瓣环上。二尖瓣瓣环形似马蹄铁，柔软可曲，且不在一个平面内，在充盈期可发生形状改变。在心脏右侧，三尖瓣有 3 个瓣叶（前瓣、膈瓣和后瓣），瓣叶的大小和形状各不相同，且难以在一个平面内完整显示三尖瓣，因此很难评价其形状。二尖瓣和三尖瓣被腱索悬吊于心室内。腱索为很薄的肌腱性组织，将瓣膜的游离缘及某些相邻部分与乳头肌相连接。乳头肌是心室肌壁上伸长的突起，心脏收缩时室内压增高，乳头肌收缩可阻止房室瓣向心房脱垂。

收缩期时,血流经由主动脉瓣和肺半月瓣从心室排出，分别进入主动脉和肺动脉。主动脉瓣和肺半月瓣均由 3 个瓣叶组成，包含 3 个游离悬吊在瓣膜环上的袋状小突起。

常规 CMR 难以显示快速运动的瓣膜结构，而类似瓣膜跟踪的新技术可以准确显示瓣叶、瓣膜的开闭，并可直接对狭窄瓣膜进行量化分析，但快速、不规则运动的结构，如心内膜炎可能被漏诊。

心室

心脏左右两侧的不同主要在于负荷的差异。肺循环是短途、低压力系统，峰值压力为 25mmHg；而左心工作压力最高达 125mmHg，且循环途径更长。压力的差异随之带来结构上的差异：右心室壁厚度明显薄于左心室（分别为 2~3mm 与 9mm），这

种差异在于平衡心壁张力及肌壁上心肌纤维的张力（图 3.2）。

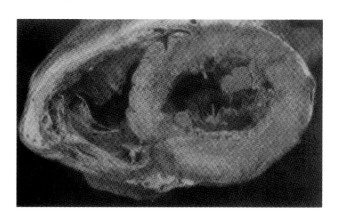

图 3.2　通过左、右心室的横断面。

张力的测量和计算均非常困难,但大致与心腔内压力及心腔直径成正比，与心壁厚度成反比。其他因素如心室的形状与曲率也有影响，表面越弯曲，张力越小；表面越平坦，张力越大。

心室间结构差异的主要结果为射血方式的不同。左心室必须克服较大的后负荷，在射血前，左心室内压必须高于主动脉内压；前者主要依靠环形肌纤维（在心室壁中间部分）收缩，后者依靠斜行肌纤维的收缩，导致心室壁增厚和纵向缩短、心内膜向内运动以及射血。右心室所需克服的压力较低，因此射血开始较早（肺动脉瓣开放先于主动脉瓣），右心室主要靠心室的新月形节段性缩短（主要在长轴方向）而不是心壁的增厚来完成射血。由于右心室射血阻力较低，收缩可以持续较长的时间，肺动脉瓣的关闭晚于主动脉瓣。

CMR 可以显示左、右心室的细微结构，新序列[如稳态进动快速成像（FISP）]可以清楚显示心室内小梁。因为可以用一系列短轴层面来显示整个心室，所以成像层面包含了整个心壁，可以准确、多次地测量心室重量；同时，也可以测量心室腔容积。在舒张末期和收缩末期的图像都采集到后，可以计算左室容积、每搏输出量及射血分数。室壁的真实厚度包括厚度移行的室壁，都可通过结合短轴与长轴图像提供的三维成像信息来反映。

心肌结构

前文间接提到，心肌的结构非常复杂，在右室的

某些层面上可显示，以左室更为明显。心肌中间层多数呈环形（短轴层面上为圆环），而外层和内层则是斜行走向的，且方向相反。从下往上看心室，心肌外层肌纤维从左下方向右上方走行，心肌内层肌纤维的走行方向正好相反，心室腔边缘几束纤维的走向完全沿着心室长轴方向（图3.3）。

心外膜和心内膜肌纤维的走行方向接近直角，表现为相互作用或拮抗；当斜行肌纤维收缩时，心室表现为扭曲运动或扭转，有助于提高射血率。左室扭转使心尖朝胸壁运动和抬高，这可从心尖搏动上感受到；由于心包膜固定在膈上（这种固定关系在膈被打开后会部分丢失，如心脏外科术后），因而斜行及纵向肌纤维收缩可使收缩期长轴缩短，心室底部向心尖部运动，而心尖部几乎固定。故在对左心室近底部行短轴成像时，看到的是舒张末期和收缩末期心肌的不同部分，因而在对部分心壁节段性缩短及增厚进行计算时可能出现错误。

尽管扩散成像可以显示局部肌纤维的走向，但对于活体的显示则非常困难，在正常MRI上，心壁显示为实性结构。尽管采用标记技术才能提供局部信息，但对室壁肌纤维结构的变化，如环形及纵行缩短、增厚以及剪切或扭转等，均可进行定量分析。

胶原蛋白基质

心肌也有"脚手架"结构，即由胶原蛋白和弹性蛋白纤维组成的网状纤维骨架。纤维骨架支撑肌原纤维，在心肌内传导力。纤维骨架在心肌的某些部分较厚，如瓣环处或心肌与大血管汇合处，由于其不被电激发，连接房室瓣的瓣环平面可形成心房和心室间的电传导屏障，仅房室结可以传导。

由于胶原蛋白架构具有特殊的MRI特性，因而很容易在瓣膜平面显示。

心包膜

心包膜为纤维性薄层结构，除大血管进出通道外包绕整个心脏。心包膜包含两层，一层黏附在心脏的外表面，另一层与肺及其他周围组织相连。前者为浆膜性心包脏层，是心壁的一部分；后者由纤维性和浆膜性心包壁层组成，纤维性部分由坚韧致密的结缔组织构成，将心脏固定于周围结构（膈和大血管）。尽管心包膜有一定伸展性，但它限制了心脏体积的突然大幅度增加。

浆膜性心包壁层位于纤维性心包膜的内表面，在附着于大血管处折叠，与脏层心包相延续。脏、壁层心包之间含少量浆液，适应心脏舒张和收缩期间的扭转和收缩运动。心外膜和心包膜的脂肪含量因人而异，多见于容纳心外膜血管的房室沟及室间沟内。

在超声心动图上，心外膜脂肪的增加常被误认为是心包渗出，但两者在CMR上却很容易鉴别。心包增厚是缩窄性心包炎的病因之一（常难于诊断），CMR可测量任何区域的心包增厚。

心室间依赖性

心脏的左、右两侧均为心包膜覆盖，且共享室间隔、房间隔，因而显示出明显的相互依赖性。这种依赖性不仅见于病理状态，也见于心室突然增大时，甚至正常人。心脏右侧压力较低，且心肌壁较薄，使其更易受压力的冲击，但心室间的相互依赖性在两种情况下起作用。吸气过程中，右心灌注增加，左心灌注

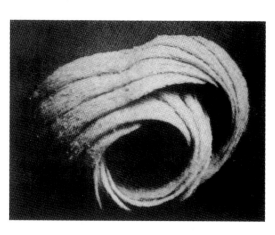
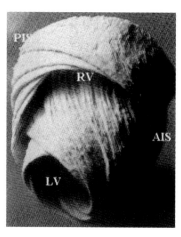

图3.3 肌原纤维层的剖面示意图（Torrent-Guasp）。LV：左室；RV：右室；AIS：前间隔；PIS：后间隔。

减少；此外，由于肺循环中血流的汇聚，降低了左心灌注压力。呼气过程则刚好相反，胸内压的增高使左室后负荷增加。

当心室容积增加时（如扩张性心肌病）或心内膜不易拉伸时（如缩窄性心包炎导致心内膜僵硬，或心包渗出及心包填塞导致的心包内压力增加），心室间相互依赖性随之增加。心腔内压力总是与心包腔内压力相关，后者正常情况下与胸膜腔内压力相等（0 ~ 2mmHg），吸气时变为负值。但在病理状态下，心包腔内压或有效的心包阻力增加，可显著增加心腔内压力。这种额外的压力仅在心内可被"感知"，但不能被供血静脉内"感知"，因而出现灌注受阻；同样，在心动周期的某个阶段，当心房及右心室内压下降时，心包腔内压可能高于心室内压力，进而发生心腔塌陷。心包对心室间依赖性主要影响的另外一个例子是在心脏手术打开心包膜后的心肌局部运动的变化。尽管心肌增厚和固有的收缩性并未受损，但室间隔的运动改变会在术后持续数月；这是由于失去了正常心内膜的限制后，左、右心相互作用发生改变，左室表现为偏心性收缩，而室间隔相对于外部参考系则几乎不运动。如果重新定位图像，在屏幕上固定左室的中心，收缩运动可显示较为正常，但右室趋于向外移动。

电影成像很容易就可显示室间隔异常运动，并可鉴别心室相互依赖性增加的原因，如心包增厚、心包积液以及心脏手术后的血栓或出血。

心内膜

心内膜覆盖整个心脏及瓣膜的内表面，其表面积仅次于两心室内广泛分布的肌小梁。心内膜的作用仍在研究中，但已发现其变化主要见于舒张期。心内膜与进出心脏的大血管内膜相延续。

传导系统

心脏的传导系统包括特有的、自发兴奋的细胞及传导通路。触发细胞集中在窦房结和房室结，但冲动可沿着整个传导系统传导。从窦房结、房室结到希氏束再到心内膜下浦肯野纤维，细胞的固有频率不断下降。正常情况下，窦房结是心脏节律性冲动的发源地，平均节律为60 ~ 70次 / min。心脏频率是副交

感神经与交感神经平衡的结果，当休息时以副交感神经为主（窦房结固有频率为100次 / min）。

窦房结位于右心房后壁，上腔静脉入口处的下方。从窦房结开始，冲动经缝隙连接传遍两个心房，激活心房肌引起心房收缩；然后，冲动到达房间隔下部的房室结，在这里冲动减慢，使心房与心室的收缩协调一致（房室延迟时间约为150ms）。冲动自房室结发出，沿希氏束及其分支传导至左室及右室，最终到达浦肯野纤维。由于浦肯野纤维走行于心内膜下，冲动必须通过较厚的左室壁传导，所以冲动趋于优先沿着纤维束传导，纤维束向内走行或呈叠瓦状角度，最终到达心外膜和心肌层。正常心脏从窦房结兴奋开始到心室肌细胞兴奋约需220ms。最后兴奋的细胞兴奋期最短，首先停止兴奋，因此，兴奋从心内膜开始至心外膜，而失兴奋从心外膜到心内膜，这样，在体表心电图（ECG）上T波与QRS波群主波方向相同。收缩起自心内膜并传导至心外膜，但心外膜首先舒张。除了这种局部兴奋和失兴奋的不均匀性，冲动沿心室的传导也导致收缩和舒张在时间和程度上的不均匀性。冲动首先到达隔膜，经心尖和游离壁，最后到达基底部，而且，局部收缩的不均匀性显示主要由室壁厚度及曲度不同所致的局部负荷不同引起的。

充分显示这种不均匀性需要较高的时间和空间分辨力，但不应将这种不均匀性误认为是传导异常（束支阻滞）或者收缩异常（由缺血、肥大或负荷过大引起）。

心脏微观及宏观解剖结构的知识对理解心脏工作机制非常重要。CMR通过提供高空间分辨力图像和接近"病理"特性的图像，较好地显示了心脏的解剖结构。心腔和心壁成像提供了各种详细信息，包括容积、肿块、整体或局部形态异常；同时也提供了形状及曲率的量化信息，可以更好地评估局部负荷状况。但只有具备负荷方面的知识，才能将固有的收缩性或真正收缩功能与形态异常区分开来。

■ 收缩与舒张

与骨骼肌类似，心肌也是横纹肌，滑动的肌丝缩短并产生力。与骨骼肌纤维长且多核不同，心肌细胞短、宽，有分支且互相连接，每个心肌细胞有1 ~ 2个核。松散的结缔组织或肌内膜围绕心肌细胞并将这

些细胞互相连接，并与心脏的纤维骨架相连。骨骼肌纤维在结构及功能上相互独立，而心肌细胞通过插入包含桥粒及缝隙连接的闰盘而连锁，从而使细胞间紧密相连，因此电冲动可很容易地从一个细胞传导到相邻细胞。一次刺激后，当电冲动通过传导系统沿着心肌细胞顺序传导时，整个心肌作为一个整体收缩，因此心脏表现为一个大型功能性多核体，以束和片的结构按"8"字形围绕心室排列：起自三尖瓣瓣环的传导束从心外膜斜行越过心脏，穿透心壁到达顶窝扭转，然后作为心脏内束返回，以90°角再次斜行至心外膜，最终止于瓣环位置。一些研究者甚至认为：整个心脏，包括左室和右室，可以展开成一个连续传导束，右室是单环，而左室是双环。

心肌细胞

因为心肌细胞几乎只进行需氧代谢，所以心肌细胞内富含线粒体；另一方面，心肌细胞可以很容易地将代谢碳水化合物转化为脂肪甚至乳酸，因此缺氧而不是缺乏营养是导致心肌细胞代谢障碍的主要原因。

肌丝由肌小节组成。肌丝包含肌动蛋白细丝及肌球蛋白粗丝。肌球蛋白粗丝的头端可与肌动蛋白相连以缩短肌节（图3.4）。这种收缩需要钙离子的参与。

钙离子的动态平衡依靠肌纤维膜及肌浆的网状运送来调控（图3.5）。心肌细胞的绝对不应期较长，几乎与收缩时间一样长，所以心肌细胞不能强直收缩。

心动周期

细胞内钙离子周期性的增加和减少，导致心肌细胞和心肌多核体表现为周期性收缩与舒张。心动周期可用血容量和压力的变化来描述，根据瓣膜的开闭分为多个时相（图3.6）。

心室收缩开始时，心室内压力增加，房室瓣被动关闭。由于冲动经由浦肯野系统先于心肌而传达至乳头肌，因而乳头肌首先收缩，防止室内压增加时房室瓣脱垂；在随后的等容收缩期，房室瓣和心室动脉瓣闭合，心室内压力升高至与主动脉及肺动脉相同，此期心室的一部分收缩、变短，因此改变了心室的形状并转移了腔内的血液，主要是使血液从心尖部区域流向流出道，为随后的射血做准备，一旦心室内压力高于相应动脉压，心室动脉瓣开放并射血。虽然心室100ms后已开始舒张（如经过1/3～1/2的射血周期），但因为主动脉的惯性和可塑性（Windkessel效应），血流继续保持。心室舒张伴室内压下降至低于主动脉压水平。压力继续下降血流终止，心室动脉瓣关闭，等容舒张期开始。同样地，需用压力下降和特定的机械运动才能描述这个时期的特征。舒张期大部分时间内出现左室解扭，同时伴有纵向延长，结果二尖瓣瓣环上移，血液进入左房。压力高时二尖瓣向心房方向变平，此时恢复其尖角的形态，血流从流入道区域向心尖流动。所有这些现象均为后续有效的心室充盈做准备。心脏通过主动舒张运动及释放内存力量

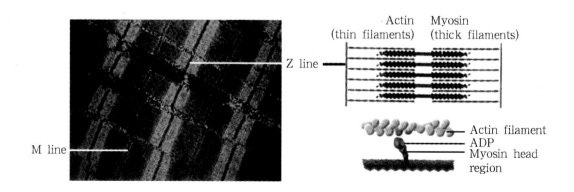

图3.4 肌小节及其肌动蛋白和肌球蛋白成分。Z line：Z线；M line：M线；Actin（thin filaments）：肌动蛋白（细丝）；Myosin（thick filaments）：肌球蛋白（粗丝）；Actin filaments：肌动蛋白丝；ADP：二磷酸腺苷；Myosin head region：肌球蛋白头端。

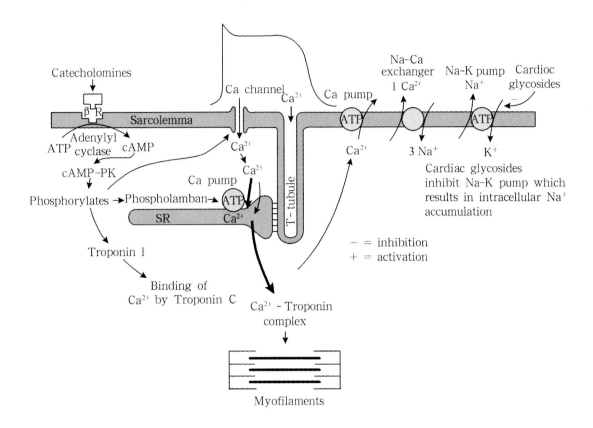

图 3.5 钙离子的动态平衡。Catecholomines：儿茶酚胺；Adenylyl cyclase：腺苷酸环化酶；Phosphorylates：磷酸化；Phospholamban：受磷酸蛋白；Ca channel：钙离子通道；Troponin 1：肌钙蛋白 1；Binding of Ca^{2+} by Troponin C：肌钙蛋白 C 结合 Ca^{2+}；Ca^{2+}-Troponin complex：Ca^{2+}-肌钙蛋白复合体；T-tubule：T 小管 ；Na-Ca exchanger：Na-Ca 交换；Na-K pump：Na-K 泵；Cardiac glycosides：强心苷；Cardiac glycosides inhibit Na-K which results in intracellular Na^+ occumulation：强心苷抑制 Na-K 泵作用，从而导致细胞内 Na^+ 积聚 ；inhibition：抑制；activation：激活。

而使压力下降，一旦心室压力低于心房内压力，房室瓣开放，开始快速主动充盈。充盈早期的"主动"性来自心室压力的持续下降，即使在心室开始充盈时，心室压力也持续下降，这与被动充盈不同。舒张完成后，充盈继续，但心室压力随之上升。血流在被动舒张期依靠惯性继续充盈，一旦心房兴奋后即开始收缩，将最后一部分血液射入心室，完成心室充盈。

正常静息状态下心率为 60 次／min，心动周期为 1 000ms。等容收缩期为 30ms，射血期 260ms，等容舒张期 60ms，余下 650ms 为心室充盈期。当心率与收缩性增加时，主要缩短充盈期。因此在正常情况下，日常锻炼着重加强的是心脏舒张和充盈功能而不是收缩功能。

心音

胸壁听诊可闻及房室瓣和动脉瓣关闭的声音。第一心音来自几乎同时关闭的房室瓣。第二心音代表心室动脉瓣关闭，先是主动脉瓣关闭，之后是肺动脉瓣关闭。根据呼吸和心室运动间的关联性，可分辨出第二心音中的主动脉瓣部分和肺动脉瓣部分；吸气时，右心充盈增加，射血时间延长，随后肺动脉瓣关闭，第二心音产生较宽的爆裂音。

■ 收缩和舒张功能的决定因素：负荷和收缩性

所有的成像技术都试图最理想地显示心脏的运动和形态改变，但临床医师对心功能更感兴趣。从心脏运动到功能，以下几个因素需要考虑。

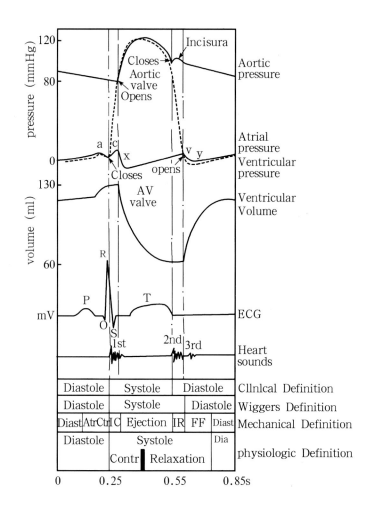

图3.6 根据不同的定义所进行的心脏循环分期。Volume：血容量；Pressure：压力，Aortic pressure：主动脉压；Atrial pressure：心房压；Ventricular pressure：心室压；Ventricular volume：心室容量； Heart sounds：心音；Clinical Definition：临床分期；Wiggers Definition：Wiggers分期；Mechanical Definition：机械运动分期；Physiologic Definition：生理学分期； Diastole：舒张期；Systole：收缩期；Atr Ctr：心房收缩期；IC：等容收缩期；Ejection：射血期；IR：等容舒张期；FF：充盈期；Opens：开放；Closes：关闭；Aortic valve：主动脉瓣；AV valve：房室瓣；Incisura：切迹。

自身变形

胸腔内整个心肌的运动（如摆动或转动）必须被"减影"才能得到心脏自身的运动及变形，也就是说必须在心脏坐标系（图3.7）中测量心肌变形。当运动及变形以心脏本身作参照时（如利用心脏部分结构作为参照物），就把整个心肌的运动排除在外；同样，当量化心肌壁的变形时，必须采用局部心脏坐标系。通常采用正交坐标系统，正交坐标系中一个轴垂直于心脏表面（半径轴，R），一个轴沿周围或短轴方向（圆周径轴，C），另一轴（纵轴，Lo）沿心室长轴垂直于上述两轴。在左室的每一点，从外面看这个坐标系会有其他的方向，如该坐标在心尖附近方向稍向下，说明该区域心壁呈锥形。

因此，可以根据直径的变化，对每一处心肌的增厚进行准确的三维定量分析，还可以在多个区域间作比较。由于切面斜行穿过心壁，所以若单纯根据短轴来计算心尖附近心壁增厚，将得出错误的偏高数值。尽管大多数情况下，简单地计算变形能满足一定的临床需要，但必须记住这种计算使用的并不是真正的斜切面及三维图像。只有使用参照系（如心肌标记），才能在局部心脏坐标系内量化所有的变形部分（正常的和切变张力）。心室的扭转运动是切变张力的一种，

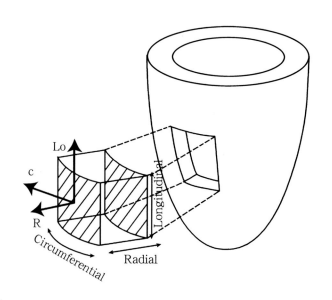

图3.7 心脏的协调性示意图。Longitudinal：纵轴；Radial：半径轴；Circumferential：圆周径轴。

在平衡肌纤维负荷及提高左室功能（如将纤维缩短18%时使射血分数达到70%）方面起着重要作用。只能靠增强机制才能实现上述功能，增强机制中，左室心肌的不同层面一起工作并相互影响以增加心肌内壁的增厚率（心肌内部增厚率可超过70%，而心肌外部仅为20%）。

目前，除CMR外，没有任何成像技术可以进行真实的心脏三维成像。结合短轴和长轴层面信息，可对整个左室进行三维重建及显示。尽管大多数临床指征无需如此重建，但自动勾勒轮廓及分割技术的进步可能会把重建引入临床领域，并对局部心脏病理提供有价值的信息，如缺血性心脏病。

负荷

虽然对心肌变形已能够进行量化分析，但变形仅是收缩方程的一半，另外一部分是心脏负荷。负荷越高，在收缩性不变的情况下变形越小；反之，收缩性降低和／或高负荷产生的变形较小（射血分数较小或者增厚率较小）。大多数情况下，我们对心脏自身收缩性感兴趣，以便决定治疗方案及血管再通方案。因为对心脏负荷进行量化分析非常困难，所以能判断并量化评估负荷情况就非常重要（图3.8）。

心脏负荷通常分为前负荷和后负荷，但心肌在每一时刻只能感受到一种负荷。负荷包括几种成分，其均取决于心室的大小及形状。虽然我们真正感兴趣的是心肌负荷，但肌纤维的张力很难测定，因此我们试着用简化的Laplace定律来推断室壁张力：在一定压力下，随心腔的增大及心室壁的变薄，室壁的张力随

之增大。

射血时的负荷主要取决于血压的高低。主动脉狭窄是导致心脏收缩负荷增加的一个显著原因，另一个原因是失代偿性心肌肥大或室壁变薄所致的心室扩张，见于非透壁心肌梗死。心室形状的改变也能增加室壁张力，在相同压力下，变圆的心室较正常的椭圆心室负荷更高。生理状态下（间歇性容积或压力负荷），心室容积的增大（持久运动）可被适当的心肌肥厚代偿，包括心肌肥大。而病理状态下心脏失代偿时心脏肥大，既包含心肌肥大（范围较小），也包含纤维化的胶原基质肥大，此时，少量肌纤维必须承担增大的负荷，导致心脏进一步增大，最终发生心力衰竭。

CMR是唯一适合测量负荷的不同成分的成像技术，可测量心室大小、室壁厚度、形状和室壁曲率。尽管不能计算室壁的绝对张力，但CMR能获得最好的近似值。

心脏充盈过程中，负荷由心房的压力决定，但对血流的阻力由二尖瓣（包括瓣膜下结构及二尖瓣瓣环）决定，左室决定充盈的阻力和最终的充盈动力学。左室对充盈的阻力取决于心肌舒张的速度和心肌的顺应性，心肌顺应性越差，心室充盈越困难，充盈压力就越高，充盈量就越小。

通过测量等容舒张期的时长、二尖瓣流入模式、肺静脉血流、心房及心室的大小等，可以描述充盈动力学。正常年轻人，左室顺应性很高，舒张很快，因而充盈早期充盈量大且充盈速度快，而在心房收缩期则相反（图3.9左图）。随着年龄的增长，充盈压力下降、舒张变慢，等容舒张期延长，充盈早期血流量

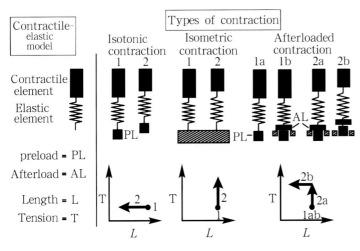

图3.8 前负荷和后负荷收缩的定义。Contractile-elastic model：收缩弹性模型；type of contraction：收缩类型；Contractile element：收缩成分；Elastic element：弹性成分；Isotonic constraction：等张收缩；Isometric constration：等长收缩；After loaded contraction：后负荷收缩；Preload：前负荷；Length：长度；Tension：张力。

及速度均下降，而心房收缩期的充盈则代偿性增加，这可能是因为心室的顺应性仍在正常范围的缘故（图3.9中图）。收缩期高负荷（高血压、主动脉瓣病变）所致的心肌肥厚主要表现为射血时间延长并伴有舒张缓慢。当心肌改变引起顺应性降低（纤维化），充盈压力增加，即缩短等容舒张期时长并提高早期充盈速率；充盈量越大，则对充盈的阻力增大（早期充盈后心房收缩），心房收缩的血流量及流速下降，二尖瓣流入模式类似于正常称为假性*正常化*（图3.9右图）。病变早期，充盈压力的下降可使二尖瓣流入转变为"舒张减缓，老化"模式，如做 Valsalva 动作时所见。在限制性心脏病的最后阶段，这种方法无法改变充盈模式，这个阶段被认为是不可逆性的，治疗基本无效。

这种限制性综合征可见于各种心脏疾病的最后阶段，如缺血性心脏病、扩张性心肌病以及心肌肥大（高血压），也可见于原发性限制性心肌病，多数伴有浸润性病变（淀粉样变性、代谢性疾病）。二尖瓣流入模式还可见于缩窄性心包炎，在心脏舒张期的最后阶段（心房收缩期），僵硬的心包限制了心脏充盈。

缩窄性心包炎和限制性心肌病的鉴别诊断非常困难，CMR 有助于显示增厚的心包膜，但最重要的诊断工具（如呼吸对充盈参数的影响）则是多普勒超声实时流速测量技术。

收缩性

心脏自身的收缩性受内因和外因的支配。Frank-Starling 定律描述了长度依赖性活动的内在规律：即在一定限度下，肌纤维伸展越多，张力越大（图3.10）。

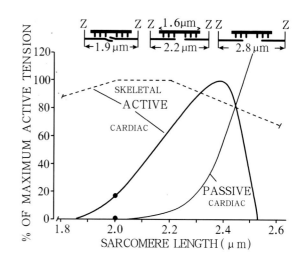

图3.10 肌小节固有的伸展收缩性特性。%OF MAXI-MUM ACTIVE TENSION：占最大肌张力的%；SAR-COMERE LENGTH：肌纤维长度；SKELETAL：骨骼肌的；CARDIAC：心肌的；ACTIVE：主动的；PASSIVE：被动的。

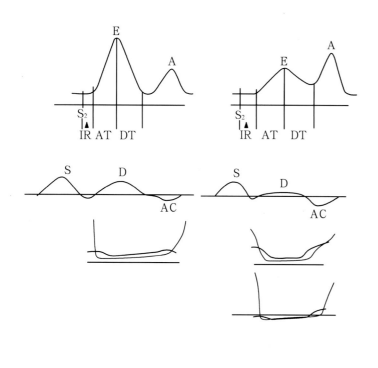

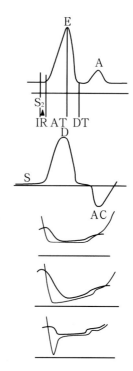

图3.9 二尖瓣流入模式和肺静脉血流以及压力变化描记。E：E峰；A：A峰；IR：等容舒张期；AT：加速时间；DT：减速时间；S₂：第二心音；S：S波；D：D波；AC：心房收缩波。

在组织器官水平上，可以这样解释：心室充盈越多，随后的射血越有力，每搏输出量增加，舒张末期的容积又回复到原来水平。正常情况下，心肌长度略短于理想长度，增加长度则增大心收缩力，即正相关的心肌长度—张力关系。能使静脉回流及舒张末期容积增加的一个生理性因素是日常锻炼。而心率过快或大出血所致的心充盈量降低则可引起固有收缩性降低。另一个决定固有收缩性的因素是心率，正常心肌的收缩力随心率的增加而增加，这称为阶梯现象；但心力衰竭时表现为负阶梯现象，即心率增加而收缩力降低。

外源收缩性是与心肌拉伸无关的收缩力的变化（即与细胞钙离子交换增多无关），是通过神经刺激或儿茶酚胺增多刺激交感神经而引起。甲状腺素、胰高血糖素、洋地黄和其他一些药物也能增加外源收缩性（正性收缩）；而酸中毒、高血钾、低血钙以及钙离子拮抗剂及β受体阻滞剂等药物有负性收缩效应。

正性和负性舒张或充盈效应类似于收缩或射血功能的变化。大多数情况下，心肌收缩性和舒张效应是同步改变的；当收缩力增加时，舒张率和充盈速度也增加。

心功能评价：心血管MRI参数

心脏的功能在于向细胞输送氧气和养分并带走二氧化碳及废物，所以血液循环的作用可描述为在保证一定充盈压时，也保持合适的心输出量和血压。虽然收缩功能和舒张功能被看成心脏两个相互独立的功能，但实际上两者不能分开。收缩功能异常导致每搏输出量减少，舒张末期的容积和压力增加；反之，无论何种原因造成的充盈容积降低，均可立即引起每搏输出量减少，并可同时出现收缩功能不良或前向衰竭症状（心输出量减少、低血压、疲劳、运动耐受不良）以及舒张功能不良症状（肺充血、呼吸困难、四肢水肿）。在临床评估的一定时期患者的某种症状可能会比较明显，但实际上这些症状难以相互区分。

大小

心脏收缩和舒张功能的规律及参数应该作为一个整体来处理。为了理解和描述心功能，首先要观察心室和心房的大小。舒张末期容积是固有收缩性的主要决定因素，但另一方面，Frank-Starling 定律有一定局限性，失代偿性心脏肥大可增加心脏负荷，使收缩功能降低。大多数疾病的共同结局为左室增大，它通过增大负荷导致心输出量和神经体液系统激活减少，引起负性恶性循环。一开始时，即使射血分数下降，休息时的心输出量仍可在正常范围内，但在运动时无法相应增加心输出量，随着超负荷心肌细胞进一步死亡（凋亡），如不采用干预措施，心脏功能将不可避免地下降。心房增大提示瓣膜病变和/或充盈压增加。

变形

心室的运动和变形，特别是心肌环形及纵向的缩短和增厚，可在短轴和长轴方向的电影MRI上显示，有时横断面图像也能提供信息。磁化空间调制（spatial modulation of magnetization，SPAMM）标记技术有助于鉴定特定区域的心肌是被周围组织拉扯及移动，还是真正的收缩和变形。

当用短轴电影显示整个心室时，可得到舒张末期和收缩末期的容积、每搏输出量和射血分数（图3.11）。将来，结合短轴和长轴信息能使 SPAMM 技术更加可靠（心尖层面的部分容积效应，心脏收缩时底部穿过平面的运动及最底层的心房容积）。

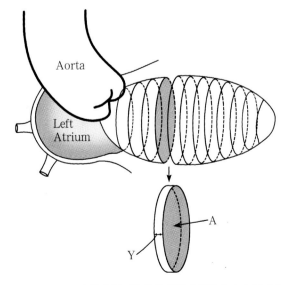

图3.11　心室的多层面扫描使得准确测量心室容积成为可能。Aorta：主动脉；Left Atrium：左心房。

血流

随后，可以得到流入道、流出道区域的血流情况，从而得出每搏输出量的对照值，判断心内分流（比较主动脉和肺动脉流量）的存在与否，结合二尖瓣和肺静脉血流评价心脏舒张功能等。

根据检查目的，也可得到其他的特定信息。

■外周循环

血液经动脉、毛细血管、静脉进入体循环和肺循环（图3.12）。毛细血管是进行氧气、二氧化碳、养分和废物交换的场所。循环系统尽可能保证血流和血压的稳定性，但血液流动依赖于心脏周期性泵血所产生的压力梯度，因此主动脉内脉动的血流必须转换为连续的层流通过毛细血管。主动脉的Windkessel效应是一个非常重要的适应性过程，即左室射血势能存储于主动脉壁并在心脏舒张期转化为动能（血流）。通过总表面积不断增加的动脉树状分支，血流变得越来越连续（尽管每一分支血管的直径小于上级血管，但分支血管的总面积明显大于上一级血管）。

小动脉及毛细管前括约肌构成循环的阻力部分，最大血流阻力及反折点（回波）位于小动脉或者细动脉处（图3.13）。

毛细血管床和静脉属于容量血管；它们容纳了循环中63%的血液（其余为动脉13%，细动脉和毛细血管7%，心脏7%，肺循环10%）。根据重力、肌肉运动和静脉瓣完整性的不同，静脉容量可发生变化并影响静脉回流和心输出量。

尽管血管腔内的血流流速相对较低（主动脉内为50 cm/s），脉动波在动脉壁的传递速度却非常快（1 000 cm/s），在同一心动周期内，脉动波在细动脉内发生反射，与前向脉动波叠加，因此，血管中任一点测量的压力为前行和返回两种波形的叠加。健康年轻人的脉动波速度较慢，主动脉瓣关闭后，主动脉出现重叠脉动波，增大了早期舒张压和冠状动脉灌注压。高血压患者动脉壁变硬，脉动波通过速度快，在主动脉瓣关闭前的射血期间就出现了重叠的脉动波，从而增大了射血负荷，降低了冠状动脉的灌注压力，对心肌造成不利的影响，必须消耗更多的能量来克服增加的负荷和低灌注效率。

CMR能够定量测量大动脉流速并显示血流剖面图。虽然此类研究尚未深入开展，但详细了解主动脉血流情况对动脉性高血压患者如何减少代偿性左室肥大的治疗却很重要。同样的，CMR也能精确测量左室重量，可用于评价患者的治疗效果。

■冠状动脉血流与心肌灌注

冠状动脉循环对心肌的氧气供应非常重要，对几乎仅进行需氧代谢的心肌细胞来说更是必不可少。虽然心外膜冠状动脉狭窄和较大的心肌内传导血管狭窄，是导致心肌灌注异常的主要原因，但缺乏较小的阻力性细动脉和毛细血管（微循环），也是影响氧气运送至心肌的主要因素之一。

冠状动脉粥样硬化的形成为长期过程，始于生命早期，研究表明西方国家的人们可能在童年后期就开始了。开始为脂肪条斑，逐渐发展为脂肪病变并向外

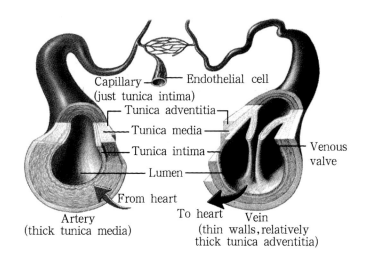

图3.12 动脉和静脉的结构。Capillary (just tunical intima)：毛细血管（仅内膜）；Endothelial cell：内皮细胞；Tunica adventitia：外膜；Tunica media：中膜；Tunica intima：内膜；Lumen：管腔；From heart：从心脏；To heart：到心脏；Artery (thick tunica media)：动脉（中膜厚）；Vein (thin wall, relatively thick tunica adventitia)：静脉（管壁薄，相对而言外膜厚）。

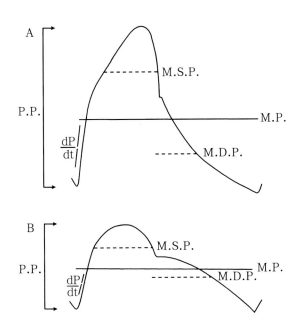

图3.13　心收缩期（图A）和舒张期（图B）的折返回波。

扩展，在不减少血管腔直径的情况下增加了总的血管直径，因此这种血管改变在"投影"技术（如冠状动脉血管造影仅能显示血管内腔）上难以显示，而*血管内超声或CMR在病变早期就可以观察血管壁及其主要改变*。随后，动脉硬化继续发展并环绕管腔，使血管直径缩小。血管腔狭窄在75%以上可影响血流，运动或应激诱导的心绞痛多由血管腔进行性狭窄所致，一旦粥样斑块破裂，会形成局部血栓或动脉闭塞，发生心肌梗死。

由于心脏收缩期心肌内压力增大，因而节段性的心肌灌注主要见于舒张期。正常情况下，血流和灌注由穿过冠状动脉床的压力（舒张期主动脉压力减去右房压力）和小动脉对血流的阻力决定。心外膜冠状动脉无明显狭窄时，扩张性心肌病所致的舒张期容积及压力增加可降低灌注压力。心肌肥大所致的小动脉阻力改变也可降低灌注压力。

冠状动脉灌注压力在一定范围内（50~200mmHg）时，冠状动脉血流与灌注保持恒定。当压力低于标准时，血流迅速减少（冠状动脉自动调整）。运动时由于平均灌注压和脉压的增加，血流可增加到正常的2~3倍。当心外膜冠状动脉出现明显狭窄时，血管的灌注压力降低，运动时血流增加，压力仍低于自动调节范围，导致供血不足。侧支循环可以代偿减少正向血流，但在对血流需求量大时（如运动），仍不能够提供足够的灌注，心肌的内壁承受更大压力，消耗更多氧气，更易发

生缺血。冠状动脉完全闭塞后，心肌梗死从内壁向外壁扩展，在心内膜下范围较大。

CMR利用对比剂首过团注技术，可以显示心肌灌注情况（局部灌注不足），并提供极佳的定性和半定量分析，但最理想的是用ml/g来对血流进行定量分析。

■ 心室主动脉耦合

左室射出的血液必须被主动脉"接纳"。尽管主动脉内的血流阻力属于心室的后负荷，但每搏输出量则为脉管系统的输入功能，且脉管系统的输入和输出必须达到最佳匹配（即必须调节好心室主动脉耦合，以达到平衡状态），才能得到最高的效率。否则，需要更多的能量才能达到系统性能的理想状态（血流和压力的特别组合，例如，心输出量或每搏输出量和血压）。尽管这些概念在临床上还没有被广泛使用，但它们有助于鉴别某些心室功能不良，并可直接协助治疗（图3.14）。

将图3.14所示血压和每搏输出量两条功能曲线（心室及主动脉）的交点看作平衡点，可得出以下结论：对心室来说，血压和每搏输出量呈负相关：即血压（后负荷）越高，每搏输出量越低；对动脉系统来说，两者呈正相关：即进入血管的血液越多，血压越高。根据心室功能及动脉的顺应性不同，直线可以随

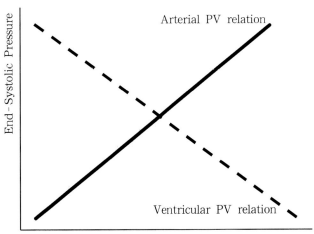

图3.14　心室主动脉耦合。End-Systolic Pressure：收缩末期压力；Stroke Volum：每搏输出量；Arterial PV relation：动脉的曲线图；Ventricular PV relation：心室的曲线图。

峭或低平，能量交换效率最高的相交点即为平衡点。

瓣膜功能

瓣膜的功能是促使血流进行循环。瓣膜可见于心脏及静脉，内瓣膜功能不良是引起心血管疾病的主要原因。心脏的房室瓣和半月瓣在结构上差异相当大，但两者均在闭合状态下抵抗高压力梯度而开放状态下降低压力梯度以允许大量血流通过。当对血流的阻力增大（瓣膜狭窄）或者出现返流（瓣膜关闭不全）时就会产生问题。考虑到患者的预后、治疗和介入时机的选择，对瓣膜病变进行定量分析较为困难，但却非常重要。

瓣膜狭窄

应根据狭窄面积、瓣膜两侧的压力梯度或血流阻力综合评价狭窄的严重程度。CMR通过选择一个垂直于瓣膜的成像平面并跟踪瓣膜穿过该平面的运动，直观测量狭窄面积；多普勒超声普遍采用压力梯度测量和连续性方程，也能得到狭窄面积。由于速度和时间的乘积等于流量，并且在一个连续循环通路中任两点流量均应相同，因而测量某一位置的速度和面积，并同时测量狭窄点的流速，据此就能计算出狭窄面积。多普勒超声中，采用连续回波多普勒测量狭窄部位峰值流速，因而可测量出运动轨迹中任何部位的最大流速，该点即所谓的缩流断面，通常位于最狭窄处的稍下方，因为血流在通过狭窄最小面积后重新汇聚。

利用CMR可测量平面内和通过平面的流速，但难以测得最高速度的部位。利用去相位造成的流空，可在电影成像中有效地检出狭窄病变，但无法进行定量分析。

瓣膜关闭不全

与狭窄的定量分析相比，心功能不全的定量分析更为困难。超声多普勒已经使用了多种技术定量分析心功能不全，除了在彩图上进行半定量分级，还采用了返流口、射血分数及容积等参数，但都存在明显的缺陷。

CMR流速图，特别是配合瓣膜跟踪，可以有效测量通过瓣膜的正向和负向血流，由此计算出回流分数。为了找到返流口，必须测量最大梯度速度，后者与测量瓣膜狭窄一样困难。

结束语

对心脏和循环系统的功能性解剖及生理学的深入理解，是分析CMR图像的基础。采集到基本的形态和功能数据后，根据临床症状和初步观察的结果可以指导进一步检查。对内在机制和疾病的检测能提示诊断并提供最佳治疗方案。

参考文献

[1] Berne RM, Levy MN. *Cardiovascular physiology*, 8th ed. St. Louis: Mosby, 2001.

[2] Bers DM. *Excitation-contraction coupling and cardiac contractile force*. Boston: Kluwer Academic Publishers, 2001.

[3] Braunwald EM, Zipes DP. *Heart diseases*, 2nd ed. Philadelphia: Current Medicine, 2001.

[4] McManus BM, ed. *Atlas of cardiovascular pathology*. Philadelphia: Current Science, 2001.

[5] Page E, Fozzard HA, Solaro RJ, eds. *The heart*. New York: Oxford University Press, 2002.

第4章　血流量测量

HAYDER AKBARI

GAUTHAM P. REDDY

CHARLES B.HIGGINS

由于准确、灵活、无创性定量分析血流的需求，促进了 MRI 在体测量血流技术的应用。其主要优点为无创性测量，且测量过程不会对血流造成影响，这与其他测量技术不同。这些优点使 MRI 在临床诊断和生理学研究方面都成为首选方法，MRI 流速图技术可提供详细的多维血流信息，已被用于评价活体血管形态和血流模式[1]。

采用 MRI 测量血流始于 20 世纪 50 年代中叶，此后，许多学者致力于拓展和提高血流量测量技术。1982 年 Moran[4] 最早在常规的 MRI 序列中加入了速度编码相位调制梯度场，得到血流定量图。1983 年 Van Dijk[5] 报道了相位变化在评价心室功能中的潜在价值。1984 年，Bryant 等[6] 首次报道了 MRI 血流量测量的临床应用，他们用梯度回波序列以及相位差技术，测量健康志愿者股动脉和颈动脉的血流量，同时分别应用体外持续水流模型和在体多普勒超声，验证 MRI 的测量结果。Singer 和 Crooks 应用时间飞跃（TOF）技术在体测量人体颈静脉血流[7]，随后，时间飞跃技术被用于测量其他血管的血流[8,9]。

Nayler 等[10] 应用特别设计的梯度回波技术测量血流，采用短回波时间（TE）的偶回波聚相位技术，从而避免血液流动导致的信号丢失。此序列可快速重复，因而在一个心动周期内可进行多点测量。由流速图和左心室每搏输出量计算出的主动脉血流得到了在体验证[11]。Underwood 等[12] 于 1987 年首次报道了 MRI 速度编码电影（VEC）在 13 例心脏病患者中的临床应用。

作为 MRI 拓展功能的流速图技术，使得 MRI 可与超声心动图的多普勒技术相媲美，除此之外，MRI 在很多方面均优于多普勒技术。MRI 流速图可在整个采集平面内准确地测量每个像素的流速。MRI 不受透声窗的限制可在任意方向采集数据，并可根据成像平面选择不同方向测量流速。由于测量时可同时得到血流的平均速度和血管的面积，MRI 流速图的另一些优点是可准确计算血流量，多普勒超声心动图可准确地测量流速，但难以准确测量血流量，尤其在血流模式复杂时[13]。此外，MRI 流速图可以对血流进行三维空间、三个速度分量和时间等综合分析，特别适合研究血流的空间和时间模式，这一点非常重要，因为心腔及弯曲或者分叉血管中的血流非常复杂，各个方向都有速度分量。与心脏导管技术相比，MRI 既有优点也有不足，与多普勒超声心动图类似，MRI 不能直接测量血压，但具有无创优点，可测量阻塞的病变部位的血流和速度，也可得到复杂三维解剖结构的断层图像[13]。

技术和方法

流动敏感成像

多种 MRI 流动敏感技术均可测量血流速度或单位时间的流量。目前，最流行的流动敏感 MRI 技术称为相位对比、相位位移或速度编码电影（VEC）MRI。该技术的原理是：运动的质子相对于周围静止质子沿梯度磁场方向相位的变化与流速成正比[14]，能对心动周期内不同时刻的血流速度进行定量分析[15,16]。VEC MRI通常需同时采集两组图像，一组有速度编码，而另一组没有，两组相位图像相减即可计算出相位位移，该相位位移与沿流动补偿梯度方向上的流速成正比。相位位移在相位图上表示为各个像素点信号强度的差别，静止组织为灰色，沿流动编码轴方向顺行流动的血流为白色，而逆行流动的血流为黑色，据此，可区分顺行和逆行血流[17]。而且，和多普勒超声心动图一样，相位图可以加伪彩以增强顺行和逆行血流间的区别。利用层面选择方向，可在与血流方向垂直的平面上编码流速（经平面测量速度），或利用相位编码方向、频率编码方向，在与血流方向平行的平面上或同时在三个方向上编码流速。

VEC MRI存在一些缺陷和可能的误差[18]，因为相位有周期性，相位位移超过一个周期时就可能出现混淆。为避免速度范围低于最大流速时出现混淆，采集之前必须正确地选择速度阈值，以保证相位位移不超过$180°$。流动相关信号丢失可继发于体素内连贯性的丧失，导致检测不到高于噪声的流动信号相位；也可以继发于选择的速度范围不合适，从而无法检测血流缓慢的小血管的相位；或者继发于瓣膜狭窄或返流时的湍流。后者可通过选用短TE序列来克服。部分容积效应可发生于小血管，血管成像平面选择不当或者狭窄处的流入性流速，特别是测量较厚层面（$\geqslant 10mm$）和平面内血流时[13]也易发生部分容积效应。

VEC MRI 可用来计算成像平面内某一位置在心动周期内任意时刻的绝对流速，能测得包含全部或部分血管截面、跨瓣膜环的感兴趣区（ROI）内每个像素的流速。由截面积（由幅值图测得）和空间平均流速（横断面相位图中各像素的平均速度），可计算出一个心动周期内每个时间帧的瞬时血流量，计算整个心动周期内各瞬时流量的积分，便可得到每次心跳的血流量[17~19]。很多在体和体外实验已证实VEC MRI可准确测量主动脉和肺动脉血流量，两者分别代表了左心室和右心室的搏出量[17~19]。VEC MRI还可用来计算肺循环与体循环血流的比值，因此可无创地定量左向右分流[20]，并可测量左、右肺动脉的血流

量差异，这些测量结果可用于瓣膜返流和狭窄的评价及定量分析。

血流测量

已有的MRI血流量测量技术有多种，大体上可分为两类，第一类利用纵向磁化（TOF技术），第二类利用横向磁化（相位技术）[18,21~24]。利用纵向磁化技术测量的是MRI信号的大小，利用横向磁化技术测量的是梯度磁场内血液流动引起的自旋质子相位变化。

MRI中两种主要流动效应为TOF效应和相位位移。与连续射频激发之间的时间相比，TOF效应是由局部磁化强度（如选择性激发所致的磁化强度变化）的持续变化引起的；流动的血液携带着这些变化的磁化强度，影响下一次激发的最终信号强度。MRI中，当血液中被激发的质子沿梯度磁场方向运动可导致相位位移，通过适当修改成像脉冲序列，相对于静止组织的这种相位变化，可被调整到与沿梯度磁场方向的流速成正比[21,23,24]。

时间飞跃技术

根据TOF原理量化血流量的团注示踪技术（bolus tracking techniques）已经被应用。团注示踪技术是在血管中标记某一点的血液，然后测量给定时间内标记血液的移动距离。通常应用饱和带在血管上放置一个黑线标记，然后测量饱和带移动的距离，根据延迟时间由公式$V=D/t$计算血流速度。该方法对前向或者反向的血流都敏感，在一次屏气时间内可完成采集，总采集时间$15s$[22]。

团注示踪技术的主要优点是方法简单、快捷，对多余的相位位移不敏感；主要缺点是需仔细选择层面位置，且难以计算血流量，只能测得血管中心最大流速，不能得到血管内的二维流速图，因而，TOF方法很难准确地测得血管断面中任意一点的血流。此外，由于TOF技术测量仅仅取决于信号强度，而信号强度不只取决于流速，还取决于质子密度、纵向弛豫时间（T1）、横向弛豫时间（T2）以及血流类型，因而TOF技术难以进行血流定量[10]。与相位位移技术相比，TOF法血流定量较少使用。

相位对比或速度编码电影技术

流动编码相位位移技术来自双极性磁场梯度的应用，后者由两个具有相反极性的梯度脉冲组成。施加第一个梯度脉冲时，静止和流动组织的自旋质子开始聚相位，施加第二脉冲时，静止质子失相位，最终净相位为零，而流动的质子在两个梯度脉冲期间经受正相和负相的梯度不相等，由此得到的净相位不为零[10,23]。正负梯度之间的相位差与速度编码方向上的流速成正比，根据流动方程：$\delta = g \times$ 流速 $\times T \times A_g$，公式中的 g 为旋磁比系数，T 为梯度脉冲时间，A_g 为梯度脉冲每个极性的面积，可在一个方向（如流动方向）或三个方向上施加速度编码。调整梯度脉冲的幅度或持续时间，以能使其对快速或较慢的血流敏感。相位位移与速度成正比，在相位图上以像素点的不同灰度值来表示，沿流动编码方向正向流动的血流为白色（或者黑色）；而反向流动的血流为黑色（或者白色）；静止的组织则为灰色[22]。

测量脉动的血流时，必须采用心电门控技术，在心动周期的各个时间点，交叉采集正负两个方向的流动编码数据。为了抑制背景噪声，相位编码图的各像素值可与交叉相位差技术（interleaved phase-difference technique）所得的幅值图上对应点相乘，得到的图像称为*幅值加权图（magnitude-weighted）* *或血流图（flow images）*。

为了得到血管腔的流速图或流量，通常在幅值加权图上选择感兴趣区，再将感兴趣区叠加在整个心动周期的所有图像上，其大小和位置变化均可加以调整。用相位图上测得的感兴趣区平均流速与血管横截面积相乘，即可得到流量（平均血流量＝空间平均速度×血管横截面积）。用修正 Bernoulli 方程求得压力梯度 $\Delta P = 4v^2$，式中 ΔP 为压力梯度（单位 mmHg），v 为最大流速，单位为 m/s。VEC MRI 可定量测量血管中央或手术移植血管的血流量、血流速度和压力梯度[23,24]。VEC MRI 血流量测量可画成一张线图，积分曲线下方的面积可得到一个心动周期内的血流量（图 4.1）。血流和压力的测量包括测量分流量、瓣膜返流、狭窄处的压力梯度以及肺动脉的流量差[23~25]。计算机自动化程序的应用和发展使得 VEC MRI 更方便、可行。

当然，VEC MRI 也存在一些局限性，如果感

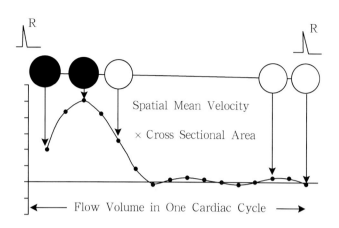

图 4.1　速度编码电影（VEC）MRI 血流量测量。图中所示为主动脉或肺动脉血流的流量—时间曲线图，图中显示两个 R 波之间即一个心动周期的每一时相的血管横截面积（箭头）。曲线上的每一点代表心动周期某一时刻动脉血流的平均速度。每一个值均从一幅独立的 VEC MRI 上测得。血流量为平均血流速度与血管截面积的乘积。Spatial Mean Velocity × Cross Sectional Area：空间平均流速×血管横截面积；Flow Volume in One Cardiac Cycle：一个心动周期内的流量。（本图片经允许摘自 Higgins CB. Congenital heart disease. In: Higgins CB, Hricak H, Helms CA, eds. *Magnetic resonance imaging of the body*, 3rd ed. Philadelphia: Lippincott-Raven Publishers, 1997: 461–518）

兴趣血管不在垂直于血流的成像平面内或存在部分容积效应，则测得的流速及流量可能偏小；当最大流速低于实际流速时，可能发生信号采集混乱。另外，VEC MRI 难以评估小血管。VEC MRI 对压力梯度测量也存在低估，峰值流速可能位于狭窄最严重部位的远端，但 MRI 却未扫描该部位[26]。此外，由于 MRI 不是实时采集的，因而测得的流速是整个采集过程的平均速度[27]。

误差原因

已有很多研究小组报道了应用 MRI 定量分析血流的准确性及局限性[28,29]。导致误判和误差的最主要原因有以下一些方面：多个因素可导致流动相关信号丢失；速度编码范围选择错误，导致难以显示小血管和血流慢的血管；体素内相位不连续，导致难以测量高于噪声的血流信号相位。通过减小体素大小和延长重复时间（TR），可减少成像平面内慢血流的体素内失相位饱和，长 TE 可影响喷射血流速度测量的准确性，因而可用小于 4ms 的短 TE 时间消除与喷射血流有关的涡流导致的信号丢失，出现在低信号区（血

管外）的涡流可引起不必要的相位位移，这些相位误差可导致速度测量偏差，引起图像内速度变化缓慢。虽然相对于速度的整个动态范围来说，这个速度偏差通常占比重很小，但其可在流量计算时导致明显错误，屏蔽梯度线圈或者涡流补偿技术可最大限度地减小涡流。

失准是指真实的和测量的血流量之间的关系，可用以下公式表示：$F_{meas}=F_{true}(\cos\phi)$，式中$\phi$表示失准的角度，$F_{meas}$为测量的血流量，$F_{true}$为真正的血流量。这个余弦关系产生的误差较小，20°的失准只产生6%的错误[30]。由于截面的直径随层面倾斜角度的变化而变化，相应抵消了速度测量引起的误差，因而垂直方向失调导致的误差最小。三维相位编码技术可克服失准。

当流速超出预期的范围时，会出现混叠现象，或称相位折叠，可导致大于180°的相位偏移。高速运动的自旋质子不能正确显示且难以与反方向的血流相区分。利用空间连续性解决不确定性，可减少速度混叠现象[31]。

层面太厚、血管倾斜或血管太小均可导致部分容积效应或层面内血流相位数据平均化。误差的大小由周边组织的信号强度决定，后者取决于组织参数（T1值、T2值）和序列参数（TR，TE和翻转角）。TOF技术不受部分容积效应影响，可用于检查复杂弯曲的血管。

射频激发和数据采集期间的人体运动可导致信号重合失调，由于血流信号与静止组织位置的重合错位，因而血流信号不能直接与幅值图像进行比较；假如重合失调导致血流信号叠加在背景信号上，则血流信号就会和静止组织信号发生平均，通过选择与血流方向垂直的成像平面可减少信号重合失调。

分析和显示

在分析血流图像时，时间和空间分辨力都是重要的考虑因素。由于感兴趣血管可能占据图像中的多个像素，因而在邻近血管壁部位很难避免部分容积效应。测量脉动性血流时，若时间分辨力不够，则可能使反映心动周期相位的流速曲线变形。为了得到血管的净流量，任何情况下均有必要同时对血管腔和心动周期进行积分，并在心动周期的不同时相调整感兴趣区的大小和位置。

可用灰度或颜色表示单一的速度分量或者速度标量；可用循环电影或感兴趣区内速度与时间关系的图表显示随时间变化的流速值，但这些技术难以显示多个速度分量和多平面图像，通过设置场强方向或者测量颗粒路径有助于显示血流的类型[21]。

VEC MRI 对血管狭窄的定量分析

用非常短的TE可以避免狭窄处血流喷射导致的信号丢失，从而得到理想的喷射流速图。Kilner等[30]在0.5T MRI扫描仪上使用小于3.6ms的TE测量射流；另一研究采用恒流水模，在1.5T系统中，当TE为6~7ms时，可以准确地测得高达700cm/s的喷射水流（相关系数为0.99）[32]。

在相位图上，血管腔内或心腔内较大感兴趣区的每点像素均可显示心脏收缩峰时的所有喷射速度[33]。将喷射血流核心区的一些像素取平均值，可用来估计喷射血流的峰值速度。

同多普勒超声一样，用Bernoulli改良方程：$\Delta P=4v^2$通过测量跨过狭窄处的峰值速度，可计算出跨过瓣膜狭窄处的压力梯度，式中ΔP为峰值压力梯度（单位：mmHg），v为跨过狭窄处的峰值速度（m/s）。在一项对主动脉狭窄和二尖瓣狭窄的研究中，VEC MRI、多普勒超声和心脏导管介入之间显示极好的相关性[33,34]。Kilner等[33]对25例心脏瓣膜狭窄患者的研究中验证了VEC MRI的可靠性，并着重强调其优于多普勒超声的一些特点，特别是对于声波难以到达的部位。VEC MRI通过对瓣膜面积和心输出量进行定量分析，可评估主动脉狭窄的严重程度[34]。通过VEC MRI测量的瓣膜面积和心输出量，同心脏导管介入、多普勒超声和示踪剂稀释技术得到的结果相当一致。Heidenreich等[35]应用VEC MRI测量16例二尖瓣狭窄患者的二尖瓣血流速度后发现，VEC MRI和多普勒超声测得的峰值流速（层厚10mm，相关系数为0.89；层厚5mm，相关系数为0.82）和二尖瓣瓣膜平均压力梯度（层厚10mm，相关系数为0.84；层厚5mm，相关系数为0.95）具有明显相关性。此外，在评价不对称性狭窄或者复杂血流类型的血流动力学方面，VEC MRI可提供比多普勒超声更详细的信息。

心室功能

收缩期功能

左心室功能参数，如搏出量、射血分数和心输出量是评价心脏病患者心功能的重要诊断和预后指标。VEC MRI测量主动脉血流量可得出左室搏出量，测量肺动脉血流量可得出右心室搏出量[23]，搏出量为心动周期内所有图像上血管横截面积与血流速度的乘积。Kondo 等[36]将 VEC MRI 和多普勒超声测得的主动脉和肺动脉流速结果进行比较，证实 VEC MRI 的测量结果非常精确。VEC MRI 测得的右心室和左心室的每搏输出量几乎相同且密切相关（相关系数为 0.95）；并与 MRI 容积分析得出的结果接近（相关系数为 0.98）[37]。

舒张期功能

二尖瓣流入道血流量和肺静脉血流量已被作为评价左心室舒张功能和二尖瓣瓣膜疾病的指标[38]。Mohiaddin 等[39]应用 VEC MRI 描述正常人和二尖瓣狭窄患者二尖瓣流入道血流量和肺静脉血流的类型和速度：正常人二尖瓣流入道的血流有两个正向峰（心室舒张早期和心房收缩期）；二尖瓣狭窄患者的疾病早期，整个舒张期二尖瓣流入速度均保持不变。多普勒超声心动图测得的正常人和二尖瓣狭窄患者的峰值流速相关性很好[30,39]，正常人的肺静脉血流有两个正峰（心室收缩和心室舒张）和一个负峰（心房收缩期间的少量返流）。

VEC MRI 已被用于测量通过二尖瓣的血流量。Hartiala 等[40]对 10 例健康志愿者的研究后发现，VEC MRI 测得的通过二尖瓣的血流量[（5 610 ± 620）ml/min]和升主动脉心输出量[（5 670 ± 590）ml/min]，与 MRI 电影测得的左心室容积[（5 440 ± 614）ml/min] 相近。在另外一个研究中，利用VEC MRI 测量通过二尖瓣的血流量，比较健康人和左心室肥大患者的心房收缩对左心室充盈的作用大小。VEC MRI 测得的二尖瓣流入血流类型（E/A比例）和左心房收缩对左心室充盈的作用（AC%）结果显示，两者与左心室重量指数分别呈双曲线和线性相关（相关系数分别为 0.95 和 0.86）[41]。

VEC MRI 也可用于评价右心室的舒张功能。右心瓣膜病、心肌病和心包疾病患者可能会出现右心室血流动力学异常[42,43]。Mostbeck 等[44]对 10 例健康志愿者应用 VEC MRI 测量通过三尖瓣瓣膜和上腔静脉的血流速度，用于确定正常右心室舒张的情况。VEC MRI 和多普勒超声测得的舒张早期（E）和末期（A）充盈峰值流速以及 E/A 密切相关（相关系数为 0.89），但与多普勒超声相比，VEC MRI 往往高估E和A峰值速度。在另一个研究中，利用VEC MRI 对致心律失常性右室发育不良（ARVD）患者的三尖瓣流入道血流和上腔静脉血流进行定量分析[45]，ARVD 患者的三尖瓣血流曲线与正常人明显不同，前者 A 波占优势，且 ARVD 患者右心房收缩对舒张期充盈血流量明显高于正常人（ARVD 患者 37% ± 14%，正常人 23% ± 2%）。

■ 先天性心脏病

对先天性心脏病（CHD）的评价，MRI 被公认为是超声心动图的一种补充方法[46, 47]。MRI 不仅能够提供心脏形态学和功能信息，还可对 CHD 的血流动力学进行定量分析。在胸部大血管检查[48]、复杂先天性心脏畸形的诊断以及心脏术后随访中，MRI 独具优势[49]。随着 CHD 外科手术的进步，越来越多的患者需要进行一系列的术后复查，MRI 是检查残存缺陷和术后并发症的理想手段。

MRI 可准确显示 CHD 的形态[46]。然而对于包括先天性心脏病在内的所有心脏病患者，心脏功能的评估显得尤为重要。近几年，随着技术的发展，MRI 已可用于心脏和大血管功能的定性、定量分析[46,50]。MRI 定量分析 CHD 心脏大小和功能主要通过测量以下几个参数：侧支血流和主动脉狭窄的压力梯度、心内分流和瓣膜返流、左右肺动脉的血流量差和术后移植血管血流量以及压力梯度[25]。

主动脉缩窄

主动脉缩窄为先天性狭窄，多见于主动脉弓与降主动脉连续处（主动脉峡部），恰位于左侧锁骨下动脉开口远端。MRI 可显示狭窄的程度和长度、合并的动脉导管发育不良、侧支循环情况（胸廓内动脉和后纵隔动脉)、狭窄后扩张及其与左侧锁骨下动脉的关系以及左心室肥大的程度等[51,52]。

应用 SE 序列,可显示主动脉缩窄的形态特征及扩张的侧支循环血管 (图 4.2);VEC MRI 可测量狭窄的严重程度[53,54](图 4.2)。这些均在经主动脉弓的斜矢状面上显示较为理想,每幅图像都必须在垂直于

主动脉血流方向的平面上进行采集。为了计算侧支循环血流量,需测量两个不同位置的血流量,一个在主动脉狭窄部位以远 1cm 处,另外一个在膈水平[54]。正常人降主动脉近端的血流量稍大于胸主动脉远端的血流量,但主动脉缩窄患者远端血流量较大,反映通过肋间动脉和胸主动脉的其他分支的侧支循环返流至主

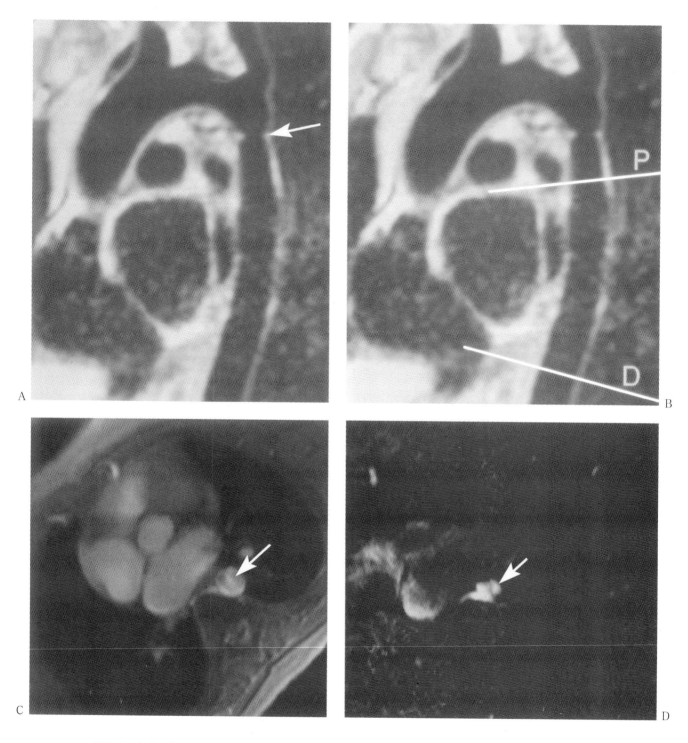

图4.2 主动脉缩窄。 图 A:心电门控 SE 序列倾斜矢状面 T1WI,箭头示一局限性缩窄。图 B:VEC MRI 的定位像。P 线系通过降主动脉近端,D 线系通过降主动脉远端。图 C:为降主动脉近端 (箭头) 的 VEC MRI 幅值图。图 D:为其相位图。

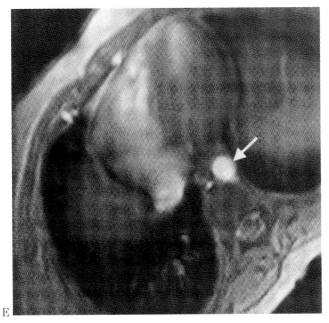

E

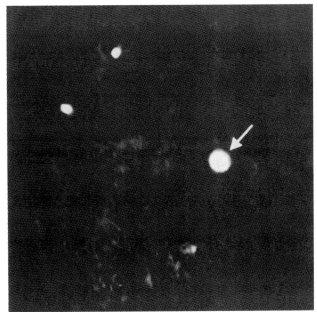

F

G

图 4.2　图 E：为降主动脉远端（箭头）的 VEC　MRI 幅值图。图 F：为其相位图。图 G：V E C　M R I 流速曲线图。与降主动脉近端相比（菱形连线），降主动脉远端的血流量明显增加（圆点连线）。曲线之间的差值代表侧支循环血流量。Flow　Volume：血流量；Frame Number per Cardiac Cycle：1 次心动周期的图像帧数。

动脉。膈水平的血流量与狭窄远端的血流量之差即为侧支循环血流量。外科手术方案的选择取决于侧支循环血流量大小。狭窄部位的压力梯度是评价血流动力学的另一个重要参数。VEC MRI 可测量主动脉狭窄最严重部位的峰值流速[53]，并可用修正 Bernoulli 方程 $\Delta P = 4\nu^2$ 计算出压力梯度，式中 ΔP 为压力梯度（mmHg），ν 为狭窄处的峰值速度（m/s）。

球囊扩张成形术和外科瓣修补术是治疗先天性主动脉缩窄的常用方法，除了围手术期并发症外，也可能发生远期的变化；因此，必须定期进行复查和制订评价临床效果的一些标准[55]。

无创性显示和量化分流

MRI 是显示心房和心室以及定量分析血液分流的有效方法[46,56]。已有研究证实，VEC MRI 可无创、准确地测得肺血流量与体循环血流量的比值 $\left(Q_{\mathrm{p}}/Q_{\mathrm{s}}\right)$，且与心导管介入和超声心动图测得的结果有很好的相关性[20,23]。VEC　MRI 也有助于监测 CHD 患者随时间变化所发生的分流量变化[23]。

VEC　MRI 可确定有效搏出量，从而量化分流（图 4.3），在无分流的情况下，同时测量升主动脉和肺动脉干血流量[20]，两者血流量应基本相等。房间隔缺损、肺静脉连接异常或室间隔缺损导致左向右分流时，肺动脉的血流量将大于主动脉血流量；动脉导管未闭时，主动脉血流量大于肺动脉血流量，主动脉血流量与肺动脉血流量之差即为分流量；右向左分流的情况则与上文所述恰好相反。血氧定量法测得的肺循环和体循环血流量比值与 VEC MRI 测量的结果一致[20]。

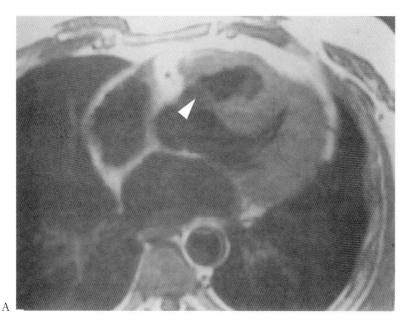

A

图4.3 分流的定量分析。图A：心电门控SE序列横截面T1WI显示嵴上型室间隔缺损（三角箭头）。图B～图E：通过VEC MRI测量经肺动脉（PA）和升主动脉（A）平面的血流量，计算肺动脉血流量与体循环血流量的比值（Q_p/Q_s）。图B和图C：矢状面SE序列T1WI，显示经肺动脉干和升主动脉的VEC MRI切面。

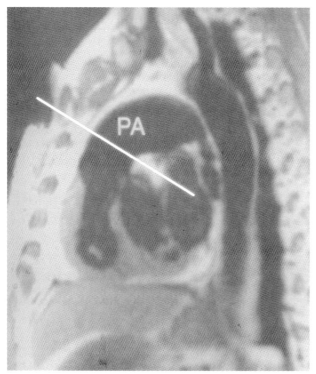

B

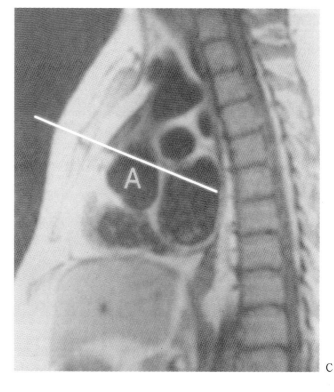

C

肺动脉

　　由于VEC MRI不受成像窗口的限制，因而成为唯一能测量肺动脉血流量的技术[49]。VEC MRI已用于测量肺动脉干、左肺动脉和右肺动脉的血流量和流速。由于VEC MRI可分别测量左肺动脉和右肺动脉血流量，因而可为某些左、右肺动脉血流量存在差异的复杂CHD患者提供重要信息（图4.4）。

　　Caputo等[57]定量分析了正常人和肺动脉血流量存在差异的CHD患者的左、右肺动脉血流量。采用

VEC MRI对9例健康志愿者进行测量研究，分别在垂直于左、右肺动脉的平面上采集图像，结果显示左、右肺动脉的总流量几乎与主肺动脉的血流量相等。健康志愿者左、右肺动脉的流量分别占总流量的46%±5%和54%±5%，然而CHD患者左、右肺动脉血流量却明显不同。该研究结果表明，VEC MRI可用于评价各种类型CHD患者的肺动脉血流量差异。

　　肺动脉高压使肺动脉壁的弹性发生改变，进而影响血管壁的顺应性及膨胀性。可通过舒张末期和收缩

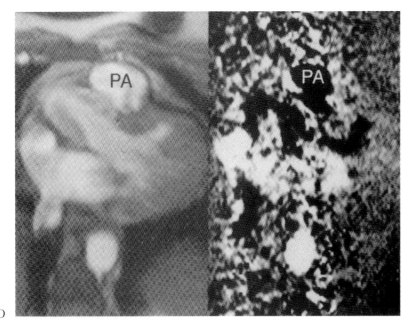

D

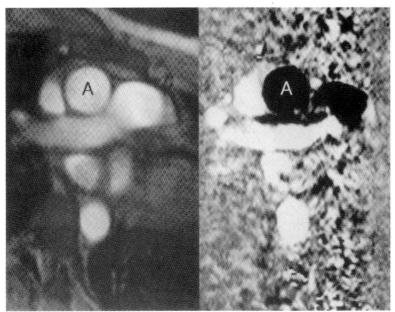

E

图 4.3 图 D 和图 E：经肺动脉干（PA）和升主动脉（A）的 VEC MRI，左为幅值图，右为相位图，Q_p/Q_s 为 1.7∶1。

末期容积变化计算主肺动脉及左、右肺动脉的膨胀性（舒张末期容积减去收缩末期容积，再除以收缩末期容积）。Bogren 等[58]强调应用 VEC MRI 测量肺动脉血管阻力的潜力，他们测得正常人主肺动脉膨胀性平均为 23%，而肺动脉高压患者仅为 8%。且未发现与年龄有关的差异。

对正常人和肺动脉高压患者的肺动脉干血流类型的多项研究发现[58,59]，正常人返流量占总流量的 2%，主要发生在收缩末期至舒张早期沿血管后壁部位和关闭肺动脉瓣时；肺动脉高压患者返流量占总流量的 26%，这可能是造成血管阻力、阻抗、顺应性、容量和形状变化的原因之一[58]。Kondo 等[59]比较正常人

和肺动脉高压患者的血流类型后发现，肺动脉高压患者的收缩期峰值流速明显下降，且提早出现。

法洛四联症

法洛四联症约占 CHD 患者的 5.5%[60]。法洛四联症的特征是右室流出道梗阻、室间隔缺损、右心室肥大和主动脉骑跨，这是由于漏斗部发育不全，壁束（或称室上嵴）向左上移位造成右室流出道狭窄，导致肺动脉、肺动脉瓣发育不全及主动脉骑跨。法洛四联症的合并畸形可有右位主动脉弓（25%）和冠状动脉起源及走行异常。

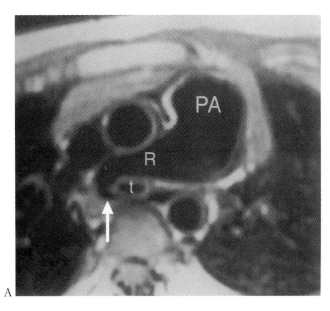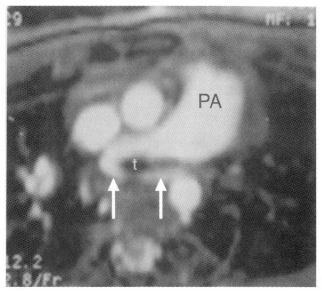

图 4.4 肺动脉吊索患儿肺动脉血流量差测定。图 A：心电门控轴面 SE 序列 T1WI。走行于气管（t）后方的异常左肺动脉（箭头）起源于右肺动脉（R），左肺动脉明显小于右肺动脉。图 B：部分 k-空间梯度回波电影轴面图像，也显示左肺动脉（箭头）走行于气管（t）后。VEC MRI（未给图）显示左肺动脉血流量减少，仅占肺动脉血流量的 20%。PA：主肺动脉。

通过右心室成形术或 Rastelli 术治疗法洛四联症后，肺动脉返流为常见的遗留问题之一。VEC MRI 可测量肺动脉返流量[61,62]（图 4.5），肺动脉返流量与左、右心室搏出量差和右心室舒张末期容积密切相关[62]。

先天性心脏病的术后评价

VEC MRI 最有价值的一个应用是对 CHD 进行术后监测[61]。VEC MRI 受操作者技术水平影响不大，可反复进行，且无须接受放射性辐射或应用碘对比剂；此外，VEC MRI 除可提供形态学信息外，还能提供功能信息，因此无需进行心导管介入和血管造影。VEC MRI 的应用指征主要是：CHD 患者术后心室和瓣膜功能评估，这是影响远期效果和预后的重要因素；VEC MRI 尚可有效评价外科移植血管的情况等[61~65]。

VEC MRI 可被用于评价大血管异位患者行 Mustard 术后腔静脉心房通路的晚期并发症[65]。VEC MRI 能够准确测量梗阻处喷射血流的峰值速度和方向；有助于区别由于梗阻导致的喷射血流方向与房间隔缺损的不同。

对于肺循环血量减少的 CHD 患者，有多种姑息性的分流手术可增加肺动脉血流量[61]。目前最常用的

有连接上腔静脉与肺动脉的 Glenn 分流术及连接锁骨下动脉与肺循环的改良 Blalock-Taussig 分流术。最常见的分流术后并发症是分流部位的狭窄或梗阻[66]。联合应用自旋回波和梯度回波序列 MRI 可评价分流部位的通畅性，并且优于经胸廓超声心动图[67,68]。VEC MRI 可测量分流量和狭窄部位的压力梯度[61]。

一种不同的心外分流术为连接右心室和肺循环的 Rastelli 术。相位对比 MRI 能可靠地测得移植血管狭窄处的压力梯度[61,63]。Martinez 等[63]应用 VEC MRI 检出了 52 例心外分流术后的患者心室—肺动脉移植血管的梗阻。VEC MRI 测量的梗阻移植血管的压力梯度与连续多普勒超声心动图得到的结果密切相关（相关系数为 0.95）。VEC MRI 除了测量狭窄严重程度外，还能准确定位狭窄部位。Rebergen 等[62]的研究显示，VEC MRI 能准确测得法洛四联症术后肺动脉返流量，并且其测得的主肺动脉内前向血流和返流量与心室容积检查得到的结果非常一致（相关系数为 0.93）。

■ 后天性心脏病

后天性心脏病血流量测量的主要临床应用包括瓣膜性心脏病、冠状动脉血流量以及冠状动脉搭桥移植血管的血流定量分析[69]。

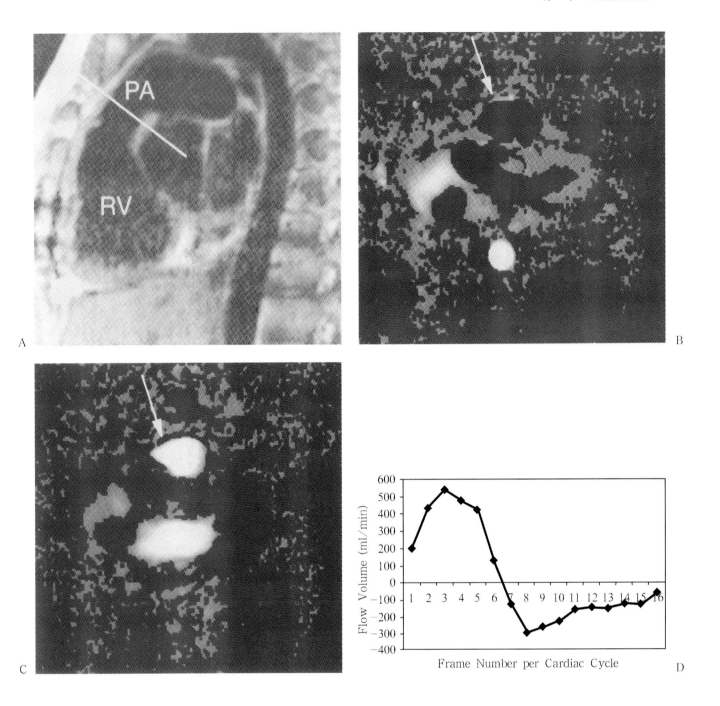

图 4.5　曾行右心室成形术的 Fallot 四联症患者术后肺动脉返流。图 A：矢状面心电门控 SE 序列 T1WI，示 VEC MRI 经主肺动脉（PA）的切面。图 B：收缩期 VEC MRI 相位图，肺动脉显示为黑色，表示前向血流。图 C：舒张期 VEC MRI 相位图，肺动脉显示为白色，代表返流。图 D：血流曲线显示全舒张期返流（负值）。正向血流曲线（正值）下面积积分得出搏出量，负向舒张期血流曲线（负值）下面积积分可得到返流量。返流分数为返流量除以搏出量。此患者的返流分数为 39%。RV：右心室；PA：肺动脉；Flow Volume：血流量；Frame Number per Cardiac Cycle：1 次心动周期的图像帧数。

瓣膜性心脏病

瓣膜性心脏病患者心室容量负荷过重可导致充血性心力衰竭、心肌功能不良和猝死，因此这些患者治疗中的主要问题就是确认疾病的严重程度是否已达到需要手术治疗[70]。准确和可重复地对瓣膜性心脏病的严重程度、心室大小和功能进行无创性定量分析，有助于改善患者的治疗效果。多种 MRI 技术已可用于监测瓣膜性心脏病[70]。

大部分心脏瓣膜假体均为非铁磁性，可以行 MRI 检查。尽管瓣膜假体显示为低信号且金属材料可导致局部图像信号缺失，MRI 仍可用于检查瓣膜假体功能不良。与经食道多普勒超声心动图相比，梯度回波电影成像诊断病理性返流的准确率为 96%[71]。此外，主动脉瓣假体远端血流的流速分布[72]，可提供有关瓣膜假体功能的信息[70]。

瓣膜狭窄和返流均可引起喷射血流，其在梯度回波序列图像上表现为无信号区。如二尖瓣返流显示为心室收缩期自瓣膜至左心房的无信号区，而主动脉瓣返流显示为心室舒张期自瓣膜至左心室的无信号区，但 MRI 的主要作用是对瓣膜返流的严重程度尽可能地进行定量分析。

评价瓣膜返流严重程度的主要方法是：① MRI 电影测量无信号区的面积。②心室容积检查计算返流量。③ VEC MRI 定量分析返流量[114]。

评价瓣膜狭窄严重程度的方法是：①评估喷射血流及相关的表现。② VEC MRI 定量分析跨瓣膜压力梯度和瓣膜面积[14]。

应用 VEC MRI 计算返流量时，可区分心动周期内顺行和逆行的前向和反向血流，并可直接测量逆行血流进而量化分析返流量（图 4.6），如升主动脉在收缩期表现为高信号，提示顺行血流；而舒张期表现为低信号，提示主动脉返流所致的逆行血流[73]。Dulce 等[74]应用 VEC MRI 测量了 10 例慢性主动脉返流患者的返流量和返流分数，结果和 MRI 容积电影测得的结果密切相关（相关系数为 0.97），提示 VEC MRI 有可能用于随访和监测治疗效果。Globits 等[75]应用 VEC MRI 评价血管紧张素转化酶（ACE）抑制剂对 9 例慢性主动脉返流患者治疗后的血流动力学反应，与 10 例未经治疗的对照组患者相比，经 ACE

抑制剂治疗 3 个月后，6 例患者的返流分数显著降低，且前向搏出量轻微增加。

另外，采用 VEC MRI 在升主动脉测得左心室搏出量，在主肺动脉测得右心室的搏出量，两者相减也可得到返流量。Sondergaard 等[76]对 10 例单纯性主动脉返流患者进行研究，结果表明，MRI 心室容积电影计算出的左、右心室搏出量差值与 VEC MRI 测得的返流量有很好相关性（相关系数为 0.97）；此外，还发现 VEC MRI 测得的左心室舒张末期容量与返流量明显相关（相关系数为 0.80），且 MRI 测得的返流量和血管造影测得的结果也明显相关（相关系数为 0.80）。Fujita 等[77]证实了 VEC MRI 评价二尖瓣返流量和返流分数的可行性，即在二尖瓣和主动脉环水平测量二尖瓣流入量和主动脉流出量，两者的差值即为返流量，得到的返流分数与超声心动图测得的二尖瓣返流严重程度有很好相关性（相关系数为 0.87）。

冠状动脉血流量测量

MRI 是唯一能无创性地测量冠状动脉主支血流的技术。人们应用 X 线血管造影鉴别冠状动脉狭窄已有多年。然而，仅仅从解剖图像上观察冠状动脉狭窄程度，不足以判断狭窄对心脏功能的影响程度[78]。虽然冠状动脉血管造影已将诊断误差降至最低，但仍难以可靠地预测中度狭窄的生理意义。由于狭窄的严重程度可直接影响患者的治疗，因而评价中度狭窄对心功能的影响非常重要。冠状动脉血流储备是冠状动脉最大血流量与冠状动脉基础流量的比值，测量冠状动脉血流储备可评价冠状动脉狭窄的功能意义。

MRI 技术中常用于定量分析冠状动脉血流的方法有时间飞跃法[79]、MRI 团注示踪法[80]和速度编码（VEC）MRI[81]。目前，VEC MRI 是最常用的方法，可在心动周期的多个时相测量冠状动脉血流。对心动周期中多时相图像上测得血流平均速度和血管截面积的乘积进行积分，就可得到冠状动脉血流量[82]。采用 MRI 容积血流量测量技术可测量正常冠状动脉血流储备，Grist 等[83]测量的结果为 4.2 ± 1.8，Davis 等[84]的结果为 5.0 ± 2.6。

VEC MRI 可评估冠状动脉狭窄患者的冠状动脉血流量和血流储备[85]。静息状态下，冠状动脉明显狭

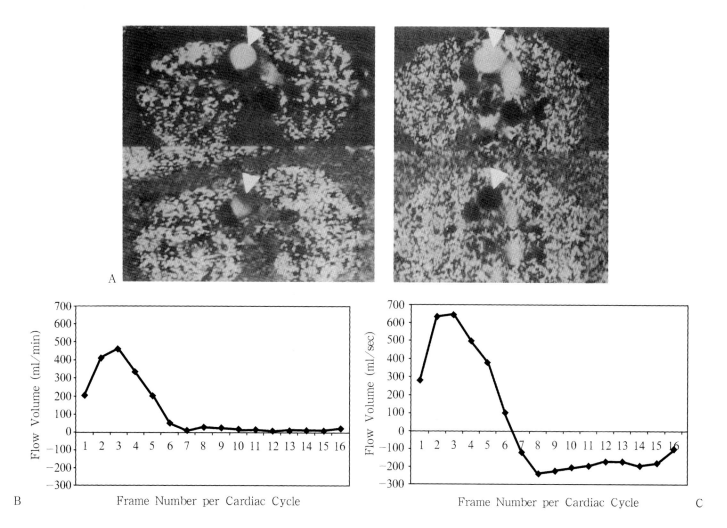

图4.6 主动脉返流。图A：健康人（左图）和主动脉返流患者（右图）的VEC MRI。头侧方向血流速度表示为白色，尾侧方向的血流速度表示为黑色。正常人收缩期升主动脉表现为白色（箭头），但在舒张期，主动脉和胸壁（静止结构）的灰度相似，这表明正常人舒张期返流量小。而主动脉返流患者舒张期升主动脉均为黑色，代表主动脉返流。图B：正常人的血流曲线。图C：主动脉返流患者的血流曲线。Flow Volume：血流量；Frame Number per Cardiac Cycle：1次心动周期的图像帧数。（本图片经允许摘自 Higgins CB. Acquired heart disease. In: Higgins CB, Hricak H, Helms CA, eds. *Magnetic resonance imaging of the body*, 3rd ed. Philadelphia: Lippincott-Raven Publishers, 1997; 409 – 460）

窄患者的冠状动脉远端最大限度地扩张，以保持心肌灌注，物理负荷或药物负荷后，用于进一步扩张的血流储备减少。因此，负荷血流量和基础血流量的比值即冠状动脉血流储备，可用于评定冠状动脉狭窄的功能意义[86]。

VEC MRI在左冠状动脉前降支和右冠状动脉测量冠状动脉血流量和血流储备[82~87]，这在动物试验和临床试验上均已得到证实[88~89]。Sakuma等[88]应用VEC MRI定量分析犬在静息和潘生丁诱导的负荷状态下冠状动脉血流量，并在左冠状动脉前降支放置多普勒流量计验证所得到的结果。VEC MRI测得的平

均冠状动脉血流储备为2.51±1.06，多普勒流量计测得的为2.73±1.41，两种方法的均数差为8.7%。回归分析结果表明，MRI和多普勒流量计测得的结果呈线性相关（相关系数为0.95）。Hundley等[89]应用VEC MRI测量人体冠状动脉血流储备，并用冠状动脉内多普勒流量计验证，结果发现在静息和药物负荷期间，两种方法定量分析冠状动脉血流的结果有很好相关性（相关系数为0.89）。在Sakuma等[86]的另外一个研究中，测量健康志愿者潘生丁注射前后的冠状动脉血流量，结果发现健康人的平均冠状动脉血流储备为3.1。MRI测得的冠状动脉血流储备和其他方法测

得的正常值一致[90]。

虽然MRI可用于测量冠状动脉血流，但也面临很多问题，由于冠状动脉直径较小，仅有3～4mm，所以可能会影响测量的准确性；此外，MRI不能测量冠状动脉总血流量，而这恰恰是评价非梗阻性心肌病患者冠状动脉血流储备的关键。现已推出了一种方法应用VEC MRI测量冠状动脉血流量的方法。由于96%的静脉起自左心室壁和室间隔，然后回流至冠状窦，因而冠状窦血流量和冠状动脉总流量大致相等[91]。冠状窦的直径（约10mm）大于冠状动脉，从技术上来说，应用VEC MRI测量冠状窦血流量比较容易和直接，结果更具可重复性。最近有一研究应用VEC MRI测量犬冠状窦血流量，并验证了其作为冠状脉总血流量的可靠性[92]（图4.7），其测得的静息和药物负荷期间冠状窦血流量与放置在冠状动脉内的多普

勒流量计测得的结果相比较，发现VEC MRI测得的冠状窦血流量和多普勒流量探头测得的冠状动脉总血流量密切相关（相关系数为0.98）。该技术也可用于检测肥厚性心肌病患者[93]和心脏移植后慢性排斥反应患者[94]冠状动脉血流储备的下降情况。

冠状动脉搭桥移植血管

冠状动脉搭桥手术的长期效果取决于移植血管能否保持通畅[95]。约25%的静脉性移植血管在1年内阻塞，其中一半发生在术后2周内。术后5年内，每年平均阻塞率为2%，此后的年阻塞率为5%。因此，术后10年，50%～60%的静脉性移植血管阻塞[96]。这些数据表明，有必要进行术后定期复查，以评价冠状动脉移植血管的通畅性和功能，CT、二维多普勒超声

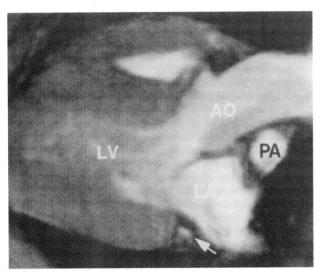

A

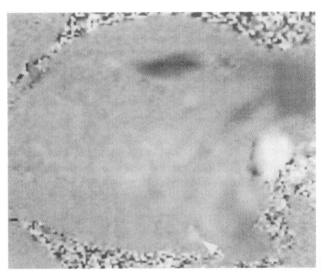

B

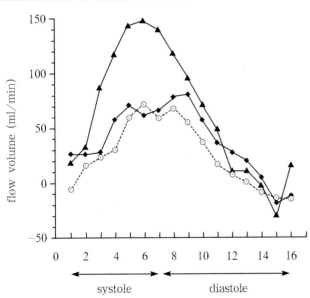

C

图4.7 冠状窦血流。犬心脏VEC MRI斜长轴切面灰阶图像（图A）和相位图（图B）。显示收缩末期冠状窦（箭头），此时二尖瓣关闭，血管内为顺行血流，在相位图上表现为高信号。AO：升主动脉；LA：左心房；LV：左心室；PA：右肺动脉。图C：显示单个动物的冠状窦血流模式图，分别代表静息状态（菱形连线），静息状态左冠状动脉回旋支狭窄（空心圆连线）和负荷状态（三角形连线）。静息状态为双相性血流，第一个峰出现在收缩中期，第二个峰出现在舒张初期。动脉狭窄使收缩期峰值速度出现稍微延迟，且失去了双相性特点。负荷状态峰值速度出现在收缩末期和舒张早期。Flow Volume：血流量；systole：收缩期；diastole：舒张期。（本图片经允许摘自Lund GD, Wendland MF, Shimakawa A, et al. Coronary sinus flow measurement by means of velocity encoded cine MR imaging: validation by using flow probes in dogs. *Radiology* 2000, 217: 487－493）

心动图和MRI等许多无创和微创技术均可用于测定冠状动脉移植血管的通畅性[97]。

MRI的一个重要功能是测量移植血管内血流量。Galjee等[98]研究证实,血管造影上显示静脉性移植血管通畅的患者中,85%能够用VEC MRI得到整个心动周期的流速图。移植血管的血流为双相性,一个峰在收缩期,另外一个峰在舒张期。有创性多普勒导丝法和经胸廓多普勒超声心动图也能得到类似的结果[97]。VEC MRI还可判断胸廓内动脉和隐静脉移植血管的血流[98~100]。移植血管和自体冠状动脉的正常血流均为双相性,在舒张期也有明显的血流速度。血流双相性或者血管扩张储备的丧失,可能是冠状动脉搭桥血管阻塞的表现。Ishida等[99]应用VEC MRI研究了冠状动脉—胸廓内动脉搭桥血管,结果发现胸廓内动脉搭桥血管阻塞时的舒张期与收缩期峰值速度之比为0.61 ± 0.44,明显低于通畅的移植血管(1.88 ± 0.96)。VEC MRI测量移植血管明显狭窄的敏感性和特异性分别为86%和94%。

MRI可用于评价常规血管造影难以显示的移植血管的通畅性[100]及冠状动脉搭桥术后短期即出现胸痛的患者。无创监测血流参数有助于检出进行性狭窄的移植血管,以便决定是否需行X线血管造影或在移植血管完全闭塞前置入支架。

■ 结束语

在目前的临床工作中,VEC MRI是定量分析先天性和后天性心脏病患者血流的常用技术,其主要临床应用包括:测量主动脉缩窄患者的侧支循环、定量分析心内分流、测量左右肺动脉血流量差、定量分析CHD患者术后情况、测量瓣膜狭窄或返流以及评估冠状动脉循环和冠状动脉搭桥移植血管的血流量。

参考文献

[1] Higgins CB, Sokuma H.Heart disease: Functional evaluation with MR imaging.*Radiology* 1996, 199: 307-315.

[2] Singer JR, Crooks LE.Blood flow rates by nuclear magnetic resonance measurements.*Science* 1959,130: 1 652-1 653.

[3] Carr HY, Purcell EM.Effects of diffusion on free precession in nuclear magnetic resonance experiments.*Physiol Rev* 1954, 94: 630-638.

[4] Moran PR.A flow velocity zeugmatographic interlace for NMR imaging in humans.*Magn Reson Imaging* 1982, 1: 197-203.

[5] Van Dijk P.Direct cardiac NMR imaging of the heart wall and blood flow velocity.*J Comput Assist Tomogr* 1983, 8: 429-436.

[6] Bryant DJ, Payne JA, Finnin DN, et al.Measurement of flow with NMR imaging using a gradient pulse and phase difference technique.*J Comput Assist Tomogr* 1984, 8: 588-593.

[7] Singer JR, Crooks LE.Nuclear magnetic resonance blood flow measurements in the human brain. *Science* 1983, 221: 654-656.

[8] Axel L.Blood flow effects in magnetic resonance imaging.*AJR Am J Roentgenol* 1984, 143: 1 157-1 166.

[9] Wehrli FW, Shimakawa A, Gullberg GT, et al. Time-of-flight MR flow imaging: selective saturation recovery with gradient refocusing.*Radiology* 1986, 160: 781-785.

[10] Nayler GL, Firmin DN, Longmore DB.Blood flow imaging by cine magnetic resonance.*J Comput Assist Tomogr* 1986, 10: 715-722.

[11] Bogren HG, Klipstein RH, Firmin DN, et al. Quantitation of antegrade and retrograde blood flow in the human aorta by magnetic resonance velocity mapping.*Am Heart J* 1989, 117: 1 214-1 222.

[12] Underwood SR, Firrnin DN, Klipstein RH, et al. Magnetic resonance velocity mapping: clinical application of a new technique.*Br Heart J* 1987, 57: 404-412.

[13] Mohiaddin RH.Clinical application of MR flow mapping in acquired heart disease.In: *Book of abstracts: International Society of Magnetic Resonance in Medicine.* London, 1999: 14 (abst).

[14] Didier D, Ratib O, Lerch R, et al.Detection and quantification of valvular heart disease with dynamic cardiac MR imaging.*Radiographics* 2000, 20: 1 279-1 299.

[15] Mostbeck GH, Caputo GR, Higgins CB.MR measurements of blood flow in the cardiovascular system. *AJR Am J Roentgenol* 1992, 159: 453-461.

[16] Bogren HG, Buonocore MH.Blood flow measurements in the aorta and major arteries with MR velocity

mapping.*J Magn Reson Imaging* 1994, 4：119-130.

[17] Higgins CB,Caputo G,Wendland MF,et al. Measurement of blood flow and perfusion in the cardiovascular system.*Invest Radiol* 1992,27 (Suppl 2)：66-71.

[18] Mohiaddin RH,Pennell DJ.MR blood flow measurement：clinical application in the heart and circulation.*Cardiol Clin* 1998, 16：161-187.

[19] Duerinckx AJ,Higgins CB.Valvular heart disease.*Radiol Clin North Am* 1994, 32：613-630.

[20]Brenner LD,Caputo GR,Mostbeck G,et al.Quantification of left to right atrial shunts with velocity-encoded cine nuclear magnetic resonance imaging.*J Am Coll Cardiol* 1992, 20：1 246-1 250.

[21] Axel L.Overview of MR blood flow imaging techniques.In：*Book of abstracts：International Society of Magnetic Resonance in Medicine*.London,1999：24(abst).

[22]Edelman RR,Mattle HP,Kjeefield J,et al.Quantification of blood flow with dynamic MR imaging and presaturation bolus tracking.*Radiology* 1989, 171：551-556.

[23] Szolar DH,Sakuma H,Higgins CB.Cardiovascular applications of magnetic resonance flow and velocity measurements.*J Magn Reson Imaging* 1996, 6：78-89.

[24] Mohiaddin RH,Longmore DB.Functional aspects of cardiovascular nuclear magnetic resonance imaging：techniques and application.*Circulation* 1993,88：264-281.

[25]Reddy G,Higgins CB.Congenital heart disease：measuring physiology with MRI.*Semin Roentgenol* 1998, 33：228-238.

[26] Speilman RP,Schneider O,Thiele F,et al.Appearance of post-stenotic jets in MRI：dependence on flow velocity and on imaging parameters.*Magn Reson Imaging* 1991, 9：67-72.

[27] Underwood R.Blood flow measurements.In：Higgins CB,Hricak H,Helms CA,eds.*Magnetic resonance imaging of the body*,3rd ed.Philadelphia：Lippincott-Raven Publishers,1997：555-565.

[28] Firmin DN,Nayler GL,Kilner PJ,et al.The applications of phase shifts in NMR for flow measurements. *Magn Reson Med* 1990, 14：230-241.

[29] Pelc JN,Bernstein MA,Shimakawa A,et al.Encoding strategies for three direction phase-contrast MR imaging of flow.*J Magn Reson Imaging* 1991, 1：405-413.

[30] Kilner PJ,Firmin DN,Rees RS,et al.Valve and great vessel stenosis：assessment with MR jet velocity mapping.*Radiology* 1991, 178：229-235.

[31] Axel L,Morton D.Correction of phase wrapping in magnetic resonance imaging.*Med Phys* 1989, 16：284-287.

[32] Mostbeck GH,Caputo GR,Madjumdar S,et al. Assessment of vascular stenoses with MR jet phase velocity mapping at 1.5 T：*in vitro* validation.*Radiology* 1991, 181：264(abst).

[33] Kilner PJ,Mancara CC,Mohiaddin RH,et al. Magnetic resonance jet velocity mapping in mitral and aortic valve stenosis.*Circulation* 1993, 87：1 239-1 248.

[34] Sondergaard L,Hildebrandt P,Lindvig K,et al. Valve area and cardiac output in aortic stenosis：quantification by magnetic resonance velocity mapping.*Am Heart J* 1993, 126：1 156-1 164.

[35]Heidenreich PA,Steffens JC,Fujita N,et al.Evaluation of mitral stenosis with velocity-encoded cine MRI. *Am J Cardiol* 1995, 75：365.

[36] Kondo C,Caputo GR,Semelka R,et al.Right and left ventricular stroke volume measurements with velocity-encoded cine NMR imaging：*in vitro* and *in vivo* validation.*AJR Am J Roentgenol* 1992, 157：9-16.

[37] van Rossum AC,Sprenger M,Visser FC,et al. An *in vivo* validation of quantitative blood flow imaging in arteries and veins using magnetic resonance phase-shift techniques.*Eur Heart J* 1991, 12：117-126.

[38] Myreng Y,Smiseth OA.Assessment of left ventricular relaxation by Doppler echocardiography.Comparison of isovolumic relaxation time and transmittal flow velocities with time constant of isovolumic relaxation. *Circulation* 1990, 81：260-266.

[39] Mohiaddin RH,Amanuma M,Kilner PJ,et al. MR phase-shift velocity mapping of mitral and pulmonary venous flow.*J Comput Assist Tomogr* 1991, 15：237-243.

[40] Hartiala JJ,Mostbeck GH,Foster E,et al.Velocity-encoded cine MRI in the evaluation of left ventricular diastolic function：measurement of mitral valve and pulmonary vein flow volume across the mitral valve. *Am Heart J* 1993, 125：1 054-1 066.

[41] Hartiala JJ,Foster E,Fujita N,et al.Evaluation of left atrial contribution to left ventricular filling in aortic stenosis by velocity-encoded cine MRI.*Am Heart J* 1994, 127：593-600.

[42] Hoit BD,Dalton N,Bhargava V,et al.Pericardial influences on right and left ventricular dynamics.*Circ Res* 1991, 68：197-208.

[43] Suzuki JI,Caputo GR,Masui T,et al.Assess-

ment of right ventricular diastolic and systolic function in patients with dilated cardiomyopathy using cine magnetic resonance imaging.*Am Heart J* 1991, 122: 1 035-1 040.

[44] Mostbeck GH,Hartiala JJ,Foster E,et al.Right ventricular diastolic filling: evaluation with velocity encoded cine MRI.*J Comput Assist Tomogr* 1993, 17: 245-252.

[45] Snoep G,Sanders DGM,Smeets J,et al.Cardiac inflow in right ventricular dysplasia assessed by MR velocity mapping.In: *Book of abstracts: Society of Magnetic Resonance in Medicine.*Berkeley,CA: Society of Magnetic Resonance in Medicine,1994: 115 (abst).

[46] Higgins CB,Byrd BF Ⅲ, Farmer DW,et al. Magnetic resonance imaging in patients with congenital heart disease.*Circulation* 1984, 70: 851-860.

[47] Fletcher BD,Jacobstein MD,Nelson AD,et al. Gated magnetic resonance imaging of congenital cardiac malformations.*Radiology* 1984, 150: 137-140.

[48] Didier D,Ratib O,Beghetti M,et al.Morphologic and functional evaluation of congenital heart disease by magnetic resonance imaging.*J Magn Reson Imaging* 1999, 10: 639-655.

[49]Higgins CB.Congenital heart disease.In: Higgins CB,Hricak H,Helms CA,eds.*Magnetic resonance imaging of the body,*3rd ed.Philadelphia: Lippincott-Raven Publishers, 1997: 461-518.

[50] Gross GW,Steiner RM.Radiographic manifestations of congenital heart disease in the adult patient. *Radiol Clin North Am* 1991, 29: 293-317.

[51] Didier D,Higgins CB,Fisher MR,et al.Congenital heart disease: gated MR imaging in 72 patients. *Radiology* 1986, 158: 227-235.

[52] Krinsky GA,Rofsky NM,DeCorato DR,et al. Thoracic aorta: comparison of gadolinium-enhanced three-dimensional MR angiography and conventional MR imaging.*Radiology* 1997, 202: 183-193.

[53] Mohiaddin RH,Kilner PT,Rees S,et al.Magnetic resonance volume flow and jet velocity mapping in aortic coarctation.*J Am Coll Cardiol* 1993,22: 1 515-1 521.

[54] Steffens JC,Bourne MW,Sakuma H,et al. Quantitation of collateral blood flow in coarctation of the aorta by velocity-encoded cine magnetic resonance imaging. *Circulation* 1994, 90: 937-943.

[55] Summers P,Razavi R,Haworth C,et al.MR imaging and flow in the follow-up of coarctation repair. In: *Book of abstracts: International Society of Magnetic Resonance in Medicine.*London, 1999: 32 (abst).

[56] Sechtem U,Pflugfelder P,Cassidy MC,et al. Ventricular septal defect: visualization of shunt flow and determination of shunt size by cine magnetic resonance imaging.*AJR Am J Roentgenol* 1987, 149: 689-691.

[57] Caputo GR,Kondo C,Masui T,et al.Right and left lung perfusion: *in vitro* and *in vivo* validation with oblique-angle,velocity-encoded cine MR imaging.*Radiology* 1991, 180: 693-698.

[58]Bogren HG,Klipstein RH,Mohiaddin RH,et al. Pulmonary artery distensibility and blood flow patterns : a magnetic resonance study of normal subjects and of patients with pulmonary arterial hypertension.*Am Heart J* 1990, 118 : 990-999.

[59] Kondo C,Caputo GR,Masui T,et al.Pulmonary hypertension: pulmonary flow quantification and flow profile analysis with velocity-encoded cine MR imaging. *Radiology* 1992, 183: 751-758.

[60]Murphy JG,Gersh BJ,Mair DD,et al.Long-term outcome in patients undergoing surgical repair of tetralogy of Fallot.*N Engl J Med* 1993, 329: 593-599.

[61]Roest A.W,Helbing W,van der Wall E.Postoperative evaluation of congenital heart disease by magnetic resonance imaging.*J Magn Reson Imaging* 1999, 10, 656-666.

[62]Rebergen SA,Chin JGJ,Ottenkamp J,et al.Pulmonary regurgitation in the late postoperative follow-up of tetralogy of Fallot: volumetric quantitation by nuclear magnetic resonance velocity mapping.*Circulation* 1993, 88 : 2 257-2 266.

[63] Martinez JE,Mohiaddin RH,Kilner PJ,et al. Obstruction in extracardiac ventriculo-pulmonary conduits : value of nuclear magnetic resonance imaging with velocity mapping and Doppler echocardiography.*J Am Coll Cardiol* 1992, 20: 338-344.

[64] Rebergen SA,Ottenkamp J,Doombos J,et al. Postoperative pulmonary flow dynamics after Fontan surgery: assessment with nuclear magnetic resonance velocity mapping.*J Am Coll Cardiol* 1993, 21: 123-131.

[65] Sampson C, Filner PD, Hirsch R, et al. Venoatrial pathways after the Mustard operation for transposition of the great arteries: anatomic and functional MR imaging.*Radiology* 1994, 193: 211-217.

[66] Agarwal KC,Edwards WD,Feldt RH,et al. Clinicopathological correlates of obstructed right-sided porcine-valve extracardiac conduits.*J Thorac Cardiovasc Surg* 1981, 81: 591-601.

[67] Jacobstein MD,Fletcher BD,Nelson AD,et al.

Magnetic resonance imaging: evaluation of palliative systemic-pulmonary artery shunts. *Circulation* 1984,70: 650–656.

[68] Bornemeier RA,Weinberg PM,Fogel MA. Angiographic,echocardiographic,and three-dimensional magnetic resonance imaging of extracardiac conduits in congenital heart disease. *Am J Cardiol* 1996, 78 : 713–717.

[69] Higgins CB.Acquired heart disease.In: Higgins CB,Hricak H,Helms CA,eds. *Magnetic resonance imaging of the body*,3rd ed.Philadelphia: Lippincott-Raven Publishers,1997: 409–460.

[70] Sondergaard L,Stahlberg F,Thomsen C.Magnetic resonance imaging of valvular heart disease. *J Magn Reson Imaging* 1999, 10: 627–638.

[71] Deutsch HJ,Bachman R,Sechtum U,et al.Regurgitant flow in cardiac valve prostheses: diagnostic value of gradient echo nuclear magnetic resonance imaging in reference to transesophageal two-dimensional color Doppler echocardiography.*J Am Coll Cardiol* 1992,19: 1 500–1 507.

[72] Houlind K,Eschen O,Pederson EM,et al.Magnetic resonance imaging of blood velocity distribution around St.Jude medical aortic valves in patients.*J Heart Valve Dis* 1996, 5: 511–517.

[73] Caputo GR,Steiinan D,Funari M,et al.Quantification of aortic regurgitation by velocity-encoded cine MR. *Circulation* 1991, 84 (Suppl Ⅱ): Ⅱ–203 (abst).

[74] Dulce M,Mostbeck GH,O'Sullivan M,et al. Severity of aortic regurgitation : interstudy reproducibility of measurements with velocity-encoded cine MR imaging. *Radiology* 1992, 185: 235–240.

[75] Globits S,Blake L,Bourne M,et al.Assessment of hemodynamic effects of angiotensin-converting enzyme inhibitor therapy in chronic aortic regurgitation by using velocity-encoded cine nuclear magnetic resonance imaging. *Am Heart J* 1996, 131: 289–293.

[76] Sondergaard L, Lindvig K, Hildebrandt P,et al.Quantification of aortic regurgitation by magnetic resonance velocity mapping.*Am Heart J* 1993, 125: 1 081–1 090.

[77] Fujita N,Chazouilleres AF,Hartiala JJ,et al. Quantification of mitral regurgitation by velocity-encoded cine nuclear magnetic resonance imaging.*J Am Coll Cardiol* 1994, 23: 951–958.

[78] White CW, Wright CB, Doty DB, et al.Does visual interpretation of the coronary angiogram predict the physiological importance of a coronary stenosis?*N Engl J Med* 1984, 310: 819–824.

[79] Poncelet BP,Weisskoff RM,Wedeen WJ,et al. Time-of-flight quantification of coronary flow with echoplanar MRI.*Magn Reson Med* 1993, 30: 447–457.

[80] Chao H,Burstein D.Multibolus-stimulated echo imaging of coronary artery flow.*J Magn Reson Imaging* 1997, 7: 603–605.

[81] Edelman RR,Manning WJ,Gervino E,et al. Flow velocity quantification in human coronary arteries with fast breath-hold MR angiography.*J Magn Reson Imaging* 1993, 3: 699–703.

[82] Clarke GD, Eckels R, Chaney C, et al.Measurement of absolute epicardial coronary artery flow and flow reserve with breath-hold cine phase-contrast magnetic resonance imaging. *Circulation* 1995,91: 2 627–2 634.

[83] Grist TM, Polzin JA, Bianco JA, et al.Measurement of coronary blood flow and flow reserve using magnetic resonance imaging. *Cardiology* 1997, 88: 80–89.

[84] Davis CP, Liu P, Hauser M, et al.Coronary flow and coronary flow reserve measurements in humans with breath-hold magnetic resonance phase contrast velocity mapping.*Magn Reson Med* 1997, 37: 537–544.

[85] Sakuma H,Kawada N,Takeda K,et al.MR measurement of coronary blood flow.*J Magn Reson Imaging* 1999, 10: 728–733.

[86] Sakuma H,Blake LM,Amidon TM,et al. Noninvasive measurement of coronary flow reserve in humans using breath-hold velocity-encoded cine MR imaging.*Radiology* 1996, 198: 745–750.

[87] Hofman MBM, van Rossum AC, Sprenger M, et al.Assessment of flow in the right human coronary artery by magnetic resonance phase contrast velocity measurement: effect of cardiac and respiratory motion. *Magn Reson Med* 1996, 35: 521–531.

[88] Sakuma H,Saeed M,Takeda K,et al.Quantification of coronary artery volume flow rate using fast velocity-encoded cine MR imaging.*AJR Am J Roentgenol* 1997, 168: 1 363–1 367.

[89] Hundley WG,Lange RA,Clarke GD,et al.Assessment of coronary arterial flow and flow reserve in humans with MRI. *Circulation* 1996, 93: 1 502–1 508.

[90] Hutchinson SJ,Shen A,Soldo S,et al. Transesophageal assessment of coronary artery flow velocity reserve during "regular"-and "high"-dose dipyridamole stress testing.*Am J Cardiol* 1996, 77: 1 164–1 168.

[91] Hood WB.Regional venous drainage of the human heart.*Br Heart J* 1968, 30：105—109.

[92] Lund GK,Wendland MF,Shimakawa A,et al. Coronary sinus flow measurement by means of velocity-encoded cine MR imaging：validation by using flow probes in dogs.*Radiology* 2000, 217：487—493.

[93] Kawada N,Sakuma H,Yamakado T,et al.Hypertrophic cardiomyopathy：MR measurement of coronary blood flow and vasodilator flow reserve in patients and healthy subjects.*Radiology* 1999, 211：129—135.

[94] Schwitter J,DeMarco T,Kneifel S,et al.Magnetic resonancebased assessment of global coronary flow and flow reserve and its relation to left ventricular functional parameters：a comparison with positron emission tomography.*Circulation*.2000, 101：2 696—2 702.

[95] Chesebro JH,Clements IP,Fuster V,et al.A platelet-inhibitordrug trial in coronary artery bypass operations.Benefit of perioperative dipyridamole and aspirin therapy on early post-operative vein graft patency. *N Engl J Med* 1982, 307：73—78.

[96] Henderson WG,Goldman S,Copeland JS,et al. Antiplatelet or anticoagulant therapy after coronary artery bypass surgery.A meta-analysis of clinical trials.*Ann Intern Med* 1989, 111：743-750.

[97] Fusejima K,Takahara Y,Sudo Y,et al.Comparison of coronary hemodynamics in patients with internal mammary artery and saphenous vein coronary bypass grafts：a noninvasive approach using combined two-dimensional and Doppler echocardiography.*J Am Cardiol* 1990, 15：131—139.

[98] Galjee MA,Van Rossum AC,Doesburg T,et al. Value of magnetic resonance imaging in assessing patency and function of coronary artery bypass grafts：an angiographically controlled study.*Circulation* 1996, 93：660-666.

[99] Ishida N,Sakuma H,Cruz BP,et al.MR flow measurement in the internal mammary artery to coronary artery bypass graft：a comparison with graft stenosis on X-ray angiography.*Radiology* 2001, 220：441—447.

[100] von Rossum AC,Bedaux WL,Hofman MB. Morphologic and functional evaluation of coronary artery bypass conduits.*J Magn Reson Imaging* 1999, 10：734—740.

第5章　心脏MRI定量分析

ROB J. VAN DER GEEST

JOHAN H. C. REIBER

MRI提供了多种评价心血管系统的采集技术。在一次检查中联合应用不同的MRI扫描技术,可精确地测量心室的大小、重量及整体心室功能。大量实验和临床研究已经证实心血管磁共振(CMR)测量心室体积的准确性和精确性;三维MRI也能提供心脏局部的详细信息;在其他一些技术中,舒张末期局部室壁厚度和收缩期室壁增厚率,则有助于评价缺血性心脏病患者心室病变的部位、范围和严重程度。速度编码磁共振电影成像(VEC MRI)能够量化通过主动脉瓣、肺动脉瓣及房室瓣的血流,对于复杂性先天性心脏病患者的评价具有重要的临床价值。

CMR成像通常产生大量的数据和图像,因此要采用专用软件才能最佳显示图像和进行定量分析,定量分析时需要明确界定出心室的内、外缘轮廓;手工描摹轮廓线是相当耗时和繁重的任务,这就要求有可靠的自动或半自动图像分析软件来处理这些问题,大量可利用的定量资料也需要最优化的图像显示技术才能使其更利于临床诊断。本章着重描述了在整体及局部心室功能定量评价中,心脏成像后处理技术的发展现状。

■心室大小和整体功能的定量分析

多层面短轴MRI测量心室体积的准确性和可重复性

类似于三维断层技术,MRI可使用若干个平行层面显示解剖结构,再依照Simpson定律来测量体积,即用每个断层截面积之和与层厚的乘积估算体积。校正所有的层间距后,则体积公式为 $V = \Sigma \{$ 面积$_i \times ($厚度 $+$ 层间距$)\}$,其中 V 为三维解剖结构的体积,面积$_i$ 为层面$_i$ 的截面积。

短轴图像最常应用于左心室大小和重量的评估。由于短轴层面所得到的断层图像几乎垂直于心肌,并可得到左心室最大层面,因而短轴层面优于其他层面图像。在左心室最大层面上,心肌边界部分容积效应最小,因而可最佳地描绘心肌边界。但左心室心尖部位的曲度可导致明显的部分容积效应,此区域图像的体素内同时包含血液和心肌,导致心肌边界模糊不清。此时,在保证足够信噪比的前提下减小层面厚度,可能减少心尖部的部分容积效应。假设心尖部层面左心室横断面较小,则部分容积效应造成的误差最小;心底部层面的左心室横截面积最大,因此部分容积效应也更为明显。心脏收缩期间,左心底部向心尖部方向的跨平面运动幅度约为1.3cm[1,2],因此,部

Overestimation　　　　　　　　Underestimation

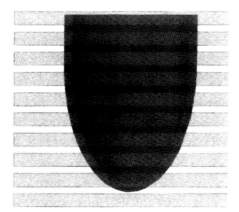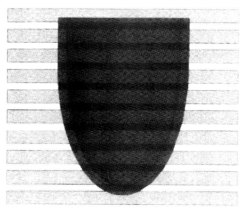

图 5.1　多个平行短轴层面显示左心室几何形态的示意图。层厚和层间距相同，依据左心室在成像层面中的位置不同，可高估或低估左心室体积。图 A：最靠近心底部的层面被包括在体积评估中。图 B：最靠近心底部的层面同左心室心肌相交少于 50% 而被忽略不计。Overestimation：高估；Underestimation：低估。

分容积效应应贯穿心动周期。但随后的长轴层面图像则有助于更精确地确定心底部短轴层面与不同解剖结构之间的关系。

层面厚度和层间距的影响

为了正确评估心室体积，必须采集自心底部至心尖部的一系列短轴层面，从而完全覆盖整个心室。通常层厚为 6~10mm，层间距从无间隔（连续层面）至 4mm。需在心动周期的几个时相内确定心肌内、外膜边界的轮廓线，才能量化心室大小和心肌重量。由于部分容积效应的影响，图像的每一体素可能包含多种不同的组织，即使假定图像中心的轮廓线代表心室的几何形状（图 5.1），也可能导致心室体积的高估或低估。

应用合成的左心室外形和短轴层面的一个简单实验，即可显示部分容积效应影响测量结果准确性和可重复性的机制。为此，构造一个由计算机产生的具有确定大小的平均左心室几何图形，并且当心室的几何图形位置沿长轴发生改变时，计算机可自动导出短轴层面图像（图 5.2）。在此实验中假定，只有超过层面厚度的 50% 都与心肌相交，才能得出短轴层面中的心室轮廓线（图 5.3）。如果层面间距离增加，则测量精度（或可变性）降低。对于常用的成像参数（层厚 6mm，层间距 4mm），测量误差为 4%~5%。测量准确性不受所使用的层厚或层间距影响；10mm 层

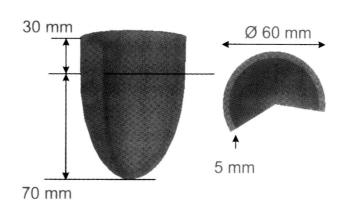

图 5.2　应用于模拟实验中的左心室几何形状示意图。模型由两部分构成，一部分为高 70mm、底部外径 60mm 的半椭圆体；另一部分为高 30mm、直径 60mm 的圆筒。模型的厚度设定为 5mm。实验中的模型大小在图像显示的大小和实际大小的 80% 之间波动。

厚、无层间距与 6mm 层厚、层间距为 4mm 的测量结果是相同的。

此实验的结果有两个重要含意：① 相同患者连续扫描测定体积可能产生最多约为 5% 的差异，为成像技术的固有差异。② 因为心脏底部有一个显著的跨平面运动成分，在整个心动周期中将会出现高达 5% 的可变性，因此，射血分数的测量也将会受到影响。减少层厚和层间距则可减少体积测量误差。

心肌重量

心肌重量测量对于正确诊断和了解心脏病患者心

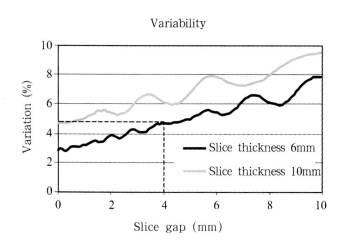

图 5.3 应用人工合成构建的左心室几何形状进行体积计算的结果。随着层厚和层间距的增加，左心室体积评估的误差也增加。在一组成像参数中，层厚 6 mm、层间距 4 mm 与层厚 10 mm、无层间距相比，两者的测量误差相同，均为 5%。Slice gap：层间距；Variation：变异；Variability：误差；Slice thickness 6mm：层厚 6 mm；Slice thickness 10mm：层厚 10 mm。

脏状况及评价治疗效果均具有重要的临床价值。对于精确和可复性测量技术来说，检出微小的重量变化是极为重要的。很多研究比较了 MRI 测量的心肌重量和尸体解剖测量结果。在 Florentine 等[3]的一项早期研究中，依照 Simpson 定律，应用一系列的轴面图像量化左心室重量，发现 MRI 测量结果与尸检结果间有很好的一致性[相关系数为 0.95，估计标准误 (SEE)为 13g]。Maddahi 等[4]通过对犬心肌重量测量的大量研究比较多种层面方向和测量技术后发现，短轴平面对于左心室心肌重量的在体评估最为准确(相关系数为 0.98，SEE 为 4.9g)。

左心室心肌重量

通常文献支持及公认的说法为短轴层面是测量左心室心肌重量的最佳成像平面。同电影梯度回波技术相比，SE 序列图像可更好地显示心肌边界，但由于一系列的梯度回波序列图像可提供更多关于左右心室功能的信息，因此，通常使用后者。重要的是用足够数量的层面从心尖部至心底部完全地覆盖心室，才能获得最大的准确性和可重复性。测量左心室心肌重量时需要在一系列图像中确定心脏内、外膜边界的轮廓线，应用 Simpson 定律并根据这些轮廓线估算心肌

体积，心肌的重量等于心肌体积与心肌密度 (1.05 g/cm³) 的乘积。

通常使用 6~10mm 层厚，层间距 0~4mm。由于所使用的层厚关系，心尖部和心底部层面可产生明显的部分容积效应，因此心肌边界的描绘非常重要。同样地，由于部分容积效应的存在，通常难以正确评估具有小梁结构的心肌壁和乳头肌[5]。对于左心室心肌重量是否应当包括小梁结构和乳头肌，目前尚无定论。很明显，尽管包括这些结构可更精确地测量心肌重量并分析局部室壁增厚，但重要的是，排除这些结构可避免测量过程中的人为因素。采用舒张末期或收缩末期时间窗来进行测量，也是一个有争议的话题。可能的解决方法为，平均不同的时间窗以获得最佳的精确性和可重复性，但在实际工作应用中，难以手工描绘轮廓线。

右心室心肌重量

对于不规则几何形状的右心室以及左心室，需要多个成像层面才能获得体积的正确评估[6]。通过对模型和心室铸型的不同 MRI 层面成像研究，显示不同方向的成像层面对于测量的准确性和可重复性无显著性差别[7]。然而，在临床上应选择可清楚描绘心肌边界解剖学特征的成像平面，最好是以轴面图像上的右心室体积测量作为基础，因为轴面图像能提供更丰富的解剖学细节及右心室与右心房内腔更好的对比度。临床上，作者常用一组短轴层面测量右心室心肌重量和左心室大小。

心室体积和整体功能的量化

至少需要两个心动周期时相即心室舒张末期和心室收缩末期，才能评估整体心室功能以及测量心室腔体积。很多文献[3,8]报道了多种不同 MRI 技术在正确可重复地测量左、右心室体积中的应用。通常，需 40~50ms 的时间分辨力或相位间隔时间才能准确捕捉收缩末期时相。对于几何形状规则的左心室，可依据几何模型从 1~2 个长轴层面图像上得出左心室体积。Dulce 等[9]测量了 10 例左心室肥大患者和 10 例健康志愿者的心室体积，并对照研究了基于椭圆体模型的修正 Simpson 定律为基础的双平面体积测量以

及MRI多层面成像获得的真实三维体积测量，发现两者之间有良好的一致性。但在另一项研究中，Chuang等[10]同时应用双平面和三维多层面技术测量25例扩张性心肌病患者的心室体积，显示两种测量方法之间的相关性较差。

目前，大多数的MRI系统可在单次时间内获得足够时间分辨力的单个层面图像。采集整个心室腔的8~12个层面图像大约需要5min[11,12]。所有层面图像均应在相同的呼气末或吸气末时相采集，否则，将难以对这些图像进行可靠的三维体积量化。首先，应手动或半自动分离图像中的心肌和血池信号，才能开始定量分析。只有在一系列图像上确定心肌内、外膜边界的轮廓线，才能应用Simpson定律测量体积、搏出量和射血分数。一些研究人员已得出了整体心室功能和心肌重量的标准值[13~15]。

虽然基于流入增强效应的电影MRI可得到心肌和血池之间的良好对比，但由于慢流血和部分容积效应的影响，心尖部附近的图像质量欠佳。在心底部成像层面上，由于成像层面可能包含心室肌和心房肌，因而常难以清晰显示左心室和左心房之间的间隔。虽然成像层面是在空间合成的，但正常心脏的左心室纤维环可有向心尖方向幅度为1.3cm的运动[16]，因此当舒张末期时间窗显示为心肌时，在收缩末期时间窗

则显示为左心房。长轴图像有助于更可靠地分析心底部以及心尖部层面的多层面短轴图像[2]（图5.4）。

中心线法量化局部室壁运动和室壁增厚

明确界定左心室心肌内、外膜边界是局部心肌功能量化分析的基础。心内膜运动的量化分析受心脏刚体运动的限制，通过基于心内膜或心外膜轮廓中心的浮动中心可从实际心内膜变形中分解刚体运动；另一方面，室壁厚度和增厚率的量化则不受心脏刚体运动的限制，而且，对于心肌功能失调的诊断，室壁增厚率分析较室壁运动分析更加敏感[17,18]。左心室室壁厚度分析的最佳层面为短轴平面，这是由于短轴图像上大部分心肌壁垂直于成像层面[19~22]，可从这些短轴图像上的人工或自动定义的心脏内、外膜边界采集中得出局部室壁厚度。

在量化室壁厚度的径向法（radial methods）中，应自近似左心室的中心点沿径线辐射状测量心脏内、外膜轮廓间的距离，如果心室的横截面不呈圆形，则可能导致结果偏高。

可应用于各种不同心室形状的中心线法则优于径向法。实际上，中心线法最初用于分析X线血管造

End-diastole　　　　　　End-systole

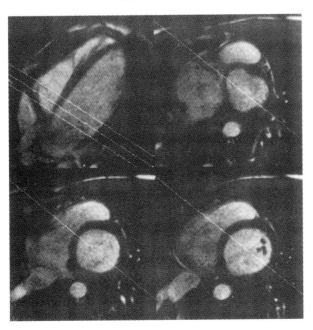

图5.4 一次MRI检查中的四腔切面长轴图像和三个心底部层面短轴图像。白线显示短轴与长轴成像平面的交叉，图中很容易地显示收缩期心底部向心尖部的移动。长轴与短轴成像平面相交状态的显示，有利于心底部层面短轴图像的解释并有助于追踪心脏轮廓。End-diastole：舒张末期；End-systole：收缩末期。

影中的室壁运动,后来被改进为左心室短轴层面的室壁运动和室壁厚度分析[23,24]。中心线法使用心脏内、外膜轮廓间的路径作为"中心线",垂直于中心线以均匀的层间隔选取一个清晰的解剖学参考点作为起点,勾画心内膜至心外膜之间的弦（图5.5）。弦的长度代表局部室壁厚度,收缩末期与舒张末期弦长的比值则为收缩末期局部室壁增厚率。选择足够数目的弦以免漏过微小的解剖异常。可将收缩末期室壁率的标准值作为基准来比较测定的异常心肌区域；并可量化异常室壁增厚的大小、长度及严重程度[22,25]。但如果MRI层面未准确垂直于局部心肌方向,二维中心线法则可能导致室壁厚度的高估。Buller等[26]提出通过估算各中心线弦的成像平面和心肌室壁间的局部

夹角来纠正此误差的方法。他们使用该方法明显提高了模型研究中的准确性,且可最大限度地减小短轴层面上心尖部位室壁厚度的高估。

MRI 标记和速度编码 MRI 分析局部功能

常规MRI电影的室壁增厚和室壁运动分析受心脏跨成像平面运动的影响,且仅可在经线上测量心肌改变。三维心肌标记MRI技术则有助于解决此类问题,它允许在三个维度上量化心肌张力。使用MRI标记技术,可通过平行叠加矩形或辐射栅格状暗饱和线采集电影MRI。这些标记线紧随心电图R波的特

End-diastole

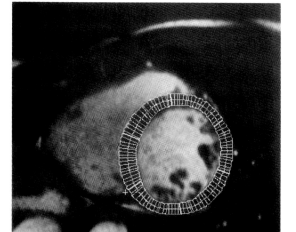

End-systole

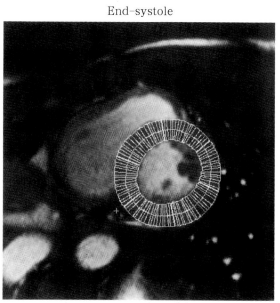

A

B

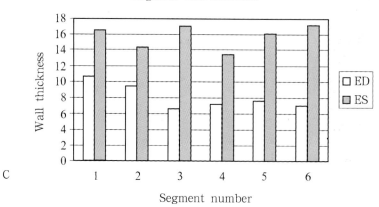

图5.5　舒张末期(图A)和收缩末期(图B)心室中部短轴层面图像显示左心室心内膜和心外膜轮廓。室壁厚度弦用于在6个心肌节段上测量室壁厚度。这6个心肌节段始于右心室室壁与左心室后方的交叉点,按顺时针方向从1到6依次将心肌节段编号。每个特定大小的心肌节段均可见室壁增厚（图C）。ED：舒张末期；ES：收缩末期；End-diastole 舒张末期；End-systole：收缩末期；Regional wall thickness：局部室壁厚度。

殊预脉冲序列引导，并且可以伴随整个心动周期。已开发的专用计算机算法，可在整个心动周期内自动追踪标记线的交叉点从而量化心肌壁内异常[27]。此技术在多层面长轴和短轴MRI上的应用，有可能对心肌张力进行三维测量[28]。

VEC MRI可用于定量评价整个心动周期内的心肌三维速度。使用此采集技术，可在成像平面内的每个像素上测量三个正交方向上的心肌速度。与MRI标记方法比较，VEC MRI联合应用回顾门控技术，可用于采集整个心动周期的数据。基于速度积分的运动追踪技术，可用于获得心肌采样点的二维或三维轨迹[29]。通过计算沿不同方向的空间速度梯度可直接量化心肌张力[30]。两种方法都对图像的一些缺陷敏感，如时间或空间分辨力不足、血液流动相关伪影及心搏间变异(Beat-to-beat variability)。随着图像采集技术的进步，这些问题都将得到解决。

■ 短轴多层面MRI电影中的自动

轮廓线勾画

尽管在过去几年中，图像采集时间明显缩短，但由于大量的图像需要后处理，利用VEC评估心脏（包括定量分析）仍需较长的时间才能完成。假设心室有10个成像层面，为评估基本的整体功能参数（如射血分数和搏出量），就必须确定20个心内膜轮廓及10个心外膜轮廓来量化左心室心肌重量。人工图像分析需要描摹心肌轮廓，根据软件的不同需要10min至1h，并可导致不必要的由不同观察者之间和观察者自身产生的误差。

包括作者在内的很多研究机构，致力于研发在短轴MRI电影上自动勾画左心室心肌轮廓的算法[31~41]，由于MRI上灰度值的变化依赖于许多因素，如成像参数、表面线圈的空间依赖性及流速依赖性，因而自动轮廓检测算法的研发极具挑战性。另外，病变状态下心腔的几何形态和收缩模式的异常则不能过分依赖预期形状或收缩模式的自动分割方法。理想的自动算

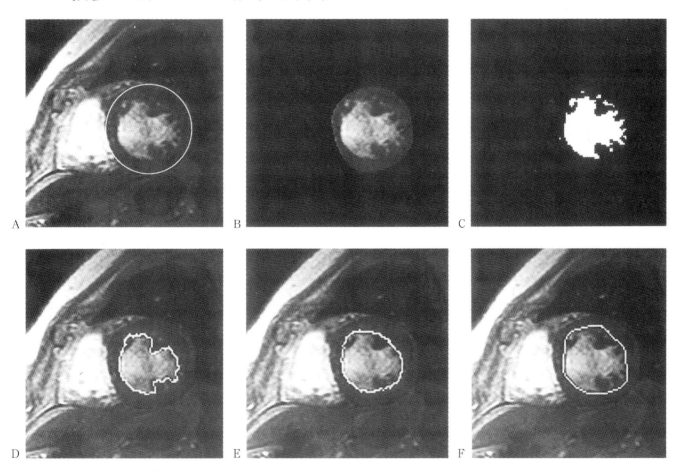

图5.6 心内膜轮廓的自动检测。图A：心外膜轮廓的原始图像。图B：心内膜轮廓搜索区域。从原始图像中标识出心外膜轮廓外的区域和心外膜轮廓内的小区域。图C：理想阈值（optimal threshold）测定的结果。图D：将围绕阈值区域的轮廓作为随后的边缘轮廓检测的起始轮廓。图E：当从心肌中排除乳头肌时，得到围绕初始轮廓的平滑凸形壳状轮廓。图F：最小代价轮廓检测得到的最终结果。

法应不受图像变化的影响，并能适用于不同厂家MR机的图像。如果其在无人工干预的情况下也能自动运行，则不需着重考虑实际计算所需时间。如果需要人工干预来控制算法运行，例如，为每个成像层面选定种子点(seed points)或初始轮廓，则应加快实际算法的速度以增加操作者效率。

作者实验室开发的算法及其验证结果被整合在MASS软件包内(《MEDIS医学成像系统》，莱顿，荷兰)[35]。其轮廓勾勒法是在模型上得出的，并且在成像检查的所有时相和所有层面上定义心内膜和心外膜轮廓。当图像质量较高时，所需的人工干预有限且最少。此算法通过一定的学习过程来适应图像显示上的解剖学及与MRI相关的变化。假定人工构描或轮廓编辑是正确的，轮廓检测算法利用人工定义轮廓作为模型，从而得到全部图像数据的连续轮廓。轮廓检测首先在成像层面中搜索圆形物体，进而大致确定左心室长轴，因此在每一幅图像中均可获得左心室近似中心点。基于此中心点，在帧间轮廓检测程序(frame-to-frame contour detection procedure)的第一阶段和随后的剩余阶段确定心外膜轮廓。帧间心外膜轮廓检测程序是根据垂直于模型轮廓方向的线轮廓的匹配性(得自第一阶段)，并在其他阶段的相同层面平面内自动定位相应的组织转换。通过此途径，心肌的心外膜边界与临近区域的灰度值不同时，该算法也适用。心内膜边界的最初估计是在心外膜边界描述的区域内使用理想阈值技术 (optimal thresholding

technique) 建立的。最终的心内膜边界是通过基本模型边缘检测技术方法得出的，此方法称为最低成本算法[42]。图5.6举例说明了在有效心外膜轮廓的图像中检测心内膜轮廓的算法步骤。

有作者应用两种不同的MRI系统对10例心肌梗死患者和10例健康志愿者进行MRI研究，以此评价自动轮廓检测算法。在每一次研究中分别使用半自动轮廓检测算法和人工构描得到心内膜和心外膜轮廓。允许人工纠正自动轮廓检测算法的明显错误，通常每一次研究需要两个心外膜轮廓，但自动检测心内膜轮廓算法则不允许人工编辑，另外，最靠近心底部的层面轮廓由人工构描法获得。人工构描或编辑轮廓后，随后进行新一轮的轮廓检测，从而获得一系列一致的轮廓。在成像研究的所有时相和所有层面上，心内膜和心外膜轮廓的人工构描需要2~3h，而使用半自动方法分析则不足20min。表5.1列出了半自动与人工分析的比较，给出了左心室整体功能参数的随机误差和系统误差。在正常志愿者中，一些心室体积的参数被低估；而在心肌梗死患者中，两种分析方法无显著统计学差异；另外，随机误差相对较小且两个研究群体例数相同。

自动分割新方法

可靠的全自动轮廓检测不需要任何人工干预，是改进心脏成像临床应用的重要技术。虽然在该领域进

表5.1 半自动和人工图像分析比较

参数	正常志愿者($n=10$)		患者($n=10$)		总和($n=20$)	
	均数	标准差	均数	标准差	均数	标准差
舒张末期容积(ml)	-13.4^a	5.7	2.4	5.7	-5.5	9.7
收缩末期容积(ml)	-5.9^a	4.9	-1.4	7.1	-3.6^a	6.5
搏出量(ml)	-7.5^a	4.4	3.8	7.6	-1.9^a	8.4
射血分数(%)	1.4	3.0	2.1	4.9	1.7^a	4.1
重量(g)	22.8^a	10.2	-8.2	16.2	7.3^a	20.6

说明：本表显示应用半自动和人工图像分析法评价左心室大小和功能参数的系统误差和随机误差。^{a}半自动与人工法测定的参数具有显著的统计学差异 ($P < 0.05$)。

行了大量的研究,但有两个主要问题限制了以上所述的多种心血管结构轮廓检测方法的成功运用。首先,由于噪声和图像采集过程中伪影的存在,使图像信息模棱两可、不可靠或缺失。此时,尽管观察者基于以往的知识和经验,仍然有能力在图像上追踪心肌轮廓,而许多自动技术对此则无能为力。人工绘制的轮廓可能不符合由最有价值的局部图像所提示的位置。特别是在MRI短轴图像中,乳头肌和膈可能导致这一问题。例如,许多专家倾向于将左心室心内膜边界勾画为一个围绕血池的凸形壳状轮廓,某种程度上位于最强血池信号边缘的"外部"[43,44]。第二个问题,对于可能深入脂肪组织的心外膜边界,以介于脂肪和空气间的边界作为结果是最有价值的。然而,自动轮廓检测通常将轮廓定位于脂肪层内部,仅由一个模糊的边缘标出亮度转换。因此,不能总是基于最有价值的图像选择轮廓的精确位置,而应该从专业观察者提供的范例和参数中决定。

为了克服这些问题,应该将以往关于成像表现、空间器官嵌入 (spatial organ embedding)、器官的特征性形状以及解剖学和病理学上的形状变化的知识融入轮廓检测方法中。此外,检测方法应适用于不同观察者的偏好并且能够容易地适应各种不同的脉冲序列和MRI系统。

最近,Cootes等[45]引入了主动外观模型 (active appearance models, AAMs)的概念,AAMs是可用于练习的数学模型,可从一组示范图像中认识被成像物体的形状和表现。AAMs最初被开发用于面部识别,后来被优化用来检测心脏成像中的左心室[46]。AAMs由一个物体形状的统计学模型构成,此物体由一组示范图像中的物体图像外观统计学模型合成。合成模型是可识别不同对象的一组典型示范图像上的器官形状和图像结构。通过最小化此模型与基本图像间差异的误差函数,AAMs可以自动匹配新的研究图像。在匹配过程中,与仅在统计学上近乎合理的形状和外观类似,因此,AAMs能够捕获到观察者优先选择和潜在的图像证据之间的联系,从而可以非常恰当地模拟专业观察者的分析行为。此外,AAMs可以模拟空间嵌入的复合物体 (左、右心室)。在Mitchell等[47]的研究中,对于左、右心室轮廓的勾画,AAMs技术与人工勾画具有高度的一致性 (图5.7)。

MRI 血流量的量化

VEC MRI对于整体心室功能的评价同样起重要作用。已在依靠流动模型的体外试验和VEC MRI与其他技术(如多普勒超声波心电图和侵入式心血氧定量法)的比较中证实了VEC MRI的精确性[48,49]。

由于需在整个心动周期的高时间分辨力下测量血流量,因而通过测量房室瓣瓣膜血流量,VEC MRI特别有助于左、右心室舒张功能参数的测定。升主动脉或肺动脉近端的血流量测量,则可用于评价左、右心室收缩功能。可由手工或自动轮廓检测识别血管横断面,并由自身区域轮廓内的平均速度乘积得出血管内的实时流速。对整个心动周期的血流量进行积分得出心室每搏输出量[50]。从流量曲线中可识别和量化主动脉和肺动脉返流。VEC MRI对于先天性心脏病患者的评价具有不可替代的作用[51,52]。

主动脉血流量的自动量化

VEC MRI 可以在通过升主动脉近端的轴面图像上评价整个心动周期的血流量及左心室收缩功能。左心室的每搏输出量可以通过对整个心动周期的血流量积分来测量。为了准确评估容积血流量,必须在图像上描绘血管内腔轮廓,由于存在大血管的平面内运动和心动周期内血管横断面形状的改变,因而需要用户在MRI检查的各个时相追踪血管内腔边界。为了克服这些应用限制,作者开发了一种自动分析方法集成在FLOW 软件包内(《MEDIS 医学成像系统》,莱顿,荷兰),用于自动检测各个心动周期时相所需的轮廓[53]。

唯一需要人工参与的是在一个可用的图像上手动定义一个近似中心。在第一幅图像中,依靠灰度值和边缘信息检测初始模型轮廓。在另一个时间窗内,通过在围绕初始位置的有限区域内移动模型轮廓,以及检查模数图像上沿轮廓点测量的边缘值,可以估计同一血管的位置。并开发了找出各时间窗最有可能的轮廓位置的算法,该算法的限制条件是:时相的转移只允许轮廓移动两个像素 (1.6mm),从而施加了一个暂时连续的运动。找到正确的轮廓后,通过允许模型轮廓的微小变形来检测最理想的轮廓,从而跟踪模数图像中的边缘。为此,作者使用二维图形搜索技术

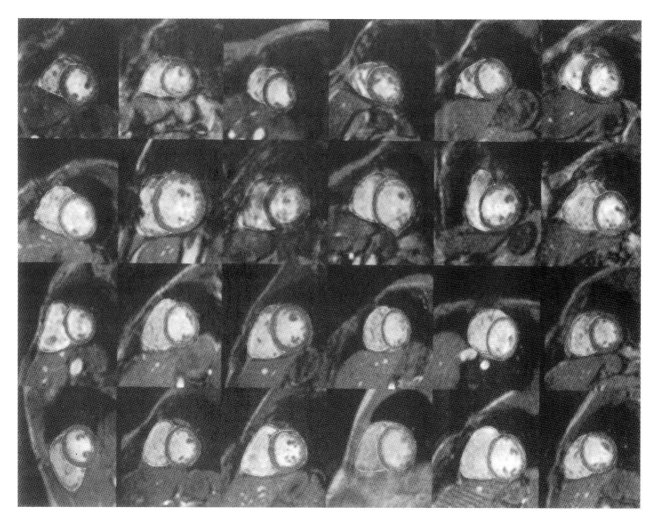

图5.7　使用主动外观模型轮廓检测方法进行左、右心室轮廓检测。

（最小代价算法），最终轮廓被扩大了一个像素，以确保整个区域均为流动的血液。对包含30个心动周期的研究进行轮廓检测，其过程耗时不足10s。

对12例健康志愿者的研究，在流速图上对上述过程进行了验证。两个独立的观察者分别进行手工和自动图像分析。为避免人为因素的影响，第一个观察者在间隔两周后重复自动和手工分析。手工分析需要5～10min；在自动分析过程中，用户必须鉴别某一可用图像中主动脉中心的大概位置，整个自动分析需要的时间少于10s。由整个心动周期的血流量积分得出每搏输出量，通过VEC MRI得到的12例志愿者的平均左心室的每搏输出量为86.4ml（标准差为13.6ml）。手动和自动分析结果在统计学上无显著性差异。自动和手动分析估计每搏输出量的平均误差为0.78ml（标准差为1.99ml）。手动分析观察者自身的误差是0.65ml，而自动分析为0.58ml；手动分析

观察者间的误差为0.99ml，而自动分析为0.90ml。从以上研究中可看出：自动轮廓检测算法可与VEC MRI 升主动脉成像中手动测定左心室每搏输出量的方法相媲美。

结束语

心血管MRI可无创性地量化整体和局部心室功能。为使MRI成为有价值的常规成像技术，必须相应地减少测量和分析大量图像的时间。本章描述了分析左心室功能的方法及基于自动轮廓检测法的血流量测量方法，这些方法的研究证实了其正确性、准确性、可用性及在临床调查研究中的有效性。常规临床条件下可靠的全自动轮廓检测方法，将在不久的将来成为可能。

参考文献

[1] Rogers WJ,Shapiro EP,Weiss JL,et al.Quantification and correction for left ventricular systolic long-axis shortening by magnetic resonance tissue tagging and slice isolation.*Circulation* 1991, 84：721-731.

[2] Marcus JT,Götte MJW,de Waal LK,et al.The influence of through-plane motion on left ventricular volumes measured by magnetic resonance imaging：implications for image acquisition and analysis.*J Cardiovasc Magn Reson* 1998, 1：1-6.

[3] Florentine MS,Grosskreutz CJ,Chang W,et al. Measurement of left ventricular mass *in vivo* using gated nuclear magnetic resonance imaging.*J Am Coll Cardiol* 1986, 8：107-112.

[4] Maddahi J,Crues J,Berman DS,et al.Noninvasive quantitation of left ventricular mass by gated proton magnetic resonance imaging.*J Am Coll Cardiol* 1987, 10：682-692.

[5] Matheijssen NAA,Baur LHB,Reiber JHC,et al. Assessment of left ventricular volume and mass by cine-magnetic resonance imaging in patients with anterior myocardial infarction：intra-observer and inter-observer variability on contour detection.*Int J Card Imaging* 1996, 12：11-19.

[6] Niwa K,Uchishiba M,Aotsuka H,et al.Measurement of ventricular volumes by cine magnetic resonance imaging in complex congenital heart disease with morphologically abnormal ventricles.*Am Heart J* 1996, 131：567-575.

[7] Jauhiainen T,Järvinen VM,Hekali PE,et al.MR gradient echo volumetric analysis of the human cardiac casts：focus on the right ventricle.*J Comp Assist Tomogr* 1998, 22：899-903.

[8] Semelka RC,Tomei E,Wagner S,et al.Normal left ventricular dimensions and function：interstudy reproducibility of measurements with cine MR imaging. *Radiology* 1990, 174：763-768.

[9] Dulce MC,Mostbeck GH,Friese KK,et al.Quantification of left ventricular volumes and function with cine MR imaging：comparison of geometrical models with three-dimensional data.*Radiology* 1993, 188：371-376.

[10] Chuang ML,Hibberd MG,Salton CJ,et al.Importance of imaging method over imaging modality in noninvasive determination of left ventricular volumes and ejection fraction：assessment by two-and three-dimen-sional echocardiography and magnetic resonance imaging.*J Am Coll Cardiol* 2000, 35：477-484.

[11] Sakuma H,Fujia N,Foo TKF,et al.Evaluation of left ventricular volume and mass with breath-hold cine MR imaging.*Radiology* 1993, 188：377-380.

[12] Lamb HJ,Singleton RR,van der Geest RJ,et al.MR imaging of regional cardiac function：low-pass filtering of wall thickness curves.*Magn Reson Med* 1995, 34：498-502.

[13] Lorenz CH,Walker ES,Morgan VL,et al.Normal human right and left ventricular mass,systolic function and gender differences by cine magnetic resonance imaging.*J Cardiovasc Magn Reson* 1999, 1：7-21.

[14] Rominger MB,Bachmann GF,Pabst W,et al. Right ventricular volumes and ejection fraction with fast cine MR imaging in breath-hold technique：applicability, normal values from 52 volunteers,and evaluation of 325 adult cardiac patients.*J Magn Reson Imaging* 1999, 10：908-918.

[15] Marcus JT,de Waal LK,Götte MJW,et al.MRI-derived left ventricular function parameters and mass in healthy young adults：relation with gender and age.*Int J Card Imaging* 1999, 15：411-419.

[16] Rogers WJ,EPS,Weiss JL,Buchalter MB,et al. Quantification and correction for left ventricular systolic long-axis shortening by magnetic resonance tissue tagging and slice isolation.*Circulation* 1991, 84：721-731.

[17] Lieberman AN,Weiss JL,Jugdutt BI,et al.Two-dimensional echocardiography and infarct size：relationship of regional wall motion and thickening to the extent of myocardial infarction in the dog.*Circulation* 1981, 63：739-746.

[18] Azhari H,Sideman S,Weiss JL,et al.Three-dimensional mapping of acute ischemic regions using MRI：wall thickening versus motion analysis.*Am J Physiol* 1990, 259 (5 Pt 2)：H1 492-H1 503.

[19] van Rugge FP,van der Wall EE,Spanjersberg SJ,et al.Magnetic resonance imaging during dobutamine stress for detection of coronary artery disease：quantitative wall motion analysis using a modification of the centerline method.*Circulation* 1994, 90：127-138.

[20] Haag UJ,Maier SE,Jakob M,et al.Left ventricular wall thickness measurements by magnetic resonance：a validation study.*Int J Card Imaging* 1991, 7：31-41.

[21] Baer FM,Smolarz K,Voth E,et al.Regional [99mTc]-methoxy-isobutyl-isonitrile uptake at rest in patients with myocardial infarcts：comparison with morphological and functional parameters obtained from gradient-echo mag-

netic resonance imaging.*Eur Heart J* 1994, 15: 97-107.

[22] Holman ER,Vliegen HW,van der Geest RJ,et al.Quantitative analysis of regional left ventricular function after myocardial infarction in the pig assessed with cine magnetic resonance imaging.*Magn Reson Med* 1995, 34: 161-169.

[23] Sheehan FH,Bolson EL,Dodge HT,et al.Advantages and applications of the centerline method for characterizing regional ventricular function. *Circulation* 1986, 74: 293-305.

[24] von Land CD,Rao SR,Reiber JHC.Development of an improved centerline wall motion model. *Comput Cardiol* 1990: 687-690.

[25] Holman ER,Buller VGM,de Roos A,et al.Detection and quantification of dysfunctional myocardium by magnetic resonance imaging: a new three-dimensional method for quantitative wall-thickening analysis. *Circulation* 1997, 95: 924-931.

[26] Buller VGM,van der Geest RJ,Kool MD,et al. Assessment of regional left ventricular wall parameters from short-axis MR imaging using a 3D extension to the improved centerline method.*Invest Radiol* 1997, 32: 529-539.

[27] Guttman MA,Prince JL,McVeigh ER.Tag and contour detection in tagged MR images of the left ventricle. *IEEE Trans Med Imaging* 1993, 13: 74-88.

[28] Moore CC,McVeigh ER,Zerhouni EA.Quantitative tagged magnetic resonance imaging of the normal human left ventricle. *Top MRI* 2000, 11: 359-371.

[29]Pelc NJ,Drangova M,Pelc LR,et al.Tracking of cyclic motion with phase-contrast cine MR velocity data. *J Magn Reson Imaging* 1995, 5: 339-345.

[30] Hennig J,Schneider B,Peschl S,et al.Analysis of myocardial motion based on velocity measurements with a black blood prepared segmented gradient-echo sequence: methodology and applications to normal volunteers and patients.*J Magn Reson Imaging* 1998, 8: 868-877.

[31] McInerney T,Terzopoulos D.A dynamic finite element surface model for segmentation and tracking in multidimensional medical images with application to cardiac 4D image analysis.*Comput Med Imaging Graph* 1995, 19: 69-83.

[32] Matsumura K,Nakase E,Haiyama T,et al.Automatic left ventricular volume measurements on contrast-enhanced ultrafast cine magnetic resonance imaging.*Eur J Radiol* 1995, 20: 126-132.

[33] Goshtasby A,Turner DA.Segmentation of cardiac cine MR images for right and left ventricular chambers. *IEEE Trans Med Imaging* 1995, 14: 56-64.

[34] Baldy C,Doueck P,Croisille P,et al.Automated myocardial edge detection from breath-hold cine-MR images: evaluation of left ventricular volumes and mass.*Magn Reson Imaging* 1994, 12: 589-598.

[35] van der Geest RJ,Buller VGM,Jansen E,et al. Comparison between manual and automated analysis of left ventricular volume parameters from short-axis MR images.*J Comput Assist Tomogr* 1997, 21: 756-765.

[36] Butler SP,McKay E,Paszkowski AL,et al.Reproducibility study of left ventricular measurements with breath-hold cine MRI using a semiautomated volumetric image analysis program.*J Magn Reson Imaging* 1998, 8: 467-472.

[37] Kaushikkar SV,Li D,Haacke EM,et al.Adaptive blood pool segmentation in three dimensions: application to MR cardiac evaluation.*J Magn Reson Imaging* 1996, 6: 690-697.

[38] Singleton HR, Pohost GM.Automatic cardiac MR image segmentation using edge detection by tissue classification in pixel neighborhoods.*Magn Reson Med* 1997, 37: 418-424.

[39] Furber A,Balzer P,Cavaro-Menárd C,et al. Experimental validation of an automated edge-detection method for a simultaneous determination of the endocardial and epicardial borders in short-axis cardiac MR images: application in normal volunteers.*J Magn Reson Imaging* 1998, 8: 1 006-1 014.

[40] Nachtomy E,Vaturi M,Bosak E,et al.Automatic assessment of cardiac function from short-axis MRI: procedure and clinical evaluation.*Magn Reson Imaging* 1998, 16: 365-376.

[41] Lalande A,Legrand L,Walker PM,et al.Automatic detection of left ventricular contours from cardiac cine magnetic resonance imaging using fuzzy logic.*Invest Radiol* 1999, 34: 211-217.

[42] Amini AA,Weymouth TE,Jain RC.Using dynamic programming for solving variational problems in vision.*IEEE Trans PAMI* 1990, 12: 855-867.

[43] Pattynama PMT,Lamb HJ,van der Velde EA, et al.Left ventricular measurements with cine and spin-echo MR imaging: a study of reproducibility with variance component analysis.*Radiology* 1993, 187: 261-268.

[44] Lamb HJ,Doornbos J,van der Velde EA,et al. Echo-planar MRI of the heart on a standard sytem: validation of measurement of left ventricular function and

mass.*J Comput Assist Tomogr* 1996, 20: 942—949.

[45] Cootes TF, Beeston C, Edwards GJ, et al, A unified framework for atlas matching using active appearance models.Proceedings of Information Processing in Medical Imaging 1999.*Lecture Notes in Computer Science* 1999, 1 613: 322—333.

[46] Mitchell SC,Lelieveldt BPF,van der Geest RJ, et al.Multistage hybrid active appearance model matching: segmentation of left and right ventricles in cardiac MR images.*IEEE Trans Med Imaging* 2001, 20: 415—423.

[47] Mitchell SC,Lelieveldt BPF,van der Geest RJ, et al.Multistage hybrid active appearance model matching: segmentation of left and right ventricles in MR images. *IEEE Trans Med Imaging* 2001, 20: 415—423.

[48] Karwatowski SP,Brecker SJD,Yang GZ,et al. Mitral valve flow measured with cine MR velocity mapping in patients with ischemic heart disease: comparison with Doppler echocardiography.*J Magn Reson Imaging* 1995, 5: 89—92.

[49] Beerbaum P, Körperich P, Barth P, et al. Noninvasive quantification of left-to-right shunt in pediatric patients.Phase-contrast cine magnetic resonance imaging compared with invasive oximetry.*Circulation* 2001, 103: 2 476—2 482.

[50] Kondo C,Caputo GR,Semelka R,et al.Right and left ventricular stroke volume measurements with velocity-encoded cine MR imaging: *in vitro* and *in vivo* validation.*AJR Am J Roentgenol* 1991, 157: 9—16.

[51] de Roos A, Helbing WA, Niezen RA, et al. Magnetic resonance imaging in adult congenital heart disease.In: Higgins CB,Inwall JS,Pohost GM,eds. *Current and future applications of magnetic resonance in cardiovascular disease*.Armonk,NY: Futura Publishing, 1988: 163—172.

[52] Powel AJ,Geva T.Blood flow measurement by magnetic resonance imaging in congenital heart disease. *Pediatr Cardiol* 2000, 21: 47—58.

[53]van der Geest RJ,Niezen RA,van der Wall EE, et al.Automated measurement of volume flow in the ascending aorta using MR velocity maps: evaluation of inter-and intraobserver variability in healthy volunteers. *J Comp Assist Tomogr* 1998, 22 : 904—911.

第6章 对比剂

MAYTHEM SAEED
NORBERT WATZINGER
GABRIELE A. KROMBACH
CHARLES B. HIGGINS

MRI 在诊断心血管疾病中的作用正迅速拓展，MRI和MRA已经能够安全地对心血管疾病进行全面评价。在很多心血管疾病的MRI和MRA诊断中，都需应用MR对比剂。本章将综述各种类型的MR对比剂以及这些对比剂在心血管疾病诊断中可能的用途。

▓ MR 对比剂的特性

磁性

1946 年对磁性物质共振质子弛豫时间重要性和作用的认识，几乎和MR的发现同时发生[1]。20 世纪 50 年代，Solomon[2,3]、Bloembergen 和 Morgan[4, 5] 分别总结了顺磁性物质的作用机制。Lauterbur[6]不仅对MRI技术的形成和发展，而且对随后MR对比剂的发展，都作出了杰出贡献。1978 年，Lauterbur 等[7]首次报道了在犬的心肌梗死模型中，Mn^{2+} 作为一种MR对比剂的作用。1981 年，世界上首次推出了商业用MR对比剂——马根维显（gadopentetate dimeglumine，Gd-DTPA），但首次在人体上的应用是在 1984 年。1988 年 Gd-DTPA 得到美国食品及药品管理局（FDA）正式批准，并广泛推向市场。

在MRI成像过程中，MR对比剂的不成对电子产生较大的波动电磁场。MR对比剂由具有磁性的离子如钆、锰、铁和镝等合成。弛豫效应与顺磁性离子磁矩的平方成正比，磁矩随不成对电子的数量的变化而变化。顺磁性和超顺磁性离子的不成对电子的数量不同，例如，钆有 7 个不成对电子，铁有 5 个不成对电子，锰有 5 个不成对电子。与X线对比剂不同，MR对比剂不是在成像过程中直接发挥作用，而是通过影响周围质子来发挥效应。大多数MR对比剂的活跃部分不包含质子，但可缩短对比剂周围质子的弛豫时间。对比剂增强组织中质子的弛豫率与对比剂不成对电子的磁矩、金属离子的电子旋转弛豫率以及与水分子结合位点的数目有关。

对信号强度的影响

MR 对比剂对信号强度的影响用 T1 和 T2 弛豫时间来表示，也涉及 R1 和 R2 弛豫时间。对比剂的弛豫性取决于 1/T1 或 1/T2 与对比剂浓度比值曲线的倾斜度，但是组织或者血液中MR对比剂信号并不仅仅取决于T1或T2弛豫效应。弛豫率即R2/R1，决定对比剂是主要缩短 T2 弛豫时间以降低信号强度（R2 较 R1 明显），抑或缩短 T1 弛豫时间以增加信号强度（R1 较 R2 明显）。一般认为，有效缩短 T1 弛豫时间的对比剂具有较高的磁敏感效应，并可在适当的剂量和成像序列上发挥作用。MR 对比剂的作用决定了其可用于升高或降低感兴趣区的信号[8~18]。

特殊的MRI序列可用于研究MR对比剂缩短T1、T2和T2*的效应，可通过联合应用对比剂的对比特性（T1或T2*）以及对比机制敏感的MRI序列（如SE、GRE或EPI序列），获得血液和组织之间或健康组织和疾病组织之间的对比[19~31]。例如，低剂量对比剂能有效缩短T1弛豫时间，在SE短TR/TE序列上或在反转脉冲序列T1WI上可使信号增强；大剂量时，磁敏感性效应占优势，在T2*WI上降低信号。超顺磁的氧化铁微粒也有同样的特性[8~11,32]。

种类与分布

MR对比剂按其在组织和细胞间隙中的分布以及在血液和组织中的停留时间[33~50]，分为细胞外、血管内、靶向或细胞内对比剂（表6.1）。影响MR对比剂在体内分布和廓清的一个主要因素是分子量。血管内MR对比剂的分子量（>50kD）高于血管外对比剂（<2kD），因此，前者在血池内停留的时间较长（血管内对比剂>1h，血管外对比剂<15min)[33~43]。另一个决定对比剂在体内分布的重要因素是其分子形状[33,42,43]，例如，超顺磁性氧化铁粒子SH L643（Schering AG，Berlin，Germany）实际分子量为17kD，但是由于其分子的形状是球形，表观分子量为35kD，这个较高的表观分子量可延迟其向组织间隙的扩散速度[43]。

MR对比剂的传送和分布是通过心肌组织内的动脉、静脉和淋巴引流传递和扩散相结合来完成的。细胞外MR对比剂在正常（~18%）、中等（~30%）和严重（~90%）缺血受损心肌中的分布不同，随缺血区域受损心肌细胞数目的增加而增加(图6.1)。血管内对比剂在心肌分布的容积主要取决于微血管的完整性，在正常心肌，它反映了心肌血流量（8%~12%）。对比剂和体内大分子物质（如血浆蛋白）之间的相互作用可使细胞外对比剂转变为血管内对比剂，如MS-325（Epix，Cambridge，Massachusertts），这种相互作用导致了这些对比剂弛豫性的显著增加。

细胞外MR对比剂

已被广泛应用的细胞外钆螯合物可使血液和正常心肌均匀强化。在静脉注射对比剂1min后达到最大强化，反映对比剂在组织中的高度浓聚。细胞外对比剂通过毛细血管扩散进入间质，但不进入存活组织的细胞内，对比剂首过期间，约30%~50%扩散入间质。与血管内对比剂相比，细胞外对比剂产生的强化较为明显但持续时间较短，这是由于后者分布容积更大且廓清速度更快。

在MRA中，细胞外MR对比剂缩短血液T1作用遵循以下公式：$1/T1=(1/1\,200)+R[Gd]$，其中R=钆螯合物的弛豫性，$[Gd]$=血液中钆的浓度，$1\,200ms$=注射对比剂之前血液的T1值。为了从组

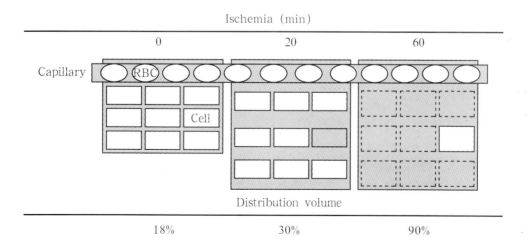

图6.1 在正常和再灌注缺血性心肌损伤中，细胞外对比剂分布示意图。在正常心肌，细胞外MR对比剂仅仅分布于细胞外间隙（左侧部分）。鼠心肌中度缺血时（缺血20min），由于细胞外空间扩大和少量坏死细胞的存在，对比剂分布量从18%增加到30%（中间部分）。在严重心肌缺血区域（右侧部分），由于细胞完整性的破坏和细胞间隙水肿，对比剂分布量明显增加（大于90%）。Capillary：毛细血管；RBC：红细胞；Cell：细胞；Ischemia（min）：缺血时间（min）；Distribution volume：分布量。

表 6.1 MRI 和 MRA 对比剂

靶位置	活性部分	对比剂	商品名（制造商）
细胞外间隙	钆	Gadopentetate dimeglumine (Gd-DTPA)	Magnevit[a] (Berlex,Schering)
		Gadodiamide injection (Gd-DTPA-BMA;nonionic)	Omniscan[a] (Nycomed Amersham)
		Gadoterate meglumine (Gd-DOTA)	Dotarem[a] (Guerbet)
		Gadoteridol injection (Gd-HP-DO3A,nonionic)	ProHance[a] (Bracco Diagnostics)
		Gadobutrol	(Schering)[b]
		Gadobenate dimeglumine (Gd-BOPTA)	MultiHance[a] (Bracco Diagnostics)
细胞内	锰	Mangafodipir trisodium (Mn-DPDP)	Teslascan[a] (Nycomed Amersham)
血管内	铁（超微粒子）	NC100150 injection	Clariscan[b] (Nycomed Amersham)
		Ferumoxtran(AMI-227)	Combidex[b] (Advanced Magnetics)
		AG-USPIO(BMS 180549)	Sinerem[b] (Guerbet)
		SH U555A	Rsovist[b] (Schering)
	钆－大分子	MS-325	AngioMARK[b] (Epix)
		Gd-DTPA-dextran	(Nycomed Amersham)[c]
		Gadomer-17	(Schering)[c]
		Gd-DTPA-polylysine	(Schering)[c]
		Gd-DTPA-carboxy-methyld extran	(Guerbet)[c]
靶向对比剂	钆－卟啉	Mesoporphyrin	(Schering)[c]

[a] 表示被批准用于临床的 MR 对比剂。[b] 表示处于临床观察不同阶段的 MR 对比剂。[c] 表示处于临床前期的 MR 对比剂。

织信号中区分出血液信号,需要注射对比剂缩短血液 T1 值,使其短于周围脂肪组织的 T1 值,而脂肪在背景组织中最亮,其 T1 值是 270ms。动脉血的强化程度与三个重要因素有关,包括对比剂的注射速度、心输出量以及成像参数(如重复时间、回波时间和翻转角)。注射速度恒定时,对比剂在动脉血的浓度由以下公式决定: [Gd]= 注射速度／心输出量。

细胞外分布的钆螯合物可用于测量标志心肌活性的分配系数[44~48]。Diesbourg 等[44]首次提出了应用细胞外 T1-对比剂测量正常和受损心肌分配系数的可能性。采用 MRI 测量细胞外对比剂组织中的部分分

布容积是基于对比剂特性的最佳假设,包括以下各项:①血供充分(大于基础血流的 30%)。②对比剂在血液和组织间质之间的交换迅速。③组织(不与组织蛋白或者膜结合)和血液中的 T1 弛豫性不变。④在所有组织间隙中被动分布[48,49]。细胞膜的完整性受损可使对比剂进入细胞内。

T1 弛豫效率的测量反映了细胞外、血管内和细胞内 MR 对比剂在正常和梗死心肌的分布动力学[49]。与其他对比剂不同,细胞外对比剂可提供正常和梗死心肌精确的分配系数。这项研究说明大部分细胞外对比剂(如 Gd-DTPA 和 Gd-DTPA-BMA)与血液

中血浆蛋白、间质或心肌细胞无亲和力，因而，细胞外对比剂适用于测量心肌活性。

最近，有文献[51]测量了12例健康志愿者、5例急性心肌梗死患者和5例慢性心肌梗死患者的细胞外钆螯合物的分配系数。研究发现，正常心肌的分配系数在整个心肌是一致的（0.56ml/g ± 0.10ml/g）；与健康志愿者相比，急性心肌梗死（0.91ml/g ± 0.11 ml/g，$P < 0.001$）或慢性心肌梗死（0.78ml/g ± 0.09 ml/g，$P < 0.001$）患者的分配系数明显升高。因此，与周围相应的正常心肌平均值相比，分配系数升高20%以上可用于诊断慢性心肌梗死（敏感性88%，特异性96%）或急性心肌梗死（敏感性100%，特异性98%）。

细胞外磁敏感性 MR 对比剂（如 Dy-DTPA-BMA）还可用于显示梗死心肌再灌注时的细胞膜破裂[52,53]。梗死心肌再灌注在Gd-DTPA-BMA增强SE序列T1WI上和Dy-DTPA-BMA增强SE序列T2WI上均表现为高信号。由于磁敏感性对比剂在心肌细胞外（而不是细胞内）的不均匀分布可导致信号降低，梗死心肌节段的信号强度不降低被认为是由于对比剂在组织内的分布更广泛所致（细胞外和细胞内都有），提示对比剂渗透至细胞内[52,53]。

血管内 MR 对比剂

非扩散性对比剂又被称为血池、大分子或者非扩散性 MR 对比剂，其相对分子质量较高或分子呈球形。这些对比剂在血管内的分布是通过与白蛋白、脂质体和聚合体配位结合，从而在一定时间内防止这些大分子从微血管溢出。

血管内对比剂的潜在优势包括血浆半衰期较长、向组织间隙渗漏少和非常高的弛豫（R1）值，这可以减少对比剂的应用剂量。血管内对比剂的 T1 弛豫性大于细胞外对比剂，这是由于多个顺磁性离子与一个聚合体分子相结合，每个顺磁性亚单位的分子旋转相关时间变慢。基于这个原因，血管内对比剂可在MRA上更有效地延长血管强化时间。然而，血管内对比剂在组织内的信号增强能力低于细胞外对比剂，这是由于前者的分布容积仅限于血管间隙因而较小所致。Gd-DTPA-白蛋白作为一种血管内对比剂，在动物实验中用于研究不同类型肿瘤的血容量、微血管通透性、血管生成和抗血管生成类药物[34]。其他的血管内MR对比剂用于评估心肌血容量、血流量和心肌灌注[54]。

虽然目前还没有经FDA批准的血管内对比剂，但是，顺磁性 MS-325（AngioMARK；Epix，Cambridge，Massachusetts）和超顺磁性NC100150对比剂（Clariscan；Nycomed Amersham，Oslo，Norway）的临床实验已经完成[55,56]。MS-325 是小分子量的钆螯合物，与血浆白蛋白结合形成血池MR对比剂。MS-325 在狒狒体内的血浆半衰期为174min，其弛豫性约为Gd-DTPA的10倍[57]。迄今为止，尚未发现MS-325的严重过敏反应，但过敏反应仍是人们最关心的问题。对冠脉和周围血管MRA来说，与细胞外对比剂相比，血管内MR对比剂更具吸引力[56~63]。

NC100150 对比剂是由很小的铁磁微粒组成的，每个微粒均为具有单一磁域的单晶体。在每个磁域内部，所有不成对电子的磁矩排列在一起，这些电子的磁矩之和可被认为是一个简单的永磁偶极子。晶体对称性和表面特性决定了这些对比剂的 T1、T2 和 T2* 弛豫性。铁氧化物微粒的弛豫率与核心微粒的大小正相关，因而较大的微粒具有较强的T2和T2*效应。例如，AMI-25 是一个较大的具有右旋糖外衣的晶体聚合体（80nm），R2/R1 为 4.45；而 NC100150 对比剂由具有糖类-聚乙烯乙二醇外衣的小微粒（5~7nm）组成，R2/R1 为 1.8。因为微粒不会很快被网状内皮系统吞噬，所以小体积超顺磁性氧化铁微粒延长了血浆半衰期，从而有利于在 MRA 中的应用。SH U555A（Schering AG）是另一种实验性超顺磁性血管内 MR 对比剂，它在血液中均匀分布导致T1 增强，而在组织中分布不均导致信号减弱[64]。T2WI和T1WI上组织的信号强度均降低，故肝脏的信号低于血管。

靶向性 MR 对比剂

迄今已有多种引导和载体分子被开发用于传送磁性标记物到特定靶点。靶向性MR对比剂包括单克隆抗体（如含磁性标记氧化铁的PI 153/3[65]、含氧化铁的 Mab 610[66]和含铁的 CD45[67]）、缩氨酸（如含氧化铁超细微粒单晶聚合体(MION)的缩胆囊素[68]）、蛋白质（如含MION的无涎胎球蛋白[69]和含MION的小麦胚芽凝集素[70]）、多聚糖（如含MION的阿拉伯半乳糖[71]和右旋糖酐[72]）、聚合体（如含Gd-DTPA的聚赖氨酸[73]）、脂质体（含金属铁的单层或多层脂粒[74]）、细胞（含氧化铁的T细胞[75]和单核细胞[76]）。

对比剂在靶器官、组织或者细胞内的积聚越精确，病灶和周围组织的对比越好。Khaw等[77,78]应用[123]I或[111]In标记的心肌球蛋白单克隆抗体闪烁扫描法检测心肌梗死，同样地，氧化铁微粒标记的抗肌浆球蛋白可在MRI上检出心肌梗死[79,80]。

1995年，Ni等[81]发现了一种能够作为心肌坏死组织特异性MR对比剂的中卟啉化合物。钆螯化合物和卟啉结合，最初是作为肝脏肿瘤的标记，后来，Marchal等[82]发现卟啉是一个有效的心脏坏死标记物。金属卟啉的T1和T2弛豫性[8.9和12L/(mmol·s)]是Gd-DTPA [3.7和5.6L/(mmol·s)]的2倍[83, 84]。对比剂注入后，分布在血管和组织间隙中，然后是坏死细胞，延迟成像（>2h）时，对比剂从血和组织间质中清除，但在坏死组织中仍有存留。这个新型对比剂对于坏死心肌的特异性已应用于很多动物模型，包括鼠[85,86]、猫[87]和犬[88]。在鼠的研究中，应用翻转恢复平面回波序列和SE序列成像，显示了金属卟啉明显缩短坏死心肌的T1值，但不缩短可逆性受损心肌的T1值[85]。心肌坏死组织特异性对比剂使得测量闭塞性心肌梗死[82]和再灌注梗死[85~88]的面积以及早期预测左心室重塑成为可能[89]。

灵敏的MR对比剂已被引入分子成像，据报道其具有特异性酶活性[80]或钙敏感性[81]，有些灵敏的稀土元素螯合物也可用于生物医学中[81]。Hilger等[83]应用Gd-DTPA增强MRI，绘出了转基因动物的基因表达图，结果提示，在空间分辨率约为10μm时，对比增强MRI甚至可与光学显微镜媲美[83]。分子成像使得对转基因表达和基因治疗导向系统成像成为可能，并可追踪干细胞和祖细胞，定位凋亡，对反映血管生成或酶活性的分子标记物成像[90~100]。

细胞内MR对比剂

血管内MR对比剂大部分是相对分子质量很小的自由离子，如锰。锰离子（Mn^{2+}）经电压依赖型钙通道活跃分布在细胞间隙。在富含线粒体的组织（如心脏、肝脏、胰腺和肾脏）含锰最多。锰参与细胞氧化 — 还原过程。心脏可主动聚集锰，所以在药理学剂量时它可能是一种心脏毒性对比剂[101]，因而，锰被合成为螯合物如二磷酸双吡哆醛（DPDP）以降低它的细胞内毒性。MRI对比剂Mn-DPDP由Mn^{2+}和维生素B6衍生物以及半甲葡胺构成，Mn-DPDP的血液T1弛豫性（20MHz时R1=1.6L/mmol·s）明显低于Gd-DTPA（20MHz时R1=5.0L/mmol·s）。复合体在血液中解离，游离锰有很强的细胞内活性。不同于游离钆或铁，游离锰由肝脏排出。Mn-DPDP是唯一一种被批准应用于临床的锰螯合物。

Bremerich等[102]发现游离锰是导致存活心肌延迟强化的主要因素。锰在正常心肌内的存留以及从梗死心肌中廓清的特征与应用于心肌核医学成像的[201]Tl类似[49,102~106]。心脏能够摄取大量的[201]Tl和Mn^{2+}，1h后，心肌达到最大强化，并可持续数小时[100,105]，Mn-DPDP的持续心肌强化使得MR成像时间延长。

MR对比剂的毒性

除锰以外的游离顺磁性离子经静脉注射时，其溶解性和效能均较低而毒性很高。增加顺磁性离子的生物耐受性和效能的最合适的方法是将其与化合物螯合，如DTPA，BOPTA，DOTA。目前，很多钆螯合物复合体已经被FDA认可，包括二乙三胺五乙酸钆（Gd-DTPA）、二乙烯三胺五乙酸双甲酰胺钆（Gd-DTPA-BMA）、Gd-HP-DO3A和钆特酸葡胺（Gd-DOTA）。这些对比剂在水溶液中热力学稳定性较高，增加了溶液的渗透度，为了减少复合物的血浆渗透性，合成了配体的中性衍生物，例如，Gd-DTPA-BMA是Gd-DTPA的一个中性衍生物，而Gd-HP-DO3A是DOTA的衍生物。初期动物研究显示，细胞外对比剂即使在高于MRI推荐剂量的10~100倍时，仍能迅速从血液中廓清并及时从肾脏排出，且无明确急性或亚急性毒性或诱突变性。

临床上，MRI对比剂的注射有团注和缓慢静脉输注两种方式，推荐剂量为0.1~0.3mmol/kg。由于是经外周血管注射，这些剂量的对比剂可有心血管毒性和渗透毒性等并发症。缓慢注射MR对比剂后副作用的总体发生率为0.9%~2.4%，低于碘对比剂（非离子型为3%，离子型为12.6%）。非离子型MR

对比剂的安全指数和生物耐受性优于离子型对比剂，因此前者可以安全地用于团注或3倍剂量注射。

临床上区分不同MR对比剂的标准包括弛豫性、稳定性和安全指数。Runge[107]提出目前常用的6种MR对比剂为钆喷葡胺、钆特醇、钆双胺、钆甲基葡胺、锰福地吡三钠和菲立磁，并认为钆对比剂作为静脉内对比剂应用于成年人和儿童都是安全的，且有很好的耐受性。钆对比剂可引起一些轻微的不良反应，包括恶心（1%~2%）和皮疹（1%）。锰福地吡三钠和菲立磁也是非常安全的，但不良反应发生率较高（分别为7%~17%和15%）。不同于X线对比剂，MR对比剂在批准剂量下无肾毒性。

■ MR对比剂在心血管系统的应用

缺血危险区范围的评价

精确地评价缺血危险区和急性梗死区范围，可为定向治疗以限制梗死区范围和心室重塑提供潜在的有价值的信息。在急性冠状动脉闭塞后的心肌缺血早期，MRI不可能显示正常和缺血危险区之间的微小差异。

MR对比剂和成像技术的多种组合可用于显示缺血危险区[11, 108~113]。几乎在所有的动力学和某些平衡相位的研究中，对比剂都是从闭塞远端的灌注床廓清，因而在对比增强MRI上，缺血危险区不强化或模糊强化。动态MRI上，细胞外和血管内MR对比剂均会低估冠状动脉闭塞或严重狭窄时缺血危险区的范围[114~116]；再灌注期间，与组织化学染色相比，明显强化的区域会高估心肌梗死的范围（图6.2）。冠脉闭塞和再灌注期间的低估和高估，可能是由于缺血危险区血供的重叠。灌注缺损或缺血危险区（冷区）显示的持续时间受侧支循环的密度、缺血危险区的范围、细胞外或血管内对比剂的分子形状和大小以及对比剂注射后成像时间的影响[43,44,117~120]。细胞外对比剂的扩散和血管内对比剂的渗漏可导致缺血危险区面积逐步缩小。

闭塞性梗死区范围的评价

正常和梗死心肌之间的固有对比取决于组织间隙水肿的形成，后者引起心肌T1值和T2值增加。大量的临床研究显示，非增强SE序列T2WI可显示几天或者几周后的梗死区[121~124]；对比增强MRI可有效地检出急性、亚急性和慢性梗死区[125~128]。动物实验发现，闭塞性梗死在注射钆螯合物后的对比增强T1WI上显示为低信号[118,129,130]，在T2*WI上显示为高信号[50,52]。Kim等[131,132]和Judd等[133]报道，在注射细胞外钆螯合物对比剂30min后的FLASH序列上，闭塞性梗死显示为亮区，因而，应用MR对比剂后的成像时间长短是影响显示梗死远端缺血区域范围的因素。T1（Gd-DTPA-BMA）和T2*（Dy-DTPA-BMA）对比剂均可用于准确评价急性心肌梗死的范围（图6.3）。

闭塞性心肌梗死患者Gd-DTPA增强T1WI上表现为明显强化区域[127,128,134]，可能是对比剂渗透入水肿的细胞间隙或坏死细胞内所致。供血动脉闭塞而无侧支循环形成的近期心肌梗死患者，其心肌信号明显低于广泛侧支循环形成的患者。另一方面，van Tossum等[135]和Dendale等[136]的研究证实，闭塞性心肌梗死在对比增强SE序列和超快速序列MRI上显示为低信号区。Yokota等[137]应用Gd-DTPA增强SE序列T1WI在体测量闭塞性心肌梗死的范围，发现明显强化区域的范围与肌氨酸磷酸激酶的峰值密切相关。

再灌注梗死范围的评价

很多学者已经证实，MR对比剂可明显提高正常和再灌注梗死心肌之间的对比[138~144]。与非增强T2WI相比，对比增强T1WI可使正常和梗死心肌之间产生更好的对比[125,145]。

当前，对于应用细胞外MR对比剂延迟成像上显示的明显强化区域的范围与真正的梗死范围之间的关系，有两个不同的观点。一些研究者[131~133,146]发现，对比增强MRI上的明显强化区与组织化学染色上的坏死区域之间密切相关。Kim等[131]证实，离体犬心脏瘢痕形成之后，明显强化区域的大小与伴有或不伴有再灌注的坏死区域在1d（相关系数为0.99，P<0.001）、3d（相关系数为0.99，P<0.001）和8周（相关系数为0.97，P<0.001）均相同，因而推断明显强化区域代表坏死心肌。

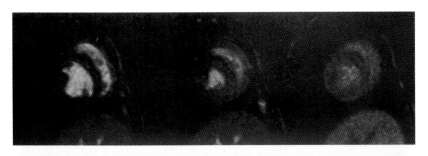
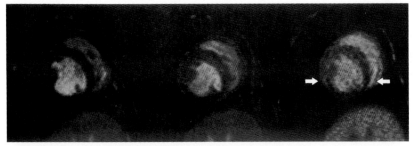
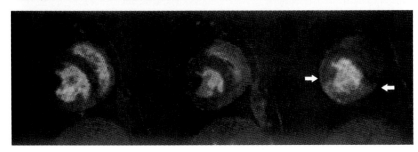

图6.2 联合应用对比增强灌注成像及fMRI获得的手术干预前（上排）、左冠状动脉回旋支完全闭塞时（中排）和左冠状动脉回旋支再灌注后（下排）MR图像。每排的左图和右图分别在心舒张期和收缩期采集，应用节段快速梯度回波序列显示室壁厚度的变化。中排中图为对比增强灌注MR图像，显示冠状动脉闭塞伴有左心室扩张、心室后壁室壁增厚减少和对比剂通过期间心室后壁无强化（箭头）。再灌注（下排）使左心室功能部分恢复；对比剂首过期间，局部室壁增厚和再灌注心肌显示为亮区（箭头）。

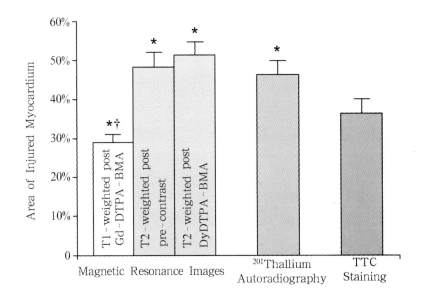

图6.3 细胞外钆和镝螯合物、^{201}Tl 放射自显影法和组织化学染色法测量闭塞性梗死3～4h的范围。镝螯合物注射前及注射后的SE序列T2WI与^{201}Tl 放射自显影测量的范围非常接近，但大于TTC染色的范围。相反，钆螯合物对比增强低估了镝螯合物对比增强和^{201}Tl 显示的闭塞性梗死，但TTC染色差别不明显。Magnetic Resonance Images：MRI；Area of Injured Myocardium：心肌损伤区；^{201}Thallium Autoradiography：^{201}Tl 放射自显影法；TTC Staining：组织化学染色法；T1-weighted post Gd-DTPA-BMA：钆螯合物增强T1加权像；T2-weighted pre-contrast：平扫T2加权像；T2-weighted post DyDTPA-BMA：镝螯合物增强T2加权像。*：$P<0.05$ 代表心肌损伤区和梗死区之间的结果比较；†：MRI测量的受损心肌和尸检时的实际缺血危险区之间的结果比较。

另一些研究者[85~87,145,147]发现，再灌注梗死的明显强化区域同时包含有活性和失活心肌。他们提出明显强化区域由两部分组成，坏死核心和活性边缘（梗死边缘区）。为了证实这个观点，他们分别应用非特异性细胞外对比剂（Gd-DTPA）和梗死特异性对比剂（gadophrin）测量再灌注梗死的范围[85,86]。gadophrin为钆－卟啉螯合物，其强化区域的范围与组织化学染色测量的真正的梗死范围密切相关（图 6.4）；相反地，Gd-DTPA强化的区域明显大于三苯基氯化四氮唑（TTC）染色上真正的梗死区。Choi 等[87]与 Lim 等[145]分别在猫和猪的再灌注梗死模型中发现，金属卟啉可在40min～12h的大范围成像时间窗显示急性梗死的范围。同样，Pislaru 等[88]应用犬再灌注梗死模型，发现gadophrin增强的心肌梗死的范围与尸检TTC染色的梗死范围之间有密切相关性，并在1周内保持不变。

此外，一些应用细胞外钆螯合物的临床研究也证实了这个观点，即急性梗死的明显强化区域同时包含有活性和失活心肌。Rogers 等[141]观察了再灌注后1周和7周的17例患者，并应用fMRI和对比增强MRI评价局部心肌功能并监测强化方式的变化。对比增强MRI有3种不同类型的异常强化方式：①对比剂首过期间明显强化而无延迟强化为HYPO区。②对比剂首过期间并不表现为低信号，而延迟扫描时明显强化者为HYPER区。③对比剂首过期间为低信号，延迟扫描时明显强化为COMB区。HYPER区在1～7周心功能明显改善，提示为存活心肌；HYPO区的心功能无明显改善；COMB区部分改善，但其程度明显小于HYPER区。Kramer 等[142]报道了19例患者再灌注治疗后3d和8周的研究中得出的相似的数据。Dendale 等[148]在对28例患者的研究中，发现对比增强SE序列图像上表现为透壁强化的心肌的收缩储备为41%，提示接近一半的明显强化心肌为有活性心肌。

Simonetti 等[149]提出的部分反转恢复FLASH序列明显提高了显示和描绘急、慢性梗死区范围的能力。应用这个新序列和fMRI，Ramani 等[150]检查了24例顽固性冠脉疾病和左心室功能不良的患者，评价对比增强MRI显示心肌活性的潜能；他们比较了MRI数据和基于201Tl再分布的核医学成像数据，发现延迟强化区与静息状态下运动不能的梗死节段密切相关（相关性83%），然而，静息状态下室壁运动减

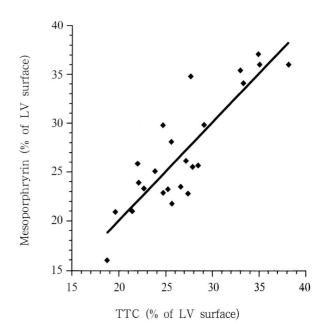

图 6.4 再灌注心肌梗死（冠状动脉闭塞1h随后再灌注48h）中，钆 — 卟啉螯合物gadophrin准确显示了心肌梗死范围。散点图显示TTC染色测量的真实梗死范围和钆对比增强MRI测量的梗死面积之间密切相关。注意散点图的斜率与斜线相一致（Y=0.49+0.98·X；相关系数为0.87，P < 0.0001）。TTC（% of LV surface）：组织化学染色法（占左心室表面面积的百分比）；Mesoporphryrin（% of LV surface）：卟啉螯合物增强MRI（占左心室表面面积的百分比）。

弱，58%表现为明显强化者在201Tl再分布图像上被认为是有活性的。Sandstede 等[140]应用对比增强T1加权反转恢复快速FLASH序列，对12例亚急性梗死再灌注前（平均27d）、后（平均3个月）进行成像，发现再灌注后3个月，96%的明显强化心肌功能没有恢复，83%的无强化心肌收缩力改善。此外，Hillenbrand 等[151]证实，急性梗死时，大于75%的透壁强化心肌晚期（4周）心肌功能不可能恢复。Kim 等[143]应用fMRI和对比增强反转恢复FLASH序列对50例慢性冠脉疾病患者进行研究后发现，再灌注后心肌功能恢复与透壁强化的程度呈反比。在一项对慢性心肌梗死患者的研究中，Wu 等[144]应用对比增强反转恢复FLASH序列显示治愈后Q波和非Q波心肌梗死的存在、部位和透壁程度。

梗死边缘区范围的评价

梗死边缘区与急性心肌梗死合并存在，对比增强MRI检出梗死边缘区，有助于评价不同的治疗干预

措施抢救缺血受损心肌的效果。Gd-DTPA 对比增强
MRI 和电子显微镜可从正常和梗死心肌中显示和区
分出梗死边缘区的存在[87, 145]。在另一项研究中，用[99m]Tc
标记 DTPA 即成为 Gd-DTPA 的同功异质体，可用
于高分辨力的放射自显影技术，在不同范围的可逆性
心肌损伤或心肌梗死的动物模型中显示梗死边缘区。
与正常心肌相比，可逆性受损心肌（非梗死的水肿心
肌）中的[99m]Tc-DTPA 密度大（图 6.5）。

联合应用非特异性细胞外对比剂（Gd-DTPA）
和坏死组织特异性 MR 对比剂（gadophrin），可评
价梗死边缘区[85, 86]。非特异性细胞外对比剂高估了
急性梗死的范围，可能是由于它包含了部分缺血危险
区（梗死边缘区）[85~87,147]；相反，以 gadophrin 为
代表的坏死组织特异性 MR 对比剂可准确评价梗死
体积。Gd-DTPA 强化区与金属卟啉特异性对比剂强
化区之间的差别代表梗死边缘区，其在 fMRI 上显示
为残存室壁增厚（图 6.6）。

闭塞性和再灌注梗死的区别

动物实验中，对比增强 MRI 可用于区分闭塞性
梗死和再灌注梗死[129,152~154]。SE 序列 MRI 图像上，
再灌注梗死显示为亮区，而闭塞性梗死显示为暗
区[152,154]。闭塞性梗死在 SE 序列 T1WI 上可显示为
不同的信号，如中心为低信号，边缘为中等信号。持
续性冠脉闭塞时，钆螯合物首过期间的反转恢复 EPI
序列图像上，急性梗死区域信号强度无明显改变，但
未受损伤的心肌可表现为快速强化。再灌注梗死心肌
表现为延迟强化，随后信号强度逐渐增强。对比剂注
射后 2min 左右，再灌注梗死心肌的信号强度明显高
于正常组织[152]。

注射 Gd-DTPA 后，可观察到相似的强化模
式[135]。闭塞性梗死和再灌注梗死可在对比剂注入 8～
10min 后 SE 序列图像上显示。在最新的一项研究中，
Dendale 等[136]分析了 20 例急性心肌梗死患者团注
Gd-DTPA-MBA 后的 MRI 图像，发现它可用于区
分供血动脉开放（n = 10）和闭塞（n = 10）的心肌
梗死患者。持续性冠脉闭塞患者的 MRI 图像显示对
比剂缓慢进入梗死区。

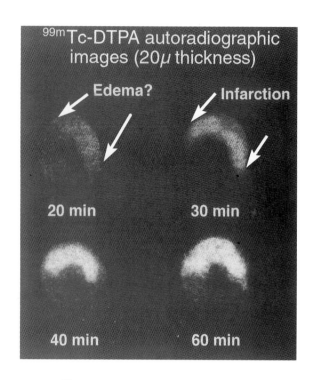

图 6.5　[99m]Tc-DTPA（二乙烯三胺五乙酸）对比增强放
射自显影显示心肌梗死随冠状动脉闭塞时间的进展。轻
度缺血（20min）后再灌注（1h），在水肿的缺血心肌内，
^{99m}Tc-DTPA 高于正常心肌。TTC 染色上，水肿的缺血心
肌尚未梗死。当冠状动脉闭塞时间增加（大于 30min）时，
可显示具有不同[99m]Tc-DTPA 密度的 3 个区域，即正常（低
浓度[99m]Tc-DTPA）、梗死边缘区（中浓度[99m]Tc-DTPA）
和梗死核心（高浓度[99m]Tc-DTPA）。[99m]Tc-DTPA auto-
radiographic images（20μ thickness）：[99m]Tc-DTPA 放射
自显影法（层厚 20μm）；Edeme：水肿；Infarction：梗死。

坏死和非坏死心肌的区分

简单地说，对比增强 MRI 有 4 个基本方法可用
于区别坏死和非坏死心肌之间的不同强化程度：①
使用非特异性细胞外 MR 对比剂检出坏死心肌细胞
膜的破坏。②应用动态 MRI 识别再灌注梗死中的异
常灌注／廓清的区域。③应用能表达坏死标志物的
对比剂。④使用 Mn-DPDP 的缓释锰来探查离子通
过功能性细胞膜的转运，以显示有活性心肌[155]。有
关的组织特性辨别将在第 15 章详细讨论。

完整和受损微血管的区分

在心肌缺血损伤中，心肌活性的存在意味着微血
管完整。以前的实验和临床研究[156~158]证明了再灌注
梗死区域的血流在达到无复流水平之前（"无复流"

Mesoporhyrin   Gd-DTPA   Gd-DTPA

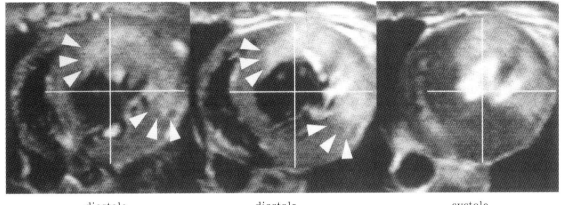

diastole   diastole   systole

图6.6 再灌注心肌梗死（冠脉闭塞30min，再灌注24h）明显强化区域的范围和室壁增厚之间的关系。首先获得gadophrin增强的MR图像，Gd-DTPA注入后第2次获得MR图像。gadophrin增强区域的范围（左图）明显小于Gd-DTPA增强的区域（中图）。心脏收缩末期图像（右图）显示梗死边缘（梗死边缘区）局部室壁增厚，而不是在梗死核心区。2条垂直线用于显示Gd-DTPA增强后强化区域范围和室壁增厚的变化。Mesopporphryrin：gadophrin增强；diastole：舒张期；systole：收缩期。

现象）是逐渐下降的。

超声波心动描记、对比增强MRI、正电子发射X线断层摄影（PET）和[99m]Tc标记大颗粒白蛋白的冠脉内闪烁扫描法均为评价微血管功能不良、无复流现象和出血的有效方法[156,157,159~165]。Bolognese等[158]报道，微血管灌注异常、再梗死和充血性心力衰竭之间有密切的联系。另一些研究显示[141,161,165]，对比增强MRI上的梗死体积和无复流现象，与左心室重塑和长期预后密切相关。在与微血管堵塞有关的再灌注梗死中，无复流现象被定义为一种血流持续下降状态。

Wu等[165]研究了犬心肌梗死再灌注的第2天和第9天时MRI表现。他们应用对比增强MRI和对比超声波心动描记评价无复流现象。钆螯合物注入后，随时间的推移，低强化的中心区（无复流区）或高强化的心肌梗死区范围无明显变化。在尸检中，与早期的测量相比，应用微球体测量的区域血流、硫黄素-S-阴性区测量的无复流区域、TTC染色测定的梗死范围均无明显变化。两种方法与组织病理学间关联性均较好。对比增强MRI能够检出远端血流低于40%的微血管闭塞区，而超声波心动描记仅能检出低于60%的微血管闭塞区。因此认为心肌和微血管损伤发生在再灌注的最初48h内。Wu等[161]的另一项人体研究发现，当应用对比增强MRI时，即使在梗死之

后，微血管损伤也是影响预后的一个重要因素。此外，微血管状况预示了心血管并发症的发生几率，且随梗死面积的增加，严重心脏意外发生的危险性增加。

Lima等[139]对22例联合应用溶栓术和血管重建术治疗的急性心梗患者进行了研究，再灌注第4天，在注入对比剂后的最初10min内，应用快速T1WI MRI监测对比剂的分布方式。其中有21例在某些区域可有异常的信号时间变化方式，这些区域最初表现为信号强度快速上升，随后缓慢上升；而正常区域则表现为最初信号强度的快速上升及随后的快速下降。在大范围梗死的10例患者中，可以发现心内膜下的另一个异常亚区，其信号强度最初上升更为缓慢，因而在对比剂注入后的最初几分钟内表现为相对低信号，据推测，低信号中心提示无复流现象。

血管完整性受损在无复流现象中起重要作用。以前的研究显示，由于对比剂到达时间的延迟，无复流现象可在对比增强MR灌注图像上得到最佳显示[139,161,165]。Schwitter等[117]应用血管内MR对比剂显示再灌注梗死无复流区域的范围，发现随缺血时间的延长，无复流区域的范围逐渐增加。Rochitte等[166]制作了犬冠状动脉闭塞90min后再灌注模型，并在冠状动脉闭塞后2h、6h和24h分别行MRI灌注成像，发现随时间进展，对比增强MRI上的低信

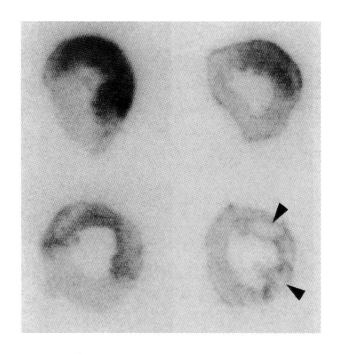

图6.7 ^{123}I-Gd-DTPA-白蛋白对比增强放射自显影图像显示再灌注梗死中无复流现象的进展情况及冠脉闭塞1h后再灌注不同阶段血管内对比剂^{123}I-Gd-DTPA-白蛋白的分布。再灌注前3min应用^{123}I-Gd-DTPA-白蛋白，再灌注3min后（左上图）、30min后（右上图）、1h后（左下图）和24h后（右下图）分别进行成像。再灌注受损心肌中对比剂的聚集提示血管完整性受损和残存血流的存在，梗死区域无对比剂聚集提示无复流现象（箭头）。

心肌灌注情况的判断

应用MR对比剂测量心肌灌注与最初的指示剂稀释法（original indicator dilution）不同，这是由于MRI技术检测的是信号强度，而不能直接测量心肌或血液中的对比剂浓度[17,167,168]。Wilke等[169]应用MR对比剂和有效的动物实验方法[54,167,168,170,171]来测量人体心肌灌注的绝对值（ml/min·g）。在理想的实验条件下，分别应用对比增强MRI和微球体测得犬的灌注值为（1.2l±0.5）ml/min和（1.3±0.3）ml/min。由灌注曲线得到的平均通过时间，与微球体测量得到的心肌灌注之间有极好的相关性[54]。但Cullen等[170]提出，静脉输注比团注缓慢，且时间分辨力（6个R-R间隔）低于每次心跳，证明它在测量心肌灌注储备方面，对于缺血性心脏病患者更为实用。

药物负荷应用于核医学成像和PET中测定冠状动脉疾病患者的心肌灌注异常已有20多年的历史[171]。药物负荷（多巴酚丁胺、双嘧达莫或腺苷）也可用于对比增强MRI检出潜在的缺血心肌[31, 54, 111, 112, 115, 167~170, 172~176]。类似于核医学和PET，血管扩张状态下，对比增强MR灌注成像可显示冠状动脉严重狭窄时的低灌注心肌。血管扩张状态下，而不是在基础水平，与正常心肌相比，低灌注区域对比增强MRI上显示为暗区（图6.8）。此外，血管扩张状态下，采用对比增强MRI有可能检出冠状动脉狭窄或闭塞时的缺血危险区的范围[31,114~116]。最近的一项初步研究[116]显示，对于在较长的时期显示心肌低灌注，血管内对比剂优于细胞外对比剂。

在几项对冠心病患者的研究中，联合和未联合应用MRI电影的对比增强负荷灌注MRI可用于评价心脏局部功能。在对缺血性心脏病患者的研究中，Higgins等[176]探讨了fMRI测得的局部室壁增厚与对比增强MRI和Tl闪烁扫描法显示的灌注缺损范围之间的关系（图6.9）。结果显示，大部分冠心病患者局部心肌强化延迟、强化峰值下降或缺血危险区信号强度-时间曲线上升坡度下降[170,172~176]。Wilke等[173]提出了MR灌注成像的敏感性和特异性问题，在对包括559例患者的22个研究中，敏感性平均为82%±9%，特异性平均为88%±9.6%。

号无复流区的范围逐渐增加，从2h的3.2%±1.8%，增至48h的9.9%±3.2%。

Gerber等[164]应用MRI研究微血管闭塞的程度是否直接改变了犬再灌注梗死的机制。在再灌注后4～6h、48h和10d分别进行了MRI和三维标记成像检查。研究发现，再灌注后4～6h和48h，由微血管闭塞的程度（相关系数为0.89，$P<0.01$）和梗死范围（相关系数为0.83，$P<0.01$）均可预测左心室体积在心脏舒张末期的早期增长（自42ml±9ml增至54ml±14ml，$P<0.05$）。但第一主要张力的大小和梗死心肌的微血管闭塞的相对程度之间的关系却相反（相关系数为-0.080，$P<0.001$）。而且，大范围微血管闭塞引起的心肌梗死区显示为环行张力降低（相关系数为-0.61，$P<0.01$）和纵向张力降低（相关系数为-0.53，$P<0.05$）。因此，急性心梗的早期愈合阶段，梗死组织微血管闭塞的程度与局部心肌变形减少和邻近非梗死心肌功能不良相关。

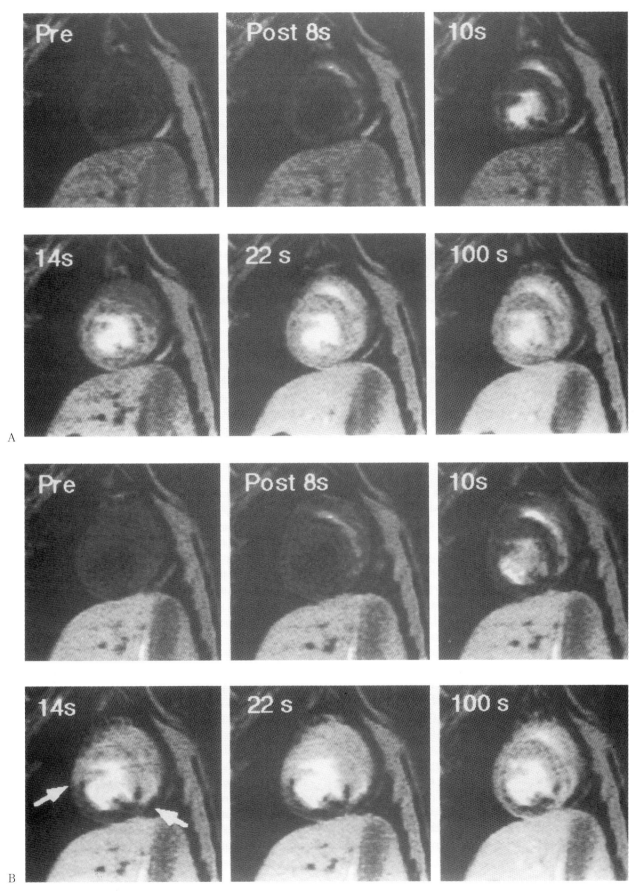

图6.8 犬冠状动脉严重狭窄时，双嘧达莫注入（0.56mg/kg）前、后的对比增强MR灌注图像。双嘧达莫注入前（图A），对比增强MR灌注图像上不能显示缺血危险区；相反（图B），双嘧达莫的注入可显示狭窄远端的缺血危险区。

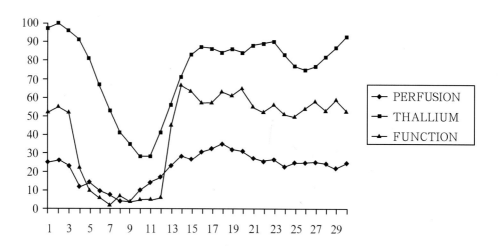

图6.9　左心室（LV）下壁固定存在铊（Tl）灌注缺损患者，铊（Tl）灌注及其与对比增强 MR 灌注图像，以及电影 MRI 显示的局部室壁增厚之间的比较。X - 轴为从左心室水平测得的 30 个节段数据。Y - 轴显示正常心肌的百分比。PERFUSION：灌注；THALLIUM：铊；FUNCTION：功能。

MRA 对比剂

三维损毁梯度回波序列非常适于采用 T1WI- 增强的 MR 对比剂。在细胞外 MR 对比剂注入前、后均可应用三维损毁梯度回波序列。对比增强 MRA 不依赖于血液流动来产生信号，而是通过对比剂使血液的 T1（自旋 - 晶格）弛豫时间降低，从而与周围组织形成明显对比。

现有的细胞外对比剂为 MRA 采集数据所提供的成像时间有限。当对比剂浓度与组织间隙平衡（约 3min）且背景信号增加时，对比噪声比迅速降低。与细胞外对比剂相比，血管内 MR 对比在血管内存留的时间较长、弛豫性较高、对比噪声比较高（图6.10），因此，血管内对比剂使 MRA 更具灵活性、多功能性和精确性。血管内对比剂的缺点是动脉和静脉系统均增强。此外，血管内对比剂的注射时间不是一个重要因素，因为其最佳成像时间长达数十分钟，而不是数秒。一些血管内 MR 对比剂（如 NC100150 和 MS350）在 MRI 中的应用，目前正处于临床试验阶段[55~58,177,178]。

美国、欧洲和日本对在冠状动脉 MRA 中应用细胞外和血管内对比剂显示了很大的兴趣[59,60,161,179~185]。在细胞外和血池对比剂团注期间以及血池对比剂的平衡期，即可采集冠状动脉图像[180]。Li 等[59]在应用 MS-325 对比剂后，采用快速梯度回波序列采集冠状动脉三维 MR 图像。在另一项对猪的研究中[60]，应用相同的对比剂以及导航 - 回波序列来改善冠状动脉图像

和抑制心肌信号。

MR 对比剂也可用于肺血管和肺灌注成像中[184~186]。应用 MR 对比剂的 MRA 也可用于评价肺灌注情况[161,186~188]。

在对犬的一项研究中，NC100150 可在至少 30min 内有效地显示下肢血管[61]。血管内对比剂 MS-325 成

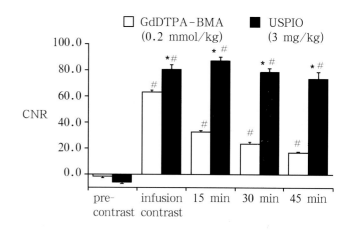

图6.10　应用细胞内 MR 对比剂 Gd-DTPA-BMA（二乙烯三胺五乙酸双甲酰胺钆）（0.2mmol/kg）和血管内超微超顺磁性氧化铁 NC100150（3mg/kg）后的对比噪声比（CNR）的变化。所有的 CNR 测量是在从股动脉的最大强度投影图上进行的。对于外周血管的 MRA，血管内对比剂优于细胞外对比剂。USPIO：血管内超微超顺磁性氧化铁；pre-contrast：增强前；infusion contrast：注射对比剂。*，$P < 0.05$ 代表对比剂注入后 CNR 与增强前 CNR 的结果比较；#，$P < 0.05$ 代表血池对比剂与细胞外对比剂的结果比较。

功地应用于正常志愿者的下肢血管MRA[55]，研究人员可以区分出动脉和静脉。稳态MRA的主要局限性在于增强的静脉与动脉难以区分，这可通过合适地应用一些显示技术，如靶点最大强度投影和多平面重建技术解决，静脉减影技术可最为有效地解决这一问题[55]。将来，在不同pH水平或氧含量下具有不同活性的新的对比剂，有可能进一步减少或完全消除静脉增强现象[189]。

结束语

MRI上血液和心肌之间的固有对比，主要取决于质子浓度以及纵向（T1）和横向（T2）弛豫时间。可通过应用特殊的MRI脉冲序列和对比剂来改变两者间的固有对比。MR对比剂对信号强度的影响是用T1和T2弛豫来描述的，即R1和R2弛豫。R2/R1

可用于判断对比剂是在T2WI上缩短T2（信号降低），还是在T1WI上缩短T1（信号增强）。作为一种静脉内注射剂，MR对比剂安全且耐受性好。MR对比剂之间的差别主要在于其在组织内分布情况和存留时间。与水溶性碘对比剂类似，MR对比剂最初分布在血管内（动脉和静脉），之后迅速扩散至血管外。动脉期图像有助于MRA和组织灌注、微血管完整性和血管生成的研究，而平衡期图像有助于组织MRI研究。MR对比剂提高了MRI在检出和测量缺血危险区、梗死、梗死边缘区和无复流区域中的作用。评价不同组织的血流量、毛细血管完整性和血管生成需要应用血管内对比剂。血管内对比剂对于人体某些部位的MRA检查是非常重要的，如冠状动脉。靶向MR对比剂的进一步发展有助于器官或组织特异性MRI的进展。

参考文献

[1] Bloch F.Nuclear induction.*Phys Rev* 1946，70：460.

[2] Solomon I.Relaxation processes in a system of two spins.*Phys Rev* 1955，99：559.

[3] Solomon I,Bloembergen N.Nuclear magnetic interactions in the HF molecule.*J Chem Phys* 1956，25：261.

[4] Bloembergen N.Proton relaxation times in paramagnetic solutions.*J Chem Phys* 1957，27：572.

[5] Bloembergen N,Morgan LO.Proton relaxation times in paramagnetic solutions.Effects of electron spin relaxation.*J Chem Phys* 1961，34：842.

[6] Lauterbur PC.Image formation by induced local interactions：examples employing nuclear magnetic resonance.*Nature* 1973，242：19.

[7] Lauterbur PC, Mendonca-Dias MH,Rudin AM. Augmentation of tissue water proton spin-lattice relaxation rate by *in vivo* addition of paramagnetic inos.In：Dutton PL,Leigh LS,Scarpa A,eds.*Frontiers of biological energetics*.New York：Academic Press,1978：752.

[8] Saeed M,Wendland MF,Masui T,et al.Dual mechanisms for change in myocardial signal intensity by means of a single MR contrast medium：dependence on concentration and pulse sequence.*Radiology* 1993，186：175.

[9]Canet E,Revel D,Forrat R,et al.Superparamagnetic iron oxide particles and positive enhancement for myocardial perfusion studies assessed by subsecond T1-weighted MRI.*Magn Reson Imaging* 1993，11：1 139.

[10]Yu KK,Saeed M,Wendland MF,et al.Real-time dynamics of an extravascular magnetic resonance contrast medium in acutely infarcted myocardium using inversion recovery and gradient-recalled echo-planar imaging.*Invest Radiol* 1992，27：927.

[11] Saeed M,Wendland MF,Yu KK,et al.Dual effects of gadodiamide injection in depiction of the region of myocardial ischemia.*J Magn Reson Imaging* 1993，3：21.

[12] Lauffer RB.Paramagnetic metal complexes as water proton relaxation agents for NMRI：theory and design.*Chem Rev* 1987,87：901.

[13] Kowalewski J,Nordenskiöld L,Benetis N,et al. Theory of nuclear relaxation in paramagnetic systems in solution.*Prog NMR Spectrosc* 1985,17：141.

[14] Kennan RP,Zhong J,Gore JC.Intravascular susceptibility contrast mechanisms in tissues.*Magn Reson Med* 1994,31：9.

[15] Albert MS,Huang W,Lee JH,et al.Susceptibility changes following bolus injections.*Magn Reson Med* 1993,29：700.

[16] Chu SC,Xu Y,Balschi JA,et al.Bulk magnetic

susceptibility shifts in NMR studies of compartmentalized samples: use of paramagnetic reagents. *Magn Reson Med* 1990, 13: 239.

[17] Bauer WR, Schulten K. Theory of contrast agents in magnetic resonance imaging: coupling of spin relaxation and transport. *Magn Reson Med* 1992, 26: 16.

[18] Rosen BR, Belliveau JW, Vevea JM, et al. Perfusion imaging with NMR contrast agents. *Magn Reson Med* 1990, 14: 249.

[19] Geschwind JF, Saeed M, Wendland MF, et al. Depiction of reperfused myocardial infarction using contrast-enhanced spin echo and gradient echo magnetic resonance imaging. *Invest Radiol* 1998, 33: 386.

[20] Rocklage SM, Watson AD. Chelates of gadolinium and dysprosium as contrast agents for MR imaging. *J Magn Reson Imaging* 1993, 3: 167.

[21] Wehrli FW, MacFall JR, Glover GH, et al. The dependence of nuclear magnetic resonance (NMR) imaging contrast on intrinsic and pulse sequence timing parameters. *Magn Reson Imaging* 1984, 2: 3.

[22] Fullerton GD. Physiologic basis of magnetic relaxation. In: Stark DD, Bradley WG, eds. *Magnetic resonance imaging*, 2nd ed. St. Louis: Mosby-Year Book, 1992: 88-108.

[23] Nelson TR, Hendrick RE, Hendee WR. Selection of pulse sequences producing maximum tissue contrast in magnetic resonance imaging. *Magn Reson Imaging* 1984, 2: 285.

[24] Hendrick RE, Nelson TR, Hendee WR. Optimizing tissue contrast in magnetic resonance imaging. *Magn Reson Imaging* 1984, 2: 193.

[25] Bradley WG, Waluch V. Blood flow: magnetic resonance imaging. *Radiology* 1985, 154: 443.

[26] Schwitter J, Sakuma H, Saeed M, et al. Very fast cardiac imaging. *MRI Clin North Am* 1996, 4: 419.

[27] Haase A. Snapshot FLASH MRI. Application to T1, T2, and chemical-shift imaging. *Magn Reson Med* 1990, 13: 77.

[28] Mathaei D, Haase A, Heinrich D, et al. Cardiac and vascular imaging with an MR snapshot technique. *Radiology* 1990, 177: 527.

[29] Buxton RB, Edelmann RR, Rosen BR, et al. Contrast in rapid MRI: T1-and T2-weighted imaging. *J Comput Assist Tomogr* 1987, 11: 7.

[30] Moran PR. A general approach to T1, T2 and spin-density discrimination sensitivities in MR imaging sequences. *Magn Reson Imaging* 1984, 2: 17.

[31] Saeed M, Wendland MF, Lauerma K, et al. Detection of myocardial ischemia using first pass contrast-enhanced inversion recovery and driven equilibrium fast GRE imaging. *J Magn Reson Imaging* 1995, 5: 515.

[32] van Beers BE, Gallez B, Pringot J. Contrast enhanced MRI of the liver. *Radiology* 1996, 203: 297.

[33] Roberts HC, Saeed M, Roberts TPL, et al. MRI of acute myocardial ischemia: comparing a new contrast agent, Gd-DTPA-24-cascade-polymer, with Gd-DTPA. *J Magn Reson Imaging* 1999, 9: 204.

[34] Brasch RC. New directions in the development of MR imaging contrast media. *Radiology* 1992, 183: 1.

[35] Schmiedl U, Brasch RC, Ogan MD, et al. Albumin labeled with Gd-DTPA. An intravascular contrast-enhancing agent for magnetic resonance blood pool and perfusion imaging. *Acta Radiol* 1990, 374 (Suppl): 99.

[36] Vexler VS, Clement O, Schmitt-Willich H, et al. Effect of varying the molecular weight of the MR contrast agent Gd-DTPA-polylysine on blood pharmacokinetic and enhancement patterns. *J Magn Reson Imaging* 1994, 4: 381.

[37] Wang SC, Wikstrom MG, White DL, et al. Evaluation of Gd-DTPA-labeled dextran as an intravascular MR contrast agent: imaging characteristics in normal rat tissues. *Radiology* 1990, 175: 483.

[38] Wiener EC, Brechbiel MW, Brothers H, et al. Dendrimer-based metal chelates: a new class of magnetic resonance imaging contrast agents. *Magn Reson Med* 1994, 31: 1.

[39] Adam G, Neuerburg J, Spüntrup E, et al. Gd-DTPA-cascade-polymer: potential blood pool contrast agent for MR imaging. *J Magn Reson Imaging* 1994, 4: 462.

[40] Schmiedl U, Sievers RE, Brasch RC, et al. Acute myocardial ischemia and reperfusion: MR imaging with albumin-Gd-DTPA. *Radiology* 1989, 170: 351.

[41] Prince MR. Gadolinium-enhanced MR aortography. *Radiology* 1994, 191: 155.

[42] Kroft LJM, Doornbos J, van der Geest RJ, et al. Blood pool contrast agent CMD-A2-Gd-DOTA-enhanced MR imaging of infarcted myocardium in pigs. *J Magn Reson Imaging* 1999, 10: 170.

[43] Clarke SE, Weinmann HJ, Dai E, et al. Comparison of two blood pool contrast agents for 0.5-T MR angiography: experimental study in rabbits. *Radiology* 2000, 214: 787.

[44] Diesbourg LD, Prato FS, Wisenberg G, et al. Quantification of myocardial blood flow and extracellular

volumes using a bolus injection of Gd-DTPA: kinetic modeling in canine ischemic disease.*Magn Reson Med* 1992, 23: 239.

[45] Tong CY,Prato FS,Wisenberg G,et al.Measurement of the extraction efficiency and distribution volume for Gd-DTPA in normal and diseased canine myocardium.*Magn Reson Med* 1993, 30: 337.

[46] Wendland MF,Saeed M,Lauerma K,et al.Alterations in T1 of normal and reperfused infarcted myocardium after Gd-BOPTA versus Gd-DTPA on inversion recovery EPI.*Magn Reson Med* 1997, 37: 448.

[47] Arheden H,Saeed M,Higgins CB,et al.Reperfused rat myocardium subjected to various durations of ischemia: estimation of the distribution volume of contrast material with echo-planar MRI.*Radiology* 2000, 215: 520.

[48] Wendland MF,Saeed M,Lund G,et al.Contrast-enhanced MRI for qualification of myocardial viability.*J Magn Reson Imaging* 1999, 10: 694.

[49] Saeed M,Higgins CB,Geschwind JF,et al.T1-relaxation kinetics of extracellular,intracellular,and intravascular MR contrast agents in normal and acutely reperfused infarcted myocardium using echo-planar MR imaging.*Eur Radiol* 2000, 10: 310.

[50] Saeed M,Wendland MF,Masui T,et al.Myocardial infarctions on T1-and susceptibility-enhanced MRI: evidence for loss of compartmentalization of contrast media. *Magn Reson Med* 1994, 31: 31.

[51] Flacke SJ,Fisher SE,Lorenz CH.Measurement of the gadopentetate dimeglumine partition coefficient in human myocardium *in vivo*: normal distribution and elevation in acute and chronic infarction.*Radiology* 2001, 218: 703.

[52] Geschwind JF,Wendland MF,Saeed M,et al. Identification of myocardial cell death in reperfused myocardial injury using dual mechanisms of contrast enhanced magnetic resonance imaging.*Acad Radiol* 1994: 1: 1.

[53] Nilsson S,Wikstorm M,Martinussen HJ,et al. Dy-DTPA-BMA as indicator of tissue viability in MR imaging.*Acta Radiol* 1995, 36: 338.

[54] Wilke N,Kroll K,Merkle H,et al.Regional myocardial blood volume estimated with MR first pass imaging and polylysine-Gd-DTPA in the dog.*J Magn Reson Imaging* 1995, 5: 227.

[55] Grist T,Korosec F,Peters D,et al.Steady-state and dynamic MR angiographic imaging with MS-325: initial experience in humans.*Radiology* 1998, 207: 539.

[56] Taylor AM,Panting JR,Keegan J,et al.Safety and preliminary findings with the intravascular contrast agent NC100150 Injection for MR coronary angiography. *J Magn Reson Imaging* 1999, 9: 220.

[57]Lauffer RB,Parmelle DJ,Dunham SU,et al.MS-325: albumin-targeted contrast agent for MR angiography. *Radiology* 1998, 207: 529.

[58] Stillman AE,Wilke N,Li D,et al.Ultrasmall superparamagnetic iron oxide to enhance MRA of the renal and coronary arteries: studies in human patients.*J Comput Assist Tomogr* 1996, 20: 51.

[59] Li D,Dolan B,Walovitch RC,et al.Three-dimensional MRI of coronary arteries using an intravascular contrast agent.*Magn Reson Med* 1998, 39: 1 014.

[60] Li D,Zheng J,Bae KT,et al.Contrast enhanced magnetic resonance imaging of the coronary arteries.*Invest Radiol* 1998, 33: 578.

[61] Bremerich J,Roberts TP,Wendland MF,et al. Three-dimensional MR imaging of pulmonary vessels and parenchyma with NC100150 Injection(Clariscan™).*J Magn Reson Imaging* 2000, 11: 622.

[62] Englbrecht M,Saeed M,Wendland MF,et al. Contrast-enhanced 3D-TOF MRA of peripheral vessels: intravascular versus extravascular MR contrast media.*J Magn Reson Imaging* 1998, 8: 616.

[63] Saeed M,Wendland MF,Engelbrecht M,et al. Value of blood pool contrast agents in magnetic resonance angiography of the pelvis and lower extremities.*Euro Radiol* 1998, 8: 1 047.

[64] Hamm B,Staks T,Taupitz M,et al.Contrast enhanced MR imaging of liver and spleen: first experience in humans with a new superparamagnetic iron oxide.*J Magn Reson Imaging* 1994, 4: 659-668.

[65] Renshaw PF,Owen CS,Evans AE,et al. Immunospecific NMR contrast agents.*Magn Reson Imaging* 1986, 4: 351-357.

[66]Gerdan Loetscher HR,Kuennecke B,et al.Monoclonal antibody-coated magnetic particles as contrast agents in magnetic resonance imaging of tumors.*Magn Reson Med* 1989, 12: 151-163.

[67] Go KG,Bulte JWM,de Lay,et al.Our approach towards developing a specific tumor-targeted MRI contrast agent for the brain.*Eur J Radiol* 1993,16: 171-175.

[68]Reimer P,Weissleder R,Shen T,et al.Pancreatic receptors: initial feasibility studies with a targeted contrast agent for MR imaging.*Radiology* 1994, 193: 527-531.

[69] Schaffer BK,Linker C,Papisov M,et al.MION-

ASF: biokinetics of an MR receptor agent. *Magn Reson Imaging* 1993, 11: 411-417.

[70] Enochs WS, Weissleder R. MR imaging of the peripheral nervous system. *J Magn Reson Imaging* 1994, 4: 241-257.

[71] Reimer P, Weissleder R, Wittenberg J, et al. Receptor-directed contrast agents for MR imaging: preclinical evaluation with affinity assays. *Radiology* 1992, 182: 565-569.

[72] Lee AS, Weissleder R, Brady TJ, et al. Lymph nodes: microstructural anatomy at MR imaging. *Radiology* 1991, 178: 519-522.

[73] Bethenze Y, Vexler V, Jerome H, et al. Differentiation of capillary leak and hydrostatic pulmonary edema with macromolecular MR imaging contrast agent. *Radiology* 1991, 181: 773-777.

[74] Unger UC, Shen D, Fritz TA. Status of liposomes as MR contrast agents. *J Magn Reson Imaging* 1993, 3: 195-198.

[75] Yeh T, Zhang W, Ilstad ST, et al. Intracellular labelling of T-cells with superparamagnetic contrast agents. *Magn Reson Imaging* 1994, 4: 381-388.

[76] Bulte JWM, Ma LD, Magin RL, et al. Selective MR imaging of labeled human peripheral blood mononuclear cells by liposome mediated incorporation of dextran-magnetite particles. *Magn Reson Med* 1993, 20: 32-37.

[77] Khaw BA, Gold H, Yasuda T, et al. Scintigraphic quantification of myocardial necrosis in patients after intravenous injection of myosin specific antibody. *Circulation* 1986, 74: 501.

[78] Khaw BA, Fallon JT, Beller G, et al. Specificity of localization of myosin-specific antibody fragments in experimental myocardial infarction. *Circulation* 1979, 60: 1 527.

[79] Weissleder R, Lee A, Khaw B, et al. Detection of myocardial infarction with MION-antimyosin. *Radiology* 1992, 182: 381.

[80] Gupta H, Weissleder R. Targeted contrast agents in MR imaging. *MRI Clin North Am* 1996, 4: 171.

[81] Ni Y, Marchal G, Yu J, et al. Localization of metalloporphyrin induced specific enhancement in experimental liver tumor: comparison of MRI, microangiographic and histologic findings. *Acad Radiol* 1995, 2: 697.

[82] Marchal G, Ni Y, Herijgers P, et al. Paramagnetic metallo-porphyrins : infarct avid contrast agents for diagnosis of acute myocardial infarction by MRI. *Eur Radiol*

1996, 6: 2.

[83] Hilger C, Maier F, Ebert W, et al. Patent DE 42 32 925 A1. Berlin, Germany, 1992.

[84] Weinmann HJ, Brasch RC, Press WR, et al. Characteristics of gadolinium-DTPA complex: a potential NMR contrast agent. *AJR Am J Roentgenol* 1984, 142: 619.

[85] Saeed M, Bremerich J, Wendland MF, et al. Reperfused myocardial infarction as seen wth use of necrosis-specific versus standard extracellular MR contrast media in rats. *Radiology* 1999, 213: 247.

[86] Saeed M, Lund G, Wendland MF, et al. Magnetic resonance characterization of the peri-infarction zone of reperfused myocardial infarction with necrosis-specific and extracellular nonspecific contrast media. *Circulation* 2001, 103: 871.

[87] Choi SII, Choi SH, Kim ST, et al. Irreversibly damaged myocardium at MR imaging with a necrosis tissue-specific contrast agent in a cat model. *Radiology* 2000, 215: 863.

[88] Pislaru SV, Ni Y, Pislaru C, et al. Noninvasive measurements of infarct size after thrombolysis with a necrosis-avid MRI contrast agent. *Circulation* 1999, 99: 690.

[89] Saeed M, Watzinger N, Lund GK, et al. The potential of extracellular and necrosis specific Gd-mesoporphyrin MR contrast media for predicting left ventricular remodeling. International Society for Magnetic Resonance in Medicine 2002, May 18-24 ; Honolulu, HI.

[90] Weissleder R. Molecular imaging: exploring the next frontier. *Radiology* 1999, 212 : 609.

[91] Li WH, Fraser SE, Meade TJ. A calcium-sensitive magnetic resonance imaging contrast agent. *J Am Chem Soc* 1999, 121: 1 413.

[92] Moats RA, Fraser SE, Meade TJ. A "smart" magnetic resonance imaging contrast agent that reports on specific enzyme activity. *Agnew Chem Int Edu Engl* 1977, 726.

[93] Aime S, Botta M, Fasanom M, et al. Lanthanide (III) chelates for NMR biomedical applications. *Chem Soc Rev* 1998, 27: 19.

[94] Louie AY, Huber MM, Ahrens ET, et al. *In vivo* visualization of gene expression using magnetic resonance imaging. *Nat Biotechnol* 2000, 18: 321.

[95] Wunderbaldinger P, Bogdanov A, Weissleder R. New approaches for imaging in gene therapy. *Eur J Radiol* 2000, 34: 156.

[96] Bhorade R,Weissleder R,Nakakoshi T,et al. Macrocyclic chelators with paramagnetic cations are internalized into mammalian cells via an HIV-tat derived membrane translocation peptide.*Bioconjug Chem* 2000,11: 301.

[97] Lewin M,Carlesso N,Tung Ch,et al.Tat peptide-derived magnetic nanoparticles allow *in vivo* tracking and recovery of progenitor cells.*Nature* 2000, 18: 410.

[98] Weissleder R,Moore A,Mahmood U,et al.*In vivo* magnetic resonance imaging of transgene expression. *Nature* 2000, 6: 351.

[99] Lewin M,Bredow S,Sergeyev N,et al.*In vivo* assessment of vascular endothelial growth factor-induced angiogenesis.*Int J Cancer* 1999, 83: 798.

[100] Bogdanov A Jr,Weissleder R.The development of *in vivo* imaging systems to study gene expression. *Trends Biotechnol* 1998, 16: 5.

[101] Wolf GL,Baun L.Cardiovascular toxicity and tissue proton T1 response to manganese injection in the dog and rabbit.*AJR Am J Roentgenol* 1983, 141: 193.

[102]Bremerich J,Saeed M,Arheden H,et al.Differentiation between normal and infarcted myocardium by myocardial cellular uptake of manganese.*Radiology* 2000, 216: 524.

[103] van der Elst L,Colet JM,Muller RN.Spectroscopic and metabolic effects of $MnCl_2$ and MnDPDP on the isolated and perfused rat heart.*Invest Radiol* 1997, 32: 581.

[104] Brurok H,Schjott J,Berg K,et al.Effects of MnDPDP,DPDP,and $MnCl_2$ on cardiac energy metabolism and manganese accumulation.An experimental study in the isolated perfused rat heart.*Invest Radiol* 1997, 32: 205.

[105] Wendland MF,Saeed M,Geschwind JF,et al. Distribution of intracellular,extracellular,and intravascular MR contrast agents for magnetic resonance imaging in hearts subjected to reperfused myocardial infarction.*Acad Radiol* 1996, 3: S402.

[106] Gallez B,Bacic G,Swartz H.Evidence for the dissociation of the hepatobiliary MRI contrast agent Mn-DPDP.*Magn Reson Med* 1996, 35: 14.

[107] Runge VM.Safety of approved MR contrast media for intravenous injection.*J Magn Reson Imaging* 2000, 12: 205.

[108] Wyttenbach R,Saeed M,Wendland MF,et al. Detection of acute myocardial ischemia using first-pass

dynamic of MN-DPDP on inversion recovery echo-planar imaging.*J Magn Reson Imaging* 1999, 9: 209.

[109] Wilke N,Simm C,Zhang J,et al.Contrast-enhanced first pass myocardial perfusion imaging: correlation between myocardial blood flow in dogs at rest and during hyperemia.*Magn Reson Med* 1993, 29: 485.

[110] Saeed M,Wendland MF,Lauerma K,et al.Detection of myocardial ischemia using first pass contrast-enhanced inversion recovery and driven equilibrium fast GRE imaging.*J Magn Reson Imaging* 1995, 5: 515.

[111] Schwitter J,Saeed M,Wendland MF,et al.Assessment of myocardial function and perfusion in a canine model of non-occlusive coronary artery stenosis using fast magnetic resonance imaging.*J Magn Reson Imaging* 1999, 9: 101.

[112]Kraitchman DL,Wilke N,Hexeberg,et al.Myocardial perfusion and function in dogs with moderate coronary stenosis.*Magn Reson Med* 1996, 35: 771.

[113] Bremerich J,Buser P,Bongartz G,et al. Noninvasive stress testing of myocardial ischemia: comparison of MRI perfusion and wall motion analysis to [99m]TcMIBI SPECT,relation to coronary angiography.*Eur Radiol* 1997, 7: 990.

[114] Szolar DH,Saeed M,Wendland MF,et al.MR imaging characterization of postischemic myocardial dysfunction ("stunned myocardium"): relationship between functional and perfusion abnormalities.*J Magn Reson Imaging* 1996, 6: 615.

[115] Saeed M, Wendland MF, Szolar D, et al. Quanti-fication of the extent of area at risk with fast contrast-enhanced magnetic resonance imaging in experimental coronary artery stenosis.*Am Heart J* 1996, 132: 921.

[116] Gerber BL,Bluemke DA,Chin BB,et al.Comparison between gadomer-17 and gadolinium DTPA for the assessment of myocardial perfusion using first pass MRI in a swine model of single vessel coronary artery stenosis.*Radiology* 2000, 217: 130.

[117] Schwitter J,Saeed M,Wendland MF,et al.Influence of the severity of myocardial injury on the distribution of macromolecules: extra versus intra-vascular gadolinium-based MR contrast agents.*J Am Coll Cardiol* 1997, 30: 1 086.

[118] Yu KK,Saeed M,Wendland MF,et al.Comparison of T1-enhancing and magnetic susceptibility magnetic resonance contrast agents for demarcation of the jeopardy area in experimental myocardial infarction.

InvestRadiol 1993, 28：1 015.

[119] Eichstadt WH,Felix F,Dougherty RC.Magnetic resonance imaging at different stages of myocardial infarction using contrast agent gadolinium DTPA.*Clin Cardiol* 1986, 9：527.

[120]de Roos A,van Voorthuisen AE.Magnetic resonance imaging of the heart：perfusion,function,and structure.*Curr Opin Radiol* 1991, 3：525.

[121] Johnson DL,Thompson RC,Liu P,et al.Magnetic resonance imaging during acute myocardial infarction. *Am J Cardiol* 1986, 57：1 059.

[122] Been M,Smith MA,Ridgway P.Serial changes in the T1 magnetic relaxation parameter after myocardial infarction in man.*Br Heart J* 1988, 59：1.

[123] Thompson RC,Liu P,Brady TJ,et al.Serial magnetic resonance imaging in patients following acute myocardial infarction [see Comments].*Magn Reson Imaging* 1991, 9：155.

[124] McNamara MT,Higgins CB.Magnetic resonance imaging of chronic myocardial infarcts in man.*AJR Am J Roentgenol* 1984, 143：1 135.

[125] Dulce MC, Duerinckx AJ, Hartiala J, et al. MR imaging of the myocardium using nonionic contrast medium：signal-intensity changes in patients with subacute myocardial infarction.*AJR Am J Roentgenol* 1993, 160：963.

[126] Matsunaga N,Hayashi K,Sakamoto I,et al. Serial assessment of contrast enhancement of myocardial infarction with Gd-DTPA-enhanced MR imaging.*Radiology* 1995, 197：521.

[127] van Dijkman PRM,van der Wall,de Roos A, et al.Acute,subacute,and chronic myocardial infarction：quantitative analysis of gadolinium-enhanced MR imaging. *Radiology* 1991, 180：147.

[128] de Roos A,van Rossum AC,van der Wall,et al.Reperfused and non-reperfused myocardial infarction：diagnostic potential of Gd-DTPA-enhanced MRI.*Radiology* 1989, 172：717.

[129] Lim TH,Lee JH,Kim YH,et al.Occlusive and reperfused myocardial infarction：detection by using MR imaging with gadolinium polylysine enhancement.*Radiology* 1993, 189：765.

[130] Saeed M,Wendland MF,Masui T,et al.Myocardial infarction：assessment with an intravascular MR contrast medium.*Radiology* 1999, 180：153.

[131]Kim RJ,Fieno DS,Parrish TB,et al.Relatioinship of MRI delayed contrast enhancement to reversible injury,

infarct age and contractile function.*Circulation* 1999,100：1 992.

[132] Kim RJ,Hillenbrand HB,Judd RM.Evaluation of myocardial viability by MRI.*Herz* 2000, 25：417.

[133] Judd RM,Lugo-Olivieri CH,Arai M,et al. Physiological basis of myocardial contrast enhancement in fast magnetic resonance images of 2-day-old reperfused canine infarcts.*Circulation* 1995, 92：1 902.

[134] de Roos A, Doornbos J, van der Wall EE, et al.MRI of acute myocardial infarction：value of Gd-DTPA. *AJR Am J Roentgenol* 1988, 150：531.

[135] van Rossum AC,Visser FC,Van Eenige MJ,et al.Value of gadolinium-diethylene-triamine pentaacetic acid dynamics in magnetic resonance imaging of acute myocardial infarction with occluded and reperfused coronary arteries after thrombolysis.*Am J Cardiol* 1990, 65：845.

[136] Dendale P,Franken P,Meusel M,et al.Distinction between open and occluded infarct-related arteries using contrast-enhanced magnetic resonance imaging.*Am J Cardiol* 1997, 80：334.

[137] Yakota C,Nonogi H,Miyazakis,et al.Gadolinium-enhanced magnetic resonance imaging in acute myocardial infarction.*Am J Cardiol* 1995, 75：577.

[138] Fedele F,Montesanto T,Ferro-Luzzi M,et al. Identification of viable myocardium in patients with chronic coronary artery disease and left ventricular dysfunction：role of magnetic resonance imaging.*Am Heart J* 1994, 94：484.

[139] Lima JA,Judd RM,Bazille A,et al.Regional heterogeneity of human myocardial infarcts demonstrated by contrast-enhanced MRI.Potential mechanisms.*Circulation* 1995, 92：1 117.

[140]Sandestede JJW,Lipke C,Baer M,et al.Analysis of first-pass and delayed contrast-enhancement patterns of dysfunctional myocardium on MR imaging：use for the prediction of myocardial viability.*AJR Am J Roentgenol* 2000, 174：1 737.

[141] Rogers WJ,Kramer CM,Geskin G,et al.Early contrast-enhanced MRI predicts late functional recovery after reperfused myocardial infarction.*Circulation* 1999, 99：744.

[142] Kramer CM,Rogers WJ,Mankad S,et al.Contractile reserve and contrast uptake pattern by magnetic resonance imaging and functional recovery after reperfused myocardial infarction.*J Am Coll Cardiol* 2000, 36：1 834.

[143]Kim RJ,Wu E,Rafael A,et al.The use of contrast-enhanced magnetic resonance imaging to identify

reversible myocardial dysfunction.*N Engl J Med* 2000, 343：1 445.

[144] Wu E,Judd RM,Vargas JD,et al.Visualization of presence,location,and transmural extent of healed Q-wave and non-Q-wave myocardial infarcton.*Lancet* 2001, 357：21.

[145] Lim T-H,Choi SH,MRI of myocardial infarction.*J Magn Reson Imaging* 1999, 10：686.

[146] Fienno DS,Kim RJ,Chen EL,et al.Contrast enhanced MRI of myocardium at risk：distinction between reversible injury throughout infarct healing.*J Am Coll Cardiol* 2000, 36：1 985.

[147] Schaefer S,Malloy CR,Katz J,et al.Gadolinium-DTPA-enhanced nuclear magnetic resonance imaging of reperfused myocardium：identification of the myocardial bed at risk.*Am J Cardiol* 1988, 12：1 064.

[148] Dendale P, Franken PR, Block P, et al.Contrast enhanced and functional magnetic resonance imaging for the detection of viable myocardium after infarction.*Am Heart J* 1998, 135：875.

[149] Simonetti O,Kim RJ,Fieno DS,et al.An improved MR imaging technique for the visualization of myocardial infarction.*Radiology* 2001, 218：215.

[150] Ramani K,Judd RM,Holly TA,et al.Contrast magnetic resonance imaging in the assessment of myocardial viability with stable coronary artery disease and left ventricular dysfunction.*Circulation* 1998, 98：2 687.

[151] Hillenbrand HB,Kim RJ,Parker MA,et al. Early assessment of myocardial salvage by contrast-enhanced magnetic resonance imaging.*Circulation* 2000,102：1 678.

[152] Saeed M,Wendland MF,Yu KK,et al.Identification of myocardial reperfusion with echo planar magnetic resonance imaging：discrimination between occlusive and reperfused infarctions.*Circulation* 1994, 90：1 492.

[153] Saeed M,Wagner S,Wendland MF,et al.Occlusive and reperfused myocardial infarcts：differentiation with Mn DPDP-enhanced MR imaging.*Radiology* 1989, 172：59.

[154] Saeed M,Wendland MF,Takehara Y,et al. Reperfusion and irreversible myocardial injury：identification with a nonionic MR imaging contrast medium. *Radiology* 1992, 182：675.

[155] Saeed M,Wendland MF,Watzinger N,et al. MR contrast media for myocardial viability,microvascular integrity and perfusion.*Eur J Radiol* 2000, 34：179.

[156] Kondo M,Nakano A,Siato D,et al.Assessment of microvascular no-reflow phenomenon using technetium-99m macro-aggregated albumin scintigraphy in patients with acute myocardial infarction.*Circulation* 1998, 97：898.

[157] Bremerich J,Wendland MF,Arheden H,et al. Microvascular injury in reperfused infarcted myocardium：noninvasive assessment with contrast-enhanced echo-planar magnetic resonance imaging.*J Am Coll Cardiol* 1998, 32：787.

[158] Bolognese L,Cerisano G,Buonamici P,et al. Influence of infarct-zone viability on left ventricular remodeling after acute myocardial infarction.*Circulation* 1997, 96：3 353.

[159] Ito H, Tomooka T, Sakai N, et al.Lack of myocardial perfusion immediately after successful thrombolysis.A predictor of poor recovery of left ventricular functiion in anterior myocardial infarction.*Circulation* 1992, 85：1 699.

[160] Jeremy RW,Links JM,Becker LC.Progressive failure of coronary flow during reperfusion of myocardial infarction：documentation of the no-reflow phenomenon with positron emission tomography.*J Am Coll Cardiol* 1990, 16：695.

[161] Wu KC,Zerhouni E,Judd RM,et al.Prognostic significance of microvascular obstruction imaging in patients with acute myocardial infarction.*Circulation* 1998, 97：765.

[162] Asanuma T,Tanabe K,Ochiai K,et al.Relationship between progressive microvascular damage and intramyocardial hemorrhage in patients with reperfused anterior myocardial infarction.*Circulation* 1997, 96：448.

[163] Ochiai K,Shimada T,Murakami Y,et al.Hemorrhagic myocardial infarction after coronary reperfusion detected *in vivo* by magnetic resonance imaging in humans：prevalence and clinical implications.*J Cardiovasc Magn Reson* 1999,1：247.

[164] Gerber BL,Rochitte CE,Melin JA,et al.Microvascular obstruction and left ventricular remodeling early after acute myocardial infarction.*Circulation* 2000, 101：2 734.

[165] Wu KC,Kim RJ,Bluemke DA,et al.Quantification and time course of microvascular obstruction by contrast-enhanced echocardiography and magnetic resonance imaging following acute myocardial infarction and reperfusion.*J Am Coll Cardiol* 1998, 32：1 756.

[166] Richitte CE,Lima JA,Blumke DA,et al.Magnitude and time course of microvascular obstruction and

tissue injury after acute myocardial infarction.*Circulation* 1998, 98：1 006.

[167] Kroll K, Wilke N, Jerosch-Herold M, et al. Accuracy of modeling of regional myocardial flows from residue functions of an intravascular indicator.*Am J Physiol* 1996, 271：H1 643.

[168] Wilke N, Jerosch-Herold M, Stillman AE, et al.Concepts of myocardial perfusion imaging in magnetic resonance imaging.*Magn Reson Q* 1994, 10：249.

[169] Wilke N, Machnig T, Engels G, et al.Dynamic perfusion studies by ultrafast MRI：initial clinical results from cardiology.*Electromedica* 1990, 58：102.

[170] Cullen JHS,Horsefield MA,Reek CR,et al.A myocardial perfusion reserve index in humans using first-pass contrast-enhanced magnetic resonance imaging.*J Am Coll Cardiol* 1999, 33：1 386.

[171] Gould KL.PET perfusion imaging and nuclear cardiology.*J Nucl Med* 1991, 32：579.

[172] Eichenberger AC,Schuiki E,Kochli VD,et al. Ischemic heart disease：assessment with gadolinium-enhanced ultrafast MR imaging and dipyridamole stress.*J Magn Reson Imaging* 1995, 4：425.

[173] Wilke N,Jerosch-Herold M,Zenovich A,et al. Magnetic resonance first-pass myocardial perfusion：clinical validation and future applications.*J Magn Reson Imaging* 1999, 10：676.

[174] Manning WJ,Atkinson DJ,Grossman W,et al. First-pass nuclear magnetic resonance imaging studies using gadolinium-DTPA in patients with coronary artery disease.*J Am Coll Cardiol* 1991, 18：959.

[175] Schaefer S,van Tyen R,Saloner D.Evaluation of myocardial perfusion abnormalities with gadolinium-enhanced snapshot MR imaging in humans.*Radiology* 1992, 185：795.

[176] Higgins CB,Saeed M,Wendland MF,et al. Evaluation of myocardial function and perfusion in ischemic heart disease.*MAGMA* 1994, 2：177.

[177] Meaney JFM.MR angiography of the peripheral arteries.In：Ferris EJ.Waltman AC,Fishman EK,et al.eds.*Categorical course in diagnostic radiology.Vascular imaging RSNA syllabus.*Oak Brook,IL：Radiological Society of North America,1998：201.

[178] Ho KYJAM, de Haan MW, Kessels AGH, et al.Peripheral vascular tree stenosis：detection with subtracted and non-subtracted MR angiography.*Radiology* 1998, 206：673.

[179] Goldfarb JW,Edelman RR.Coronary arteries：breath-hold,gadolinium-enhanced,three-dimensional MR angiography.*Radiology* 1998, 206：830.

[180] Woodrad PK,Li D,Zheng J,et al.Current developments and future direction of coronary magnetic resonance angiography.*Coron Artery Dis* 1999, 10：135.

[181] Danias PG,Stuber M,Edelman RR,et al.Coronary MRA：a clinical experience in the United States.*J Magn Reson Imaging* 1999, 10：713.

[182] Bunce NH, Pennell DJ.Coronary MRA—a clinical experience in Europe.*J Magn Reson Imaging* 1999, 10：721.

[183]Nitatori T,Yoshino H,Yokoyama K,et al.Coronary MR angiography—a clinical experience in Japan.*J Magn Reson Imaging* 1999, 10：709.

[184] Woodrad PK,Li D,Zheng J,et al.Coronary MR angiography.*Appl Radiol* 2000, 29：55-64.

[185]Lorenz CH,Johansson LOM.Contrast-enhanced coronary MRA.*J Magn Reson Imaging* 1999, 10：703.

[186] Hatabu H, Gaa J, Kim D, et al.Pulmonary perfusion and angiography：evaluation with breath hold enhanced three dimensional fast imaging steady state precession MR imaging with short TR and TE.*AJR Am J Roentgenol* 1996, 161：635.

[187] Steiner P, McKinnon GC, Romanowski B, et al.Contrast enhanced,ultrafast 3D pulmonary MR angiography in a single breath hold：initial assessment of imaging performance.*J Magn Reson Imaging* 1997, 7：177.

[188] Hatabu H,Gaa J,Kim D,et al.Pulmonary perfusion：qualitative assessment with dynamic contrast enhanced MRI using ultrashort TE and inversion recovery turbo FLASH.*Magn Reson Med* 1996, 36：503.

[189] Knopp MV, von Tengg-Kobligk H, Floemer F,et al.Contrast agents for MRA：future direction.*J Magn Reson Imaging* 1999, 10：314.

获 得 性 心 脏 病

第7章　心肌和心包疾病

GABRIELE A.KROMBACH

MAYTHEM SAEED

CHARLES B.HIGGINS

■ MRI 对心肌和心包疾病的评价

MRI适用于诊断心血管疾病,得益于MRI的多个优点:① MRI具有较高的空间分辨力,可提供组织和血流之间较高的自然对比,MRI无需使用对比剂即可清晰显示心脏解剖。② MRI可任意选择成像切面,因而特别适用于心脏解剖和功能的综合评价。③ 对于超声心动图难以显示的局部解剖结构,如心尖和右心室前壁,均可很容易地在MRI上显示。由于脉冲序列可与心动周期保持一致,因而有可能在心动周期的精确时相内采集图像。④电影MRI可通过显示局部室壁增厚和室壁运动来评价局部心室功能,还可用于测量心室容积。⑤ 由于MRI可采集三维容积数据,从而避免几何学的假定,因此测量结果具有高度的准确性和可重复性[1~3]。

■ 技术

MRI评价心脏疾病的第一步应做覆盖整个心脏、ECG门控的多层面SE序列T1WI,用于评价心脏解剖和结构的改变[4],此时常常采集横断面或与心脏长轴垂直的心脏短轴层面的图像[5]。成像层面不能参照胸腔结构,而应与心脏参照结构即左心室长轴相一致,能够重复性地显示心脏解剖结构,并且需提供可与超声心动图标准层面相对照的MR图像[6]。

电影MRI可用于定量测量心室容积、重量和评价心脏功能。应用常规梯度回波、无间隔梯度回波或无间隔平面回波成像序列,可获得覆盖整个心脏多个平面的一系列电影MRI,从而可直接测量双侧心室收缩末期容积、舒张末期容积、搏出量、心肌重量和射血分数等数据。梯度回波序列图像上血池为高信号。应用新的快速梯度回波序列,如稳态进动快速成像(FISP)和平衡快速回波序列(图7.1),可得到亮血流和心室肌之间的极佳对比。根据回波时间的不同,异常的血流模式,如狭窄瓣膜处的高速射流或瓣膜关闭不全时的返流,可在亮血流内产生信号流空。

速度编码(相位对比)电影MRI是基于在梯度磁场存在的情况下,流速所致的运动质子相位转移。这项技术可以用于测量主动脉或肺动脉内的血流流速,从而分别定量测量左心室或右心室搏出量[7~9],其还可用于检查某些心肌病和测量瓣膜返流。

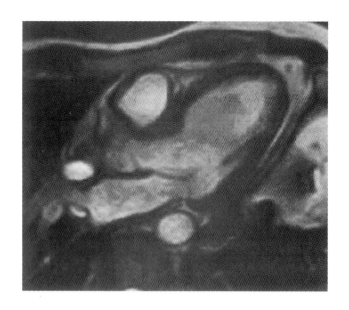

图7.1 平衡快速视野回波图像。血池和心肌间的对比优于常规梯度回波序列图像。

心肌病

分类

按照世界卫生组织（WHO）和国际心脏协会和联合会的分类[10]，心肌病被定义为与心脏功能紊乱相关的心肌病变。按照病理生理学特征，心肌病被分为4个主要类型：扩张型心肌病、肥厚型心肌病、限制型心肌病以及致心律失常型右心室心肌病[10, 11]。除此以外，与特异性心脏病或系统性疾病有关的心肌病，被认为是*特异性心肌病[10]*。

扩张型心肌病的特征为心室扩大和左心室或双心室收缩功能下降，收缩末期和舒张末期心室容积增加，而搏出量和射血分数减少。心室扩大常导致轻度至中度的二尖瓣及三尖瓣返流。左心室壁厚度通常在正常范围内，因而总体来说，左心室重量增加。扩张型心肌病最常见的病因是继发于冠心病的心肌缺血，但由此所引起的心肌功能不全的程度往往与心肌梗死的严重程度不相称[10]。高血压、病毒性疾病、酒精中毒、糖尿病、肥胖症、严重的中毒以及遗传因素，同样可导致扩张型心肌病。组织学分析，心肌病变组织并无特异性[12]。扩张型心肌病最常见的临床表现为左心室衰竭。

肥厚型心肌病（HCM）表现为多种类型的不均一性心肌肥厚，而无明显可引起心肌肥厚的功能性刺激因素存在，如主动脉狭窄或高血压。肥厚型心肌病约1/2有家族史，为常染色体遗传病，伴有不同的外显率，可表现为整个左心室或双侧心室对称性肥厚，或室间隔上部、中部或心尖部不对称性心肌肥厚。可根据血流动力学改变，鉴别有无流出道梗阻。不同类型的HCM治疗方法不同，预后也不同。不对称性室间隔HCM在美国和欧洲常见，可导致左心室流出道梗阻，其特征是动态的主动脉瓣瓣膜下狭窄。心舒张期，由于室间隔上部肥大，左室流出道表现为正常或轻度狭窄；心收缩期，二尖瓣的前瓣叶向前移动与室间隔接触，导致流出道狭窄程度加剧。心尖肥厚尽管在西方国家并不常见，但在日本很常见。这种类型的HCM不引起流出道梗阻。HCM的自然病程不同，可继发心律失常引起猝死。

限制型心肌病的特征为继发于心肌硬变的心室充盈受限，以及舒张期心室容积减少。在舒张早期，血液快速注入心室，然后达高峰，舒张末期的心室充盈较少。舒张末期，两心室压力上升，而收缩功能正常或轻度降低。目前将心内膜心肌纤维化和Loeffler心内膜炎归入限制型心肌病。Loeffler心内膜炎与高嗜酸细胞有关。嗜酸细胞的脱颗粒被认为与局灶性坏死和随后的纤维化以及附壁血栓形成有关。心室壁硬化的不断加重以及机化血栓所致的心腔缩小，均可导致限制性充盈障碍。心内膜心肌纤维化多发于地球赤道附近的非洲国家，与高嗜酸细胞无关，是由于特发性的心尖部和血管下的心肌纤维化所致。糖原沉积症、放射性纤维化和某些浸润性疾病，例如淀粉沉积和结节病，也可导致限制型心肌病。许多限制型心肌病为特发性病变。

特异性心肌病是与特异的心脏病或系统性疾病相关的心肌病。血色素沉着症、结节病、淀粉样变性和高血压或代谢性心肌病，均为特异性心肌病。这种分类包括了可以导致心肌炎的炎性心肌病，但不包括特发性、感染性或自体免疫性炎性心肌病。

一些心肌病的分类方法将浸润型心肌病单独列出，浸润型心肌病仅指心肌组织浸润的组织病理特征且可引起限制型或扩张型心肌病。血色素沉着症、淀粉沉积症和结节病均为浸润型心肌病，前者导致扩张型心肌病，而后两者常导致限制型心肌病。

扩张型心肌病

扩张型心肌病的解剖学异常可很容易地在心电门控SE序列MRI或电影MRI上显示[13～15]。扩张型心肌病的形态学改变包括左心室扩大（图7.2），常伴右心室和双侧心房扩张。左心室壁厚度通常保持正常。扩张型心肌病的MRI表现无特异性，因而难以在MRI上鉴别扩张型心肌病的病因，但可用于鉴别缺血性和非缺血性扩张型心肌病。大多数非缺血性扩张型心肌病左心室壁厚度均匀，无局部室壁变薄。如果心脏扩张是由于心肌缺血所致，则通常为一个或多个心肌节段明显变薄，有时可见室壁动脉瘤形成。反复心肌缺血后，心肌小梁数目和体积均减小[16]。MRI可显示闭塞血管供血分布区域的心室扩大，而不是全心室扩大，这是缺血性扩张型心肌病的特征性改变[17]。单独右心室扩大为继发于右冠状动脉闭塞所致的缺血性心肌病的一个征象[18]。

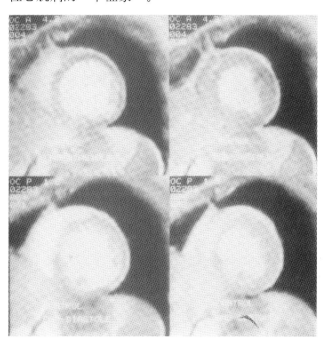

图7.2　扩张型心肌病。舒张末期（左排图像）和收缩末期（右排图像）的心室中部水平短轴层面电影MRI。可见左心室直径大于正常。

电影MRI可定量测量心室重量、室壁厚度以及心室容积，从而确定扩张型心肌病的严重程度[3,19,20]。电影MRI可准确重复性地测量左心室容积、重量以及射血分数[3]。最近的研究发现，与其他设备相比，MRI可最为可靠地提供慢性顽固性心衰患者的左心室容积和射血分数[21]。由于目前尚无几何学公式用于测量心室容积，因而对于评价非均匀性扩张或肥厚的心室，三维MRI具有特殊的优势。虽然三维超声心动图同样高度可靠，但易受技术条件的影响，如透声窗的限制，对于约14%的患者，三维超声心动图不能提供良好的图像质量[21]。由于MRI的高度准确性和可重复性，因而可用于监测及评价治疗效果。例如，扩张型心肌病经血管紧张素－转换酶抑制剂治疗后的左心室收缩期容积、室壁压力、重量的明显减少和射血分数的增加[22]。此外，对于扩张型心肌病的新疗法，如生长激素治疗，MRI还可用于监测其疗效[23]。

电影MRI可用于评价左心室功能参数，并可在某种程度上评价右心室功能参数，如收缩期室壁厚度、射血分数和心搏出量，在整个心动周期的短轴层面电影MRI上，反复测量室壁厚度和心室容积得到以上参数。此外，还可从电影MRI上的心室腔大小计算出心脏壁压力，如果在MRI检查中记录血压和颈动脉搏动的示踪图形，则可由左心室收缩末期直径（ESD）和收缩末期室壁厚度（ESWT）计算出收缩末期室壁压力：

$$收缩末期室壁压力 = \frac{1.35 \times 收缩末期压力 \times ESD}{4ESWT\,(1+ESWT/ESD)}$$

应用电影MRI技术进行检查后发现，扩张型心肌病患者的室壁压力增高[24]。

除了心搏出量和射血分数减少以外，左心室收缩功能减退的其他征象也可在电影MRI上证实。与正常对照组相比，扩张型心肌病的左心室壁厚度明显不均匀[25]。正常心室自心底至心尖部的室壁逐渐增厚，但扩张型心肌病患者则无这种阶梯状改变[1,26]。与正常对照组比较，心肌标记显示扩张型心肌病患者心肌纤维明显缩短且数目减少[27]。

尽管扩张型心肌病患者的左心室重量大于正常志愿者，但右心室重量无明显变化[18]。尽管右心室常为轻度扩张且其收缩功能无严重减退，但可有右心室舒张异常，如峰值充盈率时间延长[20]。与健康自愿者比较，扩张型心肌病患者三尖瓣区域测得的舒张期流速曲线比较平缓[28]。右心室充盈功能改变可能是由于左心室形态和功能的改变所致。

对于扩张型心肌病患者心肌的信号强度，在SE序列和GRE序列上无相应改变，但是血色素沉着症例外，后者由于心肌过量铁沉积，因而在SE序列和GRE序列图像上弛豫率明显缩短[29]。对于某些扩张型心肌病患者，Gd-DTPA对比增强T1WI上可显示局部心肌强化[30]，但强化并不是特异性的发现，也可由缺血、炎症浸润、水肿和其他病变而引起。

肥厚型心肌病

MRI可以准确显示肥厚型心肌病患者心肌肥厚的位置和范围（图7.3，图7.4）。超声心动图是诊断和随访大部分这类患者的成像技术，但对某些病例，也难以提供全面的信息。即使对于有足够透声窗的患者，由于心脏前壁、下壁和心尖位于超声线束的边缘[31]，超声图也难以显示，而与之相比，MRI则可明确显示肥厚心肌的部位。在最近的一项对肥厚型心肌病患者的研究中，MRI心动图可显示97%的局部室壁节段增厚，而超声心动图仅可显示其中的67%。MRI的主要临床作用为评价超声心动图难以显示的不常见的心肌肥厚。MRI还可应用于连续随访左心室重量。

电影MRI可综合性地评价肥厚型心肌病的功能改变，包括左心室重量、容积和射血分数[33~35]。肥厚型心肌病患者，收缩末期及舒张末期室壁厚度增加（图7.5）。据报道，室间隔不对称性肥厚型心肌病患者室间隔厚度与左心室游离壁厚度的平均比值高于1.5 ± 0.8，而正常志愿组为0.9 ± 0.3，向心性左心室肥厚患者为0.8 ± 0.2[36]。如果舒张末期室间隔厚度与左心室游离壁厚度的比值为1.3∶1，则高度提示室间隔肥厚型心肌病（图7.6）。肥厚型心肌病

患者左心室总重量明显增加。MRI可用于鉴别肥厚型心肌病3种不同类型的心尖形状：真实的心尖形状、伴非对称性心室壁节段受累、伴室壁节段对称性受累[37]。已经证实心室的"铁铲形状"，被认为是心尖部肥厚型心肌病患者的特征性征象，但本病早期不会出现这种表现，疾病进展至后期才出现[38]。

与健康志愿组相比，电影MRI测量的肥厚型心肌病患者双侧心室收缩期峰值充盈率以及达峰时间充盈率均降低，这反映出增厚心肌的顺应性降低[39,40]。收缩期室壁增厚减少，并且节段性室壁增厚率与局部室壁增厚呈负相关[39,40]。

研究发现，钆对比剂增强后肥厚型心肌病的局部心肌节段可有强化[43]。与其他心室节段相比，大部分肥厚的心肌节段明显强化，可能为节段性心肌缺血损伤和／或纤维化所致。

最近，一项利用速度编码电影MRI技术（VEC MRI）的研究显示了静息状态下单位心肌血流量的减少以及使用血管扩张剂后血流量的变化。在冠状窦部位VEC MRI测量的左心室心肌血流量和标准化的心室肌重量，可用于表达每分钟每克左心室心肌血流量的毫升数。肥厚型心肌病患者应用血管扩张剂后的冠脉血流量与静息状态下的冠脉血流量（冠脉血流储备）的比率为1.72 ± 0.49，正常人则为3.01 ± 0.75（$P<0.01$）[44]。

除可用于明确心肌肥厚的部位以及严重程度外，MRI还可用于鉴别梗阻性和非梗阻性肥厚型心肌病。

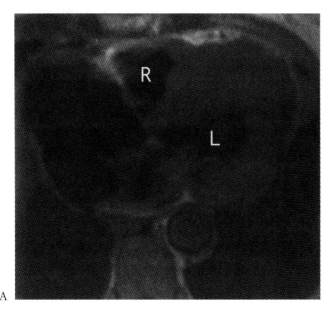
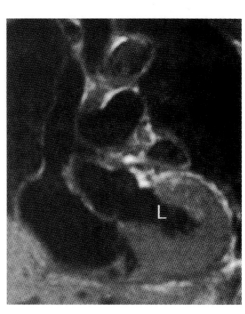

图7.3 肥厚型心肌病。轴面（图A）和冠状面（图B）SE序列T1WI显示左心室心肌增厚，主要累及室间隔、心尖和左心室前壁。L：左心室；R：右心室。

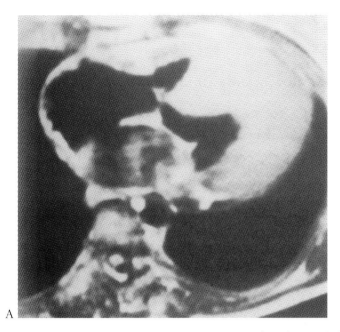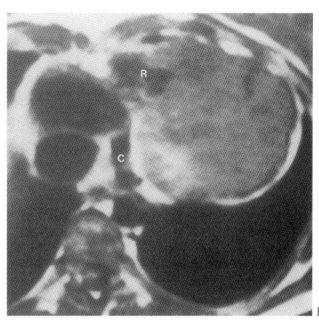

图 7 . 4　肥厚型心肌病。通过心室（A 图）和心尖（B 图）水平的 S E 序列轴面图像。心室呈对称性的增厚。由于严重的心肌肥厚，心尖处的左心室腔几乎闭塞。R ：右心室；C ：冠状窦。

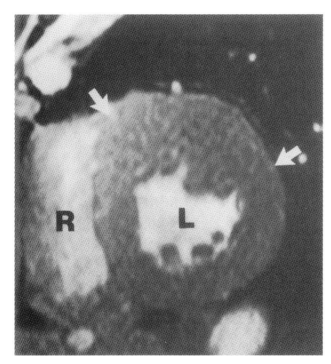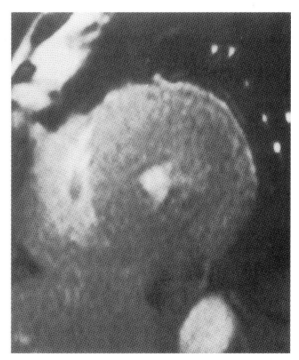

图 7 . 5　肥厚型心肌病。心脏短轴层面舒张末期（图 A）及收缩末期（图 B）电影 M R I。R ：右心室；L：左心室。在心脏循环的双期，心肌厚度均不正常，心脏的所有区域均肥厚，心脏前部最厚（箭头）。图中尚显示左心室腔缩小。

梗阻性肥厚型心肌病由于狭窄流出道内的射流而导致 GRE 序列图像上的信号缺失[45]。通过狭窄近端及远端部位的流速图，可定量测量流出道的流速梯度。此外，电影 MRI 也可检出常见于肥厚型心肌病的二尖瓣返流，其表现为心脏收缩期时射入左心房血流的流空信号。还可通过计算双侧心室搏出量之间的差异或应用VEC MRI测量左心室输入和输出量的差别，得出二尖瓣的返流量[45]。

心肌标记可显示肥厚型心肌病左心室节段性的示踪剂浓聚分布。肥厚的室间隔和左心室后部室壁运动明显下降[47]，心室纵径和周径的缩短程度也降低[48]。同时，与正常志愿者相比，肥厚型心肌病患者心室扭转加剧且心肌增厚更不规则[49]。

由于 MRI 定量测量左心室重量的高度准确性和

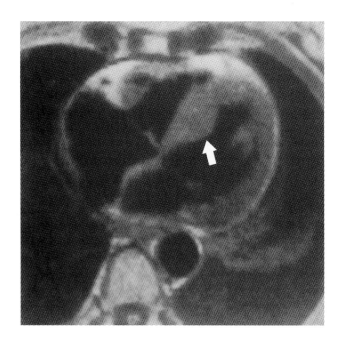

图 7.6 肥厚型心肌病。非对称性肥厚型心肌病患者的轴面 SE 序列图像，显示室间隔上部增厚（箭头）。

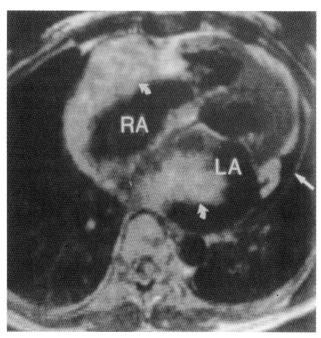

图 7.7 限制型心肌病。心房层面 SE 序列图像。左、右心房均扩张。血池呈亮信号（弯箭头）是由于慢流血所致。并可见少量心包积液（箭头）。LA：左心房；RA：右心房。

可重复性，因而可用于随访观察肥厚型心肌病患者治疗后的效果。最近的一项研究发现，对于梗阻性肥厚型心肌病所致肥厚心肌组织梗死的患者，室间隔切除术可缓解左室流出道的流速梯度，MRI 可显示梗死的范围，并可在 12 个月的随访期间显示流出道大小的渐进改善[50]。

限制型心肌病

限制型心肌病患者，MRI 检查的主要目的是与缩窄性心包炎鉴别。由于两者的血液动力学特征类似，且临床表现相仿，因而仅依靠临床表现难以鉴别。但两者的鉴别诊断非常重要，这是由于心包外科切除术可有效地治疗缩窄性心包炎，而对限制型心肌病则是致命性的。在缩窄性心包炎时心包通常增厚，而限制型心肌病则无此特征。MRI SE 序列图像可明确显示心包增厚。在这两种疾病一系列无症状的患者中，MRI 的鉴别诊断准确率为 93%[51]。

限制型心肌病的 MRI 特点为由心室的舒张期充盈受限所致的表现，其具有特征性但并不特异。心室舒张期的扩张受限导致心房、上下腔静脉以及肝静脉扩张，随后，心房内的血液淤滞导致心房腔在 SE 序列上表现为高信号（图 7.7）。这是由于在 SE 序列的两次射频脉冲间隔时间内，心房腔内的质子位置并没有发生变化，因而它们接收了两次脉冲激励，从而产

生高信号。VEC MRI 通过测量二尖瓣和三尖瓣的舒张期血流速度，用于定量及随访心室限制型充盈模式对治疗后的反应[52~54]。对于限制型心肌病患者评价心脏房室瓣的返流同样重要，也可使用电影 MRI 或 VECMRI 进行评价。

心内膜心肌纤维化区在 T1WI 和 T2WI 上表现为低信号[55]，由于心内膜下纤维组织沉积，心室壁可严重增厚，引起心腔变窄，进一步降低舒张期心室充盈。

很多特异性心肌病可导致心室充盈受限，下文将阐述其典型的影像学表现。

特异性心肌病

淀粉沉积

间质淀粉纤维沉积可引起心房、心室壁以及房室瓣向心性增厚。严重的心室肌淀粉沉积可产生类似肥厚型心肌病的特征[56]，可根据心室的反向收缩鉴别两者。与肥厚型心肌病高动力心室收缩相比，淀粉沉积时收缩期的心肌收缩力不同程度降低，射血分数以及收缩期室壁增厚率下降。淀粉沉积时，心房壁和房室

瓣增厚,因而淀粉沉积更容易导致伴有心房扩张的限制型心肌病。淀粉沉积患者心肌 T1 和 T2 弛豫率的变化可在 MRI 上显示,特别是在脂肪抑制序列图像上更为明显[57]。与健康志愿者和肥厚型心肌病患者相比,淀粉沉积患者 T1WI 和 T2WI 上的心肌信号强度降低[58]。

结节病

结节病通常表现为心肌内典型的肉芽肿,也可引起限制型心肌病,仅 5% 的系统性结节病患者有心脏受累的临床症状,在尸检中却发现有 20%~30% 患者心脏受累[59]。心脏方面的临床症状大多由于系统性结节病累及心肌所致。但对于有临床症状而无系统性疾病的结节病患者,诊断有争议,此时常行心肌活检以证实本病。但由于结节病的心肌侵犯为斑片状浸润性分布,非病变部位的活检可导致假阴性结果。结节病肉芽肿在 MRI 脂肪抑制 T2WI 上显示为高信号,注入 Gd-DTPA 后 T1WI 上可见局部明显强化[59, 60],但这些发现不具有特异性,也可见于其他炎性病灶。然而 MRI 表现有助于心肌活检,也有助于观察激素治疗后的效果[61]。肉芽肿消退后,仍可存留炎症后瘢痕,其表现为心室壁不增厚或增厚程度减少,也可表现为舒张期心室壁变薄[61]。

血色素沉着症

血色素沉着症可为原发或继发,原发血色素沉着症为常染色体隐性遗传病;继发血色素沉着症主要见于地中海贫血和自体溶血性贫血反复输血治疗的患者,其他常见原因为长期酗酒以及血液透析。原发血色素沉着症患者,铁沉积在肝脏和胰腺,脾脏正常,这是区别原发和继发血色素沉着症的特征,后者脾脏也有铁沉积。血色素沉着症的心肌细胞铁含量增加,可引起收缩期和舒张期心肌功能受损。早期无症状期过后,过度铁沉积导致的心肌病可表现为舒张期心肌功能受损,并伴有限制型的充盈[62]。当铁沉积达到某一程度时,则可出现收缩功能异常,出现扩张型心肌病。

由于铁可导致局部磁场强度不均匀,因而其可降低 T1 和 T2 弛豫率 (图 7.8)。T2WI 上信号降低的程度与组织内铁沉积的量相关[62]。由于 MRI 可非侵入性地测量心肌内的铁含量及监测治疗,因而 MRI 是诊断血色素沉着症的很有价值的影像学技术[62, 63]。

致心律失常型右心室心肌病

该病在 SE 序列和电影 MRI 上具有一定独有的特征 (见第 8 章),右心室游离壁透壁脂肪沉积为其典型表现 (图 7.9)。SE 序列 T1WI 可显示心肌壁的局限性脂肪沉积,表现为中等信号心肌组织中的高信号[64]。另一特征是局部或全部右心室游离壁变薄,但由于游离壁厚度的正常变异,故其并不总是表现为异常[65]。电影 MRI 可显示局部或全部右心室收缩功能受损,也可显示局部运动障碍和室壁瘤。进展期病例可有严重右心室扩张和三尖瓣返流。

心脏移植和移植排斥反应

通过电影 MRI 测量心室容积、心肌重量以及射血分数可反映新移植心脏的完整性及其功能。在对心脏移植成功后 2 个月的患者与正常志愿者对比的研究中发现,MRI 显示左心室重量增加,并伴有收缩末期心室壁压力与容积比率的降低,这些改变为早期左心室重构的征象。

心脏移植后的第 1 年内,急性排斥是患者死亡的主要原因之一,目前,右心室心内膜肌肉活检为诊断急性排斥的金标准。为减少活检,需要可以替代侵袭性的检查或有效确定急性排斥发生时间的技术,可通过以下 3 种方式评价:①通过评价 T2 弛豫显示组织特征。②使用对比剂评价信号强度的改变。③评价心肌壁厚度的改变。

由于急性排斥反应发作时的特征为心肌间质水肿,其延长的 T2 弛豫率可导致 T2WI 呈高信号,这在动物实验中也得到了验证。随着排斥的进展,心肌的 T2 弛豫时间延长并随排斥的进展而持续延长。已证实心肌的水含量与 T2 弛豫率呈线性相关[67, 68]。一些研究者报道了人类心脏移植急性排斥期在 T2WI 上呈高信号[69],但其他研究者并未得出同样的结果。常规 SE 序列上,MR 图像上测得的 T2 弛豫率变化很大。健康志愿者与有或无早期排斥患者的 T2 弛豫率平均值仅有轻度不同,且不同组间 T2 弛豫率重叠

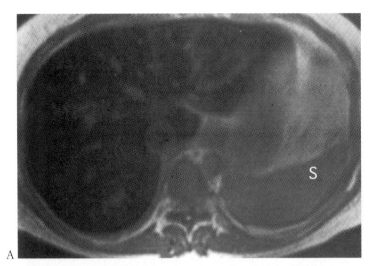
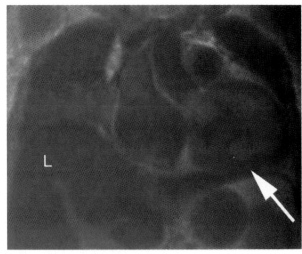

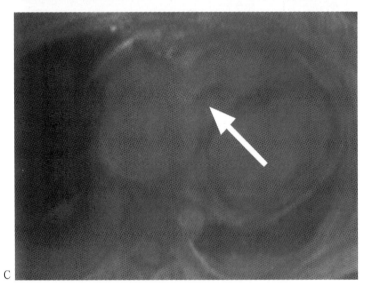

图 7 . 8 原发性血色素沉积症的铁过度沉积性心肌病。上腹部平面的轴面SE序列T1WI（图A）及冠状面SE序列T1WI（图B），心室中部层面轴面电影MRI（图C）。由于铁沉积，肝脏（L）的信号极低。脾脏（S）的信号强度正常，符合原发性血色素沉积症。心肌（图B中箭头）信号强度弥漫性降低。电影MRI显示右心房、右心室和左心室显著扩张。通过三尖瓣并射入右心房的流空信号证实有三尖瓣返流存在（图C中箭头）。

较多[69]，此外，应用常规MRI序列测量T2弛豫率易受运动伪影及血液自心脏射向心肌时血流伪影的影响。新一代MRI序列的应用，如反转恢复黑血自旋回波序列，可获得更可靠的资料。最近的研究表明，MRI已可鉴别中等程度排斥和无排斥反应患者[70]。由于对排斥的诊断尚缺乏一个公认的T2阈值，建议在心脏手术后立即进行MRI检查作为基础对照，以提高MRI在排斥反应评价中的可信度[71]。但急性排斥期T2WI上弛豫率的增加并不是特异的，这是由于移植过程本身也可产生急性炎症反应。因此，建议在炎症改变消退后（约在术后4周）进行基础对照研究[71]。

第二种方法是基于应用细胞外对比剂后T1弛豫率缩短。注入Gd-DTPA后SE序列 T1WI上心肌明显强化的区域与组织结构的细胞浸润和水肿有关[72]，为同种异体排斥所致[72]，但依靠测量强化的程度难以鉴别早期和进展期的移植排斥反应[73]。

第三种方法是测量室壁厚度。急性排斥期，电影MRI可以显示左心室室壁厚度增加，这种改变非常类似于水肿性肿胀和细胞浸润。急性排斥成功治疗一段时间后，室壁厚度可降至正常值[74]。但是，这种方法并未常规应用于临床。目前，对于慢性排斥的早期诊断，MRI尚不能提供可靠的参数，尽管此时已存在慢性间质纤维化的特征[75]。

移植的心脏不仅有发生排斥反应的危险，而且常易发生免疫抑制药物治疗的副作用，如环磷酰胺可引起心室肥厚。因此，心脏移植长期成功率的总体改善，不仅要规律地追踪移植受体本人的情况，且有必要对新的治疗方法进行评价。由于MRI可十分准确并高度可重复性地定量测量心室容积和重量，因而优于其他影像学成像技术[3,21]。例如，电影MRI可用于评价钙离子通道阻滞剂非洛地平对环孢霉素A诱导心肌肥大的逆转作用[74]。

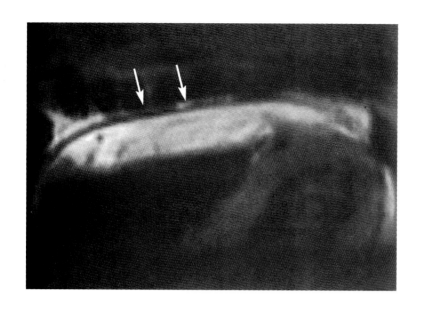

图7.9 右心室发育异常。SE序列轴面T1WI，预饱和带置于室间隔后方。可见右心室壁内透壁脂肪浸润（箭头）。

■ 心肌炎

早期心肌炎的临床症状通常无特异性，表现为疲劳、无力和心悸等，至疾病的后期可有明显的心室机能障碍。急性心肌炎可导致扩张型心肌病。大部分心肌炎为病毒感染所致，其中45%为巨细胞病毒感染，30%为柯萨奇病毒B感染[76]。目前，心肌炎的诊断必须经心肌活检证实，其典型病理表现为间质水肿、淋巴细胞浸润及心肌细胞坏死[77]。MRI曾被认为可无创性地诊断心肌炎，并且是随访其治疗效果的一种方法，由于间质水肿可延长T2弛豫时间，因此在T2WI上表现为高信号，但这仅在少数患者中得到证实[78,79]，且常规T2WI的图像质量常较差并易于出现伪影。快速成像序列的出现，可在一次屏气时间内完成扫描，图像质量明显改善，而且最近应用于心肌炎患者，已显示出良好的诊断效果[80]。

评价心肌炎症的另一个方法是观察注入Gd-DTPA后T1WI上心肌组织的强化。最近的一项研究应用对比增强SE序列T1WI对患者进行连续随访观察[80]，在心肌炎发作的早期出现局限性的心肌高信号，2周后，炎症播散，显示为不同类型的强化。心肌的相对明显强化与左心室功能及临床功能状况有关[80]。但心肌的对比增强及T2弛豫率增加均为非特异性表现，也可见于特发性扩张型和肥厚型心肌病、淀粉沉积和心肌梗死患者。当推测患者有心肌炎可能时，须结合临床表现解释影像学发现。对于早期心肌炎的诊断，心肌活检必不可少。

Lyme病是一种由螺旋体导致的疾病，MRI显示为心肌心包炎。其特征性表现为心室壁增厚并伴有节段心肌和全心运动减弱，心室壁内可见片状高信号，并有心包积液[81]，心室壁的改变主要位于前侧壁及室间隔的心尖部[82]。

Chagas病由原生动物沙门杆菌引起，感染可分为急性期、进展期和慢性期。慢性Chagas病最易累及心脏，可有淋巴细胞浸润。注入Gd-DTPA后，局部炎性区域在T1WI上显示为明显强化[83]。在最近的一项研究中，MRI显示炎症浸润最常见于左心室后侧壁[84]。

■ 心包疾病

正常心包

心包由纤维组织组成，在T1WI在T2WI上均呈低信号[85]。在右心室区域，心包位于高信号的纵隔和心包下脂肪之间，有很好的自然对比，因而此区域心包显示的敏感性为100%；在与肺相邻的区域，自然对比较低，因此左心室外侧壁区域心包显示的敏感性仅为61%[86]。MRI上心包的平均厚度可自舒张期的1.2mm至收缩期的1.9mm[86]。解剖学研究显示心包的平均厚度为0.4~1mm，MRI上对心包厚度的高估可能是由于心脏运动所致的心包液体呈低信号，从而难以与心包本身区分[87]。心包的厚度与解剖学的层面也有关，且越接近膈，心包越厚[88]，这可能是由于止于心包或膈的韧带与成像层面成切线位所致，因此，心室中部层面心包厚度的测量结果最为可靠。心包约延伸至升主动脉中部及肺主动脉分叉处，形成管状并包绕这2支血管；其次，更多后部心包呈管状包绕上腔静脉和肺静脉。间隔通过横窦相连，约80%的病例可在MRI上显示[89,90]。斜窦是第二大心包隐窝，位于左心房后方[91]。掌握心包上隐窝的解剖学知识，可避免将其误认为淋巴结或主动脉夹层[92]。

心包积液

MRI 可十分敏感地检出全心包积液或局限性心包积液。正常情况下，心包腔内有10~50ml液体，心包腔内30ml以上的液体即可在MRI上显示，大部分正常情况下，可显示心包下隐窝内的液体。MRI可显示心包积液的部位（图7.10）。70%的病例可见液体位于左心室侧后方[93]，当患者仰卧位行MRI检查时，自由流动的液体即积聚在这个区域。由于心包内液体为不规则分布，因而无法应用简单的公式，由心包间隙的宽度来计算液体总量，但是，可以在右心室前方测量心包间隙的宽度获得半定量评价。宽度超过5mm以上则为中等量积液[94]。当液体在心包的壁层和脏层间粘连局限后，会发生局限性积液。由于MRI 的成像视野较大，因而MRI可较超声心动图更敏感地检出局限性心包积液。

由于血性积液与非血性积液特征性的信号改变，因而可在MRI上区分两者。血性心包积液通常弛豫率缩短，在SE序列T1WI上表现为高信号[93]；非血性积液在T1WI上为低信号，T2WI上为高信号。但仅仅依靠信号强度，难以进一步区分渗出性或漏出性非血性积液。由于心脏收缩舒张时心包内液体的流空效应，因而难以准确评价其信号强度。但有文献报道，渗出液的信号通常高于正常心包。

心包增厚和急性心包炎

心包增厚的定义为心包厚度大于4mm[94]。如果心包增厚为纤维组织增多所致，则表现为低信号线增宽。仅仅根据信号强度难以将心包增厚与心包积液的边缘相鉴别。但心包积液与心包增厚的分布模式不同，如上文所述，液体通常积聚在左心室后外侧方或上隐窝，如果液体未被心包粘连所限制，其分布可随

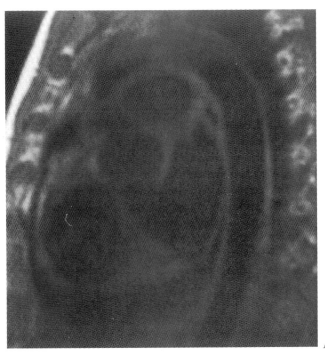

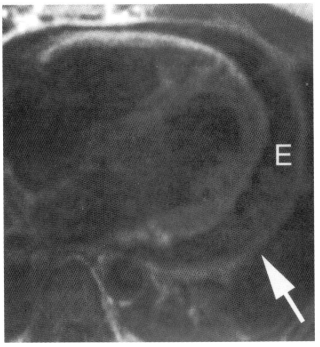

图7.10 心包积液。心室中部层面矢状面（图A）和轴面（图B）SE序列T1WI显示大量心包积液（E），并清晰显示增厚的壁层心包（箭头）。

心动周期而改变。

急性心包炎为纤维蛋白渗出及水肿，而不是纤维组织增多所致的心包增厚。因此，心包表现为中等信号，可很容易地与常见心包炎的心包积液相区分（图7.11）[95]。注入 Gd-DTPA后增强扫描，由急性或亚急性炎症引起的心包增厚可有明显强化。

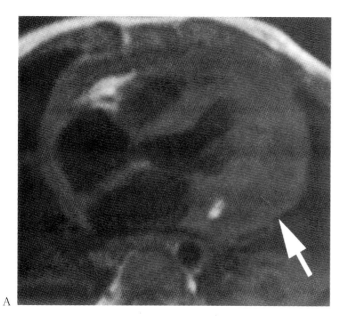
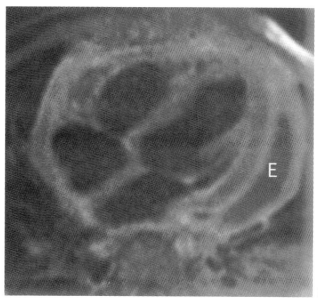

图 7.11　急性心包炎。轴面 SE 序列　Gd-DTPA 增强前（图 A）和增强后（图 B）图像。T1WI 显示心包增厚（箭头）和心包积液（E）。对比剂注入后，心包强化。

缩窄性心包炎

　　缩窄性心包炎与进行性心包纤维化有关，可导致心包收缩并限制舒张期心室扩张。缩窄性心包炎是心包对不同疾病的非特异性反应，如感染性心包炎、结缔组织病、肿瘤、创伤、长期的肾透析、心脏手术及放疗等。在欧洲及北美，缩窄性心包炎是心脏外科手术最常见的后遗症；在第三世界国家，结核性心包炎仍为缩窄性心包炎的最重要病因。缩窄性心包炎的诊断特征为心包增厚（图 7.12～图 7.14）并伴有舒张期右心室充盈欠佳，如腔静脉、肝静脉和右心房扩张，右心室容积常为正常或减小。有时，右心室延长且变窄，表现为管状，且室间隔呈 S 形[96]，心包增厚通常为局限性，多见于右心室区域（图 7.12）[97]。缩窄性心包炎 MRI 诊断的准确率为 93%[51]。如前文所述，MRI 可有效地鉴别缩窄性心包炎和限制性心肌病。心包厚度的测量对于缩窄性心包炎的诊断最为重要。缩窄性心包炎所致局部形态的改变可导致心脏解剖学和功能异常。右房室沟处心包缩窄，在 MRI 上表现为此区域的心包增厚及右心房扩大和右心室正常或变小（图 7.13，图 7.14）。

心包阙如

　　心包的先天性阙如是由于在胚胎发育期间，供

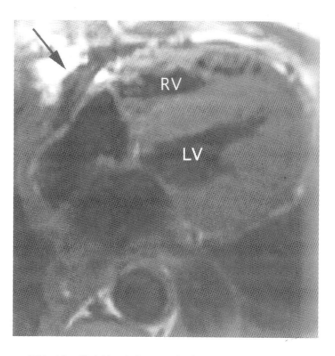

图 7.12　缩窄性心包炎。SE 序列 T1WI 显示心包增厚，厚度超过右心室和右心房壁的厚度（箭头）。右心室（RV）呈管状。此外，图中还显示左心室（LV）壁肥厚。

应发育中心包的供血血管异常所致。本病相对少见且常无症状，但可以导致胸痛。30% 的心包阙如患者伴有其他异常，如先天性心脏病、支气管囊肿和裂孔疝[98]；91% 的心包阙如患者伴有心包发育不全，70% 心包发育不全见于左侧，下方为 17%，右侧为 4%[98]；左侧心包阙如通常导致心脏向左侧移位。这是由于连接于胸骨及膈肌的心包组织将心脏固定于胸

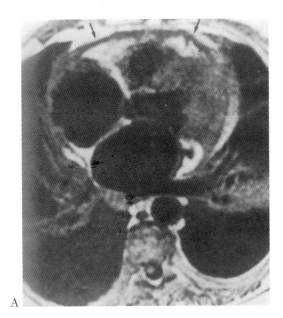
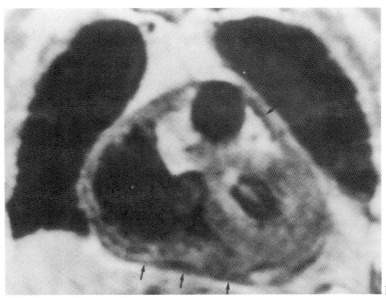

图 7.13　缩窄性心包炎。轴面（图 A）和冠状面（图 B）SE 序列图像显示心包明显增厚（箭头）。
冠状面图像显示心包增厚延续至肺动脉（单箭头）。

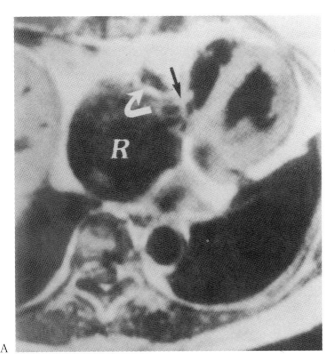
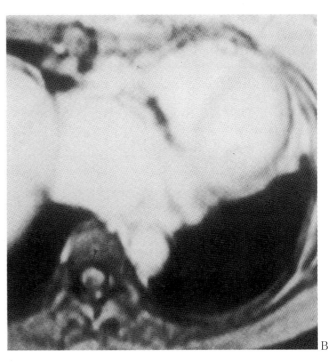

图 7.14　缩窄性心包炎。心室中部层面的轴面 SE 序列（图 A）和电影 MRI（图 B）。房室沟区域显
示局部心包增厚（弯箭头）。局部心包缩窄压迫三尖瓣瓣环（黑箭头）。右心房腔（R）扩大，右心
室腔缩小且呈管状。

腔内，而心包阙如患者由于稳定结构阙如，因此，左侧心包阙如导致心脏向左侧移位[99]。其轴面 MRI 上的特征性表现为主动脉结和主肺动脉间可有肺实质的嵌入（图 7.15）[99]。心包低信号影的缺失为另一个特征性表现。

心包囊肿和憩室

心包囊肿是由于发育异常所致，可能是由于胚胎发育过程中心包的一小部分受到挤压而发生。90% 的心包囊肿位于心膈角（70% 位于右侧，20% 位于左侧），但也可发生于心包的任何部位，异常部位的心包囊肿难以与胸腺囊肿或支气管囊肿鉴别。心包囊肿一般不与心包腔相通。非出血性心包囊肿内充盈低蛋白液体，在 T1WI 上为低信号，T2WI 上为高信号（图 7.16）；如果囊肿内充盈有血液或高蛋白液体，则在 T1WI 上为高信号（图 27.17）[100]。

由于心包呈特征性的低信号，因而 MRI 可显示心包的边缘。与心包囊肿相比，与壁层心包的先天或后天阙如有关所致的心包憩室通常与心包腔相通[101]。患者体位变化时，MRI 显示憩室的体积改变。

心包肿瘤

原发性心包肿瘤较继发性心包肿瘤少见。间皮瘤是最常见的原发性心包恶性肿瘤，纤维肉瘤、血管肉瘤和畸胎瘤也可发生于心包。由于脂肪瘤和脂肪肉瘤在 T1WI 上呈特征性的高信号，因而 MRI 可对这两种肿瘤作出定性诊断。MRI 也可评价病变的范围、与心脏结构和大血管之间的关系及肿瘤对心脏功能的影响。

继发性心包肿瘤可为纵隔或肺肿瘤的直接浸润或转移。尸检发现 22% 的癌症患者有心包转移[102]，最常见的为肺癌、乳腺癌、白血病及淋巴瘤。心包转移

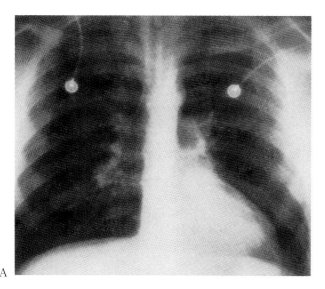

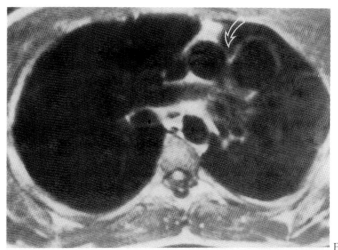

图 7.15　心包阙如。胸部正位 X 线（图 A）以及大血管层面（图 B）和心室层面（图 C）的轴面 SE 序列图像。胸部正位 X 线显示心脏向左侧移位及主动脉结和肺主动脉间肺组织的嵌入。MRI 同样显示大血管间肺组织的嵌入（箭头）。未见心包的低信号线。

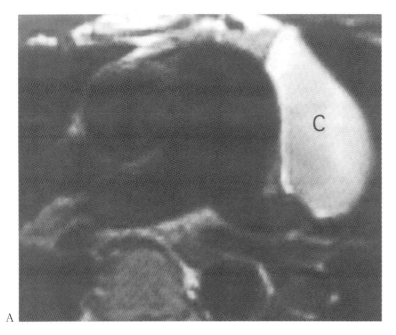

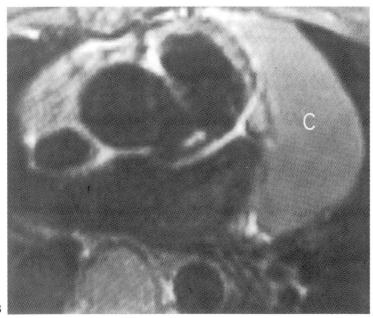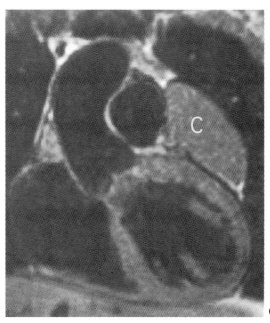

图 7.16 心包囊肿。轴面 SE 序列 T2WI(图 A)和 T1WI(图 B)及冠状面 SE 序列 T1WI（图 C）。显示紧贴
心脏和主肺动脉的一囊性肿块（C）。肿块在 T1WI 上为均匀等信号，T2WI 上为高信号。

通常引起血性积液，此时，由于高信号血性积液的存在，难以将肿瘤与其周围液体鉴别开来，钆对比剂注入后增强扫描，肿瘤转移呈高信号，有助于鉴别两者。

MRI 可用于评价心包肿瘤浸润。心包线样影中断可用于区分浸润心包的肿块以及邻近心包但尚未浸润心包的肿块。如果显示肿块仅仅邻近心包，则无心包受侵（图 7.18）[103]。

■ 应用前景

MRI 脉冲序列的进一步改进可以提供更好的时间和空间分辨力，从而更全面地评价心脏的形态和功能改变。近似实时或实时成像技术，如联合应用螺旋序列的缩小 FOV 技术[104]或敏感编码成像（SENSE），可减少采集时间，单次成像仅需 13ms[105]。联合应用

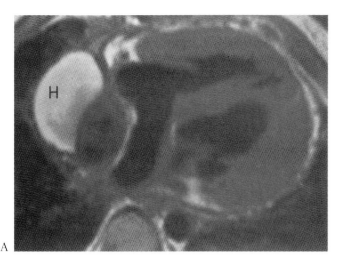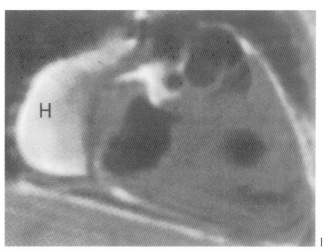

A   B

图7.17 心包血肿。轴面（图A）和冠状面（图B）SE序列T1WI显示邻近右心房的高信号液体积聚
（H）。血肿在T1WI上呈特征性的高信号。

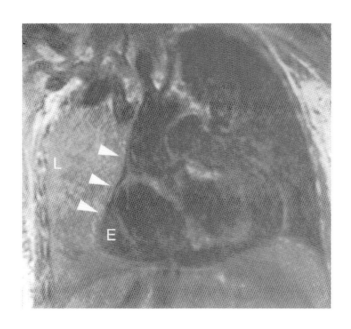

图7.18 胸腔内淋巴瘤。Gd-DTPA注入后增强SE序列
T1WI，显示有一肿块充填右侧胸腔（L）。肿块邻近心包
（三角箭头），并可见心包积液（E）。

快速成像技术及自动后处理，使在一次综合检查中全
面显示心脏功能成为可能。

除此之外，MRI还可作为心脏疾病患者介入治
疗的备选影像学成像技术。实时成像在介入操作和治
疗应用中必不可少，如活检、血管内器械放置以及局
部药物的应用，MRI可能发挥重要作用。

参考文献

[1] Semelka RC,Tomei E,Wagner S,et al.Normal left ventricular dimensions and function：interstudy reproducibility of measurements with cine MR imaging. *Radiology* 1990，174：763.

[2] Dulce MC, Mostbeck GH, Friese KK, et al. Quantification of the left ventricular volume and function with cine MR imaging：comparison of geometric models with three-dimensional data.*Radiology* 1993，188：371.

[3] Semelka RC,Tomei E,Wagner S,et al.Interstudy reproducibility of dimensional and functional measurements between cine magnetic resonance studies in the morphologically abnormal left ventricle.*Am Heart J* 1990，119：1 367.

[4] Ehman RL, McNamara MT, Pallack M, et al. Magnetic resonance imaging with respiratory gating：techniques and advantages.*AJR Am J Roentgenol* 1984，143：1 175.

[5] Dinsmore RE, Wismer GL, Levine RA, et al.

Magnetic resonance imaging of the heart: positioning and gradient angle selection for optimal imaging planes. *AJR Am J Roentgenol* 1984, 143: 1 135.

[6] Higgins CB, Stark D, McNamara M, et al. Multiplane magnetic resonance imaging of the heart and major vessels: studies in normal volunteers. *AJR Am J Roentgenol* 1984, 142: 661.

[7] Mostbeck GH, Caputo GR, Higgins CB. MR measurements of blood flow in the cardiovascular system. *AJR Am J Roentgenol* 1992, 159: 453.

[8] Szolar DH, Sakuma H, Higgins CB. Cardiovascular applications of magnetic resonance flow and velocity measurements. *J Magn Reson Imaging* 1996, 6: 78.

[9] Mohiaddin RH, Longmore DB. Functional aspects of cardiovascular magnetic resonance imaging. Techniques and application. *Circulation* 1993, 88: 264.

[10] Report of the 1995 World Health Organization/ International Society and Federation of Cardiology task force on the definition and classification of cardiomyopathies. *Circulation* 1996, 93: 841.

[11] Report of the WHO/ISFC task force on the definition and classification of cardiomyopathies. *Br Heart J* 1980, 44: 672.

[12] Schaper J, Froede R, Hein S, et al. Impairment of the myocardial ultrastructure and changes in the cytoskeleton in dilated cardiomyopathy. *Circulation* 1991, 83: 504.

[13] Higgins CB, Byrd BF, McNamara MT, et al. Magnetic resonance imaging of the heart: a review of the experience in 172 subjects. *Radiology* 1985, 155: 671.

[14] Buser PT, Auffermann W, Holt WW, et al. Noninvasive evaluation of global left ventricular function with cine nuclear magnetic resonance. *J Am Coll Cardiol* 1989, 13: 1 294.

[15] Caputo GR, Suzuki J, Kondo C, et al. Determination of left ventricular volume and mass with use of biphasic spin-echo MR imaging: comparison with cine MR. *Radiology* 1990, 177: 773.

[16] Imai H, Kumai T, Sekiya M, et al. Left ventricular trabeculae evaluated with MRI in dilated cardiomyopathy and old myocardial infarction. *J Cardiol* 1992, 22: 83.

[17] Wagner S, Auffermann W, Buser P, et al. Functional description of the left ventricle in patients with volume overload, pressure overload, and myocardial disease using cine nuclear magnetic resonance imaging. *Am J Card Imaging* 1991, 5: 87.

[18] Fujita N, Hartiala J, O'Sullivan M, et al. Assessment of left ventricular diastolic function in dilated cardiomyopathy with cine magnetic resonance imaging : effect of an angiotensin converting enzyme inhibitor, benazepril. *Am Heart J* 1993, 125: 171.

[19] Doherty N, Fujita N, Caputo GR, et al. Measurement of right ventricular mass in normal and dilated cardiomyopathic ventricles using cine magnetic resonance imaging. *Am J Cardiol* 1992, 69: 1 223.

[20] Suzuki J, Caputo GR, Masui T, et al. Assessment of right ventricular diastolic and systolic function in patients with dilated cardiomyopathy using cine magnetic resonance imaging. *Am Heart J* 1991, 122: 1 035.

[21] Bellenger NG, Burgess MI, Ray SG, et al. Comparison of left ventricular ejection fraction and volumes in heart failure by echocardiography, radionuclide ventriculography and cardiovascular magnetic resonance: are they interchangeable? *Eur Heart J* 2000, 21: 1 387.

[22] Doherty NE, Seelos KC, Suzuki J, et al. Application of cine nuclear magnetic resonance imaging for sequential evaluation of response to angiotensin-converting enzyme inhibitor therapy in dilated cardiomyopathy. *J Am Coll Cardiol* 1992, 19: 1 294.

[23] Friedrich MG, Strohm O, Osterziel KJ, et al. Growth hormone therapy in dilated cardiomyopathy monitored with MRI. *MAGMA* 1998, 6: 152.

[24] Fujita N, Duerinekx AJ, Higgins CB. Variation in left ventricular regional wall stress with cine magnetic resonance imaging: normal subjects versus dilated cardiomyopathy. *Am Heart J* 1993, 125: 1 337.

[25] Buser PT, Wagner S, Aufferman W, et al. Three-dimensional analysis of the regional contractility of the normal and the cardiomyopathic left ventricle using cine-magnetic resonance imaging [in German]. *Z Kardiol* 1990, 79: 573.

[26] Dong SJ, Crawley AP, MacGregor JH, et al. Regional left ventricular systolic function in relation to the cavity geometry in patients with chronic right ventricular pressure overload. A three-dimensional tagged magnetic resonance study. *Circulation* 1995, 91: 2 359.

[27] MacGowan GA, Shapiro EP, Azhari H, et al. Noninvasive measurement of shortening in the fiber and cross-fiber directions in the normal human left ventricle and idiopathic dilated cardiomyopathy. *Circulation* 1997, 96: 535.

[28] Nakagawa Y, Fujimoto S, Nakano H, et al. Magnetic resonance velocity mapping of transtricuspid

velocity profiles in dilated cardiomyopathy. *Heart Vessels* 1998, 13: 241.

[29] Blankenberg F, Eisenberg S, Scheinman MN, et al. Use of cine gradient echo(GRE)MR in the imaging of cardiac hemochromatosis. *J Comput Assist Tomogr* 1994, 18: 136.

[30] Koito H, Suzuki J, Ohkubo N, et al. Gadolinium-diethylenetriamine pentaacetic acid enhanced magnetic resonance imaging of dilated cardiomyopathy: clinical significance of abnormally high signal intensity of left ventricular myocardium. *J Cardiol* 1996, 28: 41.

[31] Devlin AM, Moore NR, Ostman-Smith I. A comparison of MRI and echocardiography in hypertrophic cardiomyopathy. *Br J Radiol* 1999, 72: 258.

[32] Pons-Llado G, Carreras F, Borras X, et al. Comparison of morphologic assessment of hypertrophic cardiomyopathy by magnetic resonance versus echocardiographic imaging. *Am J Cardiol* 1997, 79: 1 651.

[33] Higgins CB, Byrd BF III, Stark D, et al. Magnetic resonance imaging in hypertrophic cardiomyopathy. *Am J Cardiol* 1985, 55: 1 121.

[34] Suzuki J-I, Sakamoto T, Takenaka K, et al. Assessment of the thickness of the right ventricular free wall by magnetic resonance imaging in patients with hypertrophic cardiomyopathy. *Br Heart J* 1988, 60: 440.

[35] Park JH, Kim YM, Chung JW, et al. MR imaging of hypertrophic cardiomyopathy. *Radiology* 1992, 185: 441.

[36] Been M, Kean D, Smith MA, et al. Nuclear magnetic resonance in hypertrophic cardiomyopathy. *Br Heart J* 1985, 54: 48.

[37] Soler R, Rodriguez E, Rodriguez JA, et al. Magnetic resonance imaging of apical hypertrophic cardiomyopathy. *J Thorac Imaging* 1997, 12: 221.

[38] Suzuki J, Shimamoto R, Nishikawa J, et al. Morphologic onset and early diagnosis in apical hypertrophic cardiomyopathy: a long-term analysis with nuclear magnetic resonance imaging. *J Am Coll Cardiol* 1999, 33: 146.

[39] Suzuki J, Chang JM, Caputo GR, et al. Evaluation of right ventricular early diastolic filling by cine nuclear magnetic resonance imaging in patients with hypertrophic cardiomyopathy. *J Am Coll Cardiol* 1991, 18: 120.

[40] Yamanari H, Kakishita M, Fujimoto Y, et al. Effect of regional myocardial perfusion abnormalities on regional myocardial early diastolic function in patients with hypertrophic cardiomyopathy. *Heart Vessels* 1997, 12: 192.

[41] Arrive L, Assayag P, Russ G, et al. MRI and cine MRI of asymmetric septal hypertrophic cardiomyopathy. *J Comput Assist Tomogr* 1994, 18: 376.

[42] Dong SJ, MacGregor JH, Crawley AP, et al. Left ventricular wall thickness and regional function in patients with hypertrophic cardiomyopathy: a three-dimensional tagged magnetic resonance imaging study. *Circulation* 1994, 90: 1 200.

[43] Koito H, Suzuki J, Nakamori H, et al. Clinical significance of abnormal high signal intensity of left ventricular myocardium by gadolinium-diethylenetriaminepentaacetic acid enhanced magnetic resonance imaging in hypertrophic cardiomyopathy. *J Cardiol* 1995, 25: 163.

[44] Kawada N, Sakuma H, Yamakado T, et al. Hypertrophic cardiomyopathy: magnetic resonance measurement of coronary blood flow and vasodilator flow reserve in patients and healthy subjects. *Radiology* 1999, 211: 129.

[45] Di Cesare E, Marsili L, Chichiarelli A, et al. Characterization of hypertrophic cardiomyopathy with magnetic resonance imaging. *Radiol Med* (Torino) 1994, 87: 614.

[46] Didier D, Ratib O, Lerch R, et al. Detection and quantification of valvular heart disease with dynamic cardiac MR imaging. *Radiographics* 2000, 20: 1 279.

[47] Maier SE, Fischer SE, McKinnon GC, et al. Evaluation of left ventricular segmental wall motion in hypertrophic cardiomyopathy with myocardial tagging. *Circulation* 1992, 86: 1 919.

[48] Kramer CM, Reichek N, Ferrari VA, et al. Regional heterogeneity of function in hypertrophic cardiomyopathy. *Circulation* 1994, 90: 186.

[49] Young AA, Kramer CM, Ferrari VA, et al. Three-dimensional left ventricular deformation in hypertrophic cardiomyopathy. *Circulation* 1994, 90: 854.

[50] Schulz-Menger J, Strohm O, Waigand J, et al. The value of magnetic resonance imaging of the left ventricular outflow tract in patients with hypertrophic obstructive cardiomyopathy after septal artery embolization. *Circulation* 2000, 101: 1 764.

[51] Masui T, Finck S, Higgins CB. Constrictive pericarditis and restrictive cardiomyopathy: evaluation with MR imaging. *Radiology* 1992, 182: 369.

[52] Hartiala JJ, Mostbeck GH, Foste E, et al. Velocity-encoded cine MRI in the evaluation of left ventricular

diastolic function: measurement of mitral valve and pulmonary vein flow velocities and flow volumes across the mitral valve.*Am Heart J* 1993, 125: 1 054.

[53] Mostbeck GH, Hartiala JJ, Foster E, et al. Right ventricular diastolic filling : evaluation with velocity-encoded cine MRI.*J Comput Assist Tomogr* 1993, 17: 245.

[54] Chandra M, Pettigrew RI, Eley JW, et al. Cine-MRI-aided endomyocardectomy in idiopathic hypereosinophilic syndrome.*Ann Thorac Surg* 1996, 62: 1 856.

[55] D'Silva SA,Kohli A,Dalvi BV,et al.MRI in right ventricular endomyocardial fibrosis.*Am Heart J* 1992, 123: 1 390.

[56] Siqueira-Filho AG,Cunha CLP,Tajik AJ,et al. M-mode and two-dimensional echocardiographic features in cardiac amyloidosis.*Circulation* 1981, 63: 188.

[57] Benson L,Hemmingsson A,Ericsson A,et al. Magnetic resonance imaging in primary amyloidosis.*Acta Radiol* 1987, 28: 13.

[58] Fattori R,Rocchi G,Celletti F,et al.Contribution of magnetic resonance imaging in the differential diagnosis of cardiac amyloidosis and symmetric hypertrophic cardiomyopathy.*Am Heart J* 1998, 136: 824.

[59] Riedy K, Fisher MR, Belic N, et al.MR imaging of myocardial sarcoidosis.*AJR Am J Roentgenol* 1988, 151: 915.

[60] Chandra M, Silverman ME, Oshinski J, et al. Diagnosis of cardiac sarcoidosis aided by MRI.*Chest* 1996, 110: 562.

[61] Doherty MJ, Kumar SK, Nicholson AA, et al. Cardiac sarcoidosis : the value of magnetic resonance imaging in diagnosis and assessment of response to treatment. *Respir Med* 1998, 92: 697.

[62] Liu P,Olivieri N,Sullivan H,et al.Magnetic resonance imaging in beta-thalassemia: detection of iron content and association with cardiac complications.*J Am Coll Cardiol* 1993, 21: 491.

[63] Blankenberg F, Eisenberg S, Scheinman MN, et al.Use of cine GRASS MR in the imaging of cardiac hemochromatosis.*J Comput Assist Tomogr* 1994,18: 136.

[64] Marcus FI, Fontaine G, Guiraudon G, et al. Right ventricular dysplasia: a report of 24 adult cases. *Circulation* 1982, 65: 384.

[65] White RD, Trohman RG, Flamm SD, et al. Right ventricular arrhythmia in the absence of arrhythmogenic dysplasia: MR imaging of myocardial

abnormalities.*Radiology* 1998, 207: 743.

[66] Globits S, De Marco T, Schwitter J, et al. Assessment of early left ventricular remodeling in orthotopic heart transplant recipients with cine magnetic resonance imaging: potential mechanisms.*J Heart Lung Transplant* 1997, 16: 504.

[67] Tscholakoff D, Aherne T, Yee ES, et al.Cardiac transplantations in dogs: evaluation with MR.*Radiology* 1985, 157: 697.

[68] Aherne T,Tscholakoff D,Finkbeiner W,et al. Magnetic resonance imaging of cardiac transplants: the evaluation of rejection of cardiac allografts with and without immunosuppression.*Circulation* 1986, 74: 145.

[69] Doornbos J, Verwey H, Essed CE, et al.MR imaging in assessment of cardiac transplant rejection in humans.*J Comput Assist Tomogr* 1990, 14: 77.

[70] Marie PY,Angioi M,Carteaux JP,et al.Detection and prediction of acute heart transplant rejection with the myocardial T2 determination provided by a black-blood magnetic resonance imaging sequence.*J Am Coll Cardiol* 2001, 37: 825.

[71] Smart FW, Young JB, Weilbaecher D, et al. Magnetic resonance imaging for assessment of tissue rejection after heterotopic heart transplantation.*J Heart Lung Transplant* 1993, 12: 403.

[72] Konstam MA, Aronovitz MJ, Runge VM, et al.Magnetic resonance imaging with gadolinium-DTPA for detecting cardiac transplant rejection in rats.*Circulation* 1988, 78: 87.

[73] Mousseaux E, Farge D, Guillemain R, et al. Assessing human cardiac allograft rejection using MRI with Gd-DOTA.*J Comput Assist Tomogr* 1993, 17: 237.

[74] Schwitter J,De Marco T,Globits S,et al.Influence of felodipine on left ventricular hypertrophy and systolic function in orthotopic heart transplant receptions: possible interaction with cyclosporine medication.*J Heart Lung Transplant* 1999, 18: 1 003.

[75] Revel D, Chapelon C, Mathieu D, et al.Magnetic resonance imaging of human orthotopic heart transplantation: correlation with endomyocardial biopsy. *J Heart Lung Transplant* 1989, 8: 139.

[76] Maisch B, Trostel-Soeder R, Stechemesser E, et al.Diagnostic relevance of humoral and cell-mediated immune reactions in patients with acute viral myocarditis. *Clin Exp Immunol* 1982, 48: 533.

[77] Aretz HT, Billingham ME,Edwards WD, et al.Myocarditis: a histopathologic definition and

classification.*Am J Cardiovasc Pathol* 1987, 1: 3.

[78] Gagliardi MG, Bevilacqua M, Di Renzi P, et al.Usefulness of magnetic resonance imaging for diagnosis of acute myocarditis in infants and children,and comparison with endomyocardial biopsy.*Am J Cardiol* 1991, 68: 1 089.

[79] Shen CT, Jeng CM, Lin YM, et al.Intensification of relative myocardial T2-weighted magnetic resonance signals in patients with acute viral myocarditis (report of one case).*Acta Paediatr Sin* 1993, 34: 405.

[80]Friedrich MG,Strohm O,Schulz-Menger J,et al.Contrast-media enhanced magnetic resonance imaging visualizes myocardial changes in the course of viral myocarditis.*Circulation* 1998, 97: 1 802.

[81] Bergler-Klein J,Sochor H,Stanek G,et al.Indium 111-monoclonal antimyosin antibody and magnetic resonance imaging in the diagnosis of acute Lyme myopericarditis.*Arch Intern Med* 1993, 153: 2 696.

[82] Globits S,Bergler-Klein J,Stanek G,et al.Magnetic resonance imaging in the diagnosis of acute Lyme carditis.*Cardiology* 1994, 85: 415.

[83] Kalil-Filho R,de Albuquerque CP.Magnetic resonance imaging in Chagas'heart disease.*Rev Paul Med* 1995, 113: 880.

[84] Bellotti G,Bocchi EA,de Moraes AV,et al.*In vivo* detection of *Trypanosoma cruzi* antigens in hearts of patients with chronic Chagas' heart disease.*Am Heart J* 1996, 131: 301.

[85] Stark DD, Higgins CB, Lanzer P, et al.Magnetic resonance imaging of the pericardium: normal and pathologic findings.*Radiology* 1984, 150: 469.

[86] Sechtem U,Tscholakoff DT,Higgins CB.MRI of the normal pericardium.*AJR Am J Roentgenol* 1986, 147: 239.

[87]Pope CF,Gore JC,Sostman D,et al.The apparent pericardium on cardiac NMR images.*Circulation* 1985, 72 (Suppl Ⅲ): 124.

[88] Silverman PM, Harell GS.Computed tomography of the normal pericardium.*Invest Radiol* 1983,18: 141.

[89] Ferrands VJ, Ishihara T, Roberts WC.Anatomy of the pericardium.In: Reddy PS,Leon DF,Shaver JA, eds.*Pericardial disease*.New York: Raven Press,1982,77-92.

[90] Im JG, Rosen A, Webb WR, et al.MR imaging of the transverse sinus of the pericardium.*AJR Am J Roentgenol* 1988, 150: 79.

[91] McMurdo KK, Webb WR, von Schulthess GK, et al.Magnetic resonance imaging of the superior pericardial recesses.*AJR Am J Roentgenol* 1985, 145: 985.

[92] Solomon SL, Brown JJ, Glazer HS, et al.Thoracic aortic dissection: pitfalls and artifacts in MR imaging. *Radiology* 1990, 177: 223.

[93] Mulvagh SL, Rokey R, Vick GWD, et al.Usefulness of nuclear magnetic resonance imaging for evaluation of pericardial effusions,and comparison with two-dimensional echocardiography.*Am J Cardiol* 1989, 64: 1 002.

[94] Sechtem U, Tscholakoff D, Higgins CB.MRI of the abnormal pericardium.*AJR Am J Roentgenol* 1986, 147: 245.

[95] White CS.MR evaluation of the pericardium. *Top Magn Reson Imaging* 1995, 7: 258.

[96] Soulen RL, Stark DD, Higgins CB.Magnetic resonance imaging of constrictive pericardial disease.*Am J Cardiol* 1985, 55: 480.

[97] Sechtem U, Higgins CB, Sommerhoff BA, et al.Magnetic resonance imaging of restrictive cardiomyopathy.*Am J Cardiol* 1987, 59: 480.

[98] Letanche G, Gayer C, Souquer PJ, et al.Agenesis of the pericardium: clinical echocardiographic and MRI aspects.*Rev Pneumol Clin* 1988, 44: 105.

[99] Gutierrez FR, Shackelford GD, McKnight RC, et al.Diagnosis of congenital absence of left pericardium by MR imaging.*J Comput Assist Tomogr* 1985, 9: 551.

[100] Vinée P, Stover B,Sigmund G, et al.MRI of the paracardial cyst.*J Magn Reson Imaging* 1992, 2: 593.

[101] Higgins CB.Pericardial cysts and diverticula. In: Higgins CB,ed.*CT of the heart and the great vessels*. Mount Kisco,NY: Futura Publishing,1983: 296.

[102]Hanock EW.Pericardial disease in patients with neoplasm.In: Reddy PS,Leon DF,Shaver JA,eds.*Pericardial disease*.New York: Raven Press,1982: 325.

[103] Lund JT, Ehman RL, Julsrud PR, et al.Cardiac masses: assessment by MR imaging.*AJR Am J Roentgenol* 1989, 152: 469.

[104] Madore B, Fredrickson JO, Alley MT, et al. A reduced field-of-view method to increase temporal resolution or reduce scan time in cine MRI.*Magn Reson Med* 2000, 43: 549.

[105] Weiger M, Pruessmann KP, Boesinger P.Cardiac real-time imaging using SENSE.*Magn Reson Med* 2000, 43: 177.

第8章　右室发育不良和右室流出道室性心动过速

LAWRENCE M. BOXT
ANNA ROZENSHTEIN

致心律失常性右室发育不良（ARVD）是以右心室受累为主的心肌病伴室性心律失常的疾病，好发于中青年，发病率较低。随着对本病病因学、病理生理学及其与其他右心室（RV）致心律失常性心肌病之间关系的深入理解，有关本病的报道日益增多。此外，随着MRI技术的应用，本病的诊断敏感性明显提高，使得ARVD的早期诊断和治疗成为可能。

ARVD被世界卫生组织（WHO）[1]归为致心律失常性右室心肌病（ARVC）中最常见的一组疾病。ARVC包括一大类右心室起源的室性心律失常性心脏疾病且具有类似的基本组织结构，但这些疾病的临床表现及预后存在很大差异。Naxos病[2]即为其中变异的一种，其临床症状和ECG改变类似于ARVD[3]，但Naxos病常伴发特征性的掌跖角化症。Naxos病患者常见于希腊的纳克索斯岛，人口统计显示Naxos病可能为近亲结婚所致，类似于英格兰萨福克郡的一种特殊的原发性心肌病[4]。威尼斯心肌病（最初称为右室心肌病）[5]是一种见于意大利北部的特殊心肌病，在意大利的威尼托区家族性发病率几乎高达50%[6]。有趣的是，公元1207～1556年，纳克索斯涌入大量威尼斯商人，威尼斯后裔的猝死率增高，且很多患者有左心室受累[6]。右室流出道室速和起源于右室流出道的良性室早为ARVD的另外两型变异，尽管它们

表现为相对良性病程，但仍具有重要的临床意义。有关右室流出道室速和右室流出道室早的诊断和鉴别诊断将在下文予以详述。

本章将对此类疾病的临床和病理特征加以讨论，鉴于MRI在诊断此类疾病中所起的重要作用，本章重点讨论诊断该病的典型形态学特征；此外，还将对MR扫描技术加以阐述，并重点阐述能够得出可靠的典型形态学特征的MRI技术，后者可用于做出诊断或排除诊断。

历史回顾

有关年轻患者猝死的散发病例很早以前即被人们注意到，并在医学文献中加以报道。Osler首次报道本病，他对一位猝死的40岁男性患者进行尸检后发现患者的4个心腔均变薄、扩张，且右室心肌呈"羊皮纸样改变"[7]。Osler认为，相对于左心室、左心房来说，右心受累常较为严重，且尸检所见的心肌组织阙如不应与冠状动脉狭窄或异常有关。Uhl对1例严重先天性右心衰竭的7个月女婴进行尸检后发现，尽管右室游离壁心肌几乎完全阙如，但室间隔和三尖瓣肉柱肌肉组织仍保持正常。此后，出现了很多与弥漫性或局限性右心室异常有关的室速和猝死的病例报

道。1978 年 Frank 等[9]首次使用*致心律失常性右室发育不良*一词描述这一综合征，其特点为右室游离壁心肌进行性地被脂肪或纤维组织替代，表现为右室心律失常。Marcus 等[10]首次报道了一组较多病例的 ARVD，男女之比为 2.7：1，平均就诊年龄为 39 岁。24 例患者中，22 例表现为室性心动过速、室上性心律失常和右心衰竭，仅有 2 例表现为无症状性心脏扩大。Marcus 尚描述了本病特征性左束支传导阻滞的心电图表现，超声心动图上右心室扩大，24 例患者中 22 例有右心室扩张；此外，他们还报道了本病右心室造影后的少见表现，如右心室游离壁深裂隙和右室流出道透亮区。选择性冠脉造影仅有 1 例患者显示左室心肌由单独的 1 支冠脉血管供血，而左室心肌收缩正常；其余 23 例患者选择性冠脉造影均无异常。12 例患者经手术、1 例患者经尸检显示本病的形态学改变：右心室腔扩张，右室漏斗部前壁、心尖及右室下壁区域常可见一个或多个椭圆形或圆顶形扩张区，后者称为发育不良三角，这些区域常被覆较多的心外膜下脂肪，通常由脂肪或纤维组织替代。组织病理学检查显示极少量的心肌细胞和不等量的组织细胞和淋巴细胞浸润。

继 Marcus 等的报道后，*致心律失常性右室发育不良*一词越来越多地被人们所使用，并取代以往描述本病的其他名词，如*脂肪性右室发育不良、右室心肌病、致心律失常性右室脂肪变*。有关 ARVD 和 Uhl 畸形病因学之间关系的文献也相继减少。

Waynberger 等[11]首次报道了室性心动过速伴左束支传导阻滞的家系。但 Marcus 等[10]第一次注意到 ARVD 的家族性发病。此后，有关 ARVD 家族性发病呈常染色体遗传、程度不同的外显率和多态性显性表达的报道陆续增多[6,12~18]。Nava 等[6]调查来自 9 个家族的 72 例青少年期死亡患者，尸检发现右室心肌被脂肪、纤维组织广泛取代。72 例患者中，存活的有 56 例，猝死 15 例，1 例死于心力衰竭。Nava 等发现研究中的 9 个家族，至少 8 个家族中的 2 人有右心室结构和形态异常。其中 2 个家族至少累及 3 代。1 个家族中最小的 2 个成员 11 岁时的右心室超声心动图表现为正常，4 年后随访检查，超声心动图则表现为典型的 ARVD。

在一项对来自 37 个家族的 365 例 ARVD 的随访调查中，Nava 等[19]使用标准化的 ARVD 诊断标准[20]，结果发现 151 例（41.3%）患病，157 例（43%）未受累，诊断不明 40 例（11%），此外尚有 17 例（5%）患者无临床症状。鉴于这 17 例患者可能遗传本病，应视为健康携带者。所有家族均有成员患病，每个家族中经临床诊断的 ARVD 患者占 33%~75%。132 例存活的 ARVD 患者中，未见婴儿发病，仅见 2 例 10 岁以下患儿。临床诊断年龄平均为 31 岁 ± 13 岁。19 位先证者猝死的平均年龄为 27 岁 ± 10.5 岁，9 例（47%）既往有晕厥史，13 例（68%）于劳力活动中死亡，6 例既往有晕厥性癫痫发作。

病因

ARVD 病因不明。一些文献提出了很多有趣的理论[21]来解释本病的大体形态学改变和临床特点。

个体发育障碍理论认为，右室游离壁先天性发育不良或发育不全导致右室心肌呈羊皮纸样改变，正如 Osler[7]、Uhl[8]以及其他学者[9,22,23]所报道的那样。因此，本病可视为生后即出现的心脏大体结构缺陷，并应归类于其他心脏先天畸形。"发育不良"或"畸形"这一术语应该是恰当的。

蜕变理论认为，心室肌细胞的丢失是由于持续性心肌细胞死亡所致，后者继发于某些未知的代谢因素或超微结构缺陷。ARVD 的家族性发病[6,12~15]强烈提示其伴有不同程度扩散和外显率的遗传基础。对一个大家系的新近研究[24]，将其特定致病基因定位于 14 号常染色体长臂（14q23~q24），从而支持基因缺陷所致的心肌萎缩这一理论。14q23~q24 区域包括 β-红细胞定形素基因和 α-辅肌动蛋白基因，见于 ARVD 的心肌营养不良及 Duchenne 病和 Becker 病的骨骼肌营养不良，两者在表现上相似。此外，α-辅肌动蛋白基因的结构类似于营养不良物质的胺末端区域，也强烈提示本病为 α-辅肌动蛋白基因缺陷所致。但类似于 Duchenne 病或 Becker 病的骨骼肌病变并未见于 ARVD 患者，此外，ARVD 并没有反映 β-红细胞定形素基因异常的任何红细胞或骨骼肌异常。

炎症理论提出了另一种可能性，即 ARVD 可能为心肌炎症或免疫反应所致[24]。ARVD 患者心肌被脂肪和纤维组织替代的过程，可认为是慢性心肌炎心肌坏死的修复过程[16,25~27]。支持这一理论并不与

ARVD 明显家族性发病的特征相冲突。在实验性大鼠柯萨奇病毒性心肌炎中，可以观察到选择性右室心包心肌炎[28]；病变的晚期阶段，尚可观察到类似于 ARVD 的室壁瘤样改变。此外，对于病毒感染的基因易感性引起的免疫反应也不能被除外。在这些患者中，不仅对于感染的易感性，而且对于心脏的受累部位，基因因素可能都起到一定的作用。

也有学者提出，ARVD 可能为程序性细胞死亡（凋亡）所致[29]。与正常新生儿右心室重塑时的右室心肌改变类似，异常发作的反复或持续凋亡导致的进行性心肌细胞缺失，以及脂肪和纤维组织替代，可能引起 ARVD。此外，凋亡过程可能增强心室肌电易损性，从而可能引起危及生命的心律失常，这是 ARVD 的特征性病变。

■ 病理

ARVD 的病理学特征非常明显。大体观察，ARVD 患者心脏通常为右心室扩张，伴有右室漏斗部、右室心尖部及三尖瓣下区局限性扩张（Marcus 发育不良三角）。右心室常为轻、中度扩张，有时也可为严重扩张。大多数右室游离壁心肌由脂肪组织所替代，通常累及右心室心肌的心外膜层及中层。尽管有时也可见到左心室病变，但左室心肌通常不受累。

Basso 等[21]回顾分析 30 例 ARVD 患者的病理学检查后发现，本病的发病年龄为 15～65 岁（平均 28 岁）。27 例尸检病例中（另 3 例为心脏移植手术中的移植体），猝死 24 例，充血性心力衰竭 3 例。右室游离壁厚度为 2～7mm（平均 3.5mm）。右心室瘤样扩大 15 例（50%）：瘤样扩大位于右室膈面 4 例，右室膈面和右室心尖 3 例，右室膈面、右室心尖和右室漏斗部 3 例，右室漏斗部 3 例，右室膈面和右室漏斗部 2 例。即 80%（12 例）的右心室瘤样扩大位于右室膈面。心内膜下层肌小梁偶尔可皱缩，相应的小梁间隙扩大，但心内膜下层肌小梁通常不受累。心室瘤样扩大的壁增厚，心内膜也增厚，左心室病变见于 14 例（47%），6 例（20%）病变累及室间隔。ARVD 可发生广泛左心室受累[30]，但左心室功能障碍的症状隐匿。

ARVD 患者心脏的病理学检查显示两种不同形式的心肌替代：纤维脂肪浸润 18 例（60%）与脂肪浸润 12 例（40%），两者均可见心肌横贯萎缩。脂肪浸润或纤维脂肪浸润在心外膜层更为广泛，残存的心肌散在于纤维脂肪组织内。对于 ARVD 患者来说，澄清心肌脂肪或纤维脂肪浸润的性质十分重要。正常成人心外膜脂肪分布于前房室环和右心室游离壁[32]，50% 以上的正常老年人心脏也可见到明显的脂肪浸润[33,34]。此外，ARVD 患者右心室心内膜活检显示，年轻患者可见较多的纤维组织浸润，成年患者则以脂肪组织浸润为主。

Burke 等[36]对 ARVD 患者及单纯右室脂肪组织替代患者的右心室进行研究后发现：ARVD 的主要病变特征为心肌纤维化和心肌细胞萎缩，几乎可见于右心室的任何部位，导致心肌变薄，相对于对照组心脏，心肌脂肪组织浸润最多见于右室流出道和心尖部。Burke 等发现，除右室流出道区域外，ARVD 患者心外膜脂肪并无明显增加，因而他们指出，脂肪组织出现的部位决定心室肌脂肪组织是否增多，换言之，尽管 15% 的右室流出道或右室后壁脂肪组织替代为异常表现，右室前壁或心尖部附近的脂肪组织替代则可为正常表现。此外，Burke 等发现，ARVD 患者心肌为纤维和脂肪组织混合浸润（而不仅仅为脂肪组织），这可见于几乎 72% 的右室心内膜层。左、右心室脂肪组织浸润而不伴发纤维组织散在分布的病例，很少见于心源性猝死[37]，此时，将不认为是 ARVD 的一种形式。

Burke 等[36]对照研究 ARVD 以及心肌脂肪替代但无纤维化的患者心脏，发现两者有以下明显不同：男女发病率（ARVD 为 20∶5，心肌脂肪替代患者为 2∶5）、心律失常病史（ARVD 为 40%，心肌脂肪替代患者则无）、猝死家族史（ARVD 为 28%，心肌脂肪替代患者则无）、心律失常家族史（ARVD 为 56%，心肌脂肪替代患者则无）和劳力活动中死亡（ARVD 为 56%，心肌脂肪替代患者则无）。与纤维脂肪组织浸润的 ARVD 患者相对比，心肌脂肪替代患者的右室心肌心外膜层脂肪厚度明显增厚，但右心室后壁除外。此外，Burke 等尚发现 25 例纤维脂肪组织浸润的 ARVD 中有 20 例心肌炎症浸润伴心肌细胞坏死，炎症浸润仅局限于右室心肌 14 例，浸润左、右室心肌 5 例，局限于左室心肌 1 例。这种炎症浸润仅见于 1 例心肌脂肪替代患者的右室心肌，无左室心肌受累。但 Basso 等[21]报道，纤维脂肪组织浸润的 ARVD 以及心肌脂肪替代患者，两者之间的差别并不是十分明显，如先前症状的发生率、ECG改变、死亡方式或心衰类型。同时，Basso等发现纤维脂肪组织浸润的右室游离壁厚度（2.9mm±1.0mm）明显小于心肌脂肪替代患者的右室游离壁厚度（4.3mm±1.2mm，$P < 0.0001$），且前者心肌片状炎性浸润的发生率明显高于后者（前者为100%，后者为17%，$P < 0.001$）。那么，如何来理解这些相同点和不同点呢？这可能是地域因素的差异所造成的。Basso等[21]所报道的病例来自意大利的帕多瓦市，而Burke等[36]回顾分析的病例则来自位于华盛顿的陆军病理研究所。Basso等选择的病例为意大利的猝死患者，而Burke等则是对大量顺序死亡病例的回顾性研究。Burke等经过广泛的病例采样所见的右室心肌小片状纤维化，可能在Basso等的研究中被忽略。然而，这两种疾病之间的明显差异：如性别差异、炎性浸润的发生率、室壁瘤的出现与否、左心室是否受累、劳力活动中猝死以及心律失常的发病率，说明单纯心肌脂肪替代并不是一系列ARVD病理改变中的一种，或许它是大体形态学上的正常变异。因此，病理学所见的心肌纤维化，对于ARVD的最终诊断是必需的。

临床表现

ARVD多见于男性，但文献所报道的男女发病之比例则不尽一致[19,21,26,36,38]，ARVD患者的临床表现也是这样。ARVD患者的多种临床表现包括：一方面，可为完全无症状的儿童或青少年，仅仅因为是有症状患者的亲属，而怀疑ARVD进行相关检查时被发现；另一方面，为首次即出现心源性猝死的患者，通常出现于劳力活动时[39,40]。事实上，伴有右心室大体形态学和组织病理学改变的室性快速型心律失常，是欧洲年轻男性心源性猝死的最常见病因[5]。患者常为年轻或中年男性，表现为心悸、心动过速或昏厥，其他常见的临床症状包括头昏眼花或主要与劳力活动相关的眩晕。这些症状可能均与室性心律失常所致的血流动力学障碍有关。

令人奇怪的是，ARVD患者体检可表现为正常，也可有心前区隆起，提示右心长期扩大。听诊可闻及第三、第四心音；ECG通常为规律的窦性心律。静息ECG最常见的表现为室性心动过速伴有左束支传导阻滞，心前区导联（$V_1 \sim V_4$）T波倒置，QT间期大于110ms，ST段特征性的小棘波（即所谓的后激动波或Epsilon波）；Holter监测：24h室性异位起搏达1 000次以上[41]。

确诊

由于ARVD可无临床症状，ECG表现也可无特征性，因而ARVD难以确诊。病情较轻的患者，常规超声心动图和右心室造影可无特征性改变[42,43]。心内膜活检对于本病的确诊可提供有力的佐证，但由于ARVD的病理改变可散发于右室游离壁，因而降低了诊断的敏感性。此外，处于安全方面的考虑，很少进行右室游离壁活检，大多数右室心内膜活检标本取自室间隔，而室间隔是ARVD很少累及的部位[44]。由于以上原因，ARVD的诊断常较为困难，并难以同其他致心律失常性右室疾病鉴别。由于ARVD患者的病史、体格检查和物理检查结果多种多样，因而急需制订客观的诊断标准[45]。

欧洲心脏病协会及国际心脏病协会联盟的特别工作组制订了ARVD的诊断标准[20]。确定了诊断ARVD的主要和次要诊断标准，包括结构异常、右室心肌的脂肪或纤维脂肪组织替代、ECG改变、右心室起源的心律失常和家族性发病（表8.1）。类似于风湿性心脏病的诊断，2条主要，或1条主要加2条次要，或4条次要诊断标准才能诊断ARVD。随着MRI的临床应用，放射性核素闪烁法、超声心动图和右心室造影等常规检查方法，有助于更好地检出心室功能异常和结构改变。尽管使用多种检查方法诊断ARVD，对于右室壁局部运动异常或结构改变仍难以确诊，但至少提供了一个分析ARVD显性表达的共同途径。此外，对于此类患者的评价，MRI具有潜在应用价值。MRI检查有助于明确显示异常的右室（和左室）心肌、局灶性脂肪浸润、局部心肌变薄和运动不能。

致心律失常性右室发育不良的MRI表现

由于右心室的复杂形态及普遍存在的沿右室游离壁分布的心外膜脂肪垫，因而使用常规MRI技术难以完全显示右心室腔和评价局部改变。MR扫描仪所

表8.1　致心律失常性右室发育不良的诊断标准

1. 弥漫或局部功能障碍和结构改变

　　主要条件：

　　　　严重右室扩张和射血分数降低，无或很少有左心室受累

　　　　局部右室室壁瘤样扩大

　　　　右室严重局限性扩张

　　次要条件：

　　　　右室轻度弥漫扩张或射血分数降低，左心室正常

　　　　右室轻度局限性扩张

　　　　局部右室运动功能减退

2. 心室壁组织学特点

　　主要条件：

　　　　心内膜活检心肌纤维被脂肪组织替代

3. 复极化异常

　　主要条件：

　　　　右侧心前区导联（V_2 和 V_3）T 波倒置（患者 > 12 岁；无右束支传导阻滞）

4. 去极化和传导异常

　　主要条件：

　　　　右侧心前区导联（$V_1 \sim V_3$）出现 Epsilon 波或 QRS 波局限性延长（> 110ms）

　　次要条件：

　　　　迟发电位（信号平均 ECG）

5. 心律失常

　　次要条件：

　　　　左束支阻滞型室性心动过速

　　　　频发室性早搏（> 1 000/24h）

6. 家族史

　　主要条件：

　　　　尸检或手术证实为家族性疾病

　　次要条件：

　　　　疑诊致心律失常性右室发育不良，未成年人（< 35 岁），有猝死家族史

　　　　家族史（以现行诊断标准）

RV：右室；EF：射血分数；LV：左心室；ECG：心电图。(本表经允许摘自 McKenna WJ, Thiene G, Nava A, et al. Diagnosis of arrhythmogenic right ventricular dysplasia/cardiomyopathy. *Br Heart J* 1994, 71：215-218)

能提供的大视野，可清楚地显示整个右心室形态以及右室腔的内部形态[46,47]。在自旋回波和双反转恢复序列高分辨率图像上分析心肌小梁结构和室壁厚度，可明确鉴别室腔内血液、心室肌和心外膜脂肪[48~50]。高时间分辨率的梯度反转序列采集心脏电影技术，可在一个心动周期内评价心肌厚度和心室腔改变。表8.2列出了 ARVD 的 MRI 表现。

最早应用 MRI 评价 ARVD 的报道，着重于使用 MR 检查的成像潜力以显示右室游离壁心肌脂肪浸润所致的高信号及伴发的心肌异常收缩[51~54]（图8.1）。这些研究还发现，MR 检查所显示的高信号区，对应于电生理学上产生室性心动过速的区域。这些学者认识到自旋回波采集技术的局限性，并发现 SE 序列常难以或不可能判断变薄的右室游离壁内高信号，或鉴别心室壁与心腔内血流或湍流所致的流动伪影。尤应指出的是，对于通常被覆心外膜的心尖和三尖瓣下区域，这种现象更为明显。在一组病例中，大多数 ARVD 的诊断为联合分析 SE 序列和电影梯度反转序列所获得。ARVD 患者的高信号区对应于心肌协同不能或局部室壁瘤形成（图8.2），此外，尚有舒张末期心室容积扩大和右心室射血分数下降。在一组 36 例经心内膜活检证实的 ARVD 患者中，心功能异常得到证实，右室射血分数的计算是通过 MRI 数据获得[55]。在这一组 ARVD 病例研究中，可诱导性室性心动过速患者的右室射血分数明显低于不可诱导性室性心动过速患者。这些研究发现，MRI 上所见的高信号区对应于活检证实的右心室脂肪替代区域。

Midiri 等[56]研究了 30 例疑诊 ARVD 的患者，其中男性 22 例，女性 8 例，年龄 12~74 岁，平均 42.1

表8.2　致心律失常性右室发育不良的 MRI 表现

右室游离壁高信号

右室游离壁变薄

收缩期右室游离壁变薄

局部室壁运动异常

局部陷凹

局部室壁瘤

右室扩张

右房扩张

（左室受累）

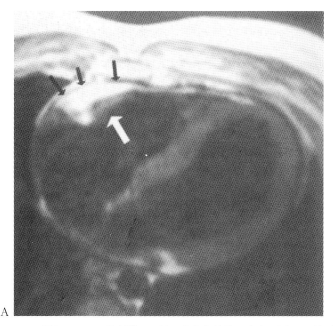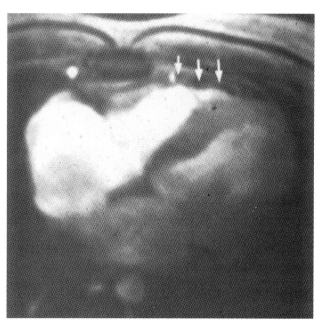

图 8.1　39 岁男性，心悸，有发作性猝死病史。图 A：轴面 SE 序列图像，右室游离壁心肌未显示。显示房室环（长箭头）内侧心肌和邻近心外膜脂肪的（短箭头）心肌。室间隔变平，提示右心室扩大。图 B：同一解剖层面，心脏收缩末期轴面电影梯度反转采集。右室游离壁心肌和左心室心肌增厚，如心收缩期所见。右室游离壁心肌不能正常增厚，造成高信号的右心室腔向胸壁延伸的表现（箭头），但未见局部膨隆或瘤样膨出。

岁。Midiri 等使用 5 个大体形态学标准诊断 ARVD：心肌片状高信号、右室流出道扩张、膨出部运动障碍、右心室扩张和右心房扩张。右室流出道直径等于或大于左心室流出道时，即为右室流出道扩张；舒张末期右心室直径在四腔心层面上大于 42mm，提示右心室扩张；收缩末期右心房前后径在四腔心层面上大于 41mm，提示右心房扩张。如果至少有 3 条标准吻合，高度可能为 ARVD；2 条标准吻合，可能为 ARVD；仅有 1 条标准吻合，可疑 ARVD；无，则不能诊断 ARVD。

使用这些诊断标准，Midiri 等发现所研究的一组 30 例患者中，12 例（40%）高度可能或可能为 ARVD，18 例（60%）可疑或无 ARVD。高度可能或可能的 ARVD 病例中，11 例显示心肌有脂肪替代，7 例流出道扩张，4 例局部心肌运动障碍，7 例右心室扩张，12 例中 6 例右心房扩张（未见于可能病例）；相比而言，可疑或无 ARVD 的病例中，仅有 3 例显示心肌脂肪替代（包括 7 例中的 3 例可疑诊断），1 例流出道扩张，1 例右心室扩张，2 例右心房扩张。Midiri 等对梯度反转序列采集心脏电影图像的回顾性分析发现，12 例高度可能或可能为 ARVD 的病例中有 4 例显示局部心肌运动障碍；但在可疑或无 ARVD 的病例中，无一例显示局部心肌运动障碍。尽

管没有进行统计学分析检验其结果的显著性，这些作者指出了有或无 ARVD 患者右心室形态的多变性，并有必要结合分析自旋回波序列的静态图像和梯度反转序列心脏电影动态图像。

因此，对于疑诊 ARVD 患者的 MR 检查，以能够显示本病特殊的大体形态学和功能异常，作为诊断 ARVD 的标准。对于右室游离壁高信号或局部变薄的显示，MRI 的应用受限，因此，MRI 可提供明确诊断标准的敏感性较低。但需要注意的是，当有右室心肌局部形态异常时，其功能也异常。因此，右心室的总体积和收缩功能以及局部室壁运动异常，均有助于 ARVD 诊断的确立（图 8.3）。联合应用静态和动态采集图像，是确立 ARVD 诊断的最敏感方法。

右室流出道室速的 MRI 表现

越来越多的证据表明，以往未曾认识到的右心室大体形态学异常，右室起源室性心律失常的基础可能是右心室细胞或功能不同形式的改变所致。尤其是起源于右室流出道的室性心动过速，被认为是特发性起源[57]，但事实上，其起源于异常右室心肌病灶。Carlson 等[58]连续观察了 22 例经 ECG 诊断为右室流出道室速（RVOTT）的患者，发现明显的心肌结构

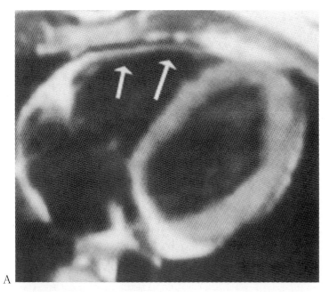

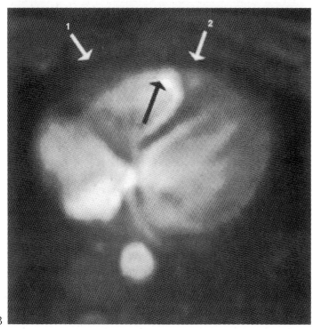

图 8.2　30 岁男性，发作性猝死。图 A：轴面 SE 序列图像，右室游离壁弥漫性变薄和信号增高。心外膜脂肪与右室游离壁心肌不能区分（箭头）。图 B：与图 A 同一解剖层面，心脏收缩末期轴面电影梯度反转采集。包括心尖部（箭头 2）在内的右室心肌增厚（箭头 1），运动不能的内侧右室壁不增厚（黑箭头）。

异常和室壁运动异常（图 8.4）。梯度反转电影 MRI 显示，22 例 RVOTT 患者中 21 例有心肌结构异常。RVOTT 最常见的表现为收缩期增厚的室壁肌局部变薄，或局部室壁肌异常运动。此外，Carlson 等还发现局部心肌固定性变薄的区域，这些区域伴或不伴右室游离壁陷凹，或散在的室壁厚度严重变薄。室壁变薄在收缩期较舒张期更为明显。陷凹和未陷凹的区域均可与邻近正常右室壁厚度的区域相区分。见于室速患者组的局部结构或区域性右室壁运动异常，均未在

不合并室速的患者组中检出。Carlson 等强调，局部右室壁厚度变薄必须伴右室流出道大体形态学异常时，才能诊断为 RVOTT，仅仅局部右心室壁厚度变薄并不能诊断为 RVOTT。

White 等[58]评价了 53 例右室起源的心律失常患者，心电生理诊断为特发性 RVOTT 者 35 例（66%），不确诊者 18 例（34%）。25 例（71%）RVOTT 患者有右室游离壁异常，而不能确诊的 18 例中仅有 7 例（39%）右室游离壁异常，两者有明显差别。35 例诊断为 RVOTT 的患者中，33 例（94%）可见明显右室游离壁异常区域，尤其是下壁漏斗部。RVOTT 患者的 MRI 异常表现均不仅仅局限于右室体部。RVOTT 和 ARVD 患者的临床表现类似，但右室异常的分布不同，因而，认为这两种疾病之间可能存在关联。

Proclemer 等[60]对 19 例（男 13 例，女 6 例）已诊断为右室流出道早搏的患者进行 MR 前瞻性研究后发现：起源于右室流出道早搏的患者相对于正常对照组来说，前者的右室流出道明显宽于后者。此外，Proclemer 等尚发现 84% 的右室流出道早搏患者有局限于右室前外侧壁的室壁运动异常。梯度反转心脏电影动态采集图像显示，在邻近大体形态学异常的区域，这些患者的收缩期室壁局限性变薄具有较高的发生率。Proclemer 等还同时指出，右室流出道早搏和 RVOTT 患者的 MR 异常发现类似，提示两者有共同的起源。

■ 检查技术

目前尚无客观的诊断标准以确定右室游离壁厚度或信号异常，因此，需要进行高质量的检查以提供能够明确分析的图像。对于拟诊为 ARVD 或 RVOTT 的患者，应精心制订检查计划和实施检查，才能成功地完成检查。一个好的 MRI 检查可使影像学工作者准确地辨认出局部大体形态学和功能异常，以作为 ARVD 或 RVOTT 的诊断标准。检查的前一天，应同临床医生联系，让其了解这些疾病 MR 检查的优势和局限性，这一工作十分重要。下文将讨论临床医生和影像诊断医生必须注意的两个事项。

首先，MR 检查所见并非为了诊断或排除 ARVD 或 RVOTT 的诊断，事实上，MR 检查提供重要的大

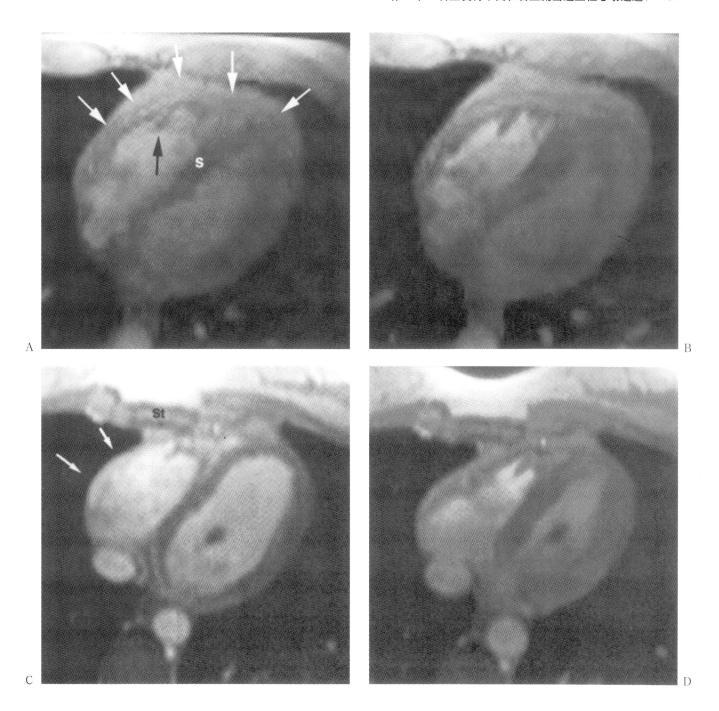

图 8.3 两位晕厥患者。图 A：34 岁男性，特征性的 ECG 改变，并有年轻人猝死的家族史。心脏舒张末期轴面 4mm 层厚，k - 空间分段呼吸抑制梯度反转采集图像。包绕右室游离壁和心尖部的厚带状心外膜和心包脂肪，被正常心包间隙（箭头）所分隔。室间隔（S）平坦。起自右室游离壁的肉柱肌（黑箭头）延伸入右室腔内。图 B：同一解剖层面收缩末期图像。包括室间隔在内的左室心肌均匀增厚。右室游离壁不均匀增厚，增厚的部位心室腔缩小。注意肉柱肌。图 C：40 岁女性，晕厥，ECG 无异常。舒张末期 k - 空间分段呼吸抑制梯度反转采集图像。右室位于中线部位的胸骨（St）后方。右室游离壁心肌（箭头）难以同右心室腔区分。图 D：收缩末期图像。左室和右室心肌均匀增厚。右室游离壁心肌很容易同右心室腔区分。

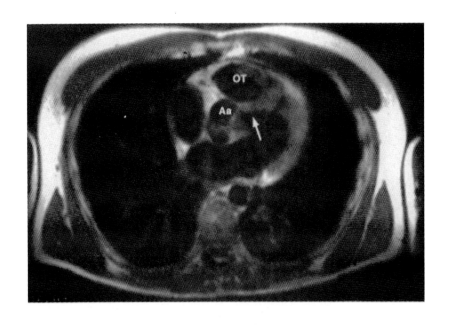

图8.4 40岁男性，发作性晕厥。通过前 Valsalva 窦（Aa）和右室流出道（OT）的轴面SE序列图像，右室游离壁变薄，右室流出道扩张，室间隔（箭头）向后方移位。

体形态学或功能改变来帮助做出诊断或排除诊断。其次，由于这些疾病的内在生理学机制为室性心律失常，因而需特别注意确保心率控制和理想的ECG门控。ARVD为一种心率依赖性心律失常，这意味着如果患者的静息心率提高，将出现更多的期外收缩，因此，很多患者应用β-受体阻滞剂治疗。但尚无明确的实验结果证实，长期使用或MRI检查前使用β-受体阻滞剂可达到控制心率或减少期外收缩以提高图像质量的目的。通常情况下，β-受体阻滞剂的另一个优点是可减少MRI检查时间。心律失常抑制算法已应用于大多数MR扫描仪的门控软件包。通过对有效R-R间期的长度采样，门控软件可追踪心脏节律，如果R-R间期的长度超出了检查设定的时间限度，MR扫描仪则拒绝此R-R间期，并等待另外2个或3个R波以重新开始相位编码。尽管心律失常抑制算法有助于提高偶发早搏患者的图像质量，但常明显增加频发早搏患者的MR检查时间，如果遭遇一连串的早搏，常难以进行检查。

患者进行MR检查前，应向患者讲明检查程序，影像科医生或技师应将MR检查过程中的呼吸方法告知患者。尽管常规自旋回波序列和梯度反转序列采集足够用于成像，成像速度更快的k-空间阶段脉冲序列已越来越普及，如果可能的话，应尽可能使用。鉴于先前研究对ARVD患者的MRI检查是用低场扫描仪进行的[51,52,56]，因而，高场强和高梯度磁场检查并非必需。但需指出的是，高梯度磁场可增加信噪比，有助于正常右室游离壁心肌和心外膜脂肪的鉴别。

心前区应用ECG导联时应特别注意，检查前需做皮肤准备以获得良好的导电性并确保胸壁电极放置正确，以便获得清晰的ECG信号。不论使用前胸壁或后胸壁导联，应特别注意保持电极在10～15cm的范围内，以及连接电极的导联平行于磁体孔径。调谐或简易Helmholz成像线圈可增强胸部采集的信号强度，应尽可能使用。MRI检查时，患者取仰卧位时，线圈置于前胸壁，患者取俯卧位时，需双臂高举过头，令患者很不舒服，应尽量避免采用这种体位。专用的心脏线圈有其独特的优势，如体积小、感觉舒适，但常用的胸部线圈和体线圈同样可成功地应用于心脏检查。线圈置于前胸壁后，应注意使线圈中心置于心脏的体表投影。右室疾病或右室扩张患者的心脏离开中线，向左胸旋转，线圈宜相应移动使其中心置于心尖搏动最强的部位。

放置专用的心脏成像线圈后，将患者送入扫描仪。MR检查开始前，应首先评价ECG门控信号。患者进入磁体之前，无论ECG波形怎样尖锐，一旦患者进入扫描仪，ECG描记线即开始杂乱。一般而言，如果胸壁与电极之间的接触良好，且导线的走行与磁体孔径平行，则将会获得较好的ECG描记。通常情况下，即使获得良好的ECG描记，但正向波明显小于负向波时，R波检测的敏感性仍将受限。此时，应将患者移出磁体孔径，将ECG导联的安放次序反转，即将头侧导联与尾侧互换，这样就改变了负向波的极性，可得到精确的门控效果。应注意的是，MRI的ECG描记并不是用来诊断，而是使扫描仪在检查过程中确认R波，以进行逐步相位编码。随后，患者被送入磁体孔径，在确认ECG描记正常后，即可开始MRI扫描。

心脏MRI检查用于显示右心和右室心肌的特征性改变。因而，这些患者的扫描规定用于解决特定的问题，完善的扫描规定和成功的MRI检查可解决这些问题，直到问题被解决，检查才算完成。当对这些患者进行MRI检查时，首先扫描矢状切面上的一系列梯度反转图像用于定位，此时尚不使用心电门控。这些低分辨力的图像诊断价值不大，但可显示临近心脏线圈的局部高信号是否偏移。如果线圈未括及心脏，应将患者从磁体中移出，并重新放置线圈，随后再将患者送入磁体开始检查。

有诊断价值的成像检查首先为一系列屏气k-空间阶段梯度反转采集。4mm层厚，无层间隔。选用矢状面定位像显示右室流出道及邻近的主肺动脉，横轴面扫描自肺动脉瓣至膈下，通常是从肺动脉瓣逐渐向尾侧扫描。

应首先选用梯度反转电影采集，这是由于在自旋回波序列图像上，依靠心肌信号强度和厚度的不同难以明确鉴别正常和异常心肌。包含心外膜脂肪和心室肌的邻近体素所致的部分容积效应，可类似于心肌脂肪替代的表现（图8.5）。位于邻近两个肌小梁之间的正常区域右室游离壁心肌，可出现陷凹。另一方面，无论心脏舒张末期心肌出现任何表现，心脏收缩末期正常心肌厚度和脂肪替代的心肌则不会出现类似情况。尽管使用薄层心脏电影梯度反转采集，需要更多的时间检查整个心肌，但其优点在于，每次采集时都可追踪显示某一小部分心肌，因而将开始和结束采集所造成的右室流出道变形降至最小，并且可提供某一小区域室壁肌的心脏电影回放观察。图像分析虽枯燥乏味，但这可避免漏诊不明确病例的跳跃性区域。使用高梯度磁场和心脏线圈后，薄层采集所见的低信号明显增加。

通过整个心脏轴面的薄层采集可能需要25~30次屏气，即使每次屏气时的采集时间为18~24s，完成整个检查也需要45~60min。如果患者可以忍受进一步的检查，在梯度反转采集之后，进行同样轴面切层（无层间隔）的一系列层厚为6~8mm自旋回波或双反转恢复序列成像。在通过右室的轴面图像上，快速流动的血液通常在前后方向上出现带状伪影，通过改变相位编码和频率编码方向，伪影可减少或消失[61]。

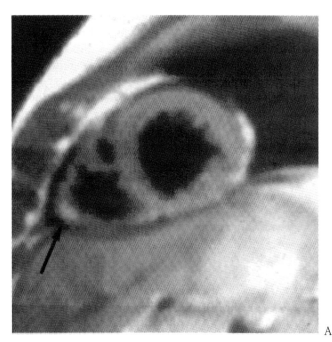

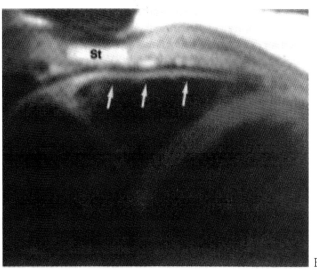

图8.5 右室游离壁脂肪沉积。图A：66岁女性，因主动脉疾病而行MRI检查。短轴自旋回波序列图像显示：除散在的脂肪沉积（箭头）表现为孤立的高信号，右室的其他表现正常。图B：40岁女性，室性心动过速。轴面自旋回波序列图像显示：右室游离壁变薄，整个室壁（箭头）脂肪浸润，显示为高信号。右室旋转至胸骨（St）的左侧，提示右室扩张。

另一种减少伪影的方法是将被成像组织置于两个饱和带之间，类似于三明治的样子[56]。

在其他心脏层面上采集更多的图像，依赖于患者对检查的忍受程度以及额外采集成像的原因。由于笔者在梯度反转采集图像上对分析心脏收缩功能具有极大的自信心，因而进行了额外采集成像。倾斜于体部轴面切层的心脏短轴切面，有助于显示右室游离壁改变。

图像的解释应以逐层解剖学为基础，并记录局部异常心肌厚度、收缩末期厚度、心肌运动不能和运动障碍（图8.6）。心肌高信号代表组织病理学上所见的脂肪和纤维脂肪浸润，通常见于所有心肌壁，但也可呈局限性并被周围正常表现的心肌包绕（图8.6）。局部陷凹（图8.7）表现为明显的区域性心肌厚度变薄，并被近似正常的心肌所包绕。心肌厚度异常可为局限性或弥漫性，其特征为右室游离壁心肌厚度在整个心动周期内仅有很小的变化或无变化。通常，即使对于右室心肌正常的病例，右室游离壁也不可能在舒张末期图像上显示，但对于正常心肌厚度和收缩末期正常的右室，中等信号强度的带状心室肌将右心室腔同心包膜及前纵隔区分开来。ARVD 患者的异常右室心肌可能或不可能在舒张末期图像上显示。但在收缩期图像上，同相邻的正常收缩心肌相比较，不增厚的异常心肌区域可被明显显示，同时由于异常心肌区域的表现缺乏变化而被识别。巨大的室壁瘤罕见，通常表现为高信号的右室腔通过正常表现的心肌突向心包间隙。对于正常心脏来说，带状心肌将心室腔同心包膜和前纵隔区分，此处见不到类似的边界，且心室腔向心包膜方向扩展。ARVD 和 RVOTT 患者的鉴别是根据右心室异常的部位。ARVD 患者的大体形态学

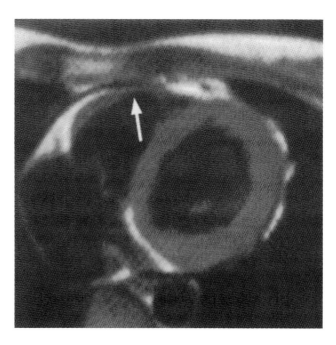

图8.7　30 岁男性，运动时休克。轴面自旋回波序列图像显示：节制带附着部的内侧可见右室游离壁厚度的急性改变（箭头）。由于此区域的心肌变薄，心外膜脂肪垫难以与其区分，但也不能除外脂肪浸润所致的高信号。

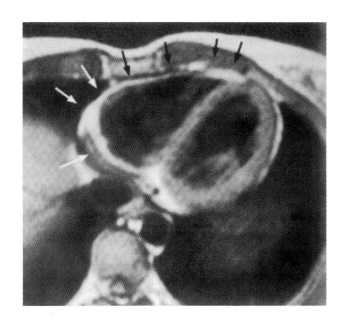

图8.6　32 岁女性，晕厥，有发作性猝死家族史。轴面自旋回波序列图像显示：心脏前界（箭头）周围的心外膜脂肪沉积，难以与右室游离壁心肌相区分。右室游离壁心肌变薄并表现为高信号，此外，并可见右室扩张和心脏向左胸旋转。

和功能异常在某种程度上见于整个右心室，而 RVOTT 的异常改变更常局限于漏斗部，而心室体部不受累。尽管这些特征可能有其局限性，但提供了一种可用于临床实践的鉴别方法。

结束语

ARVD 和 RVOTT 是两种最常见的原发右室疾病。它们的特征为明确的异常右室心肌分布区域和室性快速型心律紊乱。尽管这两种疾病及其他表现为右室形态改变和室性心律失常疾病的病因不明，但 ARVD 的组织学检查、家族史和基因位点提示了其可能的发病机制。形态学改变反映右心室和左心室（至多约有30%病例累及左心室）的心肌脂肪和纤维脂肪替代，这些改变在自旋回波和双反转恢复序列图像上表现为区域性心肌变薄和高信号。心脏功能的后遗症包括运动功能减退、运动不能和室壁瘤样扩张，在梯度反转采集心脏电影图像上可最佳显示。但 MRI 技术的局限性以及这些疾病右心室改变的固有特性，需要一种更细致的检查技术，从而获得更有诊断价值的图像。

参考文献

[1] Richardson PJ,McKenna WJ,Bristow M,et al. Report of the 1995 World Health Organization/International Society and Federation of Cardiology task force on the definition and classification of cardiomyopathies. *Circulation* 1996, 93：841－842.

[2] Protonotarios N, Tsatsopoulou A, Patsourakos P,et al.Cardiac abnormalities in familial palmoplantar keratosis.*Br Heart J* 1986, 56：321－326.

[3] Fontaine G,Protonotarios N,Tsatsopoulou A,et al.Comparisons between Naxos disease and arrhythmogenic right ventricular dysplasia by electrocardiography and biopsy. *Circulation* 1994, 90(Suppl I)：I －600 (abst).

[4] Barry M,Hall M.Familial cardiomyopathy.*Br Heart J* 1962, 24：613－624.

[5] Thiene G,Nava A,Corrado D,et al.Right ventricular cardiomyopathy and sudden death in young people. *N Engl J Med* 1988, 318：129－133.

[6] Nava A,Thiene G,Canciani B,et al.Familial occurrence of right ventricular dysplasia：a study involving nine families.*J Am Coll Cardiol* 1988, 12：1 222－1 228.

[7] Segall HN.Parchment heart (Osler).*Am Heart J* 1950, 40：948－950.

[8] Uhl HS.A previously undescribed congenital malformation of the heart：almost total absence of the myocardium of the right ventricle.*Bull Johns Hopkins Hosp* 1952, 91：197－209.

[9]Frank R,Fontaine G,Vedel J,et al.Electrocardiologie de quatre cas de dysplasie ventriculaire droite arythmogène.*Arch Mal Coeur Vaiss* 1978, 71：963－972.

[10] Marcus FI,Fontaine GH,Guiraudon G,et al. Right ventricular dysplasia：a report of 24 adult cases. *Circulation* 1982, 65：384－398.

[11] Waynberger M,Courtadon M,Peltier JM,et al. Tachycardies ventriculaires familiales：àpropos de 7 observations.*Nouv Presse Med* 1974, 30：1 857－1 860.

[12] Rakover C,Rossi L,Fontaine G,et al.Familial arrhythmogenic right ventricular disease.*Am J Cardiol* 1986, 58：377－378.

[13] Nava A,Scognamiliglio R,Thiene G,et al.A polymorphic form of familial arrhythmogenic right ventricular dysplasia.*Am J Cardiol* 1987, 59：1 405－1 409.

[14] Buja GF,Nava A,Daliento L,et al.Right ventricular cardiomyopathy in identical and nonidentical young twins.*Am Heart J* 1993, 126：1 187－1 193.

[15] Miani D,Pinamonti B,Bussani R,et al.Right ventricular dysplasia：a clinical and pathological study of two families with left ventricular involvement.*Br Heart J* 1993, 69：151－157.

[16] Sabel KG, Blomstrom-Lundqvist C, Olsson MB, et al.Arrhythmogenic right ventricular dysplasia in brother and sister：is it related to myocarditis? *Pediatr Cardiol* 1990, 11：113－116.

[17] Bloomstrom-Lundqvist C, Enestroem S, Edvarsson N,et al.Arrhythmogenic right ventricular dysplasia presenting with ventricular tachycardia in a father and son.*Clin Cardiol* 1987, 10：277－285.

[18] Canciani B,Nava A,Toso V,et al.A causal spontaneous mutation as possible cause of the familial form of arrhythmogenic right ventricular cardiomyopathy (arrhythmogenic right ventricular dysplasia).*Clin Cardiol* 1992, 15：217－219.

[19] Nava A,Bauce B,Basso C,et al.Clinical profile and long-term follow-up of 37 families with arrhythmogenic right ventricular cardiomyopathy.*J Am Coll Cardiol* 2000, 36：2 226－2 233.

[20]McKenna WJ,Thiene G,Nava A,et al.Diagnosis of arrhythmogenic right ventricular dysplasia/cardiomyopathy.*Br Heart J* 1994, 71：215－218.

[21]Basso C,Thiene G,Corrado D,et al.Arrhythmogenic right ventricular cardiomyopathy.Dysplasia,dystrophy,or myocarditis.*Circulation* 1996, 94：983－991.

[22]Virmani R,Rabinowitz M,Clark MA,et al.Sudden death and partial absence of the right ventricular myocardium：a report of three cases and a review of the literature.*Arch Pathol Lab Med* 1982, 106：163－167.

[23] Bharati S,Feld AW,Bauerfiend R,et al.Hypoplasia of the right ventricular myocardium with ventricular tachycardia.*Arch Pathol Lab Med* 1983, 107：249－253.

[24] Rampazzo A, Nava A, Danieli GA, et al.The gene for arrhythmogenic right ventricular cardiomyopathy maps to chromosome 14q23-q24.*Hum Mol Genet* 1994, 3：959－962.

[25] Thiene G, Corrado D, Nava A, et al.Right ventricular cardiomyopathy：is there evidence of an inflammatory aetiology? *Eur Heart J* 1991, 12 (Suppl D)：22－25.

[26] Lobo FV, Heggtveit HA, Butany J, et al.Right ventricular dysplasia：morphological findings in 13 cases. *Can J Cardiol* 1992, 8：261－268.

[27] Hofmann R,Trappe HJ,Klein H,et al.Chronic

(or healed) myocarditis mimicking right ventricular dysplasia. *Eur Heart J* 1993, 14: 717-720.

[28] Matsumori A, Kawai C. Coxsackie virus B3 perimyocarditis in BALB/c mice: experimental model of chronic perimyocarditis in the right ventricle. *J Pathol* 1980, 131: 97-106.

[29] James TN. Normal and abnormal consequences of apoptosis in the human heart: from postnatal morphogenesis to paroxysmal arrhythmias. *Circulation* 1994, 90: 556-573.

[30] Pinamonti B, Pagnan L, Bussani R, et al. Right ventricular dysplasia with biventricular involvement. *Circulation* 1998, 98: 1 943-1 945.

[31] Manyari DE, Klein GJ, Gulamhusein S, et al. Arrhythmogenic right ventricular dysplasia: a generalized cardiomyopathy? *Circulation* 1983, 68: 251-257.

[32] Kriegshauser JS, Julsrud PR, Lunt JT. MR imaging of the fat in and around the heart. *AJR Am J Roentgenol* 1990, 155: 271.

[33] Fontaliran F, Fontaine G, Fillette F, et al. Nosologic frontiers of arrhythmogenic dysplasia: quantitative variations of normal adipose tissue of the right heart ventricle. *Arch Mal Coeur Vaiss* 1991, 84: 33-38.

[34] Shirani J, Berezowski K, Roberts WC. Quantitative measurement of normal and excessive(cor adiposum) subepicardial adipose tissue, its clinical significance, and its effect on electrocardiographic QRS voltage. *Am J Cardiol* 1995, 76: 414-418.

[35] Daliento L, Turrini P, Nava A, et al. Arrhythmogenic right ventricular cardiomyopathy in young versus adult patients: similarities versus differences. *J Am Coll Cardiol* 1995, 25: 655-664.

[36] Burke AP, Farb A, Tashko G, et al. Arrhythmogenic right ventricular cardiomyopathy and fatty replacement of the right ventricular myocardium. *Circulation* 1998, 97: 1 571-1 580.

[37] Voigt J, Agdal N. Lipomatous infiltration of the heart: an uncommon cause of sudden unexpected death in a young man. *Arch Pathol Lab Med* 1982, 106: 497-498.

[38] Kullo IJ, Edwards WD, Seward JB. Right ventricular dysplasia: the Mayo Clinic experience. *Mayo Clin Proc* 1995, 70: 541-548.

[39] Furlanello F, Bettini R, Bertoldi A, et al. Arrhythmia patterns in athletes with arrhythmogenic right ventricular dysplasia. *Eur Heart J* 1989, 10 (Suppl D): 16-19.

[40] Hoogsteen J, Huige MC, El Gamal MI, et al. Arrhythmogenic right ventricular dysplasia: cause of sudden death in two young cyclists. *Cardiologie* 1995, 2: 202-206.

[41] Kazinierczak J, De Sutter J, Tavemier R, et al. Electrocardiographic and morphometric features in patients with ventricular tachycardia of right ventricular origin. *Heart* 1998, 79: 2 049-2 058.

[42] Blomstrom-Lundqvist C, Beckman-Suurkula M, Wallentin I, et al. Ventricular dimensions and wall motion assessed by echocardiography in patients with arrhythmogenic right ventricular dysplasia. *Eur Heart J* 1988, 9 : 1 291-1 302.

[43] Daliento L, Rizzoli G, Thiene G, et al. Diagnostic accuracy of right ventriculography in arrhythmogenic right ventricular cardiomyopathy. *Am J Cardiol* 1990, 66: 741-745.

[44] Angelini A, Basso C, Nava A, et al. Endomyocardial biopsy in arrhythmogenic right ventricu-lar cardiomyopathy. *Am Heart J* 1996, 132 : 203-206.

[45] Nava A, Thiene G, Canciani B, et al. Clinical profile of concealed form of arrhythmogenic right ventricular cardiomyopathy presenting with apparently idiopathic ventricular arrhythmias. *Int J Cardiol* 1992, 35: 195-206.

[46] Markiewicz W, Sechtem U, Higgins CB. Evaluation of the right ventricle by magnetic resonance imaging. *Am Heart J* 1987, 113: 8-15.

[47] Boxt LM, Katz J, Kolb T, et al. Direct quantitation of right and left ventricular volumes with nuclear magnetic resonance imaging in patients with primary pulmonary hypertension. *J Am Coll Cardiol* 1992, 19: 1 508-1 515.

[48] Johnson DE, Vacek J, Gollub SB, et al. Comparison of gated cardiac magnetic resonance imaging and two-dimensional echocardiography for the evaluation of right ventricular thrombi: a case report with autopsy correlation. *Cathet Cardiovasc Diagn* 1988, 14: 266-268.

[49] Katz J, Whang J, Boxt LM, et al. Estimation of right ventricular mass in normal subjects and in patients with primary pulmonary hypertension by nuclear magnetic resonance imaging. *J Am Coll Cardiol* 1993, 21: 1 475-1 481.

[50] Pattynama PMT, Lamb HJ, Van der Velde EA, et al. Reproducibility of MRI-derived measurements of right ventricular volumes and myocardial mass. *Magn Reson Imaging* 1995, 13: 53-63.

[51] Casolo GC, Poggessi I, Boddi M.ECG-gated magnetic resonance imaging in right ventricular dysplasia. *Am Heart J* 1987, 113：1 245−1 248.

[52]Ricci C,Longo R,Pagnan L,et al.Magnetic resonance imaging in right ventricular dysplasia.*Am J Cardiol* 1992, 70：1 589−1 595.

[53] Klersy C,Raisaro JA,Salerno C,et al. Arrhythmogenic right and left ventricular disease：evaluation by computed tomography and nuclear magnetic resonance imaging.*Eur Heart J* 1989, 10 (Suppl D)：33−36.

[54] Blake LM,Scheinman MM,Higgins CB.MR features of arrhythmogenic right ventricular dysplasia. *AJR Am J Roentgenol* 1994, 162：809−812.

[55] Auffermann W,Wichter T,Breithardt G,et al. Arrhythmogenic right ventricular disease：MR imaging vs angiography.*AJR Am J Roentgenol* 1993, 161：549−555.

[56] Midiri M,Finazzo M,Brancate M,et al. Arrhythmogenic right ventricular dysplasia：MR features. *Eur Radiol* 1997, 7：307−312.

[57] Buxton AE, Waxman HL, Marchlinski FE, et al.Right ventricular tachycardia：clinical and electrophysiological characteristics. *Circulation* 1983, 68：917−927.

[58] Carlson MD, White RD, Trohman RG, et al. Right ventricular outflow tract tachycardia：detection of previously unrecognized anatomic abnormalities using cine magnetic resonance imaging.*J Am Coll Cardiol* 1994, 24：720−727.

[59] White RD, Trohman RG, Flamm SD, et al. Right ventricular arrhythmia in the absence of arrhythmogenic dysplasia：MR imaging of myocardial abnormalities.*Radiology* 1998, 207：743−751.

[60] Proclemer A, Basadonna PT, Slavich GA, et al.Cardiac magnetic resonance imaging findings in patients with right ventricular outflow tract premature contractions.*Eur Heart J* 1997, 18：2 002−2 010.

[61] Thickman D,Rubinstein R,Askenase A,et al. Effect of phase-encoding direction upon magnetic resonance imaging of the heart.*Magn Reson Med* 1988, 6：390−396.

第9章 心脏肿瘤

GABRIELE A. KROMBACH
MAYTHEM SAEED
CHARLES B. HIGGINS

■ MRI诊断心脏肿瘤的价值

原发的心脏肿瘤较少见，据报道，在随机尸检中，仅占0.001%~0.5%。心外恶性肿瘤转移或直接侵犯至心脏的继发性肿瘤较常见，其发病率约为心脏原发肿瘤的40倍[1~3]。最常见的心内肿物是心腔内血栓。MRI检查的重要应用在于显示心脏肿瘤及其部位。MRI检查野较大，可包括心脏和血管结构、纵隔及邻近肺组织，亦可清晰显示肿块在心内及心外的侵犯。另外，MRI可多平面成像，尤其适合显示心脏肿块及其邻近的心脏和纵隔的整体轮廓。与仅仅能行横断面成像的CT检查相对比，MRI的多平面成像能力可避免膈层面出现部分容积效应。MRI的优点是使其能够清晰地显示侵及心脏和邻近纵隔结构的肿块。此外，MRI可提供一些心脏功能参数，如室壁增厚率、射血分数和邻近血管的流速，因此可作出肿瘤对心脏功能影响的评价。

临床上，当超声心动图提示有肿块存在可能时，MRI经常用来证实或排除肿瘤。超声心动图能清楚显示心脏形态，并提供评价心功能的参数。但是，由于患者体型不同所致透声窗的限制，经胸腔超声心动图检查的作用有限。肥胖或慢性阻塞性肺部疾患可明显降低图像质量。虽然经食管超声心动图克服了以上问题，但它属有创性检查，且超声心动图的软组织对比仍逊于MRI。MRI常可很好地显示肿块的心外侵犯和心肌浸润[4,5]；在某种程度上，还可显示特定T1和T2弛豫时间的病变组织学特征，但是，由于不同类型肿瘤的弛豫时间有较大重叠，明确区分肿瘤的良、恶性仍很困难。大多数心脏肿瘤在T1WI上表现为低到中等信号，在T2WI上表现为高信号。结合心脏肿块的成像特点，例如部位、T1WI和T2WI信号强度、注射顺磁性对比剂后瘤体的明显强化及应用脂肪抑制技术后信号可能被抑制等，对某些病例可提供特定的组织学诊断。

■ 检查技术

可对整个胸腔成像的心电门控轴面SE序列T1WI，最初主要用于心脏和心脏周围肿块的评价。另外，SE序列的矢状面或冠状面成像常用于显示轴面图像上显示欠佳的区域，如心脏膈面。冠状面成像可清楚地显示肿块是否累及主肺动脉窗、肺门和常通过颈胸交界部位蔓延的纵隔肿块。在平扫T1WI上，心肌壁内的肿瘤和正常心肌信号可无明显差别。轴面SE序列T2WI上，肿瘤和正常心肌之间的信号明显不同。肿瘤组织通常有较长的弛豫时间，因而T2WI能显示肿块内的囊变或坏死。但是，延长回波时间可使心脏MR图像质量明显降低。由于这个缺陷可被快速自旋回波序列（FSE）克服，因此FSE已成为采集T2WI的常规序列[6]。通过对照肿块在T1WI和T2WI上的信号，可在一定程度上了解病变的组织特征，例如，脂肪瘤在T1WI上为相对高信号，在T2WI上为中等信号；仅含水的囊性病变在T1WI为低信号，在T2WI上为高信号[4]。T2WI图像采集后，即可行增强扫描。通过注射Gd-DTPA可提高T1WI上瘤组织和心肌的对比度，且有助于了解病变的组织学特征[7,8]。增强后，瘤组织明显强化，常提示瘤组织较正常心肌的细胞外间隙扩大，或肿块的血管分化程度较高。脂肪饱和序列可降低脂肪组织的高信号，也可显示脂肪瘤的组织学特征[9]。

电影MRI检查的目的在于测量心室容积和肿块的体积，并评价心功能。对于心脏肿瘤患者，电影MRI可显示肿块的运动与心血管结构之间的关系。据报道，黏液瘤的可移动度和可扩张度均大于肉瘤[10]。电影MRI为梯度回波序列图像，其获得的对比与自旋回波序列不同，SE序列图像上，血流呈低信号，而在梯度回波序列图像上，血流呈高信号。由于梯度回波序列电影MRI易于产生磁敏感效应，即顺磁性物质所致的局部磁场不均匀性，而亚急性或慢性血栓内含有顺磁性物质，可产生磁敏感性效应，在梯度回波图像上表现为低信号。由于管腔内血流为高信号，而腔内肿块为低信号，从而使后者易于显示。在极少数情况下，肿瘤内含有大量的铁或钙质，在电影MRI梯度回波序列中显示为低信号，从而可得到最佳显示。

原发性良性心脏肿瘤

约80%的心脏原发肿瘤为良性[6]。虽然良性肿瘤不会转移或造成局部浸润，但可引起心律失常、心梗或血栓，导致较高的致死率和致残率。临床症状取决于肿瘤发生的部位，由于它们可阻碍正常的传导通路，而导致心律失常、血流阻断甚至使整个心肌的顺应性和收缩力降低。

黏液瘤

黏液瘤是最常见的心脏良性肿瘤，占心脏原发肿瘤的25%。75%的黏液瘤位于左心房（LA），20%位于右心房(RA)[11]。黏液瘤通常为球形，但由于含胶冻状物质，在心脏循环周期中，其外形可发生变化。左房黏液瘤通常以窄蒂附着于卵圆窝区域（图9.1，图9.2），极少数黏液瘤以宽基底附着于房间隔[10]（图9.3）。由于宽基底更常见于恶性肿瘤，因而，宽基底黏液瘤必须高度怀疑为恶性肿瘤。肿瘤较大时几乎可充填整个心腔，并压迫房间隔，从而不易判断肿瘤的附着部位。在静态MRI图像上，易形成肿瘤与房间隔有广泛接触面的假象。黏液瘤可以钻过开放的卵圆孔，延伸至双侧心房内，形成独特的"哑铃状"外观[12]。电影MRI可评价肿瘤的运动，且有助于确定肿瘤在心腔壁上的附着部位及附着的长度[13]。电影MRI可显示心舒张期黏液瘤脱垂入相应心室。

通常，黏液瘤在SE序列T1WI上为中等信号即与心肌等信号[7,14]，在T2WI上信号高于心肌。但是，有时也可见到黏液瘤呈稍低信号[15,16]，这种特殊表现是由于富含水的黏液瘤基质中成分复杂而致T2弛豫时间缩短。纤维基质、钙化和间质内出血导致的顺磁性沉积，均可降低肿瘤在SE序列T2WI上的信号[17,18]。据报道，极少数的黏液瘤在SE序列图像上不能显示，这是由于相对于黑色的血流而言，瘤体缺乏足够的对比度[15]。但是，这类肿瘤可在电影MRI上显示，这是由于其周围被高信号血流环绕。注射Dd-DTPA后的T1WI上，由于肿瘤组织内的对比剂分布明显多于正常组织，大多数的黏液瘤信号将有增高[19]。

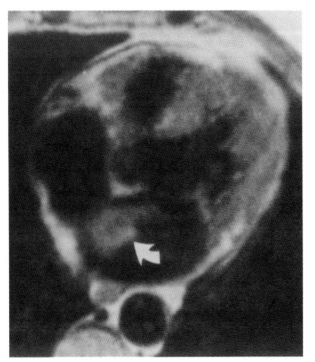 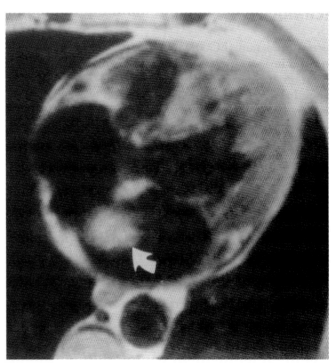

A　　　　　　　　　　　　　　　　　　　　　　　　　　B

图 9.1　附着于左心房房间隔的黏液瘤。SE 序列 T1WI 轴面平扫（图 A）和 Gd-DTPA 增强（图 B）显示左心房内肿块（箭头）。平扫图像上，肿瘤与心肌等信号。注射对比剂后，肿瘤强化。

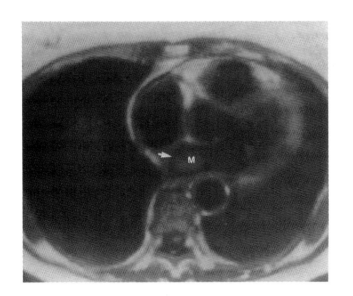

图 9.2　左心房黏液瘤。SE 序列 T1WI。黏液瘤（M）以一窄蒂（箭头）附着于房间隔。

脂肪瘤和房间隔的脂肪瘤样肥大

据报道，脂肪瘤居成人心脏良性肿瘤的第 2 位，其实，脂肪瘤的发病率也可能是最高的，可见于任何年龄，但以中、老年人常见。脂肪瘤由有包膜分化成熟的脂肪细胞和胎儿脂肪细胞构成，质地较软，可以长得很大，且不引起任何症状。脂肪瘤常位于右心房（图 9.4）或房间隔[20]。脂肪瘤以宽基底起自并附着于心内膜表面。脂肪瘤在 MRI 的所有序列上均与皮下脂肪和心外膜脂肪呈等信号。由于脂肪有较短的 T1 弛豫时间，因而在 T1WI 上为高信号，在脂肪饱和脉冲序列上信号衰减（图 9.4 和图 9.5）。通常，脂肪瘤信号均匀，但有时内有较细的分隔[21]，注射对比剂后不强化[21]。T2WI 上脂肪瘤为中等信号。

脂肪瘤和房间隔的脂肪瘤样肥大截然不同，后者更为常见，可引起明显的临床症状，如室上性心律失常。房间隔的脂肪瘤样肥大与老龄有关，而与肥胖无关。此病的定义是：在房间隔的卵圆窝附近直径大于 2cm 的脂肪沉积[21]，在 SE 序列 T1WI 上，一个重要的征象是卵圆窝并无受侵。脂肪瘤样肥大与脂肪瘤的细胞组成类似，但前者的脂肪细胞无包膜，且浸润房间隔，它并不是真正的肿瘤。房间隔脂肪瘤样肥大的脂肪组织相当丰富，从房间隔进入双侧心房，在 MRI 上与脂肪信号相似[22]。MRI 可显示其组织学特征，判断脂肪的浸润范围，且可用于评价是否有

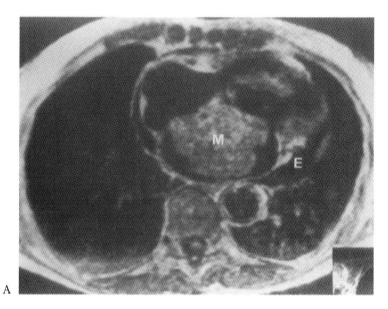
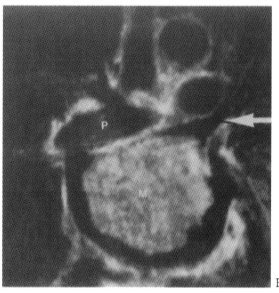

A   B

图9.3 左心房黏液瘤。SE序列T1WI轴面（图A）和冠状面（图B）显示附着于房间隔的巨大肿块。以宽基底附着于房间隔，几乎充填左心房（M）。图中显示心包积液（E）。P：右肺动脉；箭头：肺静脉。

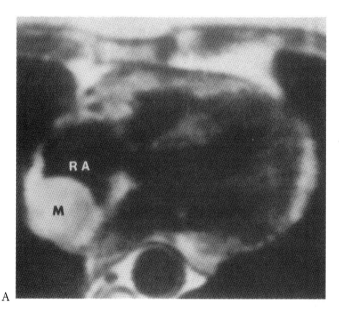
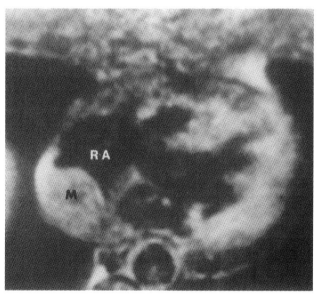

A   B

图9.4 脂肪瘤。SE序列T1WI平扫（图A）和脂肪抑制序列（图B）显示右心房（RA）内肿块（M），与正常心肌有明显分界。应用脂肪抑制序列后肿块信号降低。

心腔填塞[23]。

乳头状弹性纤维瘤

    乳头状弹性纤维瘤约占心脏良性原发肿瘤的10%[10]。弹性纤维瘤多发生于70岁以上。肿瘤由内衬内皮细胞的无血管的分叶状组织组成。约90%的乳头状弹性纤维瘤以短蒂附着于瓣膜上。瘤体直径通常不超过1cm，可见于主动脉瓣（29%）、房室瓣（20%）、肺动脉瓣（13%）和三尖瓣（17%）[24]。右侧

心腔内的肿瘤多无症状，弹性纤维瘤所致的临床症状多与聚集于肿瘤表面的血栓栓子有关。由于瘤体富含纤维组织，因而在MRI T2WI上呈低信号[25]。在SE序列图像上，由于瘤体较小，且与周围的血流缺乏对比，以及肿瘤生长部位瓣膜的快速运动，因而诊断较难[10]。但随着近年来快速MR序列的出现，血池高信号的均匀性提高使得在心动周期内观察瓣膜运动成为可能[26]，因而MRI可准确地显示附着于瓣膜的小肿块。大多数情况下，这些病变仅可在电影MRI上显

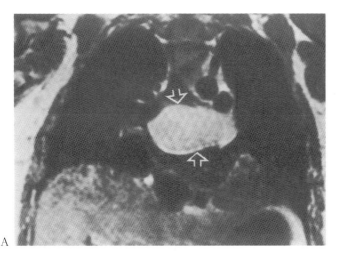
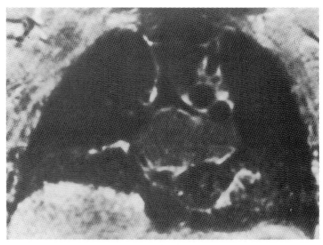

图 9.5　心旁脂肪瘤。冠状面 SE 序列 T1WI 平扫（图 A）和脂肪抑制序列（图 B）。肿块位于左心房上方，边界清楚（箭头）。应用脂肪抑制序列后，肿块的高信号衰减。

示，这是由于对比剂注入后，肿瘤的信号强度无明显变化，且难以鉴别血栓和乳头状纤维瘤[28]。电影 MRI 可通过评价瓣膜的功能来判定是否有瓣膜肿瘤，还可显示阻塞和返流所致的喷射状血流[28]。

横纹肌瘤

横纹肌瘤是儿童最常见的心脏肿瘤，占所有儿童心脏肿瘤的 40%[10]。其中，1/3~1/2 的横纹肌瘤患儿伴有结节性硬化。横纹肌瘤常为多发，且大小不等（图 9.6），通常位于心肌壁内，侵及左、右心室的几

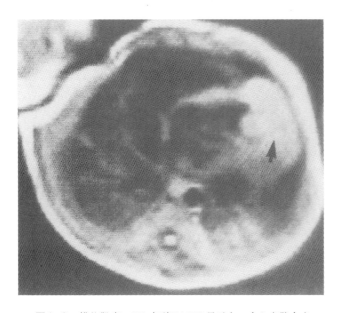

图 9.6　横纹肌瘤。SE 序列 T1WI 显示左、右心室壁内多发高信号肿块。最大的肿块位于左心室内（箭头）。

率相等。如果瘤体较小，完全位于心肌壁内，常难以显示[29]。较大的横纹肌瘤可改变心肌壁的轮廓，或凸入心腔内，有时甚至造成心外膜的轮廓变形。在 SE 序列、电影 MRI 和 SE 序列对比增强 T1WI 上，横纹肌瘤的信号与正常心肌相似[13]。也有报道认为横纹肌瘤在 SE 序列 T1WI 上呈高信号，注射钆对比剂后，瘤体明显强化[30,31]。

纤维瘤

纤维瘤居儿童心脏良性肿瘤中的第二位，起自心肌壁内，是由散布在胶原纤维中的成纤维细胞构成的结缔组织肿瘤。与其他大多数心脏原发肿瘤不同的是，纤维瘤多无囊变、出血和局灶性坏死，但营养不良性钙化常见。纤维瘤可引起心律失常，甚至有文献报告其也可引起猝死[32]。约 30% 的纤维瘤患者无临床症状，仅由于心脏杂音、心电图改变或胸片异常而被偶然检出[32]。绝大多数纤维瘤位于房室间隔内或右心室前壁，体积较大。T2WI 上瘤体信号通常低于周围心肌，这是由于纤维组织的 T2 时间较短所致；T1WI 上，纤维瘤可与心肌等信号。注射 Gd-DTPA 后，瘤体通常呈轻度强化或不强化[6]，对比剂注入后正常心肌信号可增强 42% ± 17%[12]，不强化的肿瘤压迫强化的正常心肌，可清晰地显示不强化的肿瘤边界[12]。因而，注射 Dd-DTPA 可有效地显示和鉴别心肌壁内的

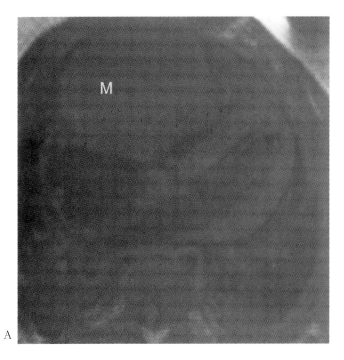
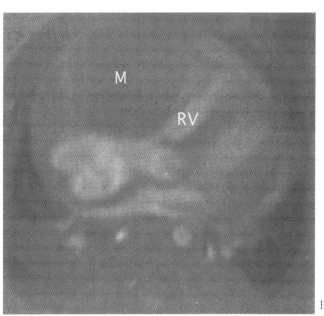

图9.7 右心室纤维瘤。轴面SE序列T1WI（图A）和电影MRI（图B）显示右室游离壁中央一较大肿块（M），压迫右心室（RV）。肿块在SE序列图像上呈中等信号，在电影MRI上呈低信号。

纤维瘤及正常心肌[7]（图9.7，图9.8）

纤维瘤需与横纹肌瘤鉴别。如果肿瘤为单发，且在T2WI上呈低信号，应考虑纤维瘤；如果病变多发，尤其是结节性硬化患者，则应明确诊断为横纹肌瘤[33]。

嗜铬细胞瘤

嗜铬细胞瘤起自神经内分泌细胞聚集的内脏副神经节，后者位于左心房的后壁、右心房的顶部、房间隔和沿冠状动脉走行区域，嗜铬细胞瘤可见于以上任何部位，但最常发生于左心房内及其周围（图9.9）。大多数嗜铬细胞瘤位于心脏周围（图9.10），常以宽基底与心脏相连。其最常见的症状为高血压，这是由于肿瘤产生过多的儿茶酚胺所致。诊断心脏嗜铬细胞瘤的平均年龄为30~50岁[6]；大多为良性，但也有少数播散转移的报道[34,35]；平均大小为3~8cm，在T1WI上为低信号，在T2WI上为高信号。由于嗜铬细胞瘤为血供丰富肿瘤，Gd-DTPA注入后，瘤体明显强化[36]，但强化可以不均匀，中心未强化的区域代表瘤体的坏死[37]。结合影像学表现、临床症状和儿茶酚胺增高的实验室检查，可以明确诊断。

血管瘤

心脏血管瘤由内衬有内皮细胞的异常血管构成，这些血管腔被结缔组织分割。根据血管腔的大小，可分为毛细血管瘤、海绵状血管瘤和静脉瘤，瘤体内常发生钙化[38]。心脏血管瘤可侵犯心内膜、心肌和心外膜[38]。在T2WI上呈高信号；在T1WI上呈中等信号。由于瘤体内有散在的钙化和管腔内的血流造成的流空信号，肿瘤的信号不均匀[39]。因肿瘤血供丰富，注射对比剂后明显强化[40,41]。

原发性恶性心脏肿瘤

25%心脏原发肿瘤为恶性，大多数为肉瘤，其次是间皮瘤和淋巴瘤。心脏恶性肿瘤有如下特征：侵及一个以上的心腔，累及肺静脉或肺动脉，以宽基底附着于心脏，肿瘤内坏死，侵及心外结构和心包血性渗液；另一个特点为可同时侵犯心腔和心壁（图9.12）。MRI可明确显示心包和心包脂肪受侵（图9.11，图

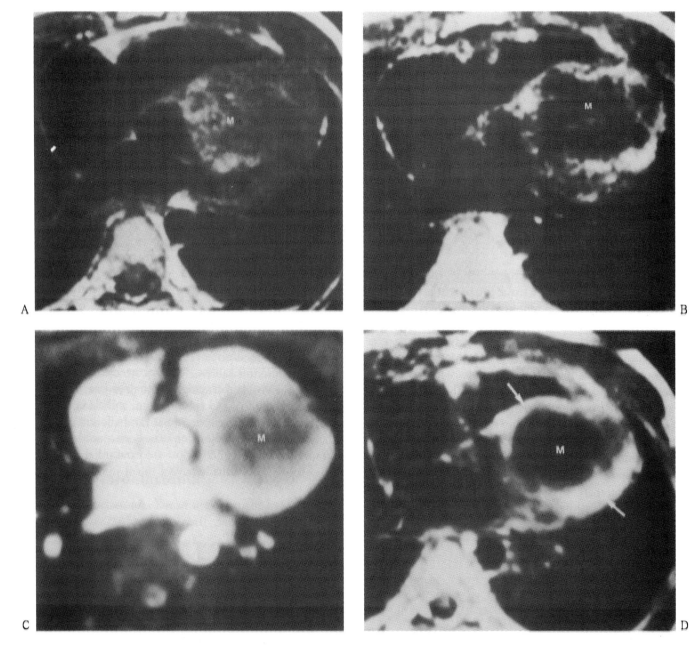

图9.8 左心室纤维瘤。SE 序列 T1WI（图 A）和 T2WI（图 B），电影 MRI（图 C）和 SE 序列增强 T1WI（图 D）。SE 序列图像显示肿块（M）起自室间隔，在 T2WI 上呈低信号。电影 MRI 示肿块延伸至亮血流内。注射 Dd-DTDA 后，肿块周围的心肌强化（箭头），而肿块无强化。

9.13）。在 MRI 上，心包受侵表现为心包中断、增厚和结节样改变，常伴有心包渗液。血性心包积液造成的心脏填塞可在 MRI 上很好地显示[42]。

肿瘤侵入纵隔和远处转移也是心脏恶性肿瘤的特点，最常受侵的器官包括肺、胸膜、纵隔淋巴结和肝脏。由于心包为低信号，而纵隔脂肪呈高信号，两者之间的自然对比，可明确显示有无纵隔受侵[43]。

心脏恶性肿瘤生长较快，瘤体中心易发生局灶性坏死，Gd-DTPA 注入后，肿瘤明显强化，瘤体内的坏死则显示为不强化的低信号区（图9.14）。

血管肉瘤

血管肉瘤是成人最常见的原发恶性心脏肿瘤，占原发恶性心脏肿瘤的1/3，男性多见，发病年龄最常见于20~50岁。血管肉瘤在临床病理学上分为两型[44]。一型血管肉瘤多见于右心房并常起自房间隔，此型不合并Kaposi肉瘤；另一型累及心外膜和心包，

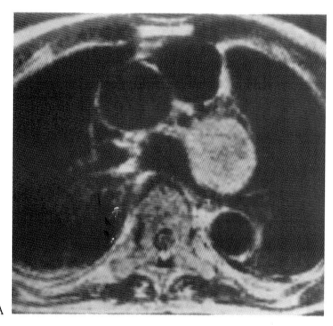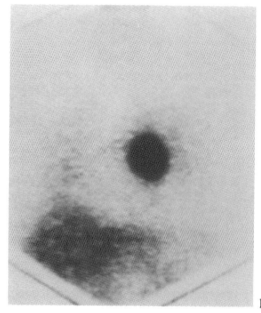

A　　　　　　　　　　　　　　　　　　　B

图 9.9　嗜铬细胞瘤。SE 序列 T1WI（图 A）和 [131]I 扫描（图 B）。肿块邻近左心房有 [131]I 浓聚。

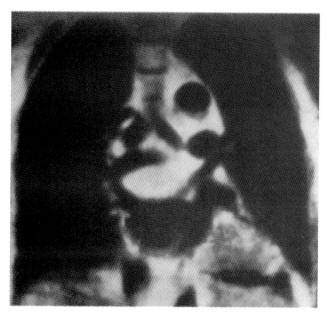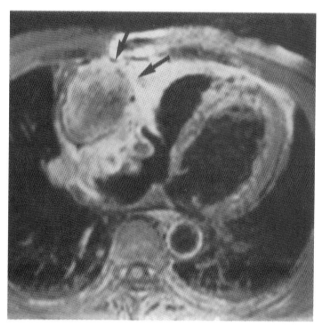

图 9.10　心包内嗜铬细胞瘤。冠状面 SE 序列示肿块位于肺静脉之间，左心房顶部受压下移。此部位的嗜铬细胞瘤来自主动脉体的嗜铬细胞。

图 9.11　右心房血管肉瘤。轴面 SE 序列 T1WI 增强扫描显示肿块充满右心房，并侵及纵隔。可见心包破裂和纵隔内脂肪（箭头）。

且合并 Kaposi 肉瘤，肿瘤通常较小，病变范围局限且无症状，常同时合并获得性免疫缺陷综合征[45]。血管肉瘤由轮廓欠清的血管间腔吻合支构成，内衬内皮细胞和大量由骨胶原基质环绕的非血管性多形性纺锤形细胞[44]。SE 序列 T1WI 上，瘤体通常呈混杂信号，局部可见高信号（可能代表出血）[46]，瘤体也可呈均匀信号（图 9.15）。注射对比剂后，血管肉瘤明显强化（图 9.16）。有些瘤体在 T1WI 和 T2WI 上均可见局灶性的低信号。在电影梯度回波序列图像上，有些中心区域显示为高信号，代表血管通道，此征象常被描述为"菜花状"[47]；有些病例可见到心包弥漫性受侵，表现为沿血管间腔的线状高信号[48]。

横纹肌肉瘤

　　横纹肌肉瘤是最常见的儿童原发恶性心脏肿瘤，

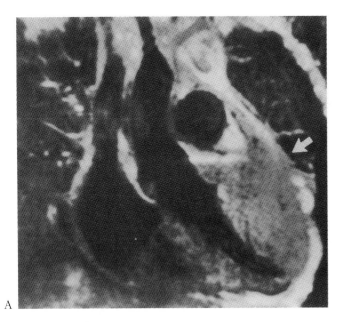
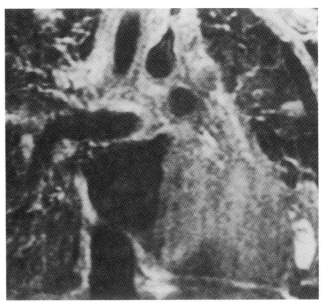

图9.12　左心室淋巴肉瘤。左心室层面（图A）和左心房（图B）层面的冠状面SE序列T1WI显示肿块位于左室游离壁。肿块侵及心包（箭头）并累及左心房和左上肺静脉。

可起自心肌的任何部位，常为多发。在MRI上，其信号多变。在T1WI和T2WI上，横纹肌肉瘤可与心肌呈等信号，但有局部坏死者，信号可不均匀。注射Gd-DTPA后，呈不均匀片状强化[29,49]（图9.14）。MRI可清楚地显示横纹肌肉瘤心外侵犯至肺动脉和降主动脉的情况[50]。

其他肉瘤（纤维肉瘤、骨肉瘤、平滑肌肉瘤、脂肪肉瘤）

其他少见的原发肉瘤为纤维肉瘤、骨肉瘤、平滑肌肉瘤和脂肪肉瘤，约占原发心脏肿瘤的4%[10]，瘤体的信号无特异性[51,52]。在T1WI上与正常心肌等信号（图9.17），而在T2WI上呈高信号。Gd-DTPA注入后，在T1WI上大部分肿瘤信号升高[53~55]，致使瘤体和边缘更加清楚。如前所述，恶性肿瘤在MRI上尚可表现为侵犯一个以上心腔或大血管、侵犯心包或心包外以及瘤体内坏死[42]。

淋巴瘤

原发于心脏的淋巴瘤较继发性淋巴瘤累及心脏少见，后者常见于非何杰金淋巴瘤[56]。心脏原发性淋巴瘤常见于免疫系统受损的患者，且具有高度侵袭性。几乎所有的心脏原发性淋巴瘤均为B细胞淋巴瘤[56,57]。尽管心脏原发性淋巴瘤少见，但由于早期化疗有效，早期诊断至关重要[58]。心脏原发性淋巴瘤常起自右心，尤其是右心房，也可见于其他心腔[59]，常见大量心包积液。

肿瘤的形态学表现多样，可呈边界清晰的息肉状或无明显边界的浸润性生长[60]。在T1WI上淋巴瘤低于正常心肌信号，在T2WI上呈高信号[59,60]。注射Gd-DTPA后，根据瘤体是否有坏死，肿瘤可均匀或不均匀强化[61]。

继发性心脏肿瘤

继发性心脏肿瘤的发病率为原发性心脏肿瘤的30~40倍。据报道，3%~18%的恶性肿瘤患者可继发心脏肿瘤[62]。通常，肿瘤侵犯心脏可有三种不同的方式：①胸内肿瘤（纵隔或肺）直接侵犯。②腹部肿瘤通过下腔静脉进入右心房。③远隔转移。

邻近肿瘤直接侵犯

肺和纵隔肿瘤可直接浸润心包和心脏（图9.18）。

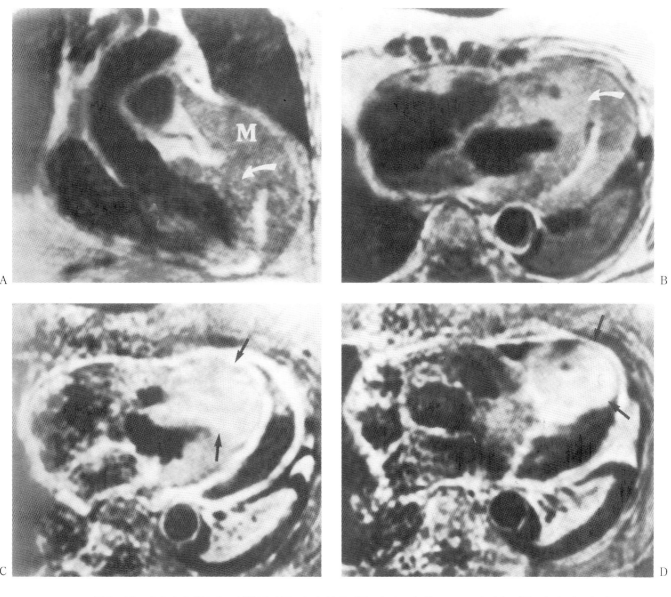

图9.13 左心室血管肉瘤。冠状面（图A）和轴面（图B）SE序列T1WI，心底部（图C）和近心尖（图 D）对比增强脂肪饱和轴面图像。对比剂注入前，肿瘤（M）难以与心包积液相区分，特别是在缺乏心 包脂肪的部位（图A和图B中箭头）。Gd-DTPA注入后，肿瘤与心包明显强化，很容易与周围正常的心 肌（图C 箭头）和心包积液（图D 中箭头）区分。

心脏是否受侵的确认极为重要，因为此时肿瘤已不可 切除。对于纵隔内淋巴瘤来说，是否侵犯心包决定肿 瘤的分期。由于MRI检查野较大，特别适用于显示 心旁肿瘤和心脏是否受侵。MRI还可清楚显示这些 肿瘤是否侵及心脏结构和有无血性或非血性心包积 液。通过研究发现，对于晚期肺癌是否侵犯心腔的显 示，MRI的准确性高于CT，这是由于MRI可更清 楚地显示心包和心肌受侵[63.64]。

远隔转移

黑色素瘤、白血病和淋巴瘤最常发生心脏转移 （图9.19，图9.20）。事实上，几乎身体各部位的恶 性肿瘤均可经血流转移至心脏。尸检发现，64%的黑 色素瘤可种植转移至心脏，居心脏转移瘤首位[65]。转 移途径有：直接种植于心包、癌栓通过冠状动脉转 移、通过支气管纵隔淋巴道逆行转移[6]。MRI可有效 地显示心脏继发肿瘤（图9.21，图9.22），并可用于

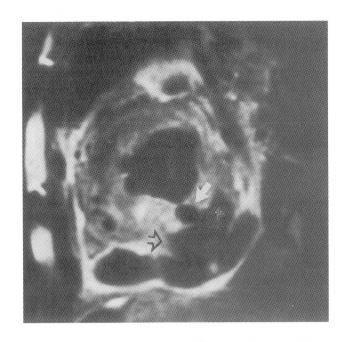

图9.14 左心室横纹肌肉瘤。矢状面SE序列T1WI增强扫描显示肿块内中心性坏死（实心箭头）。局限性心包积液与坏死区域相邻（空心箭头）。

评价该肿瘤是否可被切除[66]。

经静脉转移入心脏

心脏转移瘤形成的第三种途径为肿瘤浸润与心腔相连的血管。例如：来自肾或肾上腺的癌栓通过下腔静脉进入右心房（图9.23）；原发胸腺癌可侵犯上腔静脉，继而进入右心房；肺癌可通过肺静脉进入左心房或侵犯上腔静脉（图9.24）。判断肿瘤是否附着于心房壁十分重要，这决定着外科手术方案的制订，如果肿瘤尚未侵及心房壁，仍可行手术全切。

▌心腔内血栓

血栓是最常见的心内肿块。最常见于左心室或左心房。心房内血栓多见于房室瓣膜病变或房颤患者；而心室附壁血栓则与局部心室壁收缩功能障碍有关，好发于心肌梗死后或扩张型心肌病患者的左室（图9.25）。心腔内任何部位的静止血流均易形成栓子。MRI特别有助于检出左房耳部的血栓，这在经胸超声心动图上则较难检出。

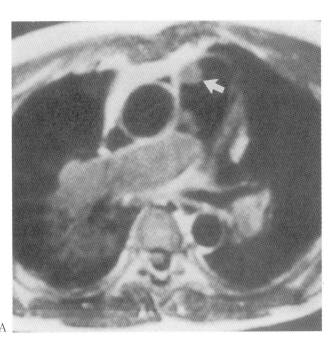

A

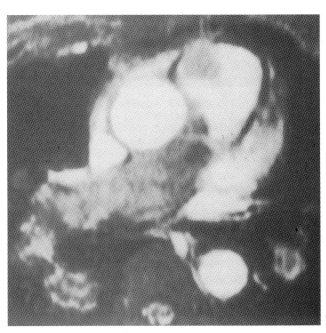

B

图9.15 肺动脉血管肉瘤。SE序列T1WI（图A）和电影MRI（图B）主肺动脉和右肺动脉层面。右肺动脉内可见一肿块充填。瘤结节附着于主肺动脉壁（箭头）。电影MRI上，肿块呈中等信号，提示为肿瘤，而非亚急性或慢性凝血块。

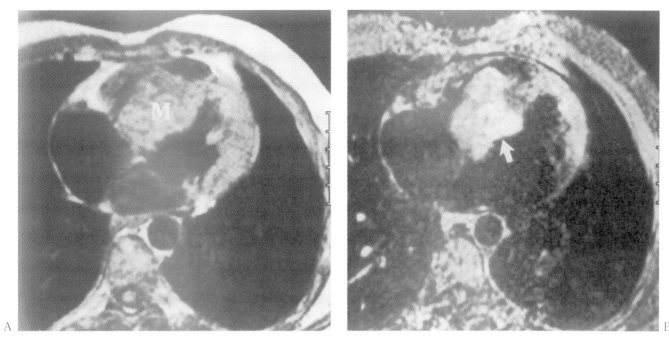

图9.16 起自室间隔的血管肉瘤。注入对比剂前（图A）和后（图B）脂肪饱和SE序列T1WI。对比剂注入后，肿块（M）明显强化（箭头），有助于与正常心肌区别。

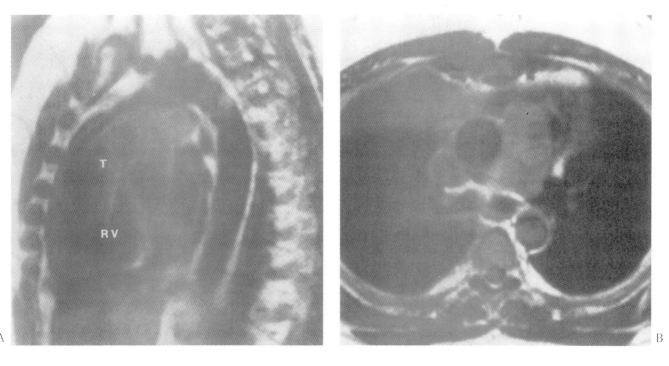

图9.17 脂肪肉瘤。矢状面（图A）和轴面（图B）SE序列T1WI显示肿瘤（T）位于右心室（RV），并且侵入右心室流出道和肺动脉。

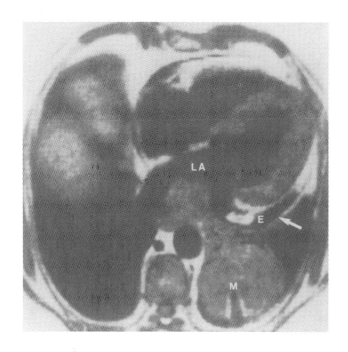

图9.18 肺部肿瘤侵及左心房。SE序列T1WI显示肿块（M）侵及左心房（LA）。可见心包积液（E）。心包显示清楚（箭头）。

在SE序列图像上，血栓的信号多变，可呈低信号或高信号，这取决于血栓形成的时期[67]。随时间的推移，血栓内可出现顺磁性的血红蛋白崩解产物，如细胞内正铁血红蛋白和含铁血黄素，甚至还有超顺磁性物质，如铁蛋白。在T1WI和T2WI上，新鲜血栓常呈高信号，而陈旧血栓呈低信号[68,69]。SE序列图像上心腔内慢血流所致的高信号，常难以与血栓相鉴别[70,71]，可通过SE序列反转恢复脉冲序列使心腔内信号消失或电影MRI鉴别两者[72,73]。

心脏肿瘤与凝血块的鉴别

在梯度回波序列上鉴别心脏肿瘤与凝血块更为可靠。梯度回波序列对磁敏感性效应更为敏感，且T2*效应优于SE序列。随着不同的血栓代谢产物经过不同的磁敏感性时期，可持续产生T2*缩短效应，导致血栓在梯度回波序列上呈低信号（图9.26），但新鲜血栓例外，其在梯度回波序列上仍呈高信号[69]。

在SE序列T2WI上，与心肌和骨骼肌相比，血栓呈高信号，但某些黏液瘤可呈低信号，与血栓极其

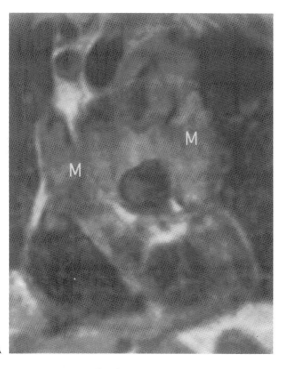
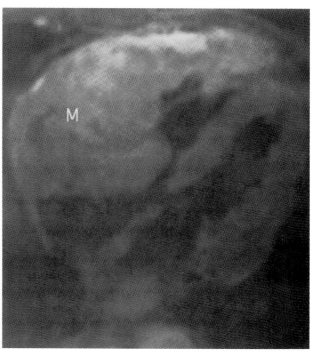

图9.19 淋巴瘤。对比剂注入前的冠状面SE序列T1WI（图A）和Gd-DTPA注入后脂肪饱和轴面SE序列T1WI（图B）。纵隔内巨大肿块（M），包绕纵隔内大血管。肿块侵犯右室壁，并且突入右室腔内。Gd-DTPA注入后，肿块强化。

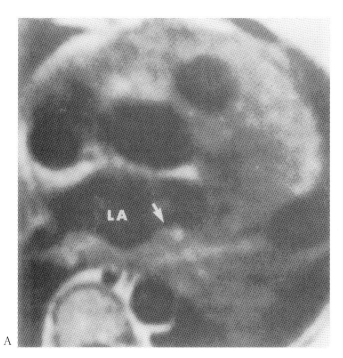

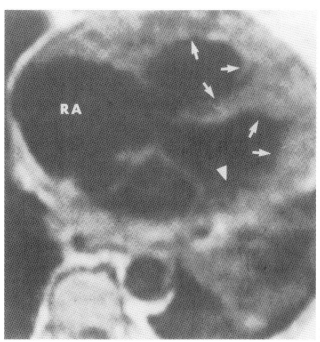

A   B

图9.20 纵隔淋巴瘤侵入左心房和左心室。左心房层面（图A）和左心室层面（图B）的轴面SE序列图像显示肿块侵犯心包和左心房（LA）后壁（图A中箭头），肿块亦侵犯左室后壁（三角箭头），可见心室壁增厚（图B箭头），尸检证实为淋巴瘤播散。RA：右心房。

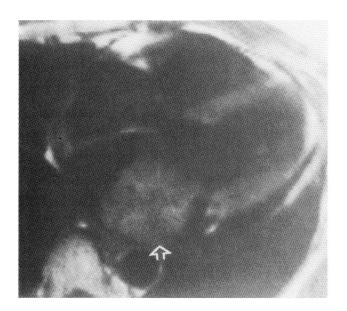

图9.21 左心房转移瘤。SE序列图像显示肿块位于左心房内，并以窄蒂附着于左心房壁（箭头）。

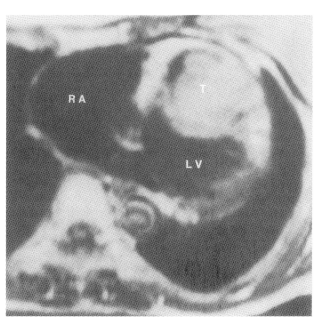

图9.22 右心室转移瘤。SE序列图像显示肿块（T）位于右心室。RA：右心房；LV：左心室。

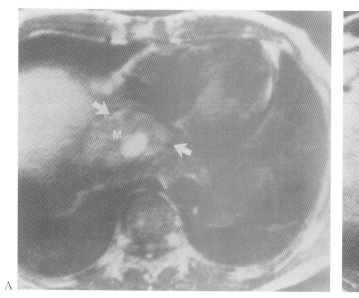
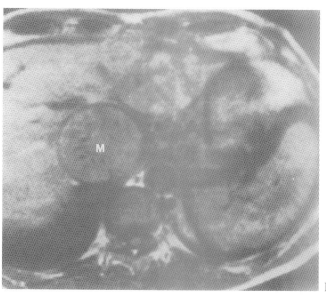

图9.23 肾上腺肿瘤通过下腔静脉转移至右心房。SE序列T1WI显示肿块（M）通过下腔静脉转移至右心房（箭头）。瘤体内高信号为出血所致。

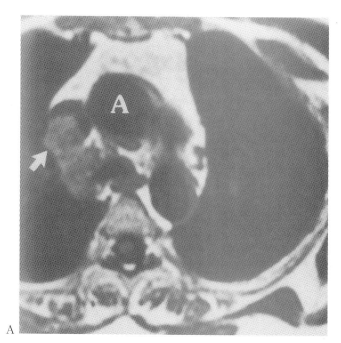
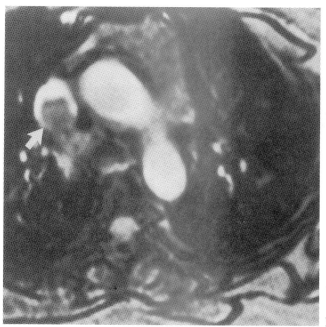

图9.24 肺癌侵犯上腔静脉。轴面SE序列T1WI（图A）和电影MRI（图B）显示邻近上腔静脉的肿块，已侵犯并部分填塞上腔静脉（箭头）。A：主动脉。

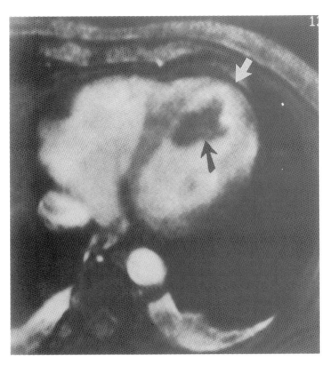

图9.25 心腔内血栓伴有左心尖部室壁瘤。轴面电影 MRI 上血栓呈低信号（黑箭头）。并可见左心尖部室壁瘤（白箭头）。

相似。区别肿瘤与血栓的另一种方法是应用 Gd-DTPA 增强 T1WI，对比剂注入后，血栓不会强化，而肿瘤可强化[7]。联合应用梯度回波序列和 SE 序列 Gd-DTPA 增强 T1WI，可区分出肿瘤与血栓。

心脏肿瘤与正常解剖变异的鉴别

辨认正常的解剖变异是诊断的难点，例如：明显的界嵴、下腔静脉瓣或希阿里网[74]。界嵴为走行于上、下腔静脉起始部的带状纤维肌性组织，为静脉窦并入右心房壁内时假性隔膜的残存组织[75]；希阿里网来源于静脉瓣，是位于右心房内的网状组织，附着在界嵴区域，并延伸入下腔静脉瓣和冠状窦，有时走行于右心房底部近冠状动脉窦口[75]。以上结构均发生不同程度的退化，但在某些患者的 MRI 中，仍可见到右心房内结节状结构（图9.27）。必须认识这些正常的解剖变异，以免误诊为肿瘤。

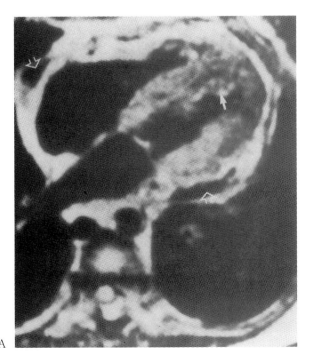
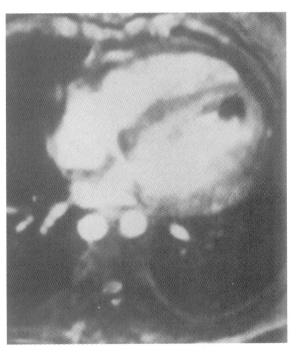

图9.26 左心室血栓和心包积液。轴面 SE 序列 T1WI（图 A）和电影 MRI（图 B）左心室尖部血栓（箭头）。在电影 MRI 上，血栓呈低信号。并可见心包积液（空心箭头）。

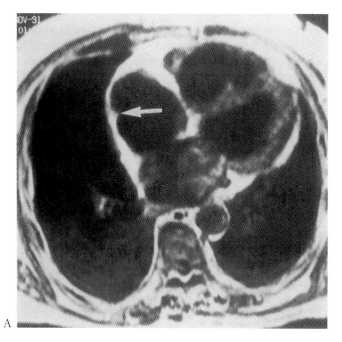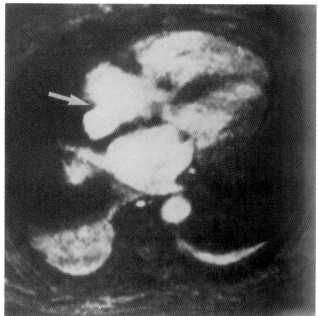

A   B

图9.27 轴面SE序列（图A）和电影MRI（图B）显示突入右心房内的界嵴（箭头）。(本图片经允许摘自 Meier RA, Hartnell GG. MRI of right atrial pseudomass: is it really a diagnostic problem? *J comput Assist Tomogr* 1994, 18:398)

参考文献

[1] Lam KJ,Dickens P, Chan AC,et al.Tumors of the heart: a 20-year experience with a review of 12 485 consecutive autopsies.*Arch Pathol Lab Med* 1993, 117: 1 027.

[2]Blondeau P.Primary cardiac tumors: French studies of 533 cases [Review]. *Thorac Cardiovasc Surg* 1990, 2: 192.

[3] Arciniegas E, Hakimi M, Farooki ZQ, et al. Primary cardiac tumors in children.*J Thorac Cardiovasc Surg* 1980, 79: 582.

[4] Brown JJ, Barakos JA, Higgins CB.Magnetic resonance imaging of cardiac and paracardiac masses.*J Thorac Imaging* 1989, 4: 58.

[5] Task Force Report of the European Society of Cardiology/Association of European Cardiologists.The clinical role of magnetic resonance in cardiovascular disease. *Eur Heart J* 1998, 19: 19.

[6] Fujita N, Caputo GR, Higgins CB.Diagnosis and characterization of intracardial masses by magnetic resonance imaging.*Am J Card Imaging* 1994, 8: 69.

[7] Funari M,Fujita N,Peck WW,et al.Cardiac tumors: assessment with Gd-DTPA enhanced MR imaging. *J Comput Assist Tomogr* 1991, 15: 953.

[8] Niwa K,Tashima K,Terai M,et al.Contrast-enhanced magnetic resonance imaging of cardiac tumors in children.*Am Heart J* 1989, 118: 424.

[9] Araoz PA, Mulvagh SL, Tazlaar HD, et al.CT and MR imaging of benign primary cardiac neoplasms with echocardiographic correlation.*Radiographics* 2000, 20: 1 303.

[10] Araoz PA, Eklund HE, Welch TJ, et al.CT and MR imaging of primary cardiac malignancies. *Radiographics* 1999, 19: 1 421.

[11] MacGowan SW, Sidhu P, Aherne T, et al. Atrial myxoma: national incidence,diagnosis and surgical management.*Ir J Med Sci* 1993, 162: 223.

[12] Semelka RC, Shoenut JP, Wilson ME, et al. Cardiac masses: signal intensity features on spin-echo, gradient-echo,gadolinium-enhanced spin-echo and turbo FLASH images.*J Magn Reson Imaging* 1992, 2: 415.

[13] Go RT,O'Donnell JK,Underwood DA,et al. Comparison of gated cardiac MRI and 2D echocardiography of intracardiac neoplasm.*AJR Am J Roentgenol* 1985, 145: 21.

[14] Conces DJ Jr,Vix VA,Klatte EC.Gated MR imaging of left atrial myxomas.*Radiology* 1985, 156: 445.

[15] Pflugfelder PW,Wisenberg G,Boughner DR.

Detection of atrial myxoma by magnetic resonance imaging. *Am J Cardiol* 1985, 55: 242.

[16] Scholz TD, Boskis M, Roust L, et al. Noninvasive diagnosis of recurrent familiar left atrial myxoma: observations with echocardiography, ultrafast computed tomography, nuclear magnetic resonance imaging, and *in vitro* relaxometry. *Am J Card Imaging* 1989, 3: 142.

[17] Masui T, Takahashi M, Miura K, et al. Cardiac myxoma: identification of tumoral hemorrhage and calcification on MR images. *AJR Am J Roentgenol* 1995, 164: 850.

[18] Matsuoka H, Hamada M, Honda T. Morphologic and histologic characterization of cardiac myxomas by magnetic resonance imaging. *Angiology* 1996, 47: 693.

[19] Higgins CB. Acquired heart diseases. In: Higgins CB, Hricak H, Helms CA, eds. *Magnetic resonance imaging ofthe body*. Philadelphia: Lippincott-Raven Publishers, 1997: 409—460.

[20] Mousseaux E, Idy-Peretti I, Bittoun J, et al. MR tissue characterization of a right atrial mass: diagnosis of a lipoma. *J Comput Assist Tomogr* 1992, 16: 148.

[21] Kaplan KR, Rifkin MD. MR diagnosis of lipomatous infiltration of the intraatrial septum. *AJR Am J Roentgenol* 1989, 153: 495.

[22] Levine RA, Weyman AE, Dinsmore RE, et al. Noninvasive tissue characterization: diagnosis of lipomatous hypertrophy of the atrial septum by nuclear magnetic resonance imaging. *J Am Coll Cardiol* 1986, 7: 688.

[23] Kriegshauser JS, Julsrud PR, Lund JT. MR imaging of fat in and around the heart. *AJR Am J Roentgenol* 1990, 155: 271.

[24] Grinda JM, Couetil JP, Chauvaud S, et al. Cardiac valve papillary fibroelastoma: surgical excision for revealed or potential embolization. *J Thorac Cardiovasc Surg* 1999, 117: 106.

[25] Al-Mohammad A, Pambakian H, Young C. Fibroelastoma: case report and review of the literature. *Heart* 1998, 79: 301.

[26] Atkinson DJ, Edelmann RR. Cineangiography of the heart in a single breath hold with a segmented turbo FLASH sequence. *Radiology* 1991, 178: 357.

[27] Kamata J, Yoshioka K, Nasu M, et al. Myxoma of the mitral valve detected by echocardiography and magnetic resonance imaging. *Eur Heart J* 1995, 16: 1 435.

[28] Wintersprenger BJ, Becker CR, Gulbins H, et al. Tumors of the cardiac valves: imaging findings in magnetic resonance imaging, electron beam computed tomography, and echocardiography. *Eur Radiol* 2000, 10: 443.

[29] Rienmüller R, Lloret JL, Tiling R, et al. MR imaging of pediatric cardiac tumors previously diagnosed by echocardiography. *J Comput Assist Tomogr* 1989, 13: 621.

[30] winkler M, Higgins CB. Suspected intracardiac masses: evaluation with MR imaging. *Radiology* 1987, 165: 117.

[31] Lund JT, Ehman RL, Julsrud PR, et al. Cardiac masses: assessment by MR imaging. *AJR Am J Roentgenol* 1989, 152: 469.

[32] Cina SJ, Smialek JE, Burke AP, et al. Primary cardiac tumors causing sudden death: a review of the literature. *Am J Forensic Med Pathol* 1996, 17: 271.

[33] Beghetti M, Gow RM, Haney I, et al. Pediatric primary benign cardiac tumors: a 15-years review. *Am Heart J* 1997, 134: 1 107.

[34] Arai A, Naruse M, Naruse K, et al. Cardiac malignant pheochromocytoma with bone metastases. *Intern Med* 1998, 37: 940.

[35] Cruz PA, Mahidara S, Ticzon A, et al. Malignant cardiac paraganglioma. *J Thorac Cardiovasc Surg* 1984, 87: 942.

[36] Hamilton BH, Francis IR, Gross BH, et al. Intrapericardial paraganglioma (pheochromocytoma): imaging features. *AJR Am J Roentgenol* 1997, 168: 109.

[37] Orr LA, Pettigrew RI, Churchwell AL, et al. Gadolinium utilization in the MR evaluation of cardiac paraganglioma. *Clin Imaging* 1997, 21: 404.

[38] Brodwater B, Erasmus J, McAdams HP, et al. Pericardial hemangioma. *J Comput Assist Tomogr* 1996, 20: 954.

[39] Seline TH, Gross BH, Francis IR. CT and MR imaging of mediastinal hemangiomas. *J Comput Assist Tomogr* 1990, 14: 766.

[40] Schurawitzki H, Stiglbauer R, Klepetko W, et al. CT and MRI in benign mediastinal hemangioma. *Clin Radiol* 1991, 43: 91.

[41] Kemp JL, Kessler RM, Raizada V, et al. MR and CT appearance of cardiac hemangioma. *J Comput Assist Tomogr* 1996, 20: 482.

[42] Siripornpitak S, Higgins CB. MRI of primary malignant cardiovascular tumors. *J Comput Assist Tomogr* 1997, 21: 462.

[43] Mader MT, Poulton TB, White RD. Malignant

tumors of the heart and great vessels: MR imaging appearance. *Radiographics* 1997, 17: 145.

[44] Janigan DT, Husain A, Robinson NA. Cardiac angiosarcomas: a review and a case report. *Cancer* 1986, 6: 773.

[45] Silver MA, Macher AM, Reichert CM, et al. Cardiac involvement by Kaposi's sarcoma in acquired immune deficiency syndrome (AIDS). *Am J Cardiol* 1984, 53: 983.

[46] Bruna J, Lockwood M. Primary heart angiosarcoma detected by computed tomography and magnetic resonance imaging. *Eur Radiol* 1998, 8: 66.

[47] Kim EE, Wallace S, Abello R, et al. Malignant cardiac fibrous histiocytomas and angiosarcomas: MR features. *J Comput Assist Tomogr* 1989, 13: 627.

[48] Yahata E, Endo T, Honma H, et al. Sunray appearance of cardiac angiosarcoma with pericardial obliteration. *Am Heart J* 1994, 127: 468.

[49] Villacampa VM, Villarreal M, Ros LH, et al. Cardiac rhabdomyosarcoma: diagnosis by MR imaging. *Eur Radiol* 1999, 9: 634.

[50] Szucs RA, Reher RB, Yanovich S, et al. Magnetic resonance imaging of cardiac rhabdomyosarcomas: quantifying the response to therapy. *Cancer* 1991, 67: 2 066.

[51] Watanabe AT, Teitelbaum GP, Henderson RW, et al. Magnetic resonance imaging of cardiac sarcomas. *J Thorac Imaging* 1989, 4: 90.

[52] Schrem SS, Colvin SB, Weinreb JC, et al. Metastatic cardiac liposarcoma: diagnosis by transesophageal echocardiography and magnetic resonance imaging. *Am Soc Echocardiogr* 1990, 3: 149.

[53] Schvartzman PR, White RD. Imaging of cardiac and paracardiac masses. *J Thorac Imaging* 2000, 15: 265.

[54] Rienmuller R, Tiling R. MR and CT for detection of cardiac tumors. *Thorac Cardiovasc Surg* 1990, 38: 168.

[55] Lo FL, Chou YH, Tiu CM, et al. Primary cardiac leiomyoma: imaging with 2-D echocardiography, elec-tron beam CT and 1.5 T MR. *Eur J Radiol* 1998, 27: 72.

[56] Roberts WC, Glancy DL, DeVita VT. Heart in malignant lymphoma (Hodgkin's disease, lymphosarcoma, reticulum cell sarcoma and mycosis fungoides): a study of 196 autopsy cases. *Am J Cardiol* 1968, 22: 85.

[57] Ceresoli GL, Ferrei AJM, Bucci E, et al. Primary cardiac lymphoma in immunocompetent patients: diagnosis and therapeutical management. *Cancer* 1997, 80: 1 497.

[58] Duong M, Dubois C, Buisson M, et al. Non-Hodgkin lymphoma of the heart in patients infected with human immunodeficiency virus. *Clin Cardiol* 1997, 20: 497.

[59] Dorsay TA, Ho VB, Roviera MJ, et al. Primary cardiac lymphoma: CT and MR findings. *J Comput Assist Tomogr* 1993, 17: 978.

[60] Versluis PJ, Lamers RJ, van Belle AF. Primary lymphoma of the heart: CT and MRI features [in German]. *Rofo* 1995, 162: 533.

[61] Hoffmann U, Globits S, Frank H. Cardiac and paracardiac masses: current opinions on diagnostic evaluation by magnetic resonance imaging. *Eur Heart J* 1998, 19: 553.

[62] Hanfling SM. Metastatic cancer to the heart. *Cirulation* 1960, 22: 474.

[63] Musset D, Grenier P, Carette MF, et al. Primary lung cancer staging: prospective comparative study of MR imaging with CT. *Radiology* 1986, 160: 607.

[64] Haggar AM, Pearlberg JL, Froelich JW, et al. Chest wall invasion by carcinoma of the lung: detection by MR imaging. *AJR Am J Roentgenol* 1987, 148: 1 075.

[65] Glancy DL, Roberts WC. The heart in malignant melanoma. A study of 70 autopsy cases. *Am J Cardiol* 1968, 21: 555.

[66] Barakos JA, Brown JJ, Higgins CB. MR imaging of secondary cardiac and pericardiac lesions. *AJR Am J Roentgenol* 1989, 153: 47-50.

[67] Seelos KC, Caputo GR, Carrol CL, et al. Cine gradient refocused echo (GRE) imaging of intravascular masses: differentiation between tumor and nontumor thrombus. *J Comput Assist Tomogr* 1992, 16: 169.

[68] Gomes AS, Lois JF, Child JS, et al. Cardiac tumors and thrombus: evaluation with MR imaging. *AJR Am J Roentgenol* 1987, 149: 895.

[69] Dooms GC, Higgins CB. MR imaging of cardiac thrombi. *J Comput Assist Tomogr* 1986, 10: 415.

[70] Yousem DM, Balakrishnan J, Debrun GM, et al. Hyperintense thrombus on GRASS MR images: potential pitfall in flow evaluation. *AJNR Am J Neuroradiol* 1990, 11: 51-58.

[71] von Schulthess GK, Fisher M, Crooks LE, et al. Gated MR imaging of the heart: intracardiac signal in patients and healthy subjects. *Radiology* 1985, 156: 125.

[72] von Schulthess GK. Calculation of T2 values versus phase imaging for the distinction between flow and

thrombus in MR imaging.*Radiology* 1987, 164: 549.

[73] Jungehülsing M,Sechtem U,Theissen P,et al. Left ventricular thrombi: evaluation with spin-echo and gradient-echo MR imaging.*Radiology* 1992, 182: 225.

[74] Mirowitz SA,Gutierrez FR.Fibromuscular ele-
ments of the right atrium: pseudomass at MR imaging. *Radiology* 1992, 182: 231.

[75] Meier RA,Hartnell GG.MRI of right atrial pseudomass: is it really a diagnostic problem?*J Comput Assist Tomogr* 1994, 18: 398.

第 10 章　心脏瓣膜病

LARS SØNDERGAARD

FREDDY STÅHLBERG

CARSTEN THOMSEN

心脏瓣膜病诊疗中的问题

所有的心脏瓣膜病均可增加左、右心室或双侧心室的血流动力学负荷。在最初阶段,由于心血管系统对心脏超负荷的代偿机制,心脏尚能耐受;然而,血流动力学负荷过重最终导致心肌功能失调和充血性心力衰竭,有时甚至发生猝死。因此,心脏瓣膜病患者治疗中要考虑的主要问题是判断疾病是否严重到致残或致死,以及外科手术是否对疾病治疗有帮助,但选择最理想的治疗策略往往很困难。虽然推迟治疗可能导致心室功能恶化,但瓣膜置换有很多危险性,包括术中并发症、栓塞、感染、心室几何形态改变以及抗凝引起出血等。因而准确评价心脏瓣膜病的严重程度,对于监测疗效和选择外科手术的时机至关重要。

通常采用多普勒超声心动图来评价瓣膜返流程度[1],必要时行心导管介入术。然而,这些方法最多得出半定量结果,且易受血流动力学和技术因素影响[2,3]。虽然放射性核素心室造影也可测定返流[4,5],但存在如下缺点:辐射损害、一个以上瓣膜关闭不全时的检查方法问题、心腔的叠加、标记技术难度大及心室深度的不确定性。因此,治疗方案的选择通常是根据由心室大小和功能间接反映出的瓣膜返流的血流动力学负荷大小和临床症状[6],而不是根据返流的直接定量结果。

对于瓣膜狭窄患者,是否进行瓣膜置换是根据临床典型症状的有无[7,8]及是否存在严重瓣膜狭窄。一般而言,由心内导管术或者非侵袭性多普勒心脏超声检查和改良的柏努利方程测量出的跨瓣压力梯度[9,10],作为狭窄瓣膜引起的压力负荷大小的指标。但是,单独采用压力梯度来评价瓣膜狭窄的严重程度并不准确,尤其对于心输出量下降的患者[11]。瓣膜面积和心输出量对于诊断和预后的判断可能也具有重要价值[12]。二尖瓣狭窄时的瓣膜面积可以由超声心动图的面积测量法测得[13]。主动脉瓣的面积通常由心导管术[14]或多普勒超声检查[15]直接测量,但这两种检查技术都有一些局限性[16,17]。菲克技术指示剂稀释法或血管造影技术均可用于测量心输出量,但均不适用于定期随访检查。

准确且可重复性地定量测量心脏瓣膜病的严重程度以及心室大小和功能的无创性成像技术,将有助于改善心脏瓣膜病患者的疗效。多种MRI技术可能有助于心脏瓣膜病患者的监测,本章回顾MRI的几种形态学和功能学检查技术,着重于疾病的诊断和可能的误判。

MR 检查技术

容积测量

通过对整个心脏的连续MRI断层的容积测量,

可计算出右心室（RV）和左心室（LV）的大小。首先，应用自旋回波技术在心动周期的每一个空间位置采集多个图像进行测量。为了确保在心室收缩末期（心脏周期中心室腔容积最小时）采集图像，通常需应用具有较高时间分辨力的梯度回波序列MRI电影[18]。屏气梯度回波电影MRI[19]或平面回波成像技术[20]的应用，明显缩短了成像时间，并减少了呼吸运动伪影。从整个心动周期的一系列图像中选出每个空间位置上舒张末期和收缩末期的图像，通过累加每一层面测得的心腔面积与层厚的乘积，可以得出舒张末期和收缩末期的心室容积。还可采用同样的方法测量心肌重量或心肌容积[21]。根据舒张末期及收缩末期心室容积可得出每搏输出量及心室射血分数等参数。一般应用横断面或心脏短轴平面测量心室容积。由于横断面图像斜行通过心肌壁，因而常有部分容积效应的影响。很显然，当根据假定的心内或心外膜边界来测量面积时，很可能造成误差，而采用短轴层面可减少部分容积效应。但短轴层面在确定瓣膜平面，尤其是房室瓣膜平面时则可能出现问题。通过把舒张末期的水平长轴位作为短轴图像的基础图像，并从跨越房室瓣平面的最基本层面开始容积测量，有可能部分克服上述问题。MR容积测量中另一个易产生误差之处就是心内膜和心外膜边界的确定。呼吸和血流脉动及由慢血流导致的血液—心肌间的对比减弱等造成的伪影，可使心内膜和心外膜边界变得模糊。但以电影的方式循环展示图像可使流动的血液和心肌易于区分，从而有助于确认这些边界。

一些研究已经证实，采用MR容积测量法评价左心室[22~29]和右心室[24,30~34]的大小和功能，与其他定量技术，如示踪剂稀释法、放射性核素血管造影、心脏尸检等研究结果一致。实际上，MR容积测量结果可作为心室容积、每搏输出量、射血分数及心肌重量等测量的金标准，这些都是心脏瓣膜病患者血流动力学检查的重要指标。MR容积测量法还可用来定量分析瓣膜关闭不全，在无瓣膜返流的情况下，这种方法测量的左心室和右心室每搏输出量差别小于5%[35,36]。因此，返流量可以用左、右心室的每搏输出量之差计算出来，而返流分数为返流量与左心室每搏输出量之比。已有报道证实，与放射性核素心室造影术相比，MR容积测量法测得的返流分数准确率可达90%[37]，且测量结果与血管造影或多普勒超声的半定量结果一致[38,39]。但是后者只对单个瓣膜关闭不全的患者有效。当伴有左或右侧有多瓣膜返流时，MR容积测量法评价的是全部的返流量；因此当伴有右侧瓣膜返流时，易造成左侧返流量的低估。

信号流空现象

梯度回波电影成像可对血流快速成像，即所谓的流入效应显示为高信号。但是，在瓣膜返流或狭窄时会出现复杂的血流模式，如加速运动、射流反射或涡流等，它们会引起体素内自旋质子去相位，从而引起纯信号消失，即信号流空现象[40]。利用这一现象可显示返流和瓣膜狭窄处的射流，即在血流喷射方向成像层面上的低信号区[41]（图10.1）。

MR的信号流空现象对于瓣膜定位和瓣膜血流的半定量研究颇具价值，已有研究证实这种技术在评价主动脉返流[42~47]和二尖瓣返流[42,44,45,48~50]方面的效果与彩色多普勒超声及心导管术是一致的，敏感性高于90%，特异性高于93%。另外，信号流空现象还可用来半定量评价主动脉瓣狭窄[45,51]（图10.2）和二尖瓣狭窄[45]。但是利用信号流空现象进行定量测量也有其局限性，因为信号流空的程度取决于许多参数，如回波时间、翻转角、成像平面与射流间的关系、显示方式及血流动力学参数，包括跨瓣膜压力梯度、瓣膜口的大小和心腔的大小等[52,53]。此外，信号流空技术应用中的一个潜在误区就是在正常心脏中也有信号强度的降低，如收缩早期在左心室流出道的心壁及主动脉根部、刚开放或关闭之后的瓣叶顶端及舒张早期沿二尖瓣前叶等处[54]。但是这不同于瓣膜的功能失调，在健康人呈一过性，通常仅持续50~100ms。信号流空技术需要检查两个或更多个平面以能充分地评价射流范围，尤其在二尖瓣返流时，因为这种情况偏心射流很常见。

流空技术也可应用于主动脉返流量的测量。在射流快速通过平坦的小圆孔时，血流在圆孔附近加速，并在圆孔处以同样速度呈半球形会聚。理论上讲，由梯度回波电影成像中发现的近端信号丢失区域与返流的程度相关，相对于远端返流射流的大小，能更好地显示出主动脉返流的分级情况。但是这种方法和许多误差来源相关，比如上述的成像和血流动力学参数、相对较小的信号流空、大多数返流口不平坦或不圆

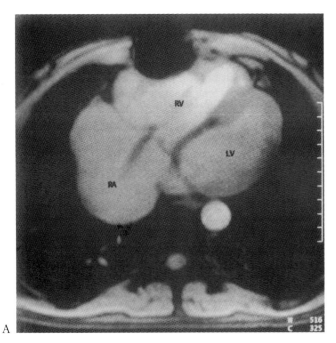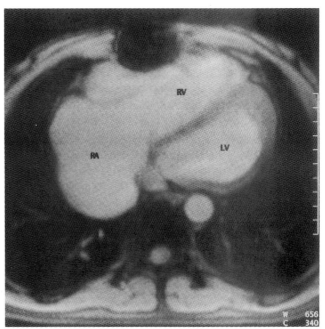

图10.1 法洛四联症修复术后继发肺动脉返流右心室扩张患者。在通过功能不全的三尖瓣时的信号流空现象。三尖瓣返流时射流的复杂血流方式引起心脏收缩时右心房内信号流空不连续区域（图A）。心脏舒张期三尖瓣功能正常(图B)。LV：左心室。

等。尽管有这些缺点，该技术在检查主动脉返流时的特异性仍可达100%，敏感性高于87%[55,56]。

流量测量

在MRI技术得到充分发展之前，已有作者提出应用MR定量测量血流量[57]，但是MR血流定量技术的临床应用一直到20世纪80年代才开始有报道。一般有两种方法可进行血流的定量分析,分别基于模数信息或相位信息(modulus or phase information)(图10.3)，代表性技术分别为时间飞跃（TOF）技术和流速图（velocity-mapping ）技术。目前，基于相位信息的方法是血流定量分析最常用的技术。

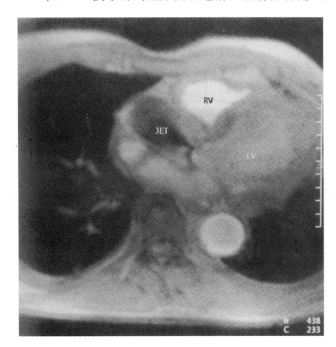

图10.2 严重主动脉狭窄的患者在心脏收缩峰值时的信号流空现象。 LV：左心室； JET：狭窄射流；RV：右心室。

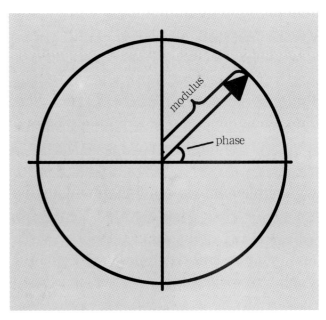

图10.3 MR图像中每个体素信息可以被认为是一个矢量，采用强度（模数信息）和方向（相位信息）描述。

时间飞跃技术

用 TOF 技术（也叫做团注示踪法）定量测量血流量时，先在某一位置标记血管内的血流，随后测定被标记的血液在一定时间内运动的距离[58,59]。通常是采用饱和带进行标记（如射频脉冲），在预定层面上消掉 MR 信号，使得垂直于血管出现一条低信号黑线，然后，沿着血管的中心采集图像，测量在这段时间内被标记的血流移动的距离。该技术的局限性是二维速度测定困难。但在 Ambrosi 的研究中[60]，根据降主动脉上的横向饱和带在舒张期逆行运动的长度，并用时间飞跃技术来评价主动脉返流的严重程度，所得结果与血管造影和多普勒分级结果一致，但这种技术仅是半定量的，因为主动脉的顺应性和直径对测量有影响。

流速图技术（Velocity-Mapping Technique）

相位信息流速图技术的理论框架是由 Moran 在 1982 年提出的[61]，并由 Van Dijk[62]、Bryaanthe[63] 和 Nayler[64] 等早期在体实现这种技术。根据拉莫尔方程式（方程 1），暴露于磁场中的自旋质子获得一个同磁场强度成比例的共振频率，因此相移（phase shift）与磁场强度的时间积分成比例。

$$\nu_0 = \gamma \cdot B_0 / (2\pi) \qquad (1)$$

ν_0 为进动频率，γ 为特定的旋磁比常数，B_0 为静磁场的强度。因此，根据在梯度场中的位置磁场梯度导致相移。假定采用两个连续的有着相同的时间和强度但有相反的标记的磁场梯度(图10.4)。运用第一个磁场梯度时，所有的静态自旋质子组即等色线组(isochromate groups)聚集相移，后者由它们的位置与磁场梯度的比例决定(图10.4A)。紧接着第一个梯度后运用第二个磁场梯度,所有的静止自旋质子失掉它们聚集的相移,使得纯相移为零(图10.4B)。但是自旋质子在沿着磁场梯度运动中经历的正负磁场梯度不平衡,因此,根据运动情况,聚集的纯相移为 $\varPhi$ (图10.5)。纯相移 $\varPhi$ 可由以下方程计算得出：

$$\varPhi \sim \int G(t) \cdot x(t) \mathrm{d}t \qquad (2)$$

$G(t)$ 和 $x(t)$ 分别代表磁场梯度的幅度和自旋质子的位置与时间的函数。在速度 ν 和磁场强度恒定不变情况下，方程 1 可以缩减为下面的公式：

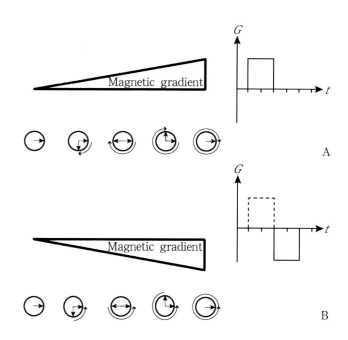

图10.4　磁场强度改变自旋质子的进动频率。因此每一个固定自旋质子(等色线组)根据它在梯度的位置收集一个额外的相移(图10.4A)。如果应用另一个有着相同强度但信号相反的梯度，所有自旋质子组失去了它们收集的相移(图10.4B)。G：磁场强度梯度幅度；t：时间；magnetic gradient：磁场梯度。

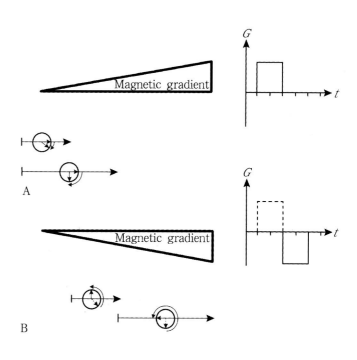

图10.5　自旋质子组根据 Eq.2 相移以恒定速度沿着磁场梯度运动（图10.5A）。当磁场梯度反转时，自旋质子组过度补偿在图10.5A中获得的相移，剩余的相移和速度成比例（图10.5B）。G：磁场强度梯度幅度；t：时间；magnetic gradient：磁场梯度。

$$\Phi_v \sim v \cdot G \cdot \int t \cdot dt \qquad (3)$$

在这个公式中，相移与沿磁场梯度的速度成正比，因此，相位图像可以作为速度图，用每个体素的相移代表一个速度值。理论上，静态体积的相移应该为零，但是额外的相移可由其他因素造成而不是运动所致，如磁场的不均一性、不同组织间、组织—空气界面和涡流间的磁敏感性的变化而导致局部磁场梯度的变化。通过采用一组不同的梯度幅度的另外的相位图像可以部分克服这些问题，它具有另一种速度敏感性，或者根本就没有速度敏感性（图10.6），但也有因磁场不均匀与其他因素引起的相移相同。

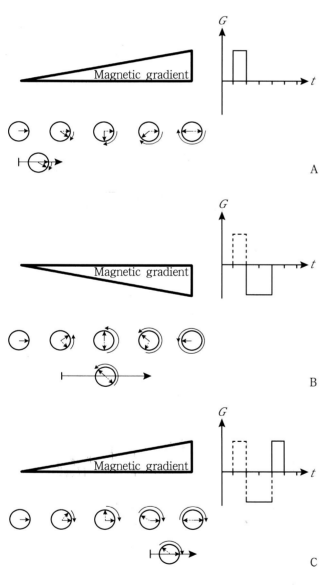

图 10.6　如图 10.5 中所示，在三个连续的磁场梯度应用下，第一个 (图 10.6A) 和第三个 (图 10.6C) 自旋质子组是相同的，而第二个 (图 10.6B) 有同样的强度但信号相反，持续时间加倍。这种组合使固定自旋质子组和自旋质子组有恒定速度而无任何多余的相移。G：磁场强度梯度幅度；t：时间；magnetic gradient：磁场梯度。

总的来说，速度敏感性和速度非敏感性相位图像是由间隔扫描获得的，随后体素相减产生的相位图像，其相移只由运动引起[64,65]。流速图的脉冲序列可被设计成为通过图像平面和三个方向编码的速度。平面通过技术的主要优势是能够测量容积流量。如果垂直于血管采用经平面技术，那么血管的横截面积和内部血流的速度分布就可用速度图来显示，因此流量可以用血管的面积和平均速度的乘积来计算。

复合血流模式 MR 流速图

虽然 MR 流速图依据的是沿磁场梯度的相移和速度的线性关系，但它涉及复合血流模式（如瓣膜狭窄或返流）[66]。收缩引起射流除了时间依赖性加速是由于心血管血流搏动造成的之外，血流加速可导致明显的相移[67]。通过一个突然的收缩，射流继续压缩到一定长度形成一个收缩，然后急剧扩张[68]。此时中心射流和再循环环形区域的单独血流顺着收缩而流动[66]。有单独血流的区域包括更复杂的运动成分，如加速、射流和涡流的形成等。因此，在复合血流模式的流速图中，每一个体素包括了除更复杂的运动成分以外的速度范围，这种更复杂的的运动成分可引起额外的相移，而且，在复合血流区域的血流模式中，时间和空间的变化能引起进一步与像素不连贯的相位[69]。

体素内的纯血流引起的相位信号是从所有基础相位成分的矢量总和中得到的，当这种矢量的总和产生后，会出现很多影响相位和模数信息的情况[70]。因此，只有当相位分布对称，且每个等色线模数相同时，平均体素相位和等磁场的矢量总和衍生而来的像素相位才相等。而且，相位的不连贯性导致了纯模数信号的衰减，因为信噪比有限，纯相位信号可能被任意噪声所影响。因此，随着体素内相位离散的增加，即使能得到非零模数信号，在血流编码方向纯血流激发相位和平均速度之间的线性关系也可能被打乱。在相位—速度关系破坏的情况下，出现相应的模数信息丢失，提示存在明显的像素内的相位弥散。

减少复杂运动成分影响的有效方法是减少运动编码磁场梯度的持续时间[69,71]，这一点已经通过体外复合血流模式流速图的脉冲序列所证实[72,73]。

■ MR 流速图的在体应用

测量瓣膜血流模式流速图可有多种不同方法,但应采取一定技术避免误区和测量误差。下面提供一些具体的方法。

与心脏相位同步

脉动血流的流速图存在很多问题,但平稳血流不会产生相关的问题。首先,为了得到心动周期某一相位的流速图,所有用来计算图像的数据必须和心动周期的特定相位相联系,主要通过数据采集与ECG同步来实现;其次,需要多个MR流速图来显示整个心动周期的血流模式,可由MR电影得到(如用来建立不同MR流速图的数据可在心动周期中连续采集),结果从同一空间位置采集多个MR流速图,时间分辨力一般是 20~40ms。

与心动周期同步采集数据通常有两种方法:ECG触发技术[74]和回顾性门控技术[75]。在以前的技术中,ECG的R波触发数据采集,连续的电影采集取决于选择的扫描野数量和时间分辨力。在许多应用中,如主动脉瓣返流或二尖瓣返流的量化,需要测量整个心脏舒张期的血流量,通常是通过把电影采集数据延伸到下一个心动周期来完成,而采集时间相应增加。在数据采集中患者心率的变化也影响着ECG触发技术,流速图像包括心脏舒张末期和收缩早期,而不是真正的舒张期流速图像。而且,在等待触发脉冲时,数据采集的重复性中断可引起模数信息的变化[76],涡流可引起相移变化及第一帧电影画面可有重相伪影[77,78]。

很多问题可以利用回顾性门控技术来解决,该技术中,数据是连续采集的,然后根据它们在心动周期中的位置进行分类。为了避免严重的图像伪影,所有的相位编码步骤应该在每一个图像重建之前的电影框架中显示出来,因此须在心动周期的一定时期内重复每一相位步骤,从而相应延长采集时间。这种过多的取样常与邻近间隙的数据插入相伴行[79],但是,插值算法可能在时间领域里引起低流量滤过,所以采集时间的确定和脉动血流的瞬时速度存在误差[80]。虽然在搏动周期中纯容积流量过滤后不受影响,但当容积流量在搏动周期单一相位测量时就能产生问题,例如,

心输出量或瓣膜返流时的返流量及瓣膜狭窄中的峰值速度。使用一个窄的时间窗来调整算法进行插值能减少由低流量滤过引起的问题[80]。

ECG触发技术和回顾性门控技术都需要从多次心跳中采集数据,因此,不规则的心脏节律(如心房颤动)可使图像的质量降低。而且,紧随呼吸的心脏运动也可引起图像伪影,虽然数据采集可与心动周期和呼吸同步[81],但明显延长图像采集时间。使用快速成像技术可以减少与呼吸相关的问题,如一次闭气节段 k - 空间数据采集技术[82]和实时成像技术[83]。平面回波成像技术(EPI)是实时成像技术的一种[84],EPI可以用来测量血流[85],已证实它的时间分辨力与常规流速图一致[86]。实时成像技术的进一步发展有助于解决心律不齐患者的血流量测量问题。

测量和评估方法

成像平面

成像平面的位置对于MR流速图的可靠性来说相当重要。当有主动脉返流,在复合血流模式(complex flow patterns)存在情况下,顺着升主动脉的成像平面能阻止相位—速度关系的破坏,但这种成像平面可能造成与冠状动脉血流及主动脉顺应性有关的误差[87]。现已发现当成像层面的位置在升主动脉中部时,返流到冠状动脉的血流可达前向血流的 6.3%(2.5%~14%)[88]。而且,已有研究发现,因为主动脉的顺应性,在主动脉瓣和冠状动脉之间的一个成像平面移到距窦管连接处 2cm 的位置时,可造成对返流量的显著低估[89,90]。因此,如果脉冲序列足够显示复合血流模式,成像平面应该选择在主动脉瓣和冠状动脉起点之间,以能对返流量进行精确测量。

在瓣膜狭窄中,跨瓣压梯度 ΔP 可用修正 Bernoulli 公式来估计最大速度 v_{max}[9,91]:

$$\Delta P = 4 \cdot v_{max}^2 \tag{4}$$

经过狭窄的瓣膜,喷射继续受到限制而形成返流狭径。经平面技术在测量速度峰值时的一个缺陷就是返流狭径的确切位置难以预见。但喷射血流的中心线速度通常在喷射直径的5倍距离内保持不变[68],因此留下一个边界来确定成像平面的位置。平面内技术主要用来测量血流速度,其优点在于狭窄处射流的速度分

布可以在流速图上显示出来，从而可以测量峰值速
度。因为体素的不等轴性，通过成像平面是最长的
轴,平面内检查技术在对狭窄处的射流成像时可能会
产生部分容积效应。这个问题可以用薄层扫描来避
免，但也会相应地增加脉搏、呼吸或运动[92]对成像层
面以外区域血流运动的敏感性。经平面技术对运动的
敏感性较低,尤其是血流在血流方向上较均匀时更是
如此。

空间图像重合失调

在空间编码的时间内（如在施加磁场梯度时），
血液的流动会出现空间图像重合失调[93],这种现象可
在经平面技术中出现，如果血流方向与运动编码方向
成角时,应用平面内技术空间图像重合失调更显著[69]。
因此，流速图像上血流信号使图像重合不良，而且当
血流信号覆盖静止组织信号时，就会产生部分容积效
应。因为体素的总相移是由矢量总和得到的，这样速
度测量就有误差,特别是当静止组织有较大的模数信
号的时候。复合血流区有平面内运动成分时，若应用
经平面技术[94]，也会出现图像重合失调。保证运动编
码和血流方向相同并减少空间编码时间,可以使图像
重合失调降到最低[69,94]。

对准不良

血流方向和运动编码磁场梯度的方向之间的对准
不良也会导致MR速度测量误差,可以通过采用经平
面技术使成像平面与血流方向相垂直来避免；相反,
应用平面内技术也可能会出现对准不良，因为在常规
MR中，通过旋转成像平面使得速度编码和喷射方向
对准是有一定难度。但如果已知对准不良的角度Φ,
理论上，真正的血流值F_{true}就可以由测量的血流值
F_{meas}计算出来，方法如下：

$$F_{meas}=F_{true} \cdot \cos \Phi \qquad (5)$$

在没有部分容积效应导致的误差时，20°的对
准不良只产生6%的误差，实际上5°的对准不良可
造成不到1%的误差[69]。

部分容积效应

因为体素包含了血管内和血管外自旋质子，所以
就会出现血管边界的部分容积效应[70],导致容积血流量
测量的系统误差[70],因此部分容积错误与体素和血管
大小的比值相关。已有人计算出必须有约16个体素
覆盖血管腔横断面，这样才能使误差控制在10%以
内[95,96]。这个问题对小血管来说会更显著,建议使用
不同的技术纠正部分容积效应[97,98]。应注意的是经平
面速度测量中的部分容积效应在对准不良情况下可增
加成角误差。

在测量峰值速度时如测量狭窄处射流的速度时,
尽管由有限的信噪比产生的随机误差的影响是可以接
受的[72]，但仍有人建议可以从射流核心区的至少4个
相邻的体素估算出平均值。但是，因为空间分辨力有
限，部分容积效应可能会导致对峰值速度的低估，尤
其是使用经平面技术时，其射流区只包括很少的体
素。还有人根据射流在空间和时间上的连续性的假
设，采用射流认知算法（jet-recognition
algorithm）来自动选择体素最高相移[99]。

速度敏感性

相位是循环的，给予一个最大角度范围的自然
界值±π弧度可以不用相位包裹（phase wrap）
测量，称为叠加现象（aliasing）和速度数据的模糊
性（ambiguity of the velocity data）。此外，就
信号－噪声产生的原因，速度诱发的相移必定显著
地超过相位的随机变化[100]。这在实践中是由测量协
议中选择合适的梯度联合完成的。选用速率结点值±
π弧度作为其敏感度，这样峰速率的期望值就包括了
相位间隔的2/3，可在保留足够的敏感性时避免速度
数据的混乱[72]。由此会产生流速图技术的一个缺陷，
因为有时难以预知速度，所以速度编码发生变化时一
般需要进行二次检查。一旦出现混乱时，只要速度诱
导相移的总范围小于2π[101]或者在后处理算法中用
空间连续性来解决模糊性的问题[102]，就可以用一般
的相移来克服这些问题。

残留相位偏移量（Residual phase offset）

理论上，在速度敏感和速度不敏感相位图像相减后，静止组织的相位应该为零[64]。但是在流速图上通常存在残留相位，尤其在未达标准的有涡流代偿的老系统中。当测量峰值速度时，一个小的残留相位偏移量可以被忽略，但是当测量血流容积时，相同的相位偏移量可以引起明显的误差[100]。有人提议用拓展的后处理技术来减少这种问题，体外试验已经表明这种程序可以解决这个问题，使残留相位偏移量在整个相位范围内小于0．3%[87]。处理背景相位的简单方法就是在计算流速之前，从感兴趣区的平均相位中减去一个或多个背景区域的平均相位。

感兴趣区(ROI)

一般情况下，由于在模数图像观察解剖结构要比速度图像清晰，所以，我们通常是先在模拟图像上绘出ROI，然后再将其映射到相应的相位图像上测量ROI的平均速率。在理想情况下，血管的容积流量可以从经平面流速图上计算得到，即用ROI的平均速度乘以横断面积。但一个主要问题是ROI大小的选择。如果ROI比血管的横断面小，那么可能会低估容积流量，另一方面，如果ROI比血管腔要大得多，静止组织的相位噪声内与血流相关的相移可能会消失[104]。因此，应注意选用尽可能小的ROI，但仍要围绕血管[70]。除了选择ROI的大小可能会引起误差，后处理和数据分析也很耗时，所以强大的自动后处理程序是非常有用的[105,106]。

■ MR流速图在心脏瓣膜病中的应用

MR流速图在定量分析瓣膜血流量、压力梯度和瓣膜面积方面的价值已被采用不同的测量方法和技术的多个研究所证实。为了得到一致的结果，对已有报道的平均精确率、研究间的可重复率（精确度）及观察者内和观察者间的可重复率进行了计算，在下面的讨论中将会提及。

主动脉返流

在主动脉返流中，由MR流速图测量的重要参数是左心室每搏输出量和返流量。在相位图上每个体素的速度用灰阶表现出来。沿着速度编码梯度方向的速度为高信号，相反方向的速度为低信号，静止组织为灰色（图10.7，图10.8）。可以用电影摄影流速图脉冲来确定整个心动周期中通过主动脉瓣的容积血流速度（图10.9）。

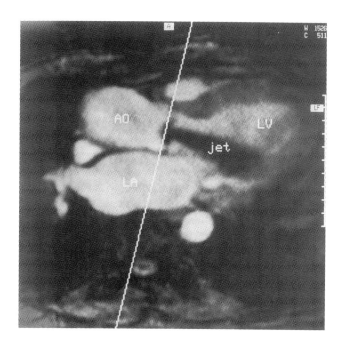

图１０．７ 患有严重主动脉返流患者的信号流空现象。在心脏舒张中左心室可以看到广泛的返流。并能半定量瓣膜病变为ＭＲ速度图定位成像平面(实线)。ＡＯ：升主动脉；ＬＡ：左心房。

左心室每搏输出量

由MR流速图测量的左心室每搏输出量的可靠性，已经在对有主动脉返流或狭窄的患者及健康人的研究中，通过与经典技术如Fick方法、示踪剂稀释法和热稀释法的对比中得到证实，精确率81%～97%[87,88,107~113]。有报道发现，不同研究间的可重复率在不同的天数时为95%[113]，在同一检查的连续测量中为98%～99%[112,113]，观察者内和观察者间的可重复率分别是97%～99%[108,111]和96%～99%[108,111,112]。

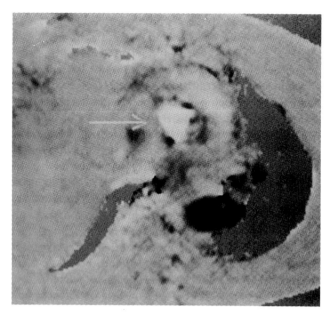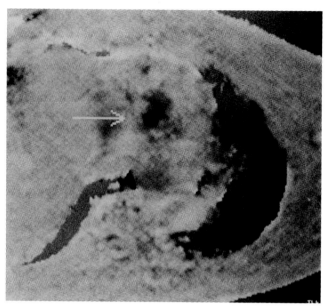

图10.8 主动脉返流患者在主动脉瓣水平（箭头）得到与血流垂直方向的 M R 流速图。通过成像平面的速度以灰阶显示，收缩期血流显示为亮区（左图），舒张期返流为暗区（右图）。

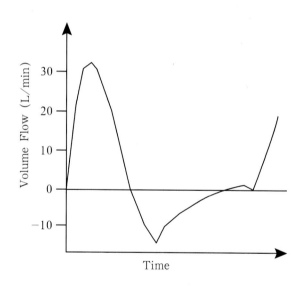

图10.9 MR 流速图定量测量在心动周期中通过关闭不全的主动脉瓣的容积血流量。在曲线的正负区域分别看到正常的和返流的血流。Time：时间；Volume Flow：容积血流量。

返流量和返流分数

任何一种广泛采用的金标准技术都不能直接测量返流量和返流分数，所以MR流速图的可靠性是通过与这些间接测量技术的对比而得到证实。因此，在无瓣膜返流合并存在的情况下，可以用MR容积测量法测定左、右心室每搏输出量，然后根据两者间的差别估计返流量[114]。另一项研究显示MR 的流速图能够

可靠地测量总的心输出量和前向输出量,据此推测这项技术也能够测得这两个参数之间的差别即返流量。因此，MR 流速图定量测量返流量和返流分数的精确率分别是82%～93%[87,114]和89%[114]。而且，通过与主动脉血管造影和彩色多普勒超声心动图的半定量分级的对比，发现尽管存在微小差异，研究结果是一致的。在连续的测量中，MR 流速图定量测量返流量的精确率是90%～91%，在不同的天数时是89%[113]。相应的返流分数的精确率是91%～95%和83%。测量的返流分数在观察者中和观察者间的可重复率分别是99%和95%，而返流量在观察者间可重复率是96%[114]。

介入研究

系统后负荷降低可使左室容量负荷降低,故对主动脉返流患者有益。这一推论得到了几项研究结果的支持[116]。但是因为没有可靠的无创性测量方法，在以往的对扩张血管后的血流动力学效应的研究中，有关心输出量和返流量的变化情况的数据很少。在这种情况下，MRI 也许是无创监测治疗措施对血流动力学影响的唯一方法，它不但可以准确地确定主动脉瓣容积流量，还可以监测治疗中左室容积、功能和心肌重量的变化。本书中已介绍了有关MR流速图的两个研究，他们均证实扩张血管对慢性主动脉返流患者是

有益的[113,117]。

主动脉瓣狭窄

主动脉瓣狭窄是瓣膜口的缩小，这将增加跨瓣膜压力梯度差。但是在严重狭窄时，左心室功能的渐进性丧失可能会导致心输出量的减少和跨瓣膜压梯度差的下降。尽管瓣膜口面积和心输出量显著影响患者的预后，但这些参数以前很难可靠地测量出来。跨瓣膜压梯度已成为评价主动脉狭窄严重程度的主要参数。MRI流速图在主动脉狭窄中主要用于测量压力梯度，也可测量瓣膜面积和心输出量。

压力梯度

通过与多普勒超声心动图和心内导管的对比，对经平面速度编码和平面内速度编码的 MR 流速图测得的峰值速度或通过狭窄的主动脉瓣膜的压力梯度进行了评价。大多数研究用来测量返流狭径的峰值速度，成像平面包括瓣膜后狭窄射流，总的来说，MR流速图和其他技术之间有很好的一致性，准确性超过83%[92,99,118]，观察者间的可重复率为93%[92]。

瓣膜面积

在一项研究中，应用平面技术和经主动脉瓣水平成像的MR流速图，测量出主动脉狭窄的瓣膜面积[110]。理想情况下，瓣膜口面积可以由狭窄射流造成的只有相移的毗邻体素来确定，利用最大射流速度的收缩流速图增加信噪比。但在确定面积时仍有一些问题：①相对较小的瓣膜口面积而导致的部分容积效应和MR流速图的有限的空间分辨力都影响了面积测量的准确性。②与瓣膜口长度相比，成像平面偏厚，因此，在射流边界的体素内相移的出现不仅来自于通过瓣膜口的血流，也来自于最接近狭窄处的会聚血流和远离瓣膜口的离散血流。为了减少部分容积效应，通过狭窄的血流被假定有一个瓶塞样的速度剖面，采用计算机模拟技术，只有大于最大射流速度50%的体素可包括在被测量面积内。当瓣膜口面积增大时，即使血流剖面不能被认为是瓶塞样的，仍可推测到相对误差会随之减少，但是这项技术的效果还有待证实[95]。在

体外已经能够找到不同瓣膜面积的可靠测量方法。把连续性方程和经典的Gorlin公式作为参考，对主动脉狭窄的患者测量瓣膜面积的精确度达77%～80%[110]。

心输出量

主动脉瓣狭窄的心输出量已经可以用 MR 流速图定量测量；同时用稀释指示法作为参考，准确率达到93%[116]。因为在主动脉狭窄处会有明显的复合血流模式，在升主动脉和肺动脉干远端用流速图测量也许会更可靠一些。但是在主动脉瓣水平的成像平面测量时，不仅能确定术后瓣膜面积和心输出量，还可以在一次测量中测出伴随的主动脉返流情况[84,110]。

二尖瓣返流

已经证实，通过二尖瓣环前向的容积流速图准确性超过90%[109,119,120]，观察者间可重复性为93%[120]。但是，返流的测量至少与以下三个问题有关：①许多有二尖瓣疾病的患者有心房颤动，这引起心动周期时间和血流模式的广泛变异。这个问题可以用实时的血流量测量来解决，但尚有待完善。②心脏收缩时房室瓣运动会导致反流峰值速度的低估。但是可以在心脏周期不同的时间用不同的成像平面来减少这种误差。所以在瓣环经常用薄层，或者使用修正的通过平面心底运动的流速图。③在二尖瓣返流中，返流的偏心性可引起对准不良。因此，二尖瓣返流量是根据容量测定法所确定的左室搏出量与通过二尖瓣环[119]或升主动脉[124]内的前向血流量之差而间接得出的。这种技术测量返流量和返流分数的准确性分别为91%和94%，相应的值在不同观察者间的可重复性高于90%和85%[119,124]。而且，在同样的研究中，返流分数与多普勒超声心动图分级是一致的。

建议使用另一种方法来定量测量二尖瓣返流的返流情况[125]。这个技术是在有一定数量并具有所有三个速度成分的相邻层面的基础上完成的。选择一个控制容积包绕有返流的瓣膜口，如果质量恒定，则提示进入控制容积的净血流与返流量相等。

二尖瓣狭窄

已经用平面内和经平面流速图来测量二尖瓣狭窄的二尖瓣速度峰值。多普勒超声心动图技术作为对照技术，准确率高于87%，观察者间可重复性高于96%[92,127]。

肺动脉返流

外科修复法洛四联症经常放置贯穿瓣环的补丁来缓解右心室流出道梗阻和肺动脉狭窄。但是，补丁可以导致严重的肺动脉返流，有时可导致右心室功能下降。如果对患者是否需要肺动脉瓣自体移植片存有争议时，采用MRI测量返流量和右心室容积会使这个决定变得容易实施。对于肺动脉返流容积和返流分数的流速图的准确率已报道分别是78%和76%[128]。

修复的心脏瓣膜

大多数修复的心脏瓣膜无磁性，可行MRI检查，但修复的物质本身常引起局限性的图像伪影[129]。因此，MRI可以发现功能不佳的修复后的心脏瓣膜，与食管内超声对照，在发现病理性血流渗漏时显示流空信号的准确率为96%[130]。而且，流速图使测量修复的主动脉瓣膜的血液速度分布变得可能，并能提供很多修复瓣膜功能方面的信息。但是，对于修复心脏瓣膜检查的临床应用价值还有待进一步研究。

■ 展望

临床相关问题

MRI可以综合评价心脏疾病，对瓣膜病变及其血流动力学结果提供非侵入性定量测量，并且可以反映心室大小、功能和心室壁压力。对于患有瓣膜返流或狭窄的患者来说，测量这些参数有临床应用价值。尽管心脏MRI检查应用日趋普及，但是这项技术尚不能用于常规检查。至少有4方面原因：①多普勒超声心动图应用于心脏系统已经相当成熟。已被心脏专家熟练应用，可以提供诊断治疗所需的信息。②目前虽已有系统的教程，但还是仅有少数心脏病医生

和放射科医生在心脏MRI方面受过培训。③MRI目前仍难以在瓣叶等方面提供更加详细的信息，这对于一部分患者是十分重要的，尤其是对那些患有急性瓣膜返流的患者。④MRI的后处理和数据分析仍很耗时，尽管这个问题由于有了强大的计算机处理技术已被部分克服。

尽管如此，仍建议使用MRI诊断心脏瓣膜病。当经胸腔多普勒超声心动声窗较差时，对于患者来说MRI检查要比经食道超声检查更易被患者接受，而且在瓣膜病变上能提供更多的信息。如果多普勒超声心动图不能确定瓣膜病变是否需要外科介入，患者通常要求助于心内导管。在这种情况下，MRI可提供更多明确的评价信息，对患者也没有危险性。如果瓣膜病变不需要外科介入，但是需要定期跟踪随访时，MRI可以用来监测，在评价返流、心室大小和功能时，其重复再现性优于多普勒超声心动图。最后，MRI可用于监测心脏瓣膜病患者治疗后的血流动力学变化。

技术发展

虽然MRI可非侵入性测量瓣膜返流和狭窄并提供和心室大小、功能、心脏肿块等相关信息，但仍有一些局限性。目前，临床应用仍不广泛。

除准确地评价心脏瓣膜疾病的严重性之外，明确瓣膜疾病的原因和瓣膜形态是必需的。例如，瓣膜钙化的程度和感染性心内膜炎的存在可能影响治疗方案的决定。瓣叶钙化增厚所导致的运动受限很容易被MRI评价。已报道MRI可清楚地看到瓣膜的赘生物[135]、主动脉根部脓肿[136]和瓣膜周围感染性的假性动脉瘤[137,138]。但心内膜炎时瓣叶通常较薄，且运动的瓣叶通常在MRI图像上难以很好地显示。对于瓣叶的协调一致的再现需要更好的时间和空间分辨力[139]，可使用平面回波成像（EPI）技术，但是，目前在评价瓣膜形态学上，尤其是对感染性心内膜炎时，MR比超声要差一些。新的MR技术具备更高的时间分辨力，例如稳态进动快速成像（FISP）和平衡快速场回声（FFE）MRI，可很好地描述瓣膜形态学和运动情况。

心脏瓣膜病同时伴有冠状动脉疾病的患者，术前评价通常包括冠脉造影，评价冠脉是心血管MRI面

临的一个主要挑战。包括较小血管的检查、与心脏和呼吸运动相关的血管运动、狭窄血管的复合血流模式和血管的扭曲等方面。为了显示冠状动脉MRI必须提供更高的空间分辨力、信噪比、快速的或运动同步成像。不断发展的MRA技术可以对冠状动脉的解剖做出全面的、非侵入性的评价。另外，已有作者建议将MRI作为评价冠脉血流的主要方法[141]，也是非侵入性评价冠脉血流储备的主要方法[142]。目前，人们为发展MRI心血管成像做出很多努力，包括具备与射频螺旋系统相结合的梯度系统和成像软件。随着这些技术设备的发展，心血管MRI必将有着更广阔的临床应用。

■ 结束语

　　MR流速图提供了无创性血流量测量方法。在心脏瓣膜病时，由于复合血流模式的存在而引起相位—流速的关系破坏，可以用短时间的磁场梯度来解决。MR流速图的体外和体内试验已经显示了在测量容积流量、瓣膜面积、跨瓣膜压力梯度等方面的准确性和可重复性。在流速图的临床应用中会遇到很多问题，但是如果明确这些误差的根源，MR就可以可靠地来评价主动脉返流和狭窄的严重程度。而且，因为流速图可用积分的方法由MR容积测量法测得左心室的大小和功能，所以MR对于监测心脏瓣膜病和预测瓣膜手术的最佳时机等方面要比其他成像技术更优越。尽管MRI有其优势，但其应用于临床评价心脏瓣膜病仍需要一个过程。另外，心脏病专科医生尚缺乏对MRI的了解。应该强调心脏病专科医生和放射科医生的合作，包括在心血管MRI知识方面系统的学习和掌握，才能使MRI技术能够为更多的患者造福。

参考文献

[1] Perry GJ, Helmcke F, Nanda NC, et al. Evaluation of aortic insufficiency by Doppler color flow mapping. *J Am Coll Cardiol* 1987, 9: 952–959.

[2] Sahn DJ. Instrumentation and physical factors related to visualization of stenotic and regurgitant jets by Doppler color flow mapping. *J Am Coll Cardiol* 1988, 12: 1 354–1 365.

[3] Croft CH, Lipscomb K, Mathis K, et al. Limitations of qualitative angiographic grading in aortic or mitral regurgitation. *Am J Cardiol* 1984, 53: 1 593–1 598.

[4] Rigo P, Alderson PO, Robertson RM, et al. Measurement of aortic and mitral regurgitation by gated cardiac blood pool scans. *Circulation* 1979, 60: 306–312.

[5] Kelbaek H, Aldershvile J, Svendsen JH, et al. Combined first pass and equilibrium radionuclide cardiographic determination of stroke volume for quantitation of valvular regurgitation. *J Am Coll Cardiol* 1988, 11: 769–773.

[6] Carabello BA, Crawford FA. Valvular heart disease. *N Engl J Med* 1997, 337: 32–41.

[7] Ross J, Braunwald E. Aortic stenosis. *Circulation* 1968, 38: V-61–V-67.

[8] Carabello BA. Timing of surgery in mitral and aortic stenosis. *Cardiol Clin* 1991, 9: 229–238.

[9] Holen J, Aaslid R, Landmark K, et al. Determination of pressure gradient in mitral stenosis with a noninvasive ultrasound Doppler technique. *Acta Med Scand* 1976, 199: 455–460.

[10] Hatle L, Angelsen BA, Tromsdal A. Non-invasive assessment of aortic stenosis by Doppler ultrasound. *Br Heart J* 1980, 43: 284–292.

[11] Griffith MJ, Carey C, Coltart DJ, et al. Inaccuracies in using aortic valve gradients alone to grade severity of aortic stenosis. *Br Heart J* 1989, 62: 372–378.

[12] Turina J, Hess O, Sepulcri F, et al. Spontaneous course of aortic valve disease. *Eur Heart J* 1987, 8: 471–483.

[13] Martin RP, Rakowski H, Kleiman JH, et al. Reliability and reproducibility of two-dimensional echocardiograph measurement of the stenotic mitral valve orifice area. *Am J Cardiol* 1979, 43: 560–568.

[14] Gorlin R, Gorlin SG. Hydraulic formula for calculation of the area of the stenotic mitral valve, other cardiac valves, and central circulatory shunts. *Am Heart J* 1951, 41: 1–29.

[15] Skjaerpe T, Hegrenaes L, Hatle L. Noninvasive estimation of valve area in patients with aortic stenosis by Doppler ultrasound and two-dimensional echocardiography. *Circulation* 1985, 72: 810–818.

[16] Cannon SR, Richards KL, Crawford M. Hydraulic

estimation of the stenotic orifice area: a correction of the Gorlin formula. *Circulation* 1985, 71: 1 170-1 178.

[17] Baumgartner H,Kratzer H,Helmreich G,et al. Determination of aortic valve area by Doppler echocardiography using the continuity equation: a critical evaluation. *Cardiology* 1990, 77: 101-111.

[18] Haase A,Frahm J,Matthaei D,et al.FLASH imaging.Rapid NMR imaging using low flip-angle pulses. *J Magn Reson* 1986, 67: 258-266.

[19] Sakuma H,Fujita N,Foo TK,et al.Evaluation of left ventricular volume and mass with breath-hold cine MR imaging.*Radiology* 1993, 188: 377-380.

[20] Hunter GJ,Hamberg LM,Weisskoff RM,et al. Measurement of stroke volume and cardiac output within a single breath hold with echo-planar imaging.*J Magn Reson Imaging* 1994, 4: 51-58.

[21] Williams RJ,Muir DF,Pathi V,et al.Random-ized controlled trial of stented and stentless aortic bioprosthesis: hemodynamic performance at 3 years.*Semin Thorac Cardiovasc Surg* 1999, 11 (4 Suppl 1): 93-97.

[22] Møgelvang J,Stockholm KH,Saunamäki K,et al.Assessment of left ventricular volumes by magnetic resonance in comparison with radionuclide angiography, contrast angiography and echocardiography.*Eur Heart J* 1992, 13: 1 677-1 683.

[23] Markiewicz W,Sechtem U,Kirby R,et al.Mea-surement of ventricular volumes in the dog by nuclear magnetic resonance imaging.*J Am Coll Cardiol* 1987, 10: 170-177.

[24] Culham JAG,Vince DJ.Cardiac output by MR imaging: an experimental study comparing right ven-tricle and left ventricle with thermodilution. *Can Assoc Radiol J* 1988, 39: 247-249.

[25] Møgelvang J, Thomsen C, Mehlsen J, et al. Evaluation of left ventricular volumes measured by mag-netic resonance imaging.*Eur Heart J* 1986,7: 1 016-1 021.

[26] Underwood SR,Klipstein RH,Firmin DN,et al. Magnetic resonance assessment of aortic and mitral regurgitation.*Br Heart J* 1986, 56: 455-462.

[27] Møgelvang J,Thomsen C,Mehlsen J,et al.Left ventricular ejection fraction determined by magnetic reso-nance imaging and gated radionuclide ventriculography. *Am J Noninvas Cardiol* 1987, 1: 278-283.

[28] Møgelvang J,Thomsen C,Horn T,et al.Deter-mination of left ventricular myocardial volume(mass)by magnetic resonance imaging.*Am J Noninvas Cardiol* 1987, 1: 231-236.

[29] Katz J,Milliken MC,Stray-Gundersen J,et al. Estimation of human myocardial mass with MR imaging. *Radiology* 1988, 169: 495-498.

[30] Markiewicz W,Sechtem U,Higgins CB.Evalu-ation of the right ventricle by magnetic resonance imaging. *Am Heart J* 1987, 113: 8-15.

[31] Møgelvang J,Stubgaard M,Thomsen C,et al. Evaluation of right ventricular volumes measured by magnetic resonance imaging.*Eur Heart J* 1988, 9: 529-533.

[32] Møgelvang J,Stockholm KH,Stubgaard M,et al.Assessment of right ventricular volumes be magnetic resonance imaging and by radionuclide angiography.*Am J Noninvas Cardiol* 1991, 5: 321-327.

[33] Doherty NE,Fujita N,Caputo GR,et al.Mea-surement of right ventricular mass in normal and dilated cardiomyopathic ventricles using cine magnetic resonance imaging.*Am J Cardiol* 1992, 69: 1 223-1 228.

[34] Katz J,Whang J,Boxt LM,et al.Estimation of right ventricular mass in normal subjects and in patients with pulmonary hypertension by magnetic resonance imaging.*J Am Coll Cardiol* 1993, 21: 1 475-1 481.

[35] Longmore DB,Klipstein RH,Underwood SR,et al.Dimensional accuracy of magnetic resonance in studies of the heart.*Lancet* 1985, 1 (8442): 1 360-1 362.

[36] Lorenz CH,Walker ES,Morgan VL,et al.Nor-mal human right and left ventricular mass,systolic function, and gender differences by cine magnetic resonance imaging. *J Cardiovasc Magn Reson* 1999, 1: 7-21.

[37] Underwood SR,Klipstein RH,Firmin DN,et al. Magnetic resonance assessment of aortic and mitral regurgitation.*Br Heart J* 1986, 56: 455-462.

[38] Sechtem U,Pflugfelder PW,Cassidy MM,et al. Mitral or aortic regurgitation: quantification of regur-gitant volumes with cine MR imaging.*Radiology* 1988, 167: 425-430.

[39] Globits S,Frank H,Mayr H,et al.Quantitative assessment of aortic regurgitation by magnetic resonance imaging.*Eur Heart J* 1992, 13: 78-83.

[40] Evans AJ,Blinder RA,Herfkens RJ,et al.Ef-fects of turbulence on signal intensity in gradient echo images.*Invest Radiol* 1988, 23: 512-518.

[41] Sechtem U,Pflugfelder PW,White RD,et al. Cine MR imaging: potential for evaluation of cardiovas-cular function.*AJR Am J Roentgenol* 1987, 148: 239-246.

[42] Wagner S,Auffermann W,Buser P,et al.Diag-

nostic accuracy and estimation of the severity of valvular regurgitation from the signal void on cine magnetic resonance images. *Am Heart J* 1989, 118: 760—767.

[43] Pflugfelder PW,Landzberg JS,Cassidy MM,et al. Comparison of cine MR imaging with Doppler echocardiography for evaluation of aortic regurgitation. *AJR Am J Roentgenol* 1989, 152: 729—735.

[44] Utz JA,Herfkens RJ,Heinsimer JA,et al. Valvular regurgitation: dynamic MR imaging. *Radiology* 1988, 168: 91—94.

[45] Mitchell L,Jenkins JP,Watson Y,et al. Diagnosis and assessment of mitral and aortic valve disease by cine-flow magnetic resonance imaging. *Magn Reson Med* 1989, 12: 181—197.

[46] Aurigemma G,Reichek N,Schiebler M,et al. Evaluation of aortic regurgitation by cardiac cine magnetic resonance imaging: planar analysis and comparison to Doppler echocardiography. *Cardiology* 1991, 78: 340—347.

[47] Nishimura F. Oblique cine MRI for evaluation of aortic regurgitation: comparison with cineangiography. *Clin Cardiol* 1992, 15: 73—78.

[48] Pflugfelder PW,Sechtem UP,White RD,et al. Noninvasive evaluation of mitral regurgitation by analysis of left atrial signal loss in cine magnetic resonance. *Am Heart J* 1989, 117: 1 113—1 119.

[49] Aurigemma G, Reichek N, Schiebler M, et al. Evaluation of mitral regurgitation by cine magnetic resonance imaging. *Am J Cardiol* 1990,66 : 621—625.

[50] Kizilbash AM, Hundley WG, Willett DL, et al. Comparison of quantitative Doppler with magnetic resonance imaging for assessment of the severity of mitral regurgitation. *Am J Cardiol* 1998,81: 792—795.

[51] de Ross A,Reichek N,Axel L,et al. Cine MR imaging in aortic stenosis. *J Comput Assist Tomogr* 1989, 13: 421—425.

[52] Suzuki J, Caputo GR, Kondo C, et al. Cine MR imaging of valvular heart disease: display and imaging parameters affect the size of the signal void caused by valvular regurgitation. *AJR Am J Roentgenol* 1990, 155 : 723—727.

[53] Spielmann RP, Schneider O, Thiele F, et al. Appearance of poststenotic jets in MRI : dependence on flow velocity and on imaging parameters. *Magn Reson Imaging* 1991,9: 67—72.

[54] Mirowitz SA, Lee JK,Gutierrez FR, et al. Normal signal-void patterns in cardiac cine MR images. *Radiology* 1990,176 : 49—55.

[55] Yoshida K,Yoshikawa J,Hozumi T,et al. Assessment of aortic regurgitation by the acceleration flow signal void proximal to the leaking orifice in cine magnetic resonance imaging. *Circulation* 1991,83: 1 951—1 955.

[56] Cranney CB, Benjelloun H, Perry GJ, et al. Rapid assessment of aortic regurgitation and left ventricular function using cine nuclear magnetic resonance imaging and the proximal convergence zone. *Am J Cardiol* 1993,71 : 1 074—1 081.

[57] Singer JR. Blood flow rates by nuclear magnetic resonance measurements. *Science* 1959, 130 : 1 652—1 653.

[58] Singer JR,Crooks LE. Nuclear magnetic resonance blood flow measurements in the human brain. *Science* 1983, 221: 654—656.

[59] Edelman RR, Mattle HP, Kleefield J, et al. Quantification of blood flow with dynamic MR imaging and presaturation bolus tracking. *Radiology* 1989, 171: 551—556.

[60] Ambrosi P,Faugère G,Desfossez L,et al. Assessment of aortic regurgitation severity by magnetic resonance imaging of the thoracic aorta. *Eur Heart J* 1995, 16: 406—409.

[61] Moran PR. A flow velocity zeugmatographic interlace for NMR imaging in humans. *Magn Reson Imaging* 1982, 1: 197—203.

[62] Van Dijk P. ECG-triggered NMR imaging of the heart. *Diagn Imaging Clin Med* 1984, 53 : 29—37.

[63] Bryant DJ,Payne JA,Firmin DN,et al. Measurement of flow with NMR imaging using a gradient pulse and phase difference technique. *J Comput Assist Tomogr* 1984, 8: 588—593.

[64] Nayler GL, Firmin DN, Longmore DB. Blood flow imaging by cine magnetic resonance. *J Comput Assist Tomogr* 1986, 10: 715—722.

[65] Axel L,Morton D. MR flow imaging by velocity-compensated/uncompensated difference images. *J Comput Assist Tomogr* 1987, 11: 31—34.

[66] Azuma T, Fukushima T. Flow patterns in stenotic blood vessel models. *Biorheology* 1976, 13: 337—355.

[67] Oshinski JN, Ku DN, Bohning DE, et al. Effects of acceleration on the accuracy of MR phase velocity measurements. *J Magn Reson Imaging* 1992, 2: 665—670.

[68] Yoganathan AP,Cape EG,Sung HW,et al. Review of hydrodynamic principles for the cardiologist: applications to the study of blood flow and jets by imag-

ing techniques.*J Am Coll Cardiol* 1988, 12: 1 344–1 353.

[69] Firmin DN,Nayler GL,Kilner PJ,et al.The application of phase shifts in NMR for flow measurement. *Magn Reson Med* 1990, 12: 230–241.

[70] Wolf RL,Ehman RL,Riederer SJ,et al.Analysis of systematic and random error in MR volumetric flow measurements.*Magn Reson Med* 1993, 30: 82–91.

[71] Schmalbrock P,Yuan C,Chakeres DW,et al. Volume MR angiography: methods to achieve very short echo times.*Radiology* 1990, 175: 861–865.

[72] Kilner PJ,Firmin DN,Rees RS,et al.Valve and great vessel stenosis: assessment with MR jet velocity mapping.*Radiology* 1991, 178: 229–235.

[73] Søndergaard L,Ståhlberg F,Thomsen C,et al. Accuracy and precision of MR velocity mapping in measurement of stenotic cross–sectional area,flow rate,and pressure gradient.*J Magn Reson Imaging* 1993, 3: 433–437.

[74] Van Dijk P.Direct cardiac NMR imaging of heart wall and blood flow velocity.*J Comput Assist Tomogr* 1984, 8: 429–436.

[75] Glover GH,Pelc NJ.A rapid-gated cine MRI technique.*Magn Reson Annu* 1988, 299–333.

[76] Waterson JC,Jenkins JP,Zhu XP,et al.Magnetic resonance (MR) cine imaging of the human heart. *Br J Radiol* 1985, 58: 711–716.

[77] Haacke EM,Patrick JL.Reducing motion artefacts in two-dimensional Fourier transform imaging.*Magn Reson Imaging* 1986, 4: 359–376.

[78] Lewis CE,Prato FS,Drost DJ,et al.Comparison of respiratory triggering and gating techniques for the removal of respiratory artifacts in MR imaging.*Radiology* 1986, 160: 803–810.

[79] Lenz GW,Haacke EM,White RD.Retrospective cardiac gating: a review of technical aspects and future directions.*Magn Reson Imaging* 1989, 7: 445–455.

[80] Søndergaard L,Ståhlberg F,Thomsen C,et al. Comparison between retrospective gating and ECG triggering in magnetic resonance velocity mapping.*Magn Reson Imaging* 1993, 11: 533–537.

[81] Runge VM,Clanton JA,Partain CL,et al.Respiratory gating in magnetic resonance imaging at 0.5 tesla.*Radiology* 1984, 151: 521–523.

[82] Atkinson DJ,Edelman RR.Cineangiography of the heart in a single breath hold with a segmented turbo FLASH sequence.*Radiology* 1991, 178: 357–360.

[83] Nayak KS,Pauly JM,Kerr AB,et al.Real-time color flow MRI.*Magn Reson Med* 2000, 43: 251–258.

[84]Mansfield P.Multi-planar image formation NMR spin-echoes.*J Phys C* 1977, 10: L55–L58.

[85] Firmin DN, Klipstein RH, Hounsfield GL, et al.Echo-planar high-resolution flow velocity mapping. *Magn Reson Med* 1989, 12: 316–327.

[86] Debatin JF, Leung DA, Wildermuth S, et al. Flow quantitation with echo-planar phase-contrast velocity mapping: *in vitro* and *in vivo* evaluation.*J Magn Reson Imaging* 1995, 5: 656–662.

[87] Søndergaard L, Lindvig K, Hildebrandt P, et al.Quantification of aortic regurgitation by magnetic resonance velocity mapping.*Am Heart J* 1993, 125: 1 081–1 090.

[88] Bogren HG,Klipstein RH,Firmin DN,et al. Quantitation of antegrade and retrograde blood flow in the human aorta by magnetic resonance velocity mapping.*Am Heart J* 1989, 117: 1 214–1 222.

[89] Chatzimavroudis GP,Walker PG,Oshinski JN, et al.The importance of slice location on the accuracy of aortic regurgitation measurements with magnetic resonance phase velocity mapping.*Ann Biomed Eng* 1997, 25: 644–652.

[90] Chatzimavroudis GP,Oshinski JN,Franch RH, et al.Quantification of the aortic regurgitant volume with magnetic resonance phase velocity mapping: a clinical investigation of the importance of imaging slice location. *J Heart Valve Dis* 1998, 7: 94–101.

[91] Hatle L,Brubakk A,Tromsdal A,et al. Noninvasive assessment of pressure drop in mitral stenosis by Doppler ultrasound.*Br Heart J* 1978, 40: 131–140.

[92] Kilner PJ,Manzara CC,Mohiaddin RH,et al. Magnetic resonance jet velocity mapping in mitral and aortic valve stenosis. *Circulation* 1993, 87: 1 239–1 248.

[93] von Schulthess GK,Higgins CB.Blood flow imaging with MR: spin-phase phenomena.*Radiology* 1985, 157: 687–695.

[94] Ståhlberg F,Thomsen C,Søndergaard L,et al. Pulse sequence design for MR velocity mapping of complex flow: notes on the necessity of low echo times.*Magn Reson Imaging* 1994, 12: 1 255–1 262.

[95] Tang C,Blatter DD,Parker DL.Accuracy of phase-contrast flow measurements in the presence of partial-volume effects.*J Magn Reson Imaging* 1993, 3: 337–385.

[96] Hofman MM,Visser FC,van Rossum AC,et al. *In vivo* validation of magnetic resonance blood volume

flow measurements with limited spatial resolution in small vessels.*Magn Reson Med* 1995, 33: 778-784.

[97] Hamilton CA.Correction of partial volume inaccuracies in quantitative phase contrast MR angiography. *Magn Reson Imaging* 1994, 12: 1 127-1 130.

[98] Tang C,Blatter DD,Parker DL.Correction of partial-volume effects in phase-contrast flow measurements. *J Magn Reson Imaging* 1995, 5: 175-180.

[99] Eichenberger AC,Jenni R,Von Schulthess GK. Aortic valve pressure gradients in patients with aortic valve stenosis: quantification with velocity-encoded cine MR imaging.*AJR Am J Roentgenol* 1993,160:971-977.

[100] Buonocore MH,Bogren H.Factors influencing the accuracy and precision of velocity-encoded phase imaging. *Magn Reson Med* 1992,26:141-154.

[101] Maier SE,Meier D,Boesinger P,et al.Human abdominal aorta: comparative measurements of blood flow with MR imaging and multigated Doppler US.*Radiology* 1989, 171: 487-492.

[102] Axel L,Morton D.Correction of phase wrapping in magnetic resonance imaging.*Med Phys* 1989, 16: 284-287.

[103] Walker PG,Cranney GB,Scheidegger MB,et al.Semiautomated method for noise reduction and background phase error correction in MR phase velocity mapping. *J Magn Reson Imaging* 1993, 3: 521-530.

[104]Conturo TE,Smith GD.Signal-to-noise in phase angle reconstruction: dynamic range extension using phase reference offsets.*Magn Reson Med* 1990, 15: 420-437.

[105] Chwialkowski MP,Ibrahim YM,Li HF,et al. A method for fully automated quantitative analysis of arterial flow using flowsensitized MR images.*Comput Med Imaging Graph* 1996, 20: 365-378.

[106] van der Geest RJ,Niezen RA,van der Wall EE,et al.Automated measurement of volume flow in the ascending aorta using MR velocity maps: evaluation of inter-and intraobserver variability in healthy volunteers. *J Comput Assist Tomogr* 1998, 22: 904-911.

[107] Firmin DN,Nayler GL,Klipstein RH,et al.*In vivo* validation of MR velocity imaging.*J Comput Assist Tomogr* 1987, 11: 751-756.

[108] Kondo C,Caputo GR,Semelka R,et al.Right and left ventricular stroke volume measurements with velocity-encoded cine MR imaging: *in vitro* and *in vivo* validation.*AJR Am J Roentgenol* 1991, 157: 9-16.

[109] Søndergaard L, Thomsen C, Ståhlberg F, et al.Mitral and aortic valvular flow: quantification with MR phase mapping.*J Magn Reson Imaging* 1992, 2: 295-302.

[110] Søndergaard L,Hildebrandt P,Lindvig K,et al.Valve area and cardiac output in aortic stenosis: quantification by magnetic resonance velocity mapping.*Am Heart J* 1993, 127: 1 156-1 164.

[111] Honda N, Machida K, Hashimoto M, et al. Aortic regurgitation: quantitation with MR imaging velocity mapping.*Radiology* 1993, 186: 189-194.

[112] Hundley WG,Hong FL,Hillis LD,et al. Quantitation of cardiac output with velocity-encoded,phase-difference magnetic resonance imaging.*Am J Cardiol* 1995, 75: 1 250-1 255.

[113] Søndergaard L,Aldershvile J,Hildebrandt P, et al.Vasodilatation with felodipine in chronic asymptomatic aortic regurgitation.*Am Heart J* 2000, 139: 667-674.

[114] Dulce MC,Mostbeck GH,O'Sullivan M,et al. Severity of aortic regurgitation : interstudy reproducibility of measurements with velocity-encoded cine MR imaging. *Radiology* 1992, 185: 235-240.

[115] Engels G, Reynen K, Müller E, et al. Quantifizierung der Aortenklappeninsuffizienz in der Magnetresonanztomographie.*Z Kardiol* 1993,82: 345-351.

[116] Levine HJ,Gaasch WH.Vasoactive drugs in chronic regurgitant lesions of the mitral and aortic valves. *J Am Coll Cardiol* 1996, 28: 1 083-1 091.

[117] Globits S,Blake L,Bourne M,et al.Assessment of hemodynamic effects of angiotensin-converting enzyme inhibitor therapy in chronic aortic regurgitation by using velocity-encoded cine magnetic resonance imaging.*Am Heart J* 1996, 131: 289-293.

[118] Engels G,Müller E,Reynen K,et al.Phase-mapping technique for the evaluation of aortic valve stenosis by MR.*Eur Radiol* 1992, 2: 299-304.

[119] Fujita N,Chazouilleres AF,Hartiala JJ,et al. Quantification of mitral regurgitation by velocity-encoded cine nuclear magnetic resonance imaging.*J Am Coll Cardiol* 1994, 23: 951-958.

[120] Hartiala JJ,Mostbeck GH,Foster E,et al.Velocity-encoded cine MRI in the evaluation of left ventricular diastolic function: measurement of mitral valve and pulmonary vein flow velocities and flow volume across the mitral valve.*Am Heart J* 1993, 125: 1 054-1 066.

[121] Søndergaard L, Fritz-Hansen T, Larsson HBW,et al.Left ventricular diastolic function evaluated by magnetic resonance velocity mapping.Presented at the XVIIth Congress of the European Society of Cardiology,Amsterdam.

Eur Heart J 1995, 16 (Suppl): 2200 (abst).

[122] Walker PG,Houlind K,Djurhuus C,et al.Motion correction for the quantification of mitral regurgitation using the control volume method.*Magn Reson Med* 2000, 43: 726-733.

[123] Kayser HW,Stoel BC,van der Wall EE,et al. MR velocity mapping of tricuspid flow: correction for through-plane motion.*J Magn Reson Imaging* 1997, 7: 669-673.

[124] Hundley WG,Li HF,Willard JE,et al.Magnetic resonance imaging assessment of the severity of mitral regurgitation.Comparison with invasive techniques. *Circulation* 1995, 92: 1 151-1 158.

[125] Chatzimavroudis GP, Oshinski JN, Pettigrew RI,et al.Quantification of mitral regurgitation with MR phase-velocity mapping using a control volume method.*J Magn Reson Imaging* 1998, 8: 577-582.

[126] Mohiaddin RH,Amanuma M,Kilner PJ,et al. MR phase-shift velocity mapping of mitral and pulmonary venous flow.*J Comput Assist Tomogr* 1991, 15: 237-243.

[127] Heidenreich PA, Steffens J, Fujita N, et al. Evalu-ation of mitral stenosis with velocity-encoded cine-magnetic resonance imaging.*Am J Cardiol* 1995,75: 365-369.

[128] Rebergen SA,Chin JGJ,Ottenkamp J,et al. Pulmonary regurgitation in the late postoperative follow-up of tetralogy of Fallot.Volumetric quantitation by nuclear magnetic resonance velocity mapping.*Circulation* 1993, 88: 2 257-2 266.

[129] Edwards MB,Taylor KM,Shellock FG.Prosthetic heart valves: evaluation of magnetic field interactions, heating, and artifacts at 1.5T.*J Magn Reson Imaging* 2000, 12: 363-369.

[130] Deutsch HJ,Bachmann R,Sectem U,et al.Regurgitant flow in cardiac valve prostheses : diagnostic value of gradient echo nuclear magnetic resonance imaging in reference to transesophageal two-dimensional color Doppler echocardiography.*J Am Coll Cardiol* 1992, 7: 1 500-1 507.

[131] Walker PG,Pedersen EM,Oyre S,et al.Magnetic resonance velocity imaging:a new method for pros-

thetic heart valve study.*J Heart Valve Dis* 1995, 4:296-307.

[132] Houlind K,Eschen O,Pedersen EM,et al.Magnetic resonance imaging of blood velocity distribution around St.Jude medical aortic valves in patients.*J Heart Valve Dis* 1996, 5: 511-517.

[133] Hasenkam JM,Ringgaard S,Houlind K,et al. Prosthetic heart valve evaluation by magnetic resonance imaging.*Eur J Cardiothorac Surg* 1999, 16: 300-305.

[134]Auffermann W,Wagner S,Holt WW,et al.Noninvasive determination of left ventricular output and wall stress in volume overload and in myocardial disease by cine magnetic resonance imaging.*Am Heart J* 1991, 121: 1 750-1 758.

[135] Caduff JH,Hernandez RJ,Ludomirsky A.MR visualization of aortic valve vegetations.*J Comput Assist Tomogr* 1996, 20: 613-615.

[136] Jeang MK,Fuentes F,Gately A,et al.Aortic root abscess.Initial experience using magnetic resonance imaging.*Chest* 1986, 89: 613-615.

[137] Winkler ML,Higgins CB.MRI of perivalvular infectious pseudoaneurysms.*AJR Am J Roentgenol* 1986, 147: 253-256.

[138] Akins EW,Slone RM,Wiechmann BN,et al. Perivalvular pseudoaneurysm complicating bacterial endocarditis: MR detection in five cases.*AJR Am J Roentgenol* 1991, 156: 1 155-1 158.

[139] Arai AE,Epstein FH,Bove KE,et al.Visualization of aortic valve leaflets using black blood MRI.*J Magn Reson Imaging* 1999, 10: 771-777.

[140] Davis CP,McKinnon GC,Debatin JF,et al. Single-shot versus interleaved echo-planar MR imaging: application to visualization of cardiac valve leaflets.*J Magn Reson Imaging* 1995, 5: 107-112.

[141] Edelman RR,Manning WJ,Gervino E,et al. Flow velocity quantification in human coronary arteries with fast,breath-hold MR angiography.*J Magn Reson Imaging* 1993, 3: 699-703.

[142]Sakuma H,Blake LM,Amidon TM,et al.Coronary flow reserve: noninvasive measurement in humans with breath-hold velocity-encoded cine MR imaging.*Radiology* 1996, 198: 745-750.

第三部分

3

缺血性心脏病

第11章　缺血性心脏病的心肌灌注

PENELOPE　R.SENSKY

GRAHAM　R.CHERRYMAN

近10年来，对缺血性心脏病的诊断和治疗愈益受到人们的重视。接受溶栓治疗、经皮介入或外科手术血运重建的患者数量不断增多,最大限度地减低了心肌缺血的损害。介入治疗可以阻止冠状动脉完全闭塞，减轻慢性缺血症状，防止左室（LV）功能衰竭和提高远期预后[1~5]。另外，新的血运重建方法，如激光心肌血运重建术（TMLR）和靶基因治疗，正处于临床实验阶段[6~9]。介入治疗的正确应用不仅需要血管造影显示位于心外膜的冠状动脉的解剖结构,还需要详细了解冠状动脉粥样硬化对心肌灌注的影响。

冠状动脉狭窄所致的血流量减少，可导致心肌灌注减低和心肌供氧减少。灌注减低最初见于心内膜下心肌[10]，随着冠状动脉血流的进一步减少，灌注缺损呈透壁性，因此舒张功能首先受损，随后收缩功能受损。灌注减低发生在ECG变化和临床出现心绞痛综合征之前[11]。由于心肌灌注异常发生在心肌缺血的病理生理变化早期,因此节段性心肌灌注异常是心肌缺血的敏感指标（图11.1）。

心肌灌注成像的临床适应证

缺血性心脏病患者或疑诊患者行心肌灌注成像的临床适应证见表11.1。灌注图除了作为诊断实验用于检出初次或再发的冠状动脉疾病,以及评价心肌活性外,还有助于鉴别临床表现有缺血症状但是冠状动脉造影却表现为正常的患者（X综合征）[12~15]。灌注图还可用于诊断和评价急性缺血患者的心肌血流[16~17]。已有大量文献报道了核医学技术在提供预后信息方面的价值,其应用包括预测患者未来心脏事件发生的危险性，决定是否需要进一步治疗，阐明非心脏外科手术相关的心血管危险性[17~20]，明确单发或多发冠状动脉狭窄及侧支循环形成的生物学效应，为制订治疗计划提供宝贵的信息[21~23]。在临床和科研中，系列灌注图可用于评价常规或新的治疗方法治疗后心肌灌注的改变[24~27]。

类似于所有评价心肌缺血的研究方法，MR心肌灌注显示心脏负荷增加后心肌灌注增强[28]。心脏负荷可为运动负荷或药物负荷[28]。可通过观察MR图像直观地评价灌注缺损，并将灌注缺损分为可恢复性（仅在负荷图中出现）或不可恢复性（静息和负荷图中均出现）。另外一些方法可定量评估血流，并用冠状动脉血流储备（CFR）和心肌灌注储备（MPR）表示静息和负荷状态下血流之间的量化关系[29,30]。CFR是指冠状动脉在最大充血期和静息期的血流比率，MPR是心肌内血流在最大充血期和静息期的比率。

心肌灌注的成像技术

目前临床使用的一些评价心肌灌注的技术见表11.2。

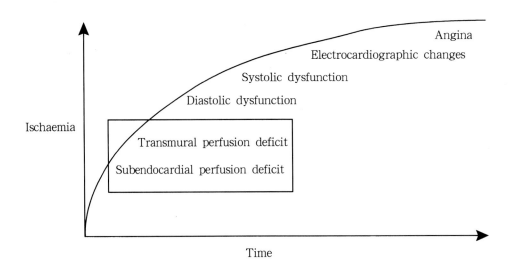

图11.1 心肌缺血过程中心肌损伤发展顺序的示意图。注意早期灌注异常。

Subendocardial perfusion deficit：心内膜下灌注缺损；Transmural perfusion deficit：透壁灌注缺损；Diastolic dysfunction：舒张功能异常；Systolic dysfunction：收缩功能异常；Electrocardiographic changes：心电图变化；Angina：心绞痛；Ischaemia：缺血；Time：时间。

表11.1 心肌灌注成像的临床适应证

诊断	首发或复发的缺血性心脏病
	心肌活性
	X 综合征
	胸痛的急诊评价
危险预测	预测心肌梗死后冠状动脉事件发生率
	非心脏外科手术前评估
治疗计划／评价	评价侧支循环的影响
	了解已知病变血管的功能状况
	药物或介入治疗后随诊
研究工具	用于评估新近血运重建的表现

表11.2 目前评价心肌灌注的各种影像学方法的优势和劣势

影像学方法	电离辐射	功能	空间分辨力（mm）	伪影	对比剂	敏感性*（%）	特异性*（%）
血管造影	+	++	0.5～1	+	碘化合物	—	—
SPECT	+++	+	10～15	+++	放射性示踪剂	79～96	53～76
PET	++	—	6～10	++	放射性示踪剂	82～97	82～100
CT	++	+	1	+	碘化合物	—	—
超声心动图心肌造影	—	++	<1（轴面）	+++	微球	—	—
MRI	—	+++	2～3	+	钆螯合物	60～90	60～100

* 敏感性和特异性是指检出血管疾病的敏感性和特异性。

SPECT：单光子发射体层成像；PET：正电子发射体层成像；CT：X 线计算机体层摄影。

血管造影

血管造影可显示冠状动脉狭窄,通常用血管腔横截面内径的减少程度来预测动脉血流阻断情况和是否存在可逆性缺血。但是,仅用血管造影并不能发现某些心肌病变对心脏功能的影响。由于动脉粥样硬化的广泛存在,动脉狭窄的几何形态学非常复杂,因而,形态学表现常可导致误诊[31,32]。特别是当参照血管节段存在病变时,血管造影定量测量可能不准确。冠状动脉多普勒血流超声可测量CFR,但当弥漫性冠状动脉粥样硬化、侧支血管建立及直接影响MPR的心肌病理状态下,如微血管病变和左室肥厚时,这一无创性技术的应用受限[33]。

单光子发射体层成像

临床最常用的评价心肌灌注的方法是单光子发射体层成像(SPECT)[34,35]。心肌对放射性同位素^{201}Tl和^{99m}Tc的摄取与血流量成正比。SPECT图像分析为定性分析,需双斜位图像重建,并且对3支血管都有病变和全心缺血患者心肌灌注评价的准确性有限。与其他技术相比,SPECT空间分辨力低,且易产生伪影,造成图像质量降低。伪影包括胸壁软组织所造成的心脏前壁信号衰减和下部信号丢失,后者主要见于男性患者呼吸运动和患者与相机之间的距离增加。SPECT诊断敏感性很高,但特异性一般较低[12,22]。

正电子发射体层成像

正电子发射体层成像(PET)对心肌灌注的测量最接近其绝对值[36,37]。PET是对示踪剂标记的放射性同位素(如铷和氧)在通过心脏血管时进行动态成像。应用放射示踪剂生物分布动态模式可量化静息和负荷时的局部血流。与SPECT相比,PET信号衰减少,空间分辨力高,但仍不足以显示较小的或局限于心内膜下的灌注缺损。另外,PET价格昂贵,并且仅在某些特定的医疗机构才有,不易普及。

X线计算机体层摄影

最近研究显示,X线计算机体层摄影(CT)有

可能用于评价局部心肌血供[38,39]。初步的研究成果显示,应用电子束CT碘对比剂动态显像可定量测量心肌血供。目前,多排CT代替了电子束CT,并可能成为未来用于评价心肌灌注的CT技术。

对比增强超声心脏造影

脉冲和能量多普勒的出现,使对比增强超声心脏造影在心肌灌注成像中的应用取得了很大进展[40,41]。超声图像受多种伪影的影响,包括信号衰减、对比增益和由于超声在组织中传递速度不同所产生的气泡浓浊化失效。对比增强超声心脏造影常规应用于临床之前,尚需进一步研究以充分解释不同的微泡对比剂间的相互作用和超声造影方法。

MRI

MRI是显示纵隔解剖结构和评价心功能的金标准[42]。随着高、精、尖硬件设备的不断涌现以及超快速成像序列的应用,克服了许多由呼吸和心脏运动造成的伪影。近年来,MRI已成为临床所用的各种评价心肌灌注方法的真正竞争者。与其他技术相比,MRI无电离辐射,因此是系列研究的安全方法。MRI的高空间分辨力能够区分心内膜下层,因而能够最佳地检出轻度病理生理灌注异常。时间分辨力的提高有利于快速追踪和显示对比剂首过灌注的表现,并定量评价心肌血流。另外,在一次MR灌注成像检查中还可综合评价心脏解剖形态以及静息和负荷时的室壁厚度[43,44]。

■ MRI 技术

大多数临床研究中所用的MR灌注技术为顺磁性对比剂(如钆的螯合物)通过心脏时的首过动态成像[15,45~52]。要获得MRI系统对心肌血流成像的最佳显示,需要考虑许多因素,包括扫描硬件、成像序列、所用的负荷药物、钆螯合物的特性和后处理分析技术。

硬件

尽管应用常规全身MRI扫描仪也能成功地进行MRI心脏灌注成像，但应用心脏专用硬件能提高图像质量[53]。高性能的梯度可减少图像采集时间和心脏运动伪影，从而提高信噪比。尽管新一代的扫描仪梯度爬升时间可达到60mT/m，我们仍建议选用主磁场强度为1.5T，25mT/m的最小梯度爬升时间和最大匀场，这种配置已可满足灌注成像所需的超快速采集脉冲序列。

心脏专用的相控阵射频（RF）表面线圈，可通过提高信噪比和增大空间分辨力来提高图像质量。

心电监护

心脏负荷时，通过连续追踪患者心电图，可监测心率和心律，并且为应用心电门控的序列提供电信号触发图像采集。通常在舒张中期或中晚期心电门控动态采集图像，心率正常的人，图像采集占心动周期的后50%。理论上，在这一时期进行图像采集，可以减少心脏运动产生的伪影[54]。准确的心电门控需要重复精确地辨认R波，才可保证触发图像采集的一致性。MRI仪的心电图描记受多种因素的影响，包括磁场梯度切换引起的变形、RF脉冲和患者运动等，这些均可导致错误[55]。ECG形态改变，如曾有心肌梗死患者的R波、异常高大的T波、异常传导模式和大血管血流造成的ECG基线扭曲均可导致R波辨认困难。缺血性心脏病的患者常常有心律失常，如房颤和室性异位起搏。因此，尽管此类患者需要心电门控，但常常难以准确获得。

心电导线必须与磁场和成像系统兼容。MRI生产厂商可提供兼容的光纤导线。不同导联之间的变换既有助于患者监护，还可获得最佳质量的心电描记图。

监护／注入装置

负荷药物注射过程中，必须测量血压和血氧饱和度。包括药物传递系统和机械注射器在内的所有设备都必须与磁场兼容，此外，还可以在控制室通过导线操作设备。当使用较长的输液导管时，药物注射前应检查高流速和低流速的流量，使用近患者端的单向止血闸门，可将不同患者间导管长度及药物用量的差异最小化。

MR 脉冲序列

心肌灌注成像需要动态重复采集所设定层面的图像，以显示团注对比剂首过情况。应使用具有高空间和时间分辨力、最大信噪比及高图像对比的多层成像序列，但成像序列的这些参数又是相互依赖的，优化某一参数往往会影响另一个参数。因此，选择参数时必须全面考虑，并且必须认识到不能强制应用于任何脉冲序列。临床应用的脉冲序列应适用于具有标准梯度系统的常见MRI扫描仪。

首过成像依赖于时间分辨力的提高。可通过缩短重复时间（TR）和减小成像矩阵，尤其是相位编码方向上的成像矩阵，来提高时间分辨力，从而实现多层面成像。但提高时间分辨力的同时又会降低空间分辨力，并同时降低信噪比和图像对比，因此，快速成像序列易造成图像质量下降。

灌注成像要求图像空间分辨力能充分显示心肌壁全层的不同灌注程度，空间分辨力的大小由图像矩阵和视野决定。目前所用的序列可提供 $2.0 \sim 3.5mm$ 的层面内分辨力，体素大小 $7 \sim 10mm^{-2}$。在某些成像层面中，由于部分容积效应的影响降低了空间分辨力。对细微结构的显示需要高梯度场和最短的回波时间（TE），因此，在既定的TR时间内激发的扫描层数受到限制。

常用MR对比剂的特性是缩短组织T1时间，因此，近来发展的用于灌注成像的序列均为T1WI，例如梯度回波和平面回波成像。可通过缩短TE时间提高T1WI的权重来优化图像信噪比，而最短TE是由MRI扫描仪的性能和所需的空间分辨力决定的。对比剂注入前，应用180°反转预脉冲或90°饱和预脉冲抑制心肌信号可提高图像对比。这是由于非层面选择方向上的预脉冲可减少流入成像层面内自旋质子信号的影响。

因此，成像序列的空间分辨力和对图像质量的要求决定了有效成像层数。许多研究机构应用快速小角度单次激发（FLASH）序列，但为了保证一定的时间分辨力，仅能得到 $1 \sim 3$ 个短轴层面的图像。目前还不清楚需要多少个成像平面才能进行准确的诊断，但最少需要 3 层。三维核医学技术能够括及整个心脏，这促进了 MRI 快速多层平行层面采集序列的进一步改进和发展。目前，这些 MR 脉冲序列都不可避免地有图像质量下降和伪影。

反转恢复快速小角度单次激发序列

目前用于灌注成像的标准序列是反转恢复快速小角度单次激发成像序列[48,49,51,52,56~61]。这一序列信噪比高，图像对比好，其原理是在对比剂注入前通过应用180°反转预脉冲抑制心肌信号以获得良好的图像对比。通过抑制正常心肌信号，相对提高由对比剂缩短 T1 效应产生的 T1 信号增强。在 1.5T 的磁场中，心肌的 T1 弛豫时间为 750~850ms，因此，心肌无效点（即纵向磁化可被 RF 脉冲激励而转向横向平面，反转脉冲后，心肌组织不再具有任何纵向磁化）约在 0.69*T1 ms。在某些疾病状态下，这一时间可有变化。扫描反转时间（TI）和有效反转时间（TI_eff）（即从反转脉冲开始到 k-空间的首次和中间采集）分

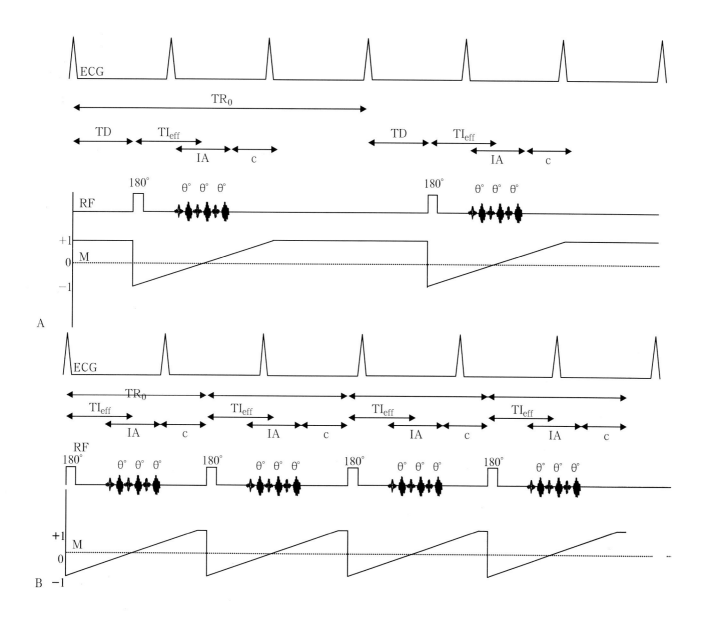

图11.2 快速小角度单次激发（FLASH）序列示意图，图 A 为有心电门控采集、图 B 非心电门控采集。ＥＣＧ简图仅显示了 R 波。图 A 显示 180°反转预脉冲，也可用 90°饱和预脉冲。恒定的 750ms R-R 间期被用于计算该序列每一组成部分的时间。TR_0：总重复时间；TD：触发延迟；TI_eff：从反转脉冲到 k-空间中心线的时间；IA：图像采集时间（432ms）；c：无用时间（348ms）；RF：射频脉冲；180°反转恢复脉冲的开始；θ°：小反转角脉冲；M：磁化。

别为 300ms 和 516ms（图 11.2）。尽管通过除去心电触发的触发延迟和在固定的总 TR 时间内（TR_0）采集图像，而不是使用心电门控[62]，可成倍地提高时间分辨力，但该序列的时间分辨力仍较低，单层采集约为 2 个 R–R 间期，三层采集约为 6 个 R–R 间期。通过应用高性能的梯度，可得到相对短的 TR 和 TE 时间，并与反转时间和翻转角相结合，使图像对比最佳。在这种情况下，T2* 去相位最小，即使在无门控心脏采集中，运动和磁敏感性伪影也对图像质量无较大影响。

饱和恢复快速小角度单次激发序列

快速小角度单次激发序列也可用 90° 饱和恢复预脉冲抑制心肌信号[15,63]。Wilker 等[15]提议应用梯度挤压序列使横向磁化去相位并阻止由于心律不齐和心电触发不良造成的图像质量下降，此技术称为心律失常不敏感性磁化准备序列。尽管这一序列可在每一个 R–R 间期成像，在心率达到 65 次 /min 时，可采集 5 个平行短轴层面[15]，更快的图像采集时间（160～235ms）必然使空间分辨力下降（图像矩阵 128 × 60）。这个序列易产生伪影，由于饱和预脉冲心肌抑制效果差，图像对比度明显差于反转恢复序列。这一序列仅允许使用者调节 4 个参数（TR、TE、翻转角和 TI）中的 3 个（TR、TE 和翻转角）来调整图像对比度。尽管每一层面图像是在心动周期的同一时相采集的，但多层采集时则位于 R–R 间期的不同点。

平面回波成像

作为一种可以用来减少图像采集时间的成像方法，单次激发平面回波成像已经应用于临床[64,65]。平面回波成像是在单次 RF 激励脉冲后应用快速振动频率编码梯度产生快速回波链填充所有 k- 空间。由于图像采集时间非常短（50～100ms），心室扫描层数明显增加时，时间分辨力并不下降。该序列最多可采集 10 个平行的短轴层面。由于图像极易受磁敏感效应、涡流和化学位移所致的脂肪信号位移伪影的影响，空间分辨力和信噪比较差，该技术并未广泛应用。反转恢复预脉冲可提高 T1 权重从而提高图像对比度，但此时所需的 TE 时间是快速小角度单次激发

序列的几倍，因此增强了 T2* 效应。

复合平面回波成像

复合平面回波成像融合了单次激发平面回波和反转恢复—准备梯度回波序列。多个重聚梯度回波产生的每个 RF 激励脉冲序列、k- 空间采集的图像质量类似于快速小角度单次激发序列，同时又可明显减少扫描时间，可在一个 TR 时间内采集多层图像[66]。

成像平面

心脏 MRI 可在任何平面上成像，但常规采用标准双斜位短轴成像。采集定位像后，于平行二尖瓣平面进行层面定位（图 11.3）。受成像序列的限制，大多数研究中心仅采集 3～7 个短轴图像。由于受部分容积效应的影响，单纯应用短轴平面难以真实评价心尖部，长轴方向成像有助于克服这一缺点，但需分次采集图像。

负荷药物

由于磁体内空间有限及运动伪影的影响，限制了运动负荷在 MRI 中的运用。因此 MRI 检查选用药物负荷，尽管灌注成像也用到多巴酚丁胺，但最常用的负荷药物是潘生丁和腺苷[67]。

血管扩张剂：腺苷和潘生丁

腺苷是组织自身代谢产生的一种导致血管扩张的嘌呤。它作用于血管平滑肌细胞表面的 A_1 和 A_2 腺苷受体，使细胞内环磷酰苷（cAMP）增加。潘生丁通过阻止细胞对腺苷摄取和代谢，导致组织间隙内腺苷浓度增加。这两种药物可使血流量增加 4～5 倍，而多巴酚丁胺的扩血管作用只有 2 倍。因此，药物负荷时，正常区域心肌血流较静息水平增加 4～5 倍。但当存在冠状动脉狭窄时，血管扩张能力受损，负荷／静息血流比率下降。动脉远端灌注压减低和血流由心内膜向心外膜再分布，可加速心内膜下缺血。广泛的血管扩张也可减少高阻力侧支循环的血流量。

潘生丁的标准用法是 4min 内注射 0.56mg/kg，在

药物注入 2min 后开始采集图像。腺苷是以 140μg /（kg·min）的剂量在 6min 内注入，注入 3min 后开始采集图像。这些药物的禁忌证包括哮喘、高度房室传导阻滞、窦性心律失常、瓣膜狭窄和颈动脉狭窄。氨茶碱、茶碱和其他黄嘌呤，包括食物如咖啡、茶、可可产品和可乐都是腺苷的竞争性拮抗剂。检查前 24h 应停用任何包含这些产物的药物，12h 内禁食含有咖啡因的食物。由于潘生丁可增强腺苷的效应，因此，扫描前 24h 应禁用潘生丁或减少腺苷剂量。在药物注入过程中，患者常出现一些并发症，如面色潮红、眩晕、恶心、呕吐和胸部不适。终止扫描的指征包括支气管痉挛、室性心律失常、Ⅱ°或Ⅲ°房室传导阻滞和心动过缓，此时应立即静脉注入氨茶碱以拮抗潘生丁和腺苷。

多巴酚丁胺

多巴酚丁胺为拟交感类激动剂，作用于心脏 β_1 受体，增加心输出量和心肌供氧。起初，多巴酚丁胺的正性肌力作用使心脏收缩期、舒张期和平均动脉血压增加，随后，可诱发心动过速。心率和血压的增加表明心脏的工作量增加。

多巴酚丁胺的标准用法是以 0.01mg /（kg·min），开始注射 3min，然后每 3min 增加 0.01mg /（kg·min），直到最大 0.04mg /（kg·min）或达到目标心率。如未达到足够的变时效应，可注入阿托品[68]。尽管有证据显示在匀速注入中等剂量多巴酚丁胺时血管扩张程度最大，但仍可在最大剂量时进行图像采集[69]。多巴酚丁胺的禁忌证包括不稳定性心肌缺血和运动诱发的心律失常。扫描前 48h 必须停用 β 受体阻滞剂。通常，多巴酚丁胺耐受性很好，但也有一些患者表现有恶心、呕吐、眩晕、震颤、心悸、呼吸困难和胸痛。严重的不良反应包括诱发的持续性心肌缺血和室性心律失常。由于房室节传导增加，房颤或房扑的患者心室率增加。多巴酚丁胺的半衰期约为 2min，不良反应通常很快自然消失，也可静脉注入 β 受体阻滞剂处理持续和严重的不良反应。

血管扩张剂最常应用于 MR 灌注加权成像，作者主张应用的血管扩张剂为腺苷，这是由于尽管腺苷价格昂贵，但其小于 10s 的半衰期极短，因而其不良反应时间也很短。潘生丁的半衰期为 30min，即使注入

氨茶碱还可引起持续心肌缺血。另外，潘生丁的扩血管作用不如腺苷，且 10%～25% 的患者在潘生丁标准剂量时并未达到最大血管扩张程度[67]。尽管从理论上讲，药效较低的血管扩张剂，如多巴酚丁胺可作为替代品用于灌注成像[70]，但由于多巴酚丁胺通常可诱发心动过速，且由于心脏运动导致图像模糊的可能性增加，因而多巴酚丁胺的应用在技术上仍存在困难，且临床应用多巴酚丁胺的效果并不令人满意[70]。

对 比 剂

广泛应用的 MR 对比剂为顺磁性的钆螯合物，其是由钆离子和有机酸络合而成的化合物。尽管不同对比剂的化学结构有轻微变化，但它们的性质基本相似，钆螯合物是最优秀的用于灌注成像的专业对比剂。

血液动力学

钆螯合物是水溶性的，相对分子质量较低，因此，可以很快通过毛细血管弥散入细胞外组织间隙，但不能进入细胞膜完整的细胞。心肌钆对比剂的浓度主要由冠状动脉灌注决定[73]，静脉团注对比剂后，首过灌注期大约有 30%～50% 的对比剂进入心肌间隙[71,72]。应用定量和定性分析技术，灌注缺损表现为局部心肌灌注信号减低或延迟。由于对比剂再循环和团注稀释导致血管和细胞外间隙对比剂迅速平衡，心肌钆对比剂的含量与血流间的比例不再固定[73]。对比剂在心肌间隙快速积累，信号强度差别消失，因此，必须采集对比剂首过灌注图像。任何用于心肌血流参数定量分析的数学模型，都必须将血液动力学特性考虑在内。

作用机制

临床应用一定剂量的钆对比剂通过缩短 T1 弛豫时间产生图像对比，换句话说，钆对比剂缩短了 RF 脉冲后组织纵向磁化恢复到平衡状态所需的时间[74]。钆对比剂顺血流到达心肌，该部分心肌信号强度增加。但信号强度的变化并不仅仅是组织内钆聚集所致。顺磁性离子和质子间的双向作用，也对质子 T1

弛豫产生增强效应[75]。这种相互作用不仅发生在与对比剂同一组织间隙内的质子，还发生在对比剂与可进入该组织间隙内的质子之间。因此，钆对比剂导致的信号强度变化还依赖于不同组织间水分子交换的速度[76,77]。

用于图像定量分析的最佳对比剂剂量为0.02～0.025mmol/kg，并可确保信号强度变化与心肌内对比剂的浓度成正比[45,78~80]。高于此浓度，则可发生饱和效应，两者不再成比例。当应用左室内对比剂信号强度变化进行心肌血流量的标准化时，这种关系尤其重要。由于钆对比剂在左室内的浓度相对较高，上述线性关系可能会达到阈值，应折中计算血流量[46,57]。高剂量（例如0.05mmol/kg）的钆对比剂可能有助于临床定性观察心肌灌注，而低剂量的效果则不满意。

注药模式

钆对比剂通过静脉团注给药。尽管有学者发现通过周围静脉手工推注给药也可取得满意的效果，但一些人认为中心静脉途径和应用机械注射器效果更好。肺和心脏血流动力学决定团注曲线的质量[81]。左心室和右心室功能正常的患者，通过中心静脉注入对比剂后，对比剂紧接着进入冠状动脉循环。心功能不全的患者，如右室损害、左室充盈异常或瓣膜疾患，都会改变对比剂的团注曲线。

不良反应

钆是一种非常安全的对比剂，目前还没有发现有禁忌证。大约95%的对比剂在24h内通过肾脏排泄。正常心肌内钆的半衰期约为20min，但在不同的病理状态下可能会有变化。钆螯合物不良反应很少，偶有恶心呕吐、头痛和眩晕[82]。

图像后处理

图像后处理主要是对原始图像进行翻译、分析和表达。各种后处理方法通常用于对MRI灌注图像分析并获得信息。这些后处理方法包括定性图像解释、血流半定量分析和通过复杂的数学方法测量MPR。

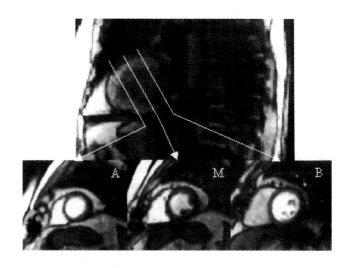

图11.3　心尖部（A）、乳头肌中部水平（M）和基底部（B）水平的左室短轴层面的定位像。

灌注图像的定性分析

能够全面快速地定性评价灌注图像的方法在临床应用中是理想的。操作可在主机用户界面上进行，也可在远端工作站上进行。可通过动态观察的方式在屏幕上滚动显示灌注图像，也可打印成胶片。首先判断对比剂到达左心室的数量，然后对心肌强化进行局部分析。对比剂强化峰值和达峰强化时间是鉴别和分类灌注缺损的关键指标（表11.3）。任何局部峰值信号强度减低或延迟，均提示灌注减低（图11.4）。对比分析负荷和静息检查，可将灌注缺损进一步分为可逆性和不可逆性。

图像定性分析需要熟练的影像学工作者来完成，并易受不同医师间个体差异的影响。这种方法通过鉴别不同心肌节段间相对信号增强差别来做出判断，因此左室整体灌注减低患者的心肌缺血可能被掩盖。应选择能够提供最大对比的成像序列如反转恢复快速小角度单次激发序列，从而更好地显示微小的灌注差别。

灌注图像的定量分析

心肌灌注半定量和定量评价需要定义心肌感兴趣区（ROIs）。首先，进行图像登记，得出时间信号强度曲线的数据，然后分析或建立对比剂血流动力学数学模型，从而得到所选择的参数。

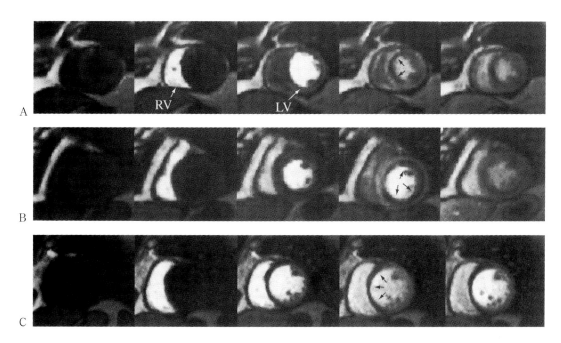

图11.4 首过灌注系列对比增强图像，快速小角度单次激发（FLASH）序列采集。心肌最初为低信号。钆对比剂团（白箭头）最初见于右心室（RV）然后进入左心室（LV）。正常灌注的心肌发生强化。图A：左前降支支架术后再狭窄的患者，注入腺苷后黑箭头显示前部室间隔心内膜下灌注缺损，白箭头显示支架造成的小伪影。图B：箭头显示一例三支血管病变和高血压左室肥厚患者注入腺苷后整个心内膜下缺血。图C：箭头显示一例曾有前壁心肌梗死病史的患者，室间隔广泛透壁灌注缺损。

表11.3 定性评价对比增强MRI和确定心肌病变状态的参数

灌注类型		灌注：静息／负荷	
强化	峰值信号	强 化	评价结果
正常	满意	静息和负荷时正常	正常
慢	满意	负荷时灌注延迟或强化程度减低	可恢复
慢	低	静息和负荷时灌注受损相同	不可恢复
无		静息和负荷时灌注缺损	疤痕

描绘感兴趣区

定量图像分析的基础是取得信号强度随时间变化的趋势。由于缺血性心脏病病程复杂，必须进行心肌节段划分才能提供对临床有意义的数据，因此需要定义感兴趣区。划分心肌区域的方法有很多，包括在代表不同冠状动脉供血的心肌区域手绘出不同形状或球形感兴趣区[15,46~49]、圆周中心轮廓[60]及勾勒心外膜和心内膜轮廓，随后放射状划分心肌[51,52,56]。勾勒心内膜和心外膜轮廓需要仔细地去除左室腔信号和临近的心包结构，这种方法的主观性较小，比单个区域确定的一致性要好。基底部短轴层面在解剖上最接近冠状动脉开口，被用于表示对比剂到达左心室和右心室情况。每个心肌区域的大小不应小于图像空间分辨力。

参数图可克服一些与节段划分有关的问题，但参数图的生成较复杂[63]。图像分析时应系统地参考解剖标志，例如前游离壁和右室间的连接，以确保感兴趣区在连续图像上解剖的一致性并补偿心脏扭转造成的移位。目前的分析工具通常难以校正心脏的跨平面移位，但许多商业图像分析软件包可以解决这一问题。许多计算程序可自动检测心外膜和心内膜边缘，从而提高了轮廓勾画的速度。但自动程序往往不准确，特别是在心腔内存在湍流时更为明显，必须人工纠正所有错误以保证数据的准确性。

时间信号强度曲线的获得

测量连续图像上每一个感兴趣区的平均信号强

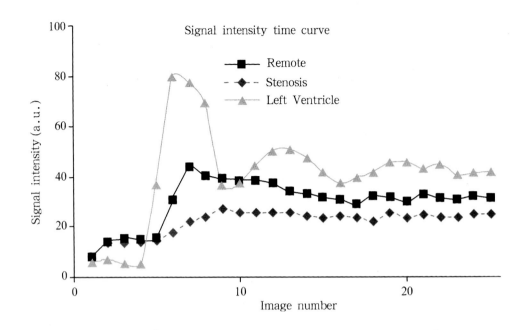

图 11.5　左室腔和经血管造影证实的狭窄冠状动脉供血区与正常冠状动脉供血区的首过灌注时间信号强度曲线。与正常冠状动脉供血区相比，病变区峰值信号延迟和强度减低。
Signal intensity：信号强度；Remote：正常冠状动脉供血区心肌的时间信号强度曲线；Stenosis：狭窄冠状动脉供血区心肌的时间信号强度曲线；Left ventricle：左心室的时间信号强度曲线；Image number：图像数量；Signal intensity time curve：时间信号强度曲线。

度，可得到一系列心肌节段和室腔的时间信号强度曲线（图 11.5）。然后对对比剂注入后心肌信号强度变化（组织功能）和左室腔内信号强度变化（输入功能）进行标准化，即可从这个曲线得出大多数定量参数。如果没有信号饱和发生，这种方法可将对比剂团注的不同剂量都考虑在内。采用低剂量对比剂进行定量处理，虽然不影响分析组织功能，但会影响输入功能，因此，应对比右心室和左心室的时间信号强度曲线，以确定右心室的峰值信号强度明显高于左心室。

心肌血流定量分析

绝对定量心肌血流需要精确计算单位时间内进入单位心肌的血流量[ml/(g·min)]。利用示踪剂稀释的原理测量心肌灌注[83]，需要设定满足以下条件：

（1）靠近采样部位的血液与示踪剂完全混合。

（2）与总的分布容积相比，示踪剂容积可以忽略。

（3）采样过程中，示踪剂不引起血流动力学和血管平衡改变。

（4）测量时无示踪剂血管外渗漏。

（5）可以忽略或正确计算示踪剂再循环。

（6）存在良好的冠状动脉输入功能。

（7）已知心肌信号强度变化和示踪剂浓度之间的关系。

当这些假设都成立时，绝对血流（P）与平均通过时间的倒数（MTT）成正比，假设分布容积（v_d）恒定，则 $P=v_d/MTT$。但 MRI 所用对比剂难以满足以上所有标准，例如血管外对比剂漏入心肌间隙或难以得到理想的冠状动脉输入功能，因此，通过信号强度变化和弛豫率来推测心肌钆对比剂浓度优于直接测量，但这反过来又受对比剂剂量、传递率、图像采集时的对比剂空间分布、组织钆对比剂浓度、梯度场及所用脉冲序列的影响。另外还需假设心肌组织间隙间的水分子自由弥散，而且图像采集期间所测参数恒定。生理血流率证实了心肌对钆对比剂的摄取[15]。通过注射高流量的药物性血管扩张剂，可减少心肌对对比剂的摄取，从而克服技术上的局限性[84]。

对比增强 MRI 通过两种方法获得心肌血流定量参数：①由信号强度曲线获得半定量参数。②将对比剂传递和对比剂血流动力学考虑在内的数学方法可用于测量 MPR。

时间信号强度曲线参数的分析

从时间信号强度曲线得出的血流半定量参数包括峰值信号强度、对比剂平均通过时间和曲线上升斜率。这些参数用来判断假设正常的区域或调整团注过程。

各心肌节段间峰值信号强度的差别是描述心肌血流的原始参数之一[45,60]。由于最大信号强度非常依赖于瞬间到达左室腔的对比剂团注量,到目前为止最大信号强度并不是最有用的参数。团注产生的峰值信号强度与血流成正比,但一旦团注的宽度达到通常临床条件下的宽度时,所得的信号强度波幅就不再是线性的。

对比剂平均通过时间可用于测量血流[56,57,85]。信号强度的空间变化对平均通过时间的影响小于峰值幅度或斜率对平均通过时间的影响。这种方法假设对比剂在正常和缺血心肌的分布容积是恒定的,并依赖于非常紧凑的团注传递,且必须使用中心静脉注射技术。平均通过时间受对比剂团注再循环的影响,因此,必须应用γ转换推测注入曲线的下斜部分。

一些工作人员常常仅应用时间信号强度曲线的上斜部分定量评价心肌灌注[46,47,52,56],由于忽略了对比剂清除的动力学,因而不推测曲线的下斜部分。然而,描绘曲线的上斜部分需要较高的时间分辨力来提供充分的数据点,时间分辨力提高的同时采集层数受到限制。

心肌灌注储备的定量指标

很多研究者对心肌灌注的绝对测量已经做了相当多的工作[15]。这需要应用复杂的血流动力学模型以将钆对比剂的分布特性考虑在内。已知应用一种"去卷积"数学方法来标准化团注对比剂后心肌的组织功能。这种方法是调和与区别傅立叶转换中的两个信号的有效算法。

Wilke等[15]通过测量代表输入功能的时间信号强度曲线,来表示组织残余脉冲反应的特点,并基于此提出一种数学模型。通过对两种功能的去卷积,可得出组织残余脉冲反应曲线。这是一个以时间为坐标的R_F散点曲线,R_F代表随时间 *(t)* 推移,可能存留在感兴趣区内的对比剂分子。在对比剂首过进入期间,

感兴趣区中对比剂分子最多,由于对比剂的清除,随时间延长,曲线逐渐降低。组织残余脉冲反应的初始高度用于测量血流量[86,87]。如果用这种方法把对比剂流入和流出曲线联系起来,则不需要推测流出曲线的数据。为了使去卷积过程对数据噪声不敏感,需要使用限制性Fermi功能,以提供组织脉冲反应功能的参数表达[88]。

当高流率注射时,曲线上升时间很短,必须有较高的时间分辨力。通过应用饱和反转快速小角度单次激发序列,可在曲线的血流敏感填充部分采集数个数据点,这一方法同样依赖于快速、均匀地经由中心静脉注入对比剂,以最小化细胞外对比剂渗漏和心肌血容量的变化,对于左心功能不全的患者,由于难以达到均匀的团注,其应用价值较低。在评价心肌血流的动物实验中,已证实通过注射流量为$0.3\sim4ml/(g\cdot min)$放射性标记的微球可测量心肌血流。在有胸痛症状而冠状动脉造影正常的患者中,MPR与多普勒测量的CFR相关性好[15]。

应用钆对比剂把通过毛细血管的单向传递系数(K_i)作为灌注的决定因素是目前研究的热点,可通过应用一个特殊设计的双分隔Kety模型得到[76,77](图11.6),并根据对比剂浓聚程度对信号强度进行校正,这需要根据快速梯度回波序列将图像延迟考虑在内时测得的信号强度进行分析表达,从而计算心肌弛豫率(R1)[76,77,89]。在心电门控成像中,心率恒定时,R1计算最精确。当心电触发不良或心率变化时,要

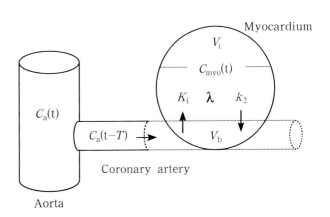

图11.6 图中描述了计算钆对比剂毛细血管非直接转换常数(K_i)的Kety模型。$C_a(t)$:心肌输入功能;T:冠状动脉通过时间;V_b:血管容积;V_i:细胞内间隙;$C_{myo}(t)$:钆对比剂血管外间隙钆对比剂的浓度;k_2:血管内钆对比剂回流弥散系数。$C_{myo}(t)=C_a(t-T)\otimes K_i exp-k_2(t)$;此处的 $\otimes$ 表示卷积。Aorta:主动脉;Coronary artery:冠状动脉;Myocardium:心肌。

对 R1 进行校正[90]。因此，K_i 由 R1 输入功能和组织功能去卷积决定，这一模型对噪声不敏感，与前文所提到的技术相比，对比剂首过和二次通过的分离对其无太大影响，因此，可采用外周静脉团注的方式，并有可能用于有循环血流动力学改变的患者。K_i 为对比剂摄入分数（E）和血流（F）的乘积。即 $K_i = F \times E$，它是描述心肌血流和分布容积的决定性参数。Kety 模型最初的目的是用于假设 E 为单一值的自由弥散示踪剂，但由于钆对比剂的屏障限制，这一假设并没有应用。尽管 K_i 本身仅与灌注相关，但由于它依赖不可能直接在人体内测量的 E，因此，在绝对定量表示血流时，这一方法的应用受限。在动物实验中，已通过测量正常心肌中的小分子复合物测量出了 E，其静息值为 0.5，潘生丁负荷时为 0.4[72]。这些参数可用于推测正常心肌组织血流的绝对值，但到目前为止，尚不能可靠地测量缺血心肌的 E 值。尽管存在这些局限性，K_i 值与微球法和 PET 测出的血流仍存在线性关系[91]。K_i 值对血管扩张剂负荷和冠状动脉狭窄导致的灌注变化非常敏感[49,51,62,91]。血管扩张剂负荷和静息时 K_i 值的比率，是 MPR 的一个指标[51,62]。

从各种获得心肌灌注指标的方法中可以看出，仍有许多问题尚待解决，MR 灌注成像有待于进一步发展。定性分析在临床工作中是有效的，但具有主观性。定量方法旨在克服这一缺点，已报道的许多实验室得出的实验参数都是有力的佐证。但是，由于任何诊断性实验必须适用于所有可能的受试者，因而将这些方法用于不同病理生理状态的缺血性心脏病患者时有一定困难。大多数临床研究都采用了严格的纳入标准，把非窦性心律、有心肌梗死病史的和左心功能不全的患者排除在外。

目前尚无对这些技术的可重复性进行评价的文献发表。经冠状动脉造影证实的正常人的 MR 灌注资料还非常少。目前的资料多来自怀疑有冠心病的患者或有胸痛但血管造影冠状动脉正常的患者，或来自有远端动脉病变患者的正常冠状动脉供血区。由于微血管病变的高发病率或这些患者可能存在早期血管内膜下功能失调伴血管反应受损，因而得到的参数并不能代表健康者。心率、心肌后负荷、心肌收缩力和血流动力学参数、代谢状态和对药物介入反应等多种因素均可影响心肌灌注。患者的这些因素难以保持稳定，特

别是在系列检查中。且负荷导致的心肌内血容量、动脉血压变化或左室功能失调，均可影响定量结果。大范围的心肌血流正常值已经 PET 得到证实[92]，由于参考值常常重叠，难以明确鉴别正常灌注和缺血。正常值范围难以确定的更深一步的原因在于心肌灌注的自动调节机制使通过心肌的血流并不一致，因而，存在血流分布空间的自然变化[93~95]。血流弥散程度与被检查心肌节段的大小有关，仅几克的感兴趣区即要求能鉴别出低于平均血流 20% 的灌注差别[96]。

由于在静息和负荷时都会存在误差，因此从定量数据中得到 MPR 的指标并不准确。正常静息血流值 MPR 值常偏高或偏低，一些病理状态下的左室心肌，如瓣膜疾病、高血压和梗死心室重构导致的心肌疤痕或左心室肥厚，均可对 MPR 产生血管疾病以外的影响。特别是当个体重复测量或患者组间对比时，应考虑到这些因素。应用 MRI 测量心肌绝对灌注还可有许多潜在的应用。对临床应用来说，定量分析耗时耗力，并且必须得到所有定性报告以外的临床信息。

临床应用比较

对 MRI 静息和负荷灌注成像的临床评价研究相对较少（表 11.4）。绝大多数研究者均旨在建立"金标准"的成像方法，并以此作为对照确定定量参数的各种变化。

血管造影

很多研究比较了 MR 灌注成像与冠状动脉造影对冠状动脉狭窄的诊断。尽管血管造影作为金标准还有一些限制，对于冠状动脉血管造影检出的显著病变，MRI 诊断的敏感性和特异性分别为 44%~93% 和 60%~100%[46,52,58~60,97,98]。测量结果的变化反映了所用成像技术的不同和对"显著"血管病变的定义不同。定性分析在常规临床工作中很实用。对于慢性缺血性心脏病的患者，定性评价冠状动脉狭窄较敏感，但特异性不高。缺乏特异性很可能是侧支循环血流的影响和难以鉴别重症患者正常心肌区域的结果[98]。Wolff 等[99]的研究得到了较高的特异性，但敏感性较低。定量分析模式可增加 MRI 诊断的准确性。在 Al-Saadi 等的前瞻性研究中[52]，预先应用 1.5 作为灌注

表 11.4　负荷 MRI 临床灌注研究比较

研究者 参考文献 序号	MRI 技术 (负荷)	MRI 评价参数	结论	N	血管造影 排除值 (%)	血管造影 敏感性 (%)	血管造影 特异性 (%)	SPECT 敏感性 (%)	SPECT 特异性 (%)
60	IR-TF (D)	峰值信号强度	(N) CAD	(4) 6	>70	65	76		
59	IR-TF (D)	信号强度/定性分析	CAD	5	>50	81	100	77(92[a])	57(57[a])
46	EPI (D)	最大上升斜率/(左心室上升斜率)	CAD	10	>75	44	80	56	79
58	IR-TF (D)	定性分析	CAD	18	>70	83	100	92	100
47	IR-TF (D)	信号强度增加(线性)/上升斜率	SVD	10	>75	70	90		
97	IR-TF (D)	定性分析	可疑 CAD	12	>50	60		88	87
48	IR-TF (D)	信号强度增加(线性)/缺损大小	SVDLAD	11	>75			85	86
15	SR-TF (A)	上升斜率(线性)	(N) X 综合征	8		$r=0.8^{b}$			
49	IR-TF (D)	K_i	(N) SVD LAD	(10) 10	>75				
51	IR-TF (A)	K_i	(N) CAD	(5) 20	>50	$r=0.81^{c}$			
99	EPI	定性分析	(N) CAD	(14) 33	>70	72	80		
52	IR-TF (D)	上升斜率(线性)	(N)[SVD] CAD—预期	(5) [15] 34	>75	90	83		
98	IR-TF (A)	定性分析	CAD	30	>50	93	60		
56	IR-TF (D)	信号强度/上升斜率 平均通过时间	SVD	11	>70			71/ 77/74	71/ 61/70

血管造影与 SPECT 的敏感性和特异性见表。

[a] 回顾性分析。

[b] 心肌灌注储备/冠状动脉血流储备的 r 值。

[c] 心肌灌注储备/冠状动脉狭窄百分比的 r 值。

IR-TF：反转恢复快速 FLASH；SR-TF：饱和恢复快速 FLASH；EPI：平面回波成像；D：潘生丁；A：腺苷；SI：信号强度；LV：左心室；MPR：心肌灌注储备；K_i：钆对比剂单向转换常数；N：正常；CAD：冠状动脉疾病；SVD：单支血管病变；LAD：左前降支。

储备的界限值,对于血管造影上冠状动脉横截面积狭窄超过 75% 的病变,MRI 检出的敏感性为 90%,特异性为 83%。这一研究说明由于分析的方法不同,需要对结果进行解释。当应用多巴酚丁胺而不是腺苷作为负荷药物时,应用同样的 MRI 技术,诊断准确性却很低,此时,1.2 是灌注储备指数的最佳界值,低于此值,表明血管的变力性很差[70]。

MR 灌注成像在评价侧支循环的生理影响和血管狭窄上,是对冠状动脉造影的一种补充。Cullen 等[51]证明 MPR 指标与冠状动脉造影上的血管狭窄程度呈反比。Wilker 等[15]的研究显示 MRI 测得的 MPR 与多普勒测量的 CFR 具有非常好的相关性。在具有心肌缺血症状而冠状动脉造影正常的患者中（X 综合征）,MRI 测得的 MPR 下降[15]。在有冠状动脉疾病而局部心肌由正常的冠状动脉供血的患者中,也有相似的发现[62]。因此,定量 MRI 是诊断微血管功能失调和早期血管内膜下异常的有效方法。

核医学技术

对于 SPECT 上所见的灌注缺损,在 MRI 上检出的敏感性和特异性分别为 56%～90% 和 61%～90%[46~48,56,58,59,97]。尽管人们很感兴趣,但由于这两种技术间固有的差别,其结果难以被解释。由于 MRI 的空间分辨力更高,因此对灌注差别的显示也更好,而核医学闪烁图难以评价放射性稀疏区域,且各研究中心之间的标准也不同。在对核医学闪烁图显示左室前壁放射性稀疏的 8 个患者的初步研究中发现,其中 3 位患者在 MRI 上表现为心内膜下梗死[100]。与闪烁图技术相比,MRI 的诊断价值并不高,但其诊断潜力与闪烁图类似。到目前为止,尚无 MRI 负荷灌注和 PET 之间的对照研究。

血运重建

Manning 等[45]的早期研究证实了 MRI 具有评价血运重建效果的能力。Lauerma 等[48]报道动脉血运重建后灌注缺损面积减少,这与 TlWI 所见的灌注缺损面积减少具有很好的一致性。已有研究证实经皮冠状动脉血管成形术（PTCA）后早期 MPR 值可恢复[101]。Al-Saadi 等[102]对照研究了球囊成形术后和直接支架置入术后 MRI 灌注的变化。目前很多临床实验致力于评价 MRI 在一些新的血运重建技术（如激光心肌血运重建术和基因治疗）后系列随访中的价值[103~105]。

目前,对于左室功能障碍患者存活心肌的评价,首过灌注 MRI 并不是主要的方法,钆对比剂团注后对比增强是一种更有潜力的 MRI 技术[106]。

预后

与详尽报道的核医学方法不同的是,关于 MR 灌注成像判断预后的重要性还未见报道。对心肌梗死后症状稳定的患者灌注成像后的不良心脏事件和死亡率,还需要进行纵向研究。也需阐明 MR 灌注成像在评价非心脏外科手术中危险性的作用。

一站式检查

与其他灌注成像方法不同,MRI 在一次检查中能对心脏解剖、功能和灌注进行完整的检查。并建立了评价心脏结构、整体和局部心肌功能的 MRI 扫描规程。对正性肌力负荷引起室壁增厚的诊断价值,MRI 优于常规的超声心动图[107]。加之灌注成像的应用,很可能使 MRI 成为诊断心肌缺血引起的各种心肌状态改变的有力工具。

一些学者对这些技术的联合应用进行了研究[58,63,97]。作者也进行了一项旨在提供最佳术前评价的腺苷—多巴酚丁胺双负荷（DADS）MRI 扫描检查[44]。采用标准电影序列,对射血分数、静息及两步低剂量多巴酚丁胺注射后节段收缩功能进行测量,可检出静息状态下冬眠心肌节段性的任何收缩储备。静息和腺苷负荷时,首过 MRI 可显示梗死的透壁程度和灌注缺损的可逆性。这一检查可在 1h 内完成,安全且易被患者耐受,并可提供综合而有价值的信息。

■ 展望

近几年 MRI 技术得到了较大进展,包括心脏专用扫描仪的问世、图像质量的提高、成像速度加快等,未来还将进一步发展。

具有高梯度、专用多接收通道线圈系统和心向量 ECG 监测的心脏专用 MRI 扫描仪的投入使用,可在不损失图像质量的条件下提高准确性和图像采集速度。超快速复合平面回波或并行成像序列的应用,扫描时可包括整个心肌,因而 MRI 将对核医学技术产生更大的竞争。

由于应用了未加修改的对比剂稀释理论,血管内对比剂可理想地用于定量分析心肌灌注。血管内对比剂在心肌内的分布仅占 10%,因此,与对比剂相关的信号变化很小并且易受噪声影响,峰值信号强度极度依赖于血管内容积变化。然而,血管内对比剂是由具有毒性的金属化合物组成,且难以排泄,因此难以应用于临床。专用于 MRI 的其他形式的对比剂已开始应用。缩短 T2 或磁敏感性则引起局部磁场不均匀,导致信号丢失而不是强化。一些研究者利用心肌固有对比鉴别正常和缺血心肌，开拓了血氧水平依赖（BOLD）效应在心肌成像中的应用[108,109]。然而，由于缺血和非缺血区域含氧和不含氧血液信号之间的差别很小，因而难以可靠地鉴别两者。

大部分图像后处理软件包耗时且不方便。在定量分析参数广泛应用之前，需要更好的自动边缘检测软件，以减少分析时间和提高效率。

目前，MR灌注的临床应用受到一些限制，其中包括研究中心相对较少，缺少熟练的工作人员和使用方法学的差异。另外所使用的脉冲序列、对比剂、注射模式、图像比较方式和分析技术也各种各样。灌注成像的操作规程必须标准化，分析标准也需达成一致。工业、药品制造商、物理学家和临床医生必须合作开展多中心试验，以建立有效的可重复的技术，并创建参考值资料库。但在快速成像硬件和序列的发展达到稳定之前，这不太可能完成。到那时，技术的发展可能超过临床经验。按照目前的数据，我们应致力于进一步确立MR灌注在缺血性心脏病患者治疗中的明确地位。

参考文献

[1] Eagle KA,Guyton RA,Davidoff R,et al.ACC/AHA guidelines for coronary artery bypass graft surgery: a report of the American College of Cardiology/American Heart Association Task Force on Practice Guidelines.*J Am coll Cardiol* 1999,34: 1 262-1 347.

[2] Beanlands RS,Hendry PJ,Masters RG,et al.Delay in revascularization is associated with increased mortality rate in patients with severe left ventricular dysfunction and viable myocardium on fluorine 18-fluorodeoxyglucose positron emission tomography imaging.*Circulation* 1998,98: Ⅱ51- Ⅱ56.

[3] Goldman L.Cost and quality of life:thrombolysis and primary angioplasty.*J Am Coll Cardiol* 1995,25: 38S-41S.

[4] Hollman JL.Myocardial revascularization.Coronary angioplasty and bypass surgery indications.*Med Clin North Am* 1992,76: 1 083-1 097.

[5] Lieu TA,Gurley RJ,Lundstrom RJ,et al.Primary angioplasty and thrombolysis for acute myocardial infarction:an evidence summary.*J Am Coll Cardiol* 1996, 27: 737-750.

[6] Hughes GC,Abdel-aleem S,Biswas SS,et al.Transmyocardial laster revascularization:experimental and clinical results.*Can J Cardiol* 1999,15: 797-806.

[7] Owen AR, Stables RH.Myocardial revascularisation by laser.*Int J Cardiol* 2000,72: 215-220.

[8]Losordo DW,Vale PR,Isner JM.Gene therapy for myocardial angiogenesis. *Am Heart J* 1999,138: S132-S141.

[9] Sinnaeve P,Varenne O,Collen D, et al. Gene therapy in the cardiovascular system:an update. *Cardiovasc Res* 1999,44: 498-506.

[10]Bache RJ,Schwartz JS.Effect of perfusion pressure distal to a coronary stenosis on transmural myocardial blood flow. *Circulation* 1982, 65: 928-935.

[11]Nesto RW,Kowalchuk GJ.The ischemic cascade: temporal sequence of hemodynamic,electrocardiographic and symptomatic expressions of ischemia. *Am J Cardiol* 1987, 59: 23C-30C.

[12] Go RT,Marwick TH,MacIntyre WJ,et al.A prospective comparison of rubidium-82 PET and thallium-201 SPECT myocardial perfusion imaging utilizing a single dipyridamole stress in the diagnosis of coronary artery disease. *J Nucl Med* 1990,31: 1 899-1 905.

[13]Bax JJ,Valkema R,Visser FC,et al.Detection of myocardial viability with F-18-fluorodeoxyglucose and single photon emission computed tomography. *Giornale Italiano di Cardiologia* 1997,27: 1 181-1 186.

[14] Wieneke H,Zander C,Eising EG,et al.Noninvasive characterization of cardiac microvascular disease by nuclear medicine using single-photon emission tomography.*Herz* 1999,24: 515-521.

[15] Wilke N, Jerosch-Herold M, Wang Y, et al. Myocardial perfusion reserve:assessment with multisection, quantitative, firstpass MR imaging.*Radiology* 1997,204: 373-384.

[16] Hilton TC,Thompson RC,Williams HJ,et al. Technetium-99m sestamibi myocardial perfusion imaging in the emergency room evaluation of chest pain.*J Am Coll Cardiol* 1994,23: 1 016-1 022.

[17] Iskander S,Iskandrian AE.Risk assessment using single-photon emission computed tomographic technetium-99m sestamibi imaging.*J Am Coll Cardiol* 1998, 32: 57-62.

[18] Pamelia FX, Gibson RS, Watson DD, et al. Prognosis with chest pain and normal thallium-201 exercise scintigrams. *Am J Cardiol* 1985,55: 920-926.

[19] Brown KA.Prognostic value of cardiac imaging in patients with known or suspected coronary artery disease: comparison of myocardial perfusion imaging,stress echocardiography,and position emission tomography. *Am J Cardiol* 1995,75: 35D-41D.

[20] Pasquet A,Robert A,D'Hondt AM,et al.Prognostic value of myocardial ischemia and viability in patients with chronic left ventricular ischemic dysfunction. *Circulation* 1999,100: 141-148.

[21]Uren NG,Melin JA,De Bruyne B,et al.Relation between myocardial blood flow and the severity of coronary artery stenosis. *N Engl J Med* 1994,330: 1 782-1 788.

[22]Schwaiger M.Myocardial perfusion imaging with PET. *J Nucl Med* 1994,35: 693-698.

[23] Sabia PJ, Powers ER, Jayaweera AR, et al. Functional significance of collateral blood flow in patients with recent acute myocardial infarction.A study using myocardial contrast echocardiography. *Circulation* 1992,85: 2 080-2 089.

[24] Versaci F,Tomai F,Nudi F,et al.Differences of regional coronary flow reserve assessed by adenosine thallium-201 scintigraphy early and six months after successful percutaneous transluminal coronary angioplasty or stent implantation. *Am J Cardiol* 1996,78: 1 097-1 102.

[25] Kosa I,Blasini R,Schneider-Eicke J,et al.Early recovery of coronary flow reserve after stent implantation as assessed by positron emission tomography. *J Am Coll Cardiol* 1999,34: 1 036-1 041.

[26] Bax JJ,Cornel JH,Visser FC,et al.F18-fluorodeoxyglucose single-photon emission computed tomography predicts functional outcome of dyssynergic myocardium after surgical revascularization.*J Nucl Cardiol* 1997,4: 302-308.

[27] Rimoldi O,Burns SM,Rosen SD,et al.Measurement of myocardial blood flow with positron emission tomography before and after transmyocardial laser revascularization. *Circulation* 1999,100: Ⅱ134-Ⅱ138.

[28] Iliceto S.Pharmacological agents for stress testing in the diagnosis of coronary artery disease.*Eur Heart J* 1995,16 (Suppl M): 1-2.

[29] Bourdarias JP.Coronary reserve: concept and physiological variations.*Eur Heart J* 1995,16 (Suppl Ⅰ): 2-6.

[30] Goldstein RA,Kirkeeide RL,Demer LL,et al. Relation between geometric dimensions of coronary artery stenoses and myocardial perfusion reserve in man.*J Clin Invest* 1987,79: 1 473-1 478.

[31] Gould KL.Percent coronary stenosis: battered gold standard,pernicious relic or clinical practicality?*J Am Coll Cardiol* 1988,11: 886-888.

[32] White CW, Wright CB, Doty DB, et al.Does visual interpretation of the coronary arteriogram predict the physiologic importance of a coronary stenosis?*N Engl J Med* 1984,310: 819-824.

[33] Vassalli G,Hess OM.Measurement of coronary flow reserve and its role in patient care.*Basic Res Cardiol* 1998,93: 339-353.

[34] Hor G.Myocardial scintigraphy—25 years after start.*Eur J Nucl Med* 1988,13: 619-636.

[35] Keijer JT,Bax JJ,Van Rossum AC,et al.Myocardial perfusion imaging:clinical experience and recent progress in radionuclide scintigraphy and magnetic resonance imaging.*Int J Card Imaging* 1997,13: 415-431.

[36] Muzik O,Duvernoy C,Beanlands RS,et al.Assessment of diagnostic performance of quantitative flow measurements in normal subjects and patients with angiographically documented coronary artery disease by means of nitrogen-13 ammonia and positron emission tomography. *J Am Coll Cardiol* 1998,31: 534-540.

[37] Schwaiger M,Muzik O.Assessment of myocardial perfusion by positron emission tomography.*Am J Cardiol* 1991,67: 35D-43D.

[38]Schmermund A,Bell MR,Lerman LO,et al.Quantitative evaluation of regional myocardial perfusion using fast x-ray computed tomography.*Herz* 1997,22: 29-39.

[39] Georgiou D,Wolfkiel C,Brundage BH.Ultrafast computed tomography for the physiological evaluation of myocardial perfusion.*Am J Card Imaging* 1994,8: 151-158.

[40] Mulvagh SL.Myocardial perfusion by contrast echocardiography: diagnosis of coronary artery disease using contrast-enhanced stress echocardiography and assessment of coronary anatomy and flow reserve. *Coron Artery Dis* 2000,11: 243-251.

[41] Senior R, Kaul S, Soman P, et al.Power Doppler harmonic imaging:a feasibility study of a new technique for the assessment of myocardial perfusion. *Am Heart J* 2000,139: 245-251.

[42]Higgins CB,Sakuma H.Heart disease:functional evaluation with MR imaging.*Radiology* 1996,199: 307-

315.

[43] Kramer CM.Integrated approach to ischemic heart disease.The one-stop shop.*Cardiol Clin* 1998,16：267-276.

[44] Sensky PR,Jivan A,Hudson NM,et al.Coronary artery disease：combined stress MR imaging protocol-one-stop evaluation of myocardial perfusion and function.*Radiology* 2000,215：608-614.

[45] Manning WJ,Atkinson DJ,Grossman W,et al.First-pass nuclear magnetic resonance imaging studies using gadolinium-DTPA in patients with coronary artery disease.*J Am Coll Cardiol* 1991,18：959-965.

[46] Eichenberger AC,Schuiki E,Kochli VD,et al.Ischemic heart disease：assessment with gadolinium-enhanced ultrafast MR imaging and dipyridamole stress.*J Magn Reson Imaging* 1994,4：425-431.

[47] Matheijssen NA,Louwerenburg HW,van Rugge FP,et al.Comparison of ultrafast dipyridamole magnetic resonance imaging with dipyridamole SestaMIBI SPECT for detection of perfusion abnormalities in patients with on-vessel coronary artery disease；assessment by quantitative model fitting.*Magn Reson Med* 1996,35：221-228.

[48] Lauerma K,Virtanen KS,Sipila LM,et al.Multislice MRI in assessment of myocardial perfusion in patients with single-vessel proximal left anterior descending coronary artery disease before and after revascularization.*Circulation* 1997,96：2 859-2 867.

[49] Fritz-Hansen T,Rostrup E,Sondergaard L,et al.Capillary transfer constant of Gd-DTPA in the myocardium at rest and during vasodilation assessed by MRI.*Magn Reson Med* 1998,40：922-929.

[50] Wintersperger BJ,Penzkofer HV,Knez A,et al.Multislice MR perfusion imaging and regional myocardial function analysis；complimentary findings in chronic myocardial ischemia.*Int J Card Imaging* 1999,15：425-434.

[51] Cullen JH,Horsfield MA,Reek CR,et al.A myocardial perfusion reserve index in humans using first-pass contrast-enhanced magnetic resonance imaging.*J Am Coll Cardiol* 1999,33：1 386-1 394.

[52]Al-Saadi N,Nagel E,Gross M,et al.Noninvasive detection of myocardial ischemia from perfusion reserve based on cardiovascular magnetic resonance. *Circulation* 2000,101：1 379-1 383.

[53] Gatehouse PD,Firmin DN.The cardiovascular magnetic resonance machine：hardware and software requirements.*Herz* 2000,25：317-330.

[54] Lanzer P,Barta C,Botvinick EH,et al.ECG-synchronized cardiac MR imaging：method and evaluation. *Radiology* 1985,155：681-686.

[55] Roth JL, Nugent M, Gray JE, et al.Patient monitoring during magnetic resonance imaging.*Anesthesiology* 1985,62：80-83.

[56] Keijer JT,Van Rossum AC,Eenige MJ,et al.Magnetic resonance imaging of regional myocardial perfusion in patients with single-vessel coronary artery disease：quantitative comparison with 201-thallium-SPECT and coronary angiography.*J Magn Reson Imaging* 2000,11：607-615.

[57] Keijer JT,Van Rossum AC,van Eenige MJ,et al.Semiquantitation of regional myocardial blood flow in normal human subjects by first-pass magnetic resonance imaging.*Am Heart J* 1995,130：893-901.

[58] Hartnell G,Cerel A,Kamalesh M,et al.Detection of myocardial ischemia：value of combined myocardial perfusion and cine angiographic MR imaging.*AJR Am J Roentgenol* 1994,163：1 061-1 067.

[59] Klein MA,Collier BD,Hellman RS,et al.Detection of chronic coronary artery disease：value of pharmacologically stressed,dynamically enhanced turbo-fast low-angle shot MR images.*AJR Am J Roentgenol* 1993,161：257-263.

[60] Schaefer S,van Tyen R,Saloner D.Evaluation of myocardial perfusion abnormalities with gadolinium-enhanced snapshot MR imaging in humans.Work in progress.*Radiology* 1992,185：795-801.

[61]Atkinson DJ,Burstein D,Edelman RR.First-pass cardiac perfusion；evaluation with ultrafast MR imaging. *Radiology* 1990,174：757-762.

[62] Sensky PR,Horsfield MA,Samani NJ,et al.Is cardiac gating beneficial for myocardial perfusion imaging? A non ECG-gated model and diagnostic performance evaluation in patients with coronary artery disease (CAD).*Proc Int Soc Magn Reson* 2001,9：1 899.

[63] Penzkofer H,Wintersperger BJ,Knez A,et al.Assessment of myocardial perfusion using multisection first-pass MRI and color-coded parameter maps：a comparison to 99mTc Sesta MIBI SPECT and systolic myocardial wall thickening analysis.*Magn Reson Imaging* 1999,17：161-170.

[64] Stehling MK,Turner R,Mansfield P.Echo-planar imaging：magnetic resonance imaging in a fraction of a second.*Science* 1991,254：43-50.

[65]Edelman RR,Li W.Contrast-enhanced echo-planar MR imaging of myocardial perfusion：preliminary study

in humans.*Radiology* 1994,190:771—777.

[66] Reeder SB,Atalar E,Faranesh AZ,et al.Multi-echo segmented k-space imaging:an optimized hybrid sequence for ultrafast cardiac imaging.*Magn Reson Med* 1999,41:375—385.

[67] Iskandrian AS, Verani MS, Heo J.Pharmacologic stress testing:mechanism of action,hemodynamic responses,and results in detection of coronary artery disease. *J Nucl Cardiol* 1994,1:94—111.

[68] Mathias WJ,Arruda A,Santos FC,et al.Safety of dobutamineatropine stress echocardiography:a prospective experience of 4,033 consecutive studies.*J Am Soc Echocardiogr* 1999,12:785—791.

[69] Pennell DJ,Underwood SR,Swanton RH,et al. Dobutamine thallium myocardial perfusion tomography.*J Am Coll Cardiol* 1991,18:1 471—1 479.

[70] Al-Saadi N,Nagel E,Gross M,et al.Dobutamine magnetic resonance myocardial perfusion reserve:a step towards the onestop shop.*J Cardiovasc Magn Reson Imaging* 1999,1:326.

[71] Brasch RC.New directions in the development of MR imaging contrast media.*Radiology* 1992,183:1—11.

[72] Tong CY,Prato FS,Wisenberg G,et al.Measurement of the extraction efficiency and distribution volume for Gd-DTPA in normal and diseased canine myocardium.*Magn Reson Med* 1993,30:337—346.

[73] Diesbourg LD,Prato FS,Wisenberg G,et al. Quantification of myocardial blood flow and extracellular volumes using a bolus injection of Gd-DTPA:kinetic modeling in canine ischemic disease.*Magn Reson Med* 1992, 23:239—253.

[74] Higgins CB,Saeed M,Wendland M,et al.Contrast media for cardiothoracic MR imaging.*J Magn Reson Imaging* 1993,3:265—276.

[75]Weinmann HJ,Brasch RC,Press WR,et al.Characteristics of gadolinium-DTPA complex:a potential NMR contrast agent.*AJR Am J Roentgenol* 1984,142:619—624.

[76] Larsson HB,Stubgaard M,Sondergaard L,et al. *In vivo* quantification of the unidirectional influx constant for Gd-DTPA diffusion across the myocardial capillaries with MR imaging.*J Magn Reson Imaging* 1994,4:433—440.

[77] Larsson HB,Fritz-Hansen T,Rostrup E,et al. Myocardial Perfusion modeling using MRI.*Magn Reson Med* 1996,35:716—726.

[78] Strich G,Hagan PL, Gerber KH,et al.Tissue distribution and magnetic resonance spin lattice relaxation effects of gadolinium-DTPA.*Radiology* 1985,154:723—726.

[79] Weinmann HJ,Press WR,Gries H.Tolerance of extracellular contrast agents for magnetic resonance imaging. *Invest Radiol* 1990,25 (Suppl 1):S49—S50.

[80] Wilke N,Simm C,Zhang J,et al.Contrast-enhanced first pass myocardial perfusion imaging:correlation between myocardial blood flow in dogs at rest and during hyperemia.*Magn Reson Med* 1993,29:485—497.

[81] Blomley MJ,Coulden R,Bufkin C,et al.Contrast bolus dynamic computed tomography for the measurement of solid organ perfusion.*Invest Radiol* 1993,28 (Suppl 5):S72—S77.

[82]Niendorf HP,Haustein J,Cornelius I,et al.Safety of gadolinium-DTPA:extended clinical experience.*Magn Reson Med* 1991,22:222—228.

[83]Zierler KR.A simplified explanation of the theory of indicatordilution for measurement of fluid flow and volume and other distributive phenomena.*Bull Johns Hopkins Hosp* 1958,103:1 999.

[84] Klocke FJ.Cognition in the era of technology: "seeing the shades of gray."*J Am Coll Cardiol* 1990,16: 763—769.

[85] Wilke N,Jerosch-Herold M,Stillman AE,et al. Concepts of myocardial perfusion imaging in magnetic resonance imaging.*Magn Reson Q* 1994,10:249—286.

[86] Clough AV,al-Tinawi A,Linehan JH,et al. Regional transit time estimation from image residue curves. *Ann Biomed Eng* 1994,22:128—143.

[87] Wilke N.MR measurement of myocardial perfusion.*MAGMA* 1998,6:147.

[88] Jerosch-Herold M,Wilke N,Stillman AE.Magnetic resonance quantification ot the myocardial perfusion reserve with a Fermi function model for constrained deconvolution.*Med Phys* 1998,25:73—84.

[89] Vallee JP,Sostman HD,MacFall JR,et al.MRI quantitative myocardial perfusion with compartmental analysis:a rest and stress study.*Magn Reson Med* 1997, 38:981—989.

[90] Jivan A,Horsfield MA,Moody AR,et al.Dynamic T1 measurement using snapshot-FLASH MRI.*J Magn Reson* 1997,127:65—72.

[91]Vallee JP,Sostman HD,MacFall JR,et al.Quantification of myocardial perfusion by MRI after coronary occlusion.*Magn Reson Med* 1998,40:287—297.

[92] Schwaiger M,Hutchins G.Quantification of re-

gional myocardial perfusion by PET:rationale and first clinical results.*Eur Heart J* 1995,16 (Suppl J):84—91.

[93] Falsetti HL,Carroll RJ,Marcus ML.Temporal heterogeneity of myocardial blood flow in anesthetized dogs.*Circulation* 1975,52:848—853.

[94] Austin REJ,Aldea GS,Coggins DL,et al.Profound spatial heterogeneity of coronary reserve.Discordance between patterns of resting and maximal myocardial blood flow.*Circ Res* 1990,67:319—331.

[95] Bassingthwaighte JB, King RB, Roger SA. Fractal nature of regional myocardial blood flow heterogeneity.*Circ Res* 1989,65:578—590.

[96]Canty JMJ.Methods of assessing coronary blood flow and flow reserve.*Am J Card Imaging* 1993,7:222—232.

[97] Bremerich J,Buser P,Bongartz G,et al. Noninvasive stress testing of myocardial ischemia:comparison of GRE-MRI perfusion and wall motion analysis to 99m Tc-MIBI-SPECT,relation to coronary angiography. *Eur Radiol* 1997,7:990—995.

[98] Sensky PR,Jivan A,Reek CR,et al.Magnetic resonance imaging in patients with coronary artery disease: a qualitative approach.*Proc Int Soc Magn Reson Med* 2000,8:1 560.

[99] Wolff SD, Day RA, Santiago L, et al.Assessment of first-pass myocardial perfusion imaging during rest and adenosine stress:comparison with cardiac catheterization.*Proc Int Soc Magn Reson Med* 1999,7: 305.

[100] McCrohon J, Rahman S, Lorenz CH, et al. Myocardial perfusion imaging with cardiac magnetic resonance in the assessment of patients with significant attenuation artifacts on stress scintigraphy.*J Cardiovasc Magn Reson* 2002,3(2):145.

[101] Sensky PR,Samani NJ,Cherryman GR.Serial first pass contrast perfusion MRI following coronary artery angioplasty (PTCA) in patients with single vessel disease: qualitative and quantitative image analysis.*Proc Int Soc Magn Reson* 2001, 9:1 897.

[102] Al-Saadi N,Nagel E,Gross M,et al.Myocardial perfusion reserve early after successful revascularisation:comparison of stent and balloon by cardiac MR.*Proc Soc Cardiovasc Magn Reson* 1999,1:324—325.

[103] Eckstein FS,Scheule AM,Vogel U,et al. Transmyocardial laser revascularization in the acute ischaemic heart: no improvement of acute myocardial perfusion or prevention of myocardial infarction.*Eur J Cardiothorac Surg* 1999,15:702—708.

[104] Pearlman JD,Laham RJ,Simons M.Coronary angiogenesis:detection *in vivo* with MR imaging sensitive to collateral neocirculation—preliminary study in pigs. *Radiology* 2000,214:801—807.

[105] Laham RJ,Sellke FW,Edelman ER,et al.Local perivascular delivery of basic fibroblast growth factor in patients undergoing coronary bypass surgery:results of a phase I randomized,double-blind,placebo-controlled trial. *Circulation* 1999,100:1 865—1 871.

[106] Higgins CB.Prediction of myocardial viability by MRI.*Circulation* 1999,99:727—729.

[107] Nagel E,Lehmkuhl HB,Bocksch W,et al. Noninvasive diagnosis of ischemia-induced wall motion abnormalities with the use of high-dose dobutamine stress MRI:comparison with dobutamine stress echocardiography. *Circulation* 1999,99:763—770.

[108] Niemi P,Poncelet BP,Kwong KK,et al.Myocardial intensity changes associated with flow stimulation in blood oxygenation sensitive magnetic resonance imaging. *Magn Reson Med* 1996,36:78—82.

[109] Li D,Dhawale P,Rubin PJ,et al.Myocardial signal response to dipyridamole and dobutamine: demonstration of the BOLD effect using a double-echo gradient-echo sequence.*Magn Reson Med* 1996,36:16—20.

第12章　缺血性心脏病左室功能的评价

EIKE NAGEL

缺血性心脏病是西方国家最常见的疾病之一。临床上,有很多常规应用的诊断冠状动脉疾病的无创性检查技术,如运动心电图(ECG)、超声心动图、单光子发射体层成像(SPECT)、正电子发射体层成像(PET)和心血管MR(cardiovascular MR,CMR)。各种技术都有其优势与局限性(表12.1)。然而许多无创性检查并不能作出可靠的诊断。在接受有创性心脏导管检查的患者中,40%~60%的患者无需进行冠状动脉搭桥术或血管成形术等血运重建手术。因此,需要准确性的无创性诊断技术来减少不必要的心脏导管检查。

CMR已经发展成为一种无创性诊断冠状动脉阻塞性疾病的新技术。由于CMR可观察心脏整体、节段性室壁运动以及左室(LV)收缩期室壁增厚,并且具有较高的时间和空间分辨力,因此,CMR可用于检测室壁运动异常。此外,CMR还可评价灌注缺损和冠状动脉血流储备下降。除重度冠状动脉狭窄,大部分冠状动脉异常仅在负荷状态下才可检出。运动负荷或标准药物负荷可诱导冠状动脉异常,如注射多巴酚丁胺/阿托品、潘生丁或腺苷等。目前,最可靠的临床数据是对药物负荷中左室室壁运动和室壁增厚的分析。本章将介绍近期研究结果并详细描述负荷试验的操作方法。

病理生理学

多种病理生理变化可引起缺血性心脏病。最常见的病因为冠状动脉狭窄(冠心病),另外一些少见的原因有左室肥厚、微循环变化和能量摄取下降等。冠心病患者静息期通常有较充分的血流;然而,在负荷时,健康人的血流可增加4~5倍,而狭窄的冠状动脉由于管腔狭窄导致血流受阻,因而其供血区心肌缺少足够的血供。因此,除静息期就存在缺血的严重病例,其他冠心病患者的MRI诊断均需要由负荷试验来诱发心肌缺血。

负荷试验

负荷试验可由运动或药物诱发。通常,为了提高缺血性心脏病检测的敏感性和可重复性,实验必须达到明确的终止点(次最大负荷)。这一终止点由以下公式计算出的目标心率决定。

$$目标心率 = 0.85 \times (220 - 年龄)$$

表12.1 评价心肌缺血不同技术间优势和局限性的比较

	优 势	局限性
运动ECG	价格低 应用广泛	诊断准确性低 许多结果不明确 许多患者达不到目标心率
负荷超声心动图	价格低 应用广泛	10%~15%的检查无诊断价值
SPECT	价格低	电离辐射 特异性低 衰减伪影,特别是女性
PET	定量评价 无衰减伪影	应用受限 价格高 电离辐射
EBT	高敏感性	特异性低
CMR	诊断准确性高, 与室壁运动、灌注 和解剖结合 无电离辐射	应用受限 价格高

ECG:心电图;SPECT:单光子发射体层成像;PET:正电子发射体层成像;
EBT:电子束CT;CMR:心血管MRI。

运动负荷

运动负荷是最接近生理状态的负荷试验。患者在自行车或脚踏测力器上进行增大运动量的运动。一般说来,这种负荷的缺点是可重复性低,且易产生运动伪影。由于许多冠心病患者同时还合并有其他血管狭窄如下肢血管,因此,这部分患者难以充分完成运动负荷,通常达不到目标心率。

运动负荷应用于CMR检查中有更多的限制。患者仰卧于相对小的磁场孔径中,因此,很难达到最佳的运动负荷。由于负荷不充分,大量的实验无诊断意义。另外,CMR对运动伪影非常敏感,不适合进行运动负荷试验。但随着一些新技术的应用如实时成像技术等,可克服这一问题。

药物负荷

由于药物负荷在大多数患者中具有高度的可重复性和可诊断性,因此临床广泛应用。然而,为了患者的安全,在负荷过程中仍需密切监护(见下文)。通常采用两种不同的方法进行药物负荷(表12.2):增加心率和心肌收缩力引起耗氧量增加(多巴酚丁胺/阿托品)或诱发血管扩张(潘生丁/腺苷)。

多巴酚丁胺

多巴酚丁胺为拟交感类药物,激动β_1和β_2受体,且有轻度α_1受体激动作用,可增加心肌收缩力和心率,降低血管收缩阻力。小剂量应用时[≤10μg/(kg·min)]主要增加心肌收缩力,而大剂量应用时可使心肌耗氧量增加,导致狭窄冠状动脉供血区的节段性心肌收缩运动异常。

小剂量多巴酚丁胺是指最大用量小于10 μg/(kg·min),对于静息期不收缩而血运重建后可改善的心肌(存活心肌或冬眠心肌),小剂量多巴酚丁胺可充分使其收缩,且这一剂量并不足以诱发心肌缺血。

大剂量多巴酚丁胺旨在诱导心肌缺血。如上文所述,这必须达到患者的目标心率。为了达到这一目

表12.2 药物负荷规程

负荷试验方法	患者准备	方　法	阻滞剂
多巴酚丁胺评价心肌活性		5,10 µg/（kg·min）>3min	
多巴酚丁胺/阿托品诊断冠状动脉疾病（室壁运动）	检查前24h停用β受体阻滞剂和硝酸盐类药物	(5)、10、20、30、40µg/（kg·min），每3min一次，最多1mg阿托品（4×0.25mg），直到达到次最大心率(220－年龄)×0.85（半衰期2min）	阻滞剂0.5mg/kg缓慢团注，需要时再团注0.2mg/kg，硝酸甘油舌下含服
潘生丁（灌注）	检查前24h停用咖啡因（茶、咖啡、可口可乐等）或硝酸盐类药物、氨茶碱等药物	0.56mg/（kg·min），注射4min，约3~4min后达到最大效力（半衰期30min）	氨茶碱250mg缓慢静脉注射，心电监护，舌下含服硝酸甘油
腺苷（灌注）	同潘生丁	140µg/（kg·min），注射6min，半衰期4~10s	停止注射（某些情况下氨茶碱250mg缓慢静脉注射，心电监护）

标，通常需加用阿托品，通过其抗胆碱作用增加心率。现在广泛采用的是美国心脏超声协会指导方针所述的负荷方法。逐渐增加多巴酚丁胺的剂量诱导负荷，从10 µg/（kg·min）开始，持续3min，然后每3min增加10 µg/（kg·min），最后达到最大剂量40 µg/（kg·min）[一些研究者以50 µg/（kg·min）作为最大剂量]。如果仍未达到目标心率，每次0.25mg注入阿托品，最大剂量为1mg。当达到终止指标时，必须终止试验（表12.3）。

潘生丁(扩血管作用)

潘生丁及其代谢产物和活性成分腺苷是血管扩张剂，通过"窃血作用"诱发缺血。机制如下：严重狭窄的冠状动脉受到局部刺激后(如内皮细胞产生的腺苷)，在静息期已达到最大限度的扩张，此时，如应用外源性血管扩张剂，这些血管不能再扩张；相反，应用外源性药物后，正常血管表现为明显扩张和血流增加。可通过测量心肌灌注时血流储备或血流量来证实这一反应。由于正常区域的血流增加，病变冠状动脉供血区心肌血流更少（窃血作用），因此，病变区

表12.3 多巴酚丁胺停药标准

- 达到次最大心率（220－年龄）×0.85
- 收缩压下降>20mmHg，低于基础收缩压，或大于先前水平40mmHg
- 血压升高>240/120mmHg
- 难以处理的症状
- 至少2个（共16个）相邻左室节段新发或恶化的室壁运动异常
- 复杂心律失常

心肌缺血加重。临床实践中，少数研究中心应用血管扩张剂诱发室壁运动异常，通常每分钟注入140 µg腺苷，最多持续6min。室壁运动试验中，血管扩张剂的敏感性低于多巴酚丁胺/阿托品，因此后者更常用于室壁运动实验,而灌注和血流量测量时首选血管扩张剂。

■负荷诱发的室壁运动异常在诊断心肌缺血中的准确性

大剂量多巴酚丁胺或运动负荷超声心动图检出室

壁运动异常，均是准确筛选疑有冠心病患者的诊断方法。依据疾病预实验的可能性和负荷试验中的经验，文献报道其敏感性为54%～96%，特异性为60%～100%[11]，但10%～15%的病例负荷超声检查无法诊断[11]，且负荷超声对左室侧基底段和下基底段的特异性较低[2]，均使其应用价值受限。

在中等剂量多巴酚丁胺[静脉内最大20μg/（kg·min）]负荷时，CMR即能较好的检出室壁运动异常[3~5]。而超声心动图研究需大剂量多巴酚丁胺和阿托品，才能确保其高敏感性。应用大剂量多巴酚丁胺/阿托品[40μg/（kg·min）多巴酚丁胺加1mg阿托品静脉注入]前瞻性对照研究了疑有冠心病的208例患者的超声心动图、CMR和血管造影，CMR在诊断重度冠状动脉狭窄（血管造影显示血管直径狭窄>50%）中的敏感性（86%）、特异性（86%）和诊断准确率（86%）[6]均明显高于经胸超声心动图（74%、70%和73%）。在超声心动图图像质量中等的患者组，这种差别最为明显[7]（图12.1）。用类似方法，Hundley等[8]进行了另一项研究，在超声心动图图像质量不具有诊断价值的一组患者中，CMR可对其中94%的患者进行充分的检查，部分患者随后又行冠状动脉造影检查，经对照分析，CMR的敏感性和特异性均为83%。

由于大剂量多巴酚丁胺负荷CMR具有高度的准确性，且能在40min之内完成检查，在超声心动图难以诊断或图像质量欠佳时，CMR具有取代负荷超声心动图检出冠心病患者的潜力。

图像采集

梯度回波或节段k-空间快速梯度回波序列采集的心脏电影，可用于评价室壁运动。平面回波技术成像速度更快，可减少扫描时间或提高时间分辨力。可通过连续的短轴成像或几个短轴（通常为3～5个层面）和长轴（通常为水平或垂直方向）相结合成像显示心脏（图12.2）。

室壁运动异常（大剂量多巴酚丁胺）

对于大剂量多巴酚丁胺负荷试验，应用快速梯度回波屏气电影成像、平面回波成像或实时成像均明显

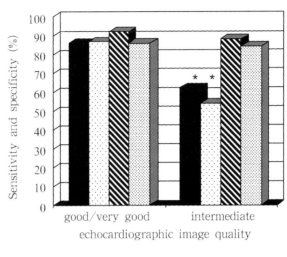

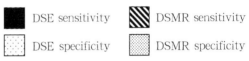

图12.1 多巴酚丁胺负荷超声心动图（DSE）和多巴酚丁胺负荷心血管MR（DSMR）的敏感性和特异性。左列：超声心动图图像质量好或非常好。此时，超声心动图和MRI的诊断准确性相似。右列：超声心动图图像质量中等。此时，超声心动图诊断准确性低，MRI明显优于超声（*P <0.05）。

sensitivity and specificity：敏感性和特异性（%）；good/very good：好/非常好；intermediate：中等；echocardiographic image quality：超声心动图图像质量；DSE sensitvity：DSE敏感性；DSE speificity：DSE 特异性；DSMR sensitivity：DSMR敏感性；DSMR specificity：DSMR 特异性。

优于常规非屏气技术。这些快速成像技术扫描时间明显缩短，图像质量提高，可快速检出室壁运动异常。采用与低剂量多巴酚丁胺负荷试验时相同的层面，多巴酚丁胺剂量增加后立即开始每一心脏成像层面的扫描。为了在心率增加时采集足够数量的图像，时间分辨力必须达到约每秒25帧，即<40ms。目前已报道的研究中，所应用的空间分辨力为2mm×2mm或更小，层厚6～10mm。在静息和每一负荷剂量水平采集和回放图像。表12.2～表12.5总结了负荷试验规程、监护细节、禁忌证和终止指标。

不同检查方法的结合

一般情况下，一次CMR检查可联合应用多种不同的成像技术。室壁运动和灌注相结合已应用于动物

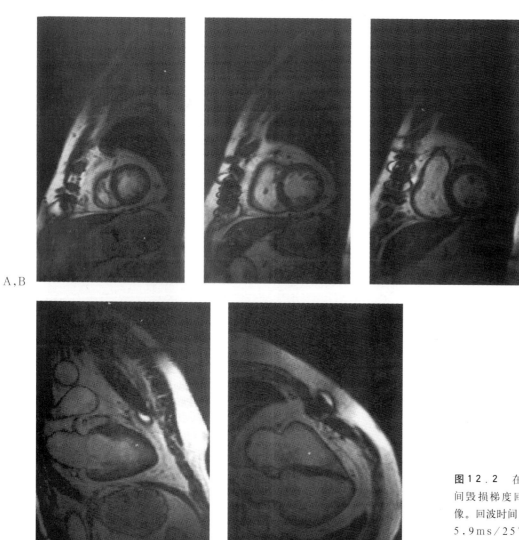

A,B

C

D,E

图12.2 在16个心动周期中节段 k - 空间毁损梯度回波成像屏气采集舒张末期图像。回波时间／重复时间／翻转角：2.1ms/5.9ms/25°；空间分辨力：1.3mm×1.3mm；层厚：8mm；时间分辨力：40ms。显示其中一个心动时相。上排为通过心尖（图A）、中部（图B）和基底部（图C）的短轴图像，下排为垂直（图D）和水平（图E）长轴图像。没有应用对比剂。

实验[9]和少量患者[10,11]。目前，尚不清楚联合应用这些技术对提高诊断准确性能起到多大作用。另外，尚未确定最佳负荷规程（多巴酚丁胺、腺苷或两者联合应用）。然而，联合应用高特异性（室壁运动分析）和高敏感性（灌注）的成像技术，提高诊断准确性似乎是可行的。

■图像解释

室壁运动异常在心肌缺血诊断中的应用

建议应用多层电影循环放映分析图像，可同时评

价不同负荷水平的图像。应用美国心脏协会和美国心脏超声协会[12]的标准，通常将左室分为16（或17）个节段，在每一负荷水平对这些节段进行分析(图12.3)，每一节段由其特定的冠状动脉供血。但是，由于冠状动脉解剖变异和侧支循环的形成，一些节段可能由不同的动脉供血，因此，通过研究室壁运动常常难以确定具体某一支冠状动脉狭窄。图像质量分为优、良或差三个等级，同时记录用于可诊断的心肌节段数量。节段室壁运动分为运动正常、运动减低、无运动或反向运动，分别评为1~4分。所有被分析节段总得分除以节段数为室壁运动得分。心肌收缩正常时，室壁运动得分为1，得分较高提示室壁运动异常。在多巴酚丁胺剂量逐渐增加的负荷试验中，无

表12.4　MRI负荷试验禁忌证

MRI检查	金属植入物（起搏器、颅内动脉夹、眶后金属物等）
	幽闭恐怖症
多巴酚丁胺	重度高血压（≥220/120mmHg）
	不稳定型心绞痛
	明显主动脉狭窄（主动脉瓣压差＞50mmHg或主动脉瓣面积＜1cm²）
	复杂心律失常
	肥厚梗阻型心肌病
	心肌炎、心内膜炎、心包炎
	其他严重疾病
潘生丁／腺苷	心肌梗死＜3天
	不稳定型心绞痛
	重度高血压
	哮喘或重度阻塞性肺疾患
	Ⅱa或Ⅱa以上房室传导阻滞

表12.5　负荷MRI所需监护

	多巴酚丁胺＋阿托品	潘生丁／腺苷
心率和心律（单导ECG）	连续	连续
血压	每分钟	每分钟
脉搏	连续	连续
症状	连续	连续
室壁运动异常	每组剂量增加后	峰值负荷时

论是室壁运动或收缩期室壁厚度均无明显增加，或室壁运动下降或室壁厚度变薄，均可认为是阳性发现（图12.4，图12.5）。

节段室壁运动定量分析

节段室壁运动和收缩期室壁增厚的定量分析是可行的，并且在某些研究中得到了令人满意的结果[13,14]。通过在线或快速离线分析或心肌网格标记（可定量分析节段心肌的三维运动），可进一步提高诊断的准确性和可重复性[5]。

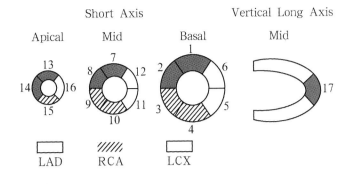

图12.3　美国心脏协会建议的17节段模型。图示冠状动脉供血区。
Apical：心尖；Mid：中段；Basal：基底段；Short Axis：短轴；Vertical long Axis：左室长轴；LAD：左前降支；RCA：右冠状动脉；LCX：回旋支。

■安全性

在行小剂量或大剂量多巴酚丁胺、潘生丁及腺苷负荷实验时，必须对磁体内患者进行监护。一般情况下，与其他负荷检查类似，CMR检查监护也需要有同样的报警设备和急救设备，且需要训练有素的心血管急诊和复苏医生在场。除特殊的CMR检查禁忌证外，如眶后金属物、颅内金属夹或起搏器，其余与负荷超声检查的禁忌证类似（表12.4）。

多巴酚丁胺

小剂量多巴酚丁胺负荷的不良反应很小，但在大剂量多巴酚丁胺负荷时，有0.25%的患者可产生严重的并发症，包括心肌梗死(0.07%)、室颤(0.07%)和持续室速(0.1%)[16,17]。因此，尽管不良反应很少，工作人员仍必须做好在必要时将患者快速移出磁场的准备，同时必须严格遵循试验终止指标（表12.3）。在大多数其他方法中，患者和检查者之间为"面对面"接触，而在CMR检查中通常通过麦克风系统和视频交流，但也可以采用直接交流的方式。如果仔细监护患者的症状、血压变化、室壁运动异常和指脉血氧饱和度，CMR还是安全的（表12.2）。可使用放置在扫描间外的标准设备，或与患者连接的通过射频盒的特殊延长导线以及目前可应用于大多数CMR兼容设备，还必须准备除颤仪和所有急救所需药品。磁场内心电监护特有的问题是无法通过ECG评价ST段的变化，基于心电向量图空间信息的心电描记法，可能

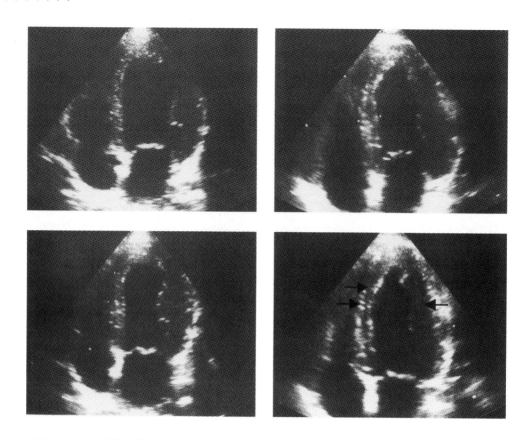

图12.4　多巴酚丁胺负荷超声心动图水平长轴图像。左侧：静息。右侧：负荷。上排：舒张末期。下排：收缩末期。箭头所指为室壁运动异常节段。(本图片经允许摘自 Nagel E，Lehmkuhl HB，Bocksch W，et al. *Circulation* 1999，99：763–770)

对此会有一些改进[18]。但由于室壁运动异常先于ST段变化[19,20]，并且这种异常回波可被快速CMR检出，因此，即使是不具有诊断价值的ECG，这种监护也是有效的，并且可应用于左束支传导阻滞的患者，这些患者在常规应用多巴酚丁胺负荷超声检查时并不出现具有诊断价值的ST段改变。常规MRI的图像重建可在图像采集后5~10s完成，可立即在重建图像上检出室壁运动异常。此外，实时成像可实时检出室壁运动异常并可用于监护[21]；但其并不能用于诊断室壁运动异常。

潘生丁／腺苷

　　潘生丁或腺苷的系统性扩血管作用可导致收缩期、舒张期和平均动脉压轻至中度下降约10mmHg。另外，这些药物对窦房结和房室结有抑制作用。因此，在潘生丁和腺苷负荷试验中必须监护心率和心律、血压和临床症状，并除外Ⅱa级或Ⅱa级以上房室传导阻滞患者。血压下降或心动过缓等轻度不良反应较常见（0.85%）。严重不良反应的发生率仅为0.07%，包括心搏停止、室速、持续心绞痛和心肌梗死[22~24]。呼吸刺激可导致每分通气量增加,动脉二氧化碳分压下降和呼吸性碱中毒。因此，哮喘和肺功能不良的患者不适于这一试验。并发症和监护项目见表12.4和表12.5。

■ 展望

　　通过交互或实时CMR，可进一步降低采集时间[25~26]，且可提供类似或优于超声心动图的图像质量[26]，并准确地测量左室射血分数[27~28]。与快速梯度回波成像相比，实时成像对运动伪影相对不敏感，因此，实时成像中不仅可应用药物负荷，尚可应用运动负荷。

■ 结束语

　　CMR是快速发展的新技术，其已能应用于临床心脏病学，诊断和评价心肌缺血和心肌活性。就目前

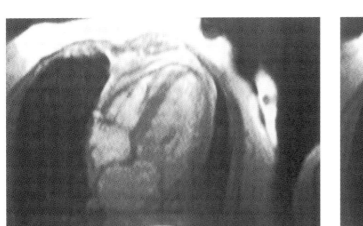
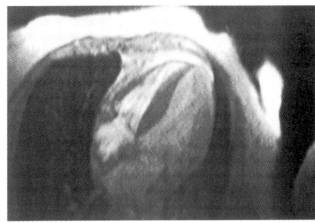
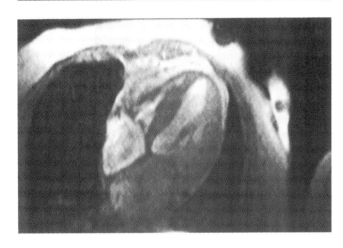
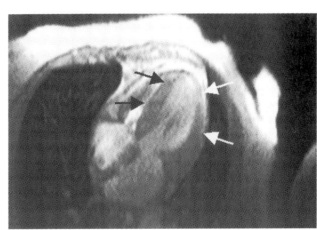

图 12.5　与图 12.4 为同一患者。成像技术同图 12.2，图像排列同图 12.4。心外膜和心内膜边缘较图 12.4 清晰，因此室壁运动异常在 MR 图像上较超声心动图更易辨认。(本图片经允许摘自　Nagel E，Lehmkuhl HB，Bocksch W，et al. *Circulation* 1999，99：763—770)

可达到的技术而言，应用大剂量多巴酚丁胺负荷 CMR 可检出缺血心肌。这些研究是安全的，且诊断准确性高，优于多巴酚丁胺负荷超声心动图。在超声心动图图像质量难以作出诊断或图像质量欠佳时，可

应用 CMR 诊断负荷诱发的室壁运动异常。尽管 MRI 技术还处在发展之中，尤其在图像后处理技术和图像显示方面，但目前负荷试验技术已可用于大量患者的全面临床评价。

参考文献

[1] Geleijnse ML，Fioretti PM，Roelandt JR．Methodology，feasibility，safety and diagnostic accuracy of dobutamine stress echocardiography．*J Am Coll Cardiol* 1997，30：595—606.

[2] Bach DS，Muller DW，Gros BJ，et al. False-positive dobutamine stress echocardiograms：characterization of clinical，echocardiographic and angiographic findings．*J Am Coll Cardiol* 1994，24：928—933.

[3] Pennell DJ，Underwood SR，Manzara CC，et al. Magnetic resonance imaging during dobutamine stress in coronary artery disease. *Am J Cardiol* 1992，70：34—40.

[4] Baer FM，Voth E，Theissen P，et al. Gradient-echo magnetic resonance imaging during incremental dobutamine infusion for the localization of coronary artery stenoses. *Eur Heart J* 1994，15：218—225.

[5] van Rugge FP，van der Wall EE，de Roos A，et al. Dobutamine stress magnetic resonance imaging for detection of coronary artery disease. *J Am Coll Cardiol* 1993，22：431—439.

[6] Nagel E，Lehmkuhl HB，Bocksch W，et al. Noninvasive diagnosis of ischemia-induced wall motion abnormalities with the use of high-dose dobutamine stress

MRI：comparison with dobutamine stress echocardiography. *Circulation* 1999,99：763-770.

[7] Nagel E,Lehmkuhl HB,Klein C,et al.Influence of image quality on the diagnostic accuracy of dobutamine stress magnetic resonance imaging in comparison with dobutamine stress echocardiography for the noninvasive detection of myocardial ischemia [in German].*Z Kardiol* 1999,88：622-630.

[8] Hundley W,Hamilton C,Thomas M,et al.Utility of fast cine magnetic resonance imaging and display for the detection of myocardial ischemia in patients not well suited for second harmonic stress echocardiography. *Circulation* 1999,100：1 697-1 702.

[9]Kraitchman DL,Wilke N,Hexeberg E,et al.Myocardial perfusion and function in dogs with moderate coronary stenosis.*Magn Reson Med* 1996,35：771-780.

[10] Bremerich J,Buser P,Bongartz G,et al. Noninvasive stress testing of myocardial ischemia：comparison of MRI perfusion and wall motion analysis to ^{99m}Tc-MIMI SPECT,relation to coronary angiography.*Eur Radiol* 1997,7：990-995.

[11] Sensky P,Jivan A,Hudson N,et al.Coronary artery disease：combined stress MR imaging protocol — one-stop evaluation of myocardial perfusion and function. *Radiology* 2000,215：608-614.

[12] Rina IL,Balody GJ,Hanson P,et al.Guidelines for clinical exercise testing laboratories. *Circulation* 1995, 91：912.

[13] van Rugge FP,van der Wall EE,Spanjersberg SJ,et al.Magnetic resonance imaging during dobutamine stress for detection and localization of coronary artery disease.Quantitative wall motion analysis using a modification of the centerline method. *Circulation* 1994,90：127-138.

[14]van der Geest RJ,Buller VGM,Jansen E, et al. Comparison between manual and semiautomated analysis of left ventricular volume parameters from short-axis MR images.*J Comp Assist Tomogr* 1997,21：756-765.

[15] Power TP, Kramer CM, Shaffer AL, et al. Breath-hold dobutamine magnetic resonance myocardial tagging：normal left ventricular response.*Am J Cardiol* 1997,80：1 203-1 207.

[16] Picano E, Mathias WJ, Pingitore A, et al. Safety and tolerability of dobutamine-atropine stress echocardiography：a prospective,multicentre study.Echo Dobutamine International Cooperative Study Group.*Lancet* 1994,344：1 190-1 192.

[17] Mertes H, Sawada SG, Ryan T, et al. Symptoms,adverse effects,and complications associated with dobutamine stress echocardiography.Experience in 1,118 patients.*Circulation* 1993,88：15-19.

[18]Fischer S,Wickline S,Lorenz C,Novel real-time R-wave detection algorithm based on the vectorcardiogram for accurate gated magnetic resonance acquisitions. *Magn Reson Med* 1999,42：361-370.

[19] Heyndrickx C, Baic H, Nelkins P, et al.Depression of regional blood flow and wall thickening after brief coronary occlusion.*Am J Physiol* 1978,234：H653-H660.

[20] Picano E.*Symptoms and signs of myocardial ischemia*.New York：Springer Verlag,1997：167-168.

[21] Schalla S,Nagel E,Lehmkuhl H,et al.Comparison of magnetic resonance real-time imaging of left ventricular function with conventional magnetic resonance imaging and echocardiography.*Am J Cardiol* 2001,87：95-99.

[22] Picano E,Marini C,Pirelli S,et al.Safety of intravenous highdoes dipyridamole echocardiography.The Echo-Persantine International Cooperative Study Group. *Am J Cardiol* 1992,70：252-258.

[23] Abreu A,Mahmarian J,Nishimura S,et al.Tolerance and safety of pharmacologic coronary vasodilation with adenosine in association with thallium-201 scintigraphy in patients with suspected coronary artery disease. *J Am Coll Cardiol* 1991,18：730-735.

[24]Cerqueira M,Verani M,Schwaiger M,et al.Safety profile of adenosine stress perfusion imaging：results from the Adenoscan Multicenter Trial Registry.*J Am Coll Cardiol* 1994,23：384-389.

[25] Lorenz CH,Fischer SE,Mens G,et al.Interactive cardiac scan planning on a standard clinical MR scanner.In：*Proceedings of the International Society of Magnetic Resonance in Medicine*,Sydney,Australia,1998：1958(abst).

[26]Yang PC,Kerr AB,Liu AC,et al.New real-time interactive cardiac magnetic resonance imaging system complements echocardiography.*J Am Coll Cardiol* 1998, 32：2 049-2 056.

[27] Scheidegger MB,Spiegel M,Stuber M,et al. Assessment of cardiac wall thickening and ejection fraction from real time cardiac MR images in patients with left ventricular dysfunction.In：*Proceedings of the International Society of Magnetic Resonance in Medicine*,Sydney, Australia,1998,554 (abst).

[28] Nagel E，Schneider U，Schalla S，et al.Magnetic resonance real-time imaging for the evaluation of left ventricular function.*J Cardiovasc Magn Reson* 2000，2：7-14.

第13章　缺血性心脏病节段性左室功能的评价

FRANK M. BEAR

JOZO CRNAC

MATTHIAS SCHMIDT

对于有或无心肌梗死（MI）病史的冠心病患者，鉴别其功能失调但尚存活性的心肌具有重要的临床意义，这是由于血运重建术可能对存活心肌有益，而疤痕组织的血运重建术不能改善左室功能[1~2]。在一些患者中，仅仅心脏导管造影即可提供心肌活性的重要线索，如室壁运动异常、额外收缩后的室壁运动增加、侧支循环的建立和持续心绞痛患者单支血管病变。但是，心肌活性的评价非常复杂，特别是对左室功能重度下降和多支冠状动脉病变的患者，在已知冠状动脉造影的结果后仍需进行心肌活性检查。就心肌活性的诊断而言，目前鉴别存活心肌的最佳技术是单光子发射体层成像（SPECT）和正电子发射体层成像（PET），如果可能，还可进行多巴酚丁胺负荷超声心动图检查[3~8]。随着MRI在临床心脏病学中的应用，新增了一个重要的令人振奋的诊断工具，可前瞻性地用于鉴别存活心肌，目的是指导患者介入治疗[9~12]。本章将综述通过左室功能来评价和分析缺血后心肌活性的MRI技术应用，以及急性心肌梗死和慢性冠心病的MRI与PET、SPECT和多巴酚丁胺负荷超声心动图的对照研究。

负荷MRI检测存活心肌的表现

瘢痕形成和左室室壁厚度

最常用并且最有实际临床意义的存活心肌的定义如下：节段心肌在基础状态下表现为严重功能障碍（无运动或反常运动），但其功能可自然恢复（顿抑心肌）或在血运重建术后恢复（冬眠心肌）。临床上，顿抑心肌见于梗死区供血动脉早期再灌注的患者，如未残留重度血管狭窄，则静息时血流正常，几天后心肌功能可自然恢复。冬眠心肌通常见于三支血管严重病变的患者，左室整体功能下降，明显呼吸困难，但少有胸痛，心肌功能障碍为慢性过程，可有或无既往心肌梗死病史。病理证实，顿抑心肌为心内膜下心肌梗死，而冬眠心肌可有节段性透壁瘢痕、节段性心内膜下为主的瘢痕及瘢痕和存活心肌混杂的区域。重度室壁厚度变薄是透壁性慢性心肌梗死的特点，可能梗死心肌完全瘢痕愈合后才能表现为室壁变薄，这需要4个月时间[13]。与慢性透壁瘢痕室壁明显变薄（如左室前部薄壁室壁瘤）相反，急性和亚急性透壁梗死的心肌室壁可不变薄，这是由于梗死区愈合不完全所致。随梗死时间延长，透壁心肌梗死的室壁厚度可有或无变薄，而相比较而言，非透壁梗死的室壁则无明显变薄。然而，根据心内膜梗死的透壁程度不同，某些非透壁心肌梗死也可有室壁变薄。相反，在一些梗死时间大于4个月的陈旧性心肌梗死中，反而没有常见于透壁梗死的严重室壁变薄。因此，梗死时间大于4个月的陈旧心肌梗死患者舒张期室壁厚度尚保持正常，则提示有或薄或厚的存活心肌围绕着心内膜下瘢痕边缘，代表非透壁心肌梗死。如果梗死时间不到4个月，则不能用舒张期室壁厚度来鉴别梗死心肌和存活心肌。

存活心肌收缩储备

众所周知，适当的刺激可使存活心肌收缩力增加。这些刺激包括拟交感药物[14]和额外收缩后的增强作用[15]；相反，坏死和瘢痕组织对这类刺激无反应。目前，应用最广泛的刺激是注入小剂量多巴酚丁胺[最大剂量为10μg/(kg·min)]。如果能够引发心肌收缩储备，适当的血运重建后，对刺激有反应的心肌收缩功能通常可以恢复[16]。

■ MRI 检测存活心肌的左室功能参数

通过室壁运动异常评价心肌活性

梯度回波序列或节段k-空间快速梯度回波序列采集心脏电影图像，可用于显示静息和多巴酚丁胺注入后缺血心肌的室壁运动异常。梯度成像序列能够提供高质量的血流／心肌以及心肌／周围结构（如肺实质）之间的自然对比，因此，可清晰地显示心内膜和心外膜轮廓，从而进行定量分析。可采用类似核医学牛眼图像分析技术的连续心脏短轴图像（图13.1）；也可采用类似于负荷超声心动图的分析方法，联合应用多个短轴和长轴图像，如心室长轴、水平长轴、心底部短轴、中央部短轴和心尖部短轴图像。但无论哪一种方法，最基本的要求是包括所有冠状动脉

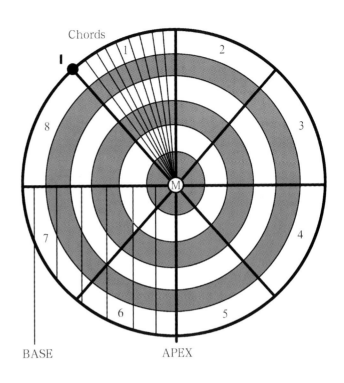

图13.1 覆盖左室心底至心尖的连续短轴层面节段分析模式图。Chords：弦；BASE：基底部；APEX：心尖部。

灌注区域。

通过测量室壁厚度和室壁增厚率评价心肌活性

定量分析收缩末期和舒张末期室壁厚度，以及随后的收缩期室壁增厚率，是评价心肌活性效果较好的方法[9,17,18]。然而，如无可靠的计算机辅助轮廓描绘系统，通过多个断层层面测量室壁厚度或节段性面积，评价收缩期和舒张期室壁厚度以及收缩期室壁增厚率是一项非常耗时的工作，不适合临床常规应用。心肌网格标记[19]可准确定量分析节段心肌三维运动，可避免由于收缩期心尖部向前方运动引起的室壁厚度测量误差，从而进一步提高了诊断的准确性和可重复性。

对比增强评价心肌活性

对比剂分布动力学可用于检测心肌梗死和确定有活性的心肌[20,21]。一些心肌梗死后的患者，在注射对比剂后1~2min的平衡期图像上可在强化区中央

出现强化减低区[211]，后者被解释为坏死的血细胞和细胞碎屑阻塞毛细血管（微血管阻塞或无血流再通区域），强烈提示心肌梗死后心脏病的发病率和致死率。在动物实验中，不同的强化模式与可逆性和不可逆性心肌缺血明显相关[22,23]。一组14个患者的研究表明，心肌梗死后对比剂动力学的不同模式与不同的病理生理学机制相关，例如，不可逆性心肌损伤，存活心肌占绝大多数或存活心肌与坏死心肌混合[24]。但是这些现象的原理还没有得到充分解释，所以这些数据尚不足以广泛地应用于临床。由于本章的主要目的是测量节段性左室功能从而评价存活心肌，因此，不再进一步讨论灌注研究。

■ 存活心肌MRI的图像采集技术和图像解释

静息和小剂量多巴酚丁胺负荷MRI

图像采集所需的时间在评价存活心肌中并不是主

要问题，因此可用标准梯度回波序列进行小剂量多巴酚丁胺[≤10μg/（kg·min）]负荷研究。应用节段k-空间快速梯度回波或平面回波技术可缩短检查时间。要求时间分辨力≥20帧/s，空间分辨力大于2mm×2mm，层厚6~10mm，才可检出室壁运动的微小变化或测量收缩期和舒张期的室壁增厚率。MR检查时需采集静息和每一负荷水平下的图像，通常5μg和10μg多巴酚丁胺注射间隔为5min。

心肌活性MRI的图像解释

心肌活性研究可通过观察静息期和小剂量多巴酚丁胺负荷试验的室壁运动进行定量研究[25]（图13.2），也可通过测量室壁厚度（图13.3）和室壁增厚率[9,10]进行更准确的定量分析。静息状态舒张末期最小室壁厚度超过5mm伴静息期室壁增厚，或静息期室壁不运动而在多巴酚丁胺负荷状态下收缩期室壁增厚在2mm或2mm以上，是迄今为止已提出的用于判断心肌活性存在的确定临床标准[9,10,25,26]。

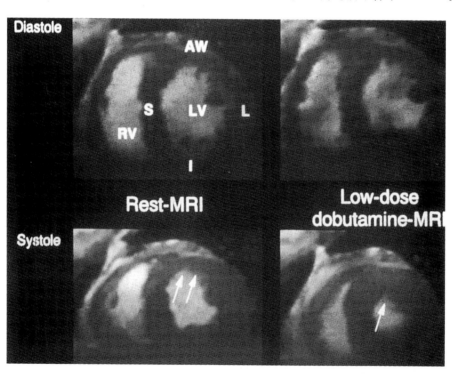

图13.2 静息MRI（左列图像）和多巴酚丁胺负荷MRI（右列图像）舒张末期（上排图像）和收缩末期（下排图像）短轴图像。舒张末期显示静息状态下前室间隔节段室壁厚度正常（左上图），室间隔壁和前壁间隔部收缩期室壁不增厚（左下图，箭头）。多巴酚丁胺注入中（右下图），室壁明显增厚（箭头）。AW：前壁；I：下壁；L：侧壁；LV：左心室；RV：右心室；S：室间隔；Diastole：舒张期；Systole：收缩期；Rest-MRI：静息MRI；Low-dose dobutamine-MRI：小剂量多巴酚丁胺负荷MRI。

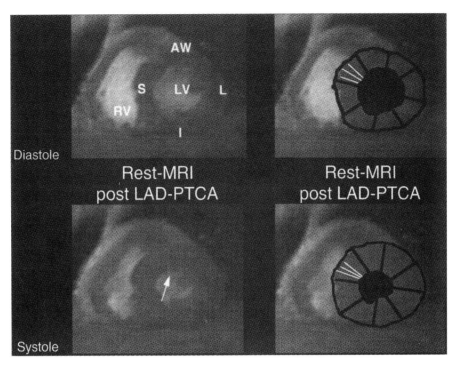

图13.3　左前降支经皮冠状动脉血管成形术（PTCA）后6个月，静息MRI检查（左列图像）和定量分析室壁增厚（右列图像）图像。舒张末期静止图像显示舒张末期室壁厚度正常，收缩期静止图像显示静息时的前室间隔壁收缩期室壁厚度明显增加（右列下图，箭头）。左列图像将左室分为8个节段，对收缩期室壁增厚进行定量分析。通过测量心内膜到心外膜的距离（白线），自动计算每一节段平均舒张期室壁厚度（DWT，左列上图）和收缩期室壁厚度（SWT，左列下图）。SWT与DWT之差即为收缩期室壁增厚值。AW：前壁；I：下壁；L：侧壁；LV：左心室；RV：右心室；S：室间隔；Diastole：舒张期；Systole：收缩期；Rest-MRI post LAD-PTCA：左前降支经皮冠状动脉血管成形术后静息MRI。

急性心肌梗死的负荷MRI

室壁厚度和室壁增厚率测量

急性心肌缺血发生后，梗死区发生结构变化和梗死愈合伴瘢痕形成需3～4个月时间[27]。早期可能发生梗死区室壁变薄，尤其是在大面积前壁心肌梗死中，其结果是梗死节段面积增大即*梗死扩展*[28]。目前，由于溶栓和梗死动脉血管成形术的广泛应用，梗死相关动脉再通的患者相对常见，这种患者通常不发生梗死扩展。因此，在梗死早期，透壁梗死和非透壁梗死的室壁厚度可无明显差别。而且两种情况在急性心肌梗死急性期都可能合并有静息期室壁功能完全丧失。因此，静息MRI对左室解剖和功能的研究，对于残余存活心肌的检出无明显帮助。但是，感兴趣区内即使有很小的室壁增厚（如严重运动减低时），也提示存在残余收缩细胞即存活心肌。

左室室壁增厚率的MRI测量可能较超声心动图更为准确[29]。但是，由于心脏运动相对于人体长轴的复杂性，与所有断层成像技术一样，MRI不可能在同一图像中准确观察同一部分心肌收缩期与舒张期的变化。MRI网格标记技术可追踪显示某一部分的心肌，使用这一技术测量室壁增厚与目前的金标准即超声波结晶心脏缝合（ultrasonic crystals sewn to the heart）的测量结果同样准确[30]。

收缩储备

如果室壁增厚率为零或室壁增厚程度太小，而对节段性心室功能恢复的潜力产生怀疑时，可利用多巴酚丁胺的正性肌力作用和MRI评估近期心肌梗死患者残存的心肌活性[2,9]。MRI 上显示缺乏收缩储备的心肌与通过 β-甲基碘苯脂十五烷酸(BMIPP)SPECT 显示的脂肪酸代谢异常节段明显相关[31]。

陈旧心肌梗死的负荷 MRI

如前所述,陈旧心肌梗死与急性心肌梗死的心肌结构不同,其中最显著的差别为陈旧透壁心肌梗死室壁明显变薄[32]。MRI 可显示室壁厚度,从而鉴别陈旧透壁瘢痕与梗死区的残存活性心肌(图 13.4)。但是,对于小面积室壁明显变薄,阻塞冠状动脉的全部供血区完全瘢痕化的诊断需十分谨慎。通常在梗死的边缘区域尚有存活的心肌细胞,单纯边缘区的缺血即

可导致特征性的临床症状。因此,对于单支血管病变的患者,既往有心肌梗死,并有心绞痛症状,尽管梗死区中央有明显的完全坏死,也应进行血运重建,恢复血供[33]。

利用室壁厚度评估存活心肌

已有实验对同一节段心肌分别进行 MRI 与 PET 及 SPECT 的对照研究,对变薄和无运动的心肌代表慢性瘢痕这一假说进行了验证[9,33,34]。MRI 和核医学闪烁图均为三维图像,相同节段容易匹配,因此容易进行对照。

通常选择舒张末期室壁厚度为 5.5mm 这一临界

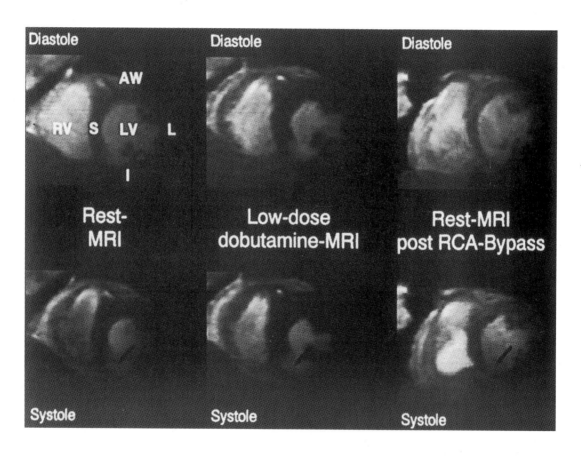

图13.4 多支冠状动脉病变伴下壁心肌梗死患者快速梯度回波倾斜冠状面图像。左列图像显示静息舒张末期和收缩末期图像。注意箭头所示为典型的大体形态学上愈合的下壁透壁梗死后瘢痕形成和室壁变薄(室壁厚度＜4mm,室壁增厚率为零,箭头)。与室壁增厚正常的前壁(AW)和侧壁(LW)相比十分明显。中间一列图像为相同层面注入多巴酚丁胺[10μg/(kg·min)]后舒张末期和收缩末期图像。下壁梗死节段仍很薄(室壁厚度＜4mm,箭头),无多巴酚丁胺诱导的心肌收缩储备,提示无明显残余存活心肌,进一步确定了瘢痕组织的存在。相反,多巴酚丁胺注入后,前壁(AW)和侧壁(LW)收缩增加。右列图像为冠状动脉搭桥术(包括右侧冠状动脉)后 6 个月静息 MRI。舒张末期下壁室壁持续性变薄(上图),无左室功能恢复征象(下图),证实为下壁透壁梗死,因而为不可逆性损害。Rest-MRI:静息 MRI;Low-dose dobutamine-MRI:小剂量多巴酚丁胺负荷 MRI;Rest-MRI post RLA-Bypass:右冠状动脉搭桥术后静息 MRI;Systole:收缩期;Diastole:舒张期。

值来定义透壁瘢痕。5.5mm 相当于正常人舒张末期平均室壁厚度减 2.5 个标准差，并且与病理学研究所见的透壁慢性瘢痕室壁厚度 < 6mm 相一致[31]。舒张末期平均室壁厚度 < 5.5mm 与 ≥ 5.5mm 的心肌节段相比，前者对氟脱氧葡萄糖（FDG）的摄入减低[9]。在一组 35 例患者的对照研究中，通过 FDG 摄入量判断存活心肌与通过 MRI 心肌形态来判定存活心肌的结果一致者占 29 例。值得一提的是，静息状态收缩期室壁增厚节段与静息状态下室壁无运动且室壁无增厚节段的 FDG 摄入量的差别并不明显。另一组血运重建术后 3 个月行 MRI 检查的患者中也有这一现象[10]。在 43 例陈旧心肌梗死患者的 125 个舒张末期室壁厚度 < 5.5mm 的心肌节段中，仅有 12 个心肌节段功能恢复，即通过舒张末期室壁变薄来预测透壁瘢痕的阴性预测准确率为 90%。相反，应用舒张末期室壁厚度 ≥ 5.5mm 预测功能可能恢复的存活心肌，阳性预测的准确率仅为 62%。对这一结果的最可能的解释是梯度回波 MRI 不能直接显示存活心肌的数量。然而，正是左室特定节段存活心肌的数量，决定这一节段心肌的功能是否能够恢复。室壁厚度正常的心肌节段可能存在很小的位于心外膜边缘的存活心肌，而不表现为明显的室壁变薄。然而，这一边缘存活心肌太少，不足以使血运重建后室壁增厚增加。在一组采用静息状态经胸超声心动图对愈合 Q 波的前壁心肌梗死患者的研究中发现，舒张末期室壁厚度减少同样也是组织不可逆性损伤的有效预测因子；这一研究以血运重建后功能恢复定义存活心肌，发现声学反射增强结合舒张末期室壁厚度减少对无活性心肌的预测值为 87%[35]。

另有一些研究者发现，PET 图像上 FDG 的摄取与节段性舒张末期室壁厚度无关，因此，对舒张末期室壁厚度和存活心肌之间的关系尚存争议[12]。然而，这一研究包括了急性和陈旧性心肌梗死，并且运用的是并不十分理想的回波时间为 20ms 的常规 SE 序列测量室壁厚度。最近的研究发现，^{201}Tl 摄取与 MRI 电影图像测量的急、慢性心肌梗死患者舒张末期和收缩末期左室壁厚度相关[36]。在这项研究中，收缩末期室壁厚度与 ^{201}Tl 摄取的相关性优于舒张末期室壁厚度。在 ^{201}Tl 摄取小于正常 50% 的节段，室壁增厚率为 12.3% ± 30.6%；^{201}Tl 摄取为 50%～60% 之间的室壁增厚率仅轻度增加 13.8% ± 20.7%。通过对吸收操作曲线的分析发现，以收缩末期室壁厚度 9.8mm 来确认 ^{201}Tl 摄取小于正常 50% 的心肌节段，其敏感性为 90%，特异性为 94%。我们认为，这一研究结果与我们的发现即舒张末期室壁厚度可用于鉴别心肌瘢痕和存活心肌，并没有根本冲突。Lawson 等[36]研究的患者组与我们研究的患者组有一个重要的区别，Lawson 等将心肌运动减低的患者也纳入了研究范围，而我们的研究仅包括室壁无运动的患者。显然，任何程度的室壁增厚均与心肌收缩运动和感兴趣区内存活细胞的存在相关。如果把仍有收缩功能的存活心肌纳入研究范围，那么，正常心肌和存活心肌的收缩末期室壁厚度差别则会更大。在本研究中，心肌存活区没有收缩（无运动或运动障碍），对于心肌瘢痕和存活心肌的鉴别，收缩末期室壁厚度不如舒张末期室壁厚度敏感。

小剂量多巴酚丁胺注入过程中的收缩储备

尽管舒张末期室壁厚度严重减低有助于鉴别血运重建后完全瘢痕形成的不可逆性心肌[10]，但用舒张末期室壁厚度无明显改变来预测血运重建后可逆性心肌的结果则令人失望。然而，MRI 不仅可以观察和测量静息期室壁增厚率，还可以观察小剂量多巴酚丁胺注入过程中的室壁增厚。过去，在静息和 5 μg/(kg·min) 及 10 μg/(kg·min) 多巴酚丁胺注入过程中，采集多层短轴和两个长轴的 MRI 电影图像的时间在 60min 以上。直到最近，由于 MRI 快速扫描序列的发展，能够在 30min 之内完成同样的检查。屏气电影 MRI 的图像质量常优于常规 MRI 图像。因此，PET 图像上 FDG 摄取正常的存活心肌，在多巴酚丁胺负荷 MRI 上检出敏感性为 81%，特异性为 95%[9]。当以室壁厚度恢复作为金标准时，多巴酚丁胺负荷 MRI

预测血运重建后心脏功能恢复的敏感性为89%，特异性为94%。后一分析与患者相关，比单独逐个节段分析更有临床意义[10]。然而，Gunning等[11]对一组具有严重左室功能障碍（平均左室射血分数为24%）的30例患者研究显示，以目测法观察多巴酚丁胺诱导的室壁增厚作为血运重建后左室功能恢复的预测因子，具有83%的高特异性和45%的低敏感性。对这一差别最可能的解释是患者选择的不同。在本研究选择的患者组中[10]，左室平均射血分数较高（41%），虽然可能伴有极少量的超微结构的变化和心肌功能障碍，但心肌存活区域收缩蛋白的丢失，可能增加了多巴酚丁胺诱导的收缩储备。这可以解释，3例多巴酚丁胺负荷MRI为假阴性的患者，却在左室造影中均有重度左室功能下降（表13.1）。

Cologne MRI工作组对比了多巴酚丁胺负荷MRI和多巴酚丁胺负荷经食管超声心动图（TEE）评价存活心肌的相对值[25,26]。以PET图像上正常FDG摄入作为金标准，对照研究多巴酚丁胺负荷TEE和多巴酚丁胺负荷MRI评价存活心肌的敏感性和特异性分别为77%、81%和94%、100%[26]。最近的文献报道，选择血运重建后节段性左室功能恢复作为评价标准，对这两种方法进行直接比较[25]，多巴酚丁胺负荷TEE和多巴酚丁胺负荷MRI预测左室功能改善的阳

性和阴性准确率分别为85%、92%和80%、85%。因此，这两种技术无论是定量（测量室壁增厚）[26]，还是耗时较少的定性分析（估计室壁运动）[25]评价存活心肌的准确性均相似。在最佳技术选择上，患者的承受力成为重要的决定因素。尽管MRI具有幽闭恐惧和心电触发的问题，但仅影响一小部分患者；相反，许多患者不愿意进行TEE，另一方面，由于超声探头的价格比MRI扫描仪便宜的多，因此，TEE检查费用低廉。

负荷功能MRI评价存活心肌的展望

与PET和TEE相比，MRI联合应用小剂量多巴酚丁胺诱导室壁增厚而不诱发缺血，在检出存活心肌中的应用显示了良好的结果[9]。而且，在负荷MRI下观察到收缩期室壁增厚率≥2mm的43个患者中，预测其4～6个月后功能恢复的敏感性为89%，特异性为94%，基本上与PET相同[10]。

因此，小剂量多巴酚丁胺负荷MRI是一种有效检出存活心肌的有力工具，能与超声心动图和核医学闪烁成像技术相媲美（图13.5）。目前的数据绝大部分是从少数几个对慢性冠心病患者的研究中获得的，

表13.1 负荷超声心动图和小剂量多巴酚丁胺负荷MRI预测血运重建后左室功能恢复价值的比较

评价心肌活性的方法	参考参数	敏感性（%）	特异性（%）	患者数（n）	参考文献
Dobu-TTE	血运重建后室壁运动恢复	82	86	25	Cigarroa et al. *Circulation* 1993(7)
Dobu-TTE	血运重建后室壁运动恢复	86	90	38	Smart et al. *Circulation* 1993 (8)
Dobu-TEE	血运重建后室壁运动恢复	92	88	42	Baer et al. *JACC* 1996(4)
Dobu-MRI	血运重建后室壁运动恢复	50	81	23	Gunning et al. *Circulation* 1998 (11)
Dobu-MRI	血运重建后室壁增厚（>2mm）	89	94	43	Baer et al. *JACC* 1998(10)

Dobu：多巴酚丁胺；TTE：经胸超声心动图；TEE：经食管超声心动图；JACC：美国心脏病学杂志。

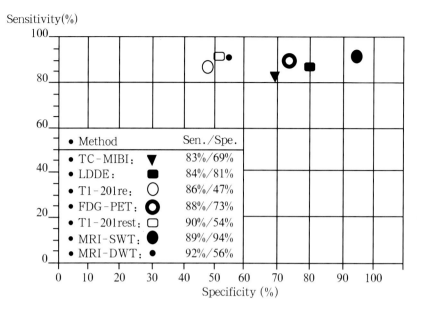

图13.5　小剂量多巴酚丁胺负荷MRI与其他影像学检查技术预测血运重建术后左右室功能恢复的诊断价值比较线图（本图片经允许摘自Bax JJ, Wijns W, Cornel JH, et al, Accuracy of currently available techniques for prediction of functional recovery after revascularization in patients with left ventricular dysfunction due to chronic coronary artery disease：compareison of pooled data. *J Am Coll Cardiol* 1997, 30：1451−1460.）。Sensitivity：敏感性；Specificity：特异性；TC−MIBI：锝甲氧基异丁基异腈；LDDE：小剂量多巴酚丁胺负荷超声心动图；Tl−201re：²⁰¹Tl再注射闪烁图；Tl−201rest：²⁰¹Tl静息闪烁图。MRI−SWT：MRI评价多巴酚丁胺诱导的室壁增厚；MRI−DWT：MRI评价静息状态舒张末期室壁厚度。

因此，需要对急性、亚急性、慢性心肌梗死所致的缺血后功能障碍进行大样本的多中心研究，以充分评价这项技术。

目前，随着可评价灌注和对比增强的MRI扫描仪的推广和梗死特异性对比剂的发展，将来，一次MRI检查可联合应用多种MRI技术，从而进一步提高MRI评价和定量梗死区内存活心肌的准确性[37,38,39]。

参考文献

[1] Gould KL. Myocardial viability. What does it mean and how to measure it? *Circulation* 1991, 83：333−335.

[2] Braunwald E, Rutherford J. Reversible ischemic left ventricular dysfunction：evidence of the "hibernating myocardium." *J Am Coll Cardiol* 1986, 8：1 467−1 470.

[3] Bax JJ, Wijns W, Cornel JH, et al. Accuracy of currently available techniques for prediction of functional recovery after revascularization in patients with left ventricular dysfunction due to chronic coronary artery disease：comparison of pooled data. *J Am Coll Cardiol* 1997, 30：1 451−1 460.

[4] Baer FM, Voth E, Deutsch H, et al. Predictive value of low−dose dobutamine transesophageal echocardiography and fluorine−18−fluorodeoxyglucose positron emission tomography for recovery of regional left ventricular function after successful revascularization. *J Am Coll Cardiol* 1996, 28：60−69.

[5] Lucignani G, Paolini G, Landoni C, et al. Presurgical identification of hibernating myocardium by combined use of technetium−99m hexakis 2−methoxyisobutylisonitrile single photon emission tomog−raphy and fluorine−18 fluoro−2−deoxy−D−glucose positron emission tomography in patients with coronary artery disease. *Eur J Nucl Med* 1992, 19：874−881.

[6] Bax JJ, Cornel JH, Visser FC, et al. Prediction of recovery of myocardial dysfunction following revascularization：comparison of F18−fluorodeoxyglucose/thallium−201 single photon computed emission tomography, thallium−201 stress−reinjection single photon emission tomography and dobutamine echocardiography. *J Am Coll Cardiol* 1996, 28：558−564.

[7] Cigarroa CG, deFilippi CR, Brickner ME, et al. Dobutamine stress echocardiography identifies hibernating myocardium and predicts recovery of left ventricular function after coronary revascularization. *Circulation* 1993, 88：430−436.

[8] Smart SC, Sawada S, Ryan T, et al. Low−dose dobutamine echocardiography detects reversible dysfunction after thrombolytic therapy of acute myocardial

infarction. *Circulation* 1993,88: 405-415.

[9]Baer FM,Voth E,Schneider CA,et al.Dobutamine-gradient echo MRI:a functional and morphologic approach to the detection of residual myocardial viability. *Circulation* 1995,91: 1 006-1 015.

[10] Baer FM,Theissen P,Schneider CA,et al. Dobutamine magnetic resonance imaging predicts contractile recovery of chronically dysfunctional myocardium after successful revascularization.*J Am Coll Cardiol* 1998, 31: 1 040-1 048.

[11] Gunning MG,Anagnostopoulos C,Knight CJ, et al.Comparison of 201-Tl,99mTc-tetrofosmin,and dobutamine magnetic resonance imaging for identifying hibernating myocardium. *Circulation* 1998,98: 1 869-1 874.

[12] Perrone-Filardi P,Bacharach SL,Dilsizian V,et al.Metabolic evidence of viable myocardium in regions with reduced wall thickness and absent wall thickening in patients with chronic ischemic left ventricular dysfunction. *J Am Coll Cardiol* 1992,20: 161-168.

[13] Mallory GK,White PD,Salcedo-Galger J.The speed of healing of myocardial infarction:a study of the pathologic anatomy in 72 cases.*Am Heart J* 1939,18: 647-671.

[14] Heusch G,Schulz R.Hibernating myocardium: a review. *J Mol Cell Cardiol* 1996,28: 2 359-2 372.

[15]Popio KA,Gorlin R,Bechtel D,et al.Postextrasystolic potentiation as a predictor of potential myocardial viability: preoperative analysis compared with studies after coronary bypass surgery.*Am J Cardiol* 1997,39: 944-953.

[16] Cigarroa CG,de Filippi CR,Brickner ME,et al.Dobutamine stress echocardiography identifies hibernating myocardium and predicts recovery of left ventricular function after coronary revascularization. *Circulation* 1993,88: 430-436.

[17] van Rugge FP,van der Wall EE,Spanjersberg SJ,et al.Magnetic resonance imaging during dobutamine stress for detection and localization of coronary artery disease.Quantitative wall motion analysis using a modification of the centerline method. *Circulation* 1994,90: 127-138.

[18] van der Geest RJ,Buller VGM,Jansen E,et al. Comparison between manual and semiautomated analysis of left ventricular volume parameters from short-axis MR images. *J Comp Assist Tomogr* 1997,21: 756-765.

[19]Power TP,Kramer CM,Shaffer AL,et al.Breath-hold dobutamine magnetic resonance myocardial tagging: normal left ventricular response.*Am J Cardiol* 1997,80 :

1 203-1 207.

[20] Judd R,Lup-Olivieri C,Arai M,et al.Physiological basis of myocardial contrast enhancement in fast magnetic resonance images of 2-day-old reperfused canine infarcts. *Circulation* 1995,92: 1 902-1 910.

[21] Kim R, Fieno D, Parrish T, et al.Relationship of MRI delayed contrast enhancement to irreversible injury,infarct age and contractile function. *Circulation* 1999, 100 : 1 992-2 002.

[22] Wu KC,Zerhouni EA,Judd RM,et al.Prognostic significance of microvascular obstruction by magnetic resonance imaging in patients with acute myocardial infarction.*Circulation* 1998,97: 765-772.

[23] Kim RJ,Chen EL,Lima JA,et al.Myocardial Gd-DTPA kinetics determine MRI contrast enhancement and reflect the extent and severity of myocardial injury after acute reperfused infarction. *Circulation* 1996,94: 3 318-3 326.

[24] Rogers WJ,Kramer CM,Geskin G,et al.Early contrast-enhanced MRI predicts late functional recovery after reperfused myocardial infarction. *Circulation* 1999, 99: 744-750.

[25] Baer FM,Theissen P,Crnac J,et al.Head-to-head comparison of dobutamine-transesophageal echocardiography and dobutamine-magnetic resonance imaging for the prediction of left ventricular functional recovery in patients with chronic coronary artery disease. *Eur Heart J* 2000,21: 981-991.

[26] Baer FM,Voth E,LaRosee K,et al.Comparison of dobutamine transesophageal echocardiography and dobutamine magnetic resonance imaging for detection of residual myocardial viability.*Am J Cardiol* 1996,78 : 415-419.

[27] Mallory GK,White PD,Salcedo-Galger J.The speed of healing of myocardial infarction:a study of the pathologic anatomy in 72 cases.*Am Heart J* 1939,18 : 647-671.

[28] Pirolo JS,Hutchins GM,Moore GW.Infarct expansion:pathologic analysis of 204 patients with a single myocardial infarct.*J Am Coll Cardiol* 1986, 7: 349-354.

[29] Sayad DE,Willett DL,Bridges WH,et al. Noninvasive quantitation of left ventricular wall thickening using cine magnetic resonance imaging with myocardial tagging.*Am J Cardiol* 1995,76 : 985-989.

[30] Lima JAC,Jeremy R,Guier W,et al. Accurate systolic wall thickening by nuclear magnetic resonance imaging with tissue tagging:correlation with sonomicrometers

in normal and ischemic myocardium.*J Am Coll Cardiol* 1993,21:1 741-1 751.

[31] Dendale P, Franken PR, van der Wall EE, et al.Wall thickening at rest and contractile reserve early after myocardial infarction: correlation with myocardial perfusion and metabolism.*Coron Artery Dis* 1997, 8: 259-264.

[32] Dubnow MH, Burchell HB, Titus JL.Postin-farction left ventricular aneurysm.A clinicomorphologic and electrocardiographic study of 80 cases.*Am Heart J* 1965,70:753-760.

[33] Braunwald E,Kloner RA.Myocardial reperfusion: a double-edged sword? *J Clin Invest* 1985, 76:1 713-1 719.

[34] Baer FM,Smolarz K,Jungehulsing M,et al. Chronic myocardial infarction:assessment of morphology, function,and perfusion by gradient-echo magnetic resonance imaging and ^{99m}Tc-methoxyisobutyl-isonitrile SPECT. *Am Heart J* 1992,123:636-645.

[35] Faletra F,Crivellaro W,Pirelli S,et al.Value of transthoracic two-dimensional echocardiography in pre-dicting viability in patients with healed Q-wave anterior wall myocardial infarction.*Am J Cardiol* 1995,76:1 002-1 006.

[36] Lawson MA,Johnson LL,Coghlan L,et al.Cor-relation of thallium uptake with left ventricular wall thickness by cine magnetic resonance imaging in patients with acute and healed myocardial infarcts. *Am J Cardiol* 1997,80:434-441.

[37] Wendland MF,Saeed M,Arheden H,et al.To-ward necrotic cell fraction measurement by contrast-en-hanced MRI of reperfused ischemically injured myocardium. *Acad Radiol* 1998,1:42-44.

[38] Kim RJ,Wu E,Chen ARE,et al.The use of contrast-enhanced magnetic resonance imaging to identify reversible myocardial dysfunction.*N Engl J Med* 2000, 343:1 445-1 453.

[39] Klein C,Nekolla SG,Bengel FM,et al.Assess-ment of myocardial viability with contrast-enhanced mag-netic resonance imaging: comparison with positron emis-sion tomography.*Circulation* 2002,105:162-167.

第14章　对比增强评价心肌活性

RAYMOND J. KIM

KELLY M. CHOI

ROBERT M.JUDD

■临床意义

在缺血性心脏病患者中，左心室（LV）功能失调的程度是决定长期存活率最重要的因素[1~3]。但并非所有左心室功能失调都是不可逆的，左心室功能失调也并不都代表发生过心肌梗死。对于慢性冠状动脉疾病和左心室功能失调，已经比较肯定的是可在血运重建后改善左心室功能，血运重建包括经皮冠状动脉血管成形术（PTCA）和冠状动脉搭桥术（CABG）[4~9]。

血运重建后心肌功能失调恢复的机制还不完全清楚，常使用一些名词，如*冬眠心肌*[4,5]和*可逆性顿抑心肌*[10~12]来描述其内在的病理生理。不管其真正的发病机制如何，对于这些疾病的临床表现，已知的有如下几点：首先，很多研究发现多达1/3的慢性冠心病并左心室功能失调的患者，血运重建后左心室功能改善[13~16]，这一点已被普遍认可。第二，较为明确的是，血运重建前的诊断性实验有助于预测血运重建后的左心室功能改善（图14.1）。第三，最

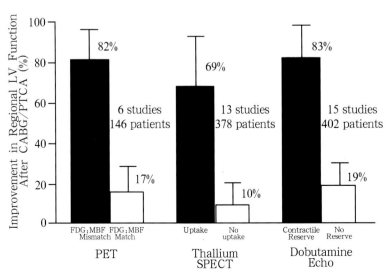

图14.1　依据无创性方法诊断存活心肌，预测血运重建后的左心室功能改善的可能性。这些数据来源于34个研究，超过900例患者。水平误差线为单个研究报道的数值范围。黑条代表阳性预测值，空白条代表相反的阴性预测值（本图片经允许摘自Bonow RO.Identification of viable myocardium. *Circulation* 1996，94：2 674-2 680）。Improvement in Regional LV Funtion Afer CABG/PTCA：CABG 或 PTCA 术后左心室功能改善；Thallium：铊；Dobutamine Echo：多巴酚丁胺负荷超声心动图；FDG：MBF Mismatch：与[18]F-脱氧葡萄糖测量得到的心肌血流量不匹配；FDG：MBF　Match：与[18]F-脱氧葡萄糖测量得到的心肌血流量匹配；Uptake：放射性摄取；No Uptake：无放射性摄取；Contractile Reserve：收缩功能储备；No　Reserve：无储备。

近研究显示,可逆性左心室功能失调患者血运重建后不仅有左心室功能改善,还有其他方面的改善,如生存率的提高[17~20]。

急性心肌梗死后随后发生心肌缺血和再灌注,人们已认识到此时仍可发生可逆性心肌功能失调。此时发生的是心肌"顿抑"的潜在过程[10,21,22],再灌注治疗成功后,左心室功能可随时间延长逐渐改善。鉴别顿抑和梗死心肌非常重要,有以下几点原因:首先,两者的预后不同。很多实验研究显示,主要由坏死心肌造成的左心室功能失调与主要由存活心肌造成的左心室功能失调的患者相比,前者的预后明显差于后者[23,24]。第二,急性阶段治疗不同。受损但存活的心肌如顿抑心肌,如果血运重建不完全且仍有明显的冠状动脉狭窄,则有再发梗死的潜在危险性[24,25]。另外,判断室壁功能失调节段无活性和有活性心肌的程度,有助于选择急性心肌梗死后最可能从心室重构的调节治疗如血管紧张素转化酶抑制剂治疗中获益的患者[26]。第三,急性心肌梗死时,准确估计梗死面积可用于评价新的治疗方法的终止指标[27,28]。例如,评价目前临床应用与尚处于试验阶段的再灌注治疗措施的效果,不需要再把死亡率作为终止指标。

不依赖于急性期和慢性期的收缩功能水平鉴别有活性和无活性心肌的诊断性实验,对于临床评价缺血性心脏病患者是必要的、无须讨论的问题。在本章中,我们将评价对比增强MRI检测存活心肌的能力,并将从介绍心肌活性的定义开始。尽管心肌活性的定义显得有些主观,但正是由于这一假设的定义,才致使对比增强MRI的结果同表示心肌活性的各种临床参数之间出现差异。

心肌活性的定义

由于心肌梗死(MI)被定义为心肌活性的消失,因此心肌活性的定义与心肌梗死直接相关。临床上,很多技术可用于判断是否发生心肌梗死,尚可用于评价心肌梗死病变区域内缺血而尚未梗死的心肌数量及其是否可挽救。Kaul[29]总结了心肌梗死的临床特点,并按诊断准确程度对其分级(图14.2)。如前文所述,由于顿抑心肌和冬眠心肌都有室壁运动异常,因此仅仅发现室壁运动异常不能提供足够的信息以鉴别心肌活性。尽管ECG有助于心肌活性的鉴别,但在梗

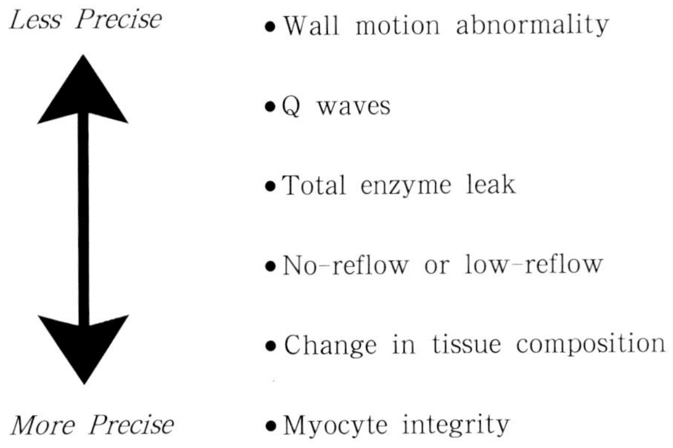

图14.2 决定心肌梗死体积的临床和生理特点(本图片经允许摘自Kaul S.Assessing the myocardium after attempted reperfusion:should we bother? Circulation 1998,98:625-627)。Less Precise:欠准确;More Precise:更准确;Wall motion abnormality:室壁运动异常;Q waves:Q波;Total enzyme leak:酶的总体变化;No-reflow or low-reflow:无再通血流或低再通血流;Change in tissue composition:组织构成变化;Myocyte integrity:心肌细胞完整性。

死面积较小的急性心肌梗死者,其ECG变化很小,且慢性期常不出现Q波,因此,ECG诊断心肌梗死的敏感性较低。血清标记物如肌酸激酶(CK)和肌钙蛋白I/T,非常有效,但还是有一些局限性。例如,根据再灌注的发生与否,CK和肌钙蛋白水平均可随时间的延长而发生改变[30],且两者均不能用于定位某一特定冠状动脉供血区梗死;最重要的是,缺血发生几天后,血清CK水平不再升高,肌钙蛋白水平在缺血两周后也不再升高[31],因此,两者均不能用于检出陈旧心肌梗死。

Kaul认为[29],最准确的诊断心肌梗死即心肌活性丧失的方法为判断是否发生心肌细胞死亡。至少从理论上来讲,所有的缺血事件均发生在细胞死亡之前,如有足够的血供重建缺血可以恢复。目前,可通过光镜、电镜或组织染色证实细胞坏死的存在与否,例如,氯化三苯基四唑(TTC)染色[32]。

临床工作中,通过显微镜或组织染色鉴别有无存活心肌显然不切实际,因此,应用一些容易测量的参数来粗略定义存活心肌的方法十分必要(表14.1)。重要的是需要认识到,这些临床定义都是间接的,因此,从组织学上只有存在存活心肌细胞才是活性心肌的正确定义。而且,用于测量这些指标的技术还有其他局限性。例如,多巴酚丁胺负荷超声心动图、正电

表14.1 存活心肌的定义

临床定义
- 血运重建后心肌收缩功能改善
- 低剂量多巴酚丁胺负荷后心肌收缩功能改善
- 固定的铊摄取缺损
- 存在葡萄糖摄取
- 灌注减低
- 室壁厚度或室壁增厚率无改变，或两者均无改变

组织学定义
- 存活细胞的存在

本表经允许摘自 Kim RJ,Hillenbrand HB,Judd RM. Evaluation of myocardial viability by MRI. Herz 2000, 25:417-430。

子发射体层成像（PET）或单光子发射体层成像（SPECT）均不能估计活性心肌的透壁程度，因而仅能得出一个心肌节段内"有或无"心肌活性的诊断。这些局限性也可能导致误差（图14.3）。特别值得一提的是，利用目前的临床方法定义和评价心室前壁，做出有或无活性心肌的诊断可能是错误的，因为，正常情况下室壁的心内膜下部分无活性，心外膜下部分有活性。

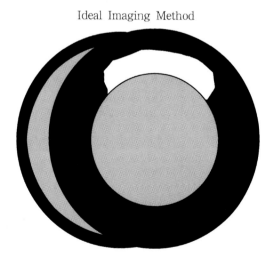

Ideal Imaging Method

QUESTION:Is the anterior wall viable or not-viable?

图14.3 前壁心内膜下心肌梗死示意图（白色区域）。QUESTION：Is the anterior wall viable or not viable?问题：前壁心肌有无活性？Ideal Imaging Method：理想的影像学检查方法。

本章涉及范围

本章的重点是从临床和生理学上解释心肌延迟强化，其定义为对比剂注入 5min 后采集到的 T1WI 上高信号的区域。首次描述延迟强化现象至少是在 15 年前[33]，此后，许多文献报道了急性心肌梗死的心肌强化[34~44]，但仅有少数研究描述了陈旧性心肌梗死或可逆性心肌损伤时的延迟强化[35,45~47]。最近，随着新的脉冲序列的发展，明显提高了在体心肌延迟强化的检出率，并可判断其强化的面积[48,49]。在新技术发展之前，已发表了很多优秀的解释心肌强化的综述[50,51]，在这里仅简单地回顾一下这些文献。由于图像质量的不同，将对心肌延迟强化产生不同的解释，因此，为使对比增强MRI观察的前后一致，本章重点阐述新的MR成像技术发展后的图像采集。

MR 成像技术

历史回顾

目前批准可用于人体的绝大多数 MR 对比剂的主要作用是缩短纵向弛豫时间（T1）。因此，绝大多数用于对比增强检查的 MRI 脉冲序列的目的是使 T1WI 上的 T1 信号强度增强。早期（1985 年左右）常用ECG门控SE序列采集心脏T1WI，每一心动周期采集一条k-空间线。由于心动周期（约800ms）与心肌T1弛豫时间相近，故所得的图像为T1WI。注入对比剂后，心肌T1缩短，呈高信号。应用这种方法，一些研究者报道，对比剂注入几分钟到几十分钟之后，当心肌信号增高时，急性心肌梗死节段变得特别亮（明显强化）[34~39,42,44,45,52]。然而，ECG门控SE序列成像有很多固有局限性，如采集时间相对较长（几分钟）所致的呼吸运动伪影，从而影响图像质量。目前，用于检查心肌对比增强MRI的新技术可明显改善图像质量。

MR 新技术

自早期应用ECG门控SE序列成像以来，成像技术取得了很大的进步。其中最重要的是节段k-空间的应用[53]，即每一心动周期采集多条k-空间线。从

而缩短成像时间，可在约8s的单次屏气时间内采集全部图像，因此可消除呼吸运动伪影。另外，应用反转脉冲进行图像采集前的磁化准备，可明显提高图像的T1加权程度。在最近一项犬心肌梗死模型研究中，比较了部分反转恢复脉冲序列和其他9种MRI技术[49]。表14.2总结了人体和较大动物心肌梗死的梗死区和正常心肌节段在体信号强度增加的相对值。从1986~1999年的研究中可知，"强化"区的信号强度较正常心肌节段通常高50%~100%。部分反转恢复脉冲序列应用反转时间抑制正常心肌信号，使这种差异提高了约10倍，在动物中为1 080%，在人类中为485%（表14.2标有"目前研究"）。

部分反转恢复脉冲序列的原理如图14.4所示。ECG的R波之后，应用一段延迟时间（"触发延迟"）以确保在心脏舒张期进行图像采集，此时的心脏运动程度最小。随后，应用非选择性180°反转脉冲进行心脏磁化准备以提高T1权重。反转延迟时间（TI）定义为180°反转脉冲和节段k-空间采集线中心（图14.4中的线1~23）之间的时间。TI时间选择在正常心肌磁化接近为零的时候，因此，正常心肌区域表现为低信号。由于对比剂注入后，梗死心肌内T1缩短，表现为高信号。

在10种不同的T1加权脉冲序列采集的同一层面的MRI图像中（图14.5）。部分反转恢复脉冲序列（SEG IR-TFL，图14.5中大图）可最佳显示强化区域（箭头）。应用10种不同的MRI脉冲序列，比较一系列动物梗死心肌和正常心肌节段信号强度增加的百分比（表14.3）后发现，与其他序列相比，部分反转恢复脉冲序列的信噪比最高，并可提供心肌节段信号强度的最大差别。

新技术的优势

比较6年前和现在采集的图像（图14.6），左图是作者于1995年发表的[40]，应用的是"稳态下磁化驱动毁损梯度回返采集"脉冲序列（MD-SPGR）[54]。右图是近期应用部分反转恢复脉冲序列采集[49]。新技术能更清晰地显示强化区及非透壁受累心肌节段。这些图像质量的改进，要求人们能够完全理解心脏对比增强成像所能提供的生理信息。

动物实验

对比增强MRI的临床应用价值由图像质量及其与病理生理学之间的关系所决定。尽管临床研究有助于明确提供有效信息，但MRI图像和实验动物组织学标本的直接比较是独特而重要的信息来源。理论上讲，可用于观察心肌对比增强的实验动物有很多种，但较大的动物，如犬等更具有实际应用价值，这是由于临床上用于患者的扫描序列同样可用于这些较大动物，因此，可以保证其结果的临床相关性。

人类心肌缺血损伤的类型和时间很复杂，其中仅有少量文献报道。尽管临床情况复杂，但可应用动物模型研究心肌缺血损伤进展过程中的一些明确状态，这些状态包括急性梗死、陈旧梗死和严重但可逆性缺血损伤。本章将回顾有关MRI对比增强模式以及三种病理状态之间潜在的病理生理学关系。

急性心肌梗死

一些研究者报道了伴或不伴再灌注的急性梗死的强化模式。大多数研究表明，对比剂注入几分钟

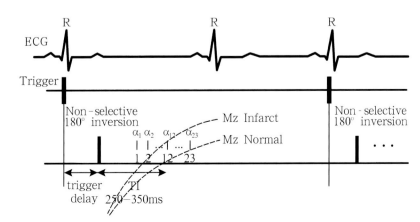

图14.4 部分反转恢复快速FLASH（快速小角度激发）序列时序图，对比剂注入后，反转时间设定抑制正常心肌信号。见文中详解。（本图片经允许摘自Simonetti OP, Kim RJ, Fieno DS, et al. An improved MR imaging technique for the visualization of myocardial infarction. *Radiology* 2001, 218: 215~233）Trigger：触发；Non-selective 180° inversion：非选择性180°反转；Mz Infarct：梗死区z轴磁化；Mz Normal：正常心肌z轴磁化；trigger delay：延迟触发；ECG：心电图；TI：反转时间。

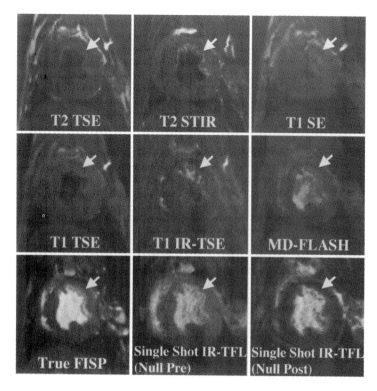
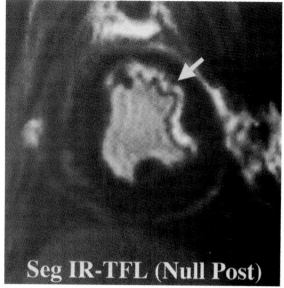

图14.5 10种不同MRI技术采集的同一心脏层面对比增强图像。部分反转恢复技术（大图）可最清晰地显示强化区（箭头）。(本图片经允许摘自 Simonetti OP,Kim RJ,Fieno DS, et al. An improved MR imaging technique for the visualization of myocardial infarction.*Radiology* 2001,218:215—233)

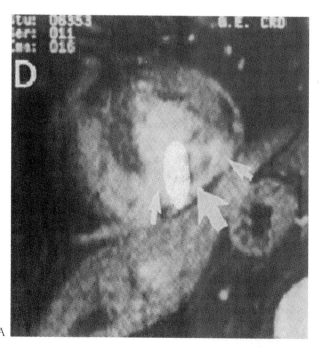
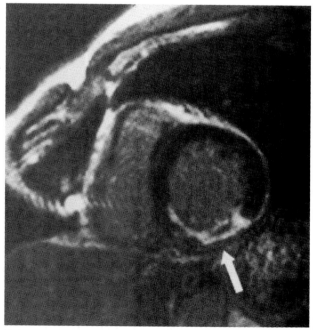

图14.6 两个侧壁心肌梗死患者1995年（图A）和2000年（图B）的MRI检查技术比较。部分反转恢复序列（图B）能更好地显示梗死并可显示为非透壁梗死。(图A经允许摘自 Lima JA,Judd RM,Bazille A, et al. Regional heterogeneity of human myocardial infarcts demonstrated by contrast-enhanced MRI. Potential mechanisms.*Circulation* 1995,92:1 117—1 125)

表14.2 梗死区心肌信号强度增加百分数与正常心肌和体素大小比较

（先前已发表和近期的研究数据）

年份	参考文献	技术[a]	屏气	犬 △I/R (%)[b]	犬 体素大小 (mm³)	人 △I/R (%)[b]	人 体素大小 (mm³)
1986	107	自旋回波	否	80	NS		
1986	108	自旋回波	否	70	NS		
1986	45	自旋回波	否			42[c]	29.3[d]
1988	109	自旋回波	否			60	29.3[d]
1989	110	自旋回波	否			36	29.3[d]
1990	111	自旋回波	否			32[c]	31.3[d]
1991	47	自旋回波	否			31[c]	27.5
1991	52	自旋回波	否			42	29.3[d]
1994	76	自旋回波	否			41[c]	29.3[d]
1995	40	MD-SPGR	是			103[c]	33.3
1995	41	MD-SPGR	是	123[e]	39.6		
1998	77	MD-SPGR	是			58[e]	30.8
1999	112	MD-SPGR	是	79[e]	14.7		
1999	56	单次发射反转恢复FLASH	是			39	54.9[f]
前期研究的均数				86	27.2	48	32.4
目前研究				1 080	6.2	485	16.8

[a] 所有图像均在 MR 对比剂注入至少 5min 后在体采集，所使用的对比剂均经美国食品与药品管理局（FDA）批准。

[b] 梗死区信号强度增加百分数与正常心肌信号强度比较

[c] 文献中所报道的数据为增强前、后信号强度比较；表14.2计算如下：（增强后—增强前）/增强前

[d] 视野 320mm

[e] 通过图表数据估计

[f] 假设为矩形(6/8)视野

MD-SPGR：稳态磁化驱动毁损梯度回返采集脉冲序列；FLASH：快速小角度激发；NS：未指明。

（此表经允许摘自 Simonetti OP，Kim RJ，Fieno Ds，et al. An improved MR imaging technique for the visualization of myocardial infarction. *Radiology* 2001，218:215-233）

后，T1WI上急性梗死区明显强化[34~42,44,45,55~57]。然而，强化区域与潜在的病理生理学之间的确切关系尚有争论，并值得进一步研究。理解这一争论需要了解缺血性心肌损伤发展的背景。

传统观点把缺血性心肌损伤的"危险区域"[58]定义为冠状动脉阻塞后血流量下降的区域。冠状动脉阻塞后，"危险区域"的心肌收缩功能立刻下降[59]。但

直到冠状动脉阻塞发生15min之后才出现少量细胞坏死或并不出现细胞坏死[60,61]。随后的几个小时发生由心内膜下到心外膜的"波阵面"坏死[58,62]。在这一时期中，"危险区域"大小不变，但是"危险区域"内的梗死体积增加，因此，需要直接比较"危险区"和"梗死区"，才能理解急性心肌梗死的MRI强化。

"危险区"和"梗死区"只能在组织病理学上精

表14.3　　应用犬心肌梗死模型检测10个脉冲序列结果的总结

序　列	Δ ％ INF／REM		CNR	
	平均值	SEM	平均值	SEM
T2－TSE	94.2	33.0	4.19	2.68
T2－STIR	120.1	62.2	3.16	1.94
T1－SE	67.2	26.0	2.95	1.63
T1－TSE	64.7	15.6	5.97	1.56
T1－IR－TSE	497.3	149.6	5.89	1.20
MD－FLASH	140.1	43.1	8.3	2.55
True FISP	148.1	31.9	14.44	4.23
IR－TFL(Null pre)	111.6	30.2	8.21	1.73
IR－SS－TEL(Null post)	510.4	181.4	10.14	2.54
SEG IR－TFL(Null post)	1 080.4	370.6	18.93	5.17

CNR：信噪比；TSE：快速自旋回波；IR：反转恢复；MD-FLASH：磁化驱动快速小角度激发；FISP：稳态自由进动快速成像；TFL：快速FLASH；SEG：节段；SEM：均数标准误；% INF/REM：梗死区信号强度增加百分数与正常心肌信号强度比较。

(此表经允许摘自 Simoretti OP, Kim RJ, Fiero DS, et al. An improved MR imaging technique for the visualization of myocardial infarction. *Radiology*, 2001, 218:215-233)

确定义：“危险区”可通过微球法[63]或蓝染法[58]等实验技术进行鉴别，而“梗死区”可通过TTC染色鉴别[32]。因此，理解MRI对比增强模式与病理生理学之间的关系，主要依赖于在体MRI图像与尸检组织标本的对照。

实际应用中，由于下文所述的多种原因，于在体MRI图像上进行准确的组织学定位非常困难。首先，“危险区”和“梗死区”的三维形态均很复杂，其形态的细节常常超出活体MRI的空间分辨力。其次，离体心脏很容易变形，几乎不可能准确地在沿MRI层面进行对应的组织切层。结果，通过目测及手工切层所得的组织切层难以准确到能将在体MRI图像上的强化区与组织学进行逐层详细的形态比较。此时，许多研究人员常通过从心底到心尖系列短轴层面节段累加，计算“危险区”或“梗死区”占整个左心室的百分比，从而避免了这一问题。但是，这种方法会丢弃大量通过仔细定位扫描得到的信息。

为了解决上述问题，在此将介绍我们实验室高分辨力离体成像的中间步骤。采集在体对比增强图像后，立刻取出动物心脏，将其放入4℃的水中冷却。贴上3个MRI可分辨的标记物，把一个充满氘气(可

使质子无信号)的气球放入左心室，将离体心脏放在肢体检查用的射频线圈上进行检查以得到高分辨力图像。由于心脏静止不动，可用500 μm × 500 μm × 500 μm的空间分辨力进行T1WI。随后，将心脏放入 -80℃的乙醇中，进一步冷却，并使其部分硬化。然后，与扫描层面相对应(通过3个标记物定位)，应用商用组织切片机将其切成2mm一层。最后，将每一层组织进行TTC染色[32]定义细胞坏死区域并与MRI图像相比较。

对照研究急性心肌梗死动物MRI图像与组织病理学切片发现TTC染色和MRI图像非常匹配，甚至一些细节上，例如，TTC染色上坏死区的“手指征”，也可在MRI T1WI上显示(图14.7)。一系列有或无再灌注的急性心肌梗死动物中，都存在这种匹配(图14.8)。在这些发现的基础上得出如下结论，即急性心肌梗死MRI图像上的强化范围与心肌坏死的范围一致[48]。

细胞水平的强化机制并未完全阐明。事实表明，急性心肌梗死MRI区域对比剂浓度增加[44,46]，这一结果可解释梗死区T1缩短的原因。全身组织所测量的数据明确提示，由于正常心肌完整的肌纤维膜阻

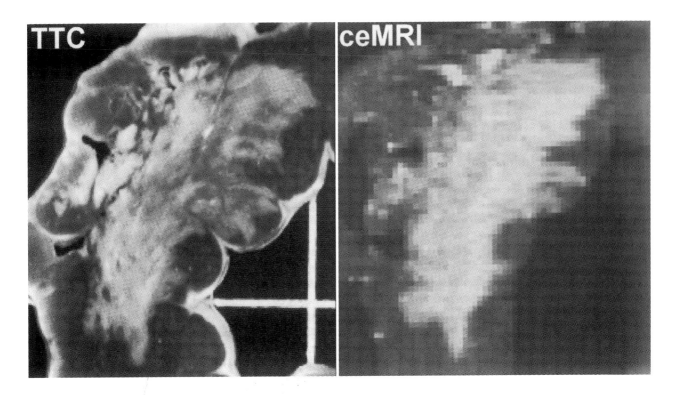

图14.7 离体高分辨力对比增强MRI图像（右图）与TTC染色（左图）的组织学方法所定义的急性心肌梗死坏死区比较。见文中详解。（本图片经允许摘自Kim RJ,Fieno DS,Parrish TB, et al. Relationship of MRI delayed contrast enhancement to irreversible injury, infarct age, and contractile function. *Circulation* 1999, 100:1 992 – 2 002）ceMRI：对比增强MRI。

挡，MR对比剂仅分布在细胞外间隙[65,66]，急性心肌梗死时，由于梗死区的细胞膜破裂，对比剂弥散入细胞内，结果造成组织水平对比剂聚集增加而发生强化（图14.9）。细胞膜完整性的丧失与细胞坏死密切相关[59~61]，细胞坏死与MRI强化相关这一观点，可以解释MRI图像上明显强化与坏死之间明显的空间关系。

陈旧心肌梗死

与急性心肌梗死以细胞坏死为特征不同,陈旧心肌梗死的特点为致密的胶原瘢痕形成。由于两者组织结构不同,不应认为急性和慢性心肌梗死的强化方式相似。为了说明这一问题,作者在犬心肌梗死8周后对其进行扫描,此时梗死已开始愈合。活体MRI扫描上的强化区与尸体解剖组织学上所见的致密胶原瘢痕组织密切相关（图14.10）。应用前述与急性心肌梗死同样的高分辨力离体心脏成像技术,陈旧心肌梗死的强化区与组织学上所见的梗死区相一致[48]（图14.8）。这些数据表明,陈旧梗死区也可发生强化。

陈旧心肌梗死的强化机制仍有待于阐明。尽管心

肌瘢痕为致密的胶原组织，但在细胞学水平上，其胶原纤维间的间隙明显大于正常密集排列的存活心肌细胞的细胞外间隙。由于对比剂在细胞外的分布容积增大，心肌瘢痕内的对比剂浓度可明显高于正常心肌。对比剂聚集增多可缩短T1，与急性心肌梗死类似，瘢痕区在MRI上表现为明显强化（图14.9）。

可逆性缺血损伤

由于急性和陈旧心肌梗死均表现为明显强化,严重的可逆性心肌损伤是否也表现为明显强化呢？在作者的实验室中,应用了两种不同的试验方法来验证这一问题。第一种方法是首先在平扫图像上检出严重的可逆性缺血损伤,随后进行对比增强MRI检查。第二种方法是将高分辨力离体心脏MRI与组织学上所见的"危险但未梗死区"相比较。

第一种方法[48]（图14.11）是在无菌状态下,永久性结扎第一支冠状动脉造成心肌梗死（图14.11所示左前降支）；第二支冠状动脉内置入一个可逆性液压阻塞器和一个多普勒流量计。3d后进行MRI检查。实验动物送入磁体后,应用电影MRI观察局部室壁

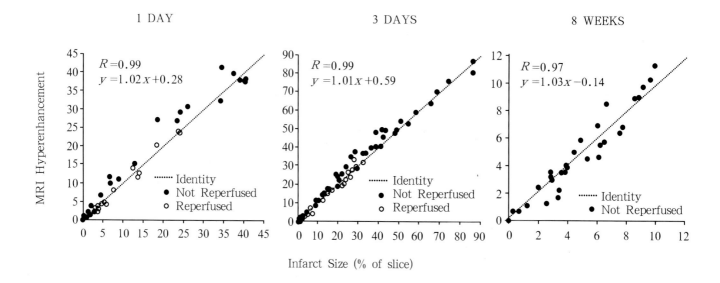

图14.8 有或无再灌注的心肌梗死后1d、3d和8周，MRI强化区与TTC染色测量的心肌梗死面积之间的比较。见文中详解。(本图片经允许摘自 Kim RJ，Fieno DS，Parrish TB，et al. Relationship of MRI delayed contrast enhancement to irreversible injury，and contrctile function. *Circulation* 1999，100：1 992 – 2 002)
MRI Hyperenhancement：MRI强化；Infarct Size (% Of slice)：梗死面积（占每个层面的百分比）；Identity：一致性；Not Reperfused：无再灌注；Reperfused：再灌注。

运动。然后，将可逆性阻塞器膨胀15min。冠状动脉阻塞期间，再进行电影MRI扫描以确保可逆性液压阻塞器远端新的室壁运动异常节段也包括在扫描平面以内。15min后，释放阻塞器恢复血流（通过多普勒流量计证实）。阻塞15min的目的是造成严重但可逆性的缺血损伤[60,61]。接着进行第三次电影MRI。灰阶"牛眼征"提示为室壁增厚，MRI高信号区域代表室壁增厚。梗死区（实箭头）和严重但可逆性缺血区（空心箭头）均表现为室壁异常增厚。然后注入MR对比剂，梗死区表现为明显强化，而严重但可逆性缺血区则不强化。8周后，再次对这些动物进行扫描，严重但可逆性缺血区室壁增厚恢复正常[48]。同样在8周后组织学检查揭示，永久性阻塞的冠状动脉供血区发生心肌梗死，但可逆性冠状动脉阻塞远端区域却无心肌梗死。这些在体成像结果支持以下论点，即严重但可逆性缺血损伤并不出现明显强化[48]。

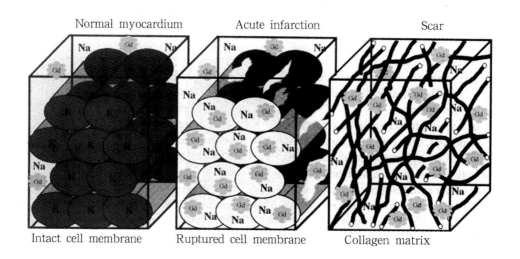

图14.9 急性和陈旧心肌梗死可能的强化机制。见文中详解。Normal myocardium：正常心肌；Acute infarction：急性梗死；Scar：瘢痕；Intact cell membrane：细胞膜完整；Ruptured cell mambrance：细胞膜破裂；Collagen matrix：胶原基质。

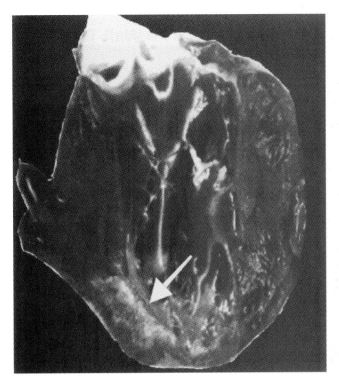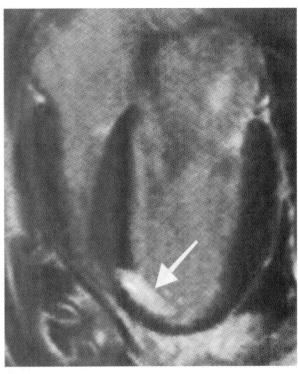

图14.10 犬心肌梗死8周后在体对比增强MRI图像（右图）。尽管致密的胶原瘢痕代替了坏死细胞，但仍可观察到明显强化。（本图片经允许摘自 Kim RJ,Fieno DS,Parrish TB, et al. Relationship of MRI delayed contrast enhancement to irreversible injury, infarct age, and contractile function. *Circulation* 1999, 100:1 992 – 2 002）

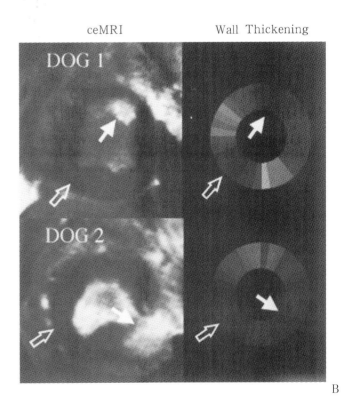

A
B

图14.11 尽管存在持续性室壁运动异常，严重但可逆性缺血损伤的心肌节段并无强化。见文中详解。（本图片经允许摘自 Kim RJ,Fieno DS,Parrish TB, et al. Relationship of MRI delayed contrast enhancement to irreversible injury, infarct age, and contractile function. *Circulation* 1999, 100:1 992 – 2 002）。LAD：左前降支；Permanent Ligation：永久结扎；ceMRI：对比增强MRI；CIRC：旋支；Wall thickening：室壁增厚率；Doppler Flowmeter：多普勒血流计；Reversible Occluder：可逆性阻塞器；Infarction：梗死；Reversible Ischemia：可逆性缺血。

另一种方法（图 14.12[67]）是用 TTC 染色定义"梗死区"（左中图），在冠状动脉阻塞期将荧光微粒注入左心房定义"危险区"（左下图）。通过这种方法，可以定义"危险但并未梗死"的节段，（图 14.12 中 2 区）。对离体心脏进行高分辨力仔细扫描后，"危险但并未梗死"的节段（2 区）无明显强化（上图）。光镜下，这些区域细胞结构正常（右中图）。定义了离体心脏成像中的 3 个区域，即"远端"（1 区）、"危险但并未梗死"（2 区）和"梗死区"（3 区）。与正常心肌相比，"危险但并未梗死"心肌节段信号强度不增加。图 14.11、图 14.12 和图 14.13 结果都明确支持严重但可逆性缺血损伤心肌节段无明显强化这一观点[67]。

实验证实，室壁增厚和对比增强是可以单独存在的。此时，尽管有室壁增厚，但并未观察到明显强化（图 14.11）。急性缺血损伤可能与心肌"顿抑"现象相似[10,21]，心肌"顿抑"为严重缺血后，细胞并未坏死，但心肌收缩功能受损可持续数天或数周。急性心肌缺血时，根据是否出现明显强化，可将存在收缩障碍的心肌再分为可逆性和不可逆性损伤节段（图 14.11）。这一概念的提出，表明收缩功能障碍心肌节段明显强化的存在与否，有助于早期检出急性心肌梗死后的心肌复活。如果这一结论是正确的，对于急性心肌梗死后的患者，这种方法将成为一种定义复活心肌的新技术。

作者进行了另一项研究以验证对比增强可作为心肌复活指标这一假设。在动物冠状动脉一过性阻塞后 3d、10d 和 4 周分别进行 MRI[68]。可通过第 3d 时的对比增强，预测心肌收缩功能异常节段 4 周后的心肌收缩功能恢复情况（图 14.14）。每一行代表一只动物，前三列为第 3 天采集的 MRI 图像，第 4 列和第 5 列为第 4 周采集的图像。在第 3d，所有动物左前降支供血区均表现为收缩障碍（第 2、3 列）。第 1 只动物（第 1 排），表现为几乎透壁强化。第 2 只动物（第 2 排），约 50% 透壁强化。第 3 只动物（第 3 排），几乎无强化。4 周后，第 1 只动物心肌收缩功能没有恢复，第 2 只动物部分恢复，第 3 只动物完全恢复。这一实验的所有数据（图 14.15）也表明心肌梗死早期的对比增强模式可作为心肌复活程度的指标[68]。该实验完整的 MR 电影保存在以下网址：*http://circ.ahajournals.org/cgi/content/full/102/14/1678/DC1/1*，有兴趣者可查阅。

严重但可逆性缺血损伤心肌节段无强化的机制与急性心肌梗死的强化机制直接相关，亦即与细胞膜的完整性相关。尽管严重但可逆性缺血损伤可对心肌细胞产生许多影响，但细胞膜结构保持完整[60,61]，因此可以假定，对比剂仍存留在细胞外间隙。此时，严重但可逆性缺血损伤心肌节段的对比剂分布容积与正常心肌相似，因此，这些区域无强化。

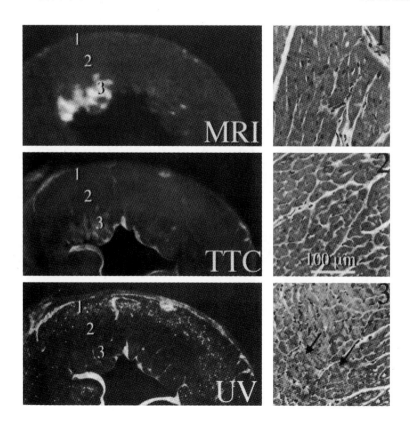

图 14.12 "危险但未梗死"的心肌节段无强化。见文中详解。（本图片经允许摘自 Fieno DS,Kim RJ,Chen EL, et al. Contrast-enhanced magnetic resonance imaging of myocardium at risk:distinction between reversible and irreversible injury throughout infarct healing. *J Am Coll Cardiol* 2000,36:1985-1991）

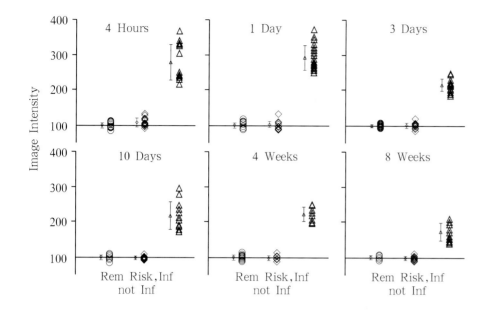

图14.13 动物模型中"远端"、"危险但未梗死心肌"和"梗死心肌"区域的图像信号强度特点的总结。(本图片经允许摘自 Fieno DS, Kim RJ, Chen EL, et al. Contrast-enhanced magnetic resonance imaging of myocar-dium at risk: distinction between reversible and irreversible injury throughout infarct healing. *J Am Coll Cardiol* 2000, 36:1 985-1 991) Rem: 远端; Risk not inf: 危险但未梗死心肌; Inf: 梗死心肌。

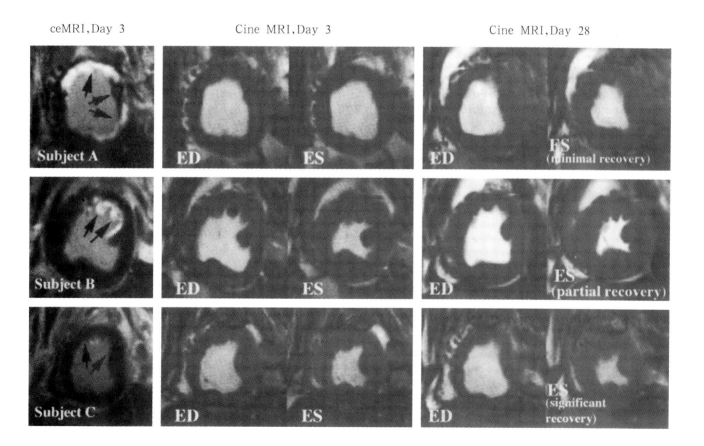

图14.14 比较3只不同动物（每排为一只动物）心肌梗死3d时（第1～3列）对比增强及室壁增厚，以及28d时（第4和第5列）的室壁增厚。见文中详解。(本图片经允许摘自 Hillenbrand HB, Kim RJ, Paker MA, et al. Early assessment of myocardial salvage by contrast-enhanced magnetic resonance imaging. *Circulation* 2000, 100:1 678 － 1 683)

本图的所有电影图像可在 Internet 上的以下网址观看: *http://circ.ahajournals.org/cgi/content/full/102/14/1678/DC1/1*。

潜在的复杂性

前文有关章节中对实验数据的解释,存在很多技术和生理学上的争议,从而使这一问题复杂化。一种争议是,前文大多数证据都依赖于离体成像。在没有更多证据存在的情况下,在体和离体成像结果可能不同。最近,作者研究了这一问题,对同一动物进行5mm 层厚连续扫描12～15 层的在体 MRI 和离体三维成像[67](图14.16),结果显示在体和离体 MRI 图像基本相同,这支持使用离体成像结果解释在体强化方式。

另一个比较在体和离体成像的技术争议与T1WI脉冲序列有关。在体成像应用的是部分反转恢复脉冲序列。有时,强化的空间范围依赖于操作员的选择,因此,一些实验室可能发现梗死与强化密切相关,而另一些实验室则无此发现。当然,如果TI选择不正确(如TI时间太短),梗死区的强化程度则有可能低于正常心肌。但必须明确的问题是,对比剂浓聚的心肌节段(T1 值短于正常心肌节段)为梗死区而非可

逆性损伤心肌节段。需要特别提出的是,本章中描述的所有离体成像均采用常规梯度回波序列大翻转角产生T1WI加权(离体成像不用反转脉冲)。离体 MRI 结果与组织学发现明显相关(图14.8),证实了无活性心肌与强化后 T1 缩短之间的关系是存在的[48,67]。

还有一个争议是关于强化的程度可随对比剂注入后成像时间的改变而变化。对比剂注入后 5min 内是对比剂传输期;对比剂注入后 30～40min 是对比剂廓清期,成像时间不同将产生强化程度的变化。但在作者的实验室,患者注入对比剂后 5～30min 成像并未发现强化程度有明显差别。有一点需说明,对比剂注入后延迟时间越长, TI 设定应越高,这样才能得到恰当的图像,但对比增强基本的前提并不是梗死区T1 不变,这一点在活体中更是如此,相对而言,梗死区的T1 通常短于正常心肌节段。应始终选择最高TI 值从而应抑制正常心肌信号,以避免错误地抑制T1 短于正常心肌的病变心肌节段。

对在体 MRI 图像的解释也是技术争议之一。在体图像的空间分辨力较差, 由于部分容积效应的影响,而不能充分表现病理生理学复杂的三维信息。例如,8mm 层厚扫描(图14.17B),显示边缘模糊,因此,难以鉴别强化区真正的边缘[48];而对这一区域进

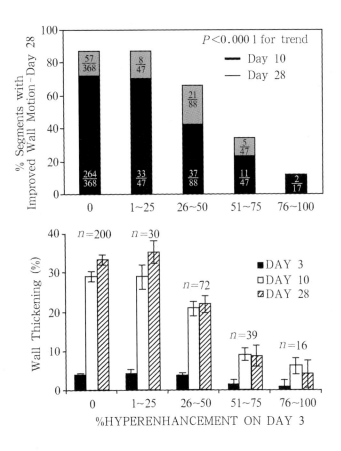

图14.15 室壁增厚恢复的可能性(上图)和绝对室壁增厚(下图)作为评价强化透壁程度的功能指标。黑条和灰条分别为第10 天和第28 天时的恢复情况。(本图片经允许摘自 Hillenbrand HB,Kim RJ,Paker MA, et al. Early assessment of myocardial salvage by contrast-enhanced magnetic resonance imaging. *Circulation* 2000,100:1 678 – 1 683)
%Segments with Improved Wall Motion-Day 2 8:第28 天时室壁运动恢复节段的百分比;Wall thickening(%):室壁增厚的百分比;%HYPERENHANCEMENT ON DAY3:第3 天时心肌明显强化的百分比。

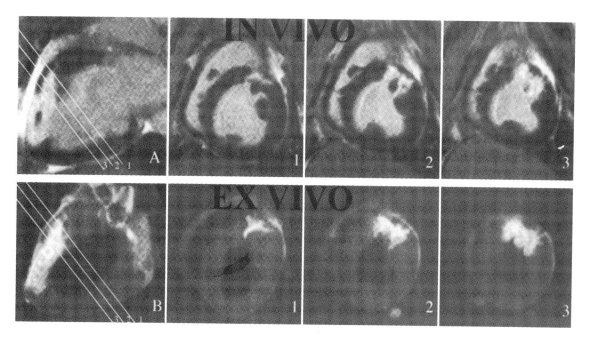

图14.16 在体（图A）与离体（图B）心肌的强化方式类似。(本图片经允许摘自 Fieno DS,Kim RJ,Chen EL, et al. Contrast-enhanced magnetic resonance imaging of myocardium at risk: distinction between reversible and irreversible injury throughout infarct healing. *J Am Coll Cardiol* 2000, 36:1985 – 1991)

行高分辨力成像时，强化区边缘清晰可辨，不再有边缘模糊现象（图14.17下16幅图像，层厚500μm）。应用采集时间较长（数分钟）的脉冲序列时，由于呼吸运动或其他运动的影响，即使有足够的空间分辨力，仍会产生部分容积效应。或许更重要的是，在体MRI层面与组织学切层的层面不匹配所造成的微小误差，即可影响强化模式与其内在的病理生理学结果之间的匹配关系。

MRI对比增强成像的复杂性与技术局限性和潜在的生理学机制有关，大面积急性心肌梗死中心的低信号区，其周围几乎完全是大片的强化区，在同一层面重复扫描时，可逐渐缓慢强化（图14.18）暗区的出现与"无再灌注"现象有关[41,69]，为大面积急性心肌梗死的常见表现[70~73]。对比增强MRI上的暗区和强化区与常规MRI图像上缺血损伤之间的关系见图14.19。其中薄的心外膜"边缘"黑色心肌代表了存活细胞再灌注损伤，而与坏死心肌相对应的强化区灌注基本正常。梗死区中心区心内膜下的暗区为无再灌注区，其特点为梗死动脉开放后灌注仍然减少。人们认为这种灌注减少是由于微循环水平的损害或阻塞，阻止MR对比剂渗至梗死区中心所致。梗死中心区灌注量虽然很低，但并没有缺失，因此，起初表现为暗区，随着时间推移，对比剂积聚，逐渐发生强化（图

14.18）。实际工作中，无再灌注区和存活心肌均不发生强化，但有几种方法可以鉴别两者：①在三维方向上无再灌注区周围常有强化区环绕，在连续短轴层面图像上观察，这一现象通常较为明显。由于心内膜层缺血损伤较严重（见急性心肌梗死章节"动物实验"对波阵面现象的解释），因此"无再灌注"区常位于心内膜附近。②无再灌注区的T1实际上不受对比剂的影响，而正常心肌有对比剂分布，因此无再灌注区T1比正常心肌长。根据这一特点，仔细矫正T1并重复成像，有助于鉴别正常心肌及可疑无再灌注区。若仍不能确定时，可延时重复扫描观察可疑区最终是否强化（图14.18）。通过这些讨论，可以明确一点，强化区中心的暗区应计算在梗死面积之内。

另一MRI对比增强成像方式的复杂性在于梗死后的强化区在数天或数周后有时表现为收缩功能改善（图14.14中排图像）心肌活性的经典定义是收缩功能随时间延续逐渐恢复。因此，3d内观察到的强化区（图14.14上排图像），可作为存活心肌也可发生强化的证据。但心肌活性的固有特点是具有"全或无"现象，即透壁心肌节段要么存活（心肌收缩功能改善），要么无活性（心肌收缩功能无改善）。而此例中，整个室壁厚度均在"危险区"之内，随着梗死时间的延长，坏死"波阵面"向前移动。在坏死的波阵

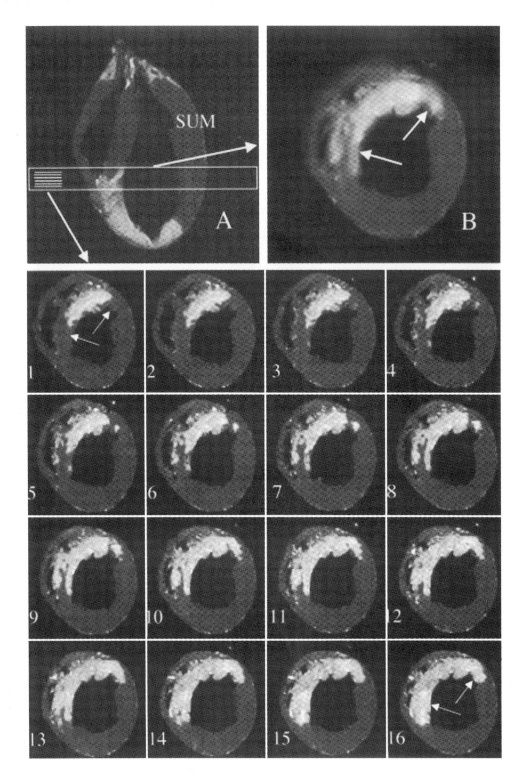

图14.17 部分容积效应。见文中详解。(本图片经允许摘自 Kim RJ,Fieno DS,Parrish TB,et al. Relationship of MRI delayed contrast enhancement to irreversible injury, infarct age, and contractile function. *Circulation* 1999, 100;1 992 − 2 002)

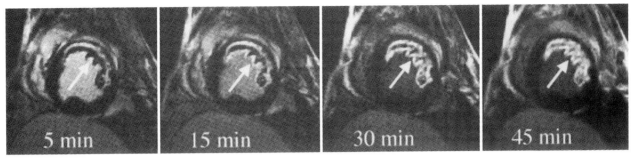

图14.18 对比增强MRI显示"无血流再通"现象。图中标注为注射对比剂后的时间。见文中详解。

面到达心外膜之前，室壁的外侧半发生再灌注损伤，梗死3d，室壁的外侧半存活心肌"顿抑"，4周后心肌功能恢复。由于临床现有的其他检测存活心肌的影像学检查方法，如多巴酚丁胺超声心动图和核医学闪烁照相法均不能显示非透壁心肌梗死，因此，在尚无令人信服的理由出现之前不如姑且认为心肌是"全或无"式的。此时，直接应用其他影像学方式得出的"全或无"这一概念，常可忽略增强MRI提供的新信息（非透壁梗死）。这一例子同样显示了增强MRI图像质量的重要性。早期MRI技术通常难以准确地定义透壁强化的程度，因此，有时会错误地认为"透壁"强化区的心肌收缩功能改善。

最后一个MRI对比增强成像的复杂性是，作者观察到随着梗死的愈合，强化区范围减小。动物模型心肌梗死后第3天、10天、4周和8周的系列MRI检查，显示强化范围的原始结果（图14.20）。从图A可以看出，从3d到8周，强化区的面积减小约1/3。在同一时期，无强化的心肌增加。对这种现象的一种解释是，在梗死后3d，强化区的面积大于梗死区，而8周时，随着可逆性损伤的愈合，这部分心肌不再表现为强化，强化区面积缩小。但根据在多个不同时间点强化区与组织学上所定义的梗死区高度相关的结论（图14.8），这种解释似乎不太可能。另一种解释是，梗死区缩小是由于坏死细胞被胶原纤维瘢痕所代替。梗死区缩小的直接证据可在文献中找到，应用MRI以外的其他检查方法，同样发现在梗死愈合过程中，梗死面积缩小了1/3~1/4，这在Reimer和Jenning发表的心肌缺血综述（图14.20 B）中已有报道[59]。尽管这一问题需要进一步研究，但仍有理由相信，梗死愈合过程中强化区和无强化区大小的变化，提示梗死后重建过程中的新观点。

临床研究

少数临床研究应用的是部分反转恢复快速FLASH（快速小角度激发）成像。本节将临床研究结果与前述动物实验结果相比较。由于临床研究难以与病理学对照，需特别注意用来定义心肌梗死和存活心肌节段损伤的"金标准"。

MRI 扫描计划

本节中所有患者的MRI扫描应用的参数均相同：相控阵表面线圈、重复屏气（约8s）和ECG门控。双倾斜长轴定位像用于获得真正的心脏短轴和长轴图像。采集6~8个短轴层面和至少2个长轴层面心脏电影图像。从二尖瓣根部层面开始，以1mm层厚无间隔采集整个左心室的心脏短轴图像。然后，手工静脉推注临床认可的钆对比剂（如钆喷酸葡胺注射液或钆特醇0.1~0.2mmol/kg），延时5~15min后，在心脏电影的同一层面采集对比增强MRI图像。对比增强MRI图像的脉冲序列如前文所述（图14.4），反转延时常为250~350ms，体素大小常为1.9mm × 1.4mm × 6.0mm（图14.21），总扫描时间约为30min。

急性心肌梗死

作者对18例临床确诊为急性心肌梗死的患者进行心脏MRI检查[49]。以肌酸磷酸激酶MB(CK-MB)同工酶升高超过正常值上限两倍以上继而下降定义为急性心肌梗死。所有患者在心肌酶升高后19d ± 7d行MRI检查，未因图像质量或其他原因而排除患者。

18例患者图像中具有代表性的有3例（图14.22）。从左起，分别为左冠状动脉前降支阻塞、左冠状动脉

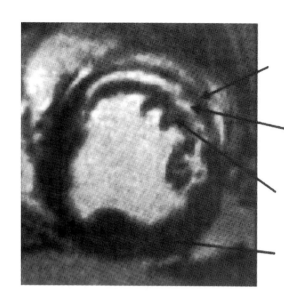 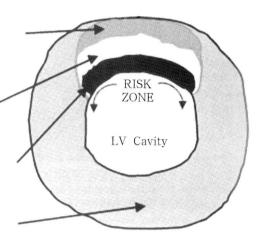

图14.19 MRI对比增强模式（左图）与教科书中所定义的缺血损伤心肌节段之间的关系（右图）。（本图片经允许摘自 Braunwald E ed.*Heart disease:a textbook of cardiovascular medicine*, 5th ed. Philadelphia:W. B.Saunders,1997:1 178) Non-necrotic,salvaged,but stunned myocardium：无梗死虽顿抑但尚可挽救的心肌；Necrotic myocytes without gross microvascular damage：无显著微血管损害的心肌细胞坏死；Myocyte ne-crosis with gross mi-crovascular damage：有显著微循环损害的心肌细胞坏死；Non-ischemic tissue：非缺血组织；RISK ZONE：危险带；LV Cavity：左室腔。

回旋支阻塞和右冠状动脉阻塞所致的心肌梗死。在这些与心肌梗死相关的冠状动脉供血区可见心肌明显强化。本研究中的其他15例患者也有相似发现。强化区信号强度比正常心肌平均高出485% ± 43%。如前文所述，这种强化程度较以往文献报道高出10倍（表14.2）。

图像质量提高在提高诊断能力上十分重要。尽管以往的研究认为急性心肌梗死可检出强化区域，但这些研究的患者通常为大面积心肌梗死,且未评价心肌梗死的透壁程度[37,39,40,74]。最近的两个研究应用SE序列鉴别透壁强化和心内膜下强化[57,75]。尽管都显示了非透壁强化，但在 Dendale 等[57]的研究中，56 个梗死节段中有 15 个(27%)未强化，Yokota 等[75]发现在 44 个梗死节段中有 6 个(13%)未强化。这些漏诊的梗死一般面积小，静息期室壁运动正常[57],且CK峰值水平较低[75]。常规SE序列在非屏气状态下采集图像需要数分钟，可能难以检出小面积梗死。呼吸运动造成的部分容积效应和图像伪影，以及重复时间选择受限造成的中等T1加权，均可降低心肌强化。部分反转恢复快速FLASH技术可以显示心内膜下心肌梗死。这一部分将在"未来应用"的章节中讨论。

陈旧心肌梗死

对陈旧心肌梗死的研究显示了对比增强MRI图像质量的重要性。例如，Eichstaedt[45]、Nishimura[46]、Vandljkman[47]等都发现，急性心肌梗死患者均表现为钆对比剂静脉注射后强化，而陈旧心肌梗死却无强化。以这些报道为依据，人们普遍认为陈旧心肌梗死内无钆对比剂积聚[50,51]。最近，Fedele[76]和Ramani[77]等则提出这种结论是错误的，并描述了慢性冠心病且临床上很可能为陈旧心肌梗死患者的心肌强化。遗憾的是，这些患者无心肌梗死的生化检查结果，心肌梗死时间不明确，图像信号区别不大，强化区较无强化区信号强度增加小于60%。

尽管这些结果相互矛盾,作者推测陈旧心肌梗死可发生强化。这是依据离体（图14.8）和在体（图14.10）动物实验所显示的胶原瘢痕可发生强化而建立的假设。为了检验这一假设，作者依据异常的CK水平纳入急性心肌梗死患者，并在心肌梗死愈合几个月后行MRI检查[78]。为了评价MRI检查的特异性，对非缺血性心肌病和健康志愿者也进行了MRI检查。

陈旧心肌梗死患者可有不同范围和程度的心肌强化，从累及数个以上短轴层面的大面积透壁强化到

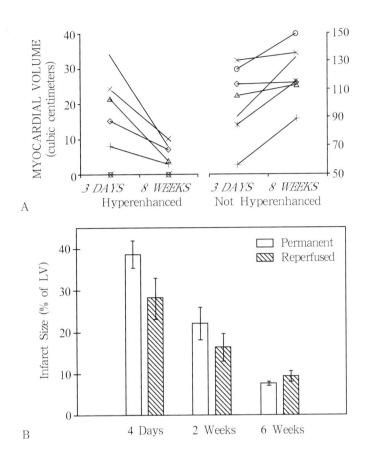

A

B

图14.20 图A：梗死愈合过程中，在体MRI心肌强化区面积减小，同时，无强化区面积增加。（本图片经允许摘自 Kim RJ，Fieno DS，Parrish TB，et al. Relationship of MRI delayed contrast enhancement to irreversible injury, infarct age, and contractile function. *Circulation* 1999，100：1 992－2 002）图B：组织学上所见的梗死区面积缩小。（本图片经允许摘自 Reimer KA，Jennings RB.Myo-cardial ischemia, hypoxia and infarction.In：Fozzard HA, et al.eds.*The heart and cardiovascular system*，2nd ed. New York：Raven Press，1992：1 875－1 973）MYOCARDIAL VOLUME （cubic centimeters）：心肌容积（cm³）；Hyperenhanced：强化；Not Hyperenhanced：无强化；Infarct Size(% of LV)：梗死面积（占左心室心肌面积的百分比）；Permanent：永久；Reperfused：再灌注。

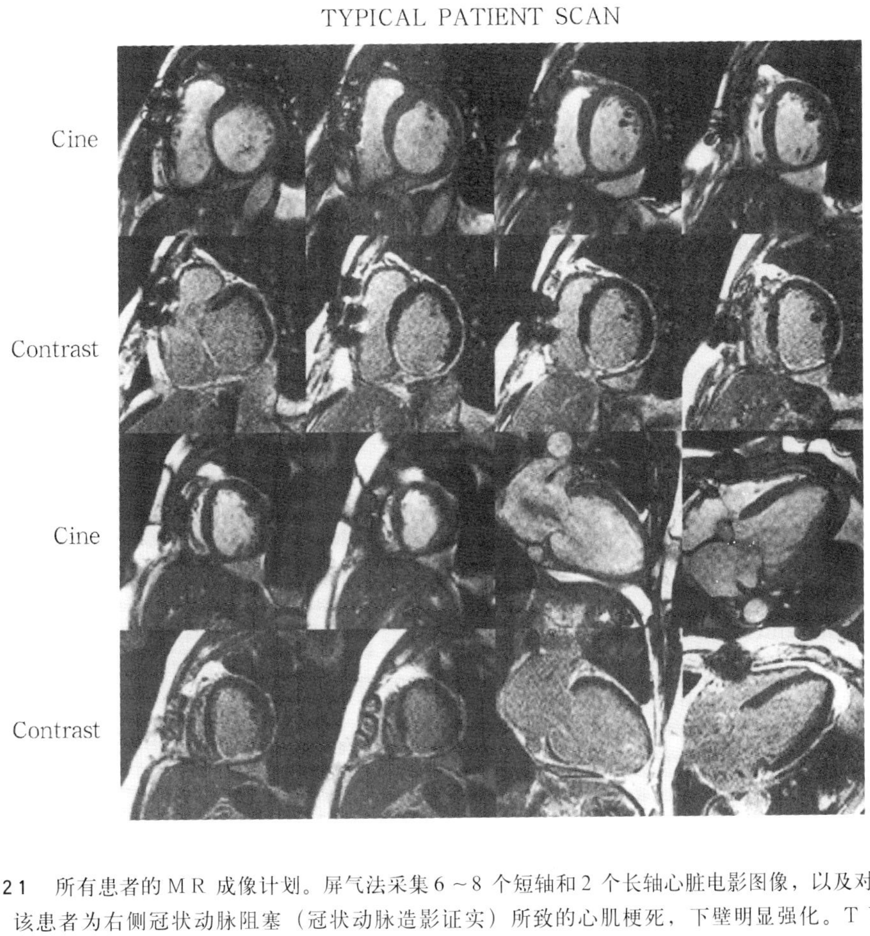

TYPICAL PATIENT SCAN

图4.21 所有患者的MR成像计划。屏气法采集6～8个短轴和2个长轴心脏电影图像，以及对比增强MRI图像。该患者为右侧冠状动脉阻塞（冠状动脉造影证实）所致的心肌梗死，下壁明显强化。TYPICAL PATIENT SCAN：患者扫描标准技术；Cine：电影；Contrast：对比增强。

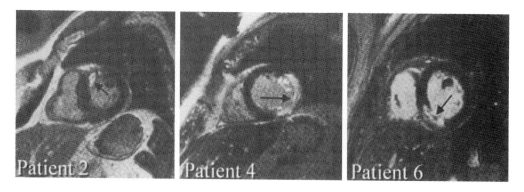

图14.22　3例急性心肌梗死患者的心脏ＭＲＩ短轴图像。箭头所指为强化区，其恰好位于梗死动脉灌注区内。(本图片经允许摘自 Simonetti OP,Kim RJ,Fieno DS,et al.An improved MR imaging technique for the visualization of myocardial infarction.*Radiology* 2001，218;215−233)

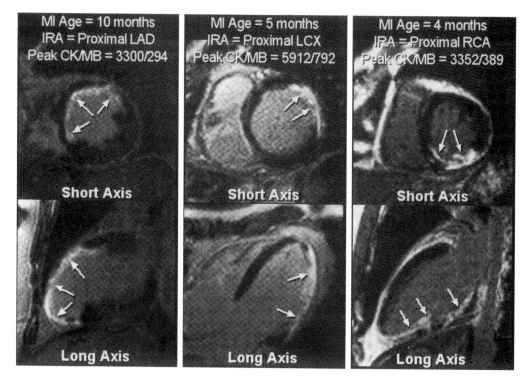

图14.23　3例不同冠状动脉供血区大面积透壁强化患者典型的心脏ＭＲＩ短轴和长轴图像。(本图片经允许摘自 Wu E,Judd RM,Vargas JD,et al. Visualisation of presence, location and transmural extent of healed Q-wave and non-Q-wave myocardial infarction. *Lancet* 2001，357;21−28) MI Age：心肌梗死期限；months：月；IRA：心肌梗死动脉；Proximal：近段；Peak CK/MB：CK-MB峰值；LAD：前降支；LCX：回旋支；RCA：右冠状动脉；Short Axis：短轴；Long Axis：长轴。

仅在一个层面的单幅图像上才能显示小面积心内膜下强化。图14.23显示3个不同冠状动脉分布区大面积透壁心肌强化患者的典型长轴和短轴图像,图中同时列出了梗死时间、梗死的动脉和CK峰值。在每一例患者中,强化区恰好位于梗死动脉供血区内。图14.24显示了3个典型的CK-MB轻度增高的患者,不同冠状动脉供血区小面积心肌强化的长轴和短轴图像。尽管强化面积小,仍清晰地显示了非透壁强化,并与梗死动脉供血区匹配。在所有存在心肌强化的患者中,强化区与远端正常心肌之间信号强度差值大于6个标准差(平均为17个标准差)。

陈旧性心肌梗死3个月的32例患者中29例(91%)以及梗死时间为14个月的所有19例患者,均显示心肌强化。所有心肌强化的患者,均在冠状动脉造影上证实有梗死供血区动脉阻塞,心肌梗死时间超过3个月的25例患者中有24例(96%)和所有14例心肌梗死14个月的患者在梗死冠状动脉供血区均可见强化。无论有无Q波，绝大部分心肌强化的患者仅为非透壁强化（表14.4）。所有20例非缺血性扩张型心肌病患者，尽管有明显的左心室收缩功能障碍，但均无心肌强化。而且，11个正常志愿者也无心肌强化。对比增强MRI检出梗死时间14个月和超过3个月的陈旧心肌梗死的敏感性分别为100%和91%。对非缺血性扩张型心肌病患者和健康志愿者的特异性均为100%。

这些研究明确提示，对比增强MRI能够准确可靠地诊断陈旧心肌梗死。对多个不同相关人群的临床研究，以获得MRI检测心肌梗死的敏感性和特异性，将促进MRI在临床的常规应用。

可逆性缺血损伤

对比增强MRI的另一个重要的临床应用是诊断冠心病和评价左心室功能障碍。动物实验和临床研究发现，无论心肌梗死时间长短，均可发生心肌强化。动物实验表明，存活心肌尽管有收缩功能障碍，但不发生心肌强化。作者推测对比增强MRI可在冠状动脉血运重建前检出可逆性心肌功能障碍。为了证明这一假设，对连续50例冠心病伴有左心室功能失调的患者在冠脉搭桥手术或经皮血运重建术前，进行了对比增强及心脏电影MRI检查[79]。血运重建后约11周再次进行电影MRI检查以观察节段室壁运动的变化。

该研究中2例患者具有代表性的心脏电影和对比增强MRI图像显示，无强化的功能异常节段，心肌功能可恢复；有明显强化的功能异常节段，心肌功能无恢复（图14.25）。心肌强化的透壁程度与血运重建后室壁增厚率的升高明显相关（图14.26）。将血运重建前所有功能异常心肌节段都考虑在内时，透壁强化程度增加，收缩功能改善的比例逐渐下降（$P<0.001$）。因而，329个无强化心肌节段中有256个节段(78%)收缩增加，而58个强化超过75%的心肌节段中仅有1个节段收缩增加。在重度运动减低、无运动和反向运动的心肌节段中，存在相同的强化透壁程度和收缩增加之间的关系（两者均$P<0.001$）。在血运重建术前均对每一例患者的有功能障碍但存活的心肌大小进行测量，发现存活心肌功能障碍的严重程度与血运重建后平均室壁运动积分（$P<0.001$）和射血分数（$P<0.001$）的增加相关。

这一研究发现的存活心肌透壁程度和功能改善可能性之间的关系表明，简单地应用心肌强化这个指标来预测心肌功能恢复并无生理学依据，也不是最佳指标。如果选择25%强化为阈值，心肌强化对所有功能障碍心肌节段功能改善的阳性和阴性预测值分别为71%和79%，对无运动和反向运动心肌节段则分别为88%和89%。尽管这些预测值的准确率明显高于以往报道的其他影像学方法[80]，但对比增强MRI所提供的所有诊断信息并没有完全被利用。例如，所有57个强化超过75%的重度运动减低的心肌节段均无功能改善，阴性预测准确率为100%。

这个例子说明对比增强MRI对于心肌活性的评价明显优于其他影像学方法。不是单纯地用"有"或"无"的方式解释心肌活性，即有活性或无活性，而

表14.4　已愈合心肌梗死患者的心肌强化

强化	心肌梗死后3个月			心肌梗死后14个月		
	Q波 (n=19)	无Q波 (n=13)	总数 (n=32)	Q波 (n=11)	无Q波 (n=8)	总数 (n=19)
总数	18	11	29	11	8	19
透壁	8	1	9	4	2	9
非透壁	10	10	20	7	6	13
梗死动脉供血区[a]	16/16	8/9	24/25	8/8	6/6	14/14

[a] 每一类别的分母。（此表经允许摘自Wu E,Judd RM,Vargas JD,et al.Visualization of presence,location,and tranmural extent of healed Q-wave and non-Q-wave myocardial infarction. *Lancet* 2001, 357:21-28）

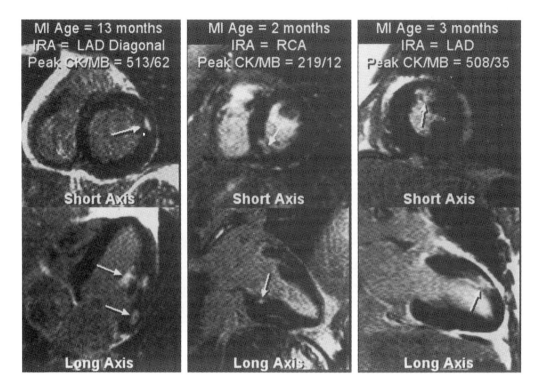

图14.24 3例CK-MB轻度增高的患者，不同冠状动脉供血区小面积心肌强化，典型的心脏MRI短轴和长轴图像。(本图片经允许摘自 Wu E,Judd RM,Vargas JD, et al. Visualisation of presence, location,and transmural extent of healed Q-wave and non-Q-wave myocardial infarction.*Lancet* 2001, 357:21-28) MI Age：心肌梗死期限；months：月；IRA：心肌梗死动脉；Proximal：近段；Peak CK/MB：CK-MB峰值；LAD：前降支；LCX：回旋支；RCA：右冠状动脉；Short Axis：短轴；Long Axis：长轴。

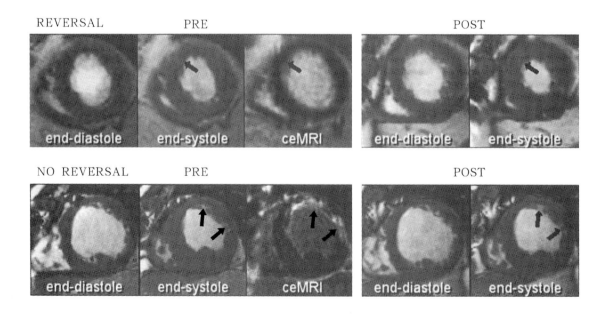

图14.25 2例不同患者具有代表性的心脏电影和对比增强MRI图像。见文中详解。(本图片经允许摘自 Kim RJ,Wu E,Rafael A,et al.The use of contrast-enhanced magnetic resonance imaging to identify reversible myocardial dysfunction. *N Engl J Med* 2000, 343:1 445 - 1 453) REVERSAL：可恢复；PRE：前；POST：后；End-diastole：舒张末期；End-systole：收缩末期；ceMRI：对比增强MRI；NO REVERSAL：不可恢复。

是直接显示存活心肌透壁程度。对存活心肌透壁程度的了解，可用于更准确地预测心肌功能改善，并能更好理解心肌功能改善潜在的生理学意义。例如，在以上的研究中，功能改善的心肌节段，平均透壁强化程度为 10% ± 7%，而功能无改善的心肌节段平均透壁强化程度则为 41% ± 14%（P <0.001）。这一结果与以往外科搭桥手术中穿刺活检的结果一致[81,82]，表明心肌活性程度改善并不意味着功能提高。这些研究结果强调了心肌活性临床"金标准"定义与心肌活性实际定义之间区别的重要性，前者为血运重建后室壁运动改善，而后者为存活心肌细胞的存在（表14.1）。

MRI 表现的概述

"动物实验"章节的研究结果明确支持以下论点：急性心肌梗死时，心肌强化仅与心肌细胞坏死相关。"危险"区域内非"梗死区"的心肌无强化。大面积急性心肌梗死常表现为大面积强化区包绕强化减低区，这与"无再灌注"现象相关。重度可逆性缺血心肌节段不强化，甚至顿抑心肌也不强化。陈旧性心肌梗死的强化区仅与心肌瘢痕相关。

"临床研究"章节的研究结果明确支持以下论点：急性和陈旧心肌梗死均可发生心肌强化。对于冠心病和心室功能障碍患者来说，强化透壁程度可预测室壁运动最可能（强化最小）和最不可能（强化最大）改善的节段。功能障碍但无强化心肌的范围，可在逐个病例的基础上预测左室射血分数最可能改善的患者。

上述发现可用一句话充分概括，即"亮即是死"。大量的经验数据支持这一关系。但是，困难的是"非特异性"或"惰性"对比剂怎样才能鉴别存活心肌，特别是在心肌梗死愈合时复杂的组织环境下。有一个重要的生理现象需要提出，正常心肌主要是细胞内容积占绝对优势，含大约75%的水[83]，由于细胞外对比剂不进入细胞内，正常心肌对比剂分布容积很小，约为水空间的25%，因此，可认为能将对比剂主动排出的心肌细胞是存活的。无活性心肌发生强化的机制是由于缺乏存活的心肌细胞，而不是由急性坏死组织、胶原瘢痕或其他形式的无活性组织的固有性质所致。

联合应用心脏电影和对比增强 MRI

联合应用MR心脏电影和对比增强MRI（图14.21），有助于比较室壁的运动和对比增强，并可准确地对心肌分段。前面章节的研究结果显示，绝大部分强化透壁程度为 76%～100% 的心肌节段为无运动或

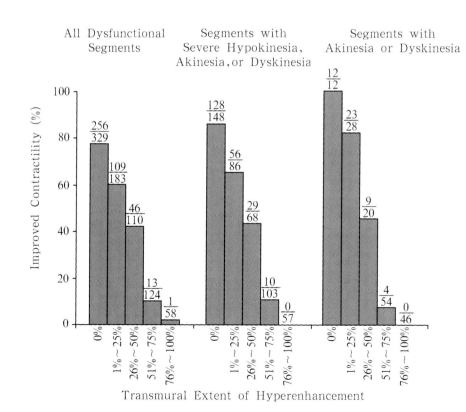

图14.26 血运重建前心肌强化透壁程度与血运重建后收缩功能改善的可能性之间的关系。（本图片经允许摘自 Kim RJ, Wu E, Rafael A, et al. The use of contrast-enhanced magnetic resonance imaging to identify reversible myocardial dysfunction. N Engl J Med 2000，343:1 445-1 453）All Dysfunctional Segments：所有功能异常节段；Segments with Severe Hypokinesia, Akinesia,or Dyskinesia：重度运动减低、无运动或反向运动的心肌节段；Segments with Akinesia or Dyskinesia：无运动或反向运动的心肌节段；Improved Contractility：收缩功能改善；Transmural Extent of Hyperenhancement：强化透壁程度。

反向运动节段。此外，对比增强和室壁运动相结合还可得出多种结果。例如，在陈旧心肌梗死的研究中（见"临床研究"章节），259 个室壁运动异常节段有 71 个（27%）无强化；相反，250 个强化的心肌节段有 62 个（25%）室壁运动正常。这些结果显示，对比增强常与室壁运动不匹配。研究者还强调，对比增强和室壁运动代表不同的生理参数，并认为联合应用心脏电影和对比增强 MRI 对于缺血性心脏病的评价可能起到十分重要的作用。这些结果尤其提示，联合应用心脏电影和对比增强 MRI 可鉴别心肌梗死（无论有无收缩障碍的心肌强化）、心肌顿抑（收缩障碍但无强化）和正常心肌（功能正常且无强化）。同样，对于陈旧心肌梗死，联合应用 MR 心脏电影和对比增强 MRI 可用于鉴别心肌瘢痕、冬眠心肌和正常心肌。联合应用 MR 心脏电影和对比增强 MRI 所得出的不同结果可用于鉴别不同形式的心肌损伤（图 14.27）。

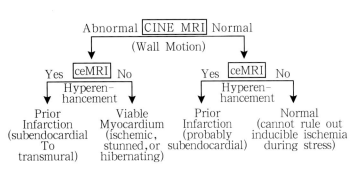

图 14.27　联合应用心脏电影与对比增强 MRI 鉴别冠心病患者不同形式的心肌损伤。Abnormal：病变心肌；Nornal：正常心肌；CINE MRI：心脏电影 MRI；Wall Motion：室壁运动；ceMRI：对比增强 MRI；Hypyperenhancement：强化；Prior Infarction (subendocardial To transmural)：陈旧性心肌梗死（心内膜下至透壁）；Viable Myocardium (ischemic, stunned, or hibernationg)：存活心肌（缺血，顿抑或冬眠）；Normal(cannot rule out inducible ischemia during stress)：正常心肌（不能排除负荷试验诱发的心肌缺血）。

■ 未来应用

一般认为评价心肌存活性类似于检出"冬眠"心肌。作者早就讨论了冠状动脉血运重建前鉴别冬眠心肌的重要性。但是，评价心肌活性，或检出陈旧心肌

梗死，对很多不需血运重建的患者也非常重要。由于其他影像学方法可以明确这些患者的心肌活性，因而不需进行 MRI 心肌活性评价。作者对初步观察均不需要 MRI 评价心肌活性的 3 组患者的研究显示，鉴别每一组患者存活和非存活心肌的透壁程度，对于为临床医生提供新的信息至关重要。这些例子表明，对比增强 MRI 评价心肌活性的临床作用尚需慎重考虑。

心内膜下心肌梗死

Lieberman 等[84]研究了犬心肌梗死模型，发现心肌梗死透壁程度超过 20% 的心肌节段收缩期室壁增厚率明显下降。尽管这一研究仅涉及急性期（2d 内）无再灌注的心肌梗死，并且未将持续缺血或心肌顿抑的可能性考虑在内，但它常作为轻度的非透壁强化可导致室壁无运动或反常运动的证据。通过这一结果和其他类似结果[85~87]得到广泛认可的结论，即测量室壁运动异常的程度常高估心肌梗死面积。

很少有研究关注测量节段室壁运动异常可低估梗死面积的可能性。例如，在慢性心肌梗死的研究中（见本章"临床研究"一节），10 例患者的整个左心室室壁运动正常，仅依据室壁运动，这些患者不应疑诊为陈旧心肌梗死，但这些患者均有梗死动脉供血区心内膜下强化。例如，右侧冠状动脉阻塞后导致下壁心肌梗死，MR 电影图像显示所有心肌节段室壁增厚率正常，但下壁心内膜下强化证明存在下壁心肌梗死（图 14.28）。

如果由于静息期室壁运动正常，而不进行心肌活性的评价。但是，如果检查的话，可以想象，多巴酚丁胺超声心动图、核医学或 PET 均会认为下壁是"存活"的；还可以想象，因为这些检查手段均认为室壁心肌活性是全或无的，而下壁大部分心肌确实是存活的，因而难以发现早期心肌梗死。Miller[27]等用 ^{99m}TcSPECT 测量了心肌梗死的大小。尽管没有报道心肌酶水平，但应注意的是几乎 25% 曾诊断为急性心肌梗死患者核医学闪烁图检查却并未发现心肌梗死，出院 6 周后左室射血分数的中位数为 50%，因此，他们的研究可能多为小面积梗死。室壁运动正常的心内膜下梗死患者可能代表了一组特殊的人群，由于目前无创性影像学方法不能检出早期心内膜下心肌梗死而导致这类患者的误诊。

陈旧心肌梗死的临床诊断非常重要。很多研究显示心肌梗死后患者死亡率高于正常人 3～14 倍[88,89]。无论心电图有无 Q 波[90～93]，心肌梗死患者的死亡率均增加。如果心肌梗死在急性期未被发现，则难以诊断陈旧心肌梗死。心肌梗死生化改变存在的时间窗很短，许多例子中，由于大多数急性心肌梗死无 Q 波出现，ECG 并不能诊断[90]。由于心肌梗死后的恰当治疗可以降低心脏事件的发生率和死亡率[94～97]，因而诊断陈旧心肌梗死的重要性在于其不仅可判断预后，而且可用于指导药物治疗。

未被认识的心肌梗死

根据临床表现和血液检查，可诊断急性期心肌梗死（图 14.28）。然而，众所周知，许多急性心肌梗死患者无明显临床症状，在心肌酶水平增高的时间窗内未进行药物治疗。Framingham 的研究显示，人群调查中高达 40% 的心肌梗死患者临床上并无症状或未被认识[88,98～100]，这些结论依赖于 1 年后 12 导联 ECG 出现新的 Q 波。由于未包括无 Q 波的心肌梗死，目前对未被认识的心肌梗死发病率的估计偏低。将这部分未被认识的心肌梗死远期死亡率与已知心肌梗死相比，前者具有潜在的危险性[88,98～100]。

未来发生心脏事件危险性增加的很多陈旧心肌梗死患者，并未得到适当的治疗。尸检证实，未被诊断的已愈合的心肌梗死相当普遍，在院外猝死患者中发生率高达 50%[101]，在普通人群中占 16%[102]。然而，由于这些患者心肌梗死的面积常很小，常规的影像学检查方法难以发现这类高危人群[102,103]。因此，在心肌酶诊断时间窗过后，应用无创性检查方法诊断较小的心肌梗死，有助于那些未进行心肌活性评价的冠状动脉事件高危患者。

心外膜下心肌活性

越来越多的证据表明，即使是对缺乏功能恢复的存活心肌进行血运重建也是有益的。例如，Lombardo 等[104]报道，多巴酚丁胺负荷超声心动图未发现心肌存活的患者，有 22% 在血运重建后心衰症状减轻，但其左室射血分数没有改变。Samady 等研究认为[105]，无论冠状动脉搭桥术后左室射血分数有无增加，术前左心室功能障碍患者的术后生存率及心衰和心绞痛症状均有改善。这些研究表明，一定程度的心肌存活将影响血运重建后患者的生存率和症状改善，而并不伴有静息期收缩功能的提高。

对可逆性心肌功能障碍患者的研究（见"临床研究"章节）表明，强化透壁程度为 51%～75% 的心肌节段，90% 在血运重建后心肌收缩功能无改善。以室壁运动改善为标准，即使心外膜"缘"存在存活组织，这些节段仍应认为是无活性的（图 14.29）。以"血运重建后室壁运动改善"作为心肌存活的定义和以"存活心肌细胞的存在"作为心肌活性的实际定义，两者之间存在差别，这一结果则强调了差别的重要性。尽管仍须进行深入研究，但可认为心外膜缘存活

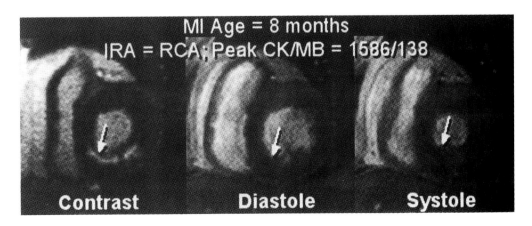

图 14.28　右侧冠状动脉阻塞导致的心肌梗死患者典型 MRI 图像。尽管室壁增厚率正常，下壁非透壁性强化提示存在心内膜下心肌梗死。(本图片经允许摘自 Wu E，Judd RM，Vargas JD，et al. Visualisation of presence, location and transmural extent of healed Q-wave and non-Q-wave myocardial infarction. *Lancet* 2001, 357:21-28) Contrast：对比增强；Diastole：舒张期；Systole：收缩期。

End Diastole   End Systole   ceMRI

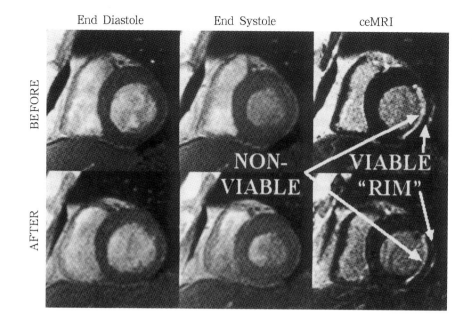

图14.29 已知三支冠状动脉血管病变患者血运重建前（上图）和血运重建后3个月（下图）的MRI图像。注意侧壁非透壁心肌强化。（本图片经允许摘自 Kim RJ, Hillenbrand HB, Judd RM. Evaluation of myocardial viability by MRI. *Herz* 2000, 25：417-430）End Diastole：舒张末期；End Systole：收缩末期；CeMRI：对比增强MRI；BEFORE：前；AFTER：后；NONVIABLE：无活性；VIABLE "RIM"：活性边"缘"。

心肌血运重建后可改善预后,改善心室舒张功能和心室重构,减少心律失常的发生,从而减少心肌缺血和梗死[80,105,106]。对比增强MRI可检出其他无创性影像学方法无法显示的心外膜缘存活心肌。

结束语

能够鉴别存活和无活性心肌的诊断性实验,无论其心室功能如何,对于缺血性心脏病的临床评价和治疗都非常重要。人们通常认为心肌存活与临床发现意义相同,例如,血运重建后室壁运动的恢复和心肌活性的实际定义为存在存活细胞。这不仅仅是学术争议,应用不同的定义导致心肌活性诊断的差异可影响患者的治疗。

随着新技术的应用,对比增强MRI图像质量明显提高。例如,在屏气k-空间部分反转恢复快速

FLASH序列上,强化区信号强度通常高于非强化区500%。较好的图像质量减少了影像科医生识别强化区的个体依赖性,更重要的是能够清晰地描述室壁强化的透壁程度。

动物实验研究表明,无论心室功能如何及梗死时间的长短,对比增强MRI均可用于鉴别存活心肌和无活性心肌。临床研究表明,对比增强MRI能够检出急性心肌梗死和陈旧心肌梗死,敏感性与心肌酶学检查相似。但与心肌酶数天后即从血液中廓清不同,对比增强MRI可提供永久的心肌梗死记录,定位心肌梗死的冠状动脉供血区,并联合应用心脏电影MRI鉴别多种心肌损伤。血运重建前联合应用对比增强MRI与电影MRI,可预测患者血运重建后室壁运动恢复的可能性。最后,初步观察表明,对比增强MRI可用于很多未经常规技术评价心肌活性的患者。

参考文献

[1] Hammermeister KE, DeRouen TA, Dodge HT. Variables Predictive of survival in patients with coronary disease. Selection by univariate and multivariate analyses from the clinical, electrocardiographic, exercise, arteriographic, and quantitative angiographic evaluations. *Circulation* 1979, 59：421-430.

[2] Harris PJ, Harrell FE, Lee KL, et al. Survival in medically treated coronary artery disease. *Circulation* 1979, 60：1 259-1 269.

[3] Mock MB, Ringqvist I, Fisher LD, et al. Survival of medically treated patients in the coronary artery surgery study (CASS) registry. *Circulation* 1982, 66：562-568.

[4] Rahimtoola SH. A perspective on the three large multicenter randomized clinical trials of coronary bypass surgery for chronic stable angina. *Circulation* 1985, 72：

V123—V135.

[5] Braunwald E,Rutherford JD.Reversible ischemic left ventricular dysfunction:evidence for the "hibernating myocardium". *J Am Coll Cardiol* 1986,8：1 467—1 470.

[6] Tillisch J,Brunken R,Marshall R,et al. Reversibility of cardiac wall-motion abnormalities predicted by positron tomography.*N Engl J Med* 1986,314：884—888.

[7] Dilsizian V, Rocco TP,Freedman NM,et al. Enhanced detection of ischemic but viable myocardium by the reinjection of thallium after stress-redistribution imaging. *N Engl J Med* 1990,323：141—146.

[8] Ragosta M,Beller GA,Watson DD,et al.Quantitative planar rest-redistribution ^{201}Tl imaging in detection of myocardial viability and prediction of improvement in left ventricular function after coronary bypass surgery in patients with severely depressed left ventricular function. *Circulation* 1993,87：1 630—1 641.

[9]Arnese M, Cornel Jh, Salustri A, et al. Prediction of improvement of regional left ventricular function after surgical revascularization.A comparison of low-dose dobutamine echocardiography with ^{201}Tl single-photon emission computed tomography.*Circulation* 1995,91：2 748—z2 752.

[10] Bolli R.Myocardial "stunning" in man. *Circulation* 1992,86：1 671— 1 691.

[11] Vanoverschelde JL,Wijns W, Depre C, et al. Mechanisms of chronic regional postischemic dysfunction in humans.New insights from the study of noninfarcted collateral-dependent myocardium. *Circulation* 1993,87：1 513—1 523.

[12] Buxton DB.Dysfunction in collateral-dependent myocardium.Hibernation or repetitive stunning? *Circulation* 1993,87：1 756—1 758.

[13] Rozanski A, Berman D, Gray R,et al.Preoperative prediction of reversible myocardial asynergy by postexercise radionuclide ventriculography. *N Engl J Med* 1982,307：212—216.

[14] Elefteriades JA, Tolis G, Levi E, et al.Coronary artery bypass grafting in severe left ventricular dysfunction:excellent survival with improved ejection fraction and functional state. *J Am Coll Cardiol* 1993,22：1 411—1 417.

[15] Brundage BH, Massie BM, Botvinick EH. Improved regional ventricular function after successful surgical revascularization. *J Am Coll Cardiol* 1984,3：902—908.

[16] Bonow RO. The hibernating myocardium: implications for management of congestive heart failure. *Am J Cardiol* 1995,75：17A—25A.

[17] Pagley PR, Beller GA, Watson DD, et al. Improved outcome after coronary bypass surgery in patients with ischemic cardiomyopathy and residual myocardial viability. *Circulation* 1997,96：793—800.

[18] Haas F, Haehnel CJ, Picker W, et al.Preoperative positron emission tomographic viability assessment and perioperative and postoperative risk in patients with advanced ischemic heart disease. *J Am Coll Cardiol* 1997,30：1 693—1 700.

[19] Di Carli MF, Maddahi J, Rokhsar S, et al. Long-term survival of patients with coronary artery disease and left ventricular dysfunction: implications for the role of myocardial viability assessment in management decisions.*J Thorac Cardiovasc Surg* 1998,116：997—1 004.

[20] Chaudhry FA, Tauke JT, Alessandrini RS, et al. Prognostic implications of myocardial contractile reserve in patients with coronary artery disease and left ventricular dysfunction.*J Am Coll Cardiol* 1999,34：730—738.

[21] Braunwald E, Kloner RA. The stunned myocardium：prolonged, postischemic ventricular dysfunction. *Circulation* 1982,66：1 146—1 149.

[22]Heyndrickx GR,Millard RW, McRitchie RJ, et al. Regional myocardial functional and electrophysiological alterations after brief coronary artery occlusion in conscious dogs.*J Clin Invest* 1975,56:978—985.

[23]Picano E, Sicari R, Landi P, et al. Prognostic value of myocardial viability in medically treated patients with global left ventricular dysfunction early after an acute uncomplicated myocardial infarction: a dobutamine stress echocardiographic study. *Circulation* 1998,98：1 078—1 084.

[24] Anselmi M, Golia G, Cicoira M, et al. Prognostic value of detection of myocardial viability using low-dose dobutamine echocardiography in infarcted patients. *Am J Cardiol* 1998,81：21G—28G.

[25] Previtali M, Fetiveau R, Lanzarini L,et al. Prognostic value of myocardial viability and ischemia detected by dobutamine stress echocardiography early after acute myocardial infarction treated with thrombolysis.*J Am Coll Cardiol* 1998,32：380—386.

[26] Kaul S. There may be more to myocardial viability than meets the eye, *Circulation* 1995,92：2 790—2 793.

[27] Miller TD, Christian TF, Hopfenspirger MR, et al. Infarct size after acute myocardial infarction measured by quantitative tomographic ^{99m}Tc sestamibi imaging predicts subsequent mortality. *Circulation* 1995,92: 334-341.

[28] Gibbons RJ, Miller TD, Christian TF. Infarct size measured by single photon emission computed tomographic imaging with (99m)Tc-sestamibi: a measure of the efficacy of therapy in acute myocardial infarction. *Circulation* 2000,101: 101-108.

[29] Kaul S. Assessing the myocardium after attempted reperfusion:should we bother? *Circulation* 1998, 98: 625-627.

[30] Zabel M, Hohnloser SH, Koster W, et al. Analysis of creatine kinase, CK-MB, myoglobin, and troponin T time-activity curves for early assessment of coronary artery reperfusion after intravenous thrombolysis. *Circulation* 1993, 87: 1 542-1 550.

[31] Adams JED, Abendschein DR, Jaffe AS. Biochemical markers of myocardial injury. Is MB creatine kinase the choice for the 1990s? *Circulation* 1993,88: 750-763.

[32]Fishbein MC, Meerbaum S, Rit J, et al. Early phase acute myocardial infarct size quantification: validation of the triphenyl tetrazolium chloride tissue enzyme staining technique. *Am Heart J* 1981, 101: 593-600.

[33] Wesbey GE, Higgins CB, McNamara MT, et al. Effect of gadolinium-DTPA on the magnetic relaxation times of normal and infarcted myocardium. *Radiology* 1984,153: 165-169.

[34] Rehr RB, Peshock RM, Malloy CR, et al. Improved *in vivo* magnetic resonance imaging of acute myocardial infarction after intravenous paramagnetic contrast agent administration.*Am J Cardiol* 1986,57: 864-868.

[35] McNamara MT,Tscholakoff D,Revel D,et al. Differentiation of reversible and irreversible myocardial injury by MR imaging with and without gadolinium-DTPA.*Radiology* 1986,158: 765-769.

[36] Peshock RM,Malloy CR,Buja LM,et al.Magnetic resonance imaging of acute myocardial infarction: gadolinium diethylene-triamine pentaacetic acid as a marker of reperfusion. *Circulation* 1986,74: 1 434-1 440.

[37] Van Rossum AC, Visser FC, Van Eenige MJ, et al. Value of gadolinium-diethylene-triamine pentaacetic acid dynamics in magnetic resonance imaging of acute myocardial infarction with occluded and reperfused coronary arteries after thrombolysis. *Am J Cardiol* 1990,65: 845-851.

[38] van der Wall EE, van Dijkman PR, de Roos A, et al. Diagnostic significance of gadolinium-DTPA (diethylenetriamine pentaacetic acid) enhanced magnetic resonance imaging in thrombolytic treatment for acute myocardial infarction: its potential in assessing reperfusion. *Br Heart J* 1990,63: 12-17.

[39]de Roos A, van Rossum AC, van der Wall E, et al. Reperfused and nonreperfused myocardial infarction: diagnostic potential of Gd-DTPA-enhanced MR imaging. *Radiology* 1989,172: 717-720.

[40]Lima JA, Judd RM, Bazille A, et al. Regional heterogeneity of human myocardial infarcts demonstrated by contrast-enhanced MRI. Potential mechanisms. *Circulation* 1995,92: 1 117-1 125.

[41] Judd RM, Lugo-Olivieri CH, Arai M, et al, Physiological basis of myocardial contrast enhancement in fast magnetic resonance images of 2-day-old reperfused canine infarcts. *Circulation* 1995,92: 1 902-1 910.

[42] Nishimura T, Yamada Y, Hayashi M, et al. Determination of infarct size of acute myocardial infarction in dogs by magnetic resonance imaging and gadolinium-DTPA: comparison with indium-111 antimyosin imaging. *Am J Physiol Imaging* 1989,4: 83-88.

[43] Saeed M, Wendland MF, Takehara Y, et al. Reperfusion and irreversible myocardial injury:identification with a nonionic MR imaging contrast medium. *Radiology* 1992,182: 675-683.

[44] Schaeffer S, Malloy CR, Katz J, et al. Gadolinium-DTPA-enhanced nuclear magnetic resonance imaging of reperfused myocardium:identification of the myocardial bed at risk. *J Am Coll Cardiol* 1988,12: 1 064-1 072.

[45] Eichstaedt HW,Felix R,Dougherty FC,et al. Magnetic resonance imaging (MRI) in different stages of myocardial infarction using the contrast agent gadolinium-DTPA.*Clin Cardiol* 1986,9: 527-535.

[46] Nishimura T, Kobayashi H, Ohara Y, et al. Serial assessment of myocardial infarction by using gated MR imaging and Gd-DTPA. *AJR Am J Roentgenol* 1989, 153: 715-720.

[47] van Dijkman PR, van der Wall EE, de Roos A, et al. Acute,subacute, and chronic myocardial infarction: quantitative analysis of gadolinium-enhanced MR images. *Radiology* 1991,180: 147-151.

[48] Kim RJ,Fieno DS,Parrish TB,et al.Relation-

ship of MRI delayed contrast enhancement to irreversible injury, infarct age, and contractile function. *Circulation* 1999,100: 1 992-2 002.

[49] Simonetti OP, Kim RJ, Fieno DS, et al. An improved MR imaging technique for the visualization of myocardial infarction. *Radiology* 2001,218: 215-223.

[50] Manning WJ, Edelman RR. Magnetic resonance imaging assessment of ischemic heart disease. In: Skorton DJ, Schelbert HR, Wolf GL, et al. eds. *Cardiac imaging : a companion to Braunwald's Heart Disease*, vol. 2. Philadelphia: WB Saunders, 1996: 719-744.

[51]van der Wall EE, Vliegen HW, de Roos A, et al. Magnetic resonance imaging in coronary artery disease. *Circulation* 1995,92: 2 723-2 739.

[52]Matheijssen NA, de Roos A, van der Wall EE, et al. Acute myocardial infarction: comparison of T2-weighted and T1-weighted gadolinium-DTPA enhanced MR imaging. *Magn Reson Med* 1991,17: 460-469.

[53] Edelman RR, Wallner B, Singer A, et al. Segmented turboFLASH: method for breath-hold MR imaging of the liver with flexible contrast. *Radiology* 1990,177: 515-521.

[54] Judd RM, Reeder SB, Atalar E, et al. A magnetization-driven gradient echo pulse sequence for the study of myocardial perfusion. *Magn Reson Med* 1995, 34: 276-282.

[55]Pereira RS, Prato FS, Wisenberg G, et al. The determination of myocardial viability using Gd-DTPA in a canine model of acute myocardial ischemia and reperfusion. *Magn Reson Med* 1996,36: 684-693.

[56]Rogers WJ, Jr. Kramer CM, Geskin G, et al. Early contrast-enhanced MRI predicts late functional recovery after reperfused myocardial infarction. *Circulation* 1999,99: 744-750.

[57] Dendale P, Franken PR, Block P, et al.Contrast enhanced and functional magnetic resonance imaging for the detection of viable myocardium after infarction. *Am Heart J* 1998,135: 875-880.

[58] Reimer KA, Jennings RB. The "Wavefront phenomenon" of myocardial ischemic cell death.II.Transmural progression of necrosis within the framework of ischemic bed size (myocardium at risk) and collateral flow. *Lab Invest* 1979,40: 633-644.

[59]Reimer KA,Jennings RB. Myocardial ischemia, hypoxia and infarction.In: Fozzard HA,et al,eds.*The heart and cardiovascular system*,2nd ed.New York:Raven Press, 1992: 1 875-1 973.

[60] Jennings RB, Schaper J, Hill ML, et al. Effect of reperfusion late in the phase of reversible ischemic injury.Changes in cell volume,electrolytes,metabolites,and ultrastructure.*Circ Res* 1985,56: 262-278.

[61] Whalen DA, Hamilton DG, Ganote CE, et al. Effect of a transient period of ischemia on myocardial cells. I. Effects on cell volume regulation. *Am J Pathol* 1974,74: 381-397.

[62] Reimer KA, Lowe JE, Rasmussen MM, et al. The wavefront phenomenon of ischemic cell death.1.Myocardial infarct size vs duration of coronary occlusion in dogs. *Circulation* 1977,56: 786-794.

[63] Kowallik P, Schulz R, Guth BD, et al.Measurement of regional myocardial blood flow with multiple colored microspheres. *Circulation* 1991,83: 974-982.

[64]Saeed M, Wendland MF, Masui T, et al. Dual mechanisms for change in myocardial signal intensity by means of a single MR contrast medium—dependence on concentration and pulse sequence.*Radiology* 1993, 186: 175-182.

[65] Weinmann HJ, Brasch RC, Press WR, et al. Characteristics of gadolinium-DTPA complex: a potential NMR contrast agent. *AJR Am J Roentgenol* 1984,142: 619-624.

[66] Koenig SH, Spiller M, Brown RD 3rd, et al. Relaxation of water protons in the intra-and extracellular regions of blood containing Gd (DTPA). *Magn Reson Med* 1986,3: 791-795.

[67] Fieno DS,Kim RJ,Chen EL,et al.Contrast-enhanced magnetic resonance imaging of myocardium at risk:distinction beteween reversible and irreversible injury throughout infarct healing.*J Am Coll Cardiol* 2000, 36: 1 985-1 991.

[68] Hillenbrand HB,Kim RJ,Parker MA,et al. Early assessment of myocardial salvage by contrast-enhanced magnetic resonance imaging.*Circulation* 2000,102: 1 678-1 683.

[69] Rochitte CE,Lima JA,Bluemke DA,et al.Magnitude and time course of microvascular obstruction and tissue injury after acute myocardial infarction. *Circulation* 1988, 98:1 006-1 014.

[70] Kloner RA, Ganote CE, Jennings RB.The "no-reflow" phenomenon after temporary coronary occlusion in the dog.*J clin Invest* 1974,54:1 496-1 508.

[71] Ambrosio G,Weisman HF,Mannisi JA,et al. Progressive impairment of regional myocardial perfusion after initial restoration of postischemic blood flow. *Circu-*

lation 1989, 80:1 846—1 861.

[72] Ito H, Tomooka T, Sakai N, et al. Lack of myo-cardial perfusion immediately after successful thrombolysis. A predictor of poor recovery of left ven-tricular function in anterior myocardial infarction. *Circula-tion* 1992,85: 1 699—1 705.

[73] Ito H, Maruyama A, Iwakura K, et al. Clinical implications of the "no reflow" phenomenon. A predictor of complications and left ventricular remodeling in reperfused anterior wall myocardial infarction. *Circulation* 1996,93: 223—228.

[74] Eichstaedt HW, Felix R, Danne O, et al. Imaging of acute myocardial infarction by magnetic resonance tomography (MRT) using the paramagnetic relaxation substance gadoliniumDTPA. *Cardiovasc Drugs Ther* 1989,3: 779—788.

[75] Yokota C, Nonogi H, Miyazaki S, et al. Gadolinium-enhanced magnetic resonance imaging in acute myocardial infarction. *Am J Cardiol* 1995,75:577—581.

[76] Fedele F, Montesano T, Ferro-Luzzi M, et al. Identification of viable myocardium in patients with chronic coronary artery disease and left ventricular dysfunction: role of magnetic resonance imaging. *Am Heart J* 1994,128: 484—489.

[77] Ramani K, Judd RM, Holly TA, et al. Contrast magnetic resonance imaging in the assessment of myocardial viability in patients with stable coronary artery disease and left ventricular dysfunction. *Circulation* 1998,98: 2 687—2 694.

[78] Wu E, Judd RM, Vargas JD, et al. Visualisation of presence, Location, and transmural extent of healed Q-wave and non-Qwave myocardial infarction. *Lancet* 2001, 357: 21—28.

[79] Kim RJ, Wu E, Rafael A, et al. The use of contrast-enhanced magnetic resonance imaging to identify reversible myocardial dysfunction. *N Engl J Med* 2000, 343:1 445—1 453.

[80] Bonow RO. Identification of viable myocardium. *Circulation* 1996, 94:2 674—2 680.

[81] Maes A, Flameng W, Nuyts J, et al. Histological alterations in chronically hypoperfused myocardium. Correlation with PET findings. *Circulation* 1994,90: 735—745.

[82] Dakik HA, Howell JF, Lawrie GM, et al. Assessment of myocardial viability with ^{99m}Tc-sestamibi tomography before coronary bypass graft surgery:correlation with histopathology and postoperative improvement

in cardiac function. *Circulation* 1997,96: 2 892—2 898.

[83] Polimeni PI. Extracellular space and ionic distribution in rat ventricle. *Am J Physiol* 1974, 227: 676—683.

[84] Lieberman AN, Weiss JL, Jugdutt BI, et al. Two-dimensional echocardiography and infarct size:relationship of regional wall motion and thickening to the extent of myocardial infarction in the dog. *Circulation* 1981,63: 739—746.

[85] Weiss JL, Bulkley BH, Hutchins GM, et al. Two-dimensional echocardiographic recognition of myocardial injury in man: comparison with postmortem studies. *Circulation* 1981,63: 401—408.

[86] Pandian NG, Koyanagi S, Skorton DJ, et al. Relations between 2-dimensional echocardiographic wall thickening abnormalities, myocardial infarct size and coronary risk area in normal and hypertrophied myocardium in dogs. *Am J Cardiol* 1983,52: 1 318—1 325.

[87] Force T, Kemper A, Perkins L, et al. Overestimation of infarct size by quantitative two-dimensional echocardiography: the role of tethering and of analytic procedures. *Circulation* 1986,73: 1 360—1 368.

[88] Kannel WB, Sorlie P, McNamara PM. Prognosis after initial myocardial infarction: the Framingham study. *Am J Cardiol* 1979,44:53—59.

[89] American Heart Association. 2000 *Heart and stroke statistical update*. Dallas, TX: American Heart Association, 1999.

[90] Goldberg RJ, Gore JM, Alpert JS, et al. Non-Q wave myocardial infarction:recent changes in occurrence and prognosis—a community-wide perspective [published erratum appears in *Am Heart J* 1987 Dec, 114(6): 1 535]. *Am Heart J* 1987,113: 273—279.

[91] Nicod P, Gilpin E, Dittrich H, et al. Short- and long-term clinical outcome after Q wave and non-Q wave myocardial infarction in a large patient population. *Circulation* 1989,79: 528—536.

[92] Coll S, Castaner A, Sanz G, et al. Prevalence and prognosis after a first nontransmural myocardial infarction. *Am J Cardiol* 1983,51: 1 584—1 588.

[93] Rigo P, Murray M, Taylor DR, et al. Hemodynamic and prognostic findings in patients with transmural and nontransmural infarction. *Circulation* 1975,51: 1 064—1 070.

[94] Moss AJ, Benhorin J. Prognosis and management after a first myocardial infarction. *N Engl J Med* 1990,322: 743—753.

[95] Timolol-induced reduction in mortality and reinfarction in patients surviving acute myocardial infarction. *N Engl J Med* 1981,304: 801-807.

[96] Elwood PC, Sweetnam PM. Aspirin and secondary mortality after myocardial infarction. *Lancet* 1979, 2: 1 313-1 315.

[97] Prevention of cardiovascular events and death with pravastatin in patients with coronary heart disease and a broad range of initial cholesterol levels. The Long-Term Intervention with Pravastatin in Ischaemic Disease (LIPID) Study Group. *N Engl J Med* 1998,339: 1 349-1 357.

[98] Kannel WB,Abbott RD.Incidence and prognosis of unrecognized myocardial infarction. An update on the Framingham study. *N Engl J Med* 1984,311: 1 144-1 147.

[99] Sigurdsson E,Thorgeirsson G,Sigvaldason H, et al.Unrecognized myocardial infarction: epidemiology, clinical characteristics, and the prognostic role of angina pectoris. The Reykjavik Study. *Ann Intern Med* 1995, 122: 96-102.

[100] Nadelmann J,Frishman WH,Ooi WL,et al. Prevalence, incidence and prognosis of recognized and unrecognized myocardial infarction in persons aged 75 years or older: the Bronx Aging Study. *Am J Cardiol* 1990,66: 533-537.

[101] Roberts WC, Potkin BN, Solus DE, et al. Mode of death, frequency of healed and acute myocardial infarction, number of major epicardial coronary arteries severely narrowed by atherosclerotic plaque, and heart weight in fatal atherosclerotic coronary artery disease: analysis of 889 patients studied at necropsy. *J Am Coll Cardiol* 1990,15: 196-203.

[102] Spiekerman RE BJ, Achor RWP, Edwards JE. The spectrum of coronary heart disease in a community of 30,000. A clinicopathologic study. *Circulation* 1962,25: 57-65.

[103] Steer A,Nakashima T,Kawashima T,et al. Small cardiac lesions. Fibrosis of papillary muscles and focal cardiac myocytolysis. *Jpn Heart J* 1977,18: 812-822.

[104]Lombardo A,Loperfido F,Trani C,et al. Contractile reserve of dysfunctional myocardium after revascularization: a dobutamine stress echocardiography study. *J Am Coll Cardiol* 1997,30: 633-640.

[105] Samady H, Elefteriades JA, Abbott BG, et al. Failure to improve left ventricular function after coronary revascularization for ischemic cardiomyopathy is not associated with worse outcome. *Circulation* 1999,100: 1 298-1 304.

[106] Braunwald E.Myocardial reperfusion,limitation of infarct size,reduction of left ventricular dysfunction, and improved survival.Should the paradigm be expanded? *Circulation* 1989,79: 441-444.

[107] Rehr RB,Peshock RM,Malloy CR,et al.Improved in vivo magnetic resonance imaging of acute myocardial infarction after intravenous paramagnetic contrast agent administration.*Am J Cardiol* 1986,57: 864-868.

[108] Tscholakoff D,Higgins CB,Sechtem U,et al. Occlusive and reperfused myocardial infarcts:effect of Gd-DTPA on ECG-gated MR imaging.*Radiology* 1986,160: 515-519.

[109]de Roos A,Doornbos J,van der Wall EE,et al. MR imaging of acute myocardial infarction:value of Gd-DTPA.*AJR Am J Roentgenol* 1988,150: 531-534.

[110] de Roos A,van Rossum AC,van der Wall E, et al.Reperfused and nonreperfused myocardial infarction: diagnostic potential of Gd-DTPA-enhanced MR imaging. *Radiology* 1989,172: 717-720.

[111] van der Wall EE,van Dijkman PR,de Roos A,et al.Diagnostic significance of gadolinium-DTPA (diethylenetriamine pentaacetic acid) enhanced magnetic resonance imaging in thrombolytic treatment for acute myocardial infarction:its potential in assessing reperfusion. *Br Heart J* 1990,63: 12-17.

[112] Pereira RS,Prato FS,Sykes J,Wisenberg G. Assessment of myocardial viability using MRI during a constant infusion of Gd-DTPA:further studies at early and late periods of reperfusion.*Magn Reson Med* 1999,42: 60-68.

第15章　缺血性心肌损伤的组织特点

NORBERT WATZINGER

MAYTHEM SAEED

CHARLES B. HIGGINS

在发达国家中，冠心病（CHD）是导致心衰的最常见原因。尽管冠心病治疗技术不断发展，但首选仍是纠正引起心衰的病因。对于 CHD，可通过恢复功能障碍心肌的血流来纠正病因，通常包括溶栓、经皮冠状动脉成形术（P T C A）或冠状动脉搭桥（CABG）。但是，这些介入和手术治疗的成功与否在很大程度上依赖于存活心肌的数目及其程度。血运重建后，存活心肌最可能受益，而瘢痕组织血运重建后左心室功能不会明显改善。因此，当患者发生顽固性心绞痛、急性心肌梗死（MI）或慢性左心室功能障碍时，明确存活心肌的有无，对进一步选择临床治疗方案有很大的影响。

过去10年中，学者和专家都致力于发展鉴别及定性心肌损伤和心肌活性的无创性影像学技术。其中，心脏 MRI 是相对较新和发展较快的检查冠心病[1~3]和评价心肌活性[4~7]的方法。目前已有许多用于评价缺血性心肌损伤和鉴别存活及无活性心肌的 MR 方法，包括：①评价静息和药物负荷时的节段室壁厚度和收缩期室壁增厚程度。②应用对比增强 MR 技术评价心肌灌注与可逆性及不可逆性损伤的心肌节段。③应用 MR 波谱观察尚存的心肌代谢。本章列举了多种MR评价存活心肌的方法，重点是应用对比增强MR技术评价心肌损伤。

冬眠心肌和顿抑心肌

在过去 20 年中，对心肌缺血和梗死病理生理学的认识发生了变化。以前认为，心肌缺血是全或无的过程，当持续和重度缺血时，发生心肌坏死，当短期和轻度缺血时，仅产生短暂影响。直到20 世纪80 年代初期[8]，仍认为心肌收缩障碍仅由心肌细胞坏死引起。但自此以后，逐渐认识到收缩差或无收缩区域并不总是与心肌坏死相关，相反，其代表了可能有潜在可逆性的心肌损伤区，这部分心肌功能可自然恢复或充分再灌注后恢复[9]。

至少以下两种情况是鉴别有无存活心肌需解决的主要问题[10~12]：①评价慢性冠状动脉疾病的节段和整体心肌功能障碍。②评价急性心肌缺血再灌注治疗后的心肌功能异常。此时，存活心肌可能表现为冬眠或顿抑，而无活性心肌则可认为是坏死或瘢痕。临床上，CHD 所有这些心肌状态都可能共同存在，这些心肌状态的鉴别与患者的治疗和预后密切相关。

冬眠心肌是由慢性灌注减低导致静息期心肌功能持续损害所致[13,14]。它可能是对静息期心肌血流下降的相对少见反应，此时，心脏功能也相应降低到一定程度，使心肌功能和心肌供血再次平衡（灌注 — 收缩匹配），结果，没有心肌坏死和胸痛的发生。血运重建后，恢复了充分的灌注和氧供，冬眠心肌的收缩功能可恢复正常[15]。鉴别冬眠心肌对临床医生来说是一个真正的挑战，因为这部分心肌血流灌注恢复后功能可完全恢复正常。临床研究表明，具有存活心肌的患者，血运重建的预后明显优于药物治疗[16]。另一方面，左心室功能重度减低的患者血运重建术的危险性明显大于射血分数正常的患者[17]。因此，准确地评估冬眠心肌的有无及其程度，可以更好地估计左心室功能障碍的患者进行血运重建的危险性及其益处，从而指导临床治疗[18]。

急性心肌缺血即使恢复足够的血流（灌注 — 收缩不匹配）后，收缩功能仍需一段时间后才能恢复，这种情况被称为顿抑[19]。再灌注后，顿抑心肌功能常自然恢复，但即使冠状动脉血流正常，心肌功能障碍仍会存在数天[20]。这种缺血后变化的严重程度及持续时间取决于缺血的严重程度及持续时间，以及缺血初始时的心肌状态。此时，有必要对存活心肌进行评价，因为缺血区域存活心肌的存在预示着心肌功能可恢复且预后良好[21]。

■成像技术

确定存活心肌存在与否及其程度的影像学检查技术

对于任何鉴别存活心肌的诊断方法，从临床角度出发，能否判断足够的血流灌注恢复后心肌功能的改善，是确定其准确性的唯一手段[22]。血运重建后心肌功能恢复是最好的参考标准。但由于难以判断血运重建是否完全以及收缩功能尚未完全恢复时发生再狭窄的可能性，使这个标准也不尽完美[7]。

目前，鉴别存活心肌的主要方法是核医学闪烁照相技术与负荷超声心动图，它们分别利用了存活组织的不同特点[23]。放射性核素示踪剂，例如用^{18}F标记的荧光脱氧葡萄糖^{18}F-FDG、^{201}Tl和^{99m}Tc司他比注射液或替曲膦(tetrofosmin)配合物分别通过尚存的葡萄糖代谢、细胞膜的完整性及线粒体的完整性鉴别存活心肌。存活心肌的另一个特点是在正性肌力的刺激下保存收缩储备，可被小剂量多巴酚丁胺[5～10μg/(kg·min)]超声负荷心动图检出。相关研究报道了所有这些成像技术与临床金标准——血运重建成功后心肌节段功能改善的敏感性和特异性的比较(表15.1)[23]。总的来说，在预测血运重建后心肌功能改善上，核医学成像的敏感性高于负荷超声心动图，但特异性低于后者。单光子发射计算机体层成像（SPECT）和正电子发射计算机体层成像（PET）的其他缺点包括具有放射性、空间分辨力低， PET价格昂贵也使其应用受限。负荷超声心动图的不利方面包括基底段及下壁节段心肌成像受限，大部分患者的透声窗较差，目测估计室壁增厚的可靠性差。而且，最佳显示和解释药物负荷引起的收缩反应需要相当好的设备，所以，负荷超声心动图的准确性很大程度上依赖于研究中心及观察者的经验。

评价心肌活性的MR技术

在过去的15年中，MRI主要用于心脏和冠状动脉成像，其临床应用还在进一步发展。MR的优势包括无创、无放射性和三维空间成像；空间分辨力高，能达到1～2mm；能够鉴别固有的软组织对比，分析组织特性；具有多层面成像的能力，可在任意平面内采集心脏图像；并且对室壁运动和血流十分敏感。MR硬件和软件的发展提高了图像采集速度，改良的门控技术减少了运动引起的图像质量下降。而且，新的快速成像序列，例如，快速小角度激发（FLASH）和平面回波成像，可在一个心动周期内单次或多次采集图像，并可在现有的医疗条件下检测心肌首过灌注。

MR在技术上的进步不仅是脉冲序列，还有对比剂的进展。这些进展的联合应用明显提高了对比增强MRI判断心肌缺血损伤程度的能力，以及从无活性区域中鉴别存活心肌的能力。一些MR对比剂结合了磁性离子如钆、锰、铁和镝[1,24,25]。将对比剂的对比特性与对对比剂敏感的脉冲序列结合，可产生心肌对比。根据MR对比剂对组织信号强度的影响可将其分为阳性强化（纵向弛豫）和阴性强化（横向弛豫）两类。根据MR对比剂在组织中的分布可将其分为血管内、细胞外或细胞内对比剂。这些对比剂在正常心肌中分布平衡时分布容积为5%～10%（等于血流容积），18%～20%（等于血流容积加细胞间隙容积），100%（等于血流容积、细胞间隙容积和细胞内液之和）。所有用于临床的MR对比剂都是细胞外对比剂。目前，正在对血管内对比剂进行广泛的临床研究，其主要用于对比增强MR血管造影，将来，其中一些可能会用于临床。

近几年，正在对一些 MR 评价心肌活性的方法进行临床和实验研究[5~7]，包括：①功能 MRI 测量多巴酚丁胺负荷前后左心室厚度和室壁增厚率；②动态 MRI 鉴别灌注／廓清异常区域；③非特异性细胞外对比剂诊断细胞膜破裂；④坏死特异性 MR 对比剂诊断梗死区；⑤MRI 检测跨越功能性细胞膜的离子传递。

■应用

利用心肌室壁厚度和室壁增厚率评价心肌损伤

梯度回波 MRI 的应用使得在心动周期的不同时间点采集同一层面的图像成为可能。这些图像并可使用电影回放观察，因此与超声心动图一样，可观察心脏运动。最新的方法包括节段 k-空间快速梯度回波序列，可在约 15s 的一次屏气时间内完成系列电影采集[26]。梯度回波 MRI 提供了血池和心肌间显著的自然对比，因此可准确和重复测量收缩期室壁厚度和室壁增厚率。并可最佳显示心内膜与心外膜，可定量估计室壁运动，优于超声心动图通常应用的主观评价法[27]。因此，一些研究表明，MRI 测量的室壁厚度无明显变薄和收缩

期室壁增厚，表明有存活心肌，与 ^{201}Tl-SPECT 或 ^{18}F-FDG-PET 的诊断结果一致[28~30]。

MRI 不仅可观察静息期节段室壁运动，还可观察药物负荷下心肌功能储备，类似于负荷超声心动图。MRI 通过分析多巴酚丁胺负荷后整体和节段心肌功能变化[35~37]，诊断 CHD[32~34]和存活心肌。Baer 等[38]将 MRI 与 ^{18}F-FDG-PET 对照研究后发现，存活心肌的特点是舒张末期室壁厚度 ≥ 5.5mm，以及多巴酚丁胺诱导的收缩期室壁增厚至少 1mm。而且，多巴酚丁胺诱导的收缩期室壁增厚与舒张末期室壁厚度无明显变化相比，前者能更好地预测血运重建后节段心肌功能恢复（表 15.1）。而舒张末期室壁厚度明显下降则可靠地预测了心肌不可逆性损害的存在[39]。

动态 MRI 鉴别对比剂灌注／廓清异常节段心肌

自旋回波平扫 T2 加权成像可检出急性和亚急性期心肌梗死[40,41]，但这种成像方式依赖于梗死区细胞内大量自由水的积聚，这种积聚需要几个小时。在梗死早期，由于梗死区水肿的形成，T2 加权成像常高估梗死区范围[40,42,43]，而 3 周后，高信号区才与实际梗死范围具有很好的相关性[44]。

表 15.1 血运重建成功后以心肌功能恢复为金标准的多种影像学检查技术预测心肌活性的敏感性和特异性比较

参考文献数	成像技术	病例数	敏感性（%）	特异性（%）
23[a]	^{18}F-FDG-PET	332	88	73
23[a]	^{201}Tl-SPECT 静息再分布	145	90	54
23[a]	^{201}Tl-SPECT 负荷再分布再注射	209	86	47
23[a]	^{99m}Tc-MIBI	207	83	69
23[a]	小剂量多巴酚丁胺负荷超声心动图	448	84	81
39	MRI EDWT（≥ 5.5mm）	43	92	56
39	MRI 多巴酚丁胺诱导 SWT（≥ 2mm）	43	89	94
37	网格标记负荷 MRI	10	89	93
63	对比增强 MRI：无延迟增强	12	98	76

[a] 数据来自同一个研究趋势分析。

^{18}F-FDG-PET：[18]氟标记的荧光脱氧葡萄糖正电子发射计算机体层成像；[201]Tl-SPECT：[201]Tl 单光子发射计算机体层成像。[99m]Tc-MIBI：[99m]Tc 司他比注射液；EDWT：舒张末期室壁厚度；SWT：收缩期室壁增厚率。

尽管MR平扫无法提供组织灌注的信息，但对比增强MRI可提供这方面的信息。因此，注入钆对比剂可在相当程度上改善了对心肌损伤的评价和存活与非存活心肌的鉴别。研究表明，对比剂注入后，可鉴别正常心肌与可逆性损伤心肌，而再灌注的梗死心肌在自旋回波T1WI上表现为高信号（"热点"）[45,46]。在心肌梗死动物模型的研究中发现，对比剂注入的最初几分钟，梗死区表现为高强化区围绕中心无强化区。1h内，中心暗区逐渐强化，其机制可能是对比剂延迟进入中心区。

如今，T1敏感快速MRI技术的应用已成为可能。快速MRI的时间分辨力使观察对比剂首过分布[47,48]以及研究缺血性心肌损伤的对比增强动态类型成为可能[49,50]。Saeed等[51]在梗死再灌注动物模型的研究中发现，梗死区首过期对比剂排空延迟，此后，该部位心肌信号稳步增加且高于正常心肌水平，而正常心肌信号逐渐下降。Lima等[52]对22例近期心肌梗死患者的研究也证实了这种现象。再灌注治疗几天后，应用MRI快速T1WI对患者进行检查[53]，观察对比剂团注后10min内的分布情况。其中21人表现为梗死区灌注异常。梗死区信号强度升高，且随后逐渐缓慢升高，而正常心肌早期强化后紧接着信号下降。然而，在10例大面积心肌梗死患者中，可看到额外的异常亚区，通常位于心内膜下，最初表现为缓慢的信号升高，所以，在对比剂注入最初几分钟内表现为相对低信号。这一区域代表无再灌注区，由重度毛细血管损伤或梗死区中心微血管阻塞引起。临床上，梗死中心低信号区周围环绕的高信号与血管造影上所见的冠状动脉梗阻、心电图Q波和超声心动图上的大面积节段室壁运动异常相关。

随后，在猪急性再灌注心肌梗死模型与心肌组织染色对照研究中也证实了这一发现[49,54~56]。在梗死组织中，观察到两种类型的对比强化，临床研究中也有相似发现。一些首过灌注信号减低区与thioflavin染色阴性区域所提示的组织学水平无灌注区密切匹配[49,54~56]。对比剂注入后几分钟获得的延迟成像上周边的高强化区与TTC染色定义的坏死组织相关性良好，但它往往轻度高估急性心肌梗死的梗死面积[49,55]。其他很多研究小组在急性心肌梗死实验模型中注入Gd-DTPA后，运用常规自旋回波序列T1WI，也报道了相似的结果。所有这些研究的结果[43,57~60]表明，延迟成像的高强化区高估了急性心肌梗死的范围。

应用T1WI快速MRI技术，一些研究者联合应用首过灌注与延迟成像技术评价近期心肌梗死患者的心肌损伤。Rogers等[61]应用对比增强MRI检查了17例再灌注梗死后1周的患者，并在1周和7周后应用MR网格标记定量评价心肌收缩功能。血运重建成功后（心肌梗死后溶栓试验血流3级），所有患者梗死区供血动脉血流正常。研究发现受损心肌有3种异常强化类型：①首过灌注信号减低，无延迟增强（HYPO）。②首过灌注正常，有延迟增强（HYPER）。③首过灌注信号减低，有延迟增强（COMB）。7周后HYPER节段心肌，功能明显增加，提示为活性心肌。而HYPO节段没有改善，COMB节段显示边缘心肌功能改善(表15.2)。在随后的研究中[62]，证明了以前的发现。而且发现，再灌注损伤早期，对比增强MRI和应用网格标记的负荷MRI对几周后心肌功能恢复所提供的信息类似。Dendale等[64]应用常规的自旋回波序列也报道了心内膜下和透壁对比增强的收缩储备分别为83%和41%，表明这些区域中存在残余存活心肌。Sandstede等[63]检查了12例CHD患者，其中

表15.2　急性再灌注心肌梗死患者7周后受损心肌异常对比增强的类型和功能改变

异常增强类型	首过灌注减低	延迟增强	基线缩短的百分数（%）	随访缩短百分数（%）	7周后心肌功能情况
HYPO	+	−	5 ± 4	6 ± 3	无改善（P = NS）
COMB	+	+	7 ± 6	11 ± 5	边缘改善（P = 0.06）
HYPER	−	+	9 ± 8	18 ± 5	改善（$P < 0.001$）

（本表经允许摘自 Rogers WT Jr, Kramer CM, Geskin G, et al. Early contrast-enhanced MRI predicts late functional recovery after reperfused myocardial infarction. *Circulation* 1999, 99：744-750)

10 例有亚急性期心肌梗死，血运重建前后进行了对比增强 MRI 检查。应用快速 T1WI 成像序列，采集首过灌注期和延迟期 MRI 图像。血运重建 3 个月后，96% 高强化节段功能未恢复，由此证明，对比增强节段主要由无活性心肌组成（表 15.1）。有一点需要注意，所有对比增强节段均显示首过灌注减低。Rogers 等[61,62] 认为，这种强化类型代表了 COMB，研究发现其中至少有一部分心肌功能改善。这种结果之间的差别与组间的所选病例不同有关，如梗死时间长短、梗死区供血动脉的血流和定量或定性评估功能恢复之间的差异。

少数文献报道了非急性心肌梗死的研究[65~68]，其中多采用自旋回波序列 T1WI，一些研究在梗死 3~4 周后没有发现明显的对比增强[65~68]，而另一些研究的发现则与之相反[69,70]。随着 MRI 快速 T1WI 序列的应用，梗死心肌信号有明显增强，使得甚至是陈旧心肌梗死中对比增强的显示也成为可能。Ramani 等[71] 对对比增强 MRI 评价缺血性心肌病患者存活心肌的可能性进行了实验，并将 MR 结果与 [201]Tl 静息再分布图像进行了比较。得出的主要结论是 MR 延迟图像上的高强化与 [201]Tl 静息再分布图像上无活性心肌相关，特别是无代谢或代谢异常的心肌节段。

最近，部分反转恢复快速小角度激发（FLASH）脉冲序列的应用进一步提高了对比剂注入后急性和陈旧心肌梗死的显示[72]。Kim 等[73,74] 应用这一技术发现急性和陈旧心肌梗死对比增强的面积与离体三维梯度回波 T1WI 及组织染色所定义的心肌坏死或瘢痕一致。相反，他们早期的研究[49,55] 和其他研究表明[43,57~60]，延迟图像上的高强化不仅发生在细胞坏死区，还可见于急性心肌梗死边缘心肌细胞受损但仍存活的区域（梗死边缘区）。Kim 等[73,74] 没有发现这一区域，并认为，一些研究由于部分容积效应的影响而高估了心肌梗死的面积。

应用反转恢复 FLASH 序列，Hillenbrand 等[75] 发现，梗死早期节段心肌透壁强化程度超过 75%，4 周后心肌功能不可能改善。随后，Kim 等[76] 对 50 例慢性冠状动脉疾病导致左心室功能障碍的患者在冠状动脉血运重建术前进行了 Gd-DTPA 增强 MRI 检查，所有患者中 80% 有对比增强，且随着对比增强透壁程度的增加，血运重建成功后病变心肌节段收缩功能

恢复的可能性明显下降。最近，Wu 等[77] 显示了这种新的对比增强 MR 技术对心肌梗死的检出、定位和显示透壁及非透壁心肌梗死透壁程度的能力。

对比增强 MRI 可显示无再灌注区和其周围环绕的受损心肌。冠状动脉血运恢复后，由于微血管损害和随后的红细胞、中性粒细胞及细胞碎片阻塞，梗死中心再灌注受限，这种现象称为"无再灌注"[78]。微血管阻塞表现为首过灌注及延迟强化减低，与无活性区和大面积节段心肌功能异常相关[49,52,54~56,61,62~64]。而且，研究显示，毛细血管水平的无灌注现象明确提示存在心肌功能的不可逆性损伤、心室重构和更常见的心血管并发症[54,56,79]。

对 MR 心肌对比增强的解释仍不清楚。在对急性心肌梗死实验动物模型的研究发现[43,57~60,80]，强化区包括梗死区和一部分危险区（梗死边缘区），因此，对比增强 MR 高估了梗死区的面积。梗死边缘区的强化可能与通过侧支血管的残余血流及间质水肿的存在有关[68]。心肌缺血时，由于血管扩张因子（如腺苷、白介素、乳酸和前列腺素）的释放，梗阻远端血管和侧支血管产生最大舒张[81~83]。重度缺血使血浆蛋白外渗，形成水肿，将进一步导致对比剂积聚和廓清减慢，根据这一结果，临床研究[61,62] 报道急性心肌梗死再灌注强化区的可存在活性心肌。相反，Kim 等[73~75] 应用新的成像技术，反而不能检出梗死边缘区，其研究结果表明，强化区的大小与梗死区相同。人们怀疑，这一结果有部分容积效应的影响，但这种脉冲序列对检出梗死边缘微小的 T1 变化的敏感性也应考虑在内。总的来说，当应用不同的研究方法以强化区定义存活心肌时，应考虑以下因素：①心肌梗死发生的时间。②梗死区供血动脉的血流。③成像序列及其对 T1 变化的敏感性。④对比剂剂量和对比剂注入后进行图像采集的时间。⑤层厚和部分容积效应。⑥定义存活心肌的参考标准。

更重要的是，随着快速对比增强 MRI 技术的应用，使得检出非急性心肌梗死中的对比增强成为可能（图 15.1）。一些研究小组发现[63,70,71,73,74,76,77]，亚急性期和陈旧心肌梗死的高强化代表无活性组织，并在动物实验和临床研究中报道了相似的结果。然而，导致瘢痕组织强化的确切机制仍不清楚。

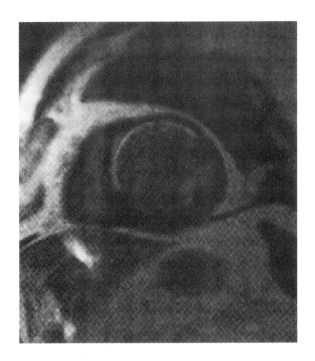

图15.1 陈旧前壁心肌梗死患者，注射Gd-DTPA（0.1mmol/kg）20min后获得的舒张末期反转恢复FLASH序列T1WI短轴图像（TR/TI/TE：400/300/4ms）。注意室间隔前部变薄和强化区域。

非特异性细胞外对比剂诊断细胞膜破裂

这种方法是通过应用非特异性细胞外对比剂诊断梗死区细胞膜破裂，从而确定心肌损伤的程度。依据对比剂的类型、其在组织中的聚集和所用脉冲序列不同，梗死区信号强度可升高或降低。T1-增强对比剂如Gd-DTPA，常增加组织MR信号；磁敏感性或T2*-增强对比剂如镝-二乙烯三胺五乙酸钠（Dy-DTPA），引起T2WI信号丢失。这两种类型的对比剂均可自由穿过毛细血管，很快分布到细胞外间隙，但不能进入细胞膜完整的细胞内。

注入Dy-DTPA后，信号强度下降是其磁敏感性和组织中再分布的结果，组织内均一分布将产生更明显的信号强度下降。对于正常心肌，细胞膜作为屏障可将对比剂的分布限制在细胞外间隙，导致组织饱和及信号均匀分布。细胞膜的选择性破坏表示细胞坏死，因而假设磁敏感依赖信号丢失能力的改变与心肌损伤的严重程度相关。鼠再灌注心肌梗死模型中，SE序列T1WI Gd-DTPA增强呈现高信号的不可逆性损害区，在SE序列T2WI Dy-DTPA也表现为高信

号[84]。人们假设这是镝在梗死心肌均匀分布的结果，表明对比剂进入了细胞内。对离体心脏的研究[85]证实了以上假设。Geschwind等[85]对鼠再灌注后不可逆心肌损伤的动物模型先后注入Gd-DTPA和Dy-DTPA进行自旋回波和梯度回波成像。Gd-DTPA用于记录再灌注区血流的存在与否及对比剂传递，而Dy-DTPA用于评价心肌活性。Gd-DTPA使再灌注梗死心肌信号明显增强，而Dy-DTPA-BMA（镝-二乙烯三胺五乙酸钠-二甲基氨）也可使梗死心肌表现为高信号。MRI检查后，应用粒子吸收分光计测量梗死区和正常心肌区域对比剂的含量。与正常心肌相比，这两种对比剂在梗死心肌的聚集均明显增加。因此，作者认为，Dy-DTPA导致磁敏感性丧失是由于心肌细胞无法将对比剂从细胞内排出所致，而不是由于其在组织中聚集的下降。

在另一个心肌梗死实验模型中，显示对比剂团注5min后，导致T1强化的细胞外对比剂如Gd-DTPA在组织中的聚集主要由血流决定。10min后，主要由对比剂可分布空间（部分分布容积即fDV）决定[86]。众所周知，对比剂注入几分钟后，Gd-DTPA造成不可逆性心肌损伤的信号强度明显增加而高于正常心肌[45,46]，这表明对比剂在心肌损伤区域的分布相对较多。随着细胞膜完整性的丧失，细胞内外间隙间的屏障不复存在。结果，Gd-DTPA的fDV分布从正常心肌的20%，增加到坏死心肌的几乎100%。随着fDV增加，细胞外对比剂平衡期组织聚集成比例增加[86]。人们认为计算危险区心肌中感兴趣区的fDV可以得到该处心肌中坏死细胞的百分数。

根据MR对比剂在不同心肌间隙中的分布定义，心肌损伤的概念已在多种动物模型中得以验证[70,80,86~90]。Pereira等[70,88]的研究显示，持续注入Gd-DTPA，Gd-DTPA的分布系数(λ)在梗死的第一周最大，并与fDV成正比，随后显著下降，与以前临床研究的对比增强过程一致[65~67]。MRI测量的分布系数与[111]In-DTPA离体放射性计数的测量值一致，而与作为残存心肌活性标志的[201]Tl摄入呈负相关[70,88]。更重要的是，MRI可检测再灌注最初数分钟的分布系数，在最初2小时内观察到信号强度从正常升高至最大，表明心肌细胞破裂[70]。

应用平面回波成像技术，Wendland等[90]测量了T1弛豫率的变化（ΔR1），弛豫率与Gd-DTPA团

注后感兴趣区组织内对比剂剂量成正比。该研究发现心肌 Δ R1 和对比剂注入后 30 分钟内血流量比例恒定,不能通过提高对比剂剂量改变这种比例关系,表明对比剂分布处于平衡状态。作者提出,在这种稳定状态下直接测量心肌和血流 T1 变化可估计对比剂的 fDV,这通过以下公式计算:(Δ R1$_{心肌}$ / Δ R1$_{血流}$)× (1 － 红细胞压积)。随后,这一假设通过鼠心肌梗死再灌注模型得以检验[80,87,89],并将测量 Gd-DTPA 的分布容积与处死动物后的 ^{99m}Tc-DTPA 自动放射图作为独立的参考标准比较,结果,两种方法结果一致。在完全梗死中,约为 90% 的 fDV 值表明示踪剂几乎进入了所有的心肌细胞。在心肌损伤分级动物模型中,进一步显示细胞外对比剂 fDV 增加与冠状动脉阻塞过程相关[80,89](图 15.2)。另外,缺血后 30～60 分钟,两种区域在高分辨 ^{99m}Tc-DTPA 自动放射图上计数密度异常增加:中心为高记数密度,周围环绕中等计数密度[80,87]。^{99m}Tc-DTPA 和其替代者 Gd-DTPA 的 fDV 值,在心肌梗死的周边带比正常心肌

高 2 倍;而在梗死核心区,fDV 值更高, 比正常心肌高 4 倍(图 15.3)。在电镜下,上述 fDV 值较高的区域内,可见中等程度的受损伤心肌中含有大量存活细胞[43,80]。由于 MRI 能够评价危险区域内坏死细胞分数及潜在的可恢复细胞,因此具有很大的发展潜力。

对非特异性细胞外 MR 对比剂这一概念以及应用其检测急性缺血性损伤后细胞膜的破裂,尚在研究中。通过计量细胞外 MR 对比剂的分布容积来确定心

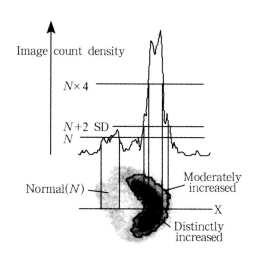

图 15.3 闭塞鼠冠状动脉 60min 后,在层厚 20μm 的自动放射图像上,描记得出的计数密度图像。有以下几种计数密度图:低计数密度(N)代表正常心肌,边缘中等增加的计数密度(N + 2 S D)代表缺血损伤,中心高计数密度(N × 4)代表严重缺血损伤。(本图片经允许摘自 Arheden H,Saeed M, Higgins CB,et al. Measurement of the distribution volume of gadopentate dimeglumine at echo-planar MR imaging to quantify myocardial infarction: comparison with ^{99m}Tc-DTPA autoradiography in rats. *Radiology* 1999, 211:698－708) Image count density:计数密度图像;Normal:正常;Moderately increased:中等增加;Distinctly increased:显著增加。

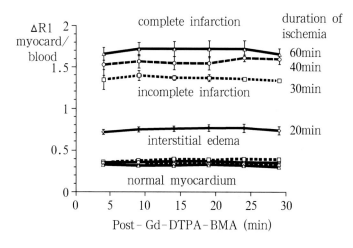

图 15.2 冠状动脉闭塞 20、30、40 和 60min 后,进行 1 小时再灌注,绘出不同缺血间期相对应的 Δ R 1 值线图。在注射 Gd-DTPA-BMA 0.2mmol/kg 后最初 30 分钟内,心肌 / 血池的 Δ R 1 值保持不变,这说明此时状态接近平衡。Δ R 1 值可代表对比剂分布系数(λ),后者用来计量分布容积分数。注意 Δ R 1 值的增加说明心肌功能严重损伤。(本图片经允许摘自 A rheden H, Saeed M, Higgins CB, et al. Reperfused rat syocardium subjected to various durations of ischemia: estimation of the distribution volume contrast material with echo-planar MR imaging. *Radiology* 2000, 215:520－528) complete infarction:完全梗死; incomplete infarction:不完全梗死;duration of ischemia:缺血间期;interstitial edema:间质水肿;normal myocardium:正常心肌;myocard/blood:心肌 / 血池;Post-Gd-DTPA-BMA:注射 Gd-DTPA-BMA 后。

肌损伤的严重程度将成为可能,这样可比仅显示增强区域提供更多的信息。然而上述方法是否有足够的可行性及临床应用的可靠性有待进一步证实。

评价坏死带的坏死特异性 MR 对比剂

针对可逆性心肌损伤的高特异性亲和力MR对比剂曾被搁置一旁。标记细胞内特异性抗体复合物[91],以及磷酸盐修饰的钆螯合物与聚集在坏死组织内沉积的钙盐相互作用[92],是以前曾经尝试过的具有代表性

的研究。但是由于考虑到对比剂的毒性作用，而没有继续此项研究。

　　顺磁性金属卟啉由于有聚集于肿瘤新生物的特性，因此其最初是作为肿瘤对比剂而发展起来的[93,94]。但是后来发现此种顺磁性金属卟啉对比剂(gadophrin-2)具有亲坏死性，而非肿瘤选择性，这个发现开辟了gadophrin-2应用的新领域[95,96]。随后，顺磁性金属卟啉对比剂被应用于几种动物模型中，以显示在闭塞和再灌注心肌梗死这两种情况下坏死的心肌[59,60,97~101]。所有文献均报道，应用顺磁性金属卟啉对比剂，坏死心肌在T1WI上呈现边界清楚的高信号，并且能提供与TTC组织化学染色相匹配的坏死组织的信息细节。

　　Pislaru等[100]对犬冠状动脉诱发血栓形成，90min后给予溶栓治疗，以产生再灌注心肌梗死。把实验犬分为3组，分别在第1、第2、第6天注射

钆—中卟啉，24h后行在体和离体MRI检查。所有实验组中，钆—中卟啉强化作用均可勾勒出梗死范围，并且与TTC染色组织学上定义的坏死区域精确匹配。Saeed等[59]诱导了鼠可逆性与不可逆性心肌损伤，于再灌注后不同时间点注射坏死特异性复合物钆—中卟啉以及非特异性T1信号增强对比剂Gd-DTPA。在不可逆性心肌损伤动物中，钆—中卟啉强化区域的范围与组织化学染色定义的梗死范围非常匹配；而由Gd-DTPA勾勒的梗死范围却大于真实梗死的范围，但其与危险区域更密切相关(图15.4，图15.5)。Saeed等[60]的另一项研究表明，再灌注后24h钆—中卟啉强化区域无室壁的增厚，而Gd-DTPA强化区域却显示心肌功能中等程度降低。因此可以推断，Gd-DTPA强化区域内包含存活和不存活心肌，由上述两种对比复合物勾勒的不同的区域范围可用以显示梗死周围带。

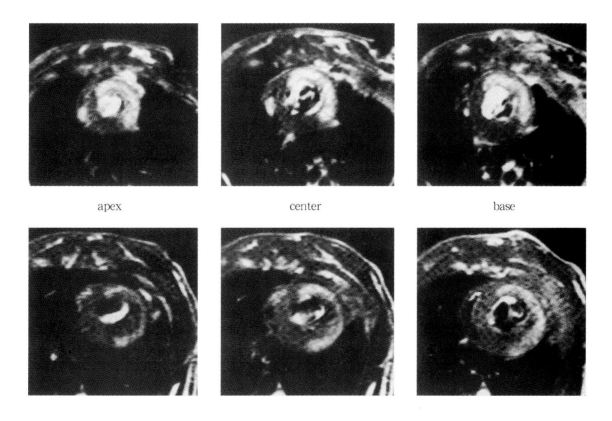

apex	center	base

图15.4　对鼠不可逆性心肌损伤进行自旋回波成像（TR／TE：300／12ms）得到的左心室三个部位（心尖、中部和心底）多层的短轴T1WI图像。上排图像为再灌注后注射对比剂Gd-DTPA　1h图像，下排图像为再灌注后注射对比剂钆—中卟啉24h图像。上述两种MR对比剂均可显示不可逆心肌损伤，其与正常心肌对比呈高强化区域。钆—中卟啉增强图像上强化区域的范围比Gd-DTPA增强图像上小。两种对比产生的强化区域范围的差异，可能代表着梗死周围的可逆的心肌损伤。（本图片经允许摘自Saeed　M，Bremerich　J，Wendland MF，et al.Reperfused myocardial infarction as seen with use of necrosis-specific versus standard extracellular MR contrast media in rats.*Radiology* 1999，213：247－257) apex：心尖；center：中部；base：心底。

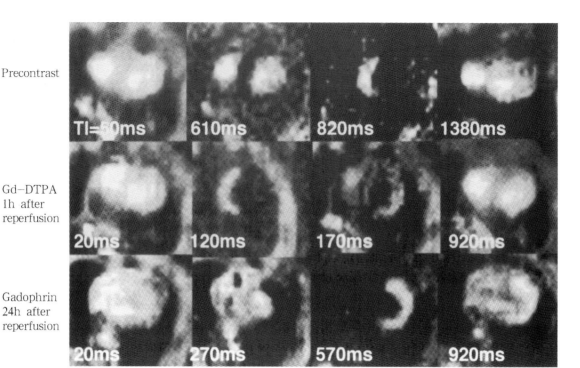

图15.5 对再灌注不可逆性心肌损伤的心脏进行反转恢复平面回波成像（TR／TE：7000／10ms），获得注射对比剂前、注射对比剂 Gd-DTPA 0.3mmol／kg 后及注射对比剂钆 — 中卟啉（gadophrin-2）0.05mmol／kg 后的 MR 轴位图像。每一系列图像均显示，不同的感兴趣区在不同的反转时间（TI）通过磁化长轴恢复置零。Gd-DTPA 增强图像上，再灌注不可逆性损伤心肌首先通过零点（TI＝120ms），随后是左室腔血池（TI＝170ms），最后是正常心肌；这是由于 Gd-DTPA 在不可逆性损伤心肌中的含量和分布容积最高，心室腔血池次之，正常心肌最低。在钆 — 中卟啉增强图像上，由于不可逆性损伤心肌中的钆 — 中卟啉含量最高，其通过零点时 TI 为 270ms；左心室腔血池和正常心肌通过零点时 TI 为 570ms。两种对比剂产生不同的 TI 效应与注射对比剂的剂量、分布容积、化学基的结合力以及注射对比剂后的成像时间有关。Precontrast：注射对比剂前；after reperfusion：再灌注后。

钆 — 中卟啉增强 MRI 不仅能够鉴别可逆性与不可逆性心肌损伤,而且具有显示形态细节信息的潜力,如非透壁、心内膜下和散发的心肌梗死。不可逆性心肌损伤的强化从 40min 持续到至少 48h[95,101],这样就有充分的时间进行注射对比剂和 MRI 检查。尽管钆－中卟啉对比剂尚不能应用于人体,但可作为心肌梗死特异性坏死标记物进一步研究。

通过功能细胞膜的离子传导而显示存活心肌

锰二吡哆醛二磷酸（Mn-DPDP）是一种应用于人体的肝胆 MR 对比剂,剂量为 5μmol／kg。类似于 Gd-DTPA,Mn-DPDP 具有 T1 缩短效应和非特异性细胞外分布的特性。曾有动物实验研究,应用高剂量（400μmol／kg）的 Mn-DPDP,以显示心肌梗死[102~104]。发现锰离子（Mn^{2+}）被从配基中缓慢释放出来后[105],随即迅速通过电压依赖性钙离子通道,而被储存在存活心肌细胞内[106~108]。由于结合 DPDP 的锰和游离的 Mn^{2+} 具有显著不同的分布和动力学特性,因此推测注射 Mn-DPDP 后,Mn^{2+} 从螯合物中释放并积聚在存活心肌细胞中而产生增强作用,即可获得 MR 图像。Bremerch 等[109]进行了一项研究,对 3 组心肌再灌注梗死的鼠分别给予 25、50 或 100μmol／kg 的 Mn-DPDP。注射对比剂 60min 后,反转恢复回波序列成像可成功测得 ΔR1 值,以监测锰聚集于心肌细胞中。正常心肌的 ΔR1 值呈线性增高,而梗死心肌和血池的 ΔR1 值却随时间推迟而下降,这说明对比剂在梗死心肌和血池中可被逐渐廓清。高分辨力反转恢复自旋回波序列也可显示因锰聚集而强化的正常

IR-SE pre   IR-SE post (1h)   T1-w post (1h)

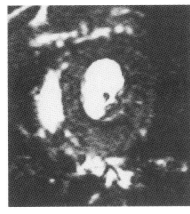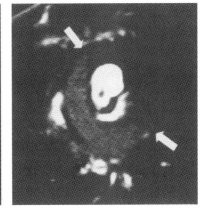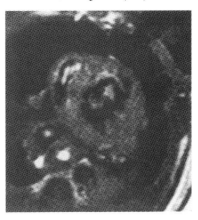

图15.6 心室中部层面的反转恢复自旋回波序列（TR/TI/TE：1 000/500/12ms）和常规T1加权自旋回波序列（TR/TE：300/12ms）短轴图像。左图为增强前图像，中图和右图为注射对比剂Mn-DPDP 100μmol/kg后的图像。注意梗死带（箭头）在反转恢复自旋回波序列增强图像上呈相对低信号，而正常心肌由于摄取了顺磁性 Mn^{2+} 而呈高信号。增强前反转恢复自旋回波序列和常规增强T1加权自旋回波序列图像上均未显示非存活心肌带。IR-SE pre：反转恢复自旋回波序列增强前图像；IR-SE post：反转恢复自旋回波序列增强后图像；T1-w post：增强T1加权图像。

心肌（图15.6）。由于锰仅积聚于存活心肌细胞内，因而，Mn-DPDP有可能应用于MRI评价心肌存活能力。

正常的细胞具有膜屏障和调控电化学梯度的能力。在正常心肌中，由于细胞膜的转导，细胞内 Na^+ 浓度通常低于细胞外间隙；而心肌缺血时，细胞内 Na^+ 浓度升高，并且在不可逆性心肌损伤中持续升高[110]。Canno等[111]应用钠（^{23}Na）MRI对动物模型的研究表明，不可逆性损伤心肌区域的信号增强。Kim等[112]也报道了类似的研究结果，因此应用 Na^+ 作为内源性标记物，MRI有可能鉴别存活与非存活心肌。而且，钠MRI的可行性已通过一些健康志愿者得以证实[113]，相信在不久的将来即可应用于临床。

■ 展望

MRI多途径、多方面显示心肌损伤，其重大意义是可准确鉴别心肌活性。近年来，由于硬件和软件技术的进步、成像速度的提高以及用以鉴别存活或非存活心肌细胞的对比剂的发展，使MRI得到越来越多的关注和更深入的研究。虽然MRI能提供很多信息，诸如冠状动脉解剖、血流和完整的细小血管，但是与已为人们所熟悉并普遍应用的超声心动图及放射性核素成像相比，MRI在缺血性心脏病的应用中仍然不甚广泛。但MRI具有无创伤性、高空间分辨力和高组织分辨力的综合优势，随着技术的日益进展，相信在不久的将来，MRI将在评价心肌活性中获得广泛应用。预计MRI可以用来指导CHD和心室功能损伤患者制订治疗方案，因此需要随机的实验研究来确保其诊断可逆性心肌失功能的价值和性价比。

■ 结束语

对鉴别可逆性与不可逆性心肌损伤，MRI是一种非常准确的方法，且能提供剩余心肌活性的信息。为实现上述目的，文中已描述了多种方法。电影MRI可定性和定量地评价心室壁厚度和收缩储备。对比增强MRI可提供组织灌注和细胞膜功能的信息。心肌活性常通过评价一些现已认可的参数，例如结构、功能、灌注和细胞完整性，这些参数均可由MRI获得。对诊断缺血性心肌病，MRI可取代现在普遍应用的其他技术，或作为其重要补充。

参考文献

[1] Higgins CB,Saeed M,Wendland M.MRI in ischemic heart disease:expansion of the current capabilities with MR contrast.*Am J Card Imaging* 1991,5: 38–50.

[2] van der Wall EE,Vliegen HW,de Roos A,et al. Magnetic resonance imaging in coronary artery disease. *Circulation* 1995,92 : 2 723–2 739.

[3] Kramer CM.Integrated approach to ischemic heart disease.The one-stop shop.*Cardiol Clin* 1998,16: 267–276.

[4] van der Wall EE, Vliegen HW,de Roos A,et al. Magnetic resonance techniques for assessment of myocardial viability. *J Cardiovasc Pharmacol* 1996,28 (Suppl 1): S37–S44.

[5] Higgins CB.Prediction of myocardial viability by MRI. *Circulation* 1999,99: 727–729.

[6] Bax JJ,de Roos A,van Der Wall EE.Assessment of myocardial viability by MRI.*J Magn Reson Imaging* 1999,10:418–422.

[7] Stillman AE,Wilke N,Jerosch-Herold M.Myocardial viability.*Radiol Clin North Am* 1999,37:361–378.

[8] Herman MV,Gorlin R.Implications of left ventricular asynergy.*Am J Cardiol* 1969,23:538–547.

[9] Lewis SJ,Sawada SG,Ryan T,et al.Segmental wall motion abnormalities in the absence of clinically documented myocardial infarction:clinical significance and evidence of hibernating myocardium.*Am Heart J* 1991, 121:1 088–1 094.

[10] Birnbaum Y,Kloner RA.Myocardial viability. *West J Med* 1996,165:364–371.

[11] Bax JJ,van Eck-Smit BL,van der Wall EE. Assessment of tissue viability:clinical demand and problems. *Eur Heart J* 1998,19:847–858.

[12] Hendel RC,Chaudhry FA,Bonow RO.Myocardial viability.*Curr Probl Cardiol* 1996,21:145–221.

[13] Rahimtoola SH.The hibernating myocardium. *Am Heart J* 1989, 117:211–221.

[14] Braunwald E, Rutherford JD.Reversible ischemic left ventricular dysfunction:evidence for the "hibernating myocardium." *J Am Coll Cardiol* 1986,8: 1 467–1 470.

[15] Tillisch J,Brunken R,Marshall R,et al. Reversibility of cardiac wall-motion abnormalities predicted by positron tomography.*N Engl J Med* 1986,314: 884–888.

[16] Di Carli MF.Predicting improved function after myocardial revascularization.*Curr Opin Cardiol* 1998, 13:415–424.

[17] Mickleborough LL, Maruyama H,Takagi Y,et al.Results of revascularization in patients with severe left ventricular dysfunction.*Circulation* 1995,92: II 73– II 79.

[18] Haas F,Haehnel CJ,Picker W,et al.Preoperative positron emission tomographic viability assessment and perioperative and postoperative risk in patients with advanced ischemic heart disease. *J Am Coll Cardiol* 1997, 30:1 693–1 700.

[19] Braunwald E, Kloner RA.The stunned myocardium:prolonged,postischemic ventricular dysfunction. *Circulation* 1982,66:1 146–1 149.

[20] Bolli R,Zhu WX,Thornby JI,et al.Time course and determinants of recovery of function after reversible ischemia in conscious dogs.*Am J Physiol* 1988,254:H102–H114.

[21] Berman DS.Use of ^{201}Tl for risk stratification after myocardial infarction and thrombolysis.*Circulation* 1997,96:2 758–2 761.

[22] Gropler RJ,Bergmann SR.Myocardial viability—what is the definition?*J Nucl Med* 1991,32:10–12.

[23] Bax JJ,Wijns W,Cornel JH,et al.Accuracy of currently available techniques for prediction of functional recovery after revascularization in patients with left ventricular dysfunction due to chronic coronary artery disease: comparison of pooled data.*J Am Coll Cardiol* 1997,30: 1 451–1 460.

[24] Saeed M,Wendland MF,Higgins CB.Contrast media for MR imaging of the heart.*J Magn Reson Imaging* 1994,4:269–279.

[25] Saeed M,Wendland MF,Watzinger N,et al.MR contrast media for myocardial viability, microvascular integrity and perfusion.*Eur J Radiol* 2000, 34:179–195.

[26] Atkinson DJ,Edelman RR.Cineangiography of the heart in a single breath hold with a segmented turboFLASH sequence.*Radiology* 1991,178:357–360.

[27] van Rugge FP,van der Wall EE,Spanjersberg SJ,et al.Magnetic resonance imaging during dobutamine stress for detection and localization of coronary artery disease.Quantitative wall motion analysis using a modification of the centerline method.*Circulation* 1994,90:127–138.

[28] Baer FM,Smolarz K,Jungehülsing M,et al. Chronic myocardial infarction:assessment of morphology, function,and perfusion by gradient echo magnetic resonance imaging and ^{99m}Tc-methoxy-isobutyl-isonitrile

SPECT.*Am Heart J* 1992,123:636—645.

[29] Perrone-Filardi P, Bacharach SL,Dilsizian V,et al.Regional left ventricular wall thickening.Relation to regional uptake of [18]fluorodeoxyglucose and ^{201}Tl in patients with chronic coronary artery disease and left ventricular dysfunction.*Circulation* 1992,86:1 125—1 137.

[30] Lawson MA,Johnson LL,Coghlan L,et al. Correlation of thallium uptake with left ventricular wall thickness by cine magnetic resonance imaging in patients with acute and healed myocardial infarcts.*Am J Cardiol* 1997,80:434—441.

[31] Pennell DJ,Underwood SR.Stress cardiac magnetic resonance imaging.*Am J Card Imaging* 1991,5: 139—149.

[32] Pennell DJ,Underwood SR,Manzara CC,et al. Magnetic resonance imaging during dobutamine stress in coronary artery disease.*Am J Cardiol* 1992,70:34—40.

[33] Nagel E,Lehmkuhl HB,Bocksch W,et al. Noninvasive diagnosis of ischemia-induced wall motion abnormalities with the use of high-dose dobutamine stress MRI:comparison with dobutamine stress echocardiography. *Circulation* 1999,99:763—770.

[34] Hundley WG,Hamilton CA,Thomas MS,et al. Utility of fast cine magnetic resonance imaging and display for the detection of myocardial ischemia in patients not well suited for second harmonic stress echocardiography. *Circulation* 1999,100:1 697—1 702.

[35] Dendale PA,Franken PR,Waldman GJ,et al. Low-dosage dobutamine magnetic resonance imaging as an alternative to echocardiography in the detection of viable myocardium after acute infarction.*Am Heart J* 1995, 130:134—140.

[36] Sechtem U,Baer FM,Voth E,et al.Stress functional MRI:detection of ischemic heart disease and myocardial viability.*J Magn Reson Imaging* 1999,10:667—675.

[37] Sayad DE,Willett DL, Hundley WG,et al. Dobutamine magnetic resonance imaging with myocardial tagging quantitatively predicts improvement in regional function after revascularization.*Am J Cardiol* 1998,82: 1 149—1 151,A10.

[38] Baer FM,Voth E,Schneider CA,et al.Comparison of low-dose dobutamine gradient-echo magnetic resonance imaging and positron emission tomography with [^{18}F] fluorodeoxyglucose in patients with chronic coronary artery disease.A functional and morphological approach to the detection of residual myocardial viability.

Circulation 1995,91:1 006—1 015.

[39] Baer FM, Theissen P, Schneider CA, et al. Dobutamine magnetic resonance imaging predicts contractile recovery of chronically dysfunctional myocardium after successful revascularization.*J Am Coll Cardiol* 1998, 31:1 040—1 048.

[40] Bouchard A,Reeves RC,Cranney G,et al.Assessment of myocardial infarct size by means of T2-weighted ^{1}H nuclear magnetic resonance-imaging.*Am Heart J* 1989, 117:281—289.

[41] Dulce MC,Duerinckx AJ,Hartiala J,et al.MR imaging of the myocardium using nonionic contrast medium: signal-intensity changes in patients with subacute myocardial infarction.*AJR Am J Roentgenol* 1993,160:963—970.

[42] Ryan T,Tarver RD,Duerk JL,et al.Distinguishing viable from infarcted myocardium after experimental ischemia and reperfusion by using nuclear magnetic resonance imaging.*J Am Coll Cardiol* 1990,15:1 355—1 364.

[43] Choi SI,Jiang CZ,Lim KH,et al.Application of breath-hold T2-weighted,first-pass perfusion and gadolinium-enhanced T1-weighted MR imaging for assessment of myocardial viability in a pig model.*J Magn Reson Imaging* 2000,11:476—480.

[44] Wisenberg G,Prato FS,Carroll SE,et al.Serial nuclear magnetic resonance imaging of acute myocardial infarction with and without reperfusion.*Am Heart J* 1988, 115:510—518.

[45] Masui T,Saeed M,Wendland MF,et al.Occlusive and reperfused myocardial infarcts:MR imaging differentiation with nonionic Gd-DTPA-BMA.*Radiology* 1991, 181:77—83.

[46] Saeed M, Wendland MF, Takehara Y, et al. Reperfusion and irreversible myocardial injury: identification with a nonionic MR imaging contrast medium. *Radiology* 1992, 182: 675—683.

[47] Atkinson DJ, Burstein D, Edelman RR.First-pass cardiac perfusion: evaluation with ultrafast MR imaging.*Radiology* 1990, 174: 757—762.

[48] Manning WJ, Atkinson DJ, Grossman W, et al.First-pass nuclear magnetic resonance imaging studies using gadolinium-DTPA in patients with coronary artery disease.*J Am Coll Cardiol* 1991, 18: 959—965.

[49] Judd RM, Lugo-Olivieri CH, Arai M, et al. Physiological basis of myocardial contrast enhancement in fast magnetic resonance images of 2-day-old reperfused

canine infarcts. *Circulation* 1995, 92: 1 902–1 910.

[50] Kim RJ, Chen EL, Lima JA, et al. Myocardial Gd-DTPA kinetics determine MRI contrast enhancement and reflect the extent and severity of myocardial injury after acute reperfused infarction. *Circulation* 1996, 94: 3 318–3 326.

[51] Saeed M, Wendland MF, Yu KK, et al. Identification of myocardial reperfusion with echo planar magnetic resonance imaging. Discrimination between occlusive and reperfused infarctions. *Circulation* 1994, 90: 1 492–1 501.

[52] Lima JA, Judd RM, Bazille A, et al. Regional heterogeneity of human myocardial infarcts demonstrated by contrast-enhanced MRI. Potential mechanisms. *Circulation* 1995, 92: 1 117–1 125.

[53] Judd RM, Reeder SB, Atalar E, et al. A magnetization-driven gradient echo pulse sequence for the study of myocardial perfusion. *Magn Reson Med* 1995, 34: 276–282.

[54] Wu KC, Zerhouni EA, Judd RM, et al. Prognostic significance of microvascular obstruction by magnetic resonance imaging in patients with acute myocardial infarction. *Circulation* 1998, 97: 765–772.

[55] Rochitte CE, Lima JA, Bluemke DA, et al. Magnitude and time course of microvascular obstruction and tissue injury after acute myocardial infarction. *Circulation* 1998, 98: 1 006–1 014.

[56] Gerber BL, Rochitte CE, Melin JA, et al. Microvascular obstruction and left ventricular remodeling early after acute myocardial infarction. *Circulation* 2000, 101: 2 734–2 741.

[57] Nishimura T, Yamada Y, Hayashi M, et al. Determination of infarct size of acute myocardial infarction in dogs by magnetic resonance imaging and gadolinium-DTPA: comparison with indium-111 antimyosin imaging. *Am J Physiol Imaging* 1989, 4: 83–88.

[58] Schaefer S, Malloy CR, Katz J, et al. Gadolinium-DTPA-enhanced nuclear magnetic resonance imaging of reperfused myocardium: identification of the myocardial bed at risk. *J Am Coll Cardiol* 1988, 12: 1 064–1 072.

[59] Saeed M, Bremerich J, Wendland MF, et al. Reperfused myocardial infarction as seen with use of necrosis-specific versus standard extracellular MR contrast media in rats. *Radiology* 1999, 213: 247–257.

[60] Saeed M, Lund G, Wendland MF, et al. Magnetic resonance characterization of the peri-infarction zone of reperfused myocardial infarction with necrosis-specific and extracellular nonspecific contrast media. *Circulation* 2001, 103: 871–876.

[61] Rogers WJ Jr, Kramer CM, Geskin G, et al. Early contrast-enhanced MRI predicts late functional recovery after reperfused myocardial infarction. *Circulation* 1999, 99: 744–750.

[62] Kramer CM, Rogers WJ, Mankad S, et al. Contractile reserve and contrast uptake pattern by magnetic resonance imaging and functional recovery after reperfused myocardial infarction. *J Am Coll Cardiol* 2000, 36: 1 834–1 840.

[63] Sandstede JJ, Lipke C, Beer M, et al. Analysis of first-pass and delayed contrast-enhancement patterns of dysfunctional myocardium on MR imaging: use in the prediction of myocardial viability. *AJR Am J Roentgenol* 2000, 174: 1 737–1 740.

[64] Dendale P, Franken PR, Block P, et al. Contrast enhanced and functional magnetic resonance imaging for the detection of viable myocardium after infarction. *Am Heart J* 1998, 135: 875–880.

[65] Eichstaedt HW, Felix R, Dougherty FC, et al. Magnetic resonance imaging(MRI) in different stages of myocardial infarction using the contrast agent gadolinium-DTPA. *Clin Cardiol* 1986, 9: 527–535.

[66] Nishimura T, Kobayashi H, Ohara Y, et al. Serial assessment of myocardial infarction by using gated MR imaging and Gd-DTPA. *AJR Am J Roentgenol* 1989, 153: 715–720.

[67] van Dijkman PR, van der Wall EE, de Roos A, et al. Acute, subacute, and chronic myocardial infarction: quantitative analysis of gadolinium-enhanced MR images. *Radiology* 1991, 180: 147–151.

[68] Saeed M, Wendland MF, Masui T, et al. Myocardial infarction: assessment with an intravascular MR contrast medium. Work in progress. *Radiology* 1991, 180: 153–160.

[69] Fedele F, Montesano T, Ferro-Luzzi M, et al. Identification of viable myocardium in patients with chronic coronary artery disease and left ventricular dysfunction: role of magnetic resonance imaging. *Am Heart J* 1994, 128: 484–489.

[70] Pereira RS, Prato FS, Sykes J, et al. Assessment of myocardial viability using MRI during a constant infusion of Gd-DTPA: further studies at early and late periods of reperfusion. *Magn Reson Med* 1999, 42: 60–68.

[71] Ramani K, Judd RM, Holly TA, et al.Contrast magnetic resonance imaging in the assessment of myocardial viability in patients with stable coronary artery disease and left ventricular dysfunction. *Circulation* 1998, 98: 2 687–2 694.

[72] Simonetti O, Kim RJ, Fieno DS, et al.An improved MR imaging technique for the visualization of myocardial infarction.*Radiology* 2001, 218: 215–223.

[73] Kim RJ, Fieno DS, Parrish TB, et al.Relationship of MRI delayed contrast enhancement to irreversible injury, infarct age, and contractile function. *Circulation* 1999, 100: 1 992–2 002.

[74] Fieno DS, Kim RJ, Chen EL, et al.Contrast-enhanced magnetic resonance imaging of myocardium at risk: distinction between reversible and irreversible injury throughout infarct healing.*J Am Coll Cardiol* 2000, 36: 1 985–1 991.

[75] Hillenbrand HB, Kim RJ, Parker MA, et al. Early assessment of myocardial salvage by contrast-enhanced magnetic resonance imaging. *Circulation* 2000,102: 1 678–1 683.

[76] Kim RJ, Wu E, Rafael A, et al.The use of contrast-enhanced magnetic resonance imaging to identify reversible myocardial dysfunction.*N Engl J Med* 2000, 343: 1 445–1 453.

[77] Wu E, Judd RM, Vargas JD, et al.Visualization of presence, location, and transmural extent of healed Q-wave and non-Q-wave myocardial infarction. *Lancet* 2001, 357: 21–28.

[78] Kloner RA, Ganote CE, Jennings RB.The "no-reflow"phenomenon after temporary coronary occlusion in the dog.*J Clin Invest* 1974; 54: 1 496–1 508.

[79] Ito H, Tomooka T, Sakai N, et al.Lack of myocardial perfusion immediately after successful thrombolysis.A predictor of poor recovery of left ventricular function in anterior myocardial infarction. *Circulation* 1992; 85: 1 699–1 705.

[80] Arheden H, Saeed M, Higgins CB, et al. Reperfused rat myocardium subjected to various durations of ischemia: estimation of the distribution volume of contrast material with echo-planar MR imaging.*Radiology* 2000, 215: 520–528.

[81] Cobb FR, Bache RJ, Rivas F, et al.Local effects of acute cellular injury on regional myocardial blood flow.*J Clin Invest* 1976, 57: 1 359–1 368.

[82] Berne RM, Rubio R.Acute coronary occlusion: early changes that induce coronary dilatation and the development of collateral circulation.*Am J Cardiol* 1969, 24: 776–781.

[83] Factor SM,Okun EM,Kirk ES.The histological lateral border of acute canine myocardial infarction.A function of microcirculation.*Circ Res* 1981, 48:640–649.

[84]Saeed M,Wendland MF,Masui T,et al.Reperfused myocardial infarctions on T1-and susceptibility-enhanced MRI:evidence for loss of compartmentalization of contrast media.*Magn Reson Med* 1994, 31:31–39.

[85] Geschwind JF,Wendland MF,Saeed M,et al. AUR Memorial Award.Identification of myocardial cell death in reperfused myocardial injury using dual mechanisms of contrast-enhanced magnetic resonance imaging. *Acad Radiol* 1994, 1:319–325.

[86] Diesbourg LD,Prato FS,Wisenberg G,et al. Quantification of myocardial blood flow and extracellular volumes using a bolus injection of Gd-DTPA:kinetic modeling in canine ischemic disease.*Magn Reson Med* 1992, 23:239–253.

[87] Arheden H,Saeed M,Higgins CB,et al.Measurement of the distribution volume of gadopentetate dimeglumine at echo-planar MR imaging to quantify myocardial infarction:comparison with ^{99m}Tc-DTPA auto-radiography in rats.*Radiology* 1999, 211:698–708.

[88] Pereira RS,Prato FS,Wisenberg G,et al.The determination of myocardial viability using Gd-DTPA in a canine model of acute myocardial ischemia and reperfusion. *Magn Reson Med* 1996, 36:684–693.

[89] Wendland MF,Saeed M,Arheden H,et al.Toward necrotic cell fraction measurement by contrast-enhanced MRI of reperfused ischemically injured myocardium. *Acad Radiol* 1998, 5 (Suppl 1):S42–S46.

[90] Wendland MF,Saeed M,Lauerma K,et al.Alterations in T1 of normal and reperfused infarcted myocardium after Gd-BOPTA versus GD-DTPA on inversion recovery EPI.*Magn Reson Med* 1997, 37:448–456.

[91] Weissleder R,Lee AS,Khaw BA,et al. Antimyosin-labeled monocrystalline iron oxide allows detection of myocardial infarct:MR antibody imaging. *Radiology* 1992, 182:381–385.

[92] Adzamli IK,Blau M,Pfeffer MA,et al. Phosphonate-modified Gd-DTPA complexes.Ⅲ: The detection of myocardial infarction by MRI.*Magn Reson Med* 1993, 29:505–511.

[93] Hindre F,Le Plouzennec M,de Certaines JD,et al.Tetra-*p*-aminophenylporphyrin conjugated with Gd-DTPA:tumorspecific contrast agent for MR imaging.*J Magn*

Reson Imaging 1993, 3:59—65.

[94] Nelson JA, Schmiedl U, Shankland EG. Metalloporphyrins as tumor-seeking MRI contrast media and as potential selective treatment sensitizers. *Invest Radiol* 1990, 25 (Suppl 1):S71—S73.

[95] Ni Y, Marchal G, Yu J, et al. Localization of metalloporphyrin-induced "specific" enhancement in experimental liver tumors:comparison of magnetic resonance imaging, microangiographic, and histologic findings. *Acad Radiol* 1995, 2:687—699.

[96] Ni Y, Petre C, Miao Y, et al. Magnetic resonance imaging-histomorphologic correlation studies on paramagnetic metalloporphyrins in rat models of necrosis. *Invest Radiol* 1997, 32:770—779.

[97] Marchal G, Ni Y, Herijgers P, et al. Paramagnetic metalloporphyrins:infarct avid contrast agents for diagnosis of acute myocardial infarction by MRI. *Eur Radiol* 1996, 6:2—8.

[98] Ni Y, Marchal G, Herijgers P, et al. Paramagnetic metalloporphyrins:from enhancers of malignant tumors to markers of myocardial infarcts. *Acad Radiol* 1996, 3 (Suppl 2):S395—S397.

[99] Herijgers P, Laycock SK, Ni Y, et al. Localization and determination of infarct size by Gd-mesoporphyrin-enhanced MRI in dogs. *Int J Card Imaging* 1997, 13:499—507.

[100] Pislaru SV, Ni Y, Pislaru C, et al. Noninvasive measurements of infarct size after thrombolysis with a necrosis-avid MRI contrast agent. *Circulation* 1999, 99:690—696.

[101] Choi SI, Choi SH, Kim ST, et al. Irreversibly damaged myocardium at MR imaging with a necrotic tissue-specific contrast agent in a cat model. *Radiology* 2000, 215:863—868.

[102] Saeed M, Wagner S, Wendland MF, et al. Occlusive and reperfused myocardial infarcts:differentiation with Mn-DPDP-enhanced MR imaging. *Radiology* 1989, 172:59—64.

[103] Pomeroy OH, Wendland M, Wagner S, et al. Magnetic resonance imaging of acute myocardial ischemia using a manganese chelate, Mn-DPDP. *Invest Radiol* 1989,
24:531—536.

[104] Saeed M, Wendland MF, Takehara Y, et al. Reversible and irreversible injury in the reperfused myocardium:differentiation with contrast material-enhanced MR imaging. *Radiology* 1990, 175:633—637.

[105] Gallez B, Bacic G, Swartz HM. Evidence for the dissociation of the hepatobiliary MRI contrast agent Mn-DPDP. *Magn Reson Med* 1996, 35:14—19.

[106] Chauncey DM Jr, Schelbert HR, Halpern SE, et al. Tissue distribution studies with radioactive manganese: a potential agent for myocardial imaging. *J Nucl Med* 1977, 18:933—936.

[107] Hunter DR, Haworth RA, Berkoff HA. Cellular manganese uptake by the isolated perfused rat heart: a probe for the sarcolemma calcium channel. *J Mol Cell Cardiol* 1981, 13:823—832.

[108] Brurok H, Schjott J, Berg K, et al. Effects of MnDPDP, DPDP⁻⁻, and $MnCl_2$ on cardiac energy metabolism and manganese accumulation. An experimental study in the isolated perfused rat heart. *Invest Radiol* 1997, 32:205—211.

[109] Bremerich J, Saeed M, Arheden H, et al. Normal and infarcted myocardium:differentiation with cellular uptake of manganese at MR imaging in a rat model. *Radiology* 2000, 216:524—530.

[110] Pike MM, Kitakaze M, Marban E. ²³Na-NMR measurements of intracellular sodium in intact perfused ferret hearts during ischemia and reperfusion. *Am J Physiol* 1990, 259:H1 767—H1 773.

[111] Cannon PJ, Maudsley AA, Hilal SK, et al. Sodium nuclear magnetic resonance imaging of myocardial tissue of dogs after coronary artery occlusion and reperfusion. *J Am Coll Cardiol* 1986, 7:573—579.

[112] Kim RJ, Lima JA, Chen EL, et al. Fast ²³Na magnetic resonance imaging of acute reperfused myocardial infarction. Potential to assess myocardial viability. *Circulation* 1997, 95:1 877—1 885.

[113] Parrish TB, Fieno DS, Fitzgerald SW, et al. Theoretical basis for sodium and potassium MRI of the human heart at 1.5 T. *Magn Reson Med* 1997, 38:653—661.

第16章 冠状动脉MRA技术和应用

MATTHIAS STUBER

RENE M.BOTNAR

KRAIG V.KISSINGER

WARREN J.MANNING

冠心病是西方国家发病率和死亡率均较高的疾病之一。目前，冠心病诊断的金标准仍然是X线冠状动脉造影，在美国[1]和欧洲每年进行的诊断性冠状动脉造影逾100万例。X线冠状动脉造影可显示冠状动脉狭窄并指导治疗，但X线冠状动脉造影是有创性检查，且费用昂贵，患者和术者都暴露于有潜在危害性的电离辐射中，少数情况下还会出现严重的并发症。此外，相当一部分患者经X线冠状动脉造影检查并未发现明显病变[2]，但却承担了高昂的检查费用及发生并发症的风险。因此，临床急需一种性价比更高且无创性的冠状动脉成像方法。

冠状动脉MRA具有许多优点，并有着广阔的应用前景。作为无创性检查，MRA可以进行任意层面成像，无放射性且不使用碘对比剂。此外，还具有相当高的空间分辨力，目前尚未发现任何短期或长期的不良反应。

20世纪80年代末[3,4]，开始了应用MRA进行冠状动脉成像的探索，尽管这些早期的研究无法确切识别冠状动脉狭窄，但MRI评价冠状动脉的潜力仍激发了学者们对这一领域的浓厚兴趣。

由于冠状动脉管径细，走行迂曲，且受周围脂肪和心肌信号的影响。因此，冠状动脉MRA图像的成功采集对技术的要求很高；呼吸运动以及心脏正常周期性收缩所致的心脏搏动的影响，这些运动幅度超出冠状动脉直径几倍以上，因此，必须使用有效的MRI技术来抑制运动的影响；此外，冠状动脉管腔与心肌和心包脂肪等周围组织间的对比增加，对于成功显示冠状动脉十分重要。

本章所介绍的多数方法在目前主流MRI扫描仪上都能够实现，但有一些技术可能需要特殊配置，如导航设备等。本文将回顾冠状动脉MRA技术及其进展、抑制运动的特殊技术及对比增强技术的应用，并展示有代表性的图像资料。

技术因素

多数冠状动脉MRA研究和技术进展均在1.5T MRI扫描仪上进行，在0.5T的低场MRI扫描仪上也可获得高质量的冠状动脉MRA图像[5~7]。

运动伪影的抑制

心脏有自身和外在两种运动。心脏的自身运动是R-R间期内的收缩和舒张运动；外在运动是呼吸引起的心脏移位。由于心脏外在和自身的运动幅度大大超过冠状动脉直径，从而引起MRI图像上冠状动脉模糊和重影，因此，需要最大限度地减少这两种运动所造成的不利影响。

心脏自身运动的抑制

亚毫米级的冠状动脉MRA不能在一个 R-R 间期内完成图像的采集，并且冠状动脉MRA的图像采集必须与心动周期同步，因此，且须应用k-空间分段采集技术（图16.1）。由于外周脉搏探测方法的效果较差，k-空间分段采集技术必须使用准确的同步化心电图。尽管心电触发优于外周脉搏探测，但在强静磁场（质子动力效应）和快速切换的梯度磁场下，难以检测可靠的 R 波，而向量心电图可获得更好的心电触发[8]。

为了进一步减少图像中的运动伪影，冠状动脉MRA图像需在较短的采集时间窗（<100ms）和心脏运动幅度最小的时相内采集，而冠状动脉在等容舒张期（约 R 波后 350～400 ms）和舒张中期相对静止[9]。由于亮血（梯度回波）冠状动脉MRA依赖于非饱和自旋质子的流入，且舒张中期冠状动脉血流速度较快，因而通常在舒张中期采集图像。然而，近来

的研究表明舒张中期触发采集具有个体特异性，而且不能由心率来预测[10,11]。因此，需要通过观察电影图像或应用更先进的自动计算方法确定具有个体特异性的触发延迟[11]。

呼吸运动的抑制

屏气技术

冠状动脉MRA的主要限制因素是呼吸运动引起的心脏位移伪影。这些伪影可引起重影和模糊，因而造成图像质量下降并影响对冠状动脉的显示及局部狭窄的判断。为了补偿呼吸运动，早期采用的是屏气法抑制呼吸运动[12]。二维冠状动脉MRA通过连续平行的图像采集，目的是在连续屏气时进行冠状动脉近段的成像[13]。最近，三维屏气技术也已应用于冠状动脉MRA[14~16]，但尚处在研究阶段[17]。屏气法具有成像速度快的优点，可很容易地应用于健康志愿者和冠心

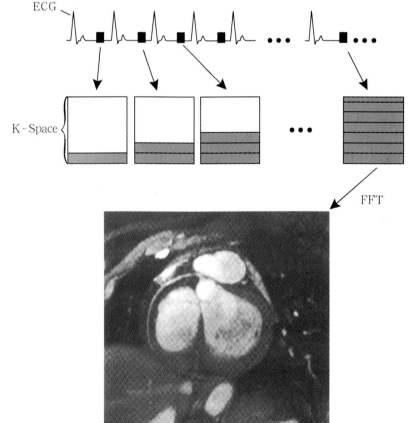

Coronary MRA

图16.1 冠状动脉MRA心电触发、k-空间节段和舒张期图像采集的原理。当 k-空间采集完成后，通过快速傅立叶转换产生MRA图像。Coronary MRA：冠状动脉MRA；ECG：心电图；k-space：k-空间；MR Data collection：MR 数据采集。

病患者,特别对于静脉注射细胞外对比剂进行首过对比增强冠状动脉MRA,目前屏气法是必须的。

　　然而,屏气技术的实际应用仍有很多局限性。大多数患者需连续屏气,有心脏或肺部疾病的患者常难以承受超过5~10s的屏气时间。而完成一个足够范围的扫描常需连续屏气30~40次。其他的屏气方法包括多次短暂屏气法[18]和视听反馈训练屏气法[19~21],这些方法均可用于减少呼吸运动伪影和患者的不适,但仅适用于高度配合的患者。即使对于非常配合的患者,屏气法的实施也存在问题。在连续屏气时,可能会出现膈顶位移,且常常较为明显[12,22~25],在连续屏气过程中,膈和心脏的位置变化可达1cm,因此产生图像配准错误[25]。误登录会使冠状动脉节段间出现"缝隙",从而被误认为是由于冠状动脉狭窄所引起的信号流空。此外,信号增强技术如三维成像、信号平均和折叠抑制技术等,在通常的屏气时间(15s)内并不实用。

信号平均和风箱呼吸技术

　　最初的自由呼吸冠状动脉MRA采用复合信号平均法来减少运动伪影[26~27]。这种平均方法对于相对低的空间分辨力成像(> 1~2mm)是可行的,但却不能准确地检出冠状动脉狭窄。另一种早期的自由呼吸成像方法运用胸部风箱呼吸进行呼气末期门控[24,27],研究表明,这种方法达到的效果要优于当时的屏气技术。风箱呼吸增加了呼吸反馈监测,通过用于监控胸壁的扩张,从而实施门控呼气末期的图像采集[21]。然而,风箱呼吸门控常不可靠,可能会出现胸壁扩张和膈运动间的相对相位漂移,导致图像上的运动伪影。因此,更准确、更灵活的磁共振导航技术已经代替了风箱门控方法。

自由呼吸导航技术

　　Ehman和Felmlee[28]首次提出允许检查时自由呼

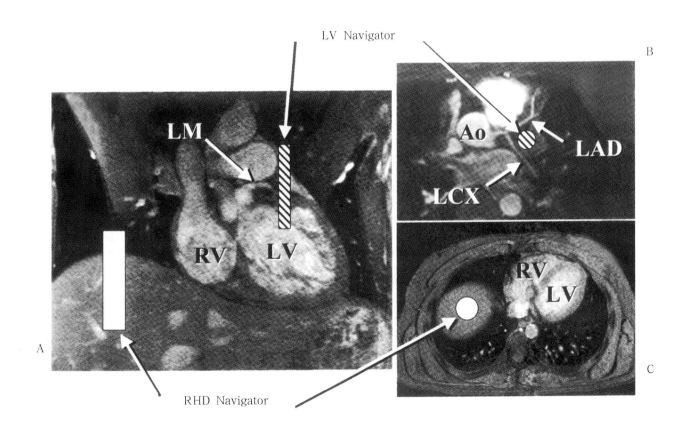

图16.2　在冠状面(图A)及横轴面(图B和图C)定位像上的右侧膈顶导航(图A和图C)及左室游离壁导航(图A和图B)确定导航位置。LV Navigator:左室游离壁导航;RHD Navigator:右侧膈顶导航;RV:右室;LM:左冠状动脉主干;Ao:升主动脉;LAD:左冠状动脉前降支;LCX:左冠状动脉回旋支。

吸的呼吸导航技术,用以解决屏气方法带来的时间限制和减少对患者配合的要求。自由呼吸导航技术特别适用于采集时间较长的三维冠状动脉MRA,并且由于信噪比(CNR)的提高,使得后处理时可得到亚毫米级空间分辨力的薄层图像。呼吸导航使信号增强技术如信号平均和折叠抑制的应用,有了更大的灵活性。导航门控的应用受到了较大的关注,它的发展经历了一个由"简单"到"复杂"的过程(表16.1)。其原理是通过磁共振导航"追踪"一个交界面的运动,在呼气末界面位置附近设定一个采集窗(通常3~5mm),只有当选定的界面落入这个采集窗内时才进行图像采集(图16.2和图16.3)。尽管使用导航/自由呼吸技术可以减少对患者配合的要求并降低操作者技术的复杂性,但膈位置的漂移和患者胸廓的运动仍是存在的问题[24,29]。自由呼吸时胸廓运动会导致运动伪影,通过使用局部前饱和带和脂肪饱和技术,可最大限度地减少前胸壁信号,从而减少胸廓运动伪影[30]。俯卧位扫描尽管会使患者感到不舒适,但可作为另一种有效减少胸廓运动并增强导航效果的方法,此法不适用于膈导航[31]。

导航的定位和几何学

导航可以定位于任何能够准确反映呼吸运动的界面,如右侧膈顶[20,27,32](图16.2)、左侧膈、前胸壁或直接定位于左室前游离壁[24,33](图16.2),通过跟踪两个相交平面[34,35]或二维选择性笔形波束的激发[36],即可设定导航。尽管相交平面法操作简单,但可能会影响磁化从而导致局部信号缺失,因此在心脏检查中不推荐直接应用相交平面导航定位。而二维选择性笔形波束激发使用较小的射频激发角,故对感兴趣区磁化的影响可降至最小,因此,二维选择性笔形波束激发法可直接进行左室定位,且目前尚无图像层间干扰的报道[24,33]。然而,研究表明,呼吸所造成的心脏移位主要在人体纵轴方向[37]。所以,大多数单一导航定位的图像质量相近[24,33],因此,目前普遍推荐右侧膈顶定位,因为在一系列的冠、矢、轴定位像上,右侧

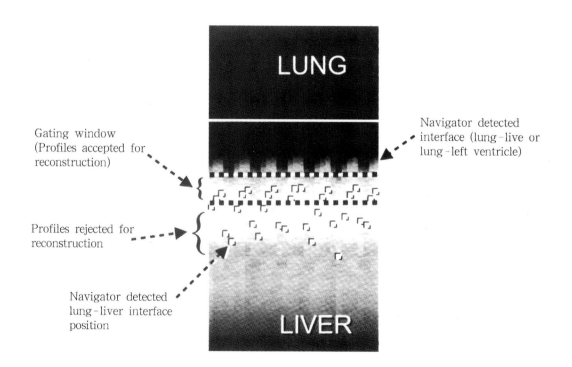

图16.3 自由呼吸导航在系统控制台上动态显示。x轴代表时间,y轴代表肺—肝界面。当导航探测到的肺—肝界面或肺—左心室界面(白色方块)进入特定的门控窗(虚线)范围内时,即开始k-空间采集并进行图像重建。如果上述界面位于门控窗范围外,所采集到的k-空间将不被用于图像重建,并在下一个R—R间期重新测量。Gating window (Profiles accepted for reconstruction):门控窗(用于图像重建的采集数据);Profiles rejected for reconstruction:不被用于图像重建的采集数据;Navigator detected lung-liver interface position:导航探测到的肺—肝界面位置;Navigator detected interface (lung-liver or lung-left ventricle):导航探测界面(肺—肝或肺左心室)。

表16.1　导航门控技术

屏　气	自由呼吸
● 持续呼气末采集	● 多次平均
● 持续吸气末采集	● 风箱门控
● 经训练的多次屏气采集	● 导航
● 视／听反馈	● 相交平面法
● 过度通气	● 二维选择性笔形波束法
● 补氧法	● 回顾性门控
	● 实时运动纠正（"轨迹跟踪"）
	● 运动－适应性门控
	● 实时适应平均法
	● 复合导航

（右栏箭头旁标注：技术复杂性逐渐增加）

膈顶最易识别。

导航门控

门控技术可以是前瞻性的（即在冠状动脉图像采集前决定，并提供修正层面位置的机会）[27,38]，也可以是回顾性的（即在图像采集后但在图像重建前）[35,39,40]。只有在导航监测的界面位于一定的范围或门控窗内，才能进行图像重建（图16.3）。目前使用的不附带跟踪技术的导航门控，采用3mm呼气末膈窗，可在1/3R-R间期内进行图像采集，即33%导航效率[24]。

导航门控和追踪技术

Wang等[37]对心脏边界进行MRI研究后发现，呼吸对心脏位置的影响主要位于人体纵轴方向。在呼气末，对于膈与心脏运动的关系来说，右冠状动脉约为0.6，左冠状动脉约为0.7。这种相对固定的关系及计算机处理能力的进展，有利于实现对成像容积位置进行实时跟踪的前瞻性导航门控[32,41]。这有利于应用更宽的门控窗，并可通过提高导航效率来缩短扫描时间。导航跟踪也常指前瞻性的适应性运动修正，成像容积位置的修正是通过对层面选择射频激发频率和解调相位及频率（依赖于导航探测的界面位置）的前瞻性实时调整完成的。实时跟踪技术的应用，使采用5mm膈窗的导航效率接近50%[41]，而使用3mm膈窗和单纯导航门控的导航效率仅为33%。与屏气法相比，应用实时导航追踪技术的冠状动脉MRA可大大减少图像配准错误，且不论是二维或三维成像，其图像质量也可保持不变或有所提高[24,33]。

单纯导航追踪技术

屏气技术的局限性包括多次屏气时膈的位移和呼气末位置不一致。为了解决这些问题，联合应用屏气法冠状动脉MRA与导航追踪技术[42,43]，可在连续屏气时采集冠状动脉MRA图像，并使各次屏气时和各次屏气之间膈漂移对成像的影响降至最小。

k-空间重组

目前，依据导航检测界面位置的更高级导航算法可更有效地进行重要的k-空间采集。这一k-空间重组技术的应用包括：运动适应门控（MAG）[44]、减少变异算法(DVA)[45]、自动窗选择相位排列(PAWS)[46]以及区域运动适应再整理技术（ZMART），后者包括一个前瞻性的适应性射频激发角度校正[47]。

适应平均化

新近出现了一种不使用心电门控、不屏气、不使用导航门控技术的呼吸运动抑制技术,特别有助于心律不齐或呼吸不规律的患者。首先对冠状动脉血管进行实时成像并进行应用平均化技术处理[48],交叉－相关技术被用于自动识别冠状动脉实时成像的图像,并在每一帧图像中定位冠状动脉,然后所有信息被用于每一帧图像的选择平均化,以提高信噪比和改善图像质量,但这项技术对于冠心病患者的可靠性仍需进一步阐明。

导航、预脉冲和成像序列

以上所描述的大多数导航技术，可任意与预脉冲技术和二维或三维成像序列联合应用（图16.4）。由于导航技术反映信号采集期间心脏的位置，在图像采集停止前立即进行导航定位和导航分析至关重要[49]。然而，早于导航激发的预脉冲可能对导航探测界面的位置产生不利影响。这个因素在序列设计时必须加以考虑。对于非选择性预脉冲如反转或双反转预脉冲可能会影响随后用于界面探测的导航磁化，因此，反转或双反转预脉冲后局部再反转磁化的导航—恢复预脉冲技术，已经得以发展并成功应用[50]。

MR 对比增强技术

位于心外膜的冠状动脉被心包脂肪和心肌包绕，因而只有提高冠状动脉管腔与外周组织的对比，才能成功地显示冠状动脉。通过使用MRI预脉冲技术（内源性对比增强）、在使用或不使用预脉冲情况下注射对比剂（外源性对比增强）或流入效应（在连续的射频脉冲下未饱和质子进入成像层面），才能获得冠状动脉血池及其周围组织间的对比。脂肪饱和[51]、磁化转换对比[26]、T2 准备[52, 53]（图16.5）、局部饱和带（REST）、反转[54, 55]和双反转[56]预脉冲技术均可用于增强冠状动脉 MRA 的对比。

内源性对比增强

亮血冠状动脉 MRA 中的脂肪饱和技术

大多数人的冠状动脉周围有心包脂肪包绕，脂肪组织具有相对较短的 T1 时间（1.5T 磁场下为250ms），其信号强度与血流信号相近。脂肪饱和预脉冲用于选择性地抑制冠状动脉周围的脂肪信号，从而提高冠状动脉的信号强度。通常需要频率选择性预脉冲尽量减低脂肪信号，才能显示冠状动脉。在螺旋成像中，也可使用波谱空间射频激励脉冲，选择性地激发血液中的水分子，以增强冠状动脉的信号强度[57]。

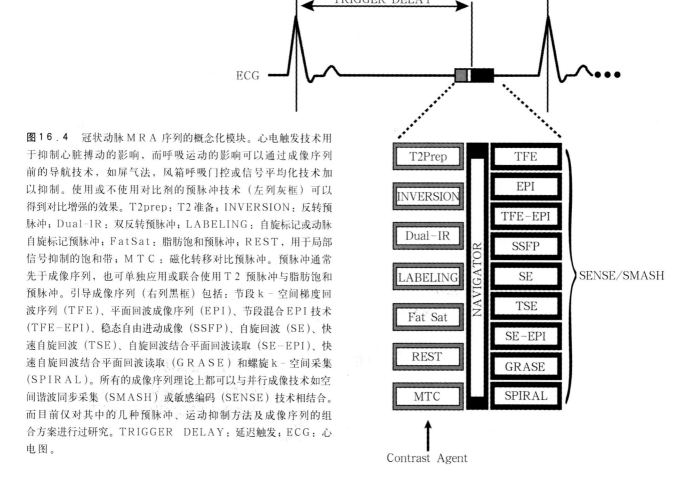

图16.4 冠状动脉 MRA 序列的概念化模块。心电触发技术用于抑制心脏搏动的影响，而呼吸运动的影响可以通过成像序列前的导航技术，如屏气法，风箱呼吸门控或信号平均化技术加以抑制。使用或不使用对比剂的预脉冲技术（左列灰框）可以得到对比增强的效果。T2prep：T2 准备；INVERSION：反转预脉冲；Dual-IR：双反转预脉冲；LABELING：自旋标记或动脉自旋标记预脉冲；FatSat：脂肪饱和预脉冲；REST，用于局部信号抑制的饱和带；MTC：磁化转移对比预脉冲。预脉冲通常先于成像序列，也可单独应用或联合使用 T2 预脉冲与脂肪饱和预脉冲。引导成像序列（右列黑框）包括：节段 k-空间梯度回波序列（TFE）、平面回波成像序列（EPI）、节段混合 EPI 技术（TFE-EPI）、稳态自由进动成像（SSFP）、自旋回波（SE）、快速自旋回波（TSE）、自旋回波结合平面回波读取（SE-EPI）、快速自旋回波结合平面回波读取（GRASE）和螺旋 k-空间采集（SPIRAL）。所有的成像序列理论上都可以与并行成像技术如空间谐波同步采集（SMASH）或敏感编码（SENSE）技术相结合。而目前仅对其中的几种预脉冲、运动抑制方法及成像序列的组合方案进行过研究。TRIGGER DELAY：延迟触发；ECG：心电图。

亮血冠状动脉MRA图像中的心肌信号

　　冠状动脉紧贴于心外膜脂肪及心外膜心肌表面走行。心肌与冠状动脉血流的T1时间相近（1.5T磁场下分别为850ms和1200ms），因而，连续射频激发下血流交换（流入效应）减少时，三维冠状动脉MRI上的冠状动脉信号复杂。有许多方法可用于增强冠状动脉与心肌间的对比，而其中最有前景的是预脉冲技术如T2准备预脉冲[52, 53]和磁化转移对比预脉冲[26]。由于冠状动脉血流与心肌的T2时间分别为250ms和50ms，T2准备预脉冲抑制心肌信号的同时也相对地保留冠状动脉血流信号（图16.5）。此外，与冠状动脉伴行的冠状静脉内T2时间为35ms的脱氧血液也可被有效抑制[53]，这一技术特别适用于心包脂肪量少且有粗大静脉伴行于左前降支及回旋支时。因此，使用脂肪饱和T2准备或磁化转移对比预脉冲

技术，冠状动脉管腔表现为亮信号，周围脂肪和心肌的信号强度则被减低。

黑血冠状动脉MRA中心肌和心包脂肪的信号

　　在黑血冠状动脉MRA中，希望心肌的信号增强而冠状动脉管腔的信号减低。为此，在非选择性反转预脉冲后应用层面选择反转预脉冲组成双反转预脉冲，用于在所需的水平上复原心肌的初始磁化[58]。对于黑血冠状动脉MRA，心肌和心外膜脂肪须为高信号，以得到低信号的冠状动脉血池与周围心肌及脂肪的最大信号对比，因此，不能使用脂肪饱和技术。

外源性对比增强

　　亮血时间飞跃法（TOF）冠状动脉MRA在很大

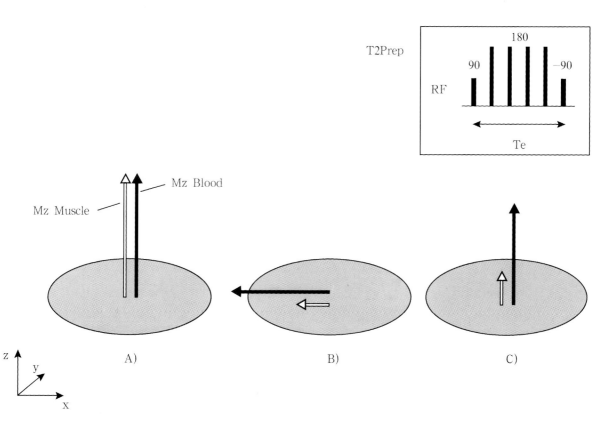

图16.5　用于在冠状动脉血池和心肌之间产生对比增强的T2准备预脉冲原理[52]。血流的T2值（250ms）明显长于心肌的T2值（50ms）。血液（黑箭头）和心肌（白箭头）的磁化向量初始时相等，但z轴上的磁化向量在非层面选择性90°射频脉冲的作用下，转换到横向平面（图A）。经过一系列重复非选择性180°重聚脉冲后，血液和心肌的横向磁化向量均在一个回波时间（TE）经历了一个T2延迟，这一T2延迟使心肌的T2值更短而使其信号增强（图B）。在最后一个非选择性90°射频脉冲激励后，血液和心肌的横向磁化向量又重新转换到z轴方向（图C）。图C显示成像前血流和心肌的纵向磁化向量。由于血流的纵向磁化向量相对大于心肌，从而在图像上获得高信号的血池和低信号的心肌。Mz Blood：血液z轴上的磁化向量；Mz Muscle：心肌z轴上的磁化向量；T2 Prep：T2准备。

程度上依赖于流入成像平面的不饱和质子和血液，如果血流缓慢，饱和效应就会导致信号丢失。此外，血管壁、斑块及血栓的信号强度也可能近似于冠状动脉血流[59]。而在对比增强 MRA 上，血流信号的强化主要依赖于管腔内血液的 T1 弛豫率，从而使"真正的"管腔成像。随着 MR 对比剂的应用，可明显缩短冠状动脉内血液 T1 弛豫时间，以增加冠状动脉 MRA 的对比噪声比(CNR)[54, 55, 60~62]。为此，美国食品及药品管理局(FPA)已经批准了很多细胞外对比剂如马根维显（Berlex 实验室，Wayne，New Jersey）、钆双胺（Omniscan；Nycomed Amersham，Buckinghamshire，United Kingdom）、钆特醇（ProHance；Bracco Diagnostics，Princeton，New Jersey）以及细胞内对比剂如氧化铁（AMI227；Advanced Magnetics，Cambridge，Massachusetts）、MS-325（Epix Medical，Cambridge，Massachusetts）和 NC100150（Clariscan；Nycomed Amersham）。由于细胞外对比剂很快渗入细胞外间隙，因此，这种对比剂只能在屏气技术下进行快速首过成像[14]。然而，应用血管外对比剂进行首过冠状动脉 MRA 时，当采集一个以上的成像层块时，需多次重复注射对比剂。对比剂首次注射后每注射一次，因渗入细胞外间隙的对比剂使 T1 时间逐渐缩短，细胞外间隙的信号持续增强，CNR 逐渐降低。应用血管内对比剂的固有优势在于其允许较长的成像时间，因此，在使用血管内对比剂时可应用非屏气方案，其可

重复扫描而 CNR 保持不变，且无需重复多次注药[55]。当血管内对比剂与自由呼吸导航技术联合应用时，可在自由呼吸状态下得到高分辨力的冠状动脉 MRA，也可联合使用三维成像、信号平均和折叠抑制等信号增强技术。

空间分辨力

对冠状动脉 MRA 空间分辨力的要求取决于是否需明确冠状动脉开口部位及冠状动脉近端的走行（如怀疑先天性冠状动脉变异）或检出局部冠状动脉狭窄。空间分辨力分别为 300、500、1 000 和 2 000 μm 时的 X 线冠状动脉造影图像，在分辨力为 500 和 1 000 μm 时，很容易检出冠状动脉局部狭窄（箭头）；而平面内分辨力高于 1 000 μm 时，虽然能够显示冠状动脉，但仅可隐约提示冠状动脉管腔异常而无法明确显示狭窄（图 16.6）。因此，为了能够识别局部狭窄，冠状动脉 MRA 需要亚毫米级的空间分辨力。

即便平面内空间分辨力达到了亚毫米级，但冠状动脉 MRA 相对较厚的层厚（1.5~3mm）却使每个体素呈长方形，导致倾斜成像或多平面重建后管腔成像模糊。正方形体素冠状动脉 MRA 的优点是可使血管边缘更为锐利[63]，但所付出的"代价"是降低了图像的信噪比（SNR）。

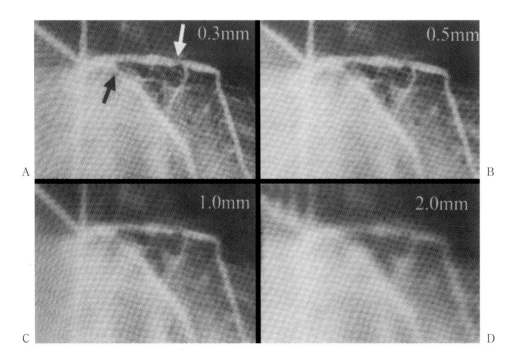

图 16.6 常规 X 线冠状动脉造影的空间分辨力。图 A 空间分辨力为 300 μm，显示左冠状动脉前降支近端（白箭头）和左冠状动脉回旋支近端（黑箭头）的局部病变。图 B、图 C 和图 D 的空间分辨力分别为 500、1 000 及 2 000 μm。

专用线圈

为达到冠状动脉MRA所要求的平面内空间分辨力和最大的信噪比，需使用特定的心脏接收线圈。由于随着靶器官与接收线圈间距离的增加信噪比急剧下降，目前经优化后的专用心脏线圈已适应于心脏的大小和心脏与胸壁间的距离。右冠状动脉、左冠状动脉主干和左冠状动脉前降支的位置都相对靠前。几乎所有生产厂家都提供专用的心脏相控阵线圈，其灵活性（单一或多个前部线圈可以分别与后部的线圈相结合）和信噪比均高于体线圈。目前所使用的所有冠状动脉MRA检查的心脏专用线圈应采用统一标准。

预扫描及靶向容积采集

心脏的大小、外形、心尖的指向及冠状动脉均具有极大的个体差异性。因此，对每一个患者，平行左、右冠状动脉主支的成像平面都需加以适当的调整[5,15]。同时，由于冠状动脉的走行迂曲，还必须确保成像容积能够包括整个感兴趣的血管节段，为此，需要进行空间分辨力较低的定位像扫描以显示冠状动脉的大体解剖，重要的是获得所有定位像的呼吸抑制方法及时间应与进行高分辨力的冠状动脉成像相一致[30]（图16.7）。如果高分辨力冠状动脉MRA的数据在一次屏气时间内采集，则定位像也应在一次屏气中采集。同样，如果在舒张中期采集冠状动脉MRA，定位像也应当在心动周期的同一时间点采集。对于导航自由呼吸冠状动脉MRA，则必须预扫一个自由呼吸的低分辨力定位像。作者使用的是心电触发自由呼吸多层面二维节段梯度回波技术，在轴、矢、冠方向上分别

采集9个层面的定位像。根据采集到的图像，很容易确定右膈顶的导航定位及其与心底部的位置关系（图16.2），第二次心电触发三维快速梯度平面回波定位像扫描就可通过导航门控获得包括冠状动脉的成像容积。经过第二次定位像扫描，就可显示左冠状动脉主干及右冠状动脉的开口部位。

通过三点计划扫描软件可以很容易地获得沿左、右冠状动脉主干的预定扫描容积范围（图16.8）。使用这个软件，操作者先在第二次扫描的定位像上沿感兴趣血管用鼠标确定3个点，随后，软件即可自动计算出高分辨力冠状动脉MRA的扫描方向及层面补偿[30]。

二维和三维图像采集

随着每个心动周期多个相位编码快速采集的应用，有可能在少于20个心动周期的时间内采集一幅二维图像，因而屏气技术可用于呼吸补偿，Edelman等[12]首次报道了这一技术的临床应用，其充分利用了流入增强效应所产生的冠状动脉与周围静止组织之间的对比。然而，冠状动脉的迂曲走行限制了二维成像方式的应用，这是由于部分冠状动脉位于成像平面以外，造成了局部信号丢失可能被误认为是局部狭窄，此外还有信噪比的限制、每次屏气时因配准错误所造成的图像层面不一致以及长期屏气过程中膈的漂移均是二维屏气冠状动脉MRA目前存在的问题。随着更先进的梯度系统的发展和软件的改进，呼吸补偿三维冠状动脉MRA将会得到更广泛的应用[35,53]。三维冠状动脉MRA克服了二维技术的许多局限[5,26]，并具有一些明显的优势，包括信噪比的增加、图像配准的

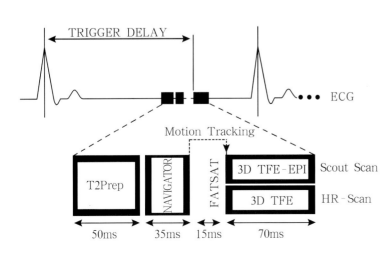

图16.7　基于导航门控和实时运动追踪的三维定位像扫描与高分辨力冠状动脉ＭＲＡ序列模式图。图示序列的各组成部分：T2预脉冲、饱和预脉冲（REST）、导航、脂肪饱和预脉冲（Fatsat）和三维成像序列及心电门控触发间的相互关系。注意定位像与高分辨力冠状动脉ＭＲＡ的平行结构。（本图片经允许摘自 Stuber M, Botnar RM, Danias PG, et al. Double-oblique free-breathing high-resolution coronary MRA. *J AM coll Cardiol* 1999, 34: 524-531）TRIGGER DELAY：延迟触发；ECG：心电图；Motion Tracking：运动追踪；Scout Scan：定位扫描；HR-Scan：高分辨扫描；T2 Prep：T2准备；NAVIGATOR：导航；FAT SAT：脂肪饱和；3D：三维。

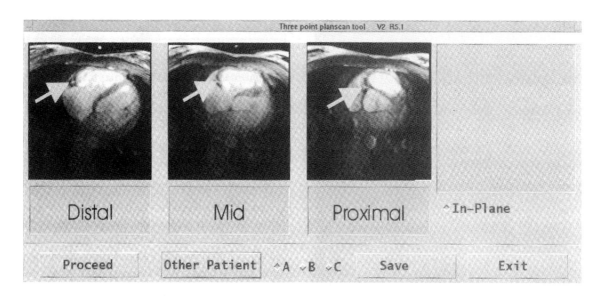

图16.8　三点计划扫描软件。通过自由呼吸导航门控三维快速梯度回波－平面回波成像（TFE－EPI）序列采集的定位像在三个不同解剖层面上获得图中显示的横断面图像。在所有三幅图像上，应用三点计划扫描软件手工确定右侧冠状动脉（箭头）的位置。通过软件自动计算出这三个点的双倾斜成像层面。（本图片经允许摘自 Stuber M,Botnar RM,Danias PG,et al.Double-oblique free-breathing high resolution 3D coronary MRA.*J AM Coll Cardiol* 1999, 34;524-531) Distal：远段；Mid：中段；Proximal：近段；In-Plane：平面内；Proceed：进行；Other Patient：其他患者；Save：保存；Exit：退出。

改善及减少了医患之间很多不必要的协调。而其中信噪比的改善具有更为重要的意义，这是由于其可改善空间分辨力且层厚也可以变得更薄，容积成像的数据可以在任何方向上进行后处理。然而由于血液的流入效应减弱，三维冠状动脉MRA 的对比噪声比常较低。因此，与二维技术相比，对比剂的应用可能会更明显地提高三维冠状动脉MRA 中的应用潜力。最近报道的三维采集方法如螺旋成像[64, 65]和自由呼吸实时导航技术，已可达到亚毫米级的空间分辨力[33]（图16.9，图16.10）。

冠状动脉MRA 采集序列

　　尽管冠状动脉MRA 在过去10年里取得了很大进步，但"理想"的成像序列还没有形成统一。从理论上讲，冠状动脉MRA 序列包括如下内容（图16.4，图16.7）：

■心电（ECG）门控用以抑制心脏搏动的影响
■呼吸运动抑制如屏气、风箱呼吸和导航技术
■增强冠状动脉与周围组织之间对比噪声比的预脉冲（脂肪抑制、T2准备、磁化转移对比、主动脉根部的选择性"标记"、双反转、外源性对比剂的使用等）

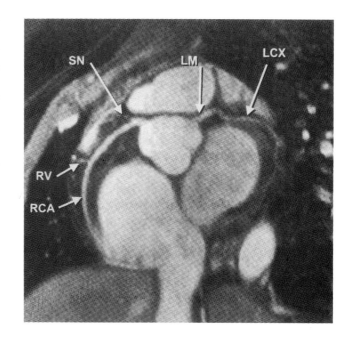

图16.9　右冠状动脉（RCA）、左冠状动脉主干（LM）及左冠状动脉回旋支（LCX）的双倾斜T2预脉冲导航门控及校正三维分段k－空间梯度回波成像序列三维重建图像。平面内空间分辨力0.7mm × 1.0mm。并可显示窦房结支（SN）及锐缘支（RV）。（本图片经允许摘自 Stuber M，Botnar RM,Danias PG,et al.Double-oblique free-breathing high-resolution 3D coronary MRA.*J AM Coll cardiol* 1999，34;524-531）RV：右室；RCA：右冠状动脉；LM：左冠状动脉主干；LCX：左冠状动脉回旋支。

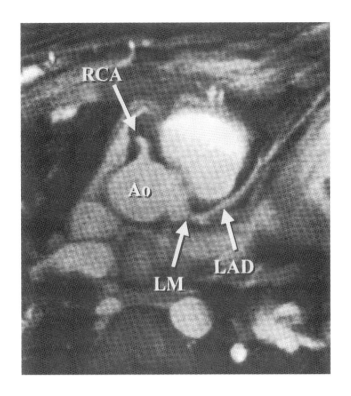

图16.10 左冠状动脉MRA同时显示降主动脉（Ao）及左冠状动脉主干、左冠状动脉前降支近端及右冠状动脉近端。此为双倾斜T2预脉冲三维导航门控及校正三维节段k-空间梯度回波成像序列采集的冠状动脉MRA图像。Ao：主动脉；LM：左冠状动脉主干；LAD：左冠状动脉前降支；RCA：右冠状动脉。

■优化冠状动脉MRA信噪比的图像采集技术

图像采集技术（表16.2）包括TOF法亮血（节段k-空间）和黑血（快速自旋回波和双反转）技术，均可用于二维（通常屏气）和三维（通常不屏气）冠状动脉MRA图像采集。

亮血冠状动脉MRA

目前所报道的绝大多数冠状动脉MRA技术都使

表16.2 图像采集技术

亮血技术	黑血技术
• 节段梯度回波	• 自旋回波
• 节段平面回波	• 双反转恢复快速自旋
• 螺旋成像	回波
• 平衡快速梯度回波	
• 对比增强	
• 细胞外对比剂	
• 细胞内对比剂	
• 主动脉自旋标记	

用二维或三维亮血TOF法节段k-空间梯度回波序列，尽管这些常规采集方法的应用最多，但各种快速采集的新方法，如平面回波成像[66]、螺旋成像[67]、稳态自由进动（SSFP）成像[68]、主动脉根部标记技术[69]、空间谐波同步采集成像（SMASH）[70]和敏感编码（SENSE）成像[71]，已经并将受到更多的关注。

二维节段k-空间梯度回波冠状动脉MRA

冠状动脉最初的有效成像是二维节段k-空间梯度回波序列，在Burstein利用此序列对离体心脏及活体动物模型冠状动脉MRA的首次报道后[72]，Edelman等[12]对人冠状动脉进行了成像。二维节段k-空间梯度回波序列在每个心动周期内可进行多相位编码采集。最初是以较大激发角度及脂肪饱和预脉冲，在连续16个心动周期内进行采集，在每个心动周期内采集8次相位的编码步阶，在12~16s的屏气时间内采集心脏舒张中期图像。由于每次屏气时膈的位置不同，因此，在"相同的位置"进行重复采集时，所显示的可能是另一段冠状动脉。由于屏气的变化和冠状动脉走行迂曲，一次完整的单支冠状动脉成像常需要30~40次屏气才能完成。

随着梯度场强和切换率的提高，以更短的TR进行二维冠状动脉成像成为可能，并在以下几个方面改进了过去的二维冠状动脉MRA：①在采集窗及空间分辨力保持不变的情况下,图像采集时的每次屏气时间缩短至6~8s。②在屏气时间不变的情况下，每个R-R间期内的相位编码步阶减少，这有利于心率过快的患者。③在屏气时间及采集时间不变的情况下，提高平面内空间分辨力，但是信噪比降低。④综合以上几点，二维屏气节段k-空间冠状动脉MRA是一种相对简单的成像技术,对于配合良好的患者能够得到很好的冠状动脉图像。

三维节段k-空间梯度回波冠状动脉MRA

三维冠状动脉MRA独特的优点在于高信噪比及可进行后处理,但图像采集时间长于大多数患者能够耐受的屏气时间和血液流入效应减弱所造成的对比减低,这些均限制了三维冠状动脉MRA的应用,但可通过自由呼吸导航、磁化转移对比[26]及T2准备预脉冲[53]等技术来解决上述问题。因此，目前三维冠状动脉MRA被绝大多数研究中心认可为"标准的"冠状动脉成像方法。由于成像范围仅包含冠状动脉的一个容积区域，自由呼吸导航三维冠状动脉MRA对操作者的要求低于二维多次屏气成像技术。

对于自由呼吸导航门控和校正三维冠状动脉MRA，在先前的定位像上使用相同的心电延迟和导航参数来确定分别与左、右冠状动脉系统平行的两个三维成像容积[30]。随后，通过亚毫米级平面内空间分辨力及每个心动周期小于80ms采集时间窗的节段k-空间梯度回波成像，重叠采集20层成像层块为30mm的冠状动脉MRA图像[30,53]（图16.7）。每次三维节段梯度回波采集的时间通常为10~14min，当膈导航门控窗定为5mm时，导航效率接近50%。

三维节段k-空间平面回波冠状动脉MRA

平面回波成像的优点之一是k-空间的时间有效覆盖。因此，三维冠状动脉MRA可采用平面回波序列采集[5]。然而，与血流相关的相位错误有时会严重影响图像质量。复合节段平面回波成像技术[73]的引入，可使相位错误最小化。这一技术在进行快速屏气[74]或自由呼吸三维冠状动脉MRA时应用（图16.11），在2~4个激发脉冲后跟随一个较短的平面回波成像读出链（如5~9个回波），利用平面回波成像速度快及回波和采集时间较短的优势，减小血流和运动相关的伪影[75]。

对于呼吸不规律的患者或导航门控效果欠佳时，Wielopolski等[15]使用了一种长时间（20~30s）屏气的节段三维平面回波成像技术，可联合或不联合使用外源性MR对比剂，其空间分辨力低于自由呼吸技术，每个R-R间期内的图像采集时间较长（100ms），但允许在少于13次屏气时间内，采集冠状动脉主支图像。导航追踪技术有助于屏气时间较长的图像采集[43,74]。

二维和三维螺旋采集冠状动脉MRA

Meger等[67]首次报道了螺旋采集冠状动脉MRA的应用，螺旋采集的优点包括更有效的k-空间填充、信噪比的提高和令人满意的血流特征。螺旋采集与平

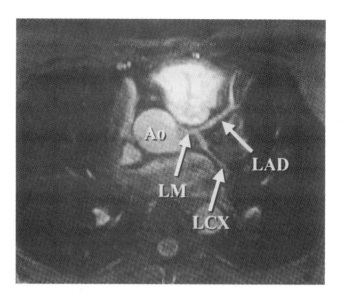

图16.11 左冠状动脉MRA同时显示降主动脉，左冠状动脉主干、前降支近端及右冠状动脉近端。这是以快速T2准备三维导航门控节段结合平面回波成像序列采集的冠状动脉MRA图像。（本图片经允许摘自Botnar RM, Stuber M, Danias PG, et al. A fast 3D approach for coronary MRA. *J Magn Reson Imag-ing* 1999, 10:821-825）Ao：主动脉；LM：左冠状动脉主干；LCX：左冠状动脉回旋支；LAD：左冠状动脉前降支。

面回波成像[66]均可采用单次激发k-空间轨道填充，但间隔螺旋采集效果更好，且更适用于冠状动脉成像[64]。螺旋采集可应用于屏气（二维）或自由呼吸导航门控成像[64]。与常规笛卡儿采集方法相比，三维导航门控与校正螺旋技术相结合的单次间隔螺旋采集（每个R-R间期一个间隔），信噪比提高了将近3倍[76]（图16.12）。在每个R-R间期两个螺旋间隔时，采集时间减半，但与常规笛卡儿采集法相比仍能保持较高的信噪比。由于信噪比的增加远高于文献报道的其他成像（包括使用对比剂）技术，因而螺旋冠状动脉MRA具有广阔的应用前景。

三维稳态自由进动冠状动脉MRA

如前所述，亮血TOF法冠状动脉MRA主要依赖于流入成像平面的不饱和质子／血流所提供的冠状动脉与周围组织的对比。然而，如果血流缓慢，饱和效应将会导致信号丢失。随着MRI软、硬件的发展以及稳态自由进动序列（SSFP）的应用，使得采集高质量的心脏功能图像成为可能。这种序列不依赖于不饱和质子的流入效应产生对比[68]，可增加心室血

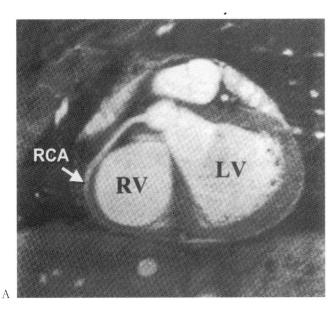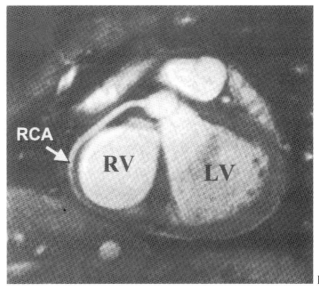

图16.12 采用常规笛卡儿三维节段 k－空间梯度回波序列（图A）和三维螺旋技术（图B）采集的右冠状动脉MRA。（本图片经允许摘自 Bornert P, Aldefeld B, Nehrke K. Improved 3D spiral imaging for coronary MR angiography. *Magn Reson Med* 2001, 45:172-175）

池与周围心肌的对比[77]，信噪比较高。许多MRI厂商已可提供各种SSFP序列，如TrueFISP、FIESTA和"平衡FFE"。初步的研究证实SSFP在冠状动脉MRA中的应用潜力[78,79]（图16.13）。

对比增强冠状动脉MRA

对比增强MRA血液信号的增强主要基于血管内T1弛豫率，因而是"真正的"管腔成像。外源性MR对比剂可分为细胞外对比剂及血管内对比剂,细胞外顺磁性对比剂（钆螯合物）已应用于冠状动脉床首过成像的研究[14,15,80]，其有效的T1弛豫率依赖于钆对比剂的弛豫能力及局部浓度。钆对比剂通过血管床的快速首过过程中，可迅速、明显地缩短血液T1弛豫时间。1.5T场强时，T1值从1 200ms迅速降至100ms以下，随即快速达到血管内外平衡并扩散至细胞外间隙，从而导致心肌T1值缩短。因此，为了准确判断钆对比剂积聚的高峰时间即最小T1值，常需注射试验剂量的对比剂，并进行主动脉根部成像以确定扫描延迟时间[80]。目前已出现了几种适用于自由呼吸和导航技术等较长扫描时间的对比剂。作者使用非选择性180°反转脉冲序列在心肌纵向磁化置零时成像（图16.14），对比研究应用血管内对比剂MS-325（Epix医疗公司）与非对比增强T2预脉冲的冠状动脉MRA[55]。在使用MS-325后，自由呼吸三维冠状动脉MRA的

CNR提高了60％而信噪比保持不变(图16.15)。Taylor等[81]曾使用三种剂量(2mg、3mg和4mg/kg)的NC100150(Clarrscan；Nycomed Amersham)进行了二维节段k-空间梯度回波成像，NC100150是由超顺磁性铁氧化物微粒构成的新型血管内对比剂。结果表明，与不使用对比剂的冠状动脉成像方法相比，NC100150可在超过2h的时间段内，有效地将血液T1值降至100ms以下，并可提供较高的信噪比和对比噪声比。目前，对MR血管内对比剂正在进行更深入的研究。

冠状动脉MRA自旋标记方法

常规的冠状动脉MRA不仅能显示冠状动脉管腔，同时也可显示冠状动脉血池及其周围结构，例如冠状动脉管壁、心肌、心脏房室血池及大血管；而X线冠状动脉造影却不能显示这些解剖结构，仅显示含有对比剂的冠状动脉管腔。Wang等[69]首先进行了自旋标记研究，使用二维选择性反转脉冲，并在收缩末期选择性标记主动脉根部的血液。300～600ms后，"标记血"流入冠状动脉近端并以2～3mm的层厚进行横轴面或斜位成像，整个图像采集可在24s的屏气时间内完成。最近这一成像方法也在自由呼吸导航门控和校正三维间隔节段螺旋冠状动脉成像中进行了多次试验[82]（图16.16）。该方法可于任意角度

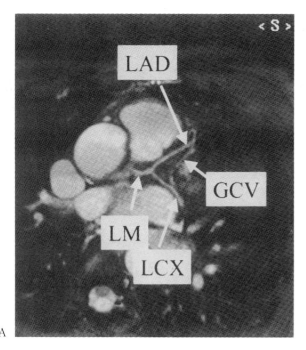
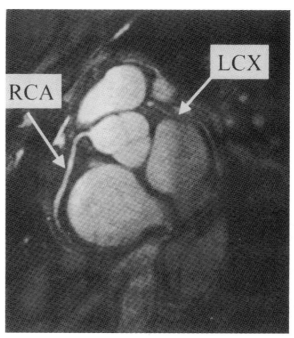

图16.13　未使用预脉冲的情况下，　SSFP（或称平衡 FFE）序列联合应用自由呼吸导航门控及运动校正技术[79] 采集的左冠状动脉（图 A）和右冠状动脉（图 B）的 M R A。LM：左冠状动脉主干；L A D：左冠状动脉前降支；G C V：心大静脉；L C X：左冠状动脉回旋支；R C A：右冠状动脉。

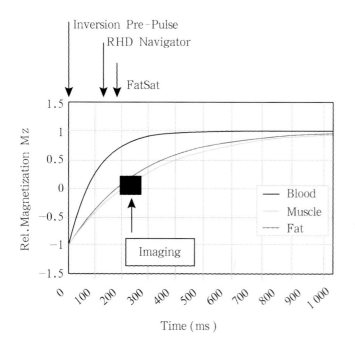

图16.14　应用缩短 T 1 值的对比剂后，血流、心肌和脂肪的纵向磁化以及用于使心肌信号置零的反转预脉冲。在心肌磁化向量零交点处进行冠状动脉 M R A 的图像采集。反转预脉冲先于右半膈顶导航、脂肪饱和预脉冲及成像序列。Inversion Pre-Pulse：反转预脉冲；R H D Navigator：右侧膈顶导航；FatSat：脂肪饱和；Blood：血液；Muscle：心肌；Fat：脂肪；Imaging：成像；Magnetization Mz：Mz 磁化向量。

显示"冠状动脉树"的三维影像，且不需要进一步的后处理。尽管该方法依赖于冠状动脉血流的速度，但仍可能成为评价近端冠状动脉和冠状动脉支架内顺行血流的一种替代方法。

黑血冠状动脉 M R A

二维自旋回波冠状动脉 MRA

早期冠状动脉 MRI 使用的是常规心电门控 SE 序列冠状动脉 MRA。这一成像技术可减低血池信号，而如周围组织心肌和心包脂肪信号则较强。尽管偶尔能成功地识别冠状动脉开口，但难以可靠地评价冠状动脉变异或血管病变。在一项早期的研究中，Lieberman 等[3] 应用心电门控 SE 序列技术进行冠状动脉成像，在 23 名受检者中，仅 7 例（约 30%）有部分冠状动脉显示。Paulin 等[4] 也以同样的方法对 6 位已行 X 线冠状动脉造影的患者进行检查，尽管图像是在心室收缩期采集的，呼吸运动也没有被抑制，且采集时间长达数分钟，但 6 例左冠状动脉主干的起始部均得以显示，其中 4 例尚显示了右冠状动脉开口，但两者均未成功显示冠状动脉狭窄。亮血梯度回波技术近年来发展迅速，使得显示近端及中段正常或

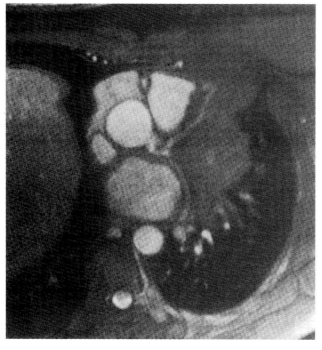
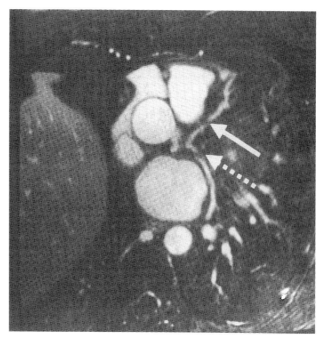

A　Endogenous Contrast Enhancement (T2Prep)

B　Exogenous Contrast Enhancement (MS-325/AngioMARK+ Inversion)

图 16.15　1 例经 X 线冠状动脉造影证实的左冠状动脉前降支（实箭头）及左冠状动脉回旋支近端（虚箭头）病变患者的左冠状动脉 M R A 。图 A 为自由呼吸三维 T 2 准备导航门控及校正节段 k - 空间梯度回波序列，图 B 为注射血管内对比剂 M S - 3 2 5 （降低 T 1 值）后的三维节段 k - 空间梯度回波序列图像，同时使用自由呼吸反转预脉冲，右半膈顶导航门控和运动校正。（本图片经允许摘自 Stuber M,Botnar RM,Danias PG,et al.Contrast agentenhanced,free-breathing,three-dimensional Coronary magnetic resonance angiography.*J Magn Reson Imaging* 1999，10;790-799）Endogenous Contrast Enhancement (T2Prep)：内源性对比增强（T2 准备）；Exogenous Contrast Enhancement (MS-325/AngioMARK+ Inversion)：外源性对比增强（MS325/ 血管介入标记 + 反转）。

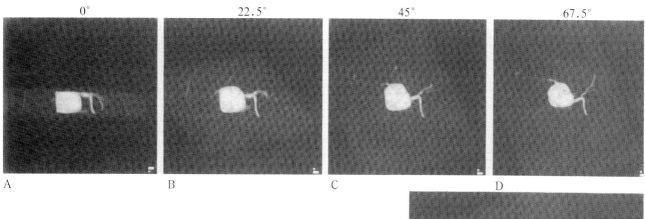

0°　　22.5°　　45°　　67.5°

A　　B　　C　　D

E

图 16.16　使用主动脉自旋标记技术，并联合应用自由呼吸三维间隔导航门控及校正螺旋成像序列采集的左冠状动脉 M R A 。信号标记平行于降主动脉，并应用了二维选择性磁化向量反转技术。图 A ～图 E 为自左向右的轴线上随观察角度变化的最大强度投影图像，显示降主动脉、左冠状动脉主干、左冠状动脉前降支和室间隔支（SI）。并同时显示自旋标记 200ms 后采集图像。A O：主动脉；LM：左冠状动脉主干；L A D：左冠状动脉前降支；SI：间隔支；L C X：左冠状动脉回旋支；R C A：右冠状动脉。

病变冠状动脉成为可能。

二维和三维快速自旋回波黑血冠状动脉MRA

尽管亮血TOF法冠状动脉MRA已可成功地进行冠状动脉成像，但由于局部涡流可造成管腔"变暗"的假象，因而难以准确显示管腔狭窄[83]，从而低估了血管的直径，造成与X线冠状动脉造影结果不一致。此外，血栓、血管壁及不同成分斑块也在亮血冠状动脉MRA上表现为高信号[59]，导致局部狭窄显示不清。与梯度回波序列相比，自旋回波序列同样具有提高信噪比的潜力。因此，"黑血"自旋回波序列冠状动脉MRA可更好地显示冠状动脉血池。

目前，应用心电触发导航门控自由呼吸双反转二维快速自旋回波技术[56]，已成功得到亚毫米级的黑血冠状动脉MRA图像(图16.17，图16.18)。黑血成像特别适于有金属植入物的患者，如血管夹、金属标记及胸骨钢丝，这些金属植入物可引起局部磁场不均匀。金属植入物所致的伪影在梯度回波亮血冠状动脉MRA上较黑血冠状动脉上更为明显(图16.18)。二维快速自旋回波双翻转冠状动脉MRA上冠状动脉血池与周围组织间的高对比噪声比提示：三维快速自旋回波成像可能进一步提高对比噪声比，进而提高空间分辨力。已有文献报道三维冠状动脉MRA"技术上"可达500μm的平面内空间分辨力[50](图16.19)。

冠状动脉MRA的前景与展望

目前冠状动脉MRA研究的焦点是对本章介绍的各种先进技术进行临床评价。最终目的在于为临床提供一种筛查冠状动脉近、中段主要病变的无创性检查技术。尽管在过去的10年中已取得了相当大的进展，但SNR和图像采集速度仍需进一步提高，以获得更高分辨力的冠状动脉MRA。为了解决这些问题，许多学者正致力于各种MRI新技术的研究，如螺旋采集、MR对比剂、主动脉根部血液标记、黑血冠状动脉MRA和快速采集方案如SMASH与SENSE，这已超出了本章讨论的范围。心脏MRI已经具有无创地进行冠状动脉管壁成像和检出亚临床动脉粥样硬化斑块的潜力，因此，应更多关注亚临床动脉粥样硬化成像的研究。

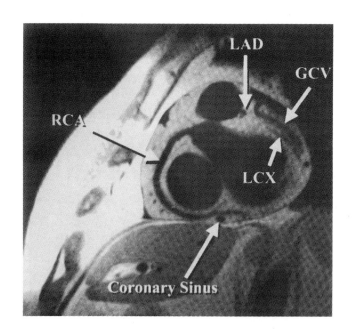

图16.17 自由呼吸导航门控及运动校正二维双反转快速自旋回波序列采集的右冠状动脉系统黑血冠状动脉MRA。图中还显示了冠状窦、左冠状动脉前降支、左冠状动脉回旋支（LCX）近端及部分心大静脉的垂直切面。(本图片经允许摘自 Stuber M，Botnar RM，Danias PG，et al.Free-breathing black blood coronary magnetic resonance angiography：initial results.*Radiology* 2001，219：278-283) Coronary Sinus：冠状窦；LAD：左冠状动脉前降支；GCV：心大静脉；LCX：左冠状动脉回旋支；RCA：右冠状动脉。

并行成像技术

并行成像技术，如SMASH[70]和SENSE[71]，是一种仅需要很少的硬件改进即可明显缩短图像采集时间的新技术。一般而言，成像的速度依赖于梯度场。而这些并行成像方法利用了多排线圈敏感性主导的特点，因此可以在部分k-空间采集完成后即开始进行图像重建，而剩余的数据通过使用单个线圈单元根据敏感度信息进行重建，虽然信噪比降低了，但成像速度提高了。原则上，这两种新的并行成像技术可以与前述的任何成像序列相结合，其与自由呼吸导航门控及导航校正、T2准备等冠状动脉MRA技术的联合应用已经取得了较理想的结果[84](图16.20)。

冠状动脉支架术后的冠状动脉MRA检查

植入冠状动脉内支架进行经皮血运重建的冠心病患者在不断增加，支架作为金属植入物会引起局

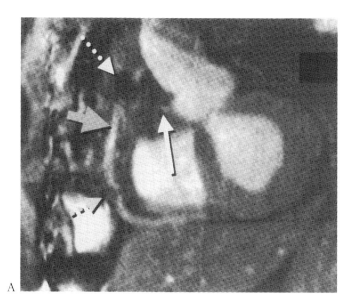
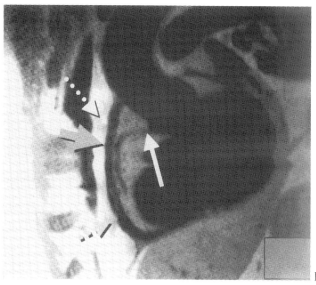

图16.18 65岁男性患者，右冠状动脉近端100%原发闭塞（白箭头），灰箭头所示为右冠状动脉搭桥血管。图A为常规亮血冠状动脉MRA，图B为黑血冠状动脉MRA。两幅图像切面大致相同，均为平行于右冠状动脉搭桥血管的双倾斜切面。血管夹（带圆点箭头）及胸骨固定钢丝（带方点箭头）所致的局部伪影在亮血冠状动脉MRA图像上较为明显，而其对黑血序列却几乎没有影响，图B明确显示了连续长节段的右冠状动脉搭桥血管。（本图片经允许摘自 Stuber M,Botnar RM,Danias PG,et al. Free-breathing black blood coronary magnetic resonance angiography：initial results. *Radiology* 2001, 219：278-283）

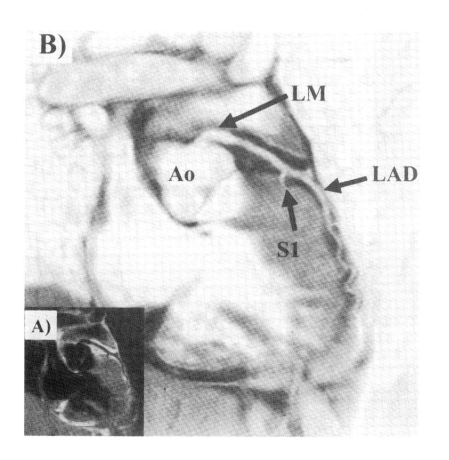

图16.19 左冠状动脉系统自由呼吸导航门控及运动校正三维黑血双反转快速自旋回波成像，平面内空间分辨力为500μm。本图显示了长达11.4cm的左冠状动脉主干、左冠状动脉前降支及部分间隔支。图A为多平面重建的原始图像。图B为视频转化反转后的放大图像。（本图片经允许摘自 Stuber M,Botnar RM,Spuentrup E, et al.Three-dimensional high-resolution fast spin-echo coronary magnetic resonance angiography.*Magn Reson Med* 2001, 45：206-211）Ao：主动脉；LM：左冠状动脉主干；LAD：左冠状动脉前降支。

部磁场变形，可在 MRI 图像上表现为局部信号缺失，因而目前尚难以直接应用 MRI 评价支架的通畅程度。与梯度回波序列技术相比，快速自旋回波序列上的支架金属伪影最小，但目前还没有大样本研究的报道。支架的几何形态、材料及方向对主磁场的影响，均为无法控制的因素，从而会明显影响伪影的大小及形态[85~87]，因此，必须开发 MR 兼容性支架。MRI（如自旋标记）对支架通畅程度的评价仍需进行大量细致的研究。

介入冠状动脉 MRA

近期发展的新型接收线圈、MRI 兼容性导管、交互实时操作界面及较短的磁体孔径成像系统均可用于介入冠状动脉 MRA[88]。尽管导管跟踪、对比剂注射、冠状动脉支架放置、MRI 实时监控下的冠状动脉血管成形术尚处于早期的探索阶段，但其为目前研究的焦点。然而，介入冠状动脉 MRA 将不再具有无创性的优势，所以需要与常规 X 线冠状动脉造影进行比较后方能得出介入冠状动脉 MRA 的特殊优点。

高场强冠状动脉 MRA

目前利用大于 1.5T 的高场强全身 MRI 系统进行心脏 MRI 研究正逐渐增多，但到目前为止，尚无 1.5T 以上场强 MRI 系统进行冠状动脉 MRA 的报道。高场强 MRA 所面临的主要问题是组织边界间磁敏感效应增加、射频脉冲穿透力减弱及血流动力学效应的增强对心电触发的影响。然而，考虑到高场强磁共振系统具有提高信噪比（与磁场强度呈线状相关）的潜力，前文所述的成像技术联合应用的价值探讨以及进行高场强与低场强冠状动脉 MRA 的对比研究仍具有重要意义。

冠状动脉管壁成像

健康人冠状动脉近段管壁的厚度不超过 1mm，因此，冠状动脉管壁成像对运动抑制以及增强冠状动脉管壁与心包脂肪、心肌和冠状动脉血池间对比的要求高于冠状动脉 MRA。应用本章所述的各项运动抑制和对比增强成像技术，数个研究组已经成功

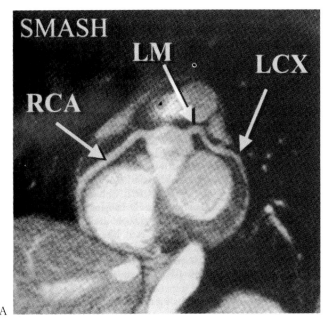
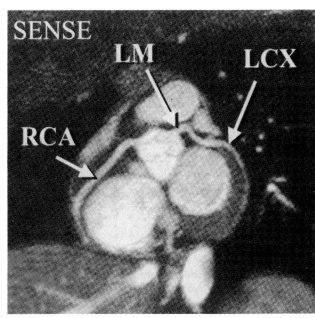

图16.20 应用空间谐波同步采集（SMASH）和敏感编码（SENSE）技术采集的右冠状动脉（RCA）、左冠状动脉主干（LM）和左冠状动脉回旋支（LCX）MRA 图像，上述两种技术的加速因子均为 2。（本图片由 D.K.Sodickson 提供）。RCA：右冠状动脉；LM：左冠状动脉主干；LCX：左冠状动脉回旋支。

进行了冠状动脉管壁成像[89, 90]。这些新的成像技术在未来许多年仍将持续引起强烈关注，并有广阔的应用前景。

结束语

理想的冠状动脉MRA技术应该能够成功地克服呼吸运动及心脏搏动的影响，同时，也可通过各种外源性或内源性机制增加冠状动脉血池与周围组织的对比。这些技术的应用使得冠状动脉近端的成像达到了亚毫米级的平面内空间分辨力。冠状动脉MRA对于原发性冠状动脉狭窄的诊断仍是临床研究的热点问题。本文介绍了多种冠状动脉MRA技术，以及有关这些技术目前对冠状动脉及桥血管病变诊断能力的评价。技术的进步、方法学的改进以及不断积累的经验，将会使MRI冠状动脉成像得到进一步的发展。

参考文献

[1] American Heart Association. *Heart and stroke facts: statistical supplement*. Dallas, TX: American Heart Association, 1999: 162–174.

[2] Budoff MJ, Georgiou D, Brody A, et al. Ultrafast computed tomography as a diagnostic modality in the detection of coronary artery disease: a multicenter study. *Circulation* 1996, 93: 898–904.

[3] Lieberman JM, Botti RE, Nelson AD. Magnetic resonance imaging of the heart. *Radiol Clin North Am* 1984, 22: 847–858.

[4] Paulin S, von Schulthess GK, Fossel E, et al. MR imaging of the aortic root and proximal coronary arteries. *AJR Am J Roentgenol* 1987, 148: 665–670.

[5] Bornert P, Jensen D. Coronary artery imaging at 0.5 T using segmented 3D echo-planar imaging. *Magn Reson Med* 1995, 34: 779–785.

[6] Yang GZ, Gatchouse PD, Keegan J, et al. Three dimensional coronary MR angiography using zonal echo planar imaging. *Magn Reson Med* 1998, 39: 833–842.

[7] Jhooti P, Keegan J, Gatehouse PD, et al. 3D coronary artery imaging with phase reordering for improved scan efficiency. *Magn Reson Med* 1999, 41: 555–562.

[8] Fischer SE, Wickline SA, Lorenz CH. Novel real-time R-wave detection algorithm based on the vectorcardiogram for accurate gated magnetic resonance acquisitions. *Magn Reson Med* 1999, 42: 361–370.

[9] Hofman MB, Wickline SA, Lorenz CH. Quantification of in plane motion of the coronary arteries during the cardiac cycle implications for acquisition window duration for MR flow quantification. *J Magn Reson Imaging* 1998, 8: 568–576.

[10] Kim WY, Botnar RM, Stuber M, et al. Patient-specific diastolic acquisition is required for right coronary MR vessel wall imaging. *Soc Cardiovasc Magn Reson* 2001: 50 (abst).

[11] Wang Y, Watts R, Mitchell IR, et al. Coronary MR angiography: selection of acquisition window of minimal cardiac motion with electrocardiography-triggered navigator cardiac motion prescanning–initial results. *Radiology* 2001, 218: 580–585.

[12] Edelman RR, Manning WJ, Burstein D, et al. Coronary arteries: breath-hold MR angiography. *Radiology* 1991, 181: 641–643.

[13] Manning WJ, Edelman RR. Magnetic resonance coronary angiography. *Magn Reson Q* 1993, 9: 131–151.

[14] Goldfarb JW, Edelman RR. Coronary arteries: breath-hold, gadolinium-enhanced, three-dimensional MR angiography. *Radiology* 1998, 206: 830–834.

[15] Wielopolski PA, van Geuns RJ, de Feyter PJ, et al. Breath-hold coronary MR angiography with volume-targeted imaging. *Radiology* 1998, 209: 209–219.

[16] Stuber M, Kissnger KV, Botnar RM, et al. Breath-hold 3D coronary MRA using real-time navigator technology. *J Cardiovasc Magn Reson* 1999, 1: 233–238.

[17] van Geuns RJ, Wielopolski PA, de Bruin HG, et al. MR coronary angiography with breach-hold targeted volumes: preliminary clinical results. *Radiology* 2000, 217: 270–277.

[18] Doyle M, Scheidegger MB, de Graaf RG, et al. Coronary artery imaging in multiple 1-sec breath holds. *Magn Reson Imaging* 1993, 11: 3–6.

[19] Liu YL, Riederer SJ, Rossman PJ, et al. A monitoring, feedback and triggering system for reproducible breath-hold MR imaging. *Magn Reson Med* 1993, 30: 507–511.

[20] Wang Y, Grimm RC, Rossman PJ, et al. 3D coro-

nary MR angiography in multiple breath-holds using a respiratory feedback monitor. *Magn Reson Med* 1995,34: 11-16.

[21] Wang Y,Christy PS,Korosec FR,et al.Coronary MRI with a respiratory feedback monitor: the 2D imaging case. *Magn Reson Med* 1995,33: 116-121.

[22] Taylor AM,Jhooti P,Keegan J,et al.Magnetic resonance navigator echo diaphragm monitoring in patients with suspected diaphragm paralysis. *J Magn Reson Imaging* 1999,9: 69-74.

[23] Holland AE,Goldfarb JW,Edelman RR.Diaphragmatic and cardiac motion during suspended breathing: preliminary experience and implications for breath-hold MR imaging. *Radiology* 1998,209: 483-489.

[24] McConnell MV,Khasgiwala VC,Savord BJ,et al.Comparison of respiratory suppression methods and navigator locations for MR coronary angiography. *AJR Am J Roentgenol* 1997,168: 1 369-1 375.

[25] Danias PG,Stuber M,Botnar RM,et al.Navigator assessment of breath-hold duration:impact of supplemental oxygen and hyper-ventilation. *AJR Am J Roentgenol* 1998,171: 395-397.

[26] Li D,Paschal CB,Haackc EM,et al.Coronary arteries:three-dimensional MR imaging with fat saturation and magnetization transfer contrast. *Radiology* 1993, 187: 401-406.

[27] Oshinski JN,Hofland L,Mukundan S Jr,et al. Two-dimensional coronary MR angiography without breath holding. *Radiology* 1996, 201: 737-743.

[28] Ehman RL,Felmlee JP.Adaptive technique for high-definition MR imaging of moving structures. *Radiology* 1989,173: 255-263.

[29] Taylor AM,Jhooti P,Wiesmann F,et al.MR navigator-echo monitoring of temporal changes in diaphragm position:implications for MR coronary angiography. *J Magn Reson Imaging* 1997,7: 629-636.

[30] Stuber M,Botnar RM,Danias PG,et al.Double-oblique freebreathing high-resolution 3D coronary MRA. *J Am Coll Cardiol* 1999,34: 524-531.

[31] Stuber M,Danias PG,Botnar RM,et al.Superiority of prone position in free-breathing 3D coronary MRA in patients with coronary disease. *J Magn Reson Imaging* 2001,13: 185-191.

[32] Sachs TS,Meyer CH,Hu BS,et al.Real-time motion detection in spiral MRI using navigators. *Magn Reson Med* 1994,32: 639-645.

[33] Stuber M,Botnar RM,Danias PG,et al.Sub-

millimeter three-dimensional coronary MR angiography with real-time navigator correction:comparison of navigator locations. *Radiology* 1999,212: 579-587.

[34] Korin HW,Ehman RL,Riederer SJ,et al.Respiratory kinematics of the upper abdominal organs:a quantitative study. *Magn Reson Med* 1992,23: 172-178.

[35] Li D,Kaushikkar S,Haacke EM,et al.Coronary arteries:three-dimensional MR imaging with retrospective respiratory gating. *Radiology* 1996,201: 857-863.

[36] Hardy CJ,Cline HE.Broadband nuclear magnetic resonance pulses with two-dimensional spatial selectivity. *J Appl Phys* 1989,66: 1 513.

[37] Wang Y,Riederer SJ,Ehman RL.Respiratory motion of the heart:kinematics and the implications for the spatial resolution in coronary imaging. *Magn Reson Med* 1995,33: 713-719.

[38] McConnell MV,Khasgiwala VC,Savord BJ,et al.Prospective adaptive navigator correction for breath-hold MR coronary angiography. *Magn Reson Med* 1997, 37: 148-152.

[39] Post JC,van Rossum AC,Hofman MB,et al. Three-dimensional respiratory-gated MR angiography of coronary arteries:comparison with conventional coronary angiography. *AJR Am J Roentgenol* 1996,166: 1 399-1 404.

[40] Hofman MB,Paschal CB,Li D,et al.MRI of coronary arteries:2D breath-hold vs 3D respiratory-gated acquisition. *J Comput Assist Tomogr* 1995,19: 56-62.

[41] Danias PG,McConnell MV,Khasgiwala VC,et al.Prospective navigator correction of image position for coronary MR angiography. *Radiology* 1997,203: 733-736.

[42] Stuber M,Botnar RM,Kissinger KV,et al.3D real-time navigator corrected black-blood coronary MRA. *J Cardiovasc Magn Reson* 1999,1: 340-341.

[43]Shea SM,Kroeker RM,Deshpande V,et al.Coronary artery imaging:3D segmented k-space data acquisition with multiple breath-holds and real-time slab following. *J Magn Reson Imaging* 2001,13: 301-307.

[44] Weiger M,Bornert P,Proksa R,et al.Motion-adapted gating based on k-space weighting for reduction of respiratory motion artifacts. *Magn Reson Med* 1997,38: 322-333.

[45] Sachs TS,Meyer CH,Irarrazabal P,et al.The diminishing variance algorithm for real-time reduction of motion artifacts in MRI. *Magn Reson Med* 1995,34: 412-422.

[46] Jhooti P,Gatehouse PD,Keegan J,et al.Phase ordering with automatic window selection(PAWS):a novel

motion-resistant technique for 3D coronary imaging. *Magn Reson Med* 2000,43: 470-480.

[47] Huber ME,Hengesbach D,Botnar RM,et al. Motion artifact reduction and vessel enhancement for free-breathing navigator-gated coronary MRA using three dimensional k-space reordering. *Magn Reson Med* 2001,45: 645-652.

[48] Hardy CJ,Saranathan M,Zhu Y,et al. Coronary angiography by real-time MRI with adaptive averaging. *Magn Reson Med* 2000,44: 940-946.

[49] Spuentrup E,Botnar RM,Kissinger KV,et al. Impact of navigator timing on image quality in navigator-gated and real-time motion-corrected free-breathing 3D submillimeter coronary MRA. *Soc Cardiovasc Magn Reson* 2001(abst).

[50]Stuber M,Botnar RM,Spuentrup E,et al. Three-dimensional high-resolution fast spin-echo coronary magnetic resonance angiography. *Magn Reson Med* 2001,45: 206-211.

[51] Manning WJ,Li W,Boyle NG,et al. Fat-suppressed breath-hold magnetic resonance coronary angiography. *Circulation* 1993,87: 94-104.

[52] Brittain JH,Hu BS,Wright GA,et al. Coronary angiography with magnetization-prepared T2 contrast. *Magn Reson Med* 1995,33: 689-696.

[53]Botnar RM,Stuber M,Danias PG,et al. Improved coronary artery definition with T2-weighted free-breathing 3D coronary MRA. *Circulation* 1999,99: 3 139-3 148.

[54] Li D,Dolan RP,Walovitch RC,et al. Three-dimensional MRI of coronary arteries using an intravascular contrast agent. *Magn Reson Med* 1998,39: 1 014-1 018.

[55] Stuber M,Botnar RM,Danias PG,et al. Contrast agent-enhanced,free-breathing,three-dimensional coronary magnetic resonance angiography. *J Magn Reson Imaging*.1999,10: 790-799.

[56] Stuber M,Botnar RM,Danias PG,et al. Free-breathing black blood coronary magnetic resonance angiography:initial results. *Radiology* 2001,219: 278-283.

[57] Meyer CH,Pauly JM,Macovski A,et al. Simultaneous spatial and spectral selective excitation. *Magn Reson Med* 1990,15: 287-304.

[58] Edelman RR,Chien D,Kim D.Fast selective black blood MR imaging. *Radiology* 1991,181: 655-660.

[59] Jara H,Yu BC,Caruthers SD,et al. Voxel sensitivity function description of flow-induced signal loss in MR imaging: implications for black-blood MR angiography with turbo spin-echo sequences. *Magn Reson Med* 1999,41: 575-590.

[60]Hofman MBM,Henson RE,Kovacs SJ,et al.Blood pool agent strongly improves 3D magnetic resonance coronary angiography using an inversion pre-pulse. *Proc Int Soc Magn Reson Med* 1997,1: 442 (abst).

[61] Stillman AE,Wilke N,Jerosch-Herold M.Use of an intravascular T1 contrast agent to improve MR cine myocardial blood pool definition in man. *J Magn Reson Imaging* 1997,7: 765-767.

[62] Taylor AM,Panting JR,Keegan J,et al.Safety and preliminary findings with the intravascular contrast agent NC100150 injection for MR coronary angiography. *J Magn Reson Imaging* 1999,9: 220-227.

[63]Botnar RM,Stuber M,Kissinger KV,et al.Free-breathing 3D coronary MRA:the impact of "isotropic" image resolution. *J Magn Reson Imaging* 2000,11: 389-393.

[64] Bornert P,Aldefeld B,Nehrke K.Improved 3D spiral imaging for coronary MR angiography. *Magn Reson Med* 2001,45: 172-175.

[65] Thedens DR,Irarrazaval P,Sachs TS,et al.Fast magnetic resonance coronary angiography with a three-dimensional stack of spirals trajectory. *Magn Reson Med* 1999,41: 1 170-1 179.

[66] Mansfield P.Real-time echo-planar imaging by NMR. *Br Med Bull* 1984,40: 187-190.

[67] Meyer CH,Hu BS,Nishimura DG,et al.Fast spiral coronary artery imaging. *Magn Reson Med* 1992, 28: 202-213.

[68] Oppelt A,Graumann R,Barfuss H,et al.FISP-a new fast MRI sequence. *Electromedica* 1986,54: 15-18.

[69] Wang SJ,Hu BS,Macovski A,et al.Coronary angiography using fast selective inversion recovery. *Magn Reson Med* 1991,18: 417-423.

[70] Sodickson DK,Manning WJ.Simultaneous acquisition of spatial harmonics (SMASH):fast imaging with radiofrequency coil arrays. *Magn Reson Med* 1997,38: 591-603.

[71] Pruessmann KP,Weiger M,Scheidegger MB,et al.SENSE:sensitivity encoding for fast MRI. *Magn Reson Med* 1999,42: 952-962.

[72]Burstein D.MR imaging of coronary artery flow in isolated and *in vivo* hearts. *J Magn Reson Imaging* 1991,1: 337-346.

[73] McKinnon GC.Ultrafast interleaved gradient-echo-planar imaging on a standard scanner. *Magn Reson Med* 1993,30 : 609-616.

[74] Stuber M,Kissinger KV,Botnar RM,et al.Fast 3D coronary artery imaging using real time navigator tracking and breath holding.*Proc Int Soc Magn Reson Med* 1998,2:847 (abst).

[75] Botnar RM,Stuber M,Danias PG,et al.A fast 3D approach for coronary MRA.*J Magn Reson Imaging* 1999,10:821-825.

[76] Bornert P,Stuber M,Botnar RM,et al.Direct comparison of 3D spiral versus Cartesian gradient echo coronary magnetic resonance angiography.*Magn Reson Med* 2001,46 (4):789-794.

[77] Heid O.True FISP cardiac fluoroscopy.*Proc Int Soc Magn Reson Med* 1997,1:320 (abst).

[78] Deshpande V,Shea S,Laub G,et al.3D magnetization-prepared true-FISP:a new technique for MR imaging of the coronary arteries.*Soc Cardiovasc Magn Reson* 2001:159 (abst).

[79] Stuber M,Boernert P,Botnar RM,et al.Three-dimensional true-FISP coronary magnetic resonance angiography.*Soc Cardiovasc Magn Reson* 2001 (abst).

[80] Zheng J,Li D,Bae KT,et al.3D gadolinium-enhanced coronary MRA:initial experience.*Proc Int Soc Magn Reson Med* 1998,2:853.

[81] Taylor AM,Keegan J,Jhooti P,et al.A comparison between segmented k-space FLASH and interleaved spiral MR coronary angiography sequences.*J Magn Reson Imaging* 2000,11:394-400.

[82] Stuber M,Bornert P,Spuentrup E,et al.Selective three-dimensional visualization of the coronary arterial lumen using arterial spin tagging.*Magn Reson Med* 2002,47 (2):322-329.

[83] Evans AJ,Blinder RA,Herfkens RJ,et al.Effects of turbulence on signal intensity in gradient echo images.*Invest Radiol* 1998,23:512-518.

[84] Sodickson DK,Stuber M,Botnar RM,et al.Accelerated coronary MRA in volunteers and patients using double-oblique 3D acquisitions with SMASH reconstruction.*Proc Int Soc Magn Reson Med* 1999 (abst).

[85] Klemm T,Duda S,Machann J,et al.MR imaging in the presence of vascular stents:a systematic assessment of artifacts for various stent orientations,sequence types,and fied strengths.*J Magn Reson Imaging* 2000,12:606-615.

[86] Lenhart M,Volk M,Manke C,et al.Stent appearance at contrast-enhanced MR angiography:*in vitro* examination with 14 stents.*Radiology* 2000,217:173-178.

[87] Hug J,Nagel E,Bornstedt A,et al.Coronary arterial stents safety and artifacts during MR imaging.*Radiology* 2000,216:781-787.

[88] Bottomley PA,Atalar E,Lee RF,et al.Cardiovascular MR probes for the outside in and for the inside out.*MAGMA* 2000,11:49-51.

[89]Fayad ZA,Fuster V,Fallon JT,et al.Noninvasive *in vivo* human coronary artery lumen and wall imaging using black-blood magnetic resonance imaging.*Circulation* 2000,102:506-510.

[90] Botnar RM,Stuber M,Kissinger KV,et al.Noninvasive coronary vessel wall and plaque imaging with magnetic resonance imaging. *Circulation* 2000,102:2 582-2 587.

第17章　与冠状动脉MRA有关的临床应用

MARTIJN S. DIRKSEN
HILDO J. LAMB
J. WOUTER JUKEMA
ALBERT DE ROOS

过去10年中，与冠状动脉MRA有关的技术及其临床应用取得了极大的进展。多种MRI技术如磁共振血管成像和磁共振血流量测量等，均得以进步并应用于冠状动脉检查中。本章将讨论冠状动脉MRA的动物实验研究现状及其临床应用。

目前，冠状动脉MRI检查的临床应用包括以下几个方面：①检出冠状动脉变异。②检出明显狭窄的冠状动脉。③冠状动脉壁及斑块成像。④冠状动脉血流量测量。⑤冠状动脉桥血管成像。在介绍冠状动脉MRA检查技术后，本章将在随后的各节中介绍这些技术的临床应用。血管壁、斑块成像及先进的冠状动脉MRA技术将在其他各章节中进行更详细的讨论。本章还将对应用钆对比剂进行增强MRI检查以及冠状动脉MRA检查的安全性加以讨论。

▉冠状动脉MRA检查技术

心脏搏动及呼吸运动所致的伪影，使冠状动脉MRA检查复杂化。心脏收缩引起的心脏搏动可导致图像模糊，但心电触发装置的使用可大大减少心脏运动伪影。在患者的胸前或后背贴上电极片，以检测心电图R波，根据R波的出现而延迟触发，可保证在舒张期进行图像采集(图17.1)。在整个心动周期中，舒张期心脏运动较轻微。Yang等[1]的研究表明，这一时间约为66～333ms，对于左冠状动脉，其时间平均为161ms；而右冠状动脉的时间平均为120ms。应用触发延迟技术，在这一短时间窗内进行图像采集，以避免冠状动脉运动所造成的图像模糊。数据采集的时间窗越短，冠状动脉图像越清晰。在实际工作中，图像采集时间窗应为150ms或更短。目前，心电触发技术已普遍应用于所有磁共振冠状动脉检查中。

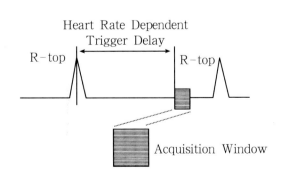

图17.1　触发延迟和采集窗示意图。伴随R波激励的心率依赖性延迟触发。R-top：R波峰；Heart Rate Dependent Trigger Delay：心率依赖性延迟触发；Acquisition Window：采集窗。

心脏运动的补偿方式：

■ 心电触发

呼吸运动的补偿方式：

■ 呼吸导航门控

■ 屏气技术

目前有两种技术可用以补偿呼吸运动的影响。第一种是患者无须屏气的呼吸导航门控技术，其仅在呼气末时相采集图像，这是在冠状动脉 MRA 时，通过应用追踪膈运动的导航回波技术实现的（图 17.2，图 17.3）。其原理为，在每一个呼气终末时相内，均在膈处于同一位置时进行图像采集，这种技术称为"层面追踪"，可将呼吸运动伪影最小化。扫描序列通常使用的是导航回波引导的超快速三维梯度回波序列。导航技术非常有效可靠，但过长的检查时间限制了其在临床上的广泛应用[2~5]。第二种是屏气法，患者在受检时屏气可大大减少呼吸运动伪影。目前有一种在一次或多次屏气下，对整个冠状动脉树成像的"靶扫描冠状动脉容积成像"（VCATS）技术[6]（图 17.4）。屏气序列常为超快速心电触发三维梯度回波或平面回波序列。屏气法的优点在于可缩短采集时间，但受检者必须耐受屏气并且配合良好。冠状动脉磁共振成像技术在第 16 章已做详细讨论，本章不做赘述。

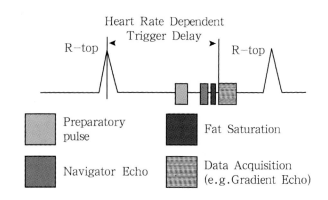

图 17.2 导航序列。在采集窗前，导航回波即开始检测膈的位置，并触发图像采集。且通常应用对比增强的预脉冲和脂肪饱和脉冲（见第 16 章）。R-top：R 波峰；Heart Rate Dependent Trigger Delay：心率依赖性延迟触发；Preparatory pulse：预脉冲；Fat Saturation：脂肪饱和；Navigator Echo：导航回波；Data Acquisition (e.g. Gradient Echo)：图像采集（例如梯度回波）。

冠状动脉变异

背景知识

目前，冠状动脉 MRA 最广泛的临床应用是诊断冠状动脉变异。在一些情况下，变异的冠状动脉是潜在的致死原因。

常见的冠状动脉先天性变异发病率约为 0.3%～0.8%[7]。在所有因胸痛行冠状动脉造影的成年人中，

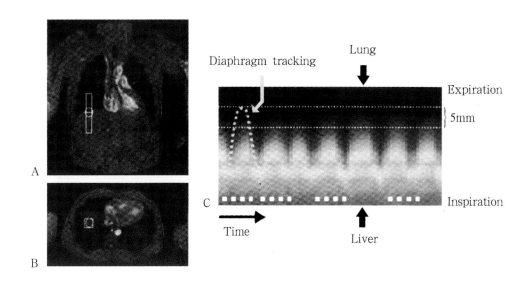

图 17.3 设置导航束。冠状面（图 A）和轴面（图 B）图像显示在数据采集期间，导航束（白色矩形区域）检测膈位置。图 C 示膈随时间的运动。仅在呼气相 5mm 的轨迹内采集数据。Lung：肺；Liver：肝；Expiration：呼气，Inspiration：吸气，Diaphragm tracking：膈追踪；Time：时间。

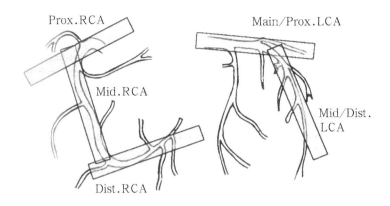

图17.4 屏气靶扫描冠状动脉ＭＲＡ容积成像图[2]。Prox.RCA：右冠状动脉近段；Mid.RCA：右冠状动脉中段；Dist.RCA：右冠状动脉远段；Main/Prox.LCA：左冠状动脉主干及近段；Mid/Dist.LCA：左冠状动脉中段及远段。

约0.85%存在至少1支冠状动脉变异。特别是在青少年中，冠状动脉变异是心源性猝死的主要原因[8]。一项对年轻运动员为期20年的前瞻性研究表明，12%的猝死被证实为冠状动脉变异所致[9]。冠状动脉变异在先天性心脏病患者发生率更高，研究发现，3%～36%先天性心脏病患者合并有冠状动脉变异。先天性心脏病患者常需接受手术治疗，因而最需要了解是否存在冠状动脉变异，以避免术中损伤冠状动脉。特别是法洛四联症患者，变异的冠状动脉或粗大的圆锥支可能不经右室流出道走行，因此，在切开心室时可能会切断冠状动脉[2]。

> **冠状动脉变异：**
> - 先天性心脏病患者的发生率更高
> - 与猝死关系密切
> - 冠状动脉主动脉间位时，具有高度危险性

通常，诊断性Ｘ线血管造影被认为是诊断冠状动脉变异的首选方法。随着高分辨力冠状动脉ＭＲＡ技术上的进步，冠状动脉ＭＲＡ已成为诊断冠状动脉变异的一种可靠的方法。常规Ｘ线血管造影可能难以诊断冠状动脉变异，这是由于其无法显示三维影像，因而难以显示异常走行的冠状动脉与大血管间的关系。冠状动脉MRA三维成像具有其他技术不可替代的优势，因此，冠状动脉MRA正在成为诊断冠状动脉变异的新的金标准（图17.5）。

解剖与病理

正常情况下，右冠状动脉（RCA）起源于右冠

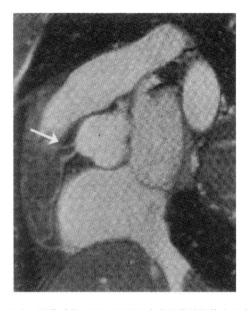

图17.5 冠状动脉ＭＲＡ显示1支右冠状动脉的小分支和动脉圆锥支的单独起源异常（白箭头）。

窦并走行于右房室沟内。左冠状动脉（LCA）起自左冠窦，走行约10mm后分为左主支（LM）和左旋支（LCX）。左主支走行于室间沟，左旋支走行于左房室沟(图17.6)。

异常情况下，异常起源的冠状动脉远端走行可正常，而其起始部却在主动脉正常位置的对侧，或者说，变异的冠状动脉起源于主动脉正常位置的对侧却向其正常的供血区域走行。因此变异的冠状动脉走行迂曲，可位于主动脉的后方（后位）、升主动脉与肺动脉干之间或升主动脉与右室流出道间（间位），或肺动脉干前方(图17.7)。成年人最常见的冠状动脉变异为左旋支异常起源于右Valsalva窦（图17.7B），其次为右冠状动脉变异起源于左Valsalva窦[8]（图17.7C）。在后一种类型中，右冠状动脉将可能走行于主动脉和肺动脉干间（间位），是心源性猝死的高

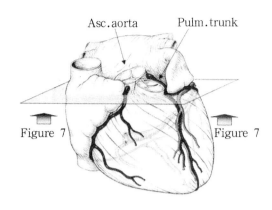

图17.6 正常解剖。显示冠状动脉与各大血管起始部之间的关系。横轴面的投影示意图见图17.7显示冠状动脉的解剖变异。Asc. aorta：升主动脉；Pulm. trunk：肺动脉干。

危因素。图17.8显示1例致死性冠状动脉变异的MRI图像。

　　除冠状动脉走行于主、肺动脉间这种变异外，大多数冠状动脉变异无血流动力学意义。主、肺动脉间走行的冠状动脉变异引起年轻患者运动诱导性心肌缺血、心肌梗死及心源性猝死，因此这种变异是"致命性的"。为解释其原因，目前提出了以下几种假说：①运动使得心输出量增加所导致的主、肺动脉扩张对变异冠状动脉的挤压，且运动时冠状动脉血流量增加。②起源异常的冠状动脉起始部明显旋扭或弯曲，导致冠状动脉血流量急剧下降。③起源异常的冠状动脉开口处狭窄。在上述因素分别或共同作用下，使得冠状动脉变异具有"致死性"的特征。左冠状动脉主支起于右Valsalva窦并走行于主、肺动脉间，伴发心肌缺血及心源性猝死的危险性最高[8]。

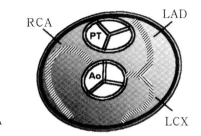
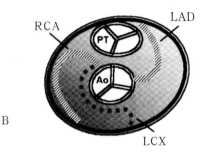
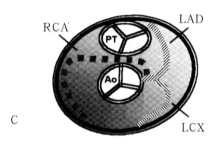

图17.7 冠状动脉解剖变异。图A：正常解剖。图B：左旋支起自右冠窦的常见变异。图C：右冠状动脉起自左冠窦且走行于主动脉与肺动脉间的变异。PT：肺动脉干；Ao：升主动脉；RCA：右冠状动脉；LAD：左冠状动脉前降支；LCX：左冠状动脉回旋支。

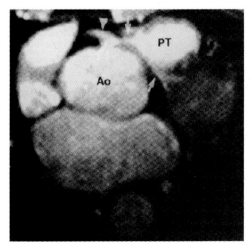
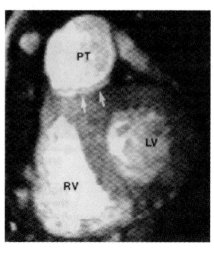

图17.8 冠状动脉MRA显示冠状动脉变异。左冠状动脉主干起自右冠窦并走行于主、肺动脉间。（本图承蒙J.C.Post.惠赠）PT：肺动脉；Ao：升主动脉；RV：右心室。

临床应用

使用呼吸导航或屏气技术的冠状动脉 MRA 已被证实为相对易行且无创的诊断冠状动脉变异的方法。已进行的用于评价冠状动脉 MRA 诊断冠状动脉变异准确性的多项研究，分别报道了冠状动脉 MRA 诊断冠状动脉近端走行异常的敏感性为 88%~100%，特异性为 100%[2,7]。X 线血管造影作为目前诊断冠状动脉狭窄的金标准，在以往文献中也有讨论其诊断准确性的报道[10,11]。但 X 线血管造影的主要缺点是无法三维显示与冠状动脉走行相关的胸内其他解剖结构，而 MRI 恰能弥补这一缺点。

总之，MRI 是诊断冠状动脉变异的一种准确方法。在实际工作，当 X 线血管造影无法作出明确诊断时，冠状动脉 MRA 可作为最终的诊断手段[2,12]。同时，由于 MRI 检查可提供较好的图像质量且为三维图像，因此，冠状动脉 MRA 有望成为诊断冠状动脉变异的首选方法。

■ 冠状动脉狭窄

背景知识

冠心病目前仍为西方国家首要的致死原因[13]，临床上将 X 线血管造影作为诊断冠状动脉狭窄的金标准。可疑冠心病的患者需常规进行冠状动脉造影以确诊或排除冠状动脉狭窄。尽管 X 线血管造影能够确切检出冠状动脉狭窄，但其仍是一项有创性并且具有严重并发症和危险性的检查，如室性心动过速或心室颤动（0.2%~0.3%）、心肌梗死（<0.1%）和死亡（0.1%）[14~16]。因此，人们一直致力于研究一些创伤小、危险性少、更安全、花费更低廉的检查方法，对冠心病患者进行筛查和随访，其中包括 CT 冠脉成像、超声心动图及冠状动脉 MRA，后者是最有希望的技术之一。

诊断冠状动脉狭窄所需的 MRA 技术条件
- 高空间分辨力（亚毫米级）
- 良好的背景对比
- 心脏运动补偿
- 呼吸运动补偿

成像技术
- 二维屏气技术
- 三维屏气技术
- 三维导航门控技术

MRI 技术

冠状动脉 MRA 对冠状动脉狭窄的诊断和测量目前尚处在研究阶段，但进展迅速。许多医疗中心应用 MRA 评价主动脉、颈动脉、脑内动脉以及其他外周动脉已成为一项成熟的技术。准确可靠的冠状动脉 MRA 在技术上具有更大的挑战性，其主要障碍在于冠状动脉管径相对较细、走行迂曲及持续不断的呼吸运动与心脏搏动所致的空间位移[1,17,18]。因此，冠状动脉 MRA 准确评价冠状动脉狭窄的程度依赖于以下几个技术要点：首先，需达到与冠状动脉管径相适应的空间分辨力，冠状动脉管径需要超出体素大小数倍以上，方能作出准确的量化诊断。有创性 X 线血管造影的空间分辨力为 0.3mm，相比而言，在实验研究中冠状动脉 MRA 的空间分辨力要低得多，常为 0.4mm~0.7mm。体素大小（空间分辨力）与设备硬件的先进性、应用的扫描序列以及采样容积相关。其次，应最大限度地提高背景血管和背景图像之间的对比，以清晰地显示和描绘冠状动脉，可通过以下几种方式增强对比：①流空现象。②血液与心肌之间弛豫时间生理差别（T2 预扫描）。③新的成像技术，如稳态自由进动技术（平衡 FFE 技术、true Fisp）及螺旋 k-空间采集技术等。④对比剂的使用。最后是，呼吸运动补偿及心脏运动补偿技术的应用，这两项技术已在前文的冠状动脉 MRA 技术章节（第 16 章）进行了探讨。

临床应用

目前，已进行了大量应用屏气或导航技术的研究，用以评价冠状动脉 MRA 的成像能力及诊断价值。k-空间节段采集技术的应用，使冠状动脉在 MRI 上显示成为可能，是临床应用上的最初尝试，其基本原理是在一个心动周期内进行多相位编码，因此可在 16 个心动周期内获得单独的一幅二维冠状动脉 MRA 图像，使得屏气冠状动脉 MRA 技术可应用于临床。

二维屏气冠状动脉MRA完全是依据信号流入现象和对比特性而实现的。

二维屏气技术

Manning 和 Edelman 于1993年首次发表了应用二维屏气技术诊断一组冠状动脉狭窄患者的研究[20]，以X线冠状动脉造影为参照，冠状动脉MRA检出冠状动脉狭窄50%及以上的敏感性为90%，特异性为92%。此后，其他几项应用二维屏气技术进行的研究也分别获得了不同的结果，其总体敏感性为36%～90%，特异性为82%～95%[21,22]。这些研究结果差异的原因为各研究对冠状动脉树的不同特定节段进行MRA。例如在Post等[23]的研究中，对有意义的冠状动脉狭窄的诊断，诊断为左冠状动脉回旋支狭窄的敏感性为0（n=30），左前降支为53%（n=30），右冠状动脉为71%（n=31），左冠状动脉主干为100%（n=23）。而在Manning 和 Edelman 的研究中[20]，诊断为左冠状动脉回旋支狭窄的敏感性为71%（n=7），左前降支为87%（n=23），左冠状动脉主干为100%（n=2），右冠状动脉为100%（n=20）。3年后，Pennell 等[24]报道，左冠状动脉回旋支狭窄的检出敏感性为75%，右冠状动脉为75%～100%，左前降支为88%，左冠状动脉主干为100%，检出狭窄的总体敏感性为85%（n=55）。多种因素可能会影响二维屏气技术进行冠状动脉成像的研究结果。操作者需要有丰富的检查经验，这是由于需要进行多层扫描才能良好显示迂曲的冠状动脉。由于每次屏气时膈位置的不同，多层采集会导致图像重合错误。相对较长的检查时间及由于距离接收线圈过远而造成的冠状动脉信号减弱，特别是左冠状动脉回旋支，也会影响成像结果，这一问题可通过使用相控阵线圈加以解决。而对于设定扫描方案所造成的时间延长及图像采集时屏气次数过多，则可通过完善操作者的技术来部分解决。

由于二维冠状动脉MRA存在的上述问题，三维容积采集技术得以发展（图17.9）。与二维技术相比，三维冠状动脉MRA的优点在于：信噪比提高、改善了各层面图像的校准、操作者依赖性更少以及图像后处理可能性增加。但三维容积采集也存在如下问题：流入效应减弱可能会影响图像的对比噪声比，这是由于三维容积采集在一次屏气时间内进行的是整个容积

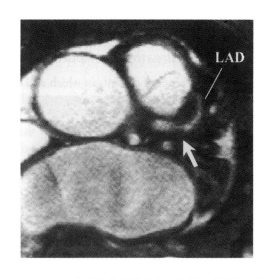

图17.9 冠状动脉狭窄性病变。左前降支的高分辨力三维导航采集图像（20个成像层块中的一层，平面内分辨力为0.7mm×1.1mm）。白色箭头所指为经X线冠状动脉造影证实的狭窄病变。LAD：左冠状动脉前降支。

的扫描而非二维检查法的单层扫描，因而其空间分辨力低于同等条件下的二维采集，而如果使用不受屏气时间限制的呼吸导航技术就会解决这个问题。屏气或呼吸导航法可与三维采集技术联合使用。

三维屏气技术

目前还很少有应用三维屏气技术的较大样本量的临床研究。类似于二维屏气技术，三维屏气冠状动脉MRA对各支冠状动脉节段狭窄的检出敏感性及特异性差异很大。例如，Van Geuns等[25]应用VCATS技术进行的一项诊断冠状动脉明显狭窄的研究表明，对左冠状动脉回旋支狭窄的检出敏感性为0（n=4），右冠状动脉为64%（n=14），左冠状动脉主干及左前降支为77%（n=13），总的敏感性为68%[25]。

三维导航冠状动脉MRA检查

在应用了经过改进的呼吸导航技术后，图像采集时间不再像屏气法那样受到患者屏气能力的限制。因此在采集层面较大时也可获得高空间分辨力，且在日常应用的图像采集中就可达到亚毫米级的空间分辨力。联合应用T2准备的呼吸导航技术可提高冠状动脉血管与周围心肌及心外膜脂肪之间的对比[5]。Huber等[26]报道的左冠状动脉前降支近段、中段狭窄

的检出敏感性为 71%，左冠状动脉回旋支近段、中段为 80%，右冠状动脉近段、中段为 89%，而左冠状动脉回旋支近段则高达 100%。

最近，Kim 等[27]进行的多中心实验对三维呼吸导航冠状动脉 MRA 的临床应用进行评价。在这一组研究中，准确识别冠状动脉明显狭窄（管腔狭窄≥50%）的敏感性分别为：左冠状动脉主干 67%，左冠状动脉前降支 88%、左冠状动脉回旋支 53%，右冠状动脉 93%；特异性分别为 90%、52%、70% 及 72%。而对于左主干病变或 3 支血管同时发生病变的检出敏感性则高达 100%，特异性达 85%。这项研究表明，在各心血管病研究中心，三维冠状动脉 MRA 已成为一项可准确检出冠状动脉疾病的有效手段。

总之，目前的三维屏气及呼吸导航冠状动脉 MRA 均可提供高分辨力的图像。多项研究均显示冠状动脉 MRA 可准确地检出冠状动脉近段狭窄。随着平行图像采集、螺旋成像以及自由稳态进动技术的进展及血池对比剂的使用，各支冠状动脉血管中、远段的成像效果将会得到明显改善，而这将最终使冠状动脉 MRA 检查成为具有临床实用价值的诊断冠状动脉狭窄的方法。

■冠状动脉血流及血流储备的定量测量

背景知识

由于心肌缺血的程度是预测心脏疾病发生发展的强因子，因而对冠状动脉病变程度的血流动力学评价就成为冠心病检查的内容之一[28]。通过测量冠状动脉血流及血流储备，可定量研究冠状动脉狭窄所致的血流动力学改变。目前，在心脏导管检查中常规应用血管内多普勒血流量测定计进行冠状动脉血流量测量。其他创伤性较小的检查方法包括单光子发射计算机体层成像（SPECT）、经胸多普勒超声心动及经食管多普勒超声心动检查。而 MRI 不仅是无创性的，且有准确测量冠状动脉血流量的潜力。

MRI 技术

通常应用相位位移流速图测定冠状动脉血流。

其基本原理为：通过探测沿梯度场方向的质子旋进速度，进而得到相位位移的数据，由于血液流动导致的相位位移与血流速度成正比，且与信号强度直接相关，故通过采集流速数据，可计算出"相位流速图"，后者可显示运动质子旋进的速度差，并计算出血流的流速。如果相位位移流速图结合应用快速节段 k-空间采集及电影 MRI 技术，则在一次屏气中得出多相位冠状动脉流速[14,29]。

血流储备的测量能够反映正常及病变冠状动脉的功能。冠状动脉血流储备为负荷状态下冠状动脉血流与静息冠状动脉血流之比。在生理负荷状态下正常冠状动脉反应性扩张以增加冠状动脉血流量，但在冠状动脉存在病变时，狭窄的冠状动脉不能对负荷做出反应，且阻止了负荷反应所致的血流量增加。因此，血流储备能够反映冠状动脉狭窄的程度。可通过静息时及负荷后两次 MRI 检查测量血流储备。临床上，可通过运动（脚踏车试验）或药物学方法（腺苷或多巴酚丁胺）诱导冠状动脉及心肌负荷。

冠状动脉血流储备(CFR)的测量

负荷的诱导方式
- 药物诱导
- 运动诱导

成像方式
- 电影梯度回波成像
- 平面回波成像

血流储备的计算

$$CFR = \frac{负荷后冠状动脉血流量}{静息时冠状动脉血流量}$$

在 MR 血流量测量中，多种因素可影响测量的准确性：①相对于血管直径来说，较低的空间分辨力所致血流信号与血管边缘静止组织信号的体素平均，可导致冠状动脉血流量测量值偏高。②时间分辨力不足，过长的采集时间窗可使图像模糊并最终导致血流量测量不准确[29]。研究表明，为了能够得到准确可靠的冠状动脉血流量，右冠状动脉的采集时间窗应控制在 25ms 内，而左冠状动脉前降支则应控制在 120ms 内[30]。

临床应用

目前,很多应用MRI进行血流量测量的研究已获得成功。Hundley 等[31]应用相位对比MRI及腺苷负荷法进行了冠状动脉血流及血流储备测量,并将其结果与侵入性血管内多普勒流速测定计测量的结果进行对比研究,发现两种方法的测量结果具有良好的相关性(血流量及血流储备的相关系数均为0.89),提示MRI冠状动脉血流量及血流储备的测量结果是准确的[31]。Sakuma 等[32]的研究显示了MRI与正电子发射体层成像(PET)测量的血流储备结果也具有良好的相关性(相关系数0.79)。Schwitter 等[33]进行的冠状动脉窦MRI血流量测量与PET对比研究显示,两种方法的测量结果具有高度的一致性,两者测量值之间的均差为2.2。临床上,MRI血流储备测量可作为冠状动脉球囊扩张血管成形术后是否出现再狭窄的一系列术后随访检查指标[29]。Hundley 等[34]近期的一项研究表明,以X线冠状动脉造影作为参考标准,MRI血流储备测量对于冠状动脉狭窄具有高度的敏感性及特异性。以血流储备≤2.0为标准,对于冠状动脉管腔狭窄≥70%的患者,其诊断敏感性100%,特异性为89%;而对于冠状动脉管腔狭窄≥50%的患者,诊断敏感性为82%,特异性为100%。

总之,作为评价冠心病检查方法之一的MRI冠状动脉血流量测量,有可能成为随访诊断冠状动脉血管成形术后患者的一项非常有效的方法,并具有无创,低成本和准确检出无症状冠心病的潜力。

■ 对比增强冠状动脉MRA

MR对比剂通过改变血液的T1或T2时间,可在不依赖流动效应的情况下改变血液信号。目前已有多种MR对比剂用于临床,包括短效(血管外)对比剂及长效(血管内)对比剂。

对比剂

MR对比剂中的活性物质有铁或钆。亚铁对比剂的主要成分为超微粒氧化铁(USPIOs)。USPIO是一种低R1/R2弛豫比的超顺磁性大分子化合物,只需要很低的浓度就能使血液信号增强。由于USPIO可引起快速出现的T2*效应(局部磁场不均匀导致的信号丢失),并可中度降低T1时间,因此,并不适用于冠状动脉成像。

钆为镧族元素的一种,其位于螯合物分子中心以消除毒性,螯合物分子结构中心影响弛豫时间,并决定着钆螯合物的药物动力学特征。目前,钆螯合物为对比增强冠状动脉MRA的首选对比剂。

钆螯合物对比剂可分为血管内和血管外对比剂,血管外钆对比剂的相对分子质量小,可以自由地通过毛细血管内皮细胞(图17.10),如gadoftrate meglumin(DOT AREM, Guerbet, Aulnay sous Bois, France)及 Magnevist(gadopentetate dimeglumine;Berlex Laboratories,Wayne,New Jersey)已广泛地应用于肾脏、颈动脉及其他外周血管成像。但由于血管外钆对比剂可快速弥散至组织间隙及心肌组织,使冠状动脉周围组织的信号增强,进而降低了图像对比,因而其在冠状动脉MRA中的应用受限。特别是在VCATS和呼吸导航冠状动脉成像时,因采集时间较长,血管外对比剂明显影响图像质量。近来的研究表明,血管外对比剂可用于延迟增强技术,这一相对简单的成像技术应用了分子质量较小的对比剂可弥散至缺血心肌区域的原理,

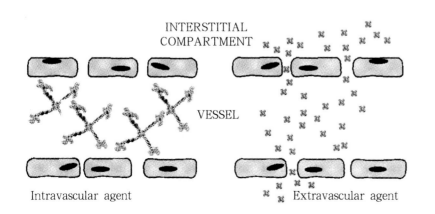

图17.10 血管内外对比剂的分布。左图:大分子血池对比剂阻止了其经毛细血管扩散。右图:常规小分子结构对比剂可自由通过毛细血管内皮间隙。INTERSTITIAL COMPARTMENT:血管外组织间隙;VESSEL:血管;Intravascular agent:血管内对比剂;Extravascular agent:血管外对比剂。

即对比剂注入后，分子质量较小的血管外对比剂快速弥散至包括缺血心肌在内的心肌组织，由于缺血区域局部血流障碍及代谢下降，缺血区域的对比剂廓清速度慢于正常灌注心肌，这一成像技术在对比剂注射后应用反转预脉冲及自旋回波或梯度回波序列进行延迟扫描[35]。血管外钆对比剂还可用于心肌灌注成像，但由于其快速溢出可降低图像对比，将不能进行冠状动脉MRA检查。

为了解决对比剂外溢所致的问题，现已发展了多种新型对比剂，被称为血池对比剂（BPCAs），目前已进入临床研究阶段。血池对比剂的优点为：①具有较常规对比剂高出10倍的R1弛豫时间，从而明显增强冠状动脉信号并提高对比噪声比。②这些对比剂所具有的血管内特征足以阻止其外溢至周围组织，且被限制在血池内并使对比剂缩短T1时间的效应延长，这就使得较长时间的或是多序列冠状动脉扫描成为可能，如可进行采集时间较长的多次屏气或呼吸导航冠状动脉MRA等。目前最有前景的血池对比剂仍是一种钆螯合物。血池对比剂中的一个亚型为快速廓清血池对比剂，它们既有血管内对比剂的特征，又能够被肾脏快速廓清（如5min内廓清），这些特点使得其可用于多次注射。使用快速清除血池对比剂，可将静息 — 负荷灌注检查与冠状动脉MRA联合进行。

T1 和血池特征

因T1与R1成反比，故对比剂缩短T1时间的能力依赖于R1弛豫时间，而后者取决于钆螯合物及其分子结构。血池对比剂的特性限制了其经毛细血管的弥散，对比剂的血管内特性受吸收、分布、代谢和排泄的影响。对于静脉注射来说，对比剂的吸收率为100%。对比剂的血池特征几乎完全决定其分布，较小的分布容积反映了对比剂外渗非常缓慢，以下因素可限制对比剂的外渗：①与血管内载体蛋白如血清白蛋白等相结合。②与活性物质结合成大于毛细血管内皮间隙的大分子化合物（图17.10）。对比剂的代谢受其成分及溶解度的影响，实际情况是：对比剂快速经肾脏或肝脏排出体外限制了其代谢活动。

T1 与 R1 呈反比关系：

$$T1 = \frac{1}{R1}$$

R1 依赖于：
- 钆螯合物
- 分子结构

药代动力学决定血池对比剂的血池特征：
- 对比剂吸收
- 对比剂分布
- 对比剂代谢
- 对比剂排泄

临床应用

冠状动脉MRA中血池对比剂最有前景的应用包括：对比增强冠状动脉MRA检出狭窄病变、对比增强冠状动脉搭桥血管成像及对比增强诊断冠状动脉变异。另外，能快速清除的血池对比剂也有助于延迟增强扫描及心肌灌注成像，其最大的优点在于可在短时间内多次注药，因为每次注入的对比剂均被快速廓清且无血管外弥散（图17.11）。因此，快速廓清的血池对比剂的出现，将有助于使MR"一站式"心脏检查，即一次检查完成诸如冠状动脉狭窄的检出、冠状动脉血流储备测量和心肌灌注成像等多项内容。

目前已进行了诸多对比剂在冠状动脉MRA中的应用研究。Regenfus等[36]对50例可疑冠心病患者的研究表明，以X线冠状动脉造影为对照，使用血管外钆对比剂的单次屏气三维冠状动脉MRA，检出冠状动脉狭窄的敏感性为94%，特异性为57%。Vrachliotis等[37]以X线血管造影为对照，使用血管外对比剂及屏气成像技术的冠状动脉MRA对冠状动脉搭桥血管通畅性的诊断敏感性为93%，特异性为97%，显示出与常规血管造影结果的高度一致性[37]。

实验研究表明，与不使用对比增强或应用血管外对比剂相比较，血池对比剂可提高对比噪声比[38~42]。Li等[39]进行的一项动物实验证实，与血管外对比剂比较，血管内对比剂可明显提高对比噪声比[39]，并有助于屏气采集及呼吸导航冠状动脉MRA。Stuber等[38]在6例患者中使用了一种与载体蛋白结合的血池对比剂，证实对比噪声比明显提高。

因此，认为对比剂，尤其是血池对比剂对于冠状

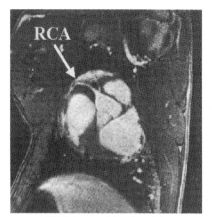

BPCA combined with
saturation background
suppression

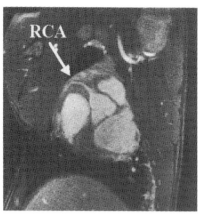

NO contrast agent,
no saturation background
suppression

图17.11 本图说明血池对比剂（BPCA）的应用。左图：示BPCA联合应用背景抑制技术（饱和预脉冲），包括心肌和心外脂肪组织内在的周围组织信号被抑制，从而使血管显影。右图：未使用对比剂，也未使用背景抑制的饱和预脉冲（图像来自动物试验）。RCA：右冠状动脉；BPCA combined with saturation background suppression：BPCA联合应用背景饱和抑制；No contrast agent,no saturation background suppression：未使用对比剂和背景饱和抑制。

动脉MRA具有极其重要的作用，但仍需进行大量的临床研究。

支架及起搏器术后MRI检查的安全性问题

冠状动脉支架及心脏起搏器植入术已成为心血管内科的日常性工作,冠状动脉支架植入术是目前治疗阻塞性心血管疾病的主要方法。为指导治疗,支架及起搏器植入术后的患者将来可能不得不进行MRI检查,且MRI也可用于评价支架通畅情况。随着MRI系统的场强不断提高,支架及起搏器术后进行MRI心脏检查的安全性问题也随之出现,且MRI已用于评价冠状动脉支架的通畅性。本节将讨论这一问题。

冠状动脉支架术后MRI检查

冠状动脉支架通常由钛或不锈钢制成。支架在X线监视下植入后,血管内皮逐步将其覆盖并使之成为血管壁的一部分。支架植入术后的患者可以进行MRI检查,但随着新型MRI设备的静磁场及梯度磁场强度不断增大,其安全性又成为一个需要探讨的问题。并且,能够无创性评价支架通畅性的临床需要不断增加,冠状动脉MRA及冠状动脉血流量测量在无创性判断支架的通畅性中将起重要作用。

通常建议在植入冠状动脉支架数周后进行MRI检查。一般认为,以弱磁性物质制成的金属支架植入6~8周后在MRI环境下是安全的[43]。在强磁场内,

支架可能会出现移位或产热。但Hug等[43]的近期研究评价了强磁场内支架的平移力和产热效应,并观察到即使是在快速梯度的强磁场下也不会出现支架移位或产热。金属植入物发生移位或产热的危险性依赖于如下因素：①静磁场或梯度磁场的场强（支架的产热最常发生在快速切换的梯度磁场,如用于快速MR心脏成像的梯度回波及平面回波序列）。②金属植入物的磁性强度（钛及不锈钢仅具有弱磁性,因而较少移位或产热）。③金属植入物的几何形状。④MRI检查时金属植入物在磁场中的位置和方向。在MRI检查前,需谨慎地考虑这些因素,特别是金属植入物位于体内的潜在危险区域时,如血管附近的金属植入物发生移位或产热可导致严重的后果。

心脏起搏器植入术后MRI检查及其相关的危险性

心脏起搏器及植入型心律转复除颤器（ICD,或称为植入型脉搏发生器）在诸如MRI系统这样的强磁场中具有潜在的危险性[45]。上述装置在强磁场中的危险性为[45]：①依据植入物的不同构成,静磁场对起搏器、电极导线及插头可产生移动及扭曲力,这种力在理论上强到可以使起搏器移位或电极和导线脱落。而快速变化的梯度磁场及射频脉冲会损坏起搏器中的电子组件或改变起搏器的工作程序。②由磁场产生的起搏器导线内的电流,可引起起搏器的传感和起搏功能改变,从而导致快速或失控起搏或起搏停止。③由于起搏器的模式转换功能通常由磁性介导,因而导

致其过早关闭或破坏。④理论上可能发生的起搏器金属部件对人体组织的热损伤。

基于上述原因，MDA 和 FDA 的指南中明确强调，除非临床明确需要或 MRI 检查的效益明显大于所担负的风险时，装有起搏器的患者不能暴露于场强 ≥ 0.5T (5G) 的磁场中[45]。而如果必须进行 MRI 检查，则在整个检查过程中一定要有心脏急救小组在场。目前，已进行了大量有关 MRI 检查对各种在体及离体起搏器影响的研究。Sommer 等[46]所发表的临床研究表明，装有某些特定种类起搏器的患者可安全地进行 0.5T 场强的 MRI 检查。各项研究也表明，起搏器在高场强 MRI 检查中的安全性在很大程度上依赖于起搏器种类。有关心脏起搏器患者 MRI 检查的安全性问题，更多的信息请详阅 MDA 和 FDA 网站 *(http://www.fda.gov)* 或遵守本单位的操作规程指南。

■ 致谢

感谢荷兰雷登 (Leiden) 大学医学中心放射科的 Albert de Roos 及 Joost Doornbos 医生对本章的建议和修正。

参考文献

[1] Wang Y, Vidan E, Bergman GW.Cardiac motion of coronary arteries:variability in the rest period and implications for coronary MR angiography.*Radiology* 1999, 213: 751-758.

[2] Taylor AM,Thorne SA,Rubens MB,et al.Coronary artery imaging in grown-up congenital heart disease: complementary role of magenetic resonance and x-ray coronary angiography.*Circulation* 2000,101: 1 670-1 678.

[3] Stuber M,Botnar RM,Danias PG,et al. Submilimeter three-dimensional coronary MR angiography with real-time navigator correction:comparison of navigator locations.*Radiology* 1999, 212: 579-587.

[4] Sardanelli F,Molinari G,Zandrino F,et al.Three-dimensional,navigator-echo MR coronary angiography in detecting stenoses of the major epicardial vessels.with conventional coronary angiography as the standard of refernce.*Radiology* 2000,214: 808-814.

[5] Botnar RM, Stuber M, Danias PG, et al.Improved coronary artery definition with T2-weighted,free-breathing,three-dimensional coronary MRA.*Circulation* 1999,99: 3 139-3 418.

[6] Wielopolski PA,van Geuns RJ,de Feyter PJ,et al.Breath-hold coronary MR angiography with volume-targeted imaging.*Radiology* 1998,209: 209-219.

[7] Post JC,van Rossum AC,Bronzwaer JG,et al. Magnetic resonance angiography of anomalous coronary arteries.A new gold standard for delineating the proximal course? *Circulation* 1995,92: 3 163-3 171.

[8] McConnell MV, Stuber M, Manning WJ.Clinical role of coronary magnetic resonance angiography in the diagnosis of anomalous coronary arteries.*J Cardiovasc Magn Reson* 2000, 2: 217-224.

[9] Corrado D,Basso C,Schiavon M,et al.Screening for hypertrophic cardiomyopathy in young athletes.*N Engl J Med* 1998,339: 364-369.

[10] Ishikawa T,Brandt PW.Anomalous origin of the left main coronary artery from the right anterior aortic sinus:angiographic definition of anomalous course.*Am J Cardiol* 1985,55: 770-776.

[11]Serota H,Barth CW,Seuc CA,et al.Rapid identification of the course of anomalous coronary arteries in adults: the "dot and eye" method.*Am J Cardil* 1990,65: 891-898.

[12]Vliegen HW,Doornbos J,de Roos A,et al.Value of fast gradient-echo magnetic resonance angiography as an adjunct to coronary arteriography iin detecting and confirming the course of clinically significant coronary artery anomalies.*Am J Cardiol* 1997,79: 773-776.

[13] American Heart Association.*2001 Heart and stroke statistical update*.Dallas,TX: American Heart Association,2000.

[14] American Heart Association. *1993 Heart and stroke facts and statistics*.Dallas,TX: American Heart Association,1993: 8.

[15] Johnson LW,Krone R.Cardiac catheterization 1991:a report of the Registry of the Sociery for Cardiac Angiography and Interventions (SCA&I). *Cathet Cardiovasc Diagn* 1993,28: 219-220.

[16] Krone RJ,Johnson L,Noto T.Five-year trends in cardiac catheterization:a report from the Registry of the

Society for Cardiac Angiography and Interventions. *Cathet Cardiovasc Diagn* 1996,39: 31-35.

[17] Hofman MB,Wickline SA,Lorenz CH.Quantification of inplane motion of the coronary arteries during the cardiac cycle:implicationg for acquisition window duration for MR flow quantification.*J Magn Reson Imaging* 1998,8: 568-576.

[18] Holland AE,Goldfarb JW,Edelman RR.Diaphragmatic and cardiac motion during suspended breathing: preliminary experience and implications for breath-hold MR imaging.*Radiology* 1998,209: 483-489.

[19]Stuber M,Botnar RM,Spuentrup E,et al.Three-dimensional high-resolution fast spin-echo coronary magnetic resonance angiography.*Magn Reson Med* 2001,45: 206-211.

[20] Manning WJ,Li W,Edelman RR.A preliminary report comparing magnetic resonance coronary angiography with conventional angiography.*N Engl J Med* 1993,328: 828-832.

[21] Duerinckx AJ.Imaging of coronary artery disease—MR.*J Thorac Imaging* 2001,16: 25-34.

[22]Nitatori T,Yoshino H,Yokoyama K,et al.Coronary MR angiography—a clinical experience in Japan.*J Magn Reson Imaging* 1999,10: 709-712.

[23] Post JC,van Rossum AC, Hofman MB,et al. Clinical utility of two-dimensional magnetic resonance angiography in detecting coronary artery disease.*Eur Heart J* 1997,18: 426-433.

[24] Pennell DJ,Bogren HG,Keegan J,et al.Assessment of coronary artery stenosis by magnetic resonance imaging.*Heart* 1996,75:127-133.

[25] van Geuns RJ,Wielopolski PA,de Bruin HG,et al.MR coronary angiography with breath-hold targeted volumes:preliminary clinical results.*Radiology* 2000,217: 270-277.

[26] Huber A,Nikolaou K,Gonschior P,et al.Navigator echo-based respiratory gating for three-dimensional MR coronary angiography: results from healthy volunteers and patients with proximal coronary artery stenoses. *AJR Am J Roentgenol* 1999,173: 95-101.

[27] Kim WY,Danias PG,Stuber M,et al.Coronary magnetic resonance angiography for the detection of coronary stenoses.*N Engl J Med* 2001,345: 1 863-1 869.

[28] Ladenheim ML,Pollock BH,Rozanski A,et al. Extent and severity of myocardial hypoperfusion as predictors of prognosis in patients with suspected coronary artery disease.*J Am Coll Cardiol* 1986,7: 464-471.

[29] Sakuma H,Kawada N,Takeda K,et al.MR measurement of coronary blood flow.*J Magn Reson Imaging* 1999,10: 728-733.

[30] Keegan J,Gatehouse P,Yang GZ,et al.Interleaved spiral cine coronary artery velocity mapping.*Magn Reson Med* 2000,43: 787-792.

[31] Hundley WG,Lange RA,Clarke GD,et al.Assessment of coronary arterial flow and flow reserve in humans with magnetic resonance imaging.*Circulation* 1996, 93: 1 502-1 508.

[32] Sakuma H,Koskenvuo JW,Niemi P,et al.Assessment of coronary flow reserve using fast velocity-encoded cine MR imagine:validation study using positron emission tomography.*AJR Am J Roentgenol* 2000,175: 1 029-1 033.

[33] Schwitter J,DeMarco T,Kneifel S,et al.Magnetic resonancebased assessment of global coronary flow and flow reserve and its relation to left ventricular functional parameters:a comparison with positron emission tomography.*Circulation* 2000,101: 2 696-2 702.

[34] Hundley WG,Hillis LD,Hamilton CA,et al. Assessment of coronary arterial restenosis with phase-contrast magnetic resonance imaging measurements of coronary flow reserve.*Circulation* 2000,101: 2 375-2 381.

[35] Kim RJ,Wu E,Rafael A,et al.The use of contrast-enhanced magnetic resonance imaging to identify reversible myocardial dysfunction.*N Engl J Med* 2000, 343: 1 445-1 453.

[36] Regenfus M,Ropers D,Achenbach S,et al. Noninvasive detection of coronary artery stenosis using contrast-enhanced three-dimensional breath-hold magnetic resonance coronary angiography.*J Am Coll Cardiol* 2000, 36: 44-50.

[37] Vrachliotis TG,Bis KG,Aliabadi D,et al.Contrast-enhanced breath-hold MR angiography for evaluating patency of coronary artery bypass grafts.*AJR Am J Roentgenol* 1997,168: 1 073-1 080.

[38] Stuber M,Botnar RM,Danias PG,et al.Contrast agent-enhanced,free-breathing,three-dimensional coronary magnetic resonance angiography.*J Magn Reson Imaging* 1999,10: 790-799.

[39]Li D,Zheng J,Weinmann HJ.Contrast-enhanced MR imaging of coronary arteries:comparison of intra-and extravascular contrast agents in swine.*Radiology* 2001, 218: 670-678.

[40]Hofman MB,Henson RE,Kovacs SJ,et al.Blood pool agent strongly improves 3D magnetic resonance

coronary angiography using an inversion pre-pulse. *Magn Reson Med* 1999,41：360—367.

[41] Dirksen MS,Lamb HJ,Kunz P,et al.Improved coronary MRA using a new blood pool contrast agent (P-792)and respiratory navigator gating,Presented at the International Society for Magnetic Resonance in Medicine and European Society for Magnetic Resonance in Meadicine and Biology Joint Annual Meeting,2001：1 854 (abst).

[42] Li D,Dolan RP,Walovitch RC,et al.Three-dimensional MRI of coronary arteries using an intravascular contrast agent. *Magn Reson Med* 1998,39：1 014—1 018.

[43] Shellock FG,Shellock VJ.Metallic stents：evaluation of MR imaging safety. *AJR Am J Roentgenol* 1999,

173：543—547.

[44] Hug J,Nagel E,Bornstedt A,et al.Coronary arterial stents：safety and artifacts during MR imaging. *Radiology* 2000,216：781—787.

[45]Bhachu DS,Kanal E.Implantable pulse generators (pacemakers) and electrodes：safety in the magnetic resonance imaging scanner environment. *J Magn Reson Imaging* 2000,12：201—204.

[46] Sommer T,Vahlhaus C,Lauck G,et al.MR imaging and cardiac pacemakers：*in vitro* evaluation and *in vivo* studies in 51 patients at 0.5 T. *Radiology* 2000,215：869—879.

第18章　冠状动脉血流量测量

HAJIME SAKUMA

CHARLES B. HIGGINS

选择性冠状动脉造影技术已广泛应用于冠状动脉疾病的诊断。然而,仅从解剖上评价冠状动脉狭窄的严重程度并不能充分反映病变冠状动脉的功能变化[1,2]。定量冠状动脉造影技术的目的是为了减小图像解释的差异性,但难以准确可靠地预测中度狭窄的生理学改变[3]。中度狭窄冠状动脉的功能评价具有非常重要的意义,这是由于对病变的解释直接关系到治疗方案的制订。冠状动脉血流储备即最大限度扩张的冠状动脉血流量与静息时基础血流量的比值,可用来评价狭窄冠状动脉的功能状态[4,5]。其机制为:正常冠状动脉及正常心肌微循环在血管扩张药物(如多巴胺及腺苷)的作用下,冠状动脉血流增加3~4倍以上;而冠状动脉明显狭窄的患者,由于狭窄冠状动脉远端的微血管代偿性地扩张以维持心肌血流的灌注,当进行药物负荷试验时,明显狭窄冠状动脉的血流量增加不明显。

目前,应用冠状动脉内导管多普勒超声评价血流速度及血流储备的方法,可对冠状动脉狭窄的程度进行功能性评价。一项冠状动脉内超声评价冠状动脉血流储备的研究表明,在以[201]Tl－SPECT为金标准时,冠状动脉脉内超声对冠状动脉血流储备测量的敏感性、特异性、总准确性分别为94%、95%、94%[6]。另一项与选择性冠状动脉造影的对照研究表明,以冠状动脉内超声测得的冠状动脉血流储备低于2.0作为诊断标准,预测冠状动脉严重狭窄的诊断敏感性为92%,特异性为82%[7]。但是,冠状动脉内导管多普勒超声测量冠脉血流速度必须插入导管才能进行,是一项有创性的检查方法。

快速相位对比电影MRI是新兴的一项无创性评价人体冠状动脉血流速度及血流储备的技术。多项研究已经证实了这一技术在判断经皮冠状动脉血运重建术后再狭窄以及冠状动脉搭桥术后桥血管的通畅和狭窄的价值。另外,MR对冠状窦的血流量测量,使无创性评价心肌整体供血成为可能。本章对冠状动脉、桥血管及冠状窦进行MR血流及血流储备测量的研究现状及临床应用潜力介绍如下。

测量冠状动脉血流量的MRI技术

相位对比电影MRI可在一个心动周期内进行多时相的无创性血流量测量。MRI对大血管如主动脉、肺动脉及颈动脉等的血流量测量,已成为一项非常成熟而有效的技术[8]。但对冠状动脉的血流量测量仍非常具有挑战性,这是因为冠状动脉管径较细(<3~4mm),而且易受呼吸及心脏搏动的影响。到目前为止,已有时间飞跃法[9]、MRI团注标记法[10]及相位对比法[11]等多种不同的方法应用于MR冠状动脉血流的定量测量,而相位对比电影MRI技术则是目前人体冠状动脉血流量测量的研究中应用最广泛的技术。

可应用屏气法采集或呼吸触发采集技术进行冠状动脉 MRI 血流量测量。1993 年，Edelman 等[111]证实了节段 k-空间相位对比屏气采集 MRI 在单个舒张时相中测量冠状动脉流速的可行性[111]。Keegan 等[12]随后应用单次屏气时间内节段 k-空间相位对比电影 MRI 在一个心动周期内进行多时相冠状动脉血流测量[12]。作者曾应用这种技术[13]测量了冠状动脉左前降支在静脉注射潘生丁后及静息时的舒张期峰值流速，得出 8 个健康志愿者的平均冠状动脉血流储备为 3.14 ± 0.59(图 18.1)。理论上，冠状动脉容积血流量以一个心动周期内冠状动脉的截面积乘以平均流速得出[14~17]。应用 MR 容积血流测定技术，Grist 等[16]和 Davis 等[17]得出的正常人血流储备分别为4.2 ± 1.8 和5.0 ± 2.6。

相位对比 MRI 测量冠状动脉血流产生的误差主要来自以下几个方面[18~20]。首先，目前屏气 MR 冠状动脉血流量测量的主要局限性是时间及空间分辨力不理想。如果 MRI 的空间分辨力随着冠状动脉管腔变细而降低，则高信号的血流及低信号的管腔周围静止组织造成部分容积效应，这就导致在相差图像上血流量的高估。此外，相位对比 MRI 测量的冠状动脉血流峰值流速要低于冠状动脉内导管多普勒超声的测量结果，这是由于在一个 MRI 体素内管腔中心的最大流速与管腔边缘较低的流速被平均化造成的[21]。电影 MRI 心动周期内较低的时间分辨力是产生误差的另一个原因。如果心动周期内数据采集窗时间不充分，则在所观察的平面内因血管的运动而导致血管影像模糊，进而造成流速及血流容积测量的误差。

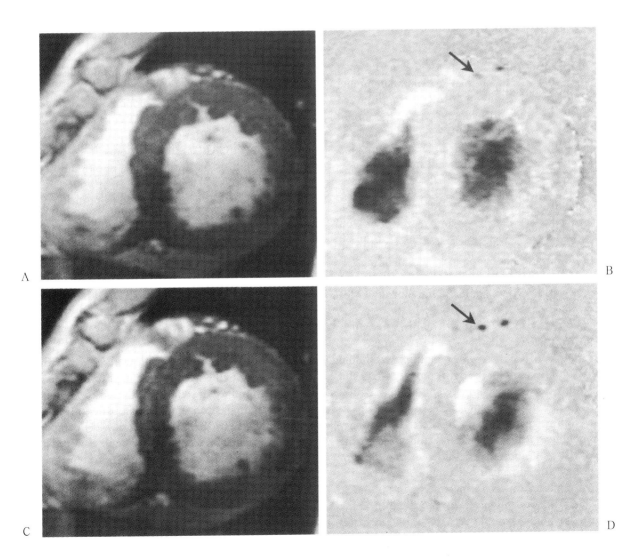

图18.1 1 例冠状动脉左前降支（箭头）无明显狭窄患者的屏气相位对比电影 MRI 图像。图 A：静息时量值图。图 B：静息时相差图。图 C：静脉注射潘生丁后的量值图。图 D：静脉注射潘生丁后的相差图。由于药物负荷后冠状动脉血流速度增加，因此在相差图上呈现低信号。

Hofman 等[22]提出，为了获得准确的 MR 血流量数据，采集窗的持续时间应保证右冠状动脉在 25ms 以内，左冠状动脉 120ms 以内。这一研究表明，为了获得准确的右冠状动脉的血流量数据，技术上仍需要进一步的改进。还有一点应当指出的是，在吸气状态下进行的屏气 MR 检查，因胸内压的升高而引起的上、下腔静脉回心血量的减少，此时测量的冠状动脉血流量与自由呼吸的生理状态下的血流量不符。作者最近的研究发现，深吸气后屏气会使 MR 测量到的心输出量明显降低[23]，而在浅吸气后的屏气测量到的血流量结果则与非屏气法测量到的血流量数据没有明显差异[23]。因此，在以屏气法进行 MR 冠状动脉血流量测量时，应用浅吸气后屏气法对于获得生理状态下的血流量测量结果至关重要。

应用呼吸触发技术的相位对比电影 MRI 序列可以在非屏气状态下测量冠状动脉血流，导航技术是建立在一维图像采集的基础上，通过跟踪膈的位置并只在膈处于某一特定的位置范围时采集图像。因为影像数据是在正常呼吸状态下的较长时间内获得的，所以导航技术的应用可使相位对比电影 MRI 得到更高的空间及时间分辨力。Nagel 等[24]报道，在心动周期内应用导航修正非屏气 MRI 技术，时间分辨力明显提高，采集窗明显缩短，对各支冠状动脉特别是右冠状动脉血流速度测量的准确性明显提高。

更高梯度场及最新出现的快速扫描技术的应用，能够提高冠状动脉血流量测量的准确性[25]。与呼吸触发采集技术相比较，屏气法的检查时间更短，这一优势在进行药物负荷试验时尤为重要，并使在短时间内同时对多支冠状动脉进行血流及血流储备测量成为可能。Langerak 等[26]利用快速场强平面回波 MRI 技术

测量了冠状动脉搭桥术后的冠状动脉血流情况，应用这一技术所得到的屏气血流图的空间及时间分辨力均明显提高，分别达到 0.8mm² 及 23ms。这一技术的出现，不仅能快速准确地测量冠状动脉血流，还可用于运动补偿药物负荷，如腺苷快速注射期间多支冠状动脉桥血管的血流量测量。

冠状动脉狭窄患者的 MR 冠状动脉血流储备测量

相位对比电影 MRI 所测量的冠状动脉血流储备，可用于评价冠状动脉左主干及左前降支明显狭窄血管的功能改变(图18.2)。为证实这一技术，Shibata 等[21]对 19 例冠状动脉前降支不同程度狭窄的患者进行了冠状动脉内导管多普勒超声与相位对比电影 MRI 测量冠状动脉血流储备的对比研究。虽然静息状态下 MRI 测量的冠状动脉平均流速[(12.5 ± 4.9) cm/s]明显低于冠状动脉内超声测量的流速[(32.4±12.1) cm/s，$P < 0.001$]，但这两种方法得出的冠状动脉血流储备的结果之间却存在着明显的线性关系，两者相关系数为 0.91。最近的一项研究表明，屏气 MR 技术在冠状动脉前降支近段测量到的血流储备结果与以 [15]O 为标记的水分子为示踪剂的正电子发射体层成像（PET）测量到的左室前壁心肌灌注储备之间具有良好的相关性[27]。

无创性的 MR 冠状动脉血流储备测量已可用于评价冠状动脉疾病患者左前降支明显狭窄的功能改变。Hundky 等[28]通过研究证实了磁共振血流储备测量的结果与定量冠状动脉造影冠状动脉狭窄严重程度测量的结果之间在统计学上具有明显的相关性。以

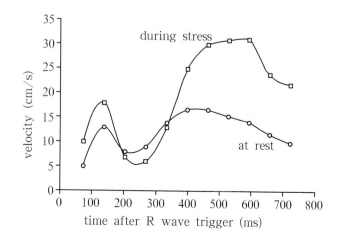

图18.2 冠状动脉左前降支重度狭窄患者，静息时及药物负荷后血流速度变化曲线。冠脉血流储备可通过冠脉药物负荷前后的血流速度曲线计算得出。此患者由于冠状动脉左前降支狭窄，导致冠脉血流储备降低。During stress：药物负荷时；at rest：静息时；velocity：血流速度；time after R wave trigging：心电图 R 波激发后时间。

MR 冠状动脉血流储备值诊断狭窄程度 ≥ 70% 的冠状动脉左主干或前降支的敏感性及特异性分别达到了 100% 及 83%。

　　冠状动脉介入术后再狭窄是临床工作中所面临的主要问题。MR 冠状动脉血流储备测量可用于门诊患者的介入术后复查，并能无创性地检测术后再狭窄。Saito 等[29]对冠状动脉球囊扩张并支架植入术后再狭窄的患者进行屏气相位对比 MRI，结果显示，通过血流储备的一系列变化可无创性地检测再狭窄。以介入手术后的金属支架作为 MR 血流量测量层面的定位标记，在支架和行血管成形术后血管的远端冠状动脉进行血流速度储备重复测量。对于术后 6 个月经冠状动脉 X 线造影随访证实的未出现再狭窄的病例，MRI 测得术后 1 个月及 6 个月的血流储备分别为 1.97 ± 0.37 和 2.29 ± 0.31；而 X 线血管造影随访证实有再狭窄的病例，冠状动脉血流储备则逐渐下降，术后 1 个月为 2.27 ± 0.46，术后 6 个月则降至 1.52 ± 0.15（图 18.3）。Hundley 等[30]最近的研究也指出，对于经皮冠状动脉血运重建术后再发胸痛症状的患者，相位对比电影 MRI 可无创性地检出冠状动脉再狭窄。当血流储备值 ≤ 2.0 时，MRI 对冠状动脉管腔内径狭窄程度 ≥ 7 0 % 的诊断敏感性为 100%，特异性为 89%，对狭窄程度 ≥ 50% 的诊断敏感性为 82%，特异性为 100%。

冠状动脉搭桥术后的 MR 血流量测量

　　在许多情况下，需要对冠状动脉搭桥术后桥血管的通畅性或再狭窄进行评估。选择性 X 线桥血管造影是评价桥血管的常规技术和金标准，但这一方法却是有创性的并且具有一定的风险。多项 MRI 技术如心电门控自旋回波 MRI[31,32]、电影 MRI[33,34]及三维对比增强 MRA[35,36]，均有助于诊断桥血管的通畅性。然而，大多数早期的研究仅限于桥血管近、中段的成像，其与自身冠状动脉远段吻合口的直接显示则需要较高的空间及时间的分辨力。因此，这些从形态学上评价桥血管的 MRI 方法不能鉴别正常或非闭塞狭窄的桥血管[37]。MR 血流量测量可有效评价桥血管的功能并无创性地检测桥血管的狭窄或闭塞。

　　Hoogendoorn 等[38]首次报道了应用非屏气 MRI 测量大隐静脉桥血管的血流，正常大隐静脉桥血管的平均血流量为(71 ± 17)ml / min，而狭窄或闭塞的桥血管平均血流量则明显下降至（9 ± 8）ml / min（P < 0.001）。Galjee 等[39]应用非屏气相位对比电影 MRI，对经造影证实为通畅的桥血管进行研究，其中有 85% 的桥血管可获得良好的流速变化曲线，结果发现桥血管的血流表现为一种特征性的"双峰"形态。第一个峰值出现在心室收缩期，第二个峰值出现在心室舒张期。应用屏气或非屏气相位对比电影 MRI 对胸廓内动脉桥血管进行血流量测量的可行性已被证实[40,41]。Ishia 等[42]应用屏气相位对比电影 MRI 技术对 26 例胸廓内动脉搭桥术后的患者进行桥血管血流量测量。为避免金属伪影，术中使用金属钛制成的血管夹以固定桥血管(图18.4，图18.5)。结果发现，对经选择性 X 线血管造影证实狭窄程度 ≥ 70% 的桥血管，舒张期与收缩期峰值流速比为 0.61 ± 0.44，明显低于未发现桥血管狭窄的病例，后者峰值流速比高达 1.88 ± 0.96(P < 0.01)。另外，狭窄的桥血管平均血流量[(16.9 ± 5.5) ml / min]

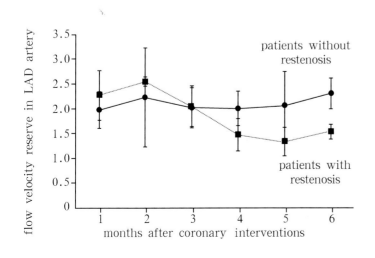

图 1 8 . 3　2 例行左冠状动脉前降支经皮球囊扩张并支架植入术患者的血流储备系列变化。选择性冠状动脉血管造影随访显示，1 例无再狭窄，1 例出现明显再狭窄。本图显示数月后冠状动脉再狭窄患者血流储备逐渐降低。flow velocity reserve in LAD artery：左冠状动脉动脉前降支的血流储备；months after coronary intervention：行介入术后的月份；patients without restenosis：无再狭窄的患者；patients with restenosis：发生再狭窄的患者。

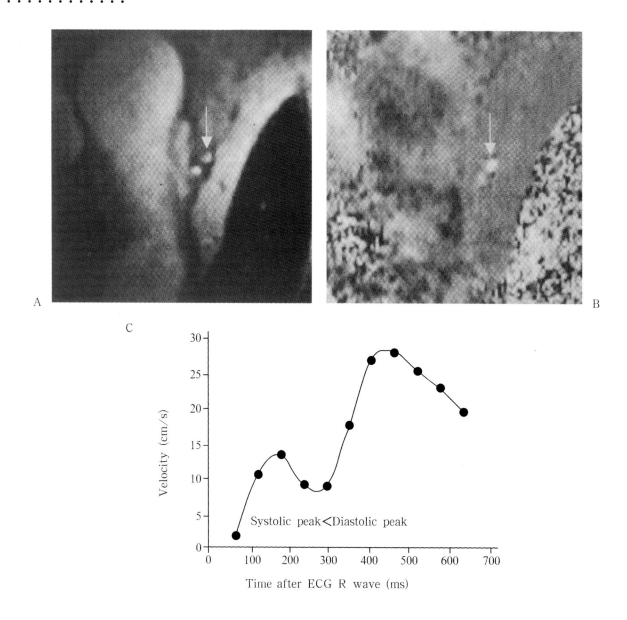

图18.4 胸廓内动脉桥血管无狭窄者桥血管的相位对比ＭＲＩ电影量值图（Ａ）及相差图（Ｂ）（箭头所指为左前降支远端吻合口且无狭窄的桥血管）。胸廓内动脉桥血管在量值图上表现为小的亮区域（图Ａ），管腔内血流在相差图上可很直观地观察到（图Ｂ）。桥血管内血流速度表现为特征性的舒张期峰值大于收缩期峰值的双峰曲线。Velocity：血流速度；Systolic peak：收缩期峰值；Diastolic peak：舒张期峰值；Time after ECG R wave：心电图Ｒ波激发后的时间。

也明显低于未出现狭窄桥血管的平均血流量[(79.8±38.2)ml／min，$P<0.01$](图18.6)。在此研究中，MR血流量测量诊断胸廓内动脉桥血管再狭窄的敏感性为85.7%，特异性为94.1%，这一研究结果表明MR血流量测量有助于诊断胸廓内动脉桥血管的明显狭窄。

有人提出测量冠状动脉搭桥术后桥血管的血流储备有助于检出桥血管狭窄，Langerak等[26]应用涡场快速平面回波序列对20支正常桥血管(18支静脉桥，2支动脉桥)进行腺苷负荷流速测量，桥血管的平均

血流量自静息时的(30.8 ± 13.5)ml／min升高到负荷后的(76.7 ± 36.5)ml／min($P<0.05$)，血流储备平均为2.7。Ishida等[42]应用潘生丁进行药物负荷试验显示，明显狭窄的胸廓内动脉桥血管的平均血流储备为1.39 ± 1.46，明显低于无狭窄的胸廓内动脉桥血管的平均血流储备（2.0 ± 1.43）（$P<0.01$）。这一研究结果表明，由静息期血流量及舒张期、收缩期峰值流速比可有效鉴别正常或狭窄的桥血管，MR血管扩张药物负荷血流储备测量不能进一步提高术后早期桥血管狭窄的检出率。MRI血流储备测量对于

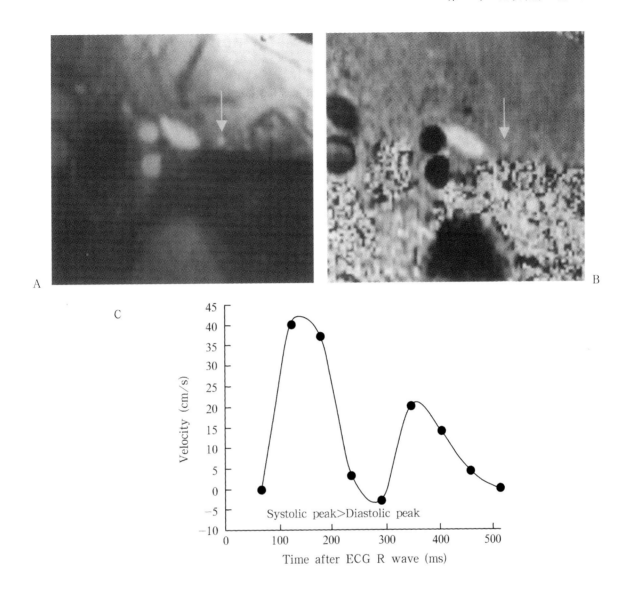

图 18.5 胸廓内动脉桥前降支吻合口重度狭窄者患者的相位对比电影 MRI 量值图（A）及相差图（B）（箭头所指为前降支远端吻合口处的狭窄）。其流速曲线（C）表现为收缩期峰值大于舒张期峰值的双峰曲线。Velocity：血流速度；Systolic peak：收缩期峰值；Diastolic peak：舒张期峰值；Time after ECG R wave：心电图 R 波激发后的时间。

检出冠状动脉搭桥术后胸廓内动脉桥血管狭窄的诊断价值受限，主要与桥血管管径较细及桥血管作为移植血管本身的血流储备较低有关。Akasaka 等[43]应用导管多普勒超声测量静息状态下胸廓内动脉桥血管的血流速度后发现，术后早期的桥血管血流具有较高的峰值流速，以补偿动脉桥过细的管径。术后早期桥血管血流储备(1.8 ± 0.3)明显低于术后较长时间的桥血管血流储备(2.6 ± 0.3)，其原因正是术后早期桥血管具有较高的基础流速。应用无创性的 MRI 药物负荷血流储备测量诊断胸廓内动脉桥及大隐静脉桥血管

狭窄的价值尚需进一步研究。

冠状窦的 MR 血流量测量

由于冠状窦血流量约占左室心肌总血流量的 96%，因而冠状窦血流量可反映总的心肌血流量[44]。应用相位对比电影 MRI 测量冠状窦血流量以及电影 MRI 测量心肌质量，就可得到总的心肌血流量和每克心肌的平均冠脉血流量(图 18.7)。为证实这一技术的有效性，许多学者进行了多项 MR 测量及与其他方

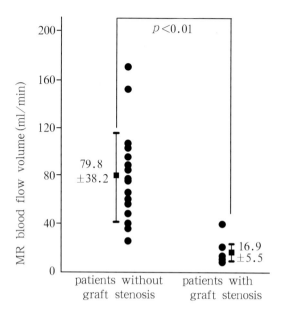

图18．6　对经选择性血管造影证实的胸廓内动脉桥血管明显狭窄和无狭窄患者进行的ＭＲＩ血流容积测量图。以血流量小于３５ｍｌ／ｍｉｎ为界值，诊断桥血管重度狭窄（狭窄程度大于管腔直径的７０％）的敏感性为８５．７％，特异性为９４．１％。MR blood flow volume：MR 血流容积；patients without graft stenosis：无桥血管狭窄的患者；patients with graft stenosis：发生桥血管狭窄的患者。

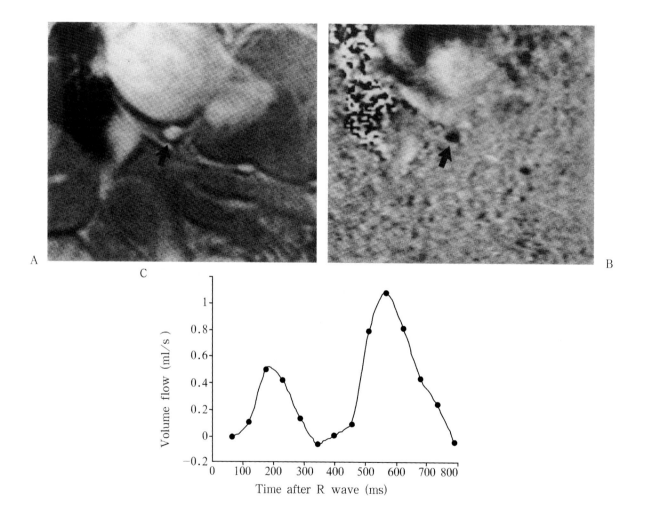

图18.7　冠状窦的ＭＲ血流量测量，量值图（图Ａ），相差图（图Ｂ）。相位对比电影ＭＲＩ的成像平面垂直于冠状静脉窦。流量变化曲线（图Ｃ）表示，在一个心动周期中，冠状窦血流量为流速与管腔面积的乘积。Volume flow：血流量；Time after R wave：心电图R 波激发后的时间。

法测量冠状窦血流的对比研究。Lund 等[45]对犬分别进行了冠状窦超声容积流量测量及 MR 血流量测量，相位对比电影 MRI 测量的冠状窦血流量与多普勒超声流量测定仪测定的总冠脉血流量之间具有良好的相关性（相关系数为 0.98，$P<0.001$），多普勒超声流量测定仪测得的冠脉总血流量与 MRI 测得的冠状窦血流之间的均差为 (3.1 ± 8.5) ml/min。MRI 测得的每克心肌平均血流量为 (0.40 ± 0.09) ml/min，超声流量测定仪测得的每克心肌平均血流量为 (0.44 ± 0.08) ml/min $(P =NS)$。Schwitter 等[46]对健康志愿者应用相位对比电影 MRI 测量冠状窦血流和 ^{13}N-PET 测量心肌血流量，左心室每克心肌的冠状窦血流量与 ^{13}N-PET 的血流数据有较高的相关性，MRI 和 PET 测得的每克心肌血流量分别为 (0.77 ± 0.19) ml/min 和 (0.73 ± 0.15) ml/min，相关系数为 0.95。Koskenvuo 等[47]对比研究了屏气 MR 技术测量每克心肌冠脉血流量与 ^{15}O 标记的水分子 PET 测量心肌血流量，后者被认为是测量心肌血流量的最准确的技术。屏气 MR 所测量的每克心肌冠脉窦血流量为 (0.56 ± 0.20) ml/min，PET 所测量的每克心肌血流量为 (0.65 ± 0.20) ml/min，两者具有很好的相关性。

静息及药物负荷状态下测量心肌总体血流量的 MR 技术，可有效地评价弥漫性心肌疾病，如心脏移植术后和肥厚型心肌病。一项对 29 例肥厚型心肌病患者的研究发现，静息时每克心肌血流量为 (0.62 ± 0.27) ml/min，而正常人每克心肌血流量为 (0.74 ± 0.23) ml/min，$P =NS$[48]。潘生丁药物负荷后，肥厚型心肌病患者每克心肌的血流量虽然增加，但明显低于正常人：肥厚型心肌病患者每克心肌血流量为 (1.03 ± 0.40) ml/min，正常人为 (2.14 ± 0.51) ml/min $(P<0.01)$。因此，肥厚型心肌病患者的血流储备 (1.72 ± 0.49) 较正常人 (3.01 ± 0.75) 明显减低 $(P <0.01)$。本研究还显示，血流储备与左心室心肌重量呈明显负相关（相关系数为 -0.46，$P <0.05$）。Schwitter 等[46]应用相位对比 MRI 对移

植心脏进行心肌血流量与血流储备的研究发现，移植心脏的冠脉血流储备 (2.0 ± 0.4) 明显低于正常心脏 $(3.9 \pm 1.4，P <0.005)$，药物负荷后的心肌血流量与左心室质量指数呈明显的负相关（相关系数为 $-0.56，P<0.005$）。

■ 结束语

MR 成像快速扫描序列的最新进展，已大大提高心血管系统 MR 进行功能性测量冠状动脉血流及血流储备的能力。临床上，MR 冠脉血流储备测量已可用于经皮冠状动脉介入术后冠状动脉左主干及左前降支再狭窄的评价。随着 MR 脉冲序列的不断改进如螺旋 MR 技术及相位对比平面回波技术的应用，使得对冠状动脉主要分支血流量及血流储备的测量更为准确。

心脏搭桥术后患者的 MR 血流量测量可对桥血管进行功能性评价，并可无创性地诊断桥血管再狭窄。对于绝大多数冠状动脉搭桥患者，术后有必要了解自身的冠状动脉血管情况或检出心肌缺血。虽然 MR 桥血管血流量测量尚不能替代有创性的 X 线冠脉造影，但在一次 MR 检查中即可进行静息及负荷状态下心肌灌注及桥血管血流量测量的综合评价，这对于搭桥术后患者将具有更广阔的应用前景，并将减少有创性的 X 线血管造影检查。

MR 冠状窦血流量测量可无创地进行冠状动脉整体血流动力学评价。由于冠状窦要比冠状动脉大的多，且目前应用的相位对比 MR 技术时间及空间分辨力较低，因此冠状窦血流定量测量的误差明显低于冠状动脉血流量测量的误差。因而，应用 MR 测得的静息及负荷后冠状动脉的总血流量及每克心肌血流量，评价诸如高血压性心脏病及心肌病等弥漫性心肌病变的血流动力学改变，是一个相当理想的方法[49]；且有助于评价尚未发生阻塞的冠状动脉粥样硬化性心脏病早期阶段的冠状动脉，即冠状动脉内皮功能失常。

参考文献

[1] White CW,Wright CB,Doty DB,et al.Does visual interpretation of the coronary angiogram predict the physiological importance of a coronary stenosis? *N Engl J Med* 1984,310 : 819—824.

[2] Marcus ML,Skorton DJ,Johnson MR,et al.Visual estimates of percent diameter coronary stenosis:a battered gold standard.*J Am Coll Cardiol* 1988,11: 882—885.

[3] Vogel RA.Assessing stenosis significance by coronary angiography.Are the best variables good enough? *J Am Coll Cardiol* 1988, 12: 692—693.

[4]Gould KL,Lipscomb K,Hamilton GW.Physiologic basis for assessing critical coronary stenosis:instantaneous flow response and regional distribution during coronary hyperemia as measures of coronary flow reserve.*Am J Cardiol* 1974,33: 87—94.

[5] White CW.Clinical applications of Doppler coronary flow reserve measurements.*Am J Cardiol* 1993,71: 10D—16D.

[6] Joye JD,Schulman DS,Lasorda D,et al.Intracoronary Doppler guide wire versus stress single-photon emission computed tomographyic thallium-201 imaging in assessment of intermediate coronary stenoses.*J Am Coll Cardiol* 1994,24: 940—947.

[7] Redberg RF,Sobol Y,Chou TM,et al.Adenosine-induced coronary vasodilatation during transesophageal Doppler echocardiography: rapid and safe measurement of coronary flow reserve ratio can predict significant left anterior descending coronary stenosis.*Circulation* 1995, 92: 190—196.

[8] Szolar DH,Sakuma H,Higgins CB.Cardiovascular application of magnetic resonance flow and velocity measurements. *J Magn Reson Imaging* 1996,6 : 78—89.

[9] Poncelet BP,Weisskoff RM,Wedeen WJ,et al.Time of flight quantification of coronary flow with echoplanar MRI.*Magn Reson Med* 1993, 30: 447—457.

[10] Chao H,Burstein D.Multibolus-stimulated echo imaging of coronary artery flow. *J Magn Reson Imaging* 1997,7: 603—605.

[11] Edelman RR,Manning WJ,Gervino E,et al.Flow velocity quantification in human coronary arteries with fast breath-hold MR angiography.*J Magn Reson Imaging* 1993,3: 699—703.

[12] Keegan J, Firmin D, Gatehouse P, et al.The application of breath-hold phase velocity mapping techniques to the measurement of coronary artery blood flow velocity:phantom data and initial *in vivo* results.*Magn Reson Med* 1994,31: 526—536.

[13] Sakuma H,Blake LM,Amidon TM,et al.Noninvasive measurement of coronary flow reserve in humans using breath-hold velocity encoded cine MR imaging.*Rediology* 1996,198: 745—750.

[14] Clarke GD,Eckels R,Chaney C,et al.Measurement of absolute epicardial coronary artery flow and flow reserve with breath-hold cine phase-contrast magnetic resonance imaging.*Circulation* 1995,91: 2 627—2 634.

[15] Hundley WG,Lange RA,Clarke GD,et al.Assessment of coronary arterial flow and flow reserve in humans with magnetic resonance imaging.*Circulation* 1996, 93: 1 502—1 508.

[16] Grist TM, Polzin JA, Bianco JA, et al.Measurement of coronary blood flow and flow reserve using magnetic resonance imaging.*Cardiology* 1997,88 : 80—89.

[17] Davis CP, Liu P, Hauser M, et al.Coronary flow and coronary flow reserve measurements in humans with breath-hold magnetic resonance phase contrast velocity mapping.*Magn Reson Med* 1997,37: 537—544.

[18] Polzin JA, Korosec FR, Wedding KL, et al.Effect of through-plane myocardial motion on phase-difference and complex-difference measurements of absolute coronary artery flow.*J Magn Reson Imaging* 1996,6: 113—123.

[19] Frayne R, Polzin JA, Mazaheri Y, et al.Effect of and correction for in-plane myocardial motion on estimates of coronary volume flow rates.*J Magn Reson Imaging* 1997,7: 815—828.

[20] Hofman MBM, van Rossum AC, Sprenger M, et al.Assessment of flow in the right human coronary artery by magnetic resonance phase contrast velocity measurement:effects of cardiac and respiratory motion. *Magn Reson Med* 1996,35: 521—531.

[21] Shibata M,Sakuma H,Isaka N,et al.Assessment of coronary flow reserve with fast cine phase contrast magnetic resonance imaging: comparison with the measurement by Doppler guide wire.*J Magn Reson Imaging* 1999,10: 563—568.

[22] Hofman MB,Wickline SA,Lorenz CH.Quantification of in-plane motion of the coronary arteries during the cardiac cycle: implication for acquisition window duration for MR flow quantification.*J Magn Reson Imaging* 1998,8: 568—576.

[23] Sakuma H,Kawada N,Kubo H,et al.Effect of breath holding on blood flow measurement using fast

velocity encoded cine MRI.*Magn Reson Med* 2001,45: 346—348.

[24] Nagel E,Bornstedt A,Hug J,et al.Noninvasive determination of coronary blood flow velocity with magnetic resonance imaging: comparison of breath-hold and navigator techniques with intravascular ultrasound.*Magn Reson Med* 1999,41: 544—549.

[25] Sakuma H,Saeed M,Takeda K,et al.Quantification of coronary arterial volume flow rate using fast velocity encoded cine MR imaging.*AJR Am J Roentgenol* 1997,168: 1 363—1 367.

[26] Langerak SE,Kunz P,Vliegen HW,et al.Improved MR flow mapping in coronary artery bypass grafts during adenosine-induced stress.*Radiology* 2001,218: 540—547.

[27] Sakuma H,Koskenvuo JW,Niemi P,et al.Assessment of coronary flow reserve using fast velocity-encoded cine MR imaging:validation study using positron emission tomography.*AJR Am J Roentgenol* 2000,175: 1 029—1 033.

[28] Hundley WG,Hamilton CA,Clarke GD,et al. Visualization and functional assessment of proximal and middle left anterior descending coronary stenoses in humans with magnetic resonance imaging.*Circulation* 1999, 99: 3 248—3 254.

[29] Saito Y, Sakuma H, Shibata et al.Assessment of coronary flow reserve using cine phase contrast MRI for noninvasive detection of restenosis after angioplasty and stenting.*J Cardiovasc Magn Reson* 2001,3: 209—214.

[30] Hundley WG,Hillis LD,Hamilton CA,et al. Assessment of coronary arterial restenosis with phase-contrast magnetic resonance imaging measurements of coronary flow reserve.*Circulation* 2000,101: 2 375—2 381.

[31] White RD,Caputo GR,Mark AS,et al.Coronary artery bypass graft patency:noninvasive evaluation with MR imaging.*Radiology* 1987,164: 681—686.

[32]Rubinstein RI,Askenase AD,Thickman D,et al. Magnetic resonance imaging to evaluate patency of aortocoronary bypass grafts.*Circulation* 1987,76: 786—791.

[33] White RD,Pflugfelder PW,Lipton MJ,et al. Coronary artery bypass grafts:evaluation of patency with cine MR imaging.*AJR Am J Roentgenol* 1988,150: 1 271—1 274.

[34] Aurigemma GP,Reichek N,Axel L,et al. Noninvasive determination of coronary artery bypass graft patency by cine magnetic resonance imaging.*Circulation* 1989,80: 1 595—1 602.

[35] Vrachliotis TG,Bis KG,Aliabadi D,et al.Contrast-enhanced breath-hold MR angiography for evaluating patency of coronary artery bypass grafts.*AJR Am J Roentgenol* 1997,168: 1 073—1 080.

[36] Wintersperger BJ,Engelmann MG,von Smekal A, et al. Patency of coronary bypass grafts:assessment with breath-hold contrast-enhanced MR angiography-value of a non-electrocardiographically triggered technique. *Radiology* 1998,208: 345—351.

[37] van Rossum AC,Bedaux WL,Hofman MB. Morphologic and functional evaluation of coronary artery bypass conduits.*J Magn Reson Imaging* 1999,10: 734—740.

[38] Hoogendoorn LI,Pattynama PMT,Buis B,et al. Noninvasive evaluation of aortocoronary bypass grafts with magnetic resonance flow mapping.*Am J Cardiol* 1995,75: 845—848.

[39] Galjee MA,van Rossum AC,Doesburg T,et al. Value of magnetic resonance imaging in assessing patency and function of coronary artery bypass grafts:an angiographically controlled study.*Circulation* 1996,93: 660—666.

[40] Debatin JF,Strong JA,Sostman HD,et al.MR characterization of blood flow in native and grafted internal mammary arteries.*J Magn Reson Imaging* 1993,3: 443—450.

[41] Sakuma H,Globits S,O'Sullivan M,et al. Breath-hold MR measurements of blood flow velocity in internal mammary arteries and coronary artery bypass grafts.*J Magn Reson Imaging* 1996,6: 219—222.

[42] Ishida N,Sakuma H,Cruz BP,et al.MR flow measurement in the internal mammary artery-to-coronary artery bypass graft: comparison with graft stenosis at radiographic angiography.*Radiology* 2001,220: 441—447.

[43]Akasaka T,Yoshikawa J,Yoshida K,et al.Flow capacity of internal mammary artery grafts: early restriction and later improvement assessed by Doppler guide wire;comparison with saphenous vein grafts.*J Am Coll Cardiol* 1995,25: 640—647.

[44] van Rossum AC,Visser FC,Hofman MBM,et al.Global left ventricular perfusion:noninvasive measurement with cine MR imaging and phase velocity mapping of coronary venous outflow.*Radiology* 1992,182: 685—691.

[45] Lund GK,Wendland MF,Schimawaka A,et al. Coronary sinus flow measurement by means of velocity-encoded cine MR imaging:validation by using flow probes in dogs.*Radiology* 2000,217: 487—493.

[46] Schwitter J,De Marco T,Kneifel S,et al.Magnetic resonance-based assessment fo global coronary flow and flow reserve and its relation to left ventricular function parameters:a comparison with positron emission tomography.*Circulation* 2000,101: 2 696—2 702.

[47] Koskenvuo JW,Sakuma H,Niemi P,et al.Global myocardial blood flow and global flow reserve measurements by MRI and PET are comparable.*J Magn Reson Imaging* 2001,13: 361—366.

[48] Kawada N,Sakuma H,Yamakado T,et al.Hypertrophic cardiomyopathy:MR measurement of coronary blood flow and vasodilator flow reserve in patients and healthy subjects.*Radiology* 1999,211: 129—135.

[49] von Schulthess GK,Schwitter J.Cardiac MR imaging:facts and fiction.*Radiology* 2001,218: 326—328.

第19章　冠状动脉搭桥术后的MRI检查

JOHANNES　C.POST

WILLEMIJN　L.F.BEDAUX

ALBERT　C.VAN　ROSSUM

自 1968 年 Favoloro[1]提出冠状动脉旁路移植术(coronary artery bypass graft，CABG,简称"冠脉搭桥"术)，这一手术已成为在冠状动脉疾病,尤其是多支血管病变患者中经常进行的血运重建方法。在美国，每年冠状动脉疾病患者中有近1/1 000(约30万例）接受冠状动脉手术[2]。不同种类的自体血管可用做严重狭窄冠状动脉节段的桥血管,使狭窄冠状动脉所支配的心肌获得足够的血液供应,以避免发生心肌缺血。大隐静脉被广泛地用作桥血管,一般用来为右冠状动脉及回旋支的远端分支进行搭桥。它们的近端吻合于升主动脉,远端为一个"端—侧"吻合("单根"桥），或是经一至数个"侧—侧"吻合后终止于一个"端—侧"吻合("序贯"桥或"跳跃"桥）。由于左侧胸廓内动脉可保持长期通畅,常被用来为最具重要性的前降支及其对角支进行搭桥。其他可用做桥血管的有右胸廓内动脉及右胃网膜动脉,常被用作右冠状动脉的桥血管。

CABG 的临床预后极大地依赖于桥血管的通畅性[3]。术后早期,可明显地改善患者的临床症状。但是，25%的大隐静脉桥在术后 1 年内闭塞,而其中约一半的桥血管在术后 2 周内闭塞。在随后的 5 年中,年闭塞率为 2%，随后，年闭塞率上升至 5%。因此在术后10年时，50%～60%的静脉桥血管已经闭塞,且很多为严重狭窄[4]。闭塞的机制包括术后数周内的血栓形成、血管内皮增生以及进行性的动脉粥样硬化。胸廓内动脉桥（IMA）闭塞的发生率较低，但在术后早期,一些胸廓内动脉桥远端近吻合口处会出现严重的狭窄,最终这一狭窄可能延及吻合口远端的受体冠状动脉。此外，进行性的动脉粥样硬化也可累及未搭桥的冠状动脉。正因为如此,搭桥术后再发胸痛的情况并不少见。虽然很少有患者因胸痛需要在旁路移植术后早期进行二次手术或冠状动脉血管成形术，但在 12 年后，仍有 31%的患者需要进行第二次或第三次的血运重建术[7]。

因为动脉粥样硬化是一种进行性的疾病,且桥血管会出现闭塞或严重的狭窄,因而临床迫切需要能够既显示桥血管又显示冠状动脉血管的诊断技术。对很多患者来说，这种评价技术可能需要进行多次。

评价桥血管的成像技术

选择性 X 线血管造影术通常被用来评价主动脉—冠状动脉桥血管是否通畅。虽然这一方法常可得到极好的桥血管影像，但仍存在一些重要的缺点。首先，它是一项有创的检查，尽管其并发症很少,但仍具有发生并发症的危险性；其次，所使用对比剂的副反应及 X 线对人体组织的电离辐射；另外，如 X 线血管造影术中导管没能顺利地插入桥血管的主动脉吻合口处,那么就难以判断是桥血管闭塞还是操作失败所致。虽然 X 线血管造影术中还可以利用多普勒导线进行功能性的桥血管血流速度测量,但这样会增加操作的创伤性、费用及危险性[8]。

多种无创性的影像检查技术已可用于桥血管的评价。超声心动图可用于评价桥血管与前降支吻合口的情况,但其作用有限[9~11]。CT 尤其是电子束 CT,是显示桥血管的更有前途的技术,但其必须使用对比剂,并且具有相对较高的 X 线辐射剂量[12~16]。MRI 具有无创的优点,且无电离辐射,也无需使用具有潜在危险性的肾毒性对比剂。同时,MRI 可能还是唯一的既可提供解剖学信息,又能提供功能性的血流情况的检查技术。因此,MRI 是一项非常有希望兼具无创性的成像能力及桥血管功能性评价的技术[17, 18]。

■桥血管的 MRI 检查

很多 MRI 技术已被用来评价桥血管的通畅性(表 19.1)。通常,进行冠状动脉成像的技术也可用来进行桥血管成像,但反之并不亦然。很多研究仅局限在评价桥血管近段,这是因为以下原因使桥血管的近段较远段更易进行研究:近段桥血管更少受到心脏搏动的影响,并且人体冠状动、静脉也不会干扰近段桥血管的观察。此外,绝大多数的研究仅针对静脉

桥,这也许是因为静脉桥的直径大于动脉桥;且动脉桥常使用的金属血管固定夹所造成的铁磁伪影会对桥血管图像产生干扰。

常规自旋回波及梯度回波成像

在 MRI 心脏研究的早期阶段,就已开始了大隐静脉桥血管通畅性的研究。多组研究均报道了应用常规自旋回波技术进行桥血管通畅性评价的可行性[19~22]。通畅的桥血管因其内血液的快速层流而表现为无信号的管状结构,闭塞或狭窄的桥血管因血流速度减缓而表现为中等信号强度。以常规 X 线血管造影为对照,常规自旋回波序列判断桥血管通畅的敏感性为 90%~98%,特异性为 72%~90%。

具有相对长的回波时间 (TE) 及重复时间 (TR) 的常规非节段梯度回波技术也在 MRI 心脏研究的早期阶段即开始应用。它具有与自旋回波技术大致相同的敏感性(88%~98%),而特异性则稍高(86%~100%)[23~25]。在梯度回波序列上,通畅的桥血管内的血流表现为亮信号。梯度回波技术诊断桥血管的通畅性具有较高的特异性,可能与其避免了自旋回波技术中出现的假阳性结果有关,这些假阳性来自于金属血

表 19.1 文献中应用多种 MR 技术评价桥血管通畅性的敏感性、特异性和准确性的比较

文献	MR 技术	桥血管数	敏感性（%）	特异性（%）	准确性（%）
White et al.(19)	SE	65	91	72	86
Rubinstein et al.(20)	SE	44	92	85	89
Jenkins et al.(21)	SE	60	90	90	90
Frija et al.(22)	SE	52	98	78	94
White et al.(23)	Cine	28	93	86	89
Aurigemma et al.(24)	Cine	45	88	100	91
Galjee et al.(25)	SE	98	98	85	96
	Cine		98	88	96
	Combined		98	76	94
Kalden et al.(29)	HASTE	59	98	93	95
	3D CE(ECG-trigg)	93	93	93	93
Kessler et al.(32)	3D navigator	19	87	100	89
Molinari et al.(33)	3D navigator	51	91	97	96
Wintersperger et al.(35)	3D CE(non-ECG-trigg)	75	95	81	92
Vrachliotis et al.(36)	3D CE(ECG-trigg)	44	93	97	95

HASTE:半傅立叶采集单次激发快速自旋回波;3D:三维;CE:对比增强;ECG-trigg:心电触发;SE:自旋回波;Cine:电影 MR;Combined:联合应用;navigator:导航。

管固定夹、支架、钙化灶及增厚心包所造成的信号缺失。

二维屏气MRA

已被广泛应用于冠状动脉成像的二维屏气技术也能够成功地用于显示桥血管(图19.1)[26, 27]。使用表面线圈，在单次屏气时间内的16～20个心动周期采集一幅节段梯度回波序列图像，一般为4～5mm层厚，平面内分辨力为1.0 mm×1.4mm，获得桥血管全程的影像则需要进行多次屏气，因此，这一检查非常依赖于患者配合的能力。另外，还需花费大量时间，尤其在进行多支桥血管成像时。已有报道提出这一序列对CABG术中放置的金属物所产生的伪影高度敏感（图19.1）。目前文献已证实二维屏气MRA对"跳跃"桥各段桥血管成像的可行性[28]。

另一种二维屏气MRI技术，即多层面半傅立叶采集单次激发快速自旋回波（HASTE）序列已被用于桥血管成像。在一次约14s的屏气后，可获得连续7帧5mm层厚平面内空间分辨力为1.3mm×1.4mm的T2WI像(图19.2，图19.3)。有报道称这一技术判断桥血管通畅的敏感性为95%，特异性为93%[29]。且对桥血管远端吻合口的显示率也很高(93%)。这一序列对体内金属植入物伪影的敏感性也较梯度回波序列低。这或许是其对判断动脉桥血管通畅的准确性高的原因。而梯度回波序列的动脉桥血管影像在很多患者中会被金属夹造成的伪影所干扰。据报道，HASTE序列判断动脉桥血管通畅的敏感性为90%，

特异性为100%，但预实验对闭塞冠状动脉桥的检出率较低，这无疑与较低的假阳性率有关。根据我们的经验，HASTE序列有助于显示桥血管，但在检出桥血管病变方面的价值则相当有限。

三维呼吸门控MRA

应用三维呼吸门控梯度回波技术可获得连续层面的三维图像，其通过追踪膈位置的导航装置，对呼吸运动进行门控[30]。在膈随呼吸运动到一个预先设置的激励窗内时，才开始采集数据及图像重建[30]。患者在检查中可自由呼吸而无需反复屏气，但其检查时间延长，在反复优化这一门控程序后，现已可进行冠状动脉成像[31]。据报道，其判断桥血管通畅的敏感性为87%～91%，特异性为97%～100%[32,33]。

三维屏气对比增强MRA

屏气对比增强MRA是一项相对较新的技术，最初用于主动脉成像[34]。血液中对比剂的T1缩短效应与短TR/TE的梯度回波序列相比，前者能够得到更好的血管对比。静脉注射组织间隙对比剂后（最好使用MRI专用高压注射器），即开始以短TR/TE（4.4/1.4ms或更短）的三维梯度回波序列进行扫描。在接近30s的屏气时间内，可获得连续24～32层层厚为6～9cm的容积图像。在进行三维成像前，应先以单层二维快速梯度回波序列进行对比剂团注试验以确定对比剂到达主动脉的时间。为了达到最佳的对

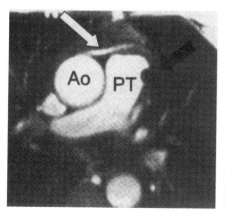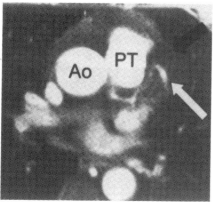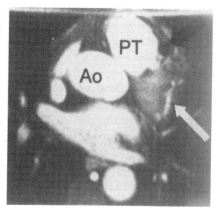

图19.1 节段梯度回波序列轴面图像。每幅图像均在一次屏气内的16个心动周期内采集。1支"序贯"桥（白箭头）与对角支及钝缘支吻合。尚有左胸廓内动脉桥向前降支供血，但其被血管夹的铁磁性伪影所干扰（黑箭头）。Ao：主动脉 PT：主肺动脉干。

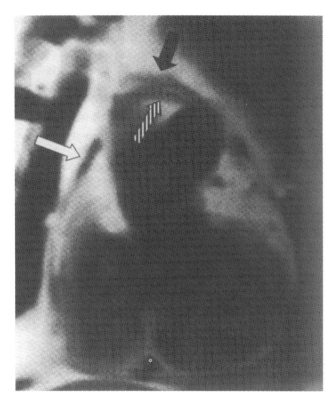

图19.2 半傅立叶采集单次激发快速自旋回波(HASTE)序列冠状面图像。3 支静脉桥分别与右冠状动脉(白箭头)、对角支(斜纹箭头)及钝缘支(黑箭头)吻合。

比增强效果,三维图像的k-空间中心线采集时间应与对比剂到达的峰值时间相一致。扫描延迟时间即自对比剂开始注射至三维扫描开始之间的时间(其计算方法为:以对比剂到达的时间减1/2或1/3采集时间)。随着新的快速扫描序列的出现,使实时追踪对比剂团成为可能,这样就无需再进行对比剂到达时间的计算。三维屏气对比增强MRA的平面内空间分辨力通常为1.5mm×1.5mm,层厚则根据视野、矩阵大小、分隔区数及扫描范围而不同,约为2~3mm。每个分隔区的三维采集得出一幅原始图像。对图像的评价则是通过分析原始图像以及后处理图像进行,如最大强度投影和平面或曲面重建(图19.4、图19.5、图19.6)。

多项使用或不使用心电门控技术的三维对比增强MRA评价主动脉—冠状动脉桥血管的研究已有报道[29,35,36],判断桥血管通畅的敏感性为93%~95%,特异性为81%~97%,准确性为92%~95%。不使用心电门控技术时特异性较低[35]。

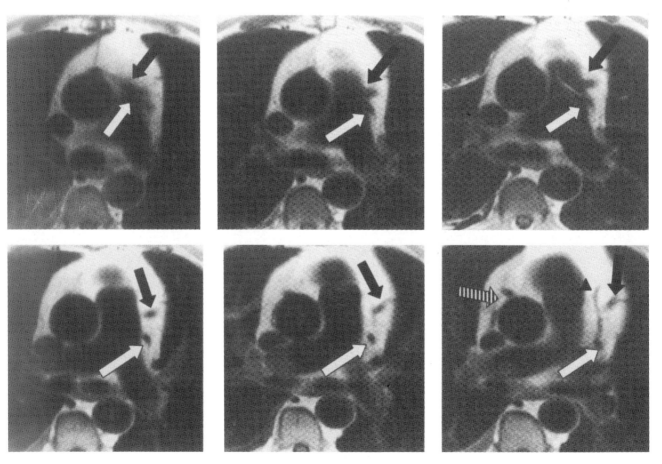

图19.3 HASTE序列轴面图像。可见3支静脉桥分别与右冠状动脉(斜纹箭头)、对角支(黑箭头)及钝缘支(白箭头)吻合。

理论而言，在使用心电门控技术后，应当能够获得很好的桥血管与自体冠状动脉吻合口的影像，虽然这一论点被特别提出，但实际上在使用心电门控的试验中仅有64%的吻合口得以显示[29]。可能与使用的心电门控信号采集窗时间过长（每个心动周期560ms），以至于心脏搏动导致吻合口处影像模糊有关。现已出现了120ms采集窗时间的心电门控技术，但目前仅对健康志愿者进行了冠状动脉成像的试验[37]。

桥血管MR 血流及血流储备的 MR 测量

桥血管内的血流速度及血流量可通过速度编码相位对比电影MR序列进行测量，因此MR桥血管检查既可进行形态学分析也可进行功能上的评价（图19.7）。应用非屏气MR流速测量技术，85%的经X线血管造影证实为开放的静脉桥内的血流在一个心动周期内表现为具有特征性的双峰流速变化曲线[25]。第一个峰值出现在收缩期，第二个峰值出现在舒张期。这与血管内多普勒及经胸多普勒超声心动图得出的结果相似[8,9]。MR测量的有三个序贯吻合口的桥血管血流量与仅有一个吻合口的桥血管血流量明显不同。

最近，屏气节段k-空间序列被用来进行静息时及药物负荷后的桥血管血流量及流速测量。初步结果

证实，其具有对桥血管进行血流储备测量的可行性及判断桥血管狭窄或通畅的潜在能力[38]。对21支无狭窄的桥血管及6支狭窄75%以上的桥血管进行对比研究后发现，狭窄桥血管的流速储备[(0.8 ± 0.4) cm/s]及流量储备(1.2 ± 0.5)均明显低于无狭窄桥血管的流速储备[(2.6 ± 1.5)cm/s，P <0.005]及流量储备(2.9 ± 1.9，P <0.05)。

虽然存在血管夹造成的金属伪影，应用屏气或非屏气技术对胸廓内动脉桥血管进行的血流量测量也得到了功能性的结果[39,40]。胸廓内动脉桥的舒张期及收缩期流速比（DSVR）高于人体正常的胸廓内动脉。一项对23例患者的研究初步发现，以静息期平均流速及舒张期／收缩期流速比判断胸廓内动脉桥狭窄的敏感性及特异性均高于药物负荷测量的结果[41]。

一项分别以快速平面回波技术及常规电影梯度回波技术对20支经X线造影证实为无病变的桥血管（18支静脉桥，2支动脉桥）进行血流量测量的对比研究发现，以上述两种技术得出的静息血流速度、血管扩张药物应用后血流速度及流速储备的测量结果具有很好的一致性[20]。屏气法平面回波血流量测量具有较好的时间分辨力(23ms)和空间分辨力(1.6mm×1.6mm)，重建后空间分辨力为0.8mm×0.8mm。

综上所述，通过对桥血管内血流进行磁共振平均流速、舒张期／收缩期流速比及血流贮备的测量，可

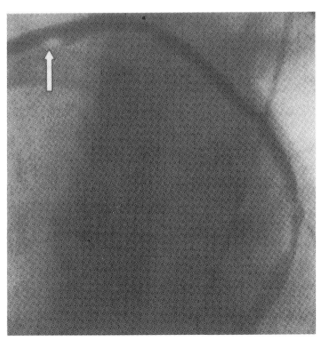
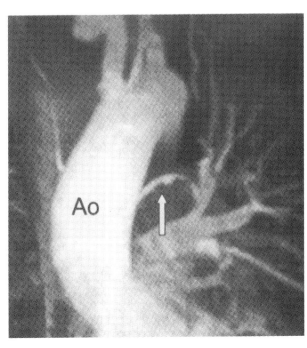

图19.4 选择性X线血管造影(图A)和三维对比增强MRA最大强度投影(图B)。 显示与钝缘支吻合的静脉桥的多处狭窄(白箭头)。Ao：主动脉。

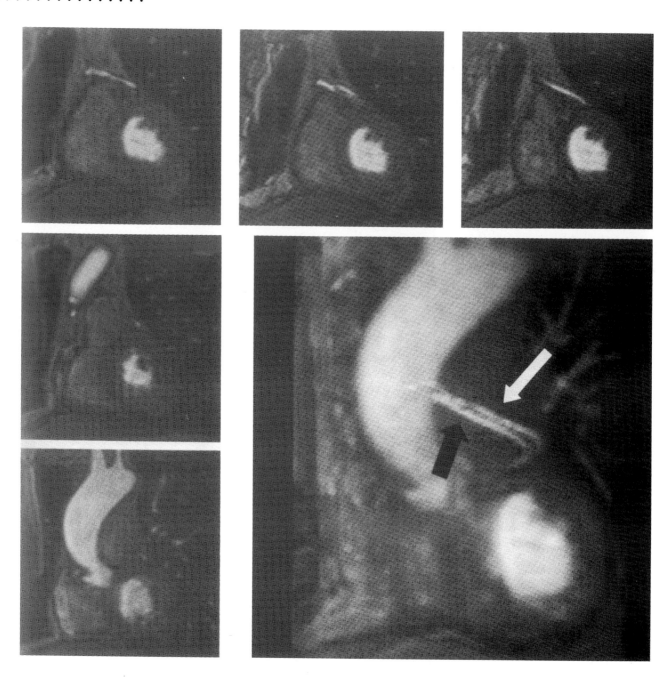

图 19.5 　三维对比增强桥血管 MRA。右下大图为最大强度投影（MIP）图像，上方及左侧小图为各幅原始图像。可见 2 支静脉桥血管分别与左前降支（白箭头）及钝缘支（黑箭头）吻合。

能有助于无创性地鉴别狭窄和明显狭窄的桥血管。

桥血管 MRI 检查的局限性

　　绝大多数文献报道的桥血管成像研究仅局限在桥血管的近段，而目前几乎没有办法准确地对"序贯"桥第一个吻合口远段的桥血管进行通畅性评价。对桥血管远段的成像需要更高的空间分辨力和更高的信噪比，而这是目前的技术水平无法达到的。

　　另一个问题是对动脉桥的成像。胸廓内动脉桥因可长期保持通畅而在临床越来越广泛地应用，但因金属夹所产生的伪影，动脉桥成像被排除在大多数桥血管 MRA 的研究之外。对动脉桥血管近端（此处无血管夹）进行血流量测量可能对评价动脉桥血管的通畅性有帮助。用其他方法替代血管夹对动脉桥进行止血将会改善动脉桥的成像质量。

　　另外，MRI 对 CABG 术后患者的检查仅局限在判断桥血管是完全闭塞还是通畅上。文献报道，MRI 难以对桥血管非闭塞性病变作出诊断。除进行常规解剖形态成像外，通过在静息及药物负荷后对桥血管进

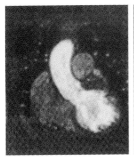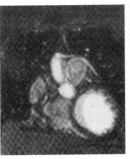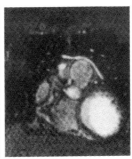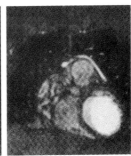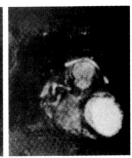

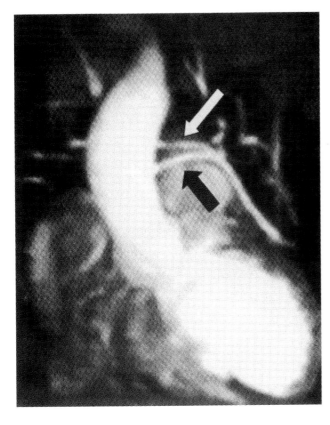

图19.6　三维对比增强桥血管MRA。左下大图为最大强度投影(MIP)图像,上方各小图为各幅原始图像。显示2支静脉桥血管分别与左前降支(白箭头)及钝缘支(黑箭头)吻合。

行MR血流量测量所得出的各项功能性血流参数可能会有助于判断桥血管及其供血的冠状动脉狭窄所造成的功能性变化。

　　然而,即使MRI能够明确显示桥血管是否存在狭窄,也不能满足临床需要。在绝大多数情况下,临床上同样也需要冠状动脉的影像学信息。通畅的桥血管吻合口远端的冠状动脉可能发生狭窄,并且其他未被搭桥的冠状动脉也可能出现病变。因此,当考虑需要再次进行冠状动脉介入手术的情况下,MRI仍不能替代常规X线血管造影。

■ MRI检查的适应证

　　对于某些临床并不需要立即获得自身冠状动脉情况的患者,临床上也可应用MRI进行桥血管检查。如

搭桥术后早期即出现胸痛的患者,以及术后一段时间出现不典型胸痛症状或轻度心绞痛症状的患者,MRI检查所得出的桥血管通畅及功能状况的结果,将有助于决定冠状动脉血管造影是否可以暂缓进行。无创地监测桥血管血流参数的变化,也有助于判断桥血管内逐渐发生的狭窄,并在桥血管完全闭塞前决定是否进行X线血管造影以及桥血管腔内成形术和支架置入术。

　　另外,桥血管MRI检查还可作为X线桥血管造影前的筛查手段,以确定能够显影的桥血管数目,从而明显缩短X线血管造影的检查时间。MRI的另一个应用是判断常规X线血管造影上未显影的桥血管是否通畅。X线血管造影上未显影的桥血管通常提示其近端阻塞,但导丝未插入主动脉—桥血管吻合口时,也能作出桥血管闭塞的错误诊断。如诊断仍有疑

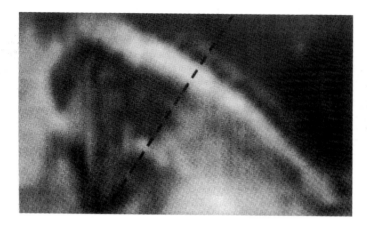
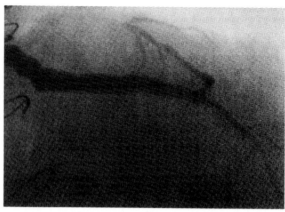

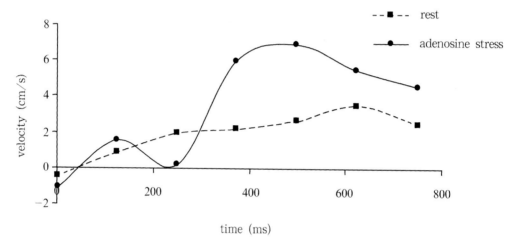

图19.7　三维ＭＲＡ及速度编码相位对比技术。患者有1支向前降支供血的静脉桥及1支向右冠状动脉后降支及后外侧支供血的静脉序贯桥。图Ａ：前降支静脉桥的ＭＲＩ曲面重建图像。图中虚线所示为用于流速测量的平面位置及走行。图Ｂ：常规Ｘ线血管造影图像。图Ｃ：一个心动周期内多相位正交平均流速测量。计算后得出这支桥血管静息时的血流量为38ml／min，腺苷负荷后为68ml／min，血流储备为1.8。rest：静息；adenosine stress：腺苷负荷；time：时间；velocity：血流速度。

问，MRA可用于快速证实诊断或排除桥血管闭塞。此外，在造影证实了桥血管狭窄，而又无法进行血管内超声多普勒测量功能性血流参数时，MRI检查也有助于临床治疗方案的制订。

　　尽管有以上的临床应用，大多数患者仍需进行X线血管造影对冠状动脉及桥血管的情况进行评价。除非能够对冠状动脉进行更好的成像，MRI对桥血管检查的临床应用将受到限制。MRI对冠状动脉及桥血管成像质量的提高依赖于更高梯度场硬件技术的进展、新的更高级的脉冲序列以及更多地使用对比剂进行对比增强成像。对于搭桥术后的患者，桥血管MRI检查是否能作为一种诊断技术在将来替代重复、有创的诊断性检查，目前尚无定论。

参考文献

[1] Favaloro RG.Saphenous vein autograft replacement of severe segmental coronary artery occlusion.Operative technique.*Ann Thorac Surg* 1968,5：334－339.

[2] Gersh BJ,Braunwald E,Rutherford JD.Chronic coronary artery disease；coronary artery bypass graft surgery. In：Braunwald E,ed.*Heart disease,a textbook of cardio-vascular medicine*,5th ed.Philadelphia：WB Saunders,1997：1 316.

[3] Chesebro JH,Clements IP,Fuster V,et al.A platelet-inhibitordrug trial in coronary artery bypass operations. Benefit of perioperative dipyridamole and aspirin therapy on early post-operative vein-graft patency.*N Engl J Med* 1982,307：73－78.

[4] Henderson WG,Goldman S,Copeland JG,et al.

Antiplatelet or anticoagulant therapy after coronary artery bypass surgery.A meta-analysis of clinical trials.*Ann Intern Med* 1989,111：743—750.

[5]van der Meer J,Hillege HL,van Gilst WH,et al. A comparison of internal mammary artery and saphenous vein grafts after coronary artery bypass surgery：no difference in 1-year occlusion rates and clinical outcome.*Circulation* 1994,90：2 367—2 374.

[6] Cameron A,Davis KB,Green G,et al.Coronary bypass surgery with internal-thoracic-artery grafts：effects on survival over a 15-year period.*N Engl J Med* 1996,334：216—219.

[7] Weintraub WS,Jones EL,Craver JM,et al.Frequency of repeat coronary bypass or coronary angioplasty after coronary artery bypass surgery using saphenous venous grafts.*Am J Cardiol* 1994,73：103—112.

[8] Bach R,Kern M, Donohue T, et al.Comparison of phasic flow velocity characteristics of arterial and venous coronary artery bypass conduits.*Circulation* 1993,88：133—140.

[9] Fusejima K,Takahara Y,Sudo Y,et al.Comparison of coronary hemodynamics in patients with internal mam-mary artery and saphenous vein coronary artery bypass grafts：a noninvasive approach using combined two-di-mensional and Doppler echocardiography.*J Am Coll Cardiol* 1990,15：131—139.

[10] Takagi T,Yoshikawa J,Yoshida K,et al. Noninvasive assessment of left internal mammary artery graft patency using duplex Doppler echocardiography from supraclavicular fossa.*J Am Coll Cardiol* 1993,22：1 647—1 652.

[11] Voudris V,Athanassopoulos G,Vassilikos V,et al.Usefulness of flow reserve in the left internal mammary artery to determine graft patency to the left anterior descending coronary artery.*Am J Cardiol* 1999,83：1 157—1 163.

[12] Stanford W,Galvin JR,Skorton DJ,et al.The evaluation of coronary bypass graft patency：direct and indirect techniques other than coronary arteriography.*AJR Am J Roentgenol* 1991,156：15—22.

[13] Stanford W,Brundage BH,MacMillan R,et al. Sensitivity and specificity of assessing coronary bypass graft patency with ultrafast computed tomography：results of a multicenter study.*J Am Coll Cardiol* 1988,12：1—7.

[14] Tello R,Costello P,Ecker C,et al.Spiral CT evaluation of coronary artery bypass graft patency.*J Comput Assist Tomogr* 1993,17：253—259.

[15] Engelmann MG,Von Smekal A,Knez A,et al. Accuracy of spiral computed tomography for identifying arterial and venous coronary graft patency.*Am J Cardiol* 1997,80：569—574.

[16] Achenbach S,Moshage W,Ropers D,et al. Noninvasive,three-dimensional visualization of coronary artery bypass grafts by electron beam tomography.*Am J Cardiol* 1997,79：856—861.

[17] van Rossum AC,Galjee MA,Doesburg T,et al. The role of magnetic resonance in the evaluation of functional results after CABG/PTCA.*Int J Card Imaging* 1993, 9：59—69.

[18] Galjee MA,van Rossum AC,Doesburg T,et al. Quantification of coronary artery bypass graft flow by magnetic resonance phase velocity mapping.*Magn Reson Imaging* 1996,14：485—493.

[19] White RD,Caputo GR,Mark AS,et al.Coronary artery bypass graft patency：noninvasive evaluation with MR imaging.*Radiology* 1987,164：681—686.

[20] Rubinstein RI,Askenase AD,Thickman D,et al. Magnetic resonance imaging to evaluate patency of aortocoronary bypass grafts.*Circulation* 1987,76：786—791.

[21] Jenkins JPR,Love HG,Foster CJ,et al.Detection of coronary artery bypass graft patency as assessed by magnetic resonance imaging.*Br J Radiol* 1988,61：2—4.

[22] Frija G,Schouman-Claeys E,Lacombe P,et al. A study of coronary artery bypass graft patency using MR imaging.*J Comput Assist Tomogr* 1989,13：226—232.

[23] White RD,Pflugfelder PW,Lipton MJ,et al. Coronary artery bypass grafts：evaluation of patency with cine MR imaging.*AJR Am J Roentgenol* 1988,150：1 271—1 274.

[24] Aurigemma GP,Reichek N,Axel L,et al. Noninvasive determination of coronary artery bypass graft patency by cine magnetic resonance imaging.*Circulation* 1989,80：1 595—1 602.

[25]Galjee MA,van Rossum AC,Doesburg T,et al. Value of magnetic resonance imaging in assessing patency and function of coronary artery bypass grafts：an angiographically controlled study.*Circulation* 1996,93：660—666.

[26] Manning WJ,Li W,Boyle NG,et al.Fat-suppressed breath-hold magnetic resonance coronary angiography.*Circulation* 1993,87：94—104.

[27] Hartnell GG,Cohen MC,Charlamb M,et al. Segmented k-space magnetic resonance angiography for the detection of coronary artery bypass graft patency.Book

of abstracts of the 4th annual meeting of the International Society for Magnetic Resonance in Medicine, New York, 1996,1: 178 (abst).

[28]Post JC,van Rossum AC,Bronzwaer JGF,et al. Magnetic resonance angiography of sequential aortocoronary bypass grafts. *Circulation* 1997,96 (Suppl): I-133.

[29] Kalden P,Kreitner KF,Wittlinger T,et al.Assessment of coronary artery bypass grafts:value of different breath-hold MR imaging techniques. *AJR Am J Roentgenol* 1999,172: 1 359-1 364.

[30] Hofman MBM,Paschal CB,Li D,et al.MRI of coronary arteries:2D breath-hold versus 3D respiratory-gated acquisition. *J Comput Assist Tomogr* 1995,19: 56-62.

[31] Danias PG,McConnell MV,Khasgiwala VC,et al.Prospective navigator correction of image position for coronary MR angiography. *Radiology* 1997,203: 733-736.

[32] Kessler W, Achenbach S, Moshage W, et al. Usefulness of respiratory gated magnetic resonance coronary angiography in assessing narrowings ≥ 50% in diameter in native coronary arteries and in aortocoronary bypass conduits. *Am J Cardiol* 1997,80: 989-993.

[33]Molinari G,Sardanelli F,Zandrino F,et al.Value of navigator echo magnetic resonance angiography in detecting occlusion/patency of arterial and venous, single and sequential coronary bypass grafts. *Int J Card Imaging* 2000,16: 149-160.

[34] Prince MR,Narasimham DL,Stanley JC,et al. Breath-hold gadolinium-enhanced MR angiography of the abdominal aorta and its major branches. *Radiology* 1995, 197: 785-792.

[35] Wintersperger BJ,Engelmann MG,von Smekal

A,et al.Patency of coronary artery bypass grafts:assessment with breath-hold contrast-enhanced MR angiography-value of a non-electrocardiographically triggered technique. *Radiology* 1998,208: 345-351.

[36] Vrachliotis TG,Bis KG,Aliabadi D,et al. Contrast-enhanced breath-hold MR angiography for evaluating patency of coronary artery bypass grafts. *AJR Am J Roentgenol* 1997,168: 1 073-1 080.

[37] Goldfarb JW,Edelman RR.Coronary arteries: breath-hold,gadolinium-enhanced,three-dimensional MR angiography. *Radiology* 1998,206: 830-834.

[38] Voigtländer T,Kreitner KF,Wittlinger T,et al. MR measurement of flow reserve in coronary grafts.Book of abstracts of the 2nd annual meeting of the Society for Cardiovascular Magnetic Resonance,1999,53 (abst).

[39] Debatin JF,Strong JA,Sostman HD,et al.MR characterization of blood flow in native and grafted internal mammary arteries. *J Magn Reson Imaging* 1993,3: 443-450.

[40] Sakuma H,Globits S,O'Sullivan M,et al. Breath-hold MR measurements of blood flow velocity in internal mammary arteries and coronary artery bypass grafts. *J Magn Reson Imaging* 1996,6: 219-222.

[41] Kawada N,Sakuma H,Cruz BC,et al.Noninvasive detection of significant stenosis in the coronary artery bypass grafts using fast velocity-encoded cine MRI. Book of abstracts of the 2nd annual meeting of the Society for Cardiovascular Magnetic Resonance.1999: 82 (abst).

[42] Langerak,SE,Kunz P,Vliegen HW,et al.Improved MR flow mapping in coronary artery bypass grafts during adenosine-induced stress. *Radiology* 2001,218: 540-547.

先天性心脏病

第20章　先天性心脏病：形态和功能

Philip A. Araoz

Gautham P. Reddy

Charles B. Higgins

先天性心脏病影像学检查的主要目的是准确地显示心血管的解剖，并对其功能进行定量检测。评价先天性心脏病是心脏MRI的主要应用领域之一，并将成为今后MRI应用的一个最重要领域。与其他检查方法如超声心动和X线心血管造影相比，MRI在显示心血管异常方面具有显著的优势。MRI不需要应用对比剂，也无电离辐射，后者是MRI对儿童检查最主要的优点。因为若将X线心血管造影用于最初诊断和术后随访，患者可能会接受大剂量X线照射。

超声心动图作为一种主要的无创性成像技术在先天性心脏病中的成功应用很大程度上影响着MRI的应用。MRI主要用于超声检查难以明确诊断的病变，主要有主动脉缩窄、肺动脉分支狭窄及复杂先天性心脏病的三维显示。随着技术的进展特别是快速成像技术的应用，MRI对各类先天性心脏病的诊断，包括形态、功能评价及血流定量测量可与超声相媲美。迄今MRI可很容易地应用于主动脉缩窄的侧支循环显示、分流量测量和左、右肺动脉的血流量测量以及瓣膜返流的定量测量。

MRI 技术

形态信息主要通过心电门控多层面SE序列对整个心脏扫描显示，通常层厚5mm，层间隔1mm，也可以通过增加激励次数对感兴趣区域进行层厚3mm的薄层扫描，应用呼吸补偿技术可以最大限度地减少呼吸伪影。注射钆对比剂增强MRA可以提高大血管及其分支的空间分辨力，并可利用其进行三维重建。对大龄儿童、成人或使用呼吸机的患者在屏气下可完成MRA检查。可用多种技术获得功能信息，最常用的两种技术为：一是心电门控快速梯度回波序列，可以MR心脏电影的方式定量测量心室容积及心肌重量；二是速度编码电影MRI（VECMRI），是一种相位对比技术，主要测量血流速度。这些技术将在下文中进一步解释。

MRI 检查的主要临床适应证

先天性心脏病MRI的应用受到超声应用的影响。超声更适用于婴幼儿及较小儿童，因为此时声窗通常可以更清晰地显示心脏及大血管。但对青少年及成人，超声检查并不十分有效，此时，MRI可作为一种可供选择的成像技术。MRI还可以对复杂发育异常和心外结构提供更多的信息。

MRI检查的主要临床适应证有：

（1）胸主动脉异常的评价。

（2）了解法洛四联症和肺动脉闭锁的肺动脉改变及其管径。

（3）显示复杂心室发育异常的解剖。

（4）显示肺静脉发育异常，包括肺静脉连接异常。

（5）外科术后随诊。

（6）评价心脏位置异常。

（7）显示体静脉异常。

（8）左、右肺动脉血流量测量。

（9）分流量的定量分析。

（10）主动脉缩窄侧支循环血流量测量。

（11）主动脉缩窄和外科移植血管间的梯度压测量。

（12）心室容积及心室肌重量的定量测量。

（13）法洛四联症修补术后肺动脉返流的测量。

心脏解剖节段分析

复杂先天性心脏病需循序分析。目前最广泛应用的方法是心脏节段分析法，即心脏主要由三个节段（心房、心室和大血管）及它们彼此间的连接（静脉、房室、心室和动脉之间的连接）组成[1]。心脏解剖专家对[1~3]某些异常，尤其是复杂心室异常的分类仍存在争议。本章的目的不是提出明确的分类体系，而是根据心脏MRI检查评价中遇到的问题，提出有效的扫描方式，并对心血管异常进行分类[1~3]。

自主动脉弓至上腹部的轴面层面显示节段心血管解剖，并在心底部层面显示心脏与大动脉的关系及管径的相对大小。正常情况下，主动脉位于肺动脉右后方，两者直径大致相同。

文献报道了MRI对74例疑有先天性心脏病的患者确定节段心脏解剖的可靠性[3]，所有MRI检查结果均经其他影像学检查方法证实，MRI图像均充分覆盖心脏，结果发现MRI能很好显示心脏与大血管之间的关系、病变部位及心室襻的类型。

心房

左、右心房的胚胎学、功能及结构各不相同。右心腔称为右心房并不是因为其位置位于心脏的右侧，而是根据自身结构而定。如果右心房位于心脏的左侧，则称为形态学的右心房，其名称强调的是它内部结构而不是位置[3]。

左、右心房形态特征的最主要差别是心耳。在轴面MRI图像上，右心耳呈基底部较宽的三角形，并开口于右心房。而左心耳则呈管状、细长，并像伸出的"手指"通过狭窄开口与左房相连[5]（图20.1）。即使是复杂的畸形，心耳部也是心房最恒定的部分。所以可通过确定左或右心耳的形态确定左、右心房[3]。在心耳确定困难时，另一重要可靠的结构是下腔静脉（IVC）流出道。上腔静脉及肺静脉流出道的变异较大，因而不能用于区分心房形态[6]。

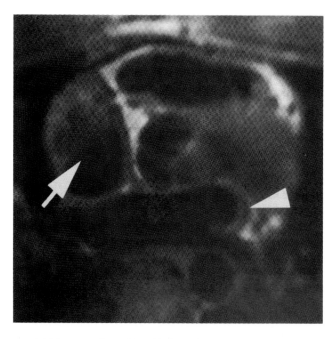

图20.1　正常心耳部。轴面SE序列T1WI显示右房耳呈广基底与右房相连（箭头），左房耳开口细长（三角箭头）。

心脏异位

心房形态最初是胚胎期收集体静脉回流血的静脉汇合成右心房发展而来的[5]。因此，右心房的许多特征基本上与接受全身体静脉回流有关。心房和体静脉回流的建立同时形成，心房的形成部分依赖于体静脉回流的形成，因而心房位置异常通常合并身体其他器官位置的异常[7]。心房位置异常在胎儿早期出现，并通常合并其他严重和广泛的发育异常。MRI可在一次检查中同时评价心脏、腹部和肺部的异常，因而是评价这些异常非常有价值的检查方法。

形态学意义上的右心房通常与右侧胸腔、腹腔的器官位于同一侧，同样，形态意义上的左心房通常与左侧器官同侧。当双房均具有右房形态特征发育异常时称右心房异构，胸腔、腹腔的器官则倾向位于右侧。同样，双房均具有左房形态特征时称左心房异构，胸腔、腹腔的器官则位于左侧[7]。

支气管与肺动脉的解剖具有特征性关系（图20.2）。右心房异构时双肺通常为三叶，双侧支气管的走行均为右侧支气管形态，即肺动脉走行于主支气管前下方（这种类型的支气管又称为动脉上支气管）（图20.3）。右心房异构常合并无脾综合征，肝脏增大常超过中线，同时伴有脾脏阙如。

左心房异构时双肺均为两叶。左、右肺动脉分别跨过同侧支气管。由于支气管位于肺动脉的下方，故称为动脉下支气管[7]（图20.4）。左心房异构常合并多脾综合征，肝脏小且居中，且通常为两侧脾脏，常伴有下腔静脉离断或阙如，通常下腔静脉通过奇静脉回流到上腔静脉。

在心房正位时，接受体静脉回流解剖学上的右心房位于中线偏右，接受肺静脉回流解剖学上的左心房位于中线偏左。通常，心房正位为心室右襻，形态学的右心室位于左心室的右侧。心房反位时，形态学的右房位于左侧，形态学的左房位于右侧，这种畸形主要为心室左襻，解剖学的右心室位于左心室的左侧。

静脉连接

体静脉连接

MRI可以显示多种体静脉变异。最常见的体静脉畸形连接是永存左上腔静脉（SVC），为胚胎期左前心静脉的残留[6]。本病单独发生较少见，多与其他异常并存。多数情况下，左SVC引流左头臂静脉的血液，并与冠状窦汇合回流入右心房（图20.5），通常同时存在右SVC。在右SVC闭塞的情况下，左SVC和

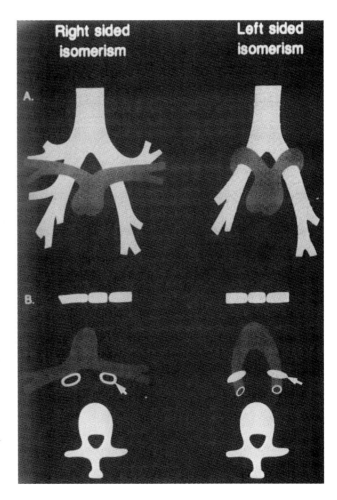

图20.2 冠状面（图A）和横轴面（图B）图像显示右房异构及左房异构的肺动脉分支走行。右房异构时，肺动脉走行于支气管前方，左房异构时，肺动脉先走行于支气管上方，随后走行至其下方（本图片经允许摘自 Higgins CB. Congenital heart disease. In:Higgins CB, Hricak H, Helms CA, eds. *Magnetic resonance imaging of the body*,3rd ed.Philadelphia:Lipp incott-Raven Publishers. 1997:466）。Right sided isomerism:右房异构；Left sided isomerism:左房异构。

冠状窦明显扩张。横断面MRI能显示腔静脉与冠状窦的直径，提醒外科医生左SVC的存在是非常重要的，因为在冠状动脉搭桥术中它对心脏插管有影响，并在某些外科分流手术后可能分流肺循环血流[6]。

体静脉异常在胸片上可表现为纵隔肿块样改变，此时，MRI作为无创性方法用于这种异常的诊断。

如前所述，下腔静脉（IVC）与右心房连接通常都是恒定的，但在某些情况下，尤其是心房异位的病例，IVC可回流入左心房，或一部分肝静脉回流入一个心房，剩余的肝静脉回流入另一个心房，并通常伴有前文所述的严重的内脏异位。MRI还可以很好地显示IVC与奇静脉连接中断。当奇静脉扩张时，提

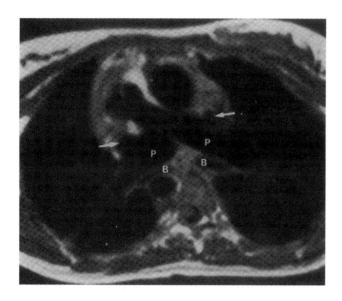

图 20.3 右房异构。轴面 SE 序列图像显示双侧肺动脉(p)走行于支气管(b)前方。箭头所示为双上腔静脉。(本图片经允许摘自 Higgins CB. Congenital heart disease. In: Higgins CB, Hricak H, Helms CA, eds. *Magnetic resonance imaging of the body*, 3rd ed. Philadephia: Lippincott-Raven Publishers, 1997: 470)

示其与 IVC 连接可能中断。

肺静脉连接

轴面 MRI 图像上可以容易地显示双下叶及右上叶肺静脉。并可显示垂直于左主支气管分叉的左上叶肺静脉，轴面图像通常可以显示左上叶肺静脉汇入左房顶部。即使不能直接显示左上叶肺静脉汇入左房，该静脉近段所显示的位置正常也提示与心房的连接正常。因此，MRI 几乎能显示所有病例中正常肺静脉连接。

完全性肺静脉异位引流

在胚胎期，肺静脉起源于肺芽，其汇合后与左房后壁直接相连。然而，如果这种静脉汇合与循环系统的其他部位相连，就形成了全部肺静脉回流异常即完全性肺静脉异位引流(total anomalous pulmonary venous connection , TAPVC)[9]。TAPVC 通常根据肺静脉引流部位不同分型：

心上型（I 型）：肺静脉汇合通常引流入上腔静脉或异常的左侧"垂直静脉"，后者引流入左侧头臂静脉。左侧垂直静脉来源于左前主静脉[9]，在一些病例中，同样的胚胎结构可发育成为左侧上腔静脉。

心内型（II 型）：肺静脉通常引流入右心房。

心下型（III 型）：肺静脉汇合引流入膈下下腔静脉或门静脉系统。由于肺静脉向下穿过膈，常回流受阻导致肺静脉高压形成。

MRI 可以准确诊断肺静脉畸形连接[10]。当 MRI 证实没有肺静脉回流入左心房时，即可诊断 TAPVC。

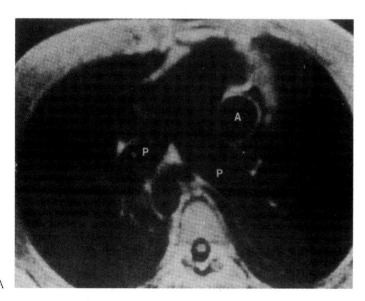

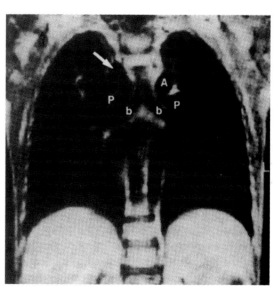

图 20.4 左房异构。SE 序列 MRI 轴面（图 A）和冠状面（图 B）图像显示两例左房异构。冠状面显示双侧动脉下支气管。左、右支气管（b）分别走行于同侧的肺动脉（p）下方。由于下腔静脉中断，奇静脉扩张（箭头）。A: 主动脉弓。(本图片经允许摘自 Higgins CB. Congenital heart disease. In: Higgins CB, Hricak H, Helms CA, eds. *Magnetic resonance imaging of the body*, 3rd ed. Philadephia: Lippincott-Raven Publishers, 1997: 471)

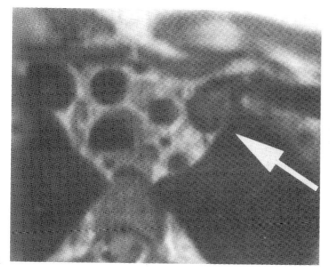

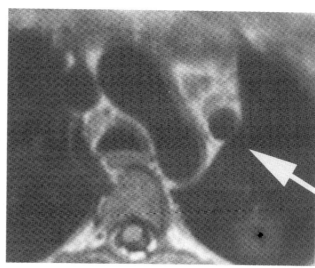

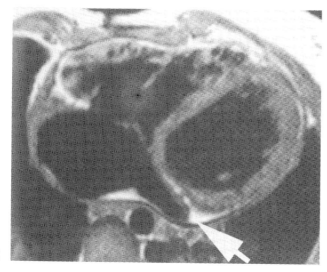

图 20.5　左上腔静脉(SVC)。轴面 SE 序列 T1WI。图 A：左 SVC 起源于左侧头臂静脉(箭头)，与右侧头臂静脉相连的桥静脉可存在或不存在。图 B：左 SVC（箭头）绕过主动脉弓、左肺动脉和左房，并汇入冠状动脉窦（图 C），冠状动脉窦通常扩张。患者同时伴有心包炎，可见心包增厚。

MR 横断面图像及对比增强 MRA 技术可通过显示上腔静脉或冠状窦扩张，或在左房后方或上方显示共同肺静脉存在提供畸形的连接部位。

部分性肺静脉异位引流

当 1～3 支异常的肺静脉引流入体循环时，可诊断为部分性肺静脉异位引流 (partial anomalous pulmonary venous connection，PAPVC)。PAPVC 的异常静脉可以引流入心上 (SVC 及左垂直静脉)、心内 (右房)、心下 (IVC)[9]。对于所有先天性心病患者明确 4 支肺静脉的连接情况是重要的，MRI SE 序列可以准确地达到这一目的，而钆对比剂增强 MRA 能更准确地显示肺静脉的连接情况（图 20.6）[12]。

PAPVC 是左向右分流，氧合的肺静脉血流入右心，因此可以发现左向右分流的相关征象，包括右房或／和右室的增大，这取决于分流量的大小。这种分流的定量分析将在以后心内缺损章节中讨论。PAPVC 伴有房间隔缺损(atrial septal defect，ASD) 时，几乎所有的患者都为静脉窦型 ASD。轴面或冠状面 MRI 可清晰显示肺静脉连接，也可在对比增强 MRA 上显示。MRI 可显示右上肺静脉引流入 SVC，这是 PAPVC 最常见的类型。在轴面 MRI 上冠状脉窦的扩大，提示可能是畸形静脉引流入该静脉，MR 横断图像及钆对比剂增强 MRA 能显示右肺静脉引流入 IVC 如弯刀综合征 (scimitar syndrome)。

■ 心室与房室的连接

房室连接异常主要为不相适应的连接(如先天性矫正型大动脉转位) 或房室瓣狭窄或闭锁 (如三尖瓣

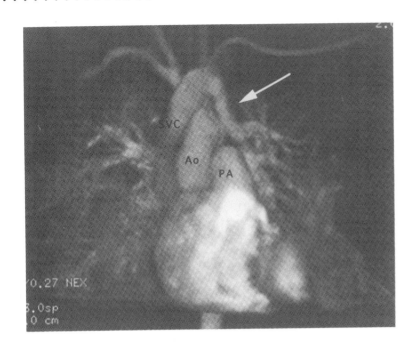

图 20.6 部分性肺静脉异位引流。屏气钆对比剂增强 M R A 三维容积重建图像。一条异常血管即左侧垂直静脉 (箭头),将左上肺叶的血液引流至头臂静脉。左侧垂直静脉与左上腔静脉 (S V C) 均起源于同样的胚胎期残留,通过上胸部的轴面 M R I 图像上两者表现相似。左 S V C 和左垂直静脉的区别在于追随血管的连续性。Ao:主动脉;PA:肺动脉。

闭锁、心室双入口、房室瓣骑跨)[2,3,13]。判断房室连接首先是要区分左、右心室及确定其形态学标志。

通过心室层面轴面和冠状面 MRI 可以区分形态学左心室或右心室,在胚胎发育早期,心脏呈直管状结构,两个心室顺序连接于心管折叠后,远端心室 (原始的右室) 位于原始左室的右侧[5,14,15]。原始心脏流出道起源于原始右心室,因此形态学右心室具有肌性漏斗,肌性漏斗部和流出道区将右房室瓣 (三尖瓣) 与半月瓣隔开 (图 20.7)[5]。这些所见征象很容易在轴面确认,同时能区分三尖瓣和肺动脉瓣。另一方面,MRI 轴面图像上形态学左心室的房室瓣与半月瓣的纤维连接可在相邻层面上显示 (图 20.8)[5]。形态学右心室的房室瓣 (三尖瓣) 要比形态学左心室的房室瓣 (二尖瓣) 位置更靠心尖部。因此,正常心脏中,被称为"房室间隔"的小间隔结构分隔左室与右房 (图 20.9)[3,5]。

形态学右心室比形态学左心室有更多肌小梁,心尖部室间隔的右心室壁有更多的小梁结构,而左心室壁较光滑。轴面图像上还可见一肌束 (节制带) 连接右室游离壁与室间隔 (图 20.10)[5]。

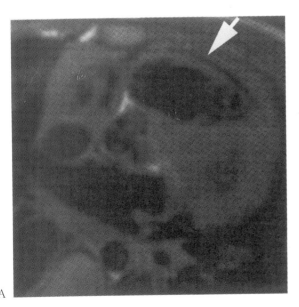
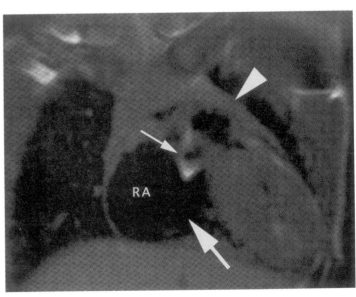

图 20.7 正常右心室。图 A:轴面 SE 序列 T1WI 显示右心室的肌性漏斗 (箭头)。图 B:同一患者冠状面。肺动脉瓣 (三角箭头) 与三尖瓣 (大箭头) 不连续。右冠状动脉近端 (小箭头) 走行于右房室沟内。R A:右心房。

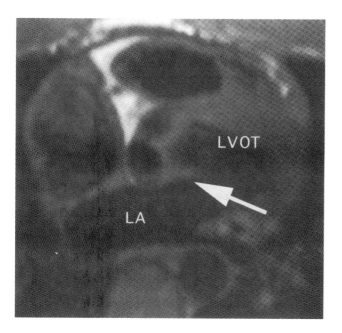

图 20.8　正常左心室。轴面 SE 序列 T1WI 显示主动脉瓣与二尖瓣间的纤维连接（箭头）。LA：左心房；LOVT：左心室流出道。

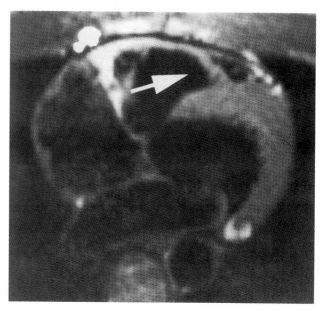

图 20.10　右心室节制带。轴面 SE 序列 T1WI 显示明显的节制带（箭头），为正常右室的显著特征。

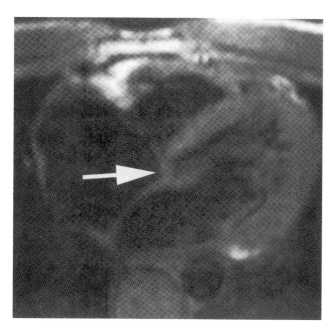

图 20.9　轴面 SE 序列 T1WI 显示正常房室间隔（箭头）。

心室位置异常

正常的原始心管向右弯曲，因而将形态学右室置于心脏的右侧，这种右向弯曲称为心室右襻。如果原始心管向左弯曲则形成心室左襻，此时形态学右室位于心脏左侧。正常心脏为心室右襻，而形态学右室位于心脏左侧时，则称为心室左襻[13]。

房室连接有相适应和不相适应两种。正常情况下，相适应房室连接为右心室与右心房相连，左心室与左心房相连。除心室双出入口外，不论何种类型心室襻，房室瓣均与各自的心室相连，即二尖瓣居左心室，而三尖瓣居右心室。虽然 MRI 不能直接区分双侧房室瓣，但根据心室形态学特征可提示心室内的房室瓣类型。

右房与左室和左房与右室连接，属于不相适应房室连接。先天性矫正型大动脉转位属于房室连接不相适应的一个例子。

先天性矫正型大动脉转位（房室和心室动脉连接不相适应）

心室转位（心室左襻），心房位置正常（心房正位），大动脉均由心脏相适应侧发出，即与形态学不相适应心室连接，称为先天性矫正型大动脉转位（图 20.11）。应用分类系统学论的作者强调的是连接，因而应用房室和心室动脉不相适应连接这一术语[1,3]。

矫正型错位可以理解为心室异常旋转，即形态学心室位置互换，而心脏其他结构（心房和大动脉）的位置异常则与异常位置的心室呈相适应连接，但位置也可正常，因而血液流向相适应的部位。在心脏右侧，来自体循环的脱氧血液流入右房，经房室瓣与心室动脉瓣间的纤维连接入心室（即形态学左室），经

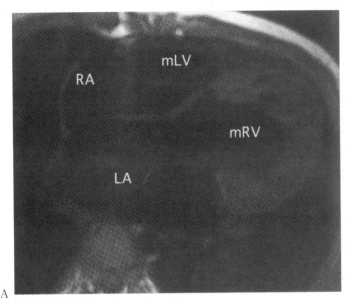

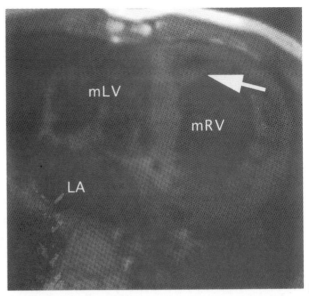

图20.11　矫正型大血管转位。轴面SE序列T1WI。图A：心底部层面显示左心房（LA）、右心房（RA）位置正常。左心房与形态学右心室（mRV）的连接位于心脏左侧。右心房与形态学左心室（mLV）的连接位于心脏右侧。图B：同一患者，层面靠上的图像显示的节制带（箭头），为右室的特征性表现。图C：层面更靠上方的图像显示主动脉（Ao）位于肺动脉（PA）的左前方。这种空间位置关系称作左型转位，此型常出现在矫正型大动脉转位，很少有例外。主动脉旁的肌性流出道也是形态学右室的特征。

肺动脉入肺进行氧合后汇入左房，再进入有肌性流出道的心室（即形态学右室），最终进入主动脉和体循环[16,17]。

　　几乎所有的房室和心室动脉不相适应连接的患者中，主动脉均位于肺动脉的左前方，这种空间解剖关系称为左型大血管错位。因而在正交成像技术出现之前，常常应用大血管的位置判断心室的位置[17]。然而，大动脉位置并不总是能够反映心室形态[17]。MRI通过显示心室位置从而确定心室位置异常，并可显示大血管位置，直接确定心室形态[18]。

　　矫正型大动脉转位，如血流方向正常，不伴有其他畸形，患者常无症状。但形态学右心室不具备长期承担体循环压力的泵功能，因此当患者40～50岁时，常出现形态学右心衰（临床上为左心衰竭）的表现或心律失常的症状[19]。先天性矫正型大动脉转位患者通常在儿童期即可作出诊断，99%患者的主要临床表现取决于其他并存畸形，其中之一是形态学右室的Ebstein畸形。因为Ebstein畸形是三尖瓣异常，而三尖瓣是形态学右心室的一部分，因此伴有矫正型大动脉转位的Ebstein畸形常表现为进入左心房的血流受阻或反流。其他并发畸形包括肺动脉狭窄或室间隔缺损等[16,17]。

心室发育不良 ／ 心室排血量减少

　　在胚胎发育期，为了使心脏各房室腔大小发育正常及功能正常，必须有充足的血液通过这些房室腔。当出现房室瓣或心室动脉瓣狭窄或心室内明显血液分流，心室将不能正常发育。根据其严重程度，可能出现心腔变小或根本无心腔。许多临床医生及学者把这种情况称为功能性单心室，但解剖学家对此名称仍存在争议，他们质疑的是心室的确切定义[20]。然而，"单心室"这个概念更有助于对这组病例进行外科矫正术。在大多数病例中，外科手术的目的是利用较大的和功能更强的心室向体循环供血，通常将体静脉和肺静脉直接建立通路，而废用较小的心室[21]。

三尖瓣闭锁

三尖瓣闭锁使右心房与右心室之间的直接交通阻断。三尖瓣没有裂孔，在 MRI 上表现为纤维束影。更

多的情况下是房室连接阻断，在横断面 MRI 上证实心房与心室被实性的脂肪及肌组织充填[22, 23]。

三尖瓣闭锁时血液要进入右室，则必须合并房间隔缺损(ASD)和室间隔缺损(VSD)，这样血液由右心房到左心房，再经左心室分流到右心室(图20.12)，如果以上两处缺损分流量大且无肺动脉狭窄，右室发育可接近正常大小；反之 ASD、VSD 或右心室流出道较小，右心室将较小或发育不良。因此，三尖瓣闭锁的血流动力学变化可导致心室发育大小的不同[24]。在大动脉位置正常患者，VSD 的最大径线小于肺动脉管径；而大动脉转位患者 VSD 的最大径线小于主动脉管径。三尖瓣闭锁合并较大的 VSD 与单心室鉴别的要点是需要显示闭锁的瓣膜，三尖瓣闭锁时

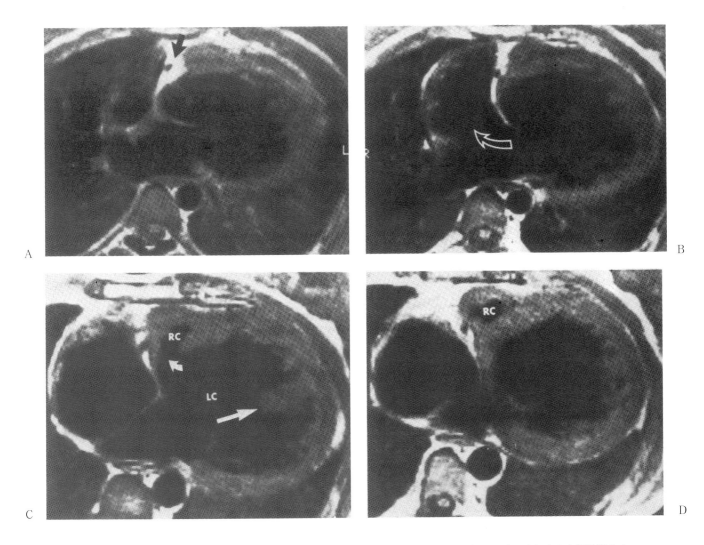

图20.12　三尖瓣闭锁。通过左室流出道层面的轴面 SE 序列 T1WI （图 A）显示右心房与右心室间被源自房室间沟的脂肪所填充（箭头）。图 B：下一层面图像显示较大 ASD （空心箭头）以使血液自右房流向左房。图 C 和图 D：更下方层面图像显示右室肥厚伴右心腔（RC）发育不良。右心室通过一个较大的 VSD 与左心腔（LC）交通（弯箭头）。直箭头示左室内肥厚的乳头肌。(本图片经允许摘自 Higgins CB. Congenital heart disease. In：Higgins CB, Hricak H, Helms CA, eds. *Magnetic resonance imaging of the body*, 3rd ed. Philadephia：Lippincott-Raven Publishers, 1997：488)

MRI可显示VSD大小及右心室流入道发育不良和阙如。为了准确测量缺损的大小，成像层面必须与VSD近于垂直。

三尖瓣闭锁并存心室大动脉连接异常的发病率较高，25%~40%的三尖瓣闭锁合并大动脉转位，即主动脉由较小的右心室发出，而肺动脉由较大的、功能较强的左心室发出[24]。

大多数三尖瓣闭锁患者在婴儿期就应采取姑息矫正手术治疗，通常有一种或数种体－肺动脉分流术式可供选择。许多学者认为Fontan矫正手术应至少在1岁以后进行[25]。矫正手术是使全部体循环静脉血经旁路到达肺循环，即右心完全旁路手术经典Fontan手术方式是经旁路使右心房血液直接到肺动脉，目前已有多种改良手术方式[26]。选择此手术的一项重要指征是要有较低的平均肺动脉压及肺血管阻力，可应用心导管检查测量[25]，另一个指标是要有充足的左室射血分数及左室心肌重量，可通过MRI准确测量特别是对左心室形态结构异常的患者[27]。MRI还能用于Fontan分流术后的评价和并发症的诊断[28]。

左心室发育不良综合征

左心室发育不良综合征涉及几种不同的先天性心血管畸形，这些畸形导致左心室发育不良。左心室发育不良通常由主动脉狭窄／闭锁、二尖瓣狭窄／闭锁或主动脉／二尖瓣狭窄／闭锁所致。类似于三尖瓣闭锁，左心室发育不良程度受梗阻部位及严重程度的影响[29]。如二尖瓣闭锁不合并较大的房间隔缺损和室间隔缺损时，左心室仅为无心腔的肌性组织(图20.13)；反之，如果二尖瓣开放正常而主要是主动脉瓣发育不良时，左室形态可以正常甚至肥厚(图20.14A)。左心室发育不良综合征所有患者的右房增大、右室扩大肥厚[29]。在轴面MRI上可以清楚地显示心腔的增大和心室肥厚。

左心室发育不良综合征多数患者的升主动脉仅有极少量血流通过，来自肺动脉的血流经动脉导管进入主动脉，并部分返流到主动脉根部供应冠状动脉。其结果是，通常升主动脉非常细小，肺动脉干由于接受大部分心输出血流而明显扩大(图14.20B)。在轴面MRI上可以明确地测量大动脉管径。

本病的预后不良，Norwood手术的出现使其预

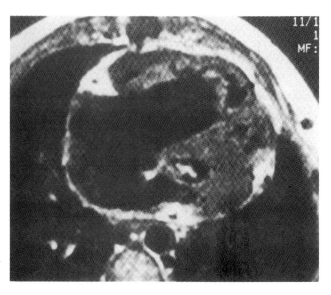

图20.13 左心发育不良。轴面SE序列T1WI显示一个较小的左心室伴有左室心肌壁明显增厚，心腔变小。

后得到改善。手术是让较大的右室作为供血泵向体循环供血，即将右室与肺动脉干分离，再将与右室相连的近端肺动脉残根与升主动脉相吻合。肺循环的再建立使得体循环血液经旁路进入肺循环，最初通过是体－肺分流术，以后可施行Fontan手术矫正(图20.14C)。MRI在本病中的重要作用是对Norwood手术各阶段的心室形态和功能进行评价[31,32]。

Ebstein畸形

本病主要是三尖瓣畸形。三尖瓣的隔瓣及前瓣附着于右心室壁。瓣叶可位于右心的不同部位，且比正常位置更接近心尖，因此，三尖瓣口也向心尖部下移。右房室环是右心室固定不变的解剖界线，由于瓣口向心尖部移位，使心室的功能部分变小。三尖瓣口基底部的部分右心室"心房化"，更具有心房而不是心室的功能。心房化的部分右心室室壁逐渐变薄、光滑且显著扩大[33]。本病常合并ASD[34]。MRI能很好显示病变形态(图20.15)，MRI电影可以定量测量心腔大小及功能性右心室射血分数[27,35]。

房室间隔缺损／房室通道（心内膜垫缺损）

房室间隔缺损是指心房和心室之间共同的间隔发育异常引起的一组先天性畸形。有学者提出"心内膜

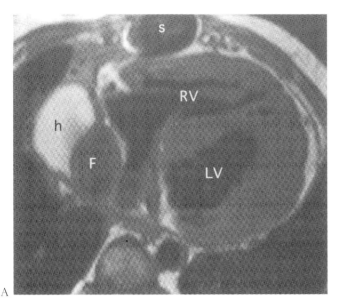

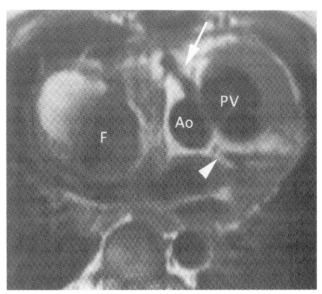

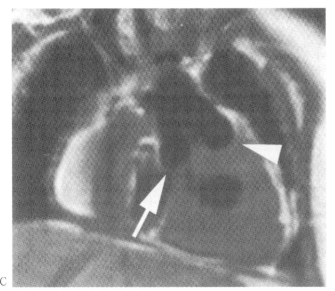

图 20.14 左心发育不良，Norwood 手术后。图 A：轴面 SE 序列 T1WI 显示 Fontan 循环（F）。在其他层面（未制图）显示分流的血流自下腔静脉流入右肺动脉。在 Fontan 分流血管旁的圆形区域为术后出血（h），T1WI 上显示为高信号。左室肥厚但未闭锁，因为此患者有 ASD 及 VSD（未制图）且主动脉狭窄相对较轻，血液能流经左室。图 B：同一患者，更靠上的肺动脉瓣（PV）层面图像显示主动脉小于肺动脉。右冠状动脉（箭头）和左冠状动脉主干（箭头）起自主动脉。图 C：同一患者冠状面 SE 序列 T1WI 显示升主动脉（箭头）和肺动脉（三角箭头）间的吻合口。

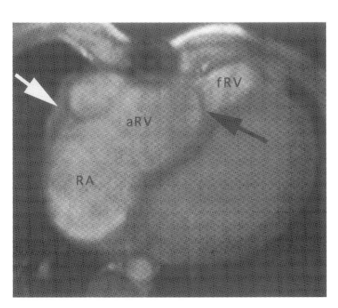

图 20.15 16 岁患者，轴面梯度回波序列成像显示 Ebstain 畸形。三尖瓣隔叶（黑箭头）从房室沟移向心尖（白箭头），将右室分隔成功能性右室（fRV）和房化右室（aRV）。功能性右室具有使血液流入肺动脉的泵血功能。房化右室壁薄而无功能。RA：右心房。

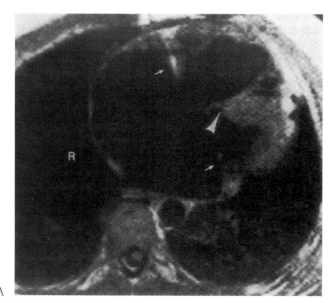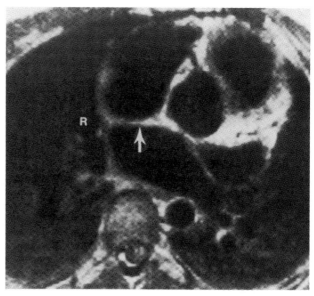

图 20.16 房室间隔缺损。图 A 和图 B：轴面 S E 序列 T 1 W I 显示短小的室间隔（三角箭头），构成共同房室瓣（小箭头）的部分至心尖等距离，并存在大的原发 A S D 。图 B 中箭头所示的继发性房间隔是完整的。R：身体右侧。（本图片经允许摘自 Higgins CB. Congenital heart disease. In：Higgins CB, Hricak H, Helms CA, eds. *Magnetic resonance imaging of the body* ，3rd ed. Philadephia：Lippincott–Raven Publishers，1997：486）

垫缺损"这一概念，这由于这些异常几乎都是由胚胎发育期的心内膜垫异常所致，心内膜垫位于心脏中心，分隔心房与心室。由心内膜垫分化出的结构及这一组分化异常中的畸形，包括房间隔尖部缺损、室间隔基底部缺损、三尖瓣及二尖瓣隔叶缺损。也有学者对"心内膜垫缺损"的命名提出异议，认为这一组发育异常应称为"房室间隔缺损"，因为本病所有类型均有房室间隔缺损[36]。

正常情况下，房室间隔分隔右房和左室。其形成是由于三尖瓣正常移位比二尖瓣更靠近心尖部（图20.9）[5]。因而，所有房室间隔缺损，三尖瓣与二尖瓣起源于同一水平且有房室间隔阙如[36]。在轴面 MRI 上可以显示上述异常关系(图20.16)。本病最轻型仅合并二尖瓣隔叶裂，但 MRI 通常不能显示。较严重的类型包括邻近房室瓣口部的房间隔缺损，这种畸形称为原发孔房间隔缺损。一些患者为流入道部室间隔缺损，通常缺损与房室瓣在同一轴面图像上。更为严重的类型有二尖瓣与三尖瓣起始部周围的房间隔和室间隔均缺损，即"完全型房室通道"，形成连续的共同房室瓣口及共同房室瓣。连续多帧 MR 图像可清楚显示原发孔房间隔缺损、心室流入道间隔和心脏房室交点阙如[37,38]。

■ 心室动脉连接

在原始心管中，血液经原始圆锥流出，圆锥部最终形成右室肌性流出道和单个大动脉（动脉干）。在正常发育过程中，动脉干旋转并分隔形成独立的肺动脉和主动脉。以上结构的发育异常可引起一根或两根大动脉起源于不正确的心室（即心室主动脉不相适应连接），大动脉起始部的狭窄和闭锁以及永存共同动脉干。MRI 非常适合评价心室动脉连接异常。如果某个大血管开口的 50% 以上在某个心室上，则认为这个血管来源于这个心室，在轴面 MRI 上可以很好地显示这种关系。

心室动脉连接（ventriculoarterial connections）可以是相适应或不相适应连接。相适应连接是指右室与肺动脉相连，左室与主动脉相连。不相适应连接可导致很多异常，包括大动脉转位、大动脉起源于同一心室即心室双出口以及起源于心室的单一大动脉（共同动脉干）。MRI 冠状面及轴面图像可以显示心室动脉连接以及与动脉的关系。

完全大动脉转位／房室相适应连接和心室与动脉不相适应连接

在此畸形中，肺动脉与形态学的左室相连，主动脉与形态学的右室相连，心室位置不变(图20.17)。因此，体、肺循环分别形成两个独立的循环，但必须有分流存在，通常是VSD为体循环提供氧合的血液[39]。

此型有时被称为完全性大动脉转位，以区别矫正型大动脉转位或D型大动脉转位，这是由于完全性大动脉转位的主动脉在肺动脉的右前方。如前所讨论的一样，大动脉的位置关系并不总是能够反映心室形态，应根据心室与动脉间的连接来描述大血管的空间位置[39]。

现在，治疗此类畸形的手术方式为 Jatene 手术

（大动脉调转术）。将大动脉根部切断并与正常对应的心室相连，这样血液就可以从心室流入正常对应的动脉内。在年龄稍大的儿童中，左心室的大小与厚度对手术能否成功至关重要。

法洛四联症

法洛四联症由肺动脉狭窄、主动脉骑跨、膜周部室间隔缺损和继发右室肥厚构成。其中最关键的特征是漏斗间隔移位[40]。漏斗间隔向前移位累及右室流出道，引起右室流出道狭窄及主动脉骑跨于室间隔缺损上。在 MRI 上可以清楚显示这些特征（图20.18），在矢状面及冠状面 MRI 上可以显示主动脉骑跨的部位及大小以及狭窄的右室流出道。横断面图像可以显

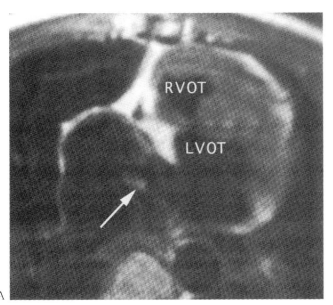
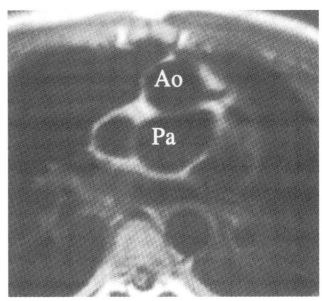
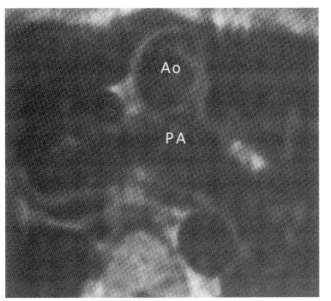

图20.17　完全型大动脉转位。图A：13 岁患儿，轴面SE 序列T1WI 显示根据肌性右室流出道（ROVT）确定的形态学右室恰位于心脏的右侧。左室流出道（LOVT）位于左侧。右心房血经外科手术分流管道（箭头）流入左心。图B：上一层面示ROVT连接主动脉（Ao）。注意左冠状动脉主干。肺动脉（Pa）位于主动脉后方。图 C：稍再上一层面示主动脉位于肺动脉前方并稍偏右，这种空间位置关系称作右型大血管转位。此型常出现在完全型大动脉转位（心室动脉不相适应）。

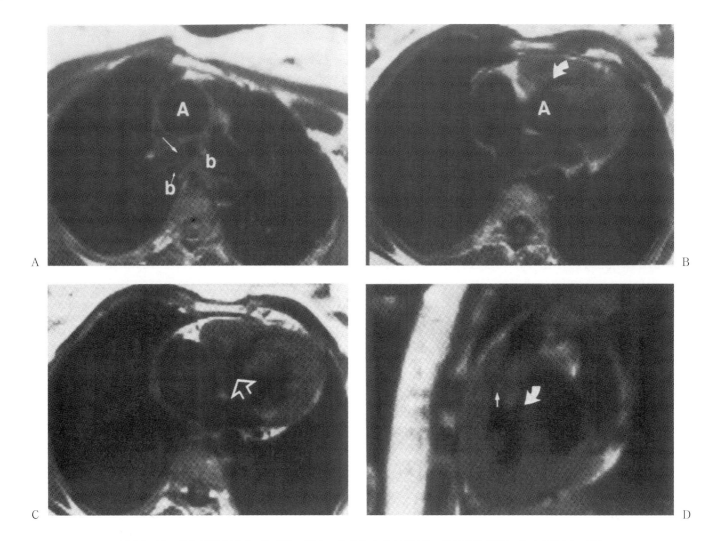

图20.18　法洛四联症轴面　T1WI。图A：肺动脉分叉水平图像，显示右肺动脉细小（小箭头）。图B：下一层面图像显示室间隔前移造成的右室流出道重度狭窄（弯箭头）。注意，该层面肺动脉流出道较主动脉小，并被主动脉（A）侵犯。图C：主动脉正下方室间隔膜部缺损（开放箭头）。从这些临近的图像上可以看到主动脉骑跨于VSD之上。图D：矢状面图像显示右室流出道漏斗部狭窄（小箭头）和VSD（弯箭头）。A：主动脉；b：支气管。（本图片经允许摘自 Higgins CB. Congenital heart disease. In: Higgins CB, Hricak H, Helms CA, eds. *Magnetic resonance imaging of the body*, 3rd ed. Philadephia: Lippincott-Raven Publishers, 1997: 477）

示室间隔缺损及肺动脉流出道的位置和肺动脉狭窄。

　　法洛四联症的治疗通常是修补室间隔缺损及减轻肺动脉狭窄。右室流出道的大小、主肺动脉及其分支狭窄情况和右室的大小是术前评价的重要内容[41,42]。法洛四联症的患者可伴有冠状动脉的异常，对外科医生来说最为重要的变异为左前降支起源于右冠状动脉，因为在这种变异中，左前降支将经过右室流出道的前方，而这正是外科手术修补的部位[40]。

　　法洛四联症最常发生主肺动脉狭窄，MRI是评价肺动脉狭窄的方法之一。平行于左肺或右肺动脉长轴的薄层(3mm)斜矢状面图像可以很好地显示这些狭窄，斜矢状面图像还可用于评价球囊扩张术后的狭窄

情况。主肺动脉及其分叉处有一定宽度的患者才适合做 Rastelli 手术即右室肺动脉连接术。

肺动脉闭锁

　　肺动脉闭锁伴室间隔缺损是法洛四联症最严重的一种类型。在此型中，右室与肺动脉不直接相连。在轴面MRI上，右室流出道区域实性肌组织的存在提示为漏斗部盲端。连续MR图像可显示右室与肺动脉分叉之间不相连（图20.19A）。肺动脉闭锁可以局限于瓣膜水平或比较广泛，轴面连续图像可以确定闭锁的长度。由于部分容积效应，轴面MR图像不能鉴别

局限性膜性肺动脉闭锁与严重肺动脉狭窄。3mm 层厚的自旋回波序列可以减少部分容积效应，并且应用轴面或矢状面的 MRI 电影可以评价有无血流经瓣膜通过。主动脉显著扩张，骑跨于膜周部室间隔缺损之上（图20.19B），血液通常经过体－肺的侧支血管到达肺，这些侧支血管起源于降主动脉，并横行到达肺或与肺动脉相连（图20.19C）。

肺动脉闭锁伴室间隔缺损的外科手术治疗通常为放置人工血管连接右室和中心肺动脉（如果存在）或经手术成形的肺动脉汇合处与较大的体－肺侧支血管吻合（肺动脉单一来源术式）。因此，了解肺动脉汇合处是否存在及其大小和体－肺侧支血管的大小及数量尤为重要。轴面自旋回波 MRI 可以很好地显示中心肺动脉情况[43~45]，对比增强 MRA 可以清楚地显示侧支血管（图 20.20）。

对于法洛四联症伴严重肺动脉狭窄或闭锁的患者，很重要的一点就是评价肺动脉的大小。薄层（3mm）轴面 MRI 可以很好显示并评估肺动脉主干及左、右肺动脉管径。右肺动脉与右主支气管伴行并走行于右主支气管的前方，左肺动脉跨过左主支气管并与左主支气管伴行或在其上方。MRI 的独特之处在于不需要用对比剂增强，就可以显示主肺动脉和左、右肺动脉汇合部情况。法洛四联症患者的肺动脉多发育不良或中心肺动脉及分支有一处或多处狭窄。

MRI 电影可用于观察肺的血供情况。在 MRI 电影上肺动脉和支气管动脉均表现为高信号。在气管隆突水平轴面图像上可以区分肺动脉和支气管动脉。支气管动脉起源于主动脉或其分支，常在支气管后方走行；而肺动脉走行于支气管腹侧。偶尔可见位于支气管腹侧的支气管动脉来源于锁骨下动脉。

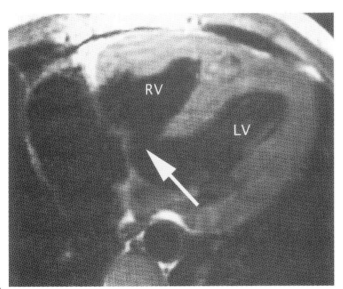 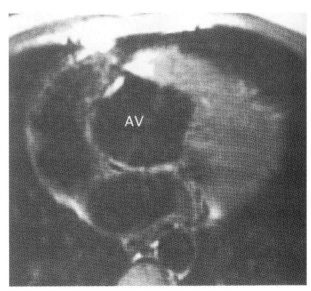 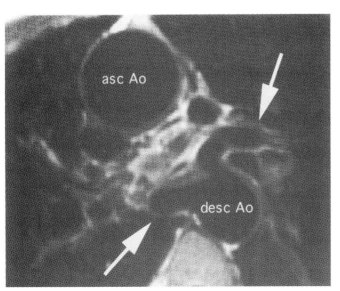

图20.19　肺动脉闭锁合并 VSD。图 A：轴面 SE 序列 T1WI 显示较大的 VSD（箭头）。RV：右心室；LV：左心室。图 B：同一患者稍上层面图像显示主动脉瓣（AV）骑跨于 VSD 之上。注意肺动脉未显示。图 C：更上一层面图像显示起源于降主动脉的永存支气管侧支（箭头）。asc Ao：升主动脉；desc Ao：降主动脉。

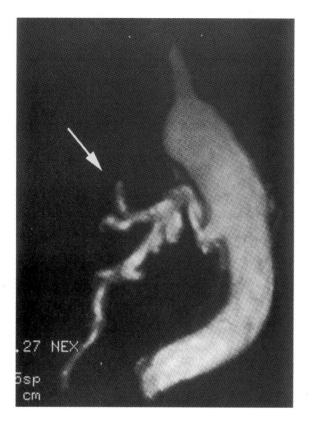

图 20.20 体 — 肺动脉侧支循环。后位对比增强 M R A 容积重建显示起源于降主动脉左侧的较大侧支血管（箭头）。

肺动脉闭锁的另一类型是不伴有室间隔缺损，即室间隔完整。在这一型中，MRI 可以有效地显示右心室的多种形态改变 —— 从重度发育不全到扩张。肺动脉大小通常正常或接近正常而不伴有狭窄。

右室双出口

现在对右室双出口的定义仍有争议。一些学者认为只要两根大血管开口超过 50% 在右心室上就可以称为右室双出口；而另一些学者则坚持认为主动脉瓣和二尖瓣必须失去正常纤维连接才可以称为右室双出口(图 20.21)[46]。

右室双出口通常伴有室间隔缺损[46]，缺损的位置尤其是与大血管间的关系对决定采取何种术式修补很重要[47]。在轴面 MRI 上，通过确定大血管来明确室间隔缺损的位置，再观察下方的数个层面图像以确定哪个动脉流出道与 VSD 汇合。室间隔的漏斗部常把一个瓣口与 VSD 分隔开来[48]，右室双出口的最常见形式为 VSD 位于主动脉下方（主动脉下型），外科手术的修补需要做一个室内通道连接 VSD 和主动脉。

缺损若位于漏斗间隔的肺动脉侧称为肺动脉下型，可供选择的外科术式则很多[47]。右室双出口伴肺动脉瓣下 VSD 又称为 Taussing-Bing 综合征[47]。VSD 紧邻两个大动脉的下方称为双半月瓣下型；缺损远离两个大血管则称为远离半月瓣型，这两者比较少见。

在心室动脉瓣水平，轴面 MRI 可以显示大动脉间的关系。右室双出口的患者，心底部大动脉通常呈并列关系，但在一些病例中，主动脉位于肺动脉的前方稍偏左或右。MRI 可显示两支大动脉起自右心室流出道。轴面 MRI 还可以显示 VSD 的位置。MRI 可显示二尖瓣与心室动脉瓣之间无直接的纤维连接，在两个房室瓣与两个心室动脉瓣之间有完整的心肌组织分隔。

右室双出口的另一个重要问题是其可伴有瓣膜或瓣下梗阻及其他多种畸形，值得注意的是，右室双出口伴肺动脉下型 VSD 的患者常伴有主动脉缩窄。

共同动脉干

如果原始共同动脉干未分隔，肺动脉与主动脉不能正常发育，并形成单一动脉干连接两心室，该畸形常伴有 VSD。

Collet 和 Edwards[49] 根据肺动脉起源于共同动脉干部位的不同将其分为以下几型：Ⅰ 型，主动脉与肺动脉干间有间隔存在；Ⅱ 型，左、右肺动脉相互关系紧密，但分别发自共同动脉干；Ⅲ 型，左、右肺动脉分别起源于共同动脉干的两侧；Ⅳ 型，共同动脉干未发出肺动脉，由降主动脉分支向肺循环供血。对 Ⅳ 型的划分目前仍存在争议，有学者认为 Ⅳ 型应属于肺动脉闭锁伴 VSD。

心脏基底部的轴面、矢状面和冠状面 MRI 图像可显示共同动脉干与 VSD 呈并行排列。在 Ⅰ 型中，MRI 可以显示主肺动脉发自共同动脉干。轴面图像可以判断右室的大小。由于 MRI 可以显示肺动脉闭锁中较小的漏斗部心腔，因此可用来鉴别共同动脉干与肺动脉闭锁。

肺动脉的相对管径及肺动脉的汇合情况对外科医生来说是非常有用的信息。因为手术治疗包括肺动脉与共同动脉干的分离术和右室与肺动脉的连接形成通道，同时外科手术还要注意近端肺动脉是否靠近冠状动脉，主动脉弓是否存在异常，共同干瓣膜是否存在

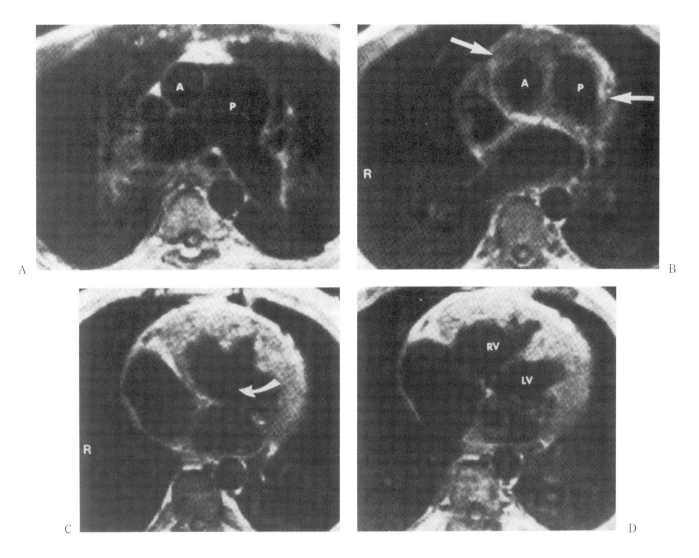

图20.21　右室双出口。图A：轴面图像显示主动脉(A)和肺动脉(P)。图B：下一层面图像显示主、肺动脉均有完整的肌环（箭头）。因此，心肌插入主动脉瓣和二尖瓣之间，该例符合严格定义的右室双出口。图C和图D：更下方层面图像显示VSD（弯箭头），主动脉轻度骑跨，并连接左室（LV）和右室（RV）。R：身体右侧。(本图片经允许摘自Higgins CB. Congenital heart disease. In:Higgins CB, Hricak H, Helms CA, eds. *Magnetic resonance imaging of the body*, 3rd ed. Philadephia:Lippincott-Raven Publishers, 1997:473)

反流，这在MRI上均可以显示[11,27]（图20.22）。

■ 心内分流

室间隔缺损（VSD）

膜周部VSD

　　VSD根据室间隔缺损的部位分型。室间隔是一个复杂的三维立体结构，其下部与心尖－心底部平面平行，其上部弯曲包绕右室流出道。

　　室间隔膜部位于主动脉根部下方，介于右冠窦与无冠窦之间[5]（图20.23）。此部位的VSD大多数超过解剖学上的室间隔膜部，因此常称为膜周部VSD。在胚胎发育期，室间隔膜部的形成非常复杂，为多种原始结构共同形成，是室间隔形成最晚的部位之一[15]，因而是VSD最好发部位。

嵴上型VSD

　　室上嵴是分隔右心室出口的肌性隆起，因其平行于扫描层面，在轴面图像上很难显示（图20.24A）。但在左、右冠状动脉窦下方的室间隔嵴上部分可认为是室间隔的一部分[50]（图20.24B）。在室间隔膜部的前上方形成室间隔漏斗部。嵴上位于肺动脉瓣和主动脉瓣下方，因此有时又称为主动脉下型 VSD（图 20.25）。嵴上型 VSD 的并发畸形之一为脱垂的右冠窦进入 VSD，导致主动脉瓣关闭不全[51]。

肌部 VSD

室间隔肌部是室间隔最大的组成部分，与膜部相比更近于心尖部（图 20.26），肌部 VSD 可多发，由于右侧心腔的肌小梁粗大，术中常常很难识别肌部 VSD，故术前影像诊断尤为重要。

房间隔缺损（ASD）

原发房间孔型 ASD

房间隔起源于多种结构，将原始心房分成两个心腔。在此过程中，有数个间隔及孔隙形成并逐步退化最终形成房间隔。ASD 通常是因为胚胎期的间隔交通不能正常闭合所致。第一房间隔又称为原始房间隔，形成的第一房间孔称为原发房间孔。原发房间孔持续存在引起房间隔和室间隔联合部的 ASD，称为原发房间孔型缺损，是前文所述房室间隔缺损中的一部分（图 20.16）[52]。

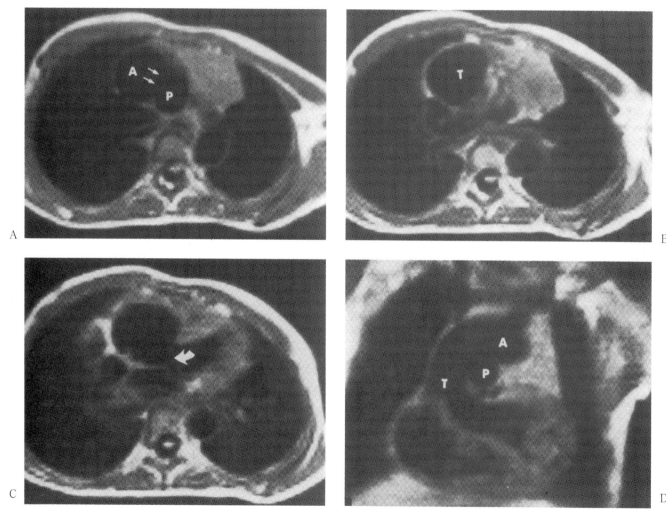

图 20.22　Collet 和 Edwards I 型共同动脉干。轴面 SE 序列。图 A：显示主动脉（A）和肺动脉（P）间隔（箭头）。图 B：下方层面图像显示这些血管合并为共同动脉干（T）。图 C：更下方层面图像显示动脉干骑跨于室间隔缺损（弯箭头）。图 D：冠状面图像显示肺动脉起自动脉干（T）的后面。（本图片经允许摘自 Higgins CB. Congenital heart disease. In: Higgins CB, Hricak H, Helms CA, eds. *Magnetic resonance imaging of the body*, 3rd ed. Philadephia: Lippincott-Raven Publishers, 1997: 474）

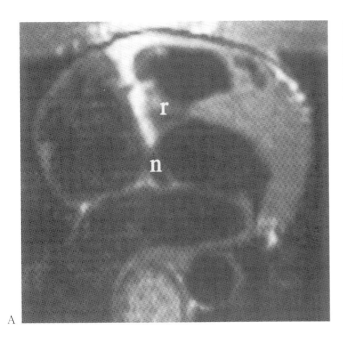
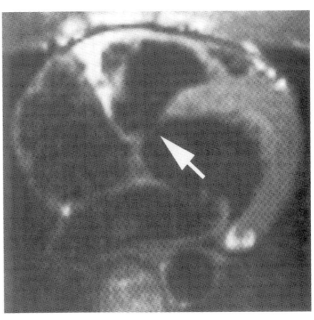

图20.23 室间隔膜部。图A：薄层（3mm 层厚，0.5mm 间隔）轴面SE 序列T1WI，显示主动脉右冠窦（r）下部和无冠窦（n）。左瓦氏窦高于此成像层面，因而本图像未显示。图B：略下层面，显示室间隔膜部（箭头）位于主动脉右冠窦和无冠窦之间或下方。

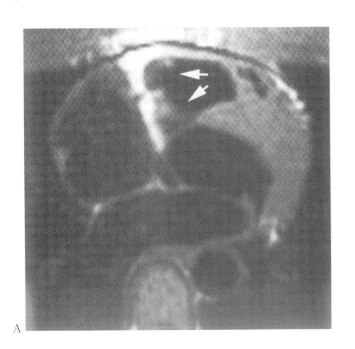
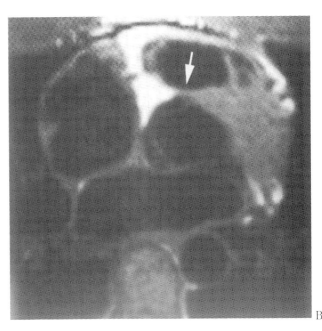

图20.24 室上嵴和室间隔上嵴，也称为出口或室间隔漏斗。轴面SE 序列T1WI。A：室上嵴是与心室短轴平行的肌性隆起（箭头），是右室和右室流出道的分界。B：同一患者略高层面显示室间隔嵴上部（箭头），其位于左冠窦和右冠窦之间。该部位稍靠下，若发生缺损则引流入主动脉瓣下方的左室内。

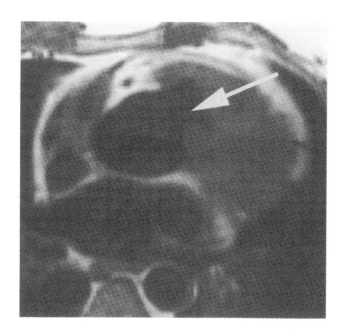

图 20.25　嵴上型室间隔缺损。轴面 SE 序列 T1WI 显示右冠窦和左瓦氏窦之间右室流出道处 V S D （箭头）。

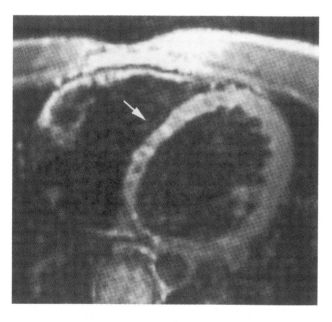

图 20.26　室间隔肌部。SE 序列轴面图像显示室间隔肌部（箭头）。

继发房间孔型 ASD

在原始房间隔形成后，第二原始房间隔（继发房间隔）开始形成，并最终形成房间隔的下部和后部，包括卵圆孔部。这部分 ASD 是临床上最常见的类型（图 20.27）。卵圆孔未闭即在此部位[52]。

静脉窦型 ASD

静脉窦由体静脉及右心房汇合而成，并形成平滑的右心房后壁。当静脉窦合并不完全时，在右心房与上腔静脉交界处形成 ASD （图 20.28）。正常情况下这部分房间隔也构成左心房与右上肺静脉的部分分隔，因此静脉窦型 ASD 常合并右上肺静脉畸形引流，后者引流至右心房[52]。

胸主动脉畸形

MRI 可以非常有效地评价胸主动脉畸形，并且是评估此类畸形的可供选择的优选方案。对于大多数主动脉畸形，MRI 均可提供完整的诊断信息并可替代血管造影。

主动脉缩窄

主动脉缩窄是一种先天性的主动脉狭窄。狭窄的长度可长可短，并可累及主动脉的任何部位。但大多是发生在左锁骨下动脉开口远端的局限性狭窄。在婴儿期发现此病时，缩窄通常比较严重，血液通过动脉导管才能到达下肢，并常伴有心脏畸形。年龄较大的患者病情较轻，尤其是儿童或青少年患者病情较轻，多为局限性狭窄，常有头部和上肢高血压的症状和体征。

MRI 轴面、矢状面及冠状面自旋回波成像能非常有效地对主动脉缩窄进行术前评估及术后随访。病变区域的薄层（3mm）扫描可以准确地测量狭窄部位的直径。斜矢状主动脉层面图像（相当于常规血管造影的左前斜位投影平面）能显示狭窄的直径及准确测量狭窄长度（图 20.29）。薄层轴面图像也能显示狭窄，但因部分容积效应的影响而不能准确的进行狭窄测量。测量主动脉弓远段的直径非常重要，这关系到外科手术术式的选择。可以用最大强度投影容积重建显示技术，在一幅 MRI 图像上显示整个胸主动脉。钆对比剂增强 MRA 还能有效显示侧支血管（图 20.30）。由于 MRI 是一种无创性检查，且可以准确地显示狭窄直径，已成为诊断主动脉缩窄的金标准[53~55]。

最近，MRI 新技术的应用可以对主动脉缩窄的功能改变进行直接评估。主动脉缩窄患者，供应降主

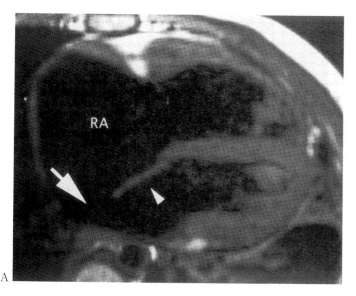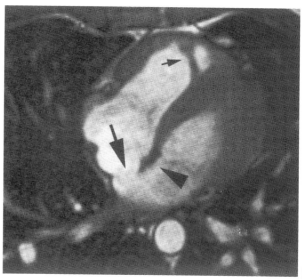

图20.27　继发房间隔缺损。图Ａ：轴面ＳＥ序列Ｔ1ＷＩ显示房间隔后部、下部缺损（箭头），该部位是继发房间隔。该图很好地显示了残余的原始房间隔（三角箭头）。注意左向右分流所致的右心房扩张。
图Ｂ：另一患者轴面梯度回波电影成像显示同一部位ＡＳＤ（大箭头）。同样可见残余的原始房间隔（三角箭头）、节制带（小箭头）以及正常形态特点的右室。

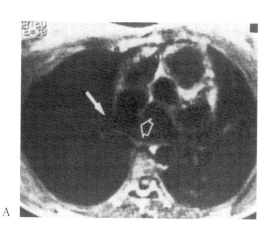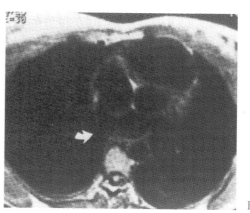

图20.28　静脉窦型房间隔缺损。图Ａ：轴面ＳＥ序列Ｔ1ＷＩ显示房间隔上部缺损（开放箭头），位于上腔静脉入口处附近。由于缺损位于右上肺静脉入口处（实心箭头），导致右上肺静脉回流至右心房。图Ｂ：更下层面图像再次显示肺静脉进入右房（弯箭头）。（本图片经允许摘自 Higgins CB.Congenital heart disease. Higgins CB, In:Hricak H, Helms CA, eds. *Magnetic resonance imaging of the body* ,3rd ed. Philadephia：Lippincott-Raven Publishers.1997：497）

动脉的侧支常来自胸廓内动脉以及锁骨下动脉和肋间动脉分支。这些侧支循环能反映狭窄引起的血流动力学改变。对比增强ＭRA可以直接显示侧支血管。应用速度编码MR电影技术（将在下文中阐述）可以定量测量侧支血管的血流量[27,56]（图20.31）。侧支血流的存在是狭窄引起的血流动力学改变的一个重要指标，侧支血管的血流量与狭窄的严重程度明显相关。

MRI还可应用于评价修补术后或球囊扩张术后发生的再狭窄、动脉瘤或假性动脉瘤。

主动脉分支异常／血管环异常

主动脉通过4支主要的动脉即左、右颈总动脉及左、右锁骨下动脉供应头部和上肢血液。绝大多数人主动脉弓发出3个血管：头臂动脉（无名动脉），左颈总动脉及左锁骨下动脉。无名动脉发出右锁骨下及

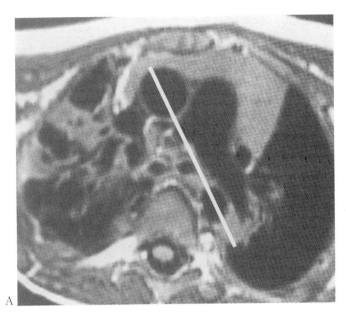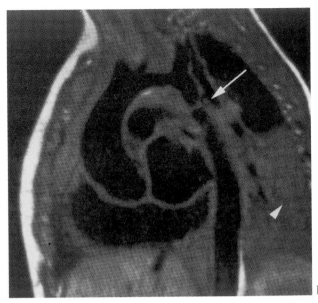

A　　　　　　　　　　　　　　　　　　　　　B

图20.29　婴儿主动脉缩窄。在轴面SE序列图像（图A）上，以升主动脉和降主动脉的连线作为倾斜矢状面的成像层面（图B），可在一个层面图像上显示主动脉全貌。箭头所示为左锁骨下动脉起始部远端的主动脉隔膜性狭窄。麻醉下MRI检查常可见患儿肺基底部膨胀不全（三角箭头）。

右颈总动脉，但主动脉的分支类型也可以发生多种变异：其中一部分形成血管环并造成气管和食管压迫症状。MRI可用于确定主动脉弓畸形，包括双主动脉弓及右位主动脉弓合并迷走左锁骨下动脉。对比剂增强MRA可以有效地评价主动脉弓畸形[57,58]。

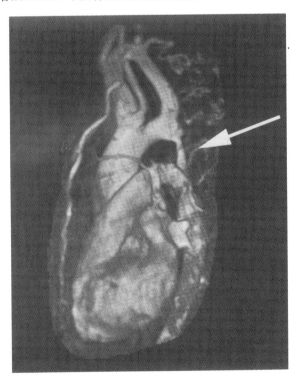

图20.30　主动脉缩窄的侧支循环。钆对比剂增强容积再现重建MRA显示较长节段的降主动脉狭窄（箭头）及锁骨下动脉与降主动脉间的多条侧支血管。

血管环通常由右位主动脉弓（从右前方包绕食管及气管）、通过气管后方的迷走血管及左侧的动脉韧带所构成，其导致食管及气管被血管包绕压迫。在非镜像右位主动脉弓中，动脉韧带仍在左侧。而左主动脉弓合并迷走右锁骨下动脉不能形成完整的血管环，这是由于动脉韧带在左侧，右侧没有血管结构闭合此环。MRI的优点是能同时显示血管环结构、食管和气道，在矢状面和轴面图像能显示气道受压征象。

左位主动脉弓伴迷走（食管后）右锁骨下动脉

这是最常见的主动脉弓分支畸形。左位主动脉弓但无头臂动脉而主动脉弓直接发出4个动脉分支血管。主动脉弓首先发出右颈总动脉，随后为左颈总动脉及左锁骨下动脉，最后发出迷走右锁骨下动脉，它绕经食管及气管后方并向右上肢走行（图20.32）。食管及气管右侧没有血管包绕，因此并没有形成真正的环。此型几乎通常无症状，常为偶然发现。轴面图像能显示迷走动脉的直径，迷走右锁骨下动脉管径通常正常，无气道受压征象。

右位主动脉弓伴迷走（食管后）左锁骨下动脉

在此型中，右位主动脉弓发出4个分支：左颈总

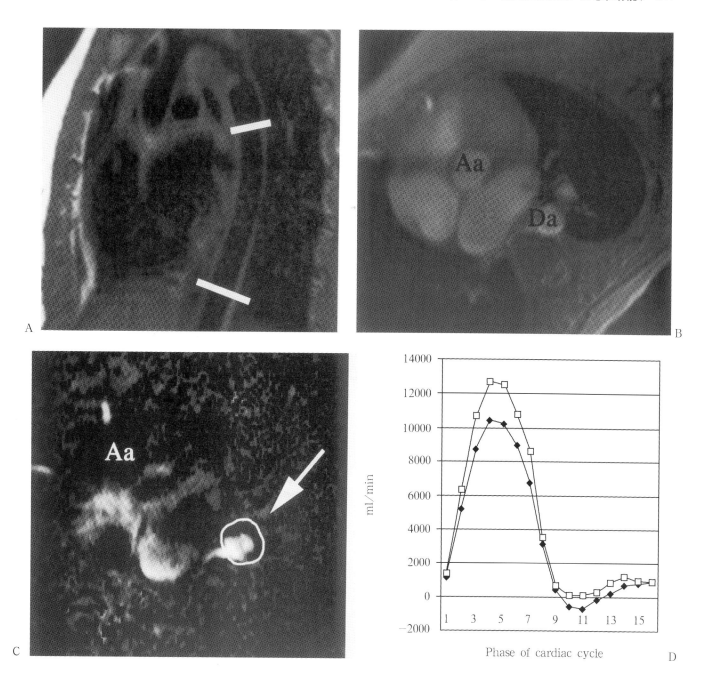

图20.31　主动脉缩窄侧支血管的血流定量分析。图 A：斜矢状面 S E 序列图像。分别在主动脉缩窄下 1 c m 和膈水平（白线）选择垂直主动脉的两个层面测量血流量。获得速度编码电影相位对比量值图（图 B）和相位图（图 C）。量值图提供解剖结构，清晰显示升主动脉（A a）和降主动脉（D a）。这些图像用以准确地界定降主动脉的感兴趣区。相位图（图 C）编码流速，图中黑色代表流向头侧的血流，如升主动脉内的血流方向；黑色代表流向足侧的血流，如降主动脉内的血流方向（箭头）。白环表示环绕降主动脉的感兴趣区。通过多个层面的血流平均速度可测得血流量。图 D：主动脉血流量与心动周期时相的关系图。比较降主动脉近端的血流量（实心框）和降主动脉远端的血流量（空心框）线图可见降主动脉远端的血流增加，表明有侧支循环存在。Phase of cardiac cycle：心动周期时相。

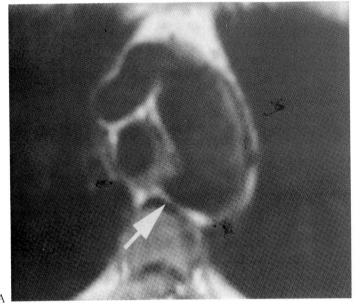

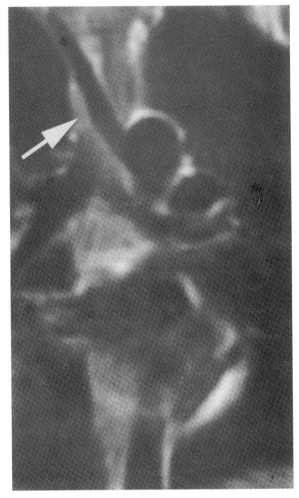

图 20.32　迷走右锁骨下动脉。图 A：轴面梯度回波序列图像显示起自主动脉弓后部的迷走右锁骨下动脉（箭头）。图 B：冠状面示迷走右锁骨下动脉向右上方走行（箭头）。

动脉、右颈总动脉、右锁骨下动脉和最远侧的左锁骨下动脉，后者走行于食管及气管后方。动脉韧带位于左侧，共同形成了一个真正的血管环，并引起食管及气管受压。轴面 MRI 图像可以明确显示迷走左锁骨下动脉并测量其直径,迷走左锁骨下动脉近端常伴有局限性扩张,从而加重气道受压,矢状面 MRI 可以清晰显示气管受压征象（图 20.33）。主动脉弓常在上胸部正中偏左，但走行部位可有变异，这可在 MRI 上清晰显示。

双主动脉弓

双主动脉弓是升主动脉分成两个动脉弓，每个动脉弓均发出一支颈总动脉和锁骨下动脉。轴面及冠状面 MRI 可以显示这种畸形以及包绕食管及气管四周的完整血管环（图 20.34）。80% 的右侧主动脉弓较粗大且位置较高。手术治疗通常选择结扎较小的主动脉弓。轴面及矢状面 MR 图像常用于术前两个主动脉

弓的测量。

■ 心功能的 MR 测量

随着 MRI 技术的进展，MRI 除能显示形态外，还能准确、可靠的进行功能评价，尤其是某些病例具有独特的优势。心功能的 MR 测量主要有两种技术：电影梯度回波序列和相位对比速度编码成像。

电影梯度回波序列

结合应用 ECG，梯度回波序列可在一个心动周期进行多次图像采集。在多个心动周期应用回顾性心电门控进行采集，可获得对应于心动周期多个时相的一组图像。这些图像能以电影方式回放显示心脏运动，因而可定性及定量判断室壁运动、收缩及室壁增厚。心腔容积及心肌重量也可以准确测量，而不需假设心脏的几何形态。这种测量在功能性单心室时尤为

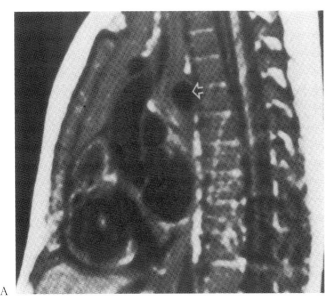

图20.33　右位主动脉弓伴迷走左锁骨下动脉。图A：矢状面可见气管和食管后的迷走锁骨下动脉造成的气管和食管受压（空心箭头）。图B和图C：轴面SE序列图像示迷走左锁骨下动脉（箭头）起自局限性扩张的降主动脉。（本图片经允许摘自Higgins CB.Congenital heart disease. In：Higgins CB，Hricak H，Helms CA，eds. *Magnetic resonance imaging of the body*，3rd ed. Philadephia：Lippincott-Raven Publishers，1997：488）

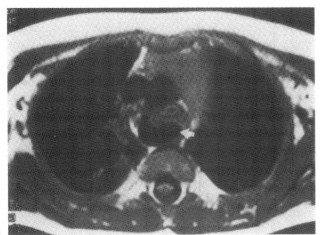

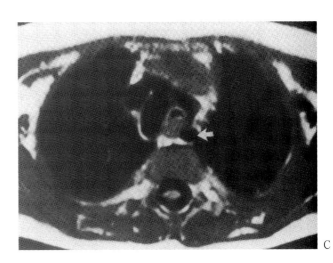

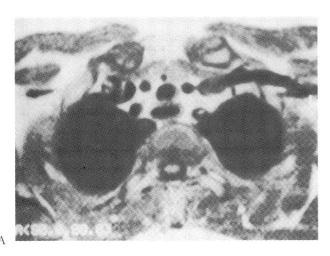

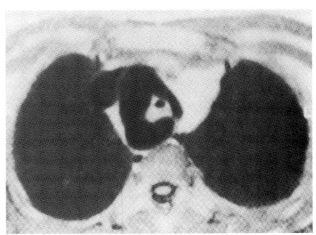

图20.34　双主动脉弓。胸廓入口（图A）和主动脉弓（图B）层面的轴面SE序列图像显示右侧主动脉弓较左侧稍偏上，右侧主动脉弓粗大。双侧主动脉弓对称分布于气管、食管旁。可见双侧主动脉弓压迫气管。（本图片经允许摘自Higgins CB.Congenital heart disease. In：Higgins CB，Hricak H，Helms CA，eds. *Magnetic resonance imaging of the body*，3rd ed. Philadephia：Lippincott-Raven Publishers，1997：502）

有用，在此病中，心室常呈少见的几何形态，同时显示有较大的功能性主心室腔和较小的残余心腔,这对外科手术及判断预后十分重要[59]。

心室容积／射血分数

短轴层面电影图像（图20.35）可用于定量测量心室容积、射血分数和心室肌重量。每个短轴图像选择一幅舒张末期图像，在心肌内缘（心内膜下）划出感兴趣区，再乘以层厚。对所有舒张末期的图像重复上述处理过程，就可以算出舒张末期心室容积。对全部收缩期图像进行同样处理,可以算出收缩末期心室

容积（图20.36）。不设定心室任何几何形态即可算出左心室或右心室的射血分数。

心室肌重量（MASS）

测量心室肌重量，应首先沿心脏外界（心外膜）划出包括心肌和心室腔的感兴趣区，然后再沿心肌内膜划出第二个感兴趣区。每层图像前者减去后者就是心肌的面积，每层心肌面积乘以层厚就是每层心肌的体积，把每层心肌的体积相加就得到整个心肌的体积，再乘以心肌的平均密度$1.05g/ml$[27]就得到心肌的重量。

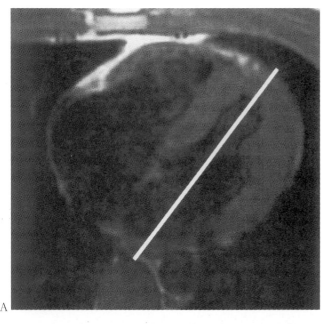

A

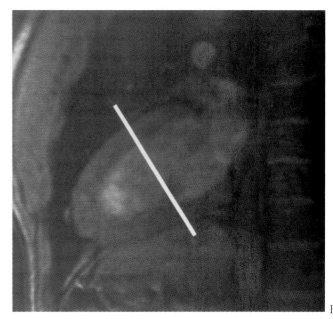

B

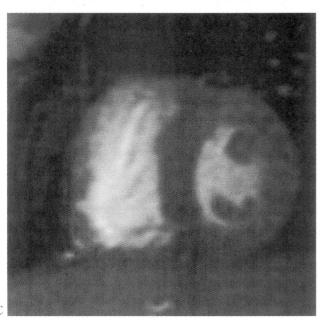

C

图20.35 短轴MR图像。图A：在轴面图像上自左室心尖至二尖瓣中部的连线作为心脏长轴的成像层面，可获得心脏长轴图像（图B）。在长轴图像上（图B）选择垂直于左室心腔的平面作为短轴图像的成像层面，可获得心脏短轴图像（图C）。

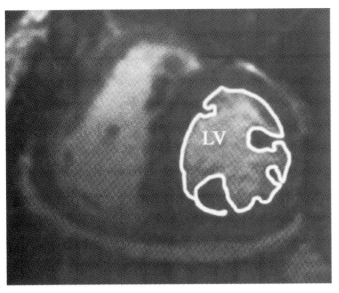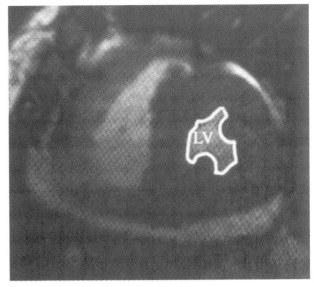

图20.36 射血分数。在舒张末期（图A）和收缩末期（图B）沿心内膜下确定感兴趣区。对于每一幅图像的舒张末期面积乘以层厚即可得出心室舒张末期容积。对收缩末期图像进行同样的重复处理，可得出心室收缩末期容积。收缩末期容积与舒张末期容积之比即为射血分数。LV：左心室。

相位对比流速／流量测量

在相位对比成像中，信号强度代表每个像素血流速度。在心电门控相位对比图像中，每一幅图像表示心动周期不同时相的血流速度，因为是电影图像，故称为速度编码电影（VEC）MR 图像。沿血管壁画出感兴趣区，可以获得血管在心动周期中平均血流速度，血管的横断面积乘以平均血流速度就得到该血管的血流量[27]。

主动脉缩窄的功能评价和侧支血管血流量测量

应用 VEC MRI 可以评价主动脉缩窄的功能程度[60,61]（图4.2）。在斜矢位主动脉弓层面应用VEC序列，采集平面应选取垂直于血流方向。为了定量测量侧支循环，血流量测量需选取两个不同的位置，一个在主动脉近段的缩窄部位远端，另一个在膈水平的降主动脉[61]。正常情况下，降主动脉近段的血流量多于远段；而主动脉缩窄的患者中，远段血流量多于近段，这是因为有肋间动脉和其他胸主动脉分支的侧支逆向血流汇入主动脉所致。降主动脉膈水平血流量减去缩窄远端血流量为侧支血流量。测量侧支循环血流量是外科手术的重要参考因素。外科手术另一个主要参数是跨缩窄压差的大小。VEC 技术在主动脉最窄处可测量峰值流速[60]，应用 Bermulli 方程 $\Delta P = 4v^2$ 即可得出压差数值（其中 ΔP 为跨缩窄压差，单位为 mmHg；v 为峰值流速，单位 m/s）。

分流的定量分析

一些研究已经建立了应用 VEC MRI 定量分析体、肺分流量的比值（Q_p/Q_s），其结果与心导管的血氧定量分析有很好的相关性[62,63]，同时还可监测分流量的改变[63]。

应用 MRI 电影对分流量的测量有两种主要方法。这两种方法都需要对左室及右室搏出量进行比较。由于主动脉瓣或肺动脉瓣返流存在，使搏出量的测量不准确，如果同时存在瓣膜功能不全除非测量搏出量时减去返流量，否则可能导致分流量计算错误。

分流定量测量的第一种技术是利用电影 MRI 测量心室容积，并根据前文所述方法计算出左、右心室的总搏出量[64]。正常情况下，两个心室搏出量相同。在心房水平的左向右分流病例中（如 ASD，部分肺静脉畸形连接），右室搏出量多于左室搏出量，两心室搏出量之差为分流量[65]。动脉导管未闭的左向右分流，分流量等于左室搏出量减去右室搏出量。而这种方法对 VSD 的患者分流量估计不准确。用同样方法可计算出右向左分流即左室搏出量减去右室搏出量，反之亦然。

第二种方法是应用 VEC MRI 测量心室有效搏出量(图4.3)。在升主动脉和肺动脉干分别进行 VEC MRI 血流量测量[63]。正常情况下，升主动脉和肺动脉血流量相等，在 VSD、ASD、部分肺静脉畸形连接的左向右分流患者中，肺动脉的血流量大于主动脉的血流量，两者之差等于分流量。而在动脉导管未闭的患者中，主动脉血流量大于肺动脉血流量，差值为分流量。在右向左分流的患者则相反。

肺动脉血流的测量

VEC MRI 在检测左、右肺动脉的血流差方面有独特的优势[65]，对于左、右肺动脉血流存在差异的患者可提供重要信息。这种血流差异多见于法洛四联症、肺动脉闭锁伴 VSD、肺动脉发育不良或肺动脉

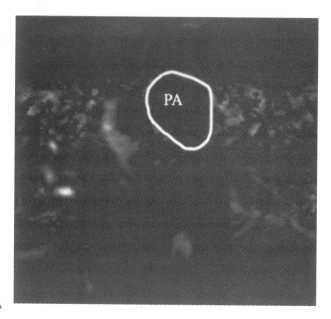
A

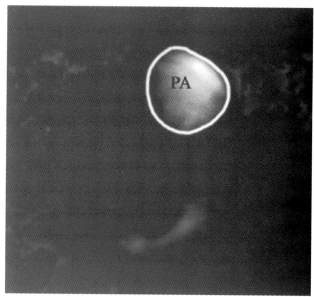
B

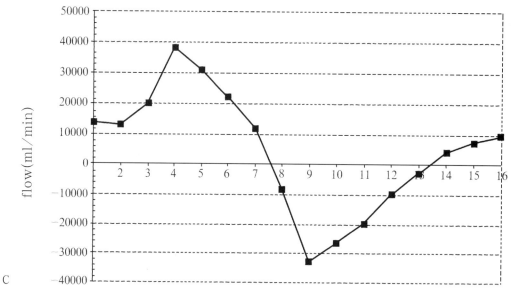
C

图20.37 返流分数。图 A：通过主肺动脉（PA）层面的电影相位对比图像。在主肺动脉周边划出感兴趣区。黑色代表肺动脉的前向血流。图 B：心动周期后部时相可见主肺动脉有编码方向相反的白色血流和黑色血流，提示有反流。图 C：肺动脉血流图可显示血流返流。心动周期内每个相位的平均速度与面积的乘积为曲线下面积。可测得整个前向血流、反向血流量和返流分数。

吊索，这种血流差异也可发生在外科手术术后的患者，例如治疗大动脉转位的 Jatene 手术即大动脉调换术。

肺动脉反流

肺动脉反流常发生在法洛四联症患者右室成形术或 Rastelli 手术后，VEC MRI 可用于测量肺动脉反流量（图 4.5，图 20.37）[66]。VEC MRI 所测量的肺动脉反流量与左、右心室搏出量之差及右室舒张末期容积密切相关（图 20.37）[66]。

■ 结束语

MRI 可用于显示多种先天性心脏病的解剖。由于其视野大并可在任意平面成像，能显示复杂的先天性心脏病如位置异常或房室腔复杂的三维结构关系。MRI 也可用于获得定量的功能信息如心室容积、射血分数及血流定量测量等。

参考文献

[1] Freedom RM.The "anthropology" of the segmental approach to the diagnosis of complex congenital heart disease.*Cardiovasc Intervent Radiol* 1984,7：121-123.

[2] Van Praagh R.Diagnosis of complex congenital heart disease:morphologic-anatomic method and terminology *Cardiovasc Intervent Radiol* 1984,7：115-120.

[3] Freedom RMM,Yoo SJ,Benson LN.The segmental and sequential approach to congenital heart disease.In：Freedom RMM,Yoo SJ,Benson LN,eds.*Congenital heart disease:a text-book of angiocardiography*,vol 1.Armonk, NY:Futura Publishing.1997, 95-120.

[4] Kersting-Sommerhoff BA, Diethelm L, Teitel DF, et al. Magnetic resonance imaging of congenital heart disease：sensitivity and specificity using receiver operating characteristic curve analysis. *Am Heart J* 1989,118：155-161.

[5] Williams PLW, Dyson M, Bannister LH. The heart. In：Williams PLW, Dyson M, Bannister LH, eds. *Gray's anatomy*. New York：Churchill Livingstone, 1989, 696-726.

[6] Mazzucco A, Bortolotti U, Stellin G,et al. Anomalies of the systemic venous return：a review. *J Card Surg* 1990,5：122-133.

[7] Applegate KE, Goske MJ, Pierce G, et al. Situs revisited：imaging of the heterotaxy syndrome. *Radiographics* 1999,19:837-852；discussion 853-854.

[8] Peoples WM, Moller JH, Edwards JE. Polysplenia：a review of 146 cases. *Pediatr Cardiol* 1983, 4：129-137.

[9] Julsrud PRF. Anomalous pulmonary venous connection. In：Baum S, ed. *Abrams' angiography*, vol 1.Boston：Little,Brown and Company,1997：868-890.

[10] Masui T, Seelos KC, Kersting-Sommethoff BA, et al. Abnormalities of the pulmonary veins：evaluation with MR imaging and angiography and echocardiography. *Radiology* 1991,181：645-649.

[11] Donnelly LF, Higgins CB. MR imaging of conotruncal abnormalities. *AJR Am J Roentgenol* 1996, 166：925-928.

[12] Ferrari VA, Scott CH, Holland GA, et al. Ultrafast three-dimensional contrast-enhanced magnetic resonance angiography and imaging in the diagnosis of partial anomalous pulmonary venous drainage.*J Am Coll Cardiol* 2001,37：1 120-1 128.

[13] Van Praagh R.Terminology of congenital heart disease. Glossary and commentary [Editorial]. *Circulation* 1977,56：139-143.

[14] Angelini P. Embryology and congenital heart disease. *Tex Heart Inst J* 1995,22：1-12.

[15] Netter FH.Embryology. In：Netter FH, ed. *The Ciba collection of medical illustrations：a compilation of pathological and anatomical paintings,* vol 5. Summit, NJ：Ciba Pharmaceutical Products, 1981：112-130.

[16] Amplazt KM.Congenitally corrected transposition of the great vessels：L-transposition of the great vessels.In：Amplatz KM,ed.*Radiology of congenital heart disease*. St.Louis：Mosby-Year Book,1993：709-726.

[17] Freedom RMM,Yoo SJ,Benson LN.Corrected transposition of the great arteries (atrioventricular and ventriculoarterial discordancc).In:Freedom RMM,Yoo SJ, Benson LN,eds.*Congenital heart disease：a textbook of angiocardiography*,vol 2.Armonk,NY：Futura Publishing, 1997：1 071-1 117.

[18] Kersting-Sommerhoff BA,Diethelm L,Stanger P,et al.Evaluation of complex congenital ventricular anomalies with magnetic resonance imaging.*Am Heart J* 1990, 120：133-142.

[19] Graham TP Jr,Bernard YD,Mellen BG,et al. Long-term outcome in congenitally corrected transposition of the great arteries:a multi-institutional study.*J Am Coll Cardiol* 2000,36：255-261.

[20] Anderson RH,Ho SY.What is a ventricle? *Ann Thorac Surg* 1998,66：616-620.

[21] Anderson RH,Ho SY.Which hearts are unsuitable for biventricular correction?*Ann Thorac Surg* 1998, 66：621-626.

[22] Fletcher BD,Jacobstein MD,Abramowsky CR, et al. Right atrioventricular valve atresia :anatomic evaluation with MR imaging. *AJR Am J Roentgenol* 1987,148：671-674.

[23] Orie JD,Anderson C,Ettedgui JA,et al. Echocardiographic-morphologic correlations in tricuspid atresia.*J Am Coll Cardiol* 1995,26：750-758.

[24] Amplatz KM.Tricuspid atresia with normally related great vessels.In:Amplatz KM,ed.*Radiology of congenital heart disease.*St.Louis:Mosby-Year Book,1993,607-623.

[25] Pearl JMP,Laks H.Tricuspid atresia.In:Baue AEG,Hammond GL,Laks H,et al.,eds.*Glenn's thoracic and cardiovascular surgery,*vol 2.Stamford,CT:Appleton & Lange,1996：1 431-1 449.

[26] Kurosawa H.Current strategies of the Fontan operation.*Ann Thorac Cardiovasc Surg* 1998,4：171-177.

[27] Reddy GP,Higgins CB.Congenital heart disease: measuring physiology with MRI.*Semin Roentgenol* 1998, 33：228-238.

[28] Fellows KE,Fogel MA.MR imaging and heart function in patients pre-and post-Fontan surgery.*Acta Paediatr Suppl* 1995,410：57-59.

[29] Bharati S,Lev M.The surgical anatomy of the heart in tubular hypoplasia of the transverse aorta(preductal coarctation).*J Thorac Cardiovasc Surg* 1986,91：79-85.

[30] Freedom RMM,Yoo SJ,Benson LN.Aortic atresia and variants.In：Freedom RMM, Yoo SJ,Benson LN, eds.*Congenital heart disease: a textbook of angiocardiography,*vol 2.Armonk, NY:Futura Publishing,1997, 731-765.

[31] Fogel MA,Hubbard AM,Fellows KE,et al.MRI for physiology and function in congenital heart disease : functional assessment of the heart preoperatively and postoperatively.*Semin Roentgenol* 1998,33：239-251.

[32] Kondo C,Hardy C,Higgins SS,et al.Nuclear magnetic resonance imaging of the palliative operation for hypoplastic left heart syndrome.*J Am Coll Cardiol* 1991, 18：817-823.

[33] Anderson KR,Zuberbuhler JR,Anderson RH,et al.Morphologic spectrum of Ebstein's anomaly of the heart:a review.*Mayo Clin Proc* 1979,54 : 174-180.

[34] Freedom RMM,Yoo SJ,Benson LN.Ebstein's malformation.In：Freedom RMM,Yoo SJ,Benson LN,eds. *Congenital heart disease: a textbook of angiocardiography,* vol 1.Armonk,NY: Futura Publishing,1997：349-366.

[35] Eustace S,Kruskal JB,Hartnell GG.Ebstein's anomaly presenting in adulthood:the role of cine magnetic resonance imaging in diagnosis.*Clin Radiol* 1994,49：690-692.

[36] Freedom RMM,Yoo SJ,Benson LN.Atrioventricular septal defect.In：Freedom RMM, Yoo SJ, Benson LN,eds.*Congenital heart disease: a textbook of angiocardiography,*vol 1.Armonk,NY：Futura Publishing, 1997：133-188.

[37] Parsons JM, Baker EJ, Anderson RH, et al. Morphological evaluation of atrioventricular septal defects by magnetic resonance imaging.*Br Heart J* 1990,64：138-145.

[38] Jacobstein MD,Fletcher BD,Goldstein S,et al. Evaluation of atrioventricular septal defect by magnetic resonance imaging.*Am J Cardiol* 1985,55 : 1 158-1 161.

[39] Amplatz KM.Complete transposition of the great vessels.In：Amplatz KM,ed.*Radiology of congenital heart disease* St.Louis:Mosby-Year Book,1993,675-708.

[40] Freedom RMM,Yoo SJ,Benson LN.Tetralogy of Fallot and pulmonary atresia and ventricular septal defect.In:Freedom RMM, Yoo SJ, Benson LN, eds.*Congenital heart disease : a textbook of angiocardiography,* vol 1.Armonk,NY：Futura Publishing,1997：493-533.

[41] Beekman RP,Beek FJ,Meijboom EJ.Usefulness of MRI for the pre-operative evaluation of the pulmonary arteries in tetralogy of Fallot.*Magn Reson Imaging* 1997, 15：1 005-1 015.

[42] Holmqvist C,Hochbergs P,Bjorkhem G,et al. Pre-operative evaluation with MR in tetralogy of Fallot and pulmonary atresia with ventricular septal defect.*Acta Radiol* 2001,42：63-69.

[43] Gomes AS, Lois JF, Williams RG. Pulmonary arteries：MR imaging in patients with congenital obstruction of the right ventricular outflow tract. *Radiology*

1990,174：51—57.

[44] Kersting-Sommerhoff BA, Sechtem UP, Higgins CB. Evaluation of pulmonary blood supply by nuclear magnetic resonance imaging in patients with pulmonary atresia.*J Am Coll Cardiol* 1988,11：166—171.

[45] Powell AJ, Chung T, Landzberg MJ, et al. Accuracy of MRI evaluation of pulmonary blood supply in patients with complex pulmonary stenosis or atresia. *Int J Card Imaging* 2000,16：169—174.

[46] Freedom RMM, Yoo SJ, Benson LN. Double-outlet right ventricle. In：Freedom RMM, Yoo SJ, Benson LN,eds.*Congenital heart disease：a textbook of angio-cardiography*,vol 2.Armonk,NY：Futura Publishing,1997：1 119—1 169.

[47] Starnes VAPTW. Double-outlet right ventricle and double-outlet left ventricle. In：Baue AEG, Hammond GL,Laks H,et al.eds.*Glenn's thoracic and cardiovascu-lar surgery*,vol 2.Stamford,CT：Appleton & Lange,1996：1 417—1 429.

[48] Yoo SJ, Lim TH, Park IS, et al. MR anatomy of ventricular septal defect in double-outlet right ventricle with situs solitus and atrioventricular concordance, *Radi-ology* 1991,181：501—505.

[49] Collett RW, Edwards JE. Persistent truncus arteriosus：a classification according to anatomic types. *Surg Clin North Am* 1949：1 245.

[50] Bremerich J, Reddy GP, Higgins CB. MRI of supracristal ventricular septal defects. *J Comput Assist Tomogr* 1999,23：13—15.

[51] Amplatz KM. Ventricular septal defect with aortic insufficiency or aortic stenosis. In：Amplatz KM, ed. *Radiology of congenital heart disease*. St. Louis：Mosby-Year Book, 1993：273—277.

[52] Freedom RMM,Yoo SJ,Benson LN.Atrial sep-tal defect.In：Freedom RMM,Yoo SJ,Benson LN,eds.*Con-genital heart disease：a textbook of angiocardiography*,vol 1.Armonk,NY：Futura Publishing,1997：125—132.

[53] Baker EJ, Ayton V, Smith MA, et al. Mag-netic resonance imaging of coarctation of the aorta in infants；use of a high field strength.*Br Heart J* 1989,62：97—101.

[54] Rees S,Somerville J, Ward C,et al.Coarctation of the aorta：MR imaging in late postoperative assessment. *Radiology* 1989,173：499—502.

[55] Boxer RA,LaCorte MA,Singh S,et al.Nuclear magnetic resonance imaging in evaluation and follow-up of children treated for coarctation of the aorta. *J Am Coll Cardiol* 1986,7：1 095—1 098.

[56] Steffens JC, Bourne MW, Sakuma H, et al. Quantification of collateral blood flow in coarctation of the aorta by velocity-encoded cine magnetic resonance imaging. *Circulation* 1994,90：937—943.

[57] Bisset GS III,Strife JL,Kirks DR,et al. Vascu-lar rings：MR imaging. *AJR Am J Roentgenol* 1987,149：251—256.

[58] Kersting-Sommerhoff BA,Sechtem UP,Fisher MR,et al.MR imaging of congenital anomalies of the aortic arch.*AJR Am J Roentgenol* 1987,149：9—13.

[59] Fogel MA, Hubbard AM, Fellows KE, et al. MRI for physiology and function in congenital heart disease：functional assessment of the heart preoperatively and postoperatively. *Semin Roentgenol* 1998,23：239—251.

[60] Mohiaddin RH,Kilner PT,Rees S,et al.Mag-netic resonance volume flow and jet velocity mapping in aortic coarctation. *J Am Coll Cardiol* 1993,22：1 515—1 521.

[61] Steffens JC, Bourne MW, Sakuma H, et al. Quantitation of collateral blood flow in coarctation of the aorta by velocity-encoded cine magnetic resonance imaging. *Circulation* 1994,90：937—943.

[62] Brenner LD,Caputo GR,Mostbeck G,et al. Quantification of left-to-right atrial shunts with velocity-encoded cine nuclear magnetic resonance imaging. *J Am Coll Cardiol* 1992,20：1 246—1 250.

[63] Edelman RR, Mattle HP, Kjeefield J, et al. Quantification of blood flow with dynamic MR imaging and presaturation bolus tracking.*Radiology* 1989,171：551—556.

[64] Sechtem U,Pflugfelder P,Cassidy MC,et al. Ventricular septal defect：visualization of shunt flow and determination of shunt size by cine magnetic resonance imaging. *AJR Am J Roentgenol* 1987,149：689—691.

[65] Higgins CB. Congenital heart disease. In：Higgins CB, Hricak H, Helms CA, eds. *Magnetic reso-nance imaging of the body*, 3rd ed. Philadelphia：Lippincott-Raven Publishers, 1997：461—518.

[66] Rebergen SA, Chin JGJ, Ottenkamp J, et al. Pulmonary regurgitation in the late postoperative follow-up of tetralogy of Fallot：volumetric quantification by MR velocity mapping. *Circulation* 1993,88：2 257—2 266.

第21章 先天性心脏病术后功能评价

ARNO A.W. ROEST

WILLEM A. HELBING

ERNST E. VAN DER WALL

ALBERT DE ROSS

成人先天性心脏病（congenital heart disease，CHD）患者在以每年5%的速度递增。仅在美国，成人先天性心脏病的患者已达约100万[1]。术后生活质量的改善很大程度上提高了可矫正型成人CHD患者的生存率。过去，医生通过临床检查、心电图、超声心动图及心导管造影对术后患者进行随访。近10年来，MRI作为一种新的成像手段，逐步在评价先天性心脏病或矫正手术后患者的心血管解剖和功能评价方面显示出重要的作用。

目前，MRI已经用于多种先天性心脏病术后患者的心脏形态、心室功能和血流的评价，相关内容将在第22章中讨论。临床最为关心的是患者术后的右心室功能情况及肺动脉血流。与超声心动图相比，MRI独特的优势是能准确评价右心室功能和肺动脉血流，并具有较高的技术成功率[2]。本章重点讨论MRI对术后CHD的心功能评价。

随着MRI技术的不断进展，应用黑血成像技术对形态学改变进行评价及梯度回波序列进行功能评价等取得了长足的进步。稳态快速自由运动（FISP）或平衡快速梯度回波（FFE）序列结合新的敏感编码（SENSE）技术，显著提高了图像质量，尤其是对右心室显示具有独特的优势，目前也得到了广泛应用。

以下将首先讨论MRI在心脏应用中的技术选择问题，其次再详细地讨论这些技术对法洛四联症、大动脉转位及Fontan手术后的评价。

MRI 技术选择

黑血成像技术

常规SE序列已应用于心脏形态的研究。SE序列可提供心室壁和血池之间较好的对比度。在图像采集期间因血液流动，血池呈黑色，虽然有时出现的流动伪影可降低图像质量，影响诊断，但SE序列仍能提供良好的解剖图像。SE序列采用心电门控触发，在多个心动周期内采集图像，因而受心脏搏动及呼吸运动所致运动伪影的影响。

最近，改进的黑血成像技术已得到应用。该技术用双反转脉冲进一步抑制血池信号，并通过屏气采集减少运动伪影。

MRI可获得多方位的解剖图像，沿主动脉和肺动脉的固有轴向采集数据可以获得更好的形态学图像。3～5mm层厚的薄层成像可避免部分容积效应。评价局限性狭窄（如主动脉缩窄或肺动脉狭窄），最好沿着血管的感兴趣区采用斜矢位3mm薄层扫描。另外，由于三维MRA可显示血管的三维关系，因而对局限性血管狭窄的诊断也有优势。

平衡梯度回波成像及敏感编码技术

最近应用的另一种先进技术是可用于评价心功能的 true FISP 或平衡 FFE 序列。平衡 FFE 是快速梯度回波脉冲序列，能产生稳态自由进动信号。平衡 FFE 序列产生的组织对比特性与 T1WI 或 T2WI 截然不同。平衡 FFE 序列在以往的文献中已有报道，但直到最近由于强梯度场的出现使重复时间(TR)缩短(4ms 或更短)，才使其应用成为可能。平衡 FFE 脉冲序列是在每个梯度波的任意两个射频激励脉冲之间产生一个 TR 间期的平衡时间结合区域。平衡意味着在时间结合区域的最终结果为零，这是包括在层面选择、读出频率和相位编码的所有功能梯度方向上的。联合激励脉冲的相位改变，可确保自由衰减和回波两种信号的测量。最终的图像上 T2/T1 比值较高的组织呈高信号，而不依赖于 T2、T1 的绝对值和 TR 值。如果 T2/T1=1，则可能为最高的比值，在无限长 TR 的非强化梯度回波试验中，信号比值接近 0.5，这个比值高于实际应用 TR 值的 T1 或 T2 增强快速梯度回波序列。

平衡 FFE 的主要优势在于零结合区域状态对湍流的敏感性较低，这意味着大量具有高 T2/T1 比值的稳态液体信号不会因缓慢流动而减低。这些优点有助于采集心脏功能电影成像。血池产生非常均匀的高信号，且不受血流和运动的影响，与心肌产生极好的对比。与高信号的血池相比，心肌呈现相对低信号。可通过应用减小扫描视野，保证读出方向分辨力不变，仅减少相位编码方向的分辨力来节省扫描时间，可在更短的扫描时间获得更高的空间分辨力。应用此技术的关键在于保证 TR 尽可能缩短，以及使用自动匀场技术实现磁场绝对均匀。

与常规的梯度回波序列相比，True FISP 序列可更好地自动描绘心脏轮廓从而评价心功能[3]。True FISP 序列成像时，在长轴和横轴方向上建立稳态，并在三个方向上都使梯度平衡，就能保证横向磁化矢量的最大恢复。正在开发的新一代脉冲序列，可能会进一步提高图像质量，并可在不依赖操作者的条件下分析更多的功能信息。

另一个重要的进展是多个相控阵线圈并行信号采集技术，其可加快成像速度[4]。所谓的 SENSE 技术，可最大限度地缩短包括黑血及平衡 FFE 技术在内的多数 MRI 技术的扫描时间。同时利用多个线圈增加图像的信噪比，并可对常规梯度切换进行空间信号编码补偿。理论上讲，SENSE 重建可达到减少应用线圈数量的目的（如 6 通道心脏相控阵线圈），但在实际应用中，其限制因素为线圈排列的几何形状。

血流测量

MR 流速成像是测量大、小血管内血流流速和流量的重要方法[5]。尽管 MR 流速成像的价值大于多普勒血流成像，但就如多普勒技术作为超声心动图的补充一样，MRI 流速成像也作为 MRI 的一种补充。MR 流速成像是基于相位位移原理，即相位变化与流速成比例。相位是流动质子 MRI 信号的组成部分，如果在血流方向应用 MRI 梯度场，则相位角度与流动质子的流速成比例变化。MR 流速成像原理已在第 10 章详细介绍。

在先天性心脏病的评价中，流速成像有助于测量血管及瓣膜血流，尤其是多普勒超声难以探测到的动脉，如肺动脉。手术后由于复杂的解剖和术后结构改变，可能限制经胸心脏超声的应用。对先天性心脏病术后的患者，MRI 和经胸心脏超声可相互提供补充的信息[6]。经胸心脏超声主要应用于心内结构的评价，而 MRI 还可以用于观察心外血管及移植血管形态和血流。MR 流速成像有如下优势：①在垂直于血流矢量方向的成像平面，能准确测量每个像素流速（峰值和平均流速）。②自由选择成像平面，可垂直或沿着血管感兴趣区成像。③检查窗不受限制，可显示超声束探测不到的深部血管。④同时获得平均流速和血管横断面积可对血流量进行高度准确的测量。

增强 MRA

三维钆对比增强 MRA 结合梯度回波和黑血技术，对评价主动脉及肺动脉血管形态非常有价值（图 21.1）。峰值强化期间的单次屏气采集对比增强 MRA 可获得高分辨力的三维数据，并可进行血管投影和多平面重建[7]。数据采集的时间为动脉强化达到峰值时 k- 空间的中心层面填充时间，此时可获得最佳的对比效果（图 21.1）。这种血管成像技术可对复杂的三维解剖进行更全面的评价。

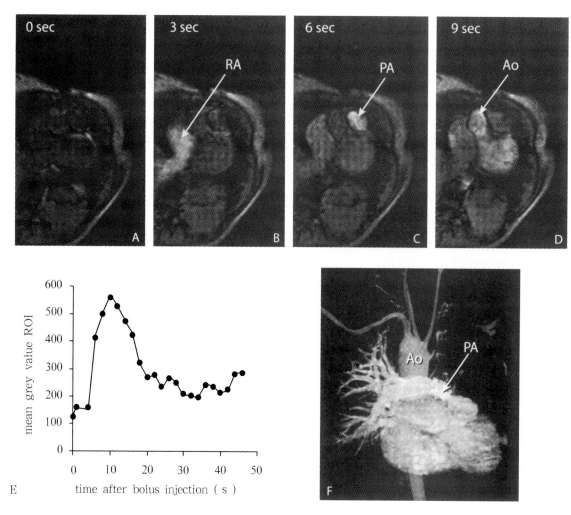

图21.1 团注钆对比剂后对比剂到达肺动脉(PA)的时间。图A～图D：为动态扫描开始后0、3、6和9s的图像。3s后对比剂到达右心房(RA)，6s后到达肺动脉，9s后主动脉(Ao)显影，感兴趣区设在肺动脉内。图E表示对比剂到达肺动脉后，感兴趣区内信号的变化。图F：法洛四联症患者姑息性分流术后(左锁骨下动脉与左肺动脉间分流)及随后的修补后的三维对比增强MRA。法洛四联征修补术后15年，左肺动脉阻塞导致左肺血流灌注不足。mean grey value ROI：兴趣区平均灰度值；time after bolus injection (s)：团注后时间（秒）。

MRI 负荷试验

　　负荷试验包括药物及运动负荷试验,可显示静息状态下不易观察到的心室功能异常。MRI 药物负荷试验现已成功应用于对缺血性心脏病的评价[8]。而对于先天性心脏病患者,主要是利用核医学技术完成药物负荷试验[9,10]。

　　MRI 运动负荷试验存在一些实际应用问题，特别是扫描仪的空间限制和脚踏车运动试验所产生的运动相关伪影,后者可降低图像质量。应用MRI 兼容的脚踏车测力计[11](图 21.2)及准确的运动试验设计,可以测量在运动负荷状态下大血管的血流改变[12]。最近,在健康青年志愿者中研究证实,应用MRI 测量双侧心室对脚踏车运动负荷试验的反应是可行的[13]。

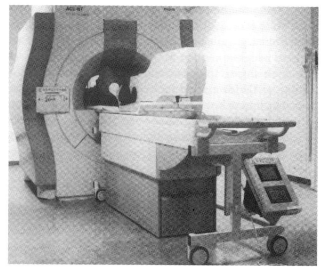

图21.2 可与MRI匹配的脚踏车测力计(Lode BV, Groningen, The Netherlands), 放置在检查床上(Philips Gyroscan ACS / NT, 1.5 Tesla MR scanner, Philips Medical System, Best, The Netherlands)。

超高速MRI还可用于研究静息状态下和最大摄氧率达60%的运动负荷状态下的心室容积改变。在运动间歇和短时间屏气状态下，可对双心室进行容积测量，所有的研究对象都能获得高质量的图像并准确测量心室容积(图21.3)，用于评价负荷期间左、右心室的改变并获得心室容积改变的生理信息(图21.4)。这些健康青年志愿者左室每搏输出量增加，建立在收缩末期容积减少而舒张末期容积保持不变的基础上。这种现象存在年龄依赖性，对于年老人，这种生理反应可能是由于舒张末期容积增加所致。应用相同的方法在运动负荷MRI下观察右心室的生理反应[13]，发现在运动负荷状态下，右室射血分数及每搏出量的增加亦是来源于收缩末期心室容积减少，而舒张末期容积无明显变化。

运动负荷MRI另一项应用是观察运动试验后心功能的恢复情况[14]。应用多次快速梯度平面回波MR序列测量升主动脉血流速度，可显示运动期和运动后

恢复期心室功能的变化。运动后8min内，健康志愿者的心率先呈指数下降10%，随后至静息水平[15,16]。健康志愿者左室每搏输出量则在运动后第1min上升，然后再逐渐下降至静息水平[15,17]。

特殊心脏病的MR心功能检查

法洛四联症

法洛四联症是最常见的紫绀型先天性心脏病，约占所有先天性心脏病的5.5%[18]。流出道间隔向前移位是其主要病变，可导致室间隔缺损（VSD）、主动脉骑跨、右室流出道梗阻和继发右心室肥厚[19]。1955年Lillehei等[20]采用心内修补术治疗法洛四联症，主要是修补VSD，以切除或放置补丁的方式减轻右室流出道梗阻。这种手术方式已不断完善，目前在许多研究中心可为生后3~11个月的患儿实施手术，且不

Rest

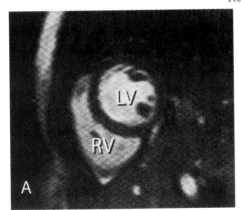 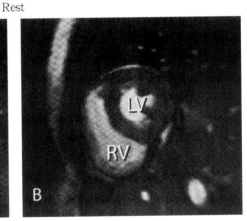

Exercise

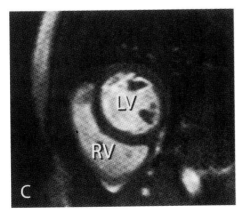 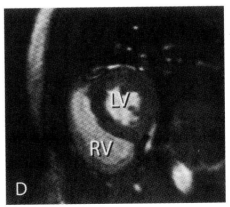

图21.3 应用平衡FFE序列和SENSE技术采集健康受试者静息和运动时左心室（LV）和右心室（RV）舒张末期(图A，图C)及收缩末期(图B，图D)的短轴面图像。Rest：静息；Exercise：运动。

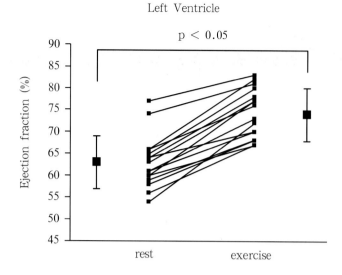

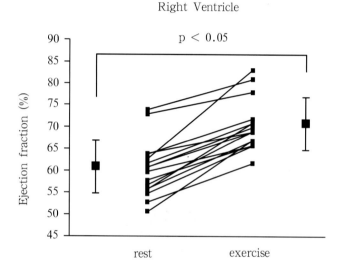

图21.4 静息至负荷状态下左心室(上图)及右心室(下图)射血分数的变化。负荷状态下左、右心室的射血分数均明显增加。rest：静息；exercise：运动。Left Ventricle：左心室；Right Ventricle：右心室；Ejection fraction：射血分数。(本图片经允许摘自 Roest AA, Kunz P, Lamb HJ, et al. Biventricular response to supine physical exercise in young adults assessed with ultrafast magnetic resonance imaging. *Am J Cardiol*.2001，87：601-605)

脉主干或分支的狭窄。

准确、有效和无创的成像方法能及时发现和监测这些形态及功能异常。SE 序列能较好地显示心内及心外的大血管解剖形态[32]。应用最新发展的黑血成像技术可以详细地显示法洛四联症患者的右心室流出道梗阻、右心室肥厚和肺血管的大小(图21.5)。

包括超声心动图及核医学在内的常规成像技术，对定量测量肺动脉返流量有一定局限性，影响了肺动脉返流的临床研究效果，而MRI可用两种不同方法定量测量肺动脉返流，一种是应用短轴梯度回波成像测

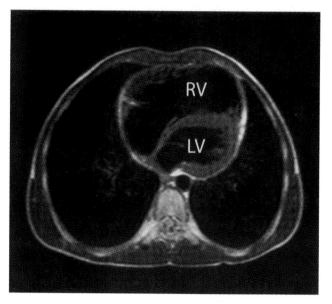

图21.5 矫正型法洛四联症患者，横断面MRI图像，应用改良的黑血成像技术和双反转脉冲，进一步抑制血液信号。显示由于肺动脉瓣关闭不全导致舒张期返流引起右室(RV)显著扩大。

量左心室和右心室每搏输出量的差异来评价肺动脉返流。正常情况下，两者的净输出量应相等，因此，可根据左室每搏输出量减去右室每搏输出量，从而计算返流量[33]。这种方法的优点是可以获得双侧心室功能的更多信息，而缺点是如果存在房室瓣或主动脉瓣返流，将会影响测量结果的可靠性。另一种方法是应用相位对比MRI直接准确地定量测量法洛四联症患者修补术后肺动脉返流量[33](图21.6)。

左、右心室的梯度回波MRI可用于评价法洛四联症患者术后双侧心室的功能。由于右心室长期容量负荷增加，右室舒张、收缩末期容积明显增加，射血分数减少[33](图21.7)。另外，对19例法洛四联症患者术

需要做姑息分流术[21]，长期生存率高[22]。虽然已改进了手术方法并提高了生存率，但法洛四联症修补术后的并发症及后遗症仍较普遍。肺动脉瓣关闭不全是心内修补术最常见并发症，并影响矫正术后患者的临床预后[23]。右心室长期容积负荷过重可导致双侧心室功能不良[24~26]、室性心律失常[27]和运动功能损害[28~31]。另外，矫正术后，仍可有VSD残留或复发以及肺动

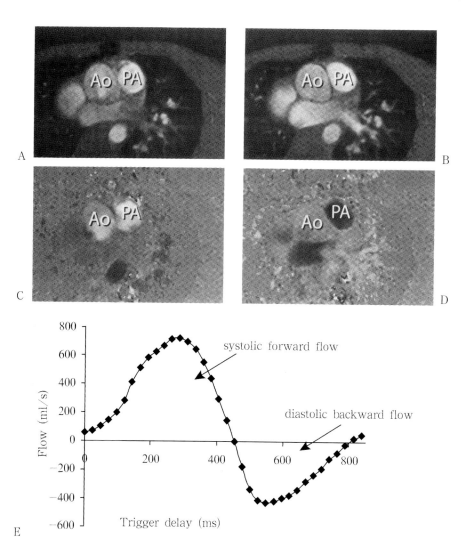

图21.6　法洛四联症术后肺动脉瓣功能不全患者，收缩期（图A，图C）和舒张期（图B，图D）垂直于肺动脉（PA）水平采集的梯度回波（图A，图B）和相位对比（图C，图D）MRI图像。收缩期肺动脉内高信号代表收缩期前向血流，舒张期低信号为肺动脉瓣关闭不全所致的返流。图E显示的是心动周期相位对比MRI肺动脉血流曲线图。曲线下方区域代表返流量。Ao：升主动脉；Flow：血流量；Trigger delay：延迟激发时间；systolic forward flow：收缩期前向血流；diastolic backword flow：舒张期反向血流。

后中至重度肺动脉瓣返流的研究表明，左室收缩末期容积、搏出量、射血分数均受到返流的影响[26]。同时发现右室心肌重量增加，表明术后仍存在右室肥厚。

心室的舒张期充盈是一个复杂的过程，受动脉压、心室压、心肌顺应性及舒张性等诸多因素的影响。心室舒张期充盈异常的出现可先于收缩功能异常[34]。对于法洛四联症患者，观察右心室舒张功能十分重要[35]，应用多普勒超声心动图[36]或相位对比

MRI技术[37]分析房室瓣的血流，可用于评价心室舒张功能。但如果同时存在肺动脉瓣返流，仅依靠测量三尖瓣血流则难以准确地反映右心室舒张期充盈功能。三尖瓣和肺动脉瓣的相位对比MRI血流量测量，可用于显示肺动脉瓣返流对右室舒张期充盈方式的影响，并可建立右室时间—容积曲线图[38]，法洛四联症术后并发肺动脉瓣返流患者的右心室时间—容积曲线，可反映心肌舒张功能受损及充盈受限的右心

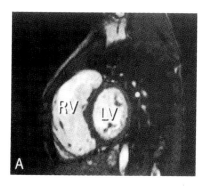
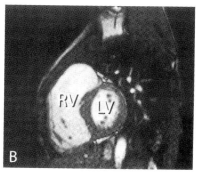

图21.7　法洛四联症术后患者，平衡FFE MRI序列采集的舒张末期（图A）和收缩末期（图B）短轴面图像，显示右心室（RV）扩张。LV：左心室。

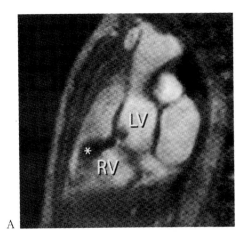
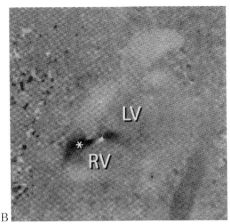

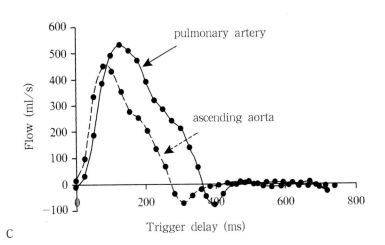

图21.8 室间隔缺损患者的梯度回波序列（图A）和相位对比（图B）MRI图像。梯度回波MRI序列图像（图A）上的无信号区（＊）为左向右分流所致的涡流内自旋质子去相位所致。图B中低信号分流中的高信号提示限制性VSD的血流速度较快（>250cm/s）。相位对比MRI测量的肺动脉和降主动脉血流量，可用于精确定量两者流量差值所得出的左向右分流量（图C）。LV：左室；RV：右室；pulmonary arler：肺动脉；ascending aorta：降主动脉；Trigger delay：延迟激发时间；Flow：血流量（cm/s）。（经允许摘自Roest AA, Helbing WA, van der Wall EE, de Roos A. Postoperative evaluation of congenital heart disease by magnetic resonance imaging. *J Magn Reson imaging*. 1999，10:656－666）

室舒张功能异常，临床上，这些异常可引起患儿活动受限[38,39]。

复发性或残留性VSD的手术指征为肺循环分流量（Q_p）与体循环分流量（Q_s）比大于1.5:1，且出现临床症状或有较高发生心内膜炎的风险。尤其是对年龄较大的患者，经胸超声心动图很难检出复发或残余VSD，且难以准确定量测量左向右分流量。梯度回波MRI序列可通过显示涡流流空信号来确定复发或残余VSD。通过VSD的涡流引起射流内质子去相位，并引起信号丢失，在梯度回波MRI图像上呈流空信号（图21.8A,B）。

相位对比及梯度回波序列除了用于定位残留VSD，其另一项重要的应用是测量Q_p/Q_s。可通过比较升主动脉与肺动脉的血流量差[40,41]（图21.8C）或左、右室每搏输出量的差获得分流量的大小[42]。最近的文献报道，应用流速MRI可以准确测量50例平均年龄6.2岁(1.1～11.7岁)患儿的左向右分流量[43]。

钆对比增强MRI在显示肺血管方面的作用日益受到重视(图21.1)。6岁以下的儿童需使用镇静剂才能顺利完成检查，较大患者则可行屏气扫描[44]。在一组先天性心脏病患者中，包括法洛四联症矫正或姑息手术的术前及术后，钆对比剂增强MRA与常规血管造影评价肺动脉直径，有很好的相关性[44]。对于肺动脉分支狭窄的诊断，MRA的敏感性、特异性和准确性分别为93%、96%和95%[44]（图21.9）。

对于法洛四联症术后存在肺动脉返流伴右室功能不全的患者，其中一个最主要的问题就是是否需要肺动脉瓣置换手术及手术时机的选择[45]。研究表明，肺动脉瓣置换后能提高患者心功能及运动能力[46～48]。在对法洛四联症术后出现肺动脉返流患者的一组研究中发现，肺动脉瓣置换术前及术后1年进行MRI肺动脉返流量及心室功能评价[47]，证实术后右室舒张末期容积及收缩末期容积减少[47]。而Thertien等[45]认为法洛四联症矫正术后患者行肺动脉瓣置换术后，右

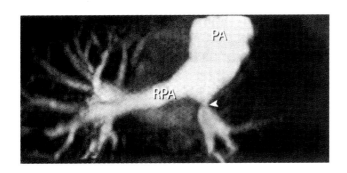

图21.9 三维钆对比增强MRA显示法洛四联症的左肺动脉狭窄（三角箭头）。PA：肺动脉；RPA：右肺动脉。

室功能无明确改善。作者认为，法洛四联症患者应在右室功能恶化前进行肺动脉瓣置换手术。

法洛四联症术后患者在静息状态下心脏功能无异常，但在运动状态下评价肺动脉返流情况及两心室功能时，可发现心功能不全[49]。然而到目前为止，运动状态下定量测量肺动脉返流还不太可能，而且同位素血管造影[50]或超声心动图[2]对静息或运动状态下双心室功能的无创性评价尚有很大局限性。

最近的文献报道，运动MRI可用于评价双心室对运动的反应[13]，并可评价肺动脉返流、双心室容积和功能变化[51]。有作者对一组平均年龄为2.1岁的法洛四联症术后患者进行观察后发现，80%的患者静息状态时射血分数正常，而运动MRI显示大多数患者运动状态下右心室功能异常。表现为右室舒张末期容积随运动量的增加而增加，而收缩末期容积不变。这种仰卧运动引起的心室功能异常，也可见于健康老年人[52]及缺血性心脏病患者[53]。其异常的原因为右室长期负荷过重及在矫正术时没有注意防止肺动脉返流或肺动脉瓣功能恢复早期代偿所致。运动MRI作为一项重要的成像技术，通过早期检出运动状态下右心室功能异常而静息状态下右心室功能正常这一改变，确定法洛四联症术后患者再次手术的时机。

大动脉转位

大动脉转位是指心房位置正常，心房与心室关系正常（相适应），而心室与大动脉连接异常，占先天性心脏病总数的4.5%[18]。由于体、肺循环不相通，可危及生命，需早期进行手术。现在，可以恢复正常的解剖关系的Jatene手术(大动脉调换术)是大多数医疗中心选择的手术方法(图21.10)，中远期疗效良

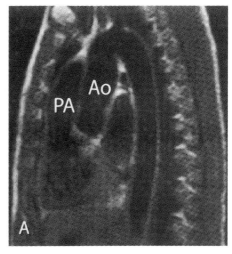

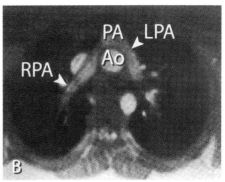

图21.10 矢状面SE序列MRA显示肺动脉（PA）位于升主动脉（Ao）前方。梯度回波序列轴面MRI图像显示心房调换术后大血管的解剖换位。RPA：右肺动脉；LPA：左肺动脉；Ao：升主动脉；PA：肺动脉。（本图片经允许摘自 Roest AA, Helbing WA, van der Wall EE, de Roos A. Postoperative evaluation of congenital heart disease by magnetic resonance imaging. *J Magn Reson imaging.* 1999，10:656-666)

好[54,55]。Jatene手术后最常见的后遗症是主动脉根部扩张[56]、右室流出道梗阻以及肺动脉主干和分支狭窄[55]。先天性心脏病外科医生协会的一项研究表明，Jatene手术后两年，右侧肺动脉中央性或周围性梗阻的年发病率为1%，而解除梗阻术后发生狭窄的几率每年为0.5%[57]。

一些报道证实，可通过无创方法评价大动脉调转术后肺动脉狭窄[58~60]。MRI用以观察术后大血管狭窄尤其是对于显示肺动脉分支狭窄优于经胸超声心动图[58~60]。MRI电影可以显示术后大血管的血流动力学改变[61]，并可显示由于升主动脉扩张导致的收缩期右肺动脉一过性狭窄[61]。MR流速图还可评价肺动脉狭窄的血流动力学变化。MRI、多普勒超声心动图及

心导管测量大动脉转位患者大动脉调转术后肺动脉压差的测量结果之间具有很好的相关性[61]。增强MRI亦可用于术后肺动脉的评价[44]，对于肺动脉分支狭窄的显示具有极高的敏感性及特异性（见前文有关法洛四联症的章节）。

1975年以前，大动脉调换术尚未应用[62]，对大动脉转位的矫正是在心房水平进行，应用人工、心包组织（Mustard技术）或心房组织（Senning技术）将来自上腔静脉和下腔静脉的体静脉血液绕行引流入左室，肺静脉血液引流入右室（图21.11）。尽管纠正了"生理学"上的血液循环异常，但仍未恢复正常的解剖结构，右心室仍承受体循环负荷压力。术后右心衰的发病率高达10%[63]。

梯度回波MRI技术可评价心房内转流手术后右心室收缩功能。多项研究表明，与对照组相比，术后患者右室增大，射血分数下降[57,64]。对于术后心律失常的部分患者，MRI显示右室舒张末期直径与左室舒张末期直径的比值增大以及右室扩张[65]。右室舒张末期直径与心电图上最大QRS间期的相关性，也反映大动脉转位心房内转流术后机械电活动的关系[65]。

梯度回波MRI还可以用来测量心室壁重量。与正常室壁比较，心房水平的大动脉转位矫正术后患者右室室壁心肌重量明显增加而左室壁心肌重量下降[64]（图21.12）。

右心室舒张功能异常可先于收缩功能异常[34]。因此应用相位对比MRI观察心房内转流术后患者三尖瓣血流情况可检出右室充盈异常。在对心房修补术后11年的患儿复查发现右室充盈峰值率异常和右室充盈量减少，可能与右心室肥厚导致的右室顺应性减低有关[37]。

运动MRI可用于观察静息时正常而运动时异常的心功能。VEC MRI可用来测量大动脉转位心房内转流术后患者在进行仰卧位脚踏车运动时心室每搏输出量的大小及运动后的恢复期每搏输出量的改变[14]。与正常对照组相比，术后患者在运动状态下右室搏出量明显减少（图21.13），运动后搏出量恢复至静息状态所需的时间明显延长（图21.13），平均为8min，而对照组只需4.5min即可恢复至静息状态水平[14]。

术后并发症包括右心衰、肺静脉通道、体静脉通道及重建转流片异常，其中，静脉通道梗阻和转流片漏较常见[63,66]。因此术后并发症的无创性检查与心功能检查同样重要。MRI已成功应用于这些术后并发症检查[67~69]。由于静脉通道狭窄、转流片漏以及房室瓣异常导致心房或心室内涡流，在梯度回波序列上产生无信号区，而在梯度回波MRI图像上，主要根据无信号区在心房或心室内的部位来鉴别狭窄、漏和瓣膜功能不全[68]（图21.11）。

Fontan 循环

1971年，Fontan和Baudet[70]报道了三尖瓣闭锁的外科矫正术。这种手术已成为治疗功能性单心室同类型先天性心脏畸形的选择。手术旨在直接建立体静脉与肺动脉连接的循环，这种连接方式有多种类型，包括全腔静脉—肺动脉连接术、心房—肺动脉连接术及房室肺动脉连接术。

对于实施Fontan循环手术的患者，左、右肺动脉大小的比值（McGoon比值）是关系手术成败的最关键因素[71]。因此，肺动脉、肺静脉和体静脉的术前评价至关重要。SE序列MRI及对比增强MRA可准确显示这些结构，而在过去只能通过血管造影显

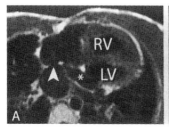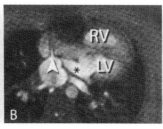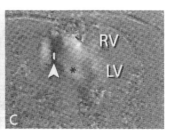

图21.11　Mustard大动脉调换术后轴面SE序列（图A）、梯度回波序列（图B）和相位对比（图C）MRI图像显示肺静脉通道的狭窄（图A和图B中三角箭头）所致的收缩期高速血流（图C中三角箭头）。LV：左室；RV：右室；*：静脉通道系统。

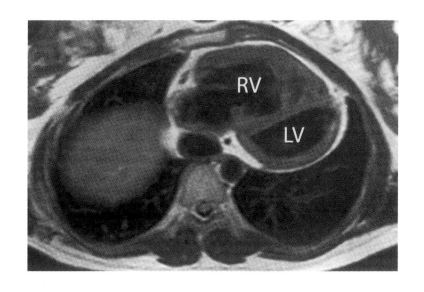

图21.12　大动脉心房调换术后轴面黑血MRI图像显示右心室（RV）肥厚。LV：左心室。

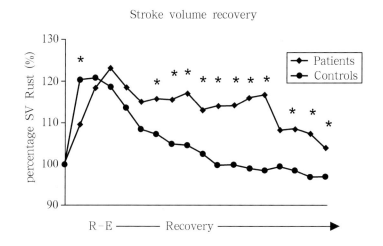

Stroke volume recovery

图21.13　大动脉心房矫正术后患者和健康对照组静息、运动和运动恢复后的每搏输出量。大动脉心房矫正术后患者运动后每搏输出量小幅度增高且可持续至运动后8min，而对照组的每搏输出量在4.5min后即恢复至静息水平（P<0.5）。Stroke volume recovery：运动恢复后每搏输出量；R-E-Recovery：静息－运动－运动恢复；Percentage SV Rust：每搏输出量变化百分比；Patients：患者；Controls：健康对照组。（本图片经允许摘自Roest AA，Kunz P，Helbing WA，et al. Prolonged cardiac recovery from exercise in asymptomatic adults late after atricl correction of transposition of the great arteries：evaluation with magnetic resonance flow mapping.*Am J Cardiol*. 2001，88(9)：1 011-1 017）

示[44,72,73]。

对术后患者，主要观察所建立的Fontan循环情况以及单心室的功能状况[74,75]。

由于Fontan循环为胸骨后结构，因而经胸超声心动图及血管造影对于评价各种连接有一定困难，而MRI可显示移植血管，并可显示其他影像学方法检查难以评估的结构[76]。SE序列MRI可成功地显示经血管造影和手术证实的移植血管闭塞。SE序列MRI显示成人患者的移植血管直径小于15mm时，表示移植血管内有明显的压力差，大于20mm时则认为是最理想的直径[77]。

相位对比MRI可测量不同类型的Fontan连接的血流方式[37,78,79]。对于心房－肺动脉连接手术，相位对比MRI可显示肺动脉的双期血流，其即预期的静脉血流方式。50%房室连接手术的患者，肺动脉内为收缩期血流方式，这表明右室能很好地维持肺动脉血流。而另50%的患者右室收缩能力较弱，可以观察到静脉性的双期血流[37]。相位对比MRI可用于评价全腔静脉－肺动脉连接术，肺动脉血流的剪切力大于心房－肺动脉连接术患者和健康对照人群[79]。然而，Be'eri等[78]应用多维相位流速MRI发现，全腔静脉－肺动脉连接术患者的血流比心房－肺动脉连接术患者的血流更为有序，因此，他们认为前者的血液循环的血流动力学效率更高。评价Fontan循环和升主动脉血流的另一种方法是MRI血流标记技术[80,81]，可以提供血流及流速的详细数据。Fogel等[82]应用新的MRI序列（如预饱和脉冲序列）发现全腔静脉－肺动脉连接术患者的上腔静脉血流直接汇入右肺动脉，下腔静脉直接汇入左肺动脉。

功能性单心室的术前评价非常重要，这是由于心室肥厚和室壁运动异常均能直接影响手术效果[83]。手术后随时间的延长，心室功能可能会下降甚至衰竭，因此需长期随访[84,85]。梯度回波 MRI 可用于评价Fontan 循环术前和术后的单心室复杂形态及心室功能[86,87]。Fogel 等[85]成功应用梯度回波 MRI 序列对 35 例功能性单心室 Fontan 术患者的术前和术后的心室大小、心肌重量和室壁运动进行研究，发现在术后1～2 年心室容积及室壁运动出现明显变化。与术前相比，射血分数也有所下降[85]。

应用前景

今后，MRI 在先天性心脏病的应用包括新序列的应用、先天性心脏病矫正和姑息术后综合处理方案的制订以及急诊介入 MRI。

MRI 新技术可以更详细地提供有关心功能信息，增加对先天性心脏病患者心功能衰竭的了解[88]。超快速或实时 MRI 可显示血流动力学变化，包括运动时心脏动力学改变[89]及运动后恢复期的心功能改变[14]。这些新技术可以早期检出心功能降低，对先天性心脏病患者治疗方案的制订非常重要。

MRI 除了对先天性异常的显示具有较高的敏感性和特异性外，还可为各种类型先天性心脏病提供治疗方案。例如，法洛四联症完全矫正术后，何时进行肺动脉瓣置换术一直是困扰临床的难题[45,47]，而静息和运动 MRI 在解决这个复杂问题时起着关键性作用。

介入 MRI 是很有发展前景的领域。MRI 介入治疗具有独特的优势，对于主动脉缩窄和肺动脉狭窄等先天性心脏病，具有广泛的应用前景[90]。

参考文献

[1] Brickner ME, Hillis LD, Lange RA. Congenital heart disease in adults. First of two parts. *N Engl J Med* 2000, 342: 256–263.

[2] Helbing WA, Bosch HG, Maliepaard C, et al. Comparison of echocardiographic methods with magnetic resonance imaging for assessment of right ventricular function in children. *Am J Cardiol* 1995, 76: 589–594.

[3] Barkhausen J, Ruehm SG, Goyen M, et al. MR evaluation of ventricular function: true fast imaging with steady-state precession versus fast low-angle shot cine MR imaging: feasibility study. *Radiology* 2001, 219: 264–269.

[4] Weiger M, Pruessmann KP, Leussler C, et al. Specific coil design for SENSE: a six-element cardiac array. *Magn Reson Med* 2001, 45: 495–504.

[5] Mohiaddin RH, Pennell DJ. MR blood flow measurement. Clinical application in the heart and circulation. *Cardiol Clin* 1998, 16: 161–187.

[6] Hirsch R, Kilner PJ, Connelly MS, et al. Diagnosis in adolescents and adults with congenital heart disease. Prospective assessment of individual and combined roles of magnetic resonance imaging and transesophageal echocardiography. *Circulation* 1994, 90: 2 937–2 951.

[7] Ho VB, Prince MR. Thoracic MR aortography: imaging techniques and strategies. *Radiographics* 1998, 18: 287–309.

[8] de Roos A, Niezen RA, Lamb HJ, et al. MR of the heart under pharmacologic stress. *Cardiol Clin* 1998, 16: 247–265.

[9] Lubiszewska B, Gosiewska E, Hoffman P, et al. Myocardial perfusion and function of the systemic right ventricle in patients after atrial switch procedure for complete transposition: long-term follow-up. *J Am Coll Cardiol* 2000, 36: 1 365–1 370.

[10] Millane T, Bernard EJ, Jaeggi E, et al. Role of ischemia and infarction in late right ventricular dysfunction after atrial repair of transposition of the great arteries. *J Am Coll Cardiol* 2000, 35: 1 661–1 668.

[11] Niezen RA, Doornbos J, van der Wall EE, et al. Measurement of aortic and pulmonary flow with MRI at rest and during physical exercise. *J Comput Assist Tomogr* 1998, 22: 194–201.

[12] Pedersen EM, Kozerke S, Ringgaard S, et al. Quantitative abdominal aortic flow measurements at controlled levels of ergometer excrcise. *Magn Reson Imaging* 1999, 17: 489–494.

[13] Roest AA, Kunz P, Lamb HJ, et al. Biventricular response to supine physical exercise in young adults assessed with ultrafast magnetic resonance imaging. *Am J Cardiol* 2001, 87: 601–605.

[14] Roest AA, Kunz P, Helbing WA, et al. Prolonged cardiac recovery from exercise in asymptomatic adults late after atrial correction of transposition of the great arteries: evaluation with magnetic resonance flow mapping. *Am J Cardiol* 2001, 88 (9): 1 011–1 017.

[15] Goldberg DI,Shephard RJ.Stroke volume during recovery from upright bicycle exercise.*J Appl Physiol* 1980, 48：833-837.

[16] Imai K,Sato H,Hori M,et al.Vagally mediated heart rate recovery after exercise is accelerated in athletes but blunted in patients with chronic heart failure.*J Am Coll Cardiol* 1994, 24：1 529-1 535.

[17] Kano H,Koike A,Yajima T,et al.Mechanism of overshoot in cardiac function during recovery from submaximal exercise in man.*Chest* 1999, 116：868-873.

[18] Hoffman JI.Incidence of congenital heart disease：I.Postnatal incidence.*Pediatr Cardiol* 1995, 16：103-113.

[19] Anderson RH,Tynan M.Tetralogy of Fallot-a centennial review.*Int J Cardiol* 1988, 21：219-232.

[20] Lillehei CW,Cohen M,Warden HE,et al.Direct vision intracardiac surgical correction of the tetralogy of Fallot,pentalogy of Fallot and pulmonary atresia defects：report of the first ten cases.*Ann Surg* 1955, 142：418-445.

[21] Van Arsdell GS,Maharaj GS,Tom J,et al.What is the optimal age for repair of tetralogy of Fallot? *Circulation* 2000,102：Ⅲ 123-Ⅲ 129.

[22] Murphy JG,Gersh BJ,Mair DD,et al.Long-term outcome in patients undergoing surgical repair of tetralogy of Fallot [see Comments].*N Engl J Med* 1993,329：593-599.

[23] Gatzoulis MA,Balaji S,Webber SA,et al.Risk factors for arrhythmia and sudden cardiac death late after repair of tetralogy of Fallot：a multicentre study.*Lancet* 2000,356：975-981.

[24] Bove EL,Byrum CJ,Thomas FD,et al.The influence of pulmonary insufficiency on ventricular function following repair of tetralogy of Fallot.Evaluation using radionuclide ventriculography.*J Thorac Cardiovasc Surg* 1983,85：691-696.

[25] Waien SA,Liu PP,Ross BL,et al.Serial follow-up of adults with repaired tetralogy of Fallot.*J Am Coll Cardiol* 1992,20：295-300.

[26] Niezen RA,Helbing WA,van der Wall EE,et al.Biventricular systolic function and mass studied with MR imaging in children with pulmonary regurgitation after repair for tetralogy of Fallot.*Radiology* 1996,201：135-140.

[27] Gatzoulis MA.Till JA,Somerville J,et al.Mechanoelectrical interaction in tetralogy of Fallot.QRS prolongation relates to right ventricular size and predicts malignant ventricular arrhythmias and sudden death [see Comments].*Circulation* 1995,92：231-237.

[28] Rowe SA,Zahka KG,Manolio TA,et al.Lung function and pulmonary regurgitation limit exercise capacity in postoperative tetralogy of Fallot.*J Am Coll Cardiol* 1991,17：461-466.

[29] Carvalho JS,Shinebourne EA,Busst C,et al.Exercise capacity after complete repair of tetralogy of Fallot：deleterious effects of residual pulmonary regurgitation .*Br Heart J* 1992,67：470-473.

[30] Norgard G,Bjorkhaug A,Vik-Mo H.Effects of impaired lung function and pulmonary regurgitation on maximal exercise capacity in patients with repaired tetralogy of Fallot.*Eur Heart J* 1992,13：1 380-1 386.

[31] Kondo C,Nakazawa M,Kusakabe K,et al.Left ventricular dysfunction on exercise long-term after total repair of tetralogy of Fallot.*Circulation* 1995,92：Ⅱ 250-Ⅱ 255.

[32] Duerinckx AJ,Wexler L,Banerjee A,et al.Postoperative evaluation of pulmonary arteries in congenital heart surgery by magnetic resonance imaging：comparison with echocardiography.*Am Heart J* 1994,128：1 139-1 146.

[33] Rebergen SA,Chin JG,Ottenkamp J,et al.Pulmonary regurgitation in the late postoperative follow-up of tetralogy of Fallot.Volumetric quantitation by nuclear magnetic resonance velocity mapping.*Circulation* 1993,88：2 257-2 266.

[34] Nishimura RA,Housmans PR,Hatle LK,et al.Assessment of diastolic function of the heart：background and current applications of Doppler echocardiography.Part Ⅰ.Physiologic and pathophysiologic features.*Mayo Clin Proc* 1989,64：71-81.

[35] Gatzoulis MA,Clark AL,Cullen S,et al.Right ventricular diastolic function 15 to 35 years after repair of tetralogy of Fallot.Restrictive physiology predicts superior exercise performance.*Circulation* 1995,91：1 775-1 781.

[36] Nishimura RA,Abel MD,Hatle LK,et al.Assessment of diastolic function of the heart：background and current applications of Doppler echocardiography.Part Ⅱ.Clinical studies.*Mayo Clin Proc* 1989,64：181-204.

[37] Rebergen SA,Helbing WA,van der Wall EE,et al.MR velocity mapping of tricuspid flow in healthy children and in patients who have undergone Mustard or Senning repair.*Radiology* 1995,194：505-512.

[38] Helbing WA,Niezen RA,Le Cessie S,et al.Right ventricular diastolic function in children with pulmonary regurgitation after repair of tetralogy of Fallot：volumetric evaluation by magnetic resonance velocity mapping.*J Am Coll Cardiol* 1996,28：1 827-1 835.

[39] Singh GK,Greenberg SB,Yap YS,et al.Right ventricular function and exercise performance late after primary repair of tetralogy of Fallot with the transannular patch in infancy.*Am J Cardiol* 1998,81:1 378-1 382.

[40] Brenner LD,Caputo GR,Mostbeck G,et al.Quantification of left to right atrial shunts with velocity-encoded cine nuclear magnetic resonance imaging.*J Am Coll Cardiol* 1992,20:1 246-1 250.

[41] Rebergen SA,van der Wall EE,Helbing WA,et al.Quantification of pulmonary and systemic blood flow by magnetic resonance velocity mapping in the assessment of atrial-level shunts [see Comments].*Int J Card Imaging* 1996,12:143-152.

[42] Mohiaddin RH,Underwood R,Romeira L,et al. Comparison between cine magnetic resonance velocity mapping and first-pass radionuclide angiocardiography for quantitating intracardiac shunts.*Am J Cardiol* 1995, 75:529-532.

[43] Beerbaum P,Korperich H,Barth P,et al. Noninvasive quantification of left-to-right shunt in pediatric patients:phase-contrast cine magnetic resonance imaging compared with invasive oximetry.*Circulation* 2001, 103:2 476-2 482.

[44] Kondo C,Takada K,Yokoyama U,et al.Comparison of three-dimensional contrast-enhanced magnetic resonance angiography and axial radiographic angiography for diagnosing congenital stenoses in small pulmonary arteries.*Am J Cardiol* 2001,87:420-424.

[45] Therrien J,Siu SC,McLaughlin PR,et al.Pulmonary valve replacement in adults late after repair of tetralogy of Fallot:are we operating too late?*J Am Coll Cardiol* 2000,36:1 670-1 675.

[46] Bove EL,Kavey RE,Byrum CJ,et al.Improved right ventricular function following late pulmonary valve replacement for residual pulmonary insufficiency or stenosis. *J Thorac Cardiovasc Surg* 1985,90:50-55.

[47] Hazekamp MG,Kurvers MM,Schoof PH,et al. Pulmonary valve insertion late after repair of Fallot's tetralogy.*Eur J Cardiothorac Surg* 2001,19:667-670.

[48] Warner KG,Anderson JE,Fulton DR,et al.Restoration of the pulmonary valve reduces right ventricular volume overload after previous repair of tetralogy of Fallot. *Circulation* 1993,88:Ⅱ189-Ⅱ197.

[49] Gibbons RJ,Lee KL,Cobb FR,et al.Ejection fraction response to exercise in patients with chest pain, coronary atrery disease and normal resting ventricular function.*Circulation* 1982,66:643-648.

[50] Beier J,Wellnhofer E,Oswald H,et al.Accuracy and precision of angiographic volumetry methods for left and right ventricle.*Int J Cardiol* 1996,53:179-188.

[51] Roest AA,Helbing WA,Kunz P,et al.Exercise MR imaging in the assessment of pulmonary regurgitation and biventricular function in patients after tetralogy of Fallot repair.*Radiology* 2002,223(1):204-211.

[52] Stratton JR,Levy WC,Cerqueira MD,et al. Cardiovascular responses to exercise.Effects of aging and exercise training in healthy men.*Circulation* 1994,89: 1 648-1 655.

[53] Newman GE,Rerych SK,Upton MT,et al. Comparison of electrocardiographic and left ventricular functional changes during exercise.*Circulation* 1980,62: 1 204-1 211.

[54] Kirklin JW,Blackstone EH,Tchervenkov CI,et al.Clinical outcomes after the arterial switch operation for transposition.Patient,support,procedural,and institutional risk factors.Congenital Heart Surgeons Society [see Comments].*Circulation* 1992,86:1 501-1 515.

[55] Haas F,Wottke M,Poppert H,et al.Long-term survival and functional follow-up in patients after the arterial switch operation.*Ann Thorac Surg* 1999,68:1 692-1 697.

[56] Hourihan M,Colan SD,Wernovsky G,et al. Growth of the aortic anastomosis,annulus,and root after the arterial switch procedure performed in infancy.*Circulation* 1993,88:615-620.

[57] Williams WG,Quaegebeur JM,Kirklin JW,et al. Outflow obstruction after the arterial switch operation:a multiinstitutional study.Congenital Heart Surgeons Society. *J Thorac Cardiovasc Surg* 1997,114:975-987.

[58] Beek FJ,Beekman RP,Dillon EH,et al.MRI of the pulmonary artery after arterial switch operation for transposition of the great arteries.*Pediatr Radiol* 1993,23: 335-340.

[59] Blakenberg F,Rhee J,Hardy C,et al.MRI vs. echocardiography in the evaluation of the Jatene procedure. *J Comput Assist Tomogr* 1994,18:749-754.

[60] Hardy CE,Helton GJ,Kondo C,et al.Usefulness of magnetic resonance imaging for evaluating great-vessel anatomy after arterial switch operation for D-transposition of the great arteries.*Am Heart J* 1994,128:326-332.

[61] Gutberlet M,Boeckel T,Hosten N,et al.Arterial switch procedure for D-transposition of the great arteries: quantitative midterm evaluation of hemodynamic changes with cine MR imaging and phase-shift velocity mapping-

initial experience.*Radiology* 2000,214：467—475.

[62] Jatene AD,Fontes VF,Paulista PP,et al.Anatomic correction of transposition of the great vessels.*J Thorac Cardiovasc Surg* 1975,72：364—370.

[63] Williams WG, Trusler GA, Kirklin JW, et al. Early and late results of a protocol for simple transposition leading to an atrial switch (Mustard) repair.*J Thorac Cardiovasc Surg* 1988,95：717—726.

[64] Lorenz CH,Walker ES,Graham TP Jr,et al.Right ventricular performance and mass by use of cine MRI late after atrial repair of transposition of the great arteries.*Circulation* 1995,92：233—239.

[65] Gatzoulis MA,Walters J,McLaughlin PR,et al. Late arrhythmia in adults with the Mustard procedure for transposition of great arteries：a surrogate marker for right ventricular dysfunction?*Heart* 2000,84：409—415.

[66] Park SC,Neches WH,Mathews RA, et al.Hemodynamic function after the Mustard operation for transposition of the great arteries.*Am J Cardiol* 1983,51：1 514—1 519.

[67] Rees S,Somerville J,Warnes C,et al.Comparison of magnetic resonance imaging with echocardiography and radionuclide angiography in assessing cardiac function and anatomy following Mustard's operation for transposition of the great arteries.Am *J Cardiol* 1988,61：1 316—1 322.

[68] Sampson C,Kilner PJ,Hirsch R,et al.Venoatrial pathways after the Mustard operation for transposition of the great arteries：anatomic and functional MR imaging.*Radiology* 1994,193：211—217.

[69]Theissen P,Kaemmerer H,Sechtem U,et al.Magnetic resonance imaging of cardiac function and morphology in patients with transposition of the great arteries following Mustard procedure.*Thorac Cardiovasc Surg* 1991,39 (Suppl 3)：221—224.

[70] Fontan F,Baudet E.Surgical repair of tricuspid atresia.*Thorax* 1971,26：240—248.

[71] Fontan F,Fernandez G,Costa F,et al.The size of the pulmonary arteries and the results of the Fontan operation.*J Thorac Cardiovasc Surg* 1989,98：711—719.

[72] Fogel MA,Donofrio MT,Ramaciotti C,et al. Magnetic resonance and echocardiographic imaging of pulmonary artery size throughout stages of Fontan reconstruction.*Circulation* 1994,90：2 927—2 936.

[73] Julsrud PR,Ehman RL,Hagler DJ,et al. Extracardiac vasculature in candidates for Fontan surgery：MR imaging.*Radiology* 1989,173：503—506.

[74] DeLeon SY,Ilbawi MN,Idriss FS,et al.Fontan type operation for complex lesions.Surgical considerations to improve survival.*J Thorac Cardiovasc Surg* 1986,92：1 029—1 037.

[75] Driscoll DJ,Offord KP,Feldt RH,et al.Five-to fifteen-year follow-up after Fontan operation.*Circulation* 1992,85：469—496.

[76] Bornemeier RA,Weinberg PM,Fogel MA. Angiographic,echocardiographic,and three-dimensional magnetic resonance imaging of extracardiac conduits in congenital heart disease.*Am J Cardiol* 1996,78：713—717.

[77] Sampson C,Martinez J,Rees S,et al.Evaluation of Fontan's operation by magnetic resonance imaging. *Am J Cardiol* 1990,65：819—821.

[78] Be'eri E,Maier SE,Landzberg MJ,et al.*In vivo* evaluation of Fontan pathway flow dynamics by multidimensional phase-velocity magnetic resonance imaging.*Circulation* 1998,98：2 873—2 882.

[79] Morgan VL,Graham TP Jr,Roselli RJ,et al.Alterations in pulmonary artery flow patterns and shear stress determined with three-dimensional phase-contrast magnetic resonance imaging in Fontan patients.*J Thorac Cardiovasc Surg* 1998,116：294—304.

[80] Fogel MA,Weinberg PM,Hoydu A,et al.The nature of flow in the systemic venous pathway measured by magnetic resonance blood tagging in patients having the Fontan operation.*J Thorac Cardiovasc Surg* 1997,114：1 032—1 041.

[81] Fogel MA,Weinberg PM,Hoydu AK,et al.Effect of surgical reconstruction on flow profiles in the aorta using magnetic resonance blood tagging.*Ann Thorac Surg* 1997,63：1 691—1 700.

[82] Fogel MA,Weinberg PM,Rychik J,et al.Caval contribution to flow in the branch pulmonary arteries of Fontan patients with a novel application of magnetic resonance presaturation pulse.*Circulation* 1999,99：1 215—1 221.

[83] Akagi T,Benson LN,Green M,et al.Ventricular performance before and after Fontan repair for univentricular atrioventricular connection：angiographic and radionuclide assessment.*J Am Coll Cardiol* 1992,20：920—926.

[84] Chin AJ,Franklin WH,Andrews BA,et al.Changes in ventricular geometry early after Fontan operation.*Ann Thorac Surg* 1993,56：1 359—1 365.

[85] Fogel MA,Weinberg PM,Chin AJ,et al.Late ventricular geometry and performance changes of functional single ventricle throughout staged Fontan reconstruction

assessed by magnetic resonance imaging .*J Am Coll Cardiol* 1996,28: 212-221.

[86] Fogel MA,Weinberg PM,Fellows KE,et al.Magnetic resonance imaging of constant total heart volume and center of mass in patients with functional single ventricle before and after staged Fontan procedure.*Am J Cardiol* 1993,72: 1 435-1 443.

[87] Altmann K,Shen Z,Boxt LM,et al.Comparison of three-dimensional echocardiographic assessment of volume, mass,and function in children with functionally single left ventricles with two-dimensional echocardiography and mag-

netic resonance imaging.*Am J Cardiol* 1997,80: 1 060- 1 065.

[88] Fogel MA,Weinberg PM,Hubbard A,et al,Diastolic biomechanics in normal infants utilizing MRI tissue tagging.*Circulation* 2000,102: 218-224.

[89] Weiger M,Pruessmann KP,Boesiger P.Cardiac real-time imaging using SENSE.SENSitivity Encoding scheme.*Magn Reson Med* 2000,43: 177-184.

[90] Lardo AC.Real-time magnetic resonance imaging: diagnostic and interventional applications.*Pediatr Cardiol* 2000,21: 80-98.

第22章　成人先天性心脏病

PHILIP J. KILNER

本章主要讨论MRI和MRA在成人和青少年先天性心脏病 (congenital heart disease，CHD) 中的应用。随着手术及导管介入技术的应用，成人先天性心脏病患者的就诊人数逐年增加。由于先天性心脏病、手术和后天性心脏病的共同作用使成人先天性心脏病病理形态复杂多样[1~5]。残余畸形和功能异常通常需要终生随诊，而这些最好在心脏专科中心就诊，首选专科中心的理由是其拥有最佳的影像设备。由于患者体型和术后情况，超声心动图的应用受到一定限制，而心血管MRI对于成人先天性心脏病的检查有独特的优势。与不恰当的治疗方案导致住院时间延长和再次手术的费用相比，MRI检查所需费用要少得多。

影像学工作者不应被成人先天性心脏病MRI图像中的解剖变异所困扰，与临床医生的沟通能解决很多问题，心脏MRI几乎总是能够提供有诊断价值的信息，从而有助于深入了解心脏解剖结构。由于解剖和功能变异的存在，通常需要在图像采集时决定心脏电影的成像层面和序列。这不仅取决于解剖结构变异，而且与不断改进和变化的外科手术方式有关。近几十年来，大动脉转位及单心室等疾病的外科手术方式的变化非常迅速，对年长患者检查时，应对当今和以前的手术方式有所了解。技师、影像学专家和心脏病专家应当对心血管成像领域进行深入研究，才能获得经验。加拿大成人先天性心脏病协会对成人先天性心脏病的检查和治疗进行了总结[10]，已有很多文献报道[6~9]，相关资料可以在加拿大成人先天性心脏病的网站上找到 (www.cachnet.org)。

MRI可用于评价心脏外的血管，并可作为经食管超声心动图的补充检查[11]，经食管超声心动图的成像层面更薄，对活动的心内结构如房间隔、瓣膜结构和心内膜炎赘生物的评价优于MRI。心导管术现已很少用于先天性心脏病的诊断，常是在MRI和经食管超声心动图的明确诊断后进行导管介入治疗，但在评价冠状动脉狭窄和肺血管阻力时仍需应用。

由于很多成人先天性心脏病患者病史通常较为复杂且做过多项检查，因此对病历的讨论交流十分重要。全面显示患者的影像资料，才能为临床选择解决方案提供合理的依据。在讨论交流会议上，存储MRI图像的计算机应与投影仪相连，同时需要有能够显示多层MRI图像、心脏电影、流速图和三维MRA图像的软件，尽管这类软件可能非常难以使用。目前作者应用的软件为CMRTool (英国布朗普顿医院和帝国理工学院研制)，具有DICOM格式兼容性，并能在个人电脑上安装使用。除此以外，与投影仪相连的计算机还应显示数字化的导管及超声心动图像以及有关患者病史的文字性内容。

心血管MRI能进行形态和功能检查，包括显示狭窄的位置和严重程度 (如主动脉缩窄或肺动脉狭窄)、返流的严重程度 (如肺动脉返流)、左、右心腔的大小和功能以及分流量的测量。对于成人先天性心脏病，需先了解患者先前的心脏影像学改变，尽管以前的诊断很重要，但不一定正确，必须再结合最近的影像资料综合予以考虑。心血管解剖变异的命名原则见第20章，更多的例子见图22.1和图22.2。

MRI 技术

多层面成像

回波时间为20~40ms的SE序列已广泛应用于多层面图像采集。此技术应用多个平行层面显示胸部结构,由于血液流动所致的信号丢失可提供血流和周围组织之间的清晰对比(图22.1左列和中列)。现在专用于心脏的MRI系统有多种方式可实现快速多层面成像, 如半傅立叶单次激发快速自旋回波(HASTE)序列、黑血技术和常规自旋回波成像。稳态自由进动(FISP)序列是一个改进的梯度回波成像序列,可实现更快速成像,其原理是通过对质子重复激发以达到稳定的磁化状态。此技术依赖于梯度场的快速切换和非常均匀的匀场。FISP序列的优点是

成像速度快,且高信号血流与中等信号软组织间的对比度相对不受血流速度影响,血液和其他静止或流动的液体信号均高于周围组织(图22.2)。临床应用的二维成像可在约200ms采集一幅图像,随后应用约200ms的预激励脉冲以达到稳态磁化。这就意味着在心脏连续跳动情况下可获得相邻层面图像,因此在单次屏气下可获得20层或更多层面的图像。每帧图像均在同一个心脏相位采集,且无呼吸运动引起的图像模糊,如果胸部和膈位置保持固定,则这些结构可用于准确定位屏气电影采集。

电影成像

梯度回波序列及其改良序列如FLASH、FISP、平面回波成像(EPI)的特点是回波时间短,可用于

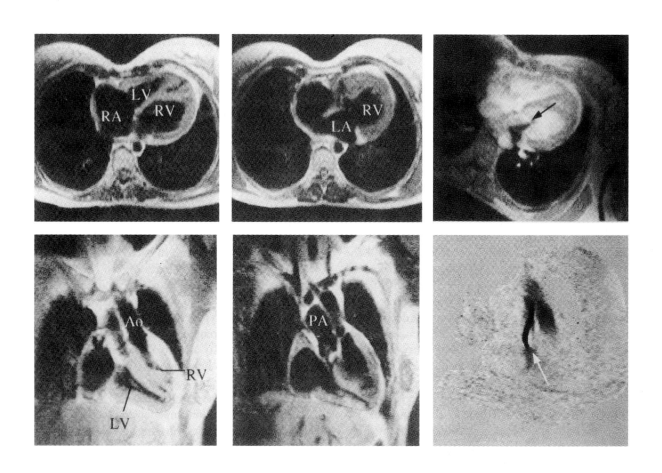

图22.1 成人先天性矫正性大动脉转位伴下肺动脉狭窄的术前MRI图像。轴面SE序列和心脏电影图像显示房室连接不相适应(上排图像)。冠状面图像显示心室动脉相适应连接(下排图像)。位于左侧的右心室心尖部可见粗大的肌小梁。梯度回波电影序列(回波时间=14ms)图像(右上图)可见三尖瓣口的返流所致的无信号区。垂直编码相位流速图像(右下图)显示狭窄的下肺动脉内一束血流直接从位于右侧的左心室射入肺动脉(峰值流速=4.5m/s)。以上序列均采用0.5T非屏气心电门控技术采集。LA:左心房;RA:右心房;LV:左心室;RV:右心室;PA:肺动脉;Ao:主动脉。

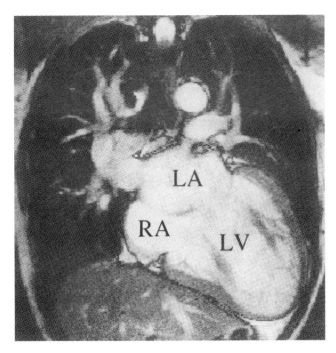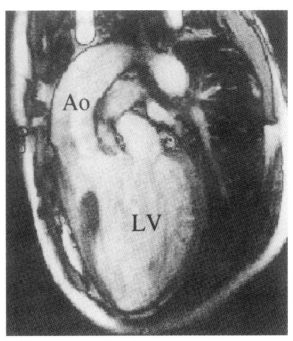

图22.2　1.5T 场强 10s 屏气稳态进动（FISP）快速电影成像图像，显示左心室（LV）双流入道伴心室动脉不相适应连接。主动脉（Ao）位于残存右室流出道前方。LA：左心房；RA：右心房。

快速、重复的电影图像采集。现在的心脏专用成像系统可以在约10次心脏跳动的每个心动周期内采集20层或更多层面的高质量电影图像，甚至在某些成像系统上可实现实时成像。True FISP 电影序列能提供良好的血液—组织对比，特别适用于心室功能成像、心肌重量的定量测量以及显示瓣叶。FISP 序列回波时间短（TE=1.6ms），因此喷射口湍流造成的信号丢失没有长 TE 的梯度回波明显（图21.3）。True FISP 电影成像因剪切层的信号丢失可以显示喷射口的形态，并且由于其快速成像的特点，可以精确重复地测量喷射口的大小。通过某些特定结构，如瓣口或喷射口定位垂直成像层面的"交叉剪切"方法，能非常有效地"定位"喷射口（图22.4）。血流的显示依靠序列设计的多个方面和流体动力学。在回波时间相对较长的梯度回波序列图像上（TE=14ms），湍流表现为信号明显丢失，从而有助于喷射口的定位。

相位流速图

相位位移流速图能够以多种方式准确显示和测量血流[12~14]，其可在任意位置、任意角度测量心脏和大血管血流，从而有助于评价成人先天性心脏病。此项技术应用的前提条件是血流信号的恢复，改良的均匀回波复相位梯度回波序列联合应用，使用较短的 TE 时间，可用于高速血流的成像。同时，原子核在外加梯度磁场内运动时的频率变化，也是此项技术应用的基础[12]。选择应用梯度磁场方向、角度和时间，就可以准确测量流速缓慢的静脉血以及狭窄后的高速血流。临床应用包括测量心输出量[15]、分流量[16]、侧支循环血流量[17]、返流量[18]和狭窄处的血流流速[14]。应用此项技术时，医生不仅要了解 CHD 患者术后的心脏解剖形态和病理生理改变，还要选择合适的技术条件，包括层面选择、TE、速度编码方向及适当的敏感性。

流速图可以在成像平面内或垂直于成像平面的方向进行编码，应用血管横断面的流速图（速度编码方向为层面选择梯度方向）可以测量血管内的血流量。在心动周期每一个时相上测量管腔横截面积，并测量通过该横截面的平均流速，再根据这些数据绘制血流曲线图，并利用计算机整合收缩期前向血流和舒张期反向血流（图22.5）。如果仅有流速而无其他因素引起相位位移时，这种血流量测量方法是准确的，其他因素包括接收线圈的涡电流、运动伪影和背景噪声需要考虑，此时应选择合适的序列以及后处理技术消除

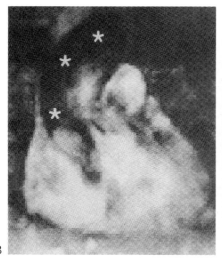
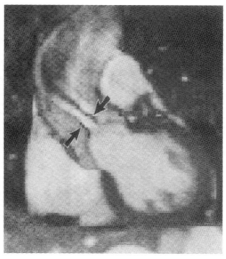
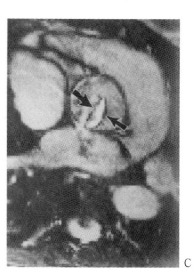

A,B   C

图22.3　梯度回波（回波时间＝14ms）（图A）和快速稳态进动（FISP）序列（回波时间＝1.6ms）图像（图
B 和图C）。图A 和图B 为同一冠状面图像，图C 为通过喷射口和主动脉根部的轴面图像。显示中度主动脉瓣
狭窄所致的收缩期射流。＊处可见湍流所致的信号缺失。箭头示由于剪切力造成的信号线样缺失。True　FISP
图像上显示射流核心。

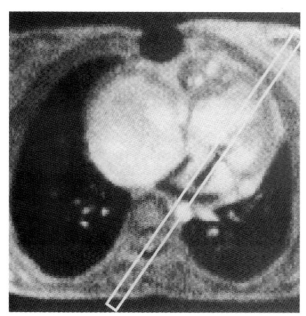
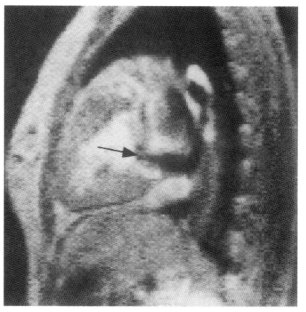

图22.4　三尖瓣闭锁Fontan 术后患者，0.5T　MRI 系统梯度回波序列（回波时间＝14ms）图像显示二尖瓣
反流（黑色区域）。左图中白色方框为沿反流（右图中箭头）方向的倾斜矢状面正交图像切面的定位框。

伪影。

　　计算分流量需测量主动脉和肺动脉的血流量。这需要对两个血管分别进行速度编码成像。通常需要两次单独采集，除非大动脉转位患者的主动脉与肺动脉干几乎平行走行才可一次采集。测量主动脉血流时，应选择冠状窦与主动脉根部交界层面作为横断面进行测量；肺动脉血流的测量要选择肺动脉干接近分叉

处的层面。法洛四联症手术后常发生肺动脉瓣反流，而且修补后的右室流出道和肺动脉干常因瘢痕粘连而固定。在主动脉瓣和肺动脉瓣活动正常的情况下，尤其是在伴有血管根部扩张时，常因扫描层面的动脉根部顺应性下降及活动不良，造成反流量的明显低估。解决此问题的方法是"运动追踪"技术即随心动周期内瓣膜的运动而移动成像采集层面的技术。

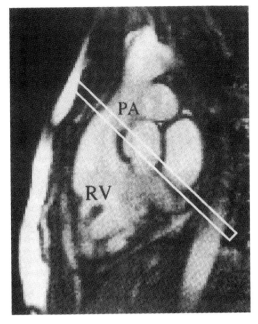
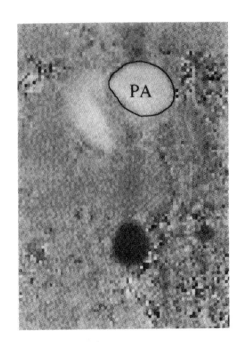

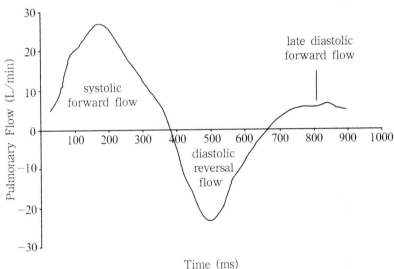

图22.5 法洛四联症术后患者，流速图测量肺动脉反流。在左上图白色框处定位得到肺动脉流速图（右上图）。通过肺动脉截面积内的平均流速得出一个心动周期的流量图（下图）。舒张期反向血流为前向血流的40%，舒张末期右心压力增高，出现前向血流。PA：肺动脉；RV：右心室；systolic forward flow：收缩期前向血流；diastolic reversal flow：舒张期反向血流；late diastolic forward flow：舒张末期前向血流；Pulmonary Flow：肺动脉血流量。

垂直层面的流速图能显示ASD[19]，并可测量狭窄口射流的横截面积和流速[20]。成像平面应与血流方向和读出梯度方向的速度编码方向一致（即梯度方向与喷射血流方向一致），才有助于流速测量[21，14]，同时还可显示喷射口上、下方的血流情况(图22.6)，但必须使用矫正"交叉剪切"定位成像平面(图22.4)。

喷射流速图有助于评价狭窄所致的射流速度，例如主动脉缩窄（原发或手术后）[22]、心室 — 肺动脉移植[23]、肺动脉分支狭窄及心房或心房肺动脉水平梗阻的Mustard、Senning、Fontan手术后射流，而超声在这些方面具有一定的局限性。当射流在横断层面上，喷射口呈狭缝状或附于管壁表面时，喷射口的管径越大，采集的射流流速图越清楚，即在成像层面与平坦喷射层面成一定角度方向上比成像层面与喷射层面在同一方向上的显示更狭窄和更清楚。

三维血管成像

尽管不需注射对比剂即可采用时间飞跃或相位对比技术采集三维MRA图像，但联合应用快速成像技术的钆对比剂增强血管成像，可在单次屏气时间内采集一组或更多的高分辨力三维血管图像。MRA有助于显示肺动脉分支及主动脉，能显示主动脉缩窄或再缩窄时的狭窄扭曲段及侧支血管。体内的金属支架、胸骨缝合线或动脉夹可引起局部信号丢失，在MRI上有可能被误认为血管狭窄。

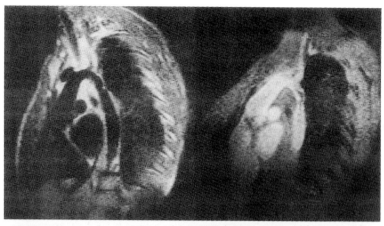

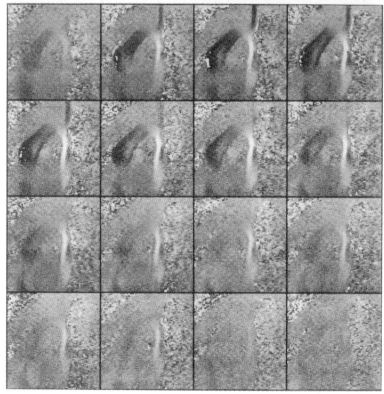

图22.6 主动脉再缩窄患者，左上图为SE序列，右上图为梯度回波序列，下方为16帧流速图（回波时间＝3.6ms），流速图可见舒张期狭窄处条形前向血流，峰值速度＝3.5m/s，提示为明显再缩窄。

右室功能和心肌重量测量

心室测量在其他章节有更详细的描述。CHD患者进行右心室和左心室的功能和心室肌重量测量均非常重要，但目前仍存在许多困难[24, 25]。右室腔内有相互交叉的粗糙小梁结构，尤其在心尖部。因此当右心室肥厚时，小梁结构也增厚，其总体积明显增大。但即使右心室可清晰地显示，肌小梁由于复杂结构而通常难以单独显示。而且右心室的基底部较左心室更难显示。在法洛四联症修补术后，右心室流出道扩张，顺应性减退，肺动脉瓣有可能失去正常的功能。所有这些因素均可影响右心室功能的测量。作者将扩张或动脉瘤样右心室流出道作为右心室的一部分，这样计算出来的射血分数与排除了右心室非收缩区的计算方法相比，前者低于后者。当前尚需建立可重复性测量右心室功能的特殊MRI扫描仪或扫描参数，虽然有一定的困难，但其对右心室功能的评价较其他影像学方法更为可靠。

右心室心肌重量的测量同样面临着一些困难。如果存在右心室肥大，目前采用的方法是仅测量包括小梁在内的右心室游离壁心肌重量，而将室间隔视为左心室的一部分不计在内[24, 25]。

MRI和MRA在一些先天性心脏疾病中的应用

主动脉缩窄、再缩窄及动脉瘤

主动脉缩窄是指近端降主动脉狭窄或梗阻，绝大多数发生在左锁骨下动脉远端，但也有部分病例发生在锁骨下动脉近端主动脉。成人主动脉缩窄手术尤其是采用不同形式修补术后的主动脉形态结构变化非常大。主动脉缩窄修补术术后的风险是造成上肢体循环高压，尤其当术后仍有缩窄时会使症状加重，主动脉瘤或假性动脉瘤破裂也是手术风险之一。此时，静息峰值流速为3m/s时具有重要意义，特别伴有舒张期前向血流延长（称为"舒张期拖尾"）时，常提示缩窄的梗阻程度较重（图22.6）。

当发现患者存在主动脉缩窄时（未经手术、球囊扩张术或手术后），需要考虑以下问题：

1. 是否存在一侧或两侧上肢的血压升高？
2. 因缩窄导致的血管梗阻的程度如何？
3. 如果已手术，采用的是哪种术式？
4. 是否存在舒张期前向血流延长？
5. 运动时血压及缩窄段压差是否显著增加？
6. 是否合并主动脉瓣病变？
7. 左室是否肥厚？
8. 侧支循环的情况如何？
9. 缩窄的位置和严重程度如何？
10. 缩窄的类型（隔膜性或节段性狭窄）？
11. 缩窄部位主动脉及其分支的形态结构如何？
12. 是否合并主动脉夹层、动脉瘤或假性动脉瘤？

任何单独的检查手段均不可能回答以上所有问题，但MRI电影及流速图基本能显示缩窄的形态及严重程度[26~28]，并可检出动脉夹层和假性动脉瘤[29]。对比增强MRA还能显示迂曲的缩窄段和侧支血管，但难以可靠地评价相对较薄的隔膜型缩窄所致梗阻的严重程度，此时应用电影成像及流速图能更好地显示这些病变。

主动脉缩窄后扩张很常见，表现为缩窄远段或狭窄区前段梭形扩张，通常根据其发生的部位及光滑的轮廓，可与较危险的动脉瘤扩张相鉴别，后者需要再次手术或植入支架保护。如果伴有真性或假性动脉瘤，则可增加修补术的难度，尤其是非顺磁性结构的混合补片如Dacron补片（图22.7）。作者建议对于

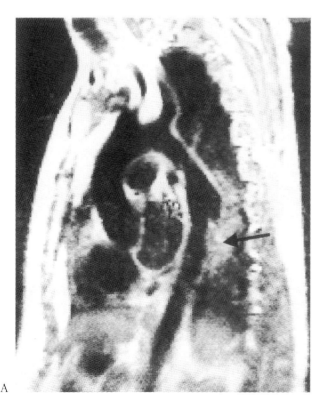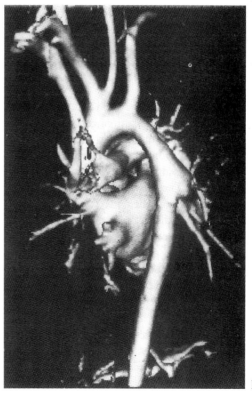

A　　　　　　　　　　　　　　　　　　　　　　B

图22.7 主动脉缩窄Dacron补片修补后动脉瘤形成。图A：SE序列图像，箭头所示为经漏口或假性动脉瘤漏出的血肿信号。图B：对比剂增强MRA表面重建技术，显示真性血管瘤的位置及形态。

这些补片修补术后的患者应常规 MRI 随访。假性动脉瘤外漏的血液可导致咯血，此时 MRI 通常能很好地显示主动脉旁血肿[30]，其在 SE 序列上表现为边界模糊的高信号（图 22.7）。术后血肿也较为常见，有时也表现为紧邻主动脉的高信号，需与正在形成期间的假性动脉瘤相鉴别，动态观察比较可以区分两者。因而对于成人主动脉缩窄多次手术患者，获得最初术后影像资料是十分重要的。球囊扩张术也可引起动脉夹层[31, 32]。如果原先手术部位主动脉壁粘连或变薄会加大再次手术的难度，且再次手术比初次手术风险大得多，所以再次手术或介入治疗前，需对手术与动脉瘤或残存狭窄的风险权衡比较后再做决定。

动脉导管未闭

MRI 可以明确诊断动脉导管未闭（patent ductus arreriosus，PDA）。通过动脉导管的血流通常在近肺动脉分叉部位的左肺动脉顶部呈前向流动，这在电影成像上能清晰显示。当应用相对较长的 TE（≥14ms）时，能清晰显示湍流的存在。并可通过测量肺动脉干及主动脉的血流量之间的差值，计算出分流量。如果血流是由主动脉分流到肺动脉，则升主动脉血流量大于肺动脉血流量。当应用 True FISP 序列多层成像时，肺动脉分叉上方的心包积液也呈点状高信号，易被误认为未闭的动脉导管，采用电影成像可鉴别两者。

房间隔缺损和室间隔缺损

虽然超声心动图可以较好地诊断 ASD 和 VSD，MRI 可进一步通过分别测量肺动脉及主动脉的血流量而获得分流量信息[33]。

右室流出道及手术通道的梗阻

超声很难完全显示右室流出道及连接右心室和肺动脉的手术通道，而 MRI 对于两者的显示则有独特优势[23]。在应用电影成像和平面内流速图时，需经横断面定位进行斜矢状面扫描，在某些病例中冠状面定位像也有助于确定扫描层面。明确狭窄的位置非常重要，通常 MRI 电影通过显示舒张早期瓣尖关闭，以确定肺动脉瓣的位置如在肺动脉瓣关闭时有喷射反流。梗阻也可发生在瓣上或瓣下，例如同种移植血管远端缝合线梗阻。另一个重要的变异为右室双腔心[34]，其为漏斗下右室梗阻，由肥厚的心肌嵴或圆锥下方未增厚的肌束和未狭窄的肺动脉瓣所致（图 22.8），因此仅需外科手术修补去除梗阻即可，不需进行肺动脉瓣置换或切除。

法洛四联症修补术后

法洛四联症修补术尤其是跨环补片术后，肺动脉返流很常见[35]（图 22.5），尽管患者通常可耐受，但最终将导致右室扩大及危及生命的心律失常。术后也可发生左、右肺动脉干狭窄，尤其是先前的外科分流管道闭锁后，肺动脉分支狭窄将会加重反流。值得一提的是，对于单纯肺动脉瓣反流，反流量仅占右室搏出量的约 40%（舒张期反向血流／前向血流），如果合并肺动脉分支狭窄，则返流量增大[36]。因此对于法洛四联症术后患者，长期随访应包括以下内容：利用 MRI 流速图测量肺动脉瓣反流分数、射血分数、右心室容积和显示肺动脉的形态以及主动脉扩张的测量。

Ebstein 畸形

Ebstein 畸形为三尖瓣畸形，是隔叶和后外侧叶由正常的房室连接水平向心尖部移位[37]，这将导致部分右室"心房化"和不同程度的三尖瓣返流。根据畸形的严重程度不同，右心房可明显扩大。本病也可合并 ASD、VSD、三尖瓣狭窄或肺动脉狭窄。MRI 可用于评价 Ebstein 畸形右房的扩大程度、右室大小及功能和三尖瓣反流程度，同时还能显示舒张期扩大的右心对充盈左室的压迫情况。在 MRI 检查时，常经左室长轴向前下倾斜经过异常的三尖瓣口成像，以同时显示 4 个心腔（图 22.9）。经三尖瓣和右室流出道的电影成像，可为临床提供重要的参考价值，决定能否进行三尖瓣手术。尽管超声心动图可显示瓣叶形态，但 MRI 所能提供的大视野尚可显示全心增大。

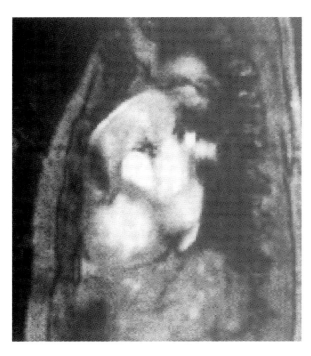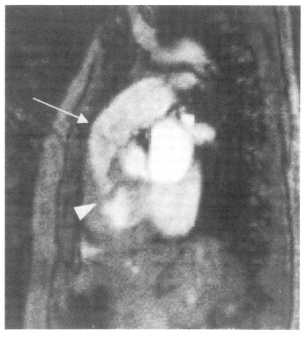

图22.8 梯度回波电影图像（回波时间＝14ms），左侧为收缩期图像，右侧为舒张期图像。 由于漏斗部下方的异常肌束（三角箭头）所致的右心室漏斗下部狭窄，或称为"右室双腔心"。肺动脉瓣无狭窄（白箭头）。

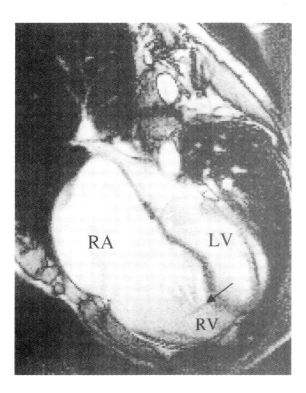

图22.9 Ebstein 畸形。三尖瓣隔瓣（箭头）向心尖部移位数厘米。LV：左心室；RV：右心室；RA：右心房。

大动脉转位

完全性大动脉转位的心房与心室位置关系正常，主动脉和肺动脉与心室的连接错位(图22.10)。约2/3的患者不伴有其他畸形，这称为"单纯性"错位；另有1/3患者伴其他畸形如VSD、肺动脉或下肺动脉的狭窄。单纯性大动脉转位的患者不经手术纠正难以长期存活，因此本病的成人患者大多数已做过手术。目前，单纯性大动脉转位的手术方法是在患者1岁以内进行大血管与心室的调换手术（图22.11）。此手术的难点在于冠状动脉与新的主动脉（先前是肺动脉）之间的连接[38~40]。然而目前多数成人患者做的是Mustard 或 Senning 手术，此类手术是在心房水平进行调换，从而使心室动脉连接仍保持转位[41]。Mustard手术是在心房水平放置一个转流补片，从而改变血流方向。Senning手术是调转心房，手术使右室向体循环泵血，达到生理学的矫正。对于Mustard或 Senning 术后患者的MRI（图22.12），需观察肺静脉血流通路经由肺动脉至右侧转流补片和三尖瓣的情况，同时还需观察两侧肢体静脉的血流。上腔静脉和下腔静脉内血流在鞍状转流补片的左侧汇合，并流经二尖瓣，需一定的经验才能显示心房全部的血流通路，根据矢状面定位像确定斜矢状面电影成像和流速

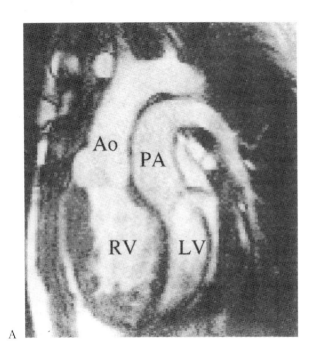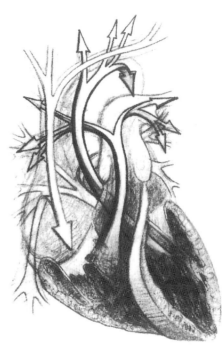

A   B

图22.10　大动脉转位患者，图A 示心室动脉连接，图B 示与之相对照的正常的流出道扭转。Ａｏ：主动脉；ＬＶ：左心室；ＲＶ：右心室；ＰＡ：肺动脉。

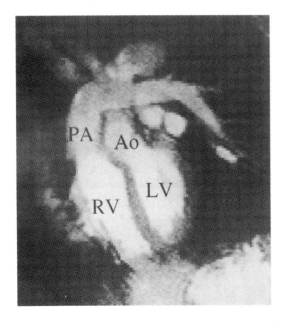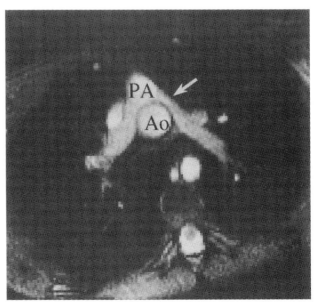

图22.11　大动脉转位动脉调换术后的心室动脉结构重建。术前升主动脉在前方与右室相连，现升主动脉已与肺动脉干调换。左肺动脉（箭头）轻度受压。Ａｏ：主动脉；ＬＶ：左心室；ＲＶ：右心室；ＰＡ：肺动脉。

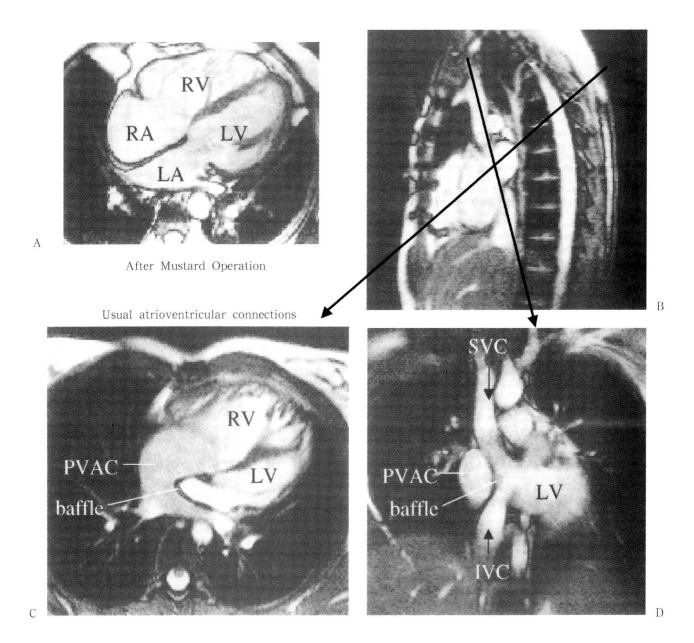

图22.12 大动脉转位Mustand术后，外科重建的心房解剖关系（图B～图D）与正常解剖（图A）之间的比较。经矢状面（图B）上所示的黑线定位，分别显示斜横断面图像（图C）和斜冠状面图像（图D）。图C和图D用于显示重建的心房通道。本病例术后恢复良好。图22.9左图中显示心室流出道。PVAC：肺静脉心房腔隙；LV：左心室；RV：右心室；LV：左心房；RA：右心房；IVC：下腔静脉；SVC：上腔静脉。

图的成像层面（图22.10）。由于单个层面很难同时沿上腔静脉及下腔静脉成像，因此需要在横截面图像上决定通路是否存在狭窄。梗阻可发生在单个或多个心房通道内，最常见于转流补片与心嵴（此处的房间隔已切除）之间。这种心房水平的梗阻通常不会产生高速的射流。若狭窄远端的峰值流速为1～2.5m/s时，提示有严重的梗阻。两支腔静脉中的一支缓慢性梗阻时，机体常可以代偿，奇静脉扩张使血流流向其他通路。由于肥厚的右心室向体循环泵血，因此测量右心室容积及三尖瓣返流从而评价右室功能显得十分重要。

小部分（＜10%）大动脉转位患者同时伴有VSD和肺动脉或下肺动脉狭窄，常采用Rastelli手术治疗（图22.13）[42]。此手术在心室动脉水平改变血流方向，从而使左室向体循环泵血。在右室前壁和肺动脉之间放置一支带瓣膜的移植管，关闭原有的肺动脉瓣，从而使左室流出道血流经VSD流入主动脉，而补片位于主动脉根部前方。重建的流出通道也可发生

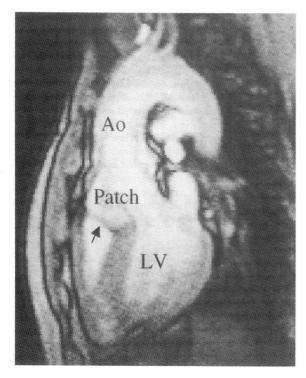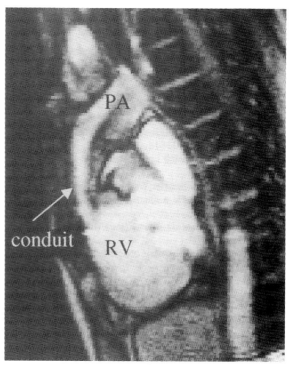

图22.13　大动脉转位伴室间隔缺损和肺动脉狭窄 Rastelli 术后心室动脉连接重建后的解剖结构图像。补片（黑箭头）使血流从左室 VSD 缺损流入主动脉。连接右心室与肺动脉的移植管道（白箭头）位于胸骨后。本病例肺动脉狭窄程度较轻，峰值流速为 2.8 m/s，手术关闭了肺动脉瓣。Ao：主动脉；LV：左心室；RV：右心室；PA：肺动脉；Patch：补片；Condait：移植管道。

梗阻，如 VSD 变窄或位于胸骨后的心脏外移植管道受压。

功能性单心室 Fontan 术后

单心室畸形的新生儿如果心室足够大则可以存活，最初，体循环、肺循环血液在心室内混合，但最终由于心室负荷过重、流出道梗阻或肺动脉血流不足或过量使病情加重。Fontan 手术的目的在于消除分流，使体静脉血不经心室直接流入肺动脉，从而续贯进行体、肺循环，由单一心室推动血液循环[43]。在这种异常循环中，体静脉压常增高，从而使肺内血液回流至左心房。任何发生在体静脉—肺动脉通路的梗阻，均可使体静脉压异常增高到难以维持的水平[44, 45]。

Fontan 手术最初是在右房水平通过主动脉旁移植管道与肺动脉相连，或右房耳部直接与肺动脉相连接。最近采用的是应用心房内管道或心外移植管道连接的完全性腔静脉—肺动脉连接术（TCPC）[46]。上腔静脉直接与右肺动脉上壁相连，下腔静脉血流经一

个补片、皮瓣或移植管道经右房一侧壁与肺动脉相连。肺动脉主干与心脏分离，但左、右肺动脉仍相连。

无论手术方式如何变化，保持腔静脉—肺动脉连接通路通畅是十分重要的。MRI 可显示右房内梗阻或血栓，并可评价心室收缩功能，观察心室的瓣叶和流出道的通畅性。

有时，手术会人为地造成小的残余房间隔分流，以缓解手术后的体静脉高压。此孔有可能术后自发关闭或人为关闭。

■ 应用前景

尽管目前致力于心血管 MRI 的研究人员仍很少，但其评价缺血性心脏病的能力正处于发展和完善阶段。随着技术的发展，适用于评价成人先天性心脏病的 MRI 系统将得到更广泛的应用。今后心血管 MRI 的发展将包括成像速度的提高、自动测量心室功能和分析处理数据，并汇集成数据库，可使临床医生在一系列的条件下决定手术或介入治疗方案。

近几年，自由呼吸图像采集技术已被更快速的屏

气采集取代。可获得更多数据的自由呼吸采集,将是今后的发展方向,将会有更复杂的采集序列和重建程序用于适应呼吸时胸部的变形。

血流量测量的应用将会更为广泛,MRI可在数分钟内采集流经心脏和大血管各个方向的"全面"的血流数据。"全面"的血流数据是指测量所有体素内血流在各个方向上的速度(三维方向上的速度)[47],这需要达到心动周期至少20个或更多时相的足够时间分辨力。一旦这种技术成功应用,用于观察和分析血流的图像后处理将成为一项值得征服的挑战。血液实际上是不能被压缩的,因此一旦获得了全面的血流速度,即可在流动场的体素之间应用体积守恒原理,并可识别和校正局部伪影。结果区域血流(如静脉、心脏瓣膜、动脉)速度测量明显优于目前的二维平面采集流速图得出的单一腔室流速数值。一次采集就可显示所有心脏瓣膜及大血管结构。但此技术最大的困难是后处理时区域血流的确认、分段和测量。根据血流汇合、湍流和分支血流的总体类型,后处理技术最终可通过瓣膜、血管的位置进行自动识别。

三维MRI具有更高的空间分辨力及组织血液间对比,可在不注射对比剂的情况下进行成像。负荷MRI和功能测量将成为常规临床应用[48],肺和左、右室心肌灌注成像将得到广泛应用。而且,由于成人先天性心脏病患者的病变组织相对较大,导管介入设备引导下的MRI真正应用于治疗成人先天性心脏病,可能会更早于婴幼儿及缺血性心脏病的治疗。

■ 结束语

心血管MRI和MRA能不受限制地显示包括右室及大血管的胸内结构,因此,对于成人先天性心脏病的诊断和随访检查发挥着重要作用,其应用范围前文已述。数据采集和分析虽然较昂贵且费时,但与由于未行MRI检查而采用了不恰当的治疗方案相比,MRI检查是值得的。应根据不同的心脏解剖结构及手术类型来确定扫描时的层面和序列。因此,影像科医生深入了解成人先天性心脏病这门成长的亚专业非常重要,同时需加强与临床医生的沟通。今后,对数据和图像分析将会更加快速、自动和全面。

参考文献

[1] Somerville J.Congenital heart disease in adults and adolescents.*Br Heart J* 1986,56:395-397.

[2] Somerville J.The physician's responsibilities:residua and sequelae.*J Am Coll Cardiol* 1991,18:325-327.

[3] Perloff JK.Congenital heart disease in adults:a new cardiovascular subspeciality.*Circulation* 1991,84:1 881-1 890.

[4] Warnes C.Establishing an adult congenital heart disease clinic.*Am J Card Imaging* 1995,9:11-14.

[5] Moodie DS.Adult congenital heart disease.*Curr Opin Cardiol* 1995,10:92-98.

[6] de Roos A,Rebergen SA,van der Wall EE.Congenital heart disease assessed with magnetic resonance techniques.In:Skorton DJ,Schelbert HR,Wolf GL,et al. eds.*Marcusi cardiac imaging:a companion to Braunwald's heart disease*.Philadelphia:W.B.Saunders,1996:671-691.

[7]Kilner PJ.Imaging of adults with congenital heart disease.In:Lima JAC,ed.*Diagnostic imaging in clinical cardiology*.London:Martin Dunitz,1998.

[8] Nienaber CA,Rehders TC,Fratz S.Detection and assessment of congenital heart disease by magnetic resonance techniques.*J Cardiovasc Magn Reson* 1999,1:169-184.

[9] de Roos A,Roest AA.Evaluation of congenital heart disease by magnetic resonance imaging.*Eur Radiol* 2000,10:2-6.

[10] Therrien J,Warnes C,Daliento L,et al.Canadian Cardiovascular Society Consensus Conference 2001 update:recommendations for the management of adults with congenital heart disease part Ⅲ.*Can J Cardiol* 2001,17(11):1 135-1 158.

[11] Hirsch R,Kilner PJ,Connelly MS,et al.Diagnosis in adolescents and adults with congenital heart disease. Prospective assessment of individual and combined roles of magnetic resonance imaging and transesophageal echocardiography.*Circulation* 1994,90:2 937-2 951.

[12] Firmin DN,Nayler GL,Kilner PJ,et al.The application of phase shifts in NMR for flow measurement. *Magn Reson Med* 1990,14:230-241.

[13] Mohiaddin RH, Longmore DB. Functional aspects of cardiovascular nuclear magnetic resonance imaging. Tech-niques and application. *Circulation* 1993, 88: 264—281.

[14] Kilner PJ, Manzara CC, Mohiaddin RH, et al. Magnetic resonance jet velocity mapping in mitral and aortic valve stenosis. *Circulation* 1993, 87: 1 239—1 248.

[15] Hundley WG, Li HF, Hillis LD, et al. Quantitation of cardiac output with velocity-encoded, phase-difference magnetic resonance imaging. *Am J Cardiol* 1995, 75: 1 250—1 255.

[16] Hundley WG, Li HF, Lange RA, et al. Assessment of left-to-right intracardiac shunting by velocity-encoded, phase-difference magnetic resonance imaging: a comparison with oximetric and indicator dilution techniques. *Circulation* 1995, 91: 2 955—2 960.

[17] Steffens JC, Bourne MW, Sakuma H, et al. Quan-tification of collateral blood flow in coarctation of the aorta by velocity encoded cine magnetic resonance imaging. *Circulation* 1994, 90: 937—943.

[18] Rebergen SA, Chin JGJ, Ottenkamp J, et al. Pul-monary regurgitation in the late postoperative follow-up of tetralogy of Fallot—volumetric quantitation by nuclear magnetic resonance velocity mapping. *Circulation* 1993, 88: 2 257—2 266.

[19] Holmvang G, Palacios IF, Vlahakes GJ, et al. Im-aging and sizing of atrial septal defects by magnetic resonance. *Circulation* 1995, 92: 3 473—3 480.

[20] Sondergard L, Stahlberg F, Thomsen C, et al. Ac-curacy and precision of MR velocity mapping in measure-ment of stenotic cross sectional area, flow rate and pressure gradient. *J Magn Reson Imaging* 1993, 3: 433—437.

[21] Kilner PJ, Firmin DN, Rees RS, et al. Valve and great vessel stenosis: assessment with MR jet velocity mapping. *Radiology* 1991, 178: 229—235.

[22] Kilner PJ, Shinohara T, Sampson C, et al. Re-paired aortic coarctation in adults—MRI with velocity mapping shows distortions of anatomy and flow. *Cardiol Young* 1996, 6: 20—27.

[23] Martinez JE, Mohiaddin RH, Kilner PJ, et al. Ob-struction in extracardiac ventriculopulmonary conduits: value of nuclear magnetic resonance imaging with velocity mapping and Doppler echocardiography. *J Am Coll Cardiol* 1992, 20: 338—344.

[24] Lorenz CH, Walker ES, Morgan VL, et al. Normal human right and left ventricular mass, systolic function, and gender differences by cine magnetic resonance imaging.

J Cardiovasc Magn Reson 1999, 1: 7—21.

[25] Lorenz CH, Walker ES, Graham TP Jr, et al. Right ventricular performance and mass by use of cine MRI late after atrial repair of transposition of the great arteries. *Circulation* 1995, 92: 233—239.

[26] Kilner PJ, Shinohara T, Samson C, et al. Repaired aortic coarctation in adults—magnetic resonance imaging with velocity mapping shows distortions of anatomy and flow. *Cardiol Young* 1996, 6: 20—27.

[27] Greenberg SB, Marks LA, Eshaghpour EE. Evalu-ation of magnetic resonance imaging in coarctation of the aorta: the importance of multiple imaging planes. *Pediatr Cardiol* 1997, 18: 345—349.

[28] Riquelme C, Laissy JP, Menegazzo D, et al. MR imaging of coarctation of the aorta and its postoperative complications in adults: assessment with spin-echo and cine-MR imaging. *Magn Reson Imaging* 1999, 17: 37—46.

[29] Therrien J, Thorne S, Wright A, et al. Repaired coarctation: a "cost effective" approach to identify com-plications in adults. *J Am Coll Cardiol* 2000, 35: 997—1 002.

[30] Lo SSS, Kilner PJ, Somerville J. Leaking aortic aneurysm after repair of aortic coarctation—the significance of MRI. *Cardiol Young* 1997, 7: 340—343.

[31] Fawzy ME, von Sinner W, Rifai A, et al. Mag-netic resonance imaging compared with angiography in the evaluation of intermediate-term result of coarctation balloon angioplasty. *Am Heart J* 1993, 126: 1 380—1 384.

[32] Hamaoka K, Satou H, Sakata K, et al. Three-di-mensional imaging of aortic aneurysm after balloon angioplasty for coarctation of the aorta. *Circulation* 1999, 100: 1 673—1 674.

[33] Rebergen SA, van der Wall EE, Helbing WA, et al. Quantification of pulmonary and systemic blood flow by magnetic resonance velocity mapping in the assessment of atrial-level shunts [see Comments]. *Int J Card Imaging* 1996, 12: 143—152.

[34] McElhinney DB, Chatterjee KM, Reddy VM. Double-chambered right ventricle presenting in adulthood. *Ann Thorac Surg* 2000, 70: 124—127.

[35] Niezen RA, Helbing WA, van der Wall EE, et al. Biventricular systolic function and mass studied with MR imaging in children with pulmonary regurgitation after repair for tetralogy of Fallot. *Radiology* 1996, 201: 135—140.

[36] Chaturvedi RR, Kilner PJ, White PA, et al. In-creased airway pressure and simulated branch pulmonary

artery stenosis increase pulmonary regurgitation after re-pair of tetralogy of Fallot: real-time analysis using a conductance catheter technique. *Circulation* 1997,3: 643-649.

[37] Giuliani ER,Fuster V,Brandenburg RO,et al. Ebstein's anomaly:the clinical features and natural history of Ebstein's anomaly of the tricuspid valve. *Mayo Clin Proc* 1979,54: 163-173.

[38] Beek FJ,Beekman RP,Dillon EH,et al.MRI of the pulmonary artery after arterial switch operation for transposition of the great arteries. *Pediatr Radiol* 1993,23: 335-340.

[39] Hardy CE,Helton GJ,Kondo C,et al.Usefulness of magnetic resonance imaging for evaluating great-vessel anatomy after arterial switch operation for D-transposition of the great arteries. *Am Heart J* 1994,128: 326-332.

[40] Gutberlet M,Boeckel T,Hosten N,et al.Arterial switch procedure for D-transposition of the great arteries: quantitative midterm evaluation of hemodynamic changes with cine MR imaging and phase-shift velocity mapping-initial experience. *Radiology* 2000,214: 467-475.

[41] Myridakis DJ,Ehlers KH,Engle MA.Late follow-up after venous switch operation (Mustard procedure) for simple and complex transposition of the great arteries. *Am J Cardiol* 1994,74: 1 030-1 036.

[42] Vouhe PR,Tamisier D,Leca F,et al.Transposition of the great arteries,ventricular septal defect and right ventricular outflow tract obstruction:Rastelli of Lecompte procedure? *J Thorac Cardiovasc Surg* 1992,103: 4.

[43] Girod DA,Fontan F,Deville C,et al.Long-term results after the Fontan operation for tricuspid atresia. *Circulation* 1987,75: 605-610.

[44] Rebergen SA.Ottenkamp J,Doornbos J,et al. Postoperative pulmonary flow dynamics after Fontan surgery: assessment with nuclear magnetic resonance velocity mapping. *J Am Coll Cardiol* 1993,21: 123-131.

[45] Fogel MA,Weinberg PM,Hoydu AK,et al.Effect of surgical reconstruction on flow profiles in the aorta using magnetic resonance blood tagging. *Ann Thorac Surg* 1997,63: 1 691-1 700.

[46] de Leval M,Kilner PJ,Gewillig M,et al.Total cavo-pulmonary connection:a logical alternative to atrio-pulmonary connection for complex Fontan patients. *J Thorac Cardiovasc Surg* 1988,96: 682-695.

[47] Firmin DN,Gatehouse PD,Konrad JP,et al.Rapid 7-dimensional imaging of pulsatile flow. *Comput Cardiol* 1993: 353-356.

[48] Pedersen EM,Kozerke S,Ringgaard S,et al.Quantitative abdominal aortic flow measurements at controlled levels of ergometer exercise. *Magn Reson Imaging* 1999, 17: 489-494.

第五部分

5

血管疾病

第23章　胸主动脉MRI和MRA

ROSSELLA FATTORI

近几年来，主动脉病变受到关注，很多医学文献给予了充分报道。在西方国家，主动脉病变呈上升趋势，这除了与临床对主动脉病疾病认识的提高有关以外，还与人口老龄化有关。随着对主动脉疾病的病理学认识不断提高，并以分子学和细胞学为基础，阐明了很多主动脉病变的机制及其与整个心血管系统之间的复杂联系，对主动脉病变临床研究的流行病学报道日益增多，对其病理学做了更确切的定义，同时，成像技术也发生了显著进展。在多种成像方法中，MRI能够显示血流与血管壁间的固有对比，并可获得大视野多平面成像，因此，MRI能够极为可靠地诊断急性和慢性主动脉病变。MRI检查无侵袭性，重复性好，可评价病变随时间的进展。梯度回波序列和相位图可提供功能信息，并可测量血流容积和速度，提高了人们对主动脉功能的认识。新的MRA技术是一种评价血管病变的非侵袭性方法，可提供较高的空间和对比分辨力，在许多情况下可替代有侵袭性的X线血管造影。此外，由于MRI已可在微米级分辨组织结构，因而可相当准确地分析动脉粥样硬化斑块。目前，随着MRI显微镜、血管内MRI和MR波谱在动脉粥样硬化病变中的应用，可更清楚地阐述动脉粥样硬化斑块病变的病理机制。

▮ MRI 技术

自旋回波 MRI

常规SE序列T1WI可最佳显示主动脉壁组织解

剖细节，是主动脉MR研究的基础序列[1,2]。自旋回波技术中，预饱和脉冲使血池信号为零。流动血液在绝大部分心动周期内产生"信号流空"，在血管腔和血管壁各层之间出现天然对比。心电(ECG)触发对于减少运动和搏动伪影是必需的。SE序列标准的回波时间（TE）为20～30ms，重复时间（TR）则由ECG的R-R间期决定。使用层厚3～8mm、高分辨力参数（大矩阵和多次信号平均）即可显示主动脉和周围组织的细微形态结构。心电门控SE序列T1WI可用于显示主动脉壁及其病变的解剖结构，如动脉硬化斑块、内膜片和壁内出血（图23.1）。SE序列图像上，

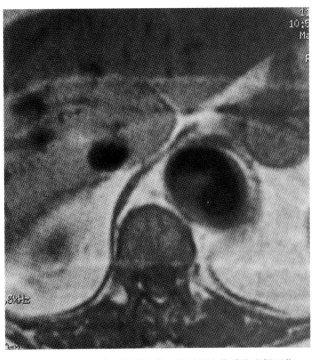

图23.1　FSE序列轴面图像。显示较大的动脉粥样硬化斑块突入降主动脉腔内。

每一层面均对应不同的心动周期时相。舒张期慢血流及流入或流出层面现象，均可在主动脉腔内产生高信号，掩盖原有的腔内病变或将其误判为管壁斑块或血栓。FSE 序列可在较短的采集时间获得图像，应用一系列 180°射频（RF）脉冲可获得较长的回波链；因而其流出效应较 SE 序列更明显。使用预脉冲可获得良好的黑血效应[3]。预脉冲如预饱和脉冲、去相位梯度脉冲和预翻转脉冲，在成像平面以外使用一个或多个附加 RF 脉冲，抑制流入血流信号强度，使其无信号。与常规 SE 序列相比，FSE 序列极大地缩短了采集时间，提高了图像质量。常规 SE 序列 T2WI 由于信噪比低、采集时间长，并易受运动伪影影响导致图像质量下降，因而很少应用于胸主动脉的研究。相反，FSE 序列可在较短的采集时间内获得高分辨力 T2WI，从而更好地显示主动脉壁结构，并可使用呼吸抑制技术减少呼吸运动伪影。

通常，常规胸主动脉成像应首先采集轴面图像（表 23.1），以显示大血管走行，并最佳显示垂直于长轴的血管壁病变。然后依据解剖及诊断需要，采集其他切面图像，例如可在一次成像中显示整个胸主动脉及主动脉弓上分支血管的斜矢状面。FSE 序列可获得高质量的 T2WI，有助于显示主动脉壁病变的组织特征和血液成分。

梯度回波 MRI

虽然梯度回波技术难以显示血管壁的细微结构，但可提供血流动力学和功能性信息。在梯度回波成像中，通过 ECG 监测采集图像，使同一层面的多幅图像可经重建显示心动周期的多个相位。梯度回波序列使用 RF 脉冲序列饱和某一容积的组织，产生流动相关增强，使血池表现为亮信号。在使用短 TR（20～40ms）和小翻转角（30°～40°）的成像参数时，体素内流动的血液可发射出最强信号。在采集成像数据的同时记录 ECG 信号，可以在心动周期的不同相位重建图像。在整个心动周期内均可采集较高时间分辨

表 23.1　胸主动脉疾病 MRI 扫描计划

先天畸形（主动脉缩窄、主动脉弓畸形）	
SE 序列 MRI	横轴面（层厚 5～7mm）
	矢状面（缩窄）
	冠状面（主动脉弓畸形）
GRE 序列／流速图（主动脉缩窄）MRA	
Marfan 综合征	
SE 序列 MRI	横轴面（层厚 5～7mm）
	矢状面（层厚 3～5mm）
GRE 序列／流速图	横轴面、扩张型升主动脉
慢性主动脉疾病（胸主动脉动脉瘤，胸主动脉术后）	
SE 序列 MRI	胸部矢状面（层厚 3～7mm）
	横轴面（感兴趣区；层厚 5～7mm，黑血扫描，
	高分辨力参数）
MRA	胸部和腹部
急性主动脉疾病	
创伤　SE 序列 MRI	矢状面（层厚 3～5mm）
MRA	胸部
夹层　SE 序列 MRI	横轴面（层厚 7～10mm）
	矢状面（层厚 3～5mm）
GRE 序列／流速图	冠状面（主动脉瓣，夹层入口部位）
MRA	胸部和腹部

GRE：梯度回波序列。

力（8～16帧/s）的梯度回波序列图像，并能以电影方式采集与播映。由于仅在一个RF脉冲序列中的未饱和流入血流可产生流动相关增强，因此，层流血液显示为亮信号，与静止组织形成鲜明对比。如果流速低，其信号强度则降低，例如主动脉瘤。在心动周期的不同时相，附壁血栓均呈低信号。湍流产生快速自旋去相位，并导致信号丢失。这一现象使不规则湍流的检出成为可能，如主动脉瓣或二尖瓣关闭不全，或主动脉夹层真、假腔之间的喷射血流。使用流动补偿，也可在正常主动脉内观察到湍流，特别是主动脉弓内壁。最近，可快速采集（TE2～3ms；TR4～8ms；翻转角20°）的高质量梯度系统，能在10min内采集15～25个不同位置的主动脉高质量图像。梯度回波序列图像可提供许多病理学方面的信息，如主动脉缩窄、主动脉瓣关闭不全、主动脉瘤和主动脉夹层[4]。特别是对于主动脉夹层，功能MRI具有显示其入口和出口的特殊能力，有助于指导外科及血管内介入治疗。

流速图

通过测量心腔和大血管的流空信号，梯度回波序列图像可对湍流进行半定量测量。然而，各种成像参数都可能影响测量，导致错误结果。改进的梯度回波序列利用相位重建即流速图或速度编码电影MRI，而非MRI信号大小重建，可获得准确的血流定量信息[5～7]。绝大多数测量流速的MRI方法是以MRI信号流动为基础。在流速图像的每一个像素中，相位信号与双相流速相位编码梯度方向上的速度成分有关。在相位成像中，可在循环系统的任何部位测量血流速度，并可通过公式计算流速，在这个公式中速度与运动质子相位角度的变化成正比。二维成像可获得MRI流速图，尤其对非均匀性血流如大血管内血流。在相位图像上，像素灰度依赖于成像平面内血流的速度和方向。限定范围以下的信号强度为噪声，并经减影消除。感兴趣区的流速图可获得血流速度和血流容积的定量数据。通过计算空间平均速度和血管横断面面积的乘积，可得出平均血流量。

MRI流速图作为检测血流的准确技术，已在活体和体外试验中均得到证实。通过准确分析主动脉弹性特征，可提供主动脉壁结构改变的准确信息。向量

图已用于描述血流的各种生理状态（如不同年龄的正常主动脉）和主动脉病变（如Marfan综合征、主动脉缩窄、主动脉高压、主动脉瘤和主动脉夹层）[8～10]。

MRA

导管血管造影一直是诊断多种血管病变特别是动脉阻塞性病变的"金标准"，但其为侵袭性技术，费用高，并有潜在的操作危险性；而MRA则为可替代血管造影的非侵袭性成像技术。目前已发展了多种MRA技术，包括多种脉冲序列、数据采集方法和后处理[11]。

亮血技术是MRA的基础，可进一步分为时间飞跃（TOF）法和相位对比法。所有MRA亮血技术均依赖于血管腔内流动的血液成像。MRA技术的本质是显示扫描范围内的血管，利用后处理技术如最大强度投影（MIP）获得类似于常规血管造影的投影图像。MIP重建是通过去除限定方向的高信号像素，重建投影图像。TOF法是基于流入增强效应血流呈高信号，而背景（静止组织）信号受快速重复RF脉冲激励饱和呈低信号。为了在相位离散前产生血流呈高信号，TE值应很短（<10ms），并去除180°重聚脉冲。流入成像层面的新鲜血流可在低信号背景上产生高信号。静脉的信号影响动脉成像，可利用预饱和脉冲消除。利用心电门控节段梯度回波序列有助于消除动脉搏动伪影，可获得二维或三维TOF图像。二维TOF成像速度快，但分辨力低；高分辨力的三维TOF采集时间较长，常需10～20min；而连续薄层三维采集同时具有二维和三维技术的优点。连续薄层三维采集技术（多个重叠薄层块采集，MOTSA）的流动增强优于单层三维技术，较二维技术产生更少的去相位。然而，使用连续的二维或三维采集时，患者极轻微的运动即可产生血管轮廓的不连续。

沿磁场梯度方向的血液流动引起MRI信号相位移动，是相位对比MRA的基础。此技术将血流方向和速度信息编码为图像信息。相位对比MRA获得的成对图像对血流具有不同的敏感性。减影去除背景信号后，仅留下流动的血液信号。由于流速明显影响图像质量，因此，相位对比MRA需要确定感兴趣血管的速度范围。该技术通常难以显示动脉瘤或夹层的非层流或湍流状态下的血流信号。

最近使用的快速梯度系统，使得三维对比增强
MRA 的应用成为可能[12~18]，其亮信号并非直接依赖
于血液流动，而是依赖于对比剂的短 T1 效应，并避
免了慢流或湍流信号丢失所致的饱和问题。数据采集
时注射钆—二亚乙基三胺五乙酸（Gd-DTPA），顺磁
性对比剂在动、静脉系统内产生信号，增强了血管与
背景的对比以及对比噪声比，并与流动方式和速度无
关，且可避免大多数流动产生的伪影；搏动伪影也可
降到最低，甚至在降主动脉成像时可不使用心电门
控。先行横轴面定位像以确定胸主动脉和腹主动脉最
大前后范围和左右边界，然后进行对比增强 MRI 主动
脉血管造影。如果主要的感兴趣区限定在胸主动脉，
则矢状面成像是不可缺少的。顺磁性对比剂通常经肘
前静脉的静脉内插管注射，其用量为 0.2mmol/kg。
为使强化峰值出现在图像采集期间，有必要确定钆对
比剂的团注时间。应调整注射速度，保证对比剂在采
集时间内注射完毕，且不超过采集时间。不恰当的采
集时间可导致 MRI 主动脉造影图像上不同程度的静
脉污染。改进的梯度系统可明显减低最小 TR 和 TE
值，并可在 30s 内的单次屏气时间内采集复杂的三维
数据。应用 MIP 和三维多平面重建，可在任何平面
上以三维的形式显示主动脉及其分支（图 23.2，图
23.3）。超快速三维采集联合应用快速进床技术，可
在数个血管区域追踪对比剂团。由于主动脉瘤和主动
脉夹层主要与动脉粥样硬化病变相关，因而使用非侵
袭性检查方法显示整个主动脉有助于制订手术方案。

■胸主动脉获得性疾病

主动脉夹层

主动脉夹层的特征是主动脉内膜和中膜内层撕
裂，血液进入中膜层外 1/3 的假腔内。夹层可波及主
动脉全长，依据解剖部位和内膜片范围的不同，可有
两种最常见的分类方法。根据 DeBakey 分型，Ⅰ型
夹层最初的撕裂部位起自升主动脉，内膜片延伸至左
锁骨下动脉起始部以下；Ⅱ型夹层局限在升主动脉；
Ⅲ型夹层的入口在主动脉左锁骨下动脉起点的远侧，
并向远端延伸。Stanford 分型则简化了主动脉夹层
分类，不论其撕裂部位，累及升主动脉为 A 型，未累

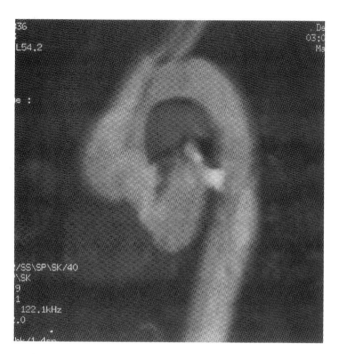

图 23.2 A 型主动脉夹层钆对比增强最大强度投影 MRA。
升主动脉内可见内膜片。

及升主动脉为 B 型。Stanford 分类基本是以预后因
素为基础；A 型夹层需紧急外科手术修补，而多数 B
型夹层经内科治疗即可有效控制。

急性主动脉夹层危及生命，需及时诊断和治疗[19]。
发病 14d 之内称为急性期，该期的发病率和死亡率最
高。对于未治疗的主动脉夹层患者，据估计发病 24h
内每小时的死亡率为 1%～2%，2 周内死亡率为 80%。

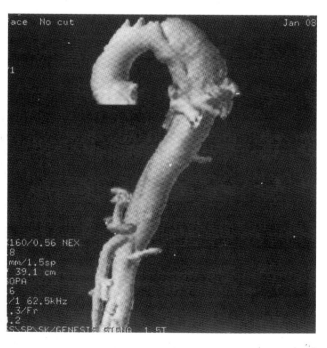

图 23.3 B 型主动脉夹层钆对比增强表面遮蔽重建 MRA。
胸主动脉和腹主动脉内可见内膜片。

早期准确诊断主动脉夹层和显示其解剖细节是成功治疗的关键,但由于症状可能类似于其他病变如心肌缺血和中风,早期体格检查可无阳性发现,因而主动脉夹层在最初的诊断中常被误诊[20,21]。夹层的解剖特点决定外科手术的类型,并影响外科手术的成功率及长期预后。因此,无论使用何种成像技术,诊断的目的是清楚显示内膜片及其范围、入口和出口部位、有无主动脉关闭不全及程度以及主动脉分支血流[22]。经导管血管内重建治疗 B 型主动脉夹层,是一种治疗急性和慢性夹层的新方法[23,24]。血管内支架术成功与否,与主动脉夹层的详细解剖特征密切相关。识别入口和出口部位、真假腔与内脏血管之间的关系以及髂动脉是否受累,是患者选择和设计内支架的关键(图23.4)。

标准 MRI 技术

对疑似主动脉夹层的患者,应常规首先行 SE 序列检查,使用高分辨力成像参数和预脉冲使血流信号为零,更好地显示主动脉壁结构 (表23.2)。轴面图像上,主动脉腔内的内膜片呈线状。从解剖特征和流动方式上可鉴别真腔及假腔,真腔为流空信号,假腔呈高信号。此外,残余的夹层中膜呈蜘蛛网状紧贴在假腔外侧壁,这有助于鉴别假腔。血液自降主动脉漏入主动脉周围间隙,表现为高信号,并可出现左侧胸

腔积液,通常可在轴面图像上很好地显示。高信号的心包积液提示含有血液成分,是升主动脉即将破入心包间隙的征象。解剖细节成像应显示夹层的类型和范围,并区分真腔和假腔的起始部位及其供血的分支血管(主动脉弓分支、髂动脉、肠系膜上动脉、肾动脉、冠状动脉)。因此,应进一步行 SE 序列矢状面成像,明确胸主动脉、腹主动脉和主动脉弓分支的夹层范围(图 23.5)。

随后要做梯度回波序列或相位对比成像,这有助于诊断主动脉关闭不全、入口或再入口(出口)的部位(图 23.6)以及鉴别血栓形成或假腔内慢血流[25,26]。由于主动脉夹层的诊断不依赖于功能性梯度回波序列成像,因此,临床上将这些序列用于病情稳定的患者。

为诊断和显示主动脉夹层的解剖细节,第三步要做钆对比增强三维 MRA。由于三维 MRA 可迅速获得,不需要任何心电门控,因此可用于症状严重的患者。钆对比剂无肾毒性及其他副作用,可用于肾衰或低心输出量的患者。应用 SE 序列时,不完善的心电门控、呼吸运动或慢血流所产生的伪影,均可影响血管腔内信号的显示或使内膜片模糊;而钆对比增强三维 MRA 则很易显示内膜片,并可清楚显示其与主动脉的关系(图 23.7)。轴面或矢状面图像上,入口和再入口(出口)表现为线形内膜片的局限性中断

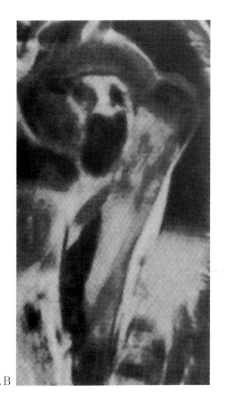
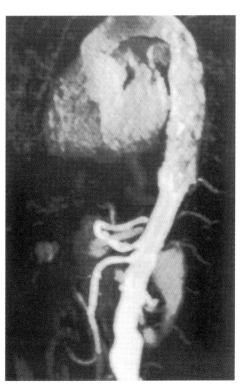

图23.4 图 A:B 型主动脉夹层 SE 序列矢状面图像。左锁骨下动脉下方 4 cm 处可见双腔主动脉。高信号假腔显著扩张。图 B:同一患者植入支架后 MRA。显示假腔内完全血栓形成,主动脉重构,并可见金属内支架在降主动脉上部产生的很小伪影。

A,B

表 23.2　急性主动脉综合征的 MRI 检查策略

序列和扫描层面	MRI 发现	需注意的解剖细节
主动脉夹层		
SE 序列横轴面 / 矢状面	内膜片 / 真 - 假腔	主动脉周围血肿 心包积液
GRE 序列横轴面 / 矢状面	内膜片 / 真 - 假腔 主动脉关闭不全	假腔血栓形成 / 入口和再入口部位
MRA	内膜片 / 真 - 假腔	主动脉上的起源 / 灌注点， 冠状面，腹部血管
壁内血肿		
SE 序列　横轴面 / 矢状面 T1WI	壁异常增厚，呈新月形， T1 高信号	主动脉周围血肿 心包积液
SE 序列　横轴面　T2WI	高信号(近期) 低信号(陈旧)	心包 / 胸膜 / 纵隔积液：信号增高
MRA	无用	
主动脉穿透性溃疡		
SE 序列横轴面 / 矢状面	壁龛凸出 / 局部夹层 / 壁内血肿	主动脉弓周围血肿 / 胸腔积液 / 主动脉壁粥样硬化扩散
GRE 序列　矢状面	无用	
MRA	壁龛凸出 / 囊状假性动脉瘤	主动脉弓和腹部血管的关系

(图 23.8)。分析 MRA 图像不应局限于仅观察 MIP 或表面遮蔽重建(SSD)图像，还应包括对所有三个成像平面重建图像的全面分析，以确定或补充 SE 序列上所提供的信息，并排除伪影。MRA 后处理图像上，主动脉夹层表现类似于常规导管血管造影，但内膜片的诊断信息可能被掩盖。联合应用 SE 序列和 MRA，可完善诊断和显示主动脉夹层的解剖细节[27]。文献报道[18]，MRA 曾漏诊 2 例主动脉壁内血肿，因此，仅使用 MRA 诊断疑似主动脉夹层时，难以提供完整的诊断信息。

与其他成像方法的比较

目前，MRI 是诊断主动脉夹层最准确的方法。MRI 具有极高的空间分辨力和对比度以及多平面采集的成像能力，使诊断具有高度的敏感性和特异性，文献报道两者均可达 100%[27~30]。现代 MRI 扫描仪可在不足 10min 内完成整个主动脉扫描，甚至可在辅助通气期间监测患者的 ECG、血压和血氧饱和度。开放式 MR 扫描仪将使 MRI 得到更广泛的应用，甚至可用于急性主动脉夹层患者。

主动脉造影虽然需导管操作并具有夹层内注入对比剂的风险，但仍一直被认为是诊断疑似主动脉夹层的检查方法。随着非侵袭性成像方法的出现，已经显示主动脉造影诊断主动脉夹层的准确率较低，根据文

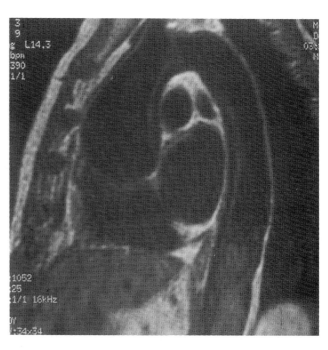

图 23.5　A 型主动脉夹层 SE 序列矢状面图像。升主动脉和降主动脉内可见纤细的线样内膜片。

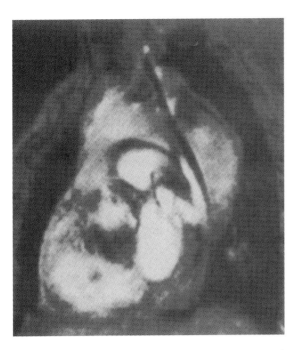

图23.6 B型主动脉夹层GRE序列矢状面图像。降主动脉内湍流（无信号区）提示入口部位。

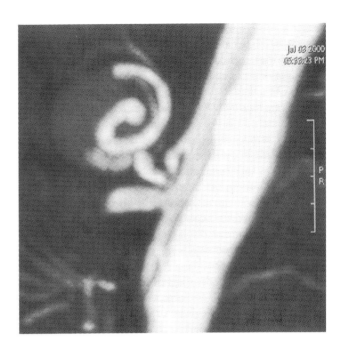

图23.7 腹主动脉夹层MRA。显示腹腔干和肠系膜动脉起源于主动脉前部的真腔。

献报道，其敏感性为77%～90%，特异性为90%～100%。与血管造影比较，有关经食管超声心动图（TEE）、CT和MRI诊断主动脉夹层的优越性，文献中已有大量报道[20～22, 28]。

通常，TEE是一种可靠的方法，敏感性高，最大的优点是可对行动不便的患者进行床旁检查；但由于伪影和升主动脉远端"盲区"的存在，可能导致

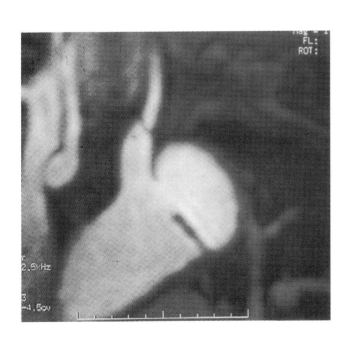

图23.8 胸主动脉夹层MRA。入口处可见线状内膜片局限性中断。

对操作者经验的依赖。由于TEE所获得的信息局限于胸主动脉，有时主动脉弓显示不甚满意，因此，病情稳定的患者可考虑选用能显示主动脉全貌的其他成像方法。

CT诊断主动脉夹层较为困难，但仍然具有重要作用。按照急性主动脉夹层国际注册组织登记的结果[31]，由于CT的普及应用，在多数情况下，CT已成为临床拟诊主动脉夹层的最初检查方法。常规CT准确性不高，特别是升主动脉易受呼吸和心脏搏动伪影的影响。腔静脉或心脏搏动产生的条纹伪影，也可影响螺旋CT图像并产生假阳性结果。而且，CT难以提供主动脉关闭不全及入口部位的信息，而这对制订外科手术方案十分必要。最近出现的多层、心电门控螺旋CT显示出CT技术在心脏和主动脉病变研究方面的重要进展，对于诊断主动脉夹层具有潜在优势。

主动脉壁内血肿

1920年，首次将主动脉壁内血肿报道为"无内膜撕裂的主动脉夹层"[32]，但在高分辨力成像设备出现前，该病很少被临床认识。主动脉中膜的营养血管自发性破裂可能是最初的改变，局限于主动脉壁而无

内膜撕裂。在断层成像上可见环形包含血液的间隙。壁间血肿可自发出现，也可继发于固有中层病变部位的主动脉穿透性溃疡及胸部钝性外伤后[33]。高血压是壁内血肿最常见的病因，且壁内血肿的临床和预后均类似于典型的主动脉夹层。壁内血肿被认为是一种主动脉夹层的变异，其预后及治疗措施与主动脉夹层相似或更为严重[34]。主动脉夹层的常见并发症如心包积液、胸腔积液和主动脉周围血肿，也可见于壁内血肿。耶鲁大学Coady等[35]对214例急性主动脉综合征患者进行回顾性分析，发现主动脉壁内血肿破裂的发生率为47.5%，高于A型（7.5%）或B型（4.1%）主动脉夹层。然而，壁内血肿急性期度过后，其预后较好。在Yamada等[35A]的系列报道中，10例最初表现为壁内血肿的患者在1年内有9例完全康复。

影像学表现

主动脉壁内血肿的诊断依赖于壁内血液的显示，表现为局限性主动脉壁增厚。主动脉壁呈对称性或不对称性异常增厚，厚度从3mm至1cm以上。壁内血肿可累及整个主动脉周缘。然而，在所有的成像方法中，如果成像仅限于降主动脉时，壁内血肿可能与凝血块或斑块混淆。尤其使用TEE时，通常难以鉴别壁内血肿与主动脉粥样斑块，假阳性和假阴性结果均有报道[36,37]。内膜钙化移位是TEE和CT鉴别壁内血肿与附壁血栓或斑块的重要征象。CT平扫可很好显示壁内血肿，其特征性表现为主动脉腔周围高密度聚集区伴有钙化移位，而CT增强扫描可能掩盖微小的壁内血肿。

与各种成像方法比较，MRI是诊断主动脉壁内血肿最敏感的方法[37]，其在T1WI上显示为主动脉壁内新月形异常信号（图23.9）。MRI是唯一一种可根据血红蛋白不同降解产物评价血肿时期的成像技术。急性期（症状出现后0~7d），SE序列T1WI上氧合血红蛋白显示为中等信号；亚急性期（>8d），正铁血红蛋白显示为高信号。但当壁内血肿与附壁血栓在SE序列T1WI上均表现为中低信号时，两者的鉴别较为困难，SE序列T2WI则有助于鉴别两者，近期内出血为高信号，慢性血栓为低信号。Murray等[38]回顾性分析22例患者，其中3例症状复发，预后不良，MRI均表现为再发出血的信号变化。有文献报

道，32%的壁内血肿可进展为主动脉夹层和破裂，特别是升主动脉受累的病例（图23.10）。MRI可检测不稳定血肿和再发出血，是决定是否进行外科修补的重要依据。

主动脉溃疡

1934年，Shennan[38A]首次报道胸主动脉穿透性动脉粥样硬化性溃疡。老年高血压患者伴有严重的动脉粥样硬化累及主动脉壁（通常为降主动脉），斑块可形成溃疡进入中层。主动脉溃疡的特征是动脉粥样硬化斑块破裂和内弹力层破裂。形成溃疡的动脉粥样硬化斑块扩展至中层，可导致壁内血肿或局限性中层内夹层，或斑块突破至外膜形成囊状假性动脉瘤。外膜也可以破裂，此时仅为周围的纵隔组织包围血肿。主动脉溃疡几乎仅见于降主动脉，但偶尔也有主动脉弓和升主动脉受累的报道。穿透性动脉粥样硬化溃疡的临床特征类似于主动脉夹层，但溃疡被视为一种具有与主动脉夹层不同治疗措施和预后的独特病变。高血压、高龄和全身动脉粥样硬化均为主动脉溃疡常见的致病因素。有持续性疼痛、血流动力学不稳定以及病变扩展征象时，应行外科治疗；而无症状患者可内科治疗和影像学随访。Movsowitz等[39]对内科文献报道的45例主动脉溃疡进行分析，发现其透壁破裂的发生率为8%。Coady等[35]报道了不同的预后，19例诊断为穿透性溃疡的患者中8例（42%）在外科手术治疗前破裂。由于穿透性溃疡较典型的夹层较为少

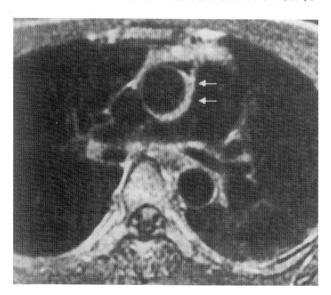

图23.9　SE序列轴面图像显示升主动脉壁内血肿。异常增厚的血管壁（箭头）显示为高信号，提示为新鲜血肿。

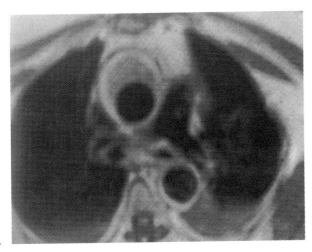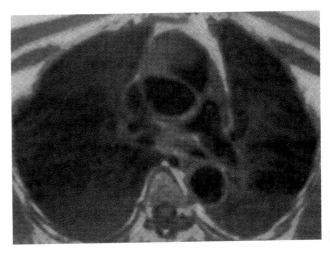

A   B

图23.10 典型主动脉夹层急性期（图A）和慢性期（图B）壁内血肿的SE序列轴面图像。图A：升主动脉和降主动脉内可见高信号血肿。图B：3个月后，血肿显示为低信号和部分重吸收，并可见内膜片。

见，因而其影像学表现易被人们忽视。因此，仔细观察其逐渐加剧的特点，对于成功诊疗至关重要。

根据MRI上所显示主动脉壁内火山口状溃疡，即可诊断主动脉溃疡（图23.11）。SE序列上管壁增厚伴有高或中等信号表明溃疡扩展至中层，已形成壁内血肿。MRA特别适合显示主动脉溃疡（图23.12），以及广泛动脉粥样硬化病变所致的主动脉壁轮廓不规则[40]。主动脉溃疡表现为对比剂充填的大小不等的袋状突出影，呈锯齿状边缘，甚至可形成较大的假性动脉瘤[41]。与CT对比，MRI不足之处是不能显示常见于主动脉溃疡的内膜钙化移位。

主动脉夹层的术后评价

外科治疗主动脉夹层的目的是预防近端升主动脉破裂。新成像方法的早期正确诊断和外科手术的进步，降低了手术死亡率，已从20世纪70年代的40%～50%降到近年的5%～7%[42,43]。然而最初接受修补术的患者今后仍有出现并发症的危险。75%～100%的病例存在持续性远端假腔。第二个撕裂入口常见于降主动脉或主动脉弓，使远端夹层不闭合，预后不良。现已认识到，远端主动脉扩张和破裂是主动脉夹层术后患者死亡的最常见原因。术后发生并发症的其他原因包括修补移植片变性或感染（图23.13）和修复的主动脉瓣功能障碍。因此，对于主动脉夹层修补术后患者，应严格按一定的规程进行影像学随访检查，选择时间十分关键。Heinemann等[44]建议患者出院时进行首次成像检查，可获得术后新的解剖情况下相对

正常的解剖基准。随后的检查时间应根据主动脉直径（<5cm，每年一次；>5cm，6个月一次）和随后两次影像随访中的主动脉扩张率而制订。主动脉夹层破裂前常有动脉腔迅速膨胀，此时患者处于夹层破裂的高危状态，因此，可降低预防性外科修补手术的风险效果比（risk-to-benefit ratio）。文献报道夹层节段主动脉的膨胀率为每年1.2～4.3mm。Bonser等[45]报道了一个直径大于60mm的主动脉夹层，每年主动脉膨胀高达5.6mm。假腔内部分血栓形成似乎可

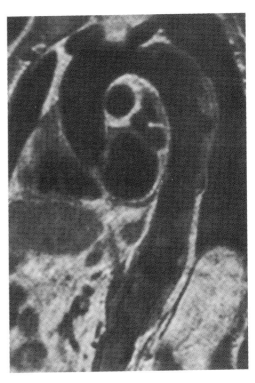

图23.11 SE序列矢状面图像。显示降主动脉严重的动脉粥样硬化斑块和多发穿透性溃疡。

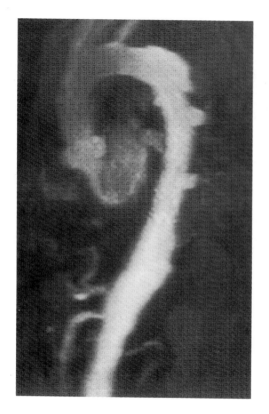

图23.12 与图23.11同一患者的MRA。溃疡表现突出于血管轮廓之外的囊袋状高信号影像。

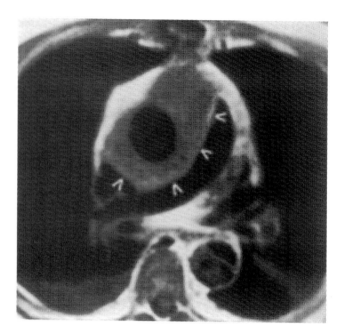

图23.13 主动脉夹层外科手术后SE序列轴面图像。显示修复区周围感染性积液（箭头）。

阻止主动脉扩张,已观察到夹层假腔内部分血栓形成后,主动脉膨胀率为3.4mm/年;而假腔内无血栓形成的膨胀率为5.6mm/年[46]。因此,对于外科手术治疗后的主动脉夹层患者,适当的影像随访应准确测量残余主动脉,以便早期识别高危患者。

MRI已成为评价主动脉夹层术后的影像学方法[47~50]。MRI测量参数的可重复性较高,而可重复性是系列检查的必备条件,这是由于直径的微小变化即可提示预后或是否需行预防性的外科手术。SE序列很容易显示残余夹层,梯度回波序列或相位采集图像可用于鉴别假腔内血栓与慢血流。

移植片周围纤维化所致的移植片周围轻微增厚,是一种常见的表现[50,51]。然而,管状补片周围较大或非对称性的增厚,可能代表由吻合口漏所形成的局灶血肿。瘘口区缝线脱落的现象已有报道,特别是升主动脉的合成补片移植物术后更易发生。文献报道,合成补片修补术后30d修补区出血发生率为8%,术后1年发生率为4%。再植入的冠状动脉部位出血发生率更高。常规SE序列钆对比剂增强MRI可提供缝线脱落的详尽信息[52],出血部位显示为血肿内高信号。尤其是钆对比增强MRA,可有效地显示复杂的

术后解剖、修复的血管、远端和近端吻合口、残存的远端夹层和最终的扩张段（图23.14）。MRA也能显示再移植后的冠状动脉或主动脉弓上血管,特别要注意可能的术后薄弱区。文献报道Bentall手术（带瓣人造血管移植术）植入升主动脉合成补片,可发生再移植冠状窦口动脉瘤。Cabrol手术中,术中血栓形成或连接右冠状动脉及修复血管主干的修复血管分支扭曲均可造成心肌梗死。对比增强MRA可显示再移植后的冠状动脉近段,并可显示及随访近端冠状动脉瘤（图23.15）。

主动脉瘤

主动脉瘤是累及主动脉壁全层的局限性或弥漫性扩张,超过正常主动脉直径的1.5倍或更多。在美国人中,主动脉瘤是第13位死亡原因。由于人口老龄化和环境因素,预测在不远的将来,主动脉瘤的发病率将进一步提高。

胸主动脉瘤

1951~1980年,胸主动脉瘤的发病率约为每年3.5/100 000。最近,一项胸主动脉和胸腹主动脉瘤的人口基础研究报道了每年10.9/100 000的发病率,提示本病的发病率有所增长[53]。导致血管中层

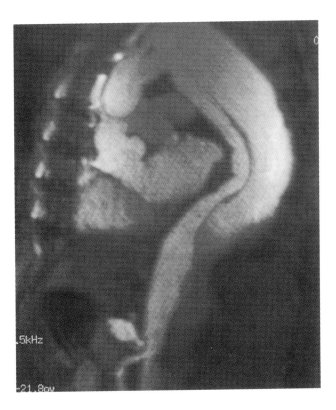

图23.14 A型主动脉夹层外科手术后MRA。升主动脉和主动脉弓可见修复的血管。降主动脉可见残存扩张的夹层形成的假腔。

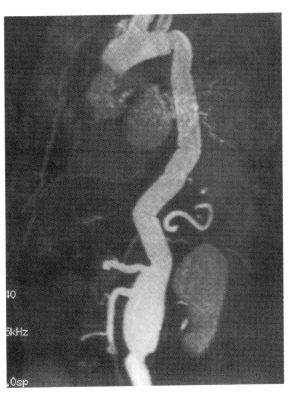

图23.15 A型主动脉夹层多次外科手术后MRA。很好地显示了升主动脉部位再植入冠状动脉的起源。并可见右冠状动脉及其远段。

变化和动脉瘤形成的机制复杂多样,目前仍在研究之中。绝大多数动脉瘤实质上为动脉粥样硬化性病变,通常为梭形并且段落较长。囊状假性动脉瘤也可发生于动脉粥样硬化伴穿透性溃疡的患者。不同的病史反映了病因的多样化。尽管多项研究已经发现主动脉瘤形成和进展的相关危险因素,但尚无一项研究能够完全解释该病病因。动脉粥样硬化是动脉瘤形成和增长的伴随过程,而不是直接原因。与降主动脉瘤相比,升主动脉瘤更少出现动脉粥样硬化。多数动脉瘤不论其病因和部位,均显示出主动脉中层的退行性改变。动脉瘤形成和扩大过程中,外膜结构的完整性也受到破坏。升主动脉中层逐渐的退行性改变,可能与伴随有弹力纤维改变的细胞外基质先天性异常有关,如Marfan综合征(图23.16)。而且,具有胸主动脉瘤和腹主动脉瘤遗传因素的家族中,尚无血管胶原性疾病的证据。

在过去的几年中,胸主动脉瘤患者总的生存率显著上升。直径4~5.9cm的胸主动脉瘤破裂的5年风险率约为16%,直径6cm以上的胸主动脉瘤破裂的风险率上升至31%。由于主动脉破裂唯一证实的危险因素为动脉瘤直径增大,因此主动脉瘤成像的主要目的是准确测量主动脉瘤的大小[45]。

MRI 表现

MRI可明确显示胸主动脉瘤和腹主动脉瘤及其特征。常规SE序列有助于显示主动脉壁和主动脉周围间隙的变化,并可最佳显示提示动脉瘤不稳定的动脉周围血肿和高信号血栓。动脉粥样硬化病变显示为血管壁增厚呈高信号和管壁不规则。矢状面图像可显示动脉瘤的部位和范围,并可避免部分容积效应的影响。利用脂肪抑制技术抑制外膜周围脂肪组织信号,可很容易地显示动脉瘤外壁,因而可准确测量其直径。MRI测量的可重复性好,确保了检测动脉瘤膨胀率的可靠性[49]。钆对比剂增强MRI T1WI和MRA对于术前诊断具有重要作用。对比增强三维 MRA可提供动脉瘤的范围及其与主动脉分支之间关系的正确局部解剖信息[11,14,16,18]。血管腔内流动血液的均一强化,有助于显示血栓。由于MRA对于主动脉分支狭窄的检出具有高度敏感性,因而不需行X线血管造影[54,55]。

继发于脊髓缺血的术后神经损伤,是降主动脉外

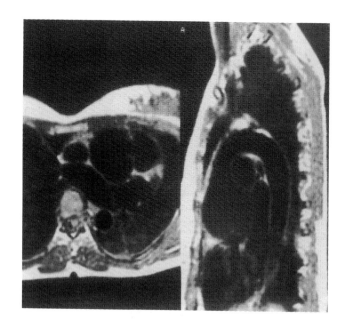

图23.16 Marfan综合征胸主动脉SE序列轴面和矢状面MRI图像。显示主动脉窦明显扩张。

科手术严重的、不可预测的并发症。由于脊髓动脉选择性血管造影耗时、困难并具有潜在的危险性，且术前较少评价Adamkiewicz动脉（椎动脉脊支）。有文献报道对比增强MRA可显示Adamkiewicz动脉，这对胸主动脉瘤外科修补计划的制订有重大意义[56]。

腹主动脉瘤

在50岁及以上人群中腹主动脉瘤的发病率为3%。与胸主动脉瘤一样，动脉粥样硬化被认为是腹主动脉瘤的最常见原因。动脉粥样硬化性动脉瘤发生的家族因素仍在研究中。该病的病因为多因素，包括遗传、环境和生理影响。高血压和吸烟均可加速正常组织老化如弹性纤维断裂、平滑肌数量减少和胶原纤维的改变。自60年代开始，对腹主动脉瘤的自然病史已进行了很多实验研究，但结论一直存在争议。体积较大的腹主动脉瘤是主动脉破裂的最危险因素，在非紧急的情况下，这一发现与决定是否采取治疗关系密切。Guirguis和Barber[57]在一组300例患者的研究中发现，小于4cm的动脉瘤破裂的6年累计发病率为1%，而4~5cm动脉瘤为2%。大于5cm的动脉瘤破裂的发生率则接近20%。

通常利用超声或CT诊断腹主动脉瘤，两者均能准确显示动脉瘤的大小及与肾动脉和髂动脉之间的关

系。很长时间以来，人们一直认为导管血管造影是术前评价的标准，其可详细地显示腹部血管和下肢血管，而这在螺旋CT上并不总能很好地显示。血管内介入治疗腹主动脉瘤要求更精确地显示解剖细节，这是操作成功的关键[58]。动脉瘤与肾动脉间的距离、是否累及髂动脉、动脉瘤颈部夹角或髂股动脉夹角，均对内支架植入术至关重要。

MRI表现

在MRI技术未改进前，MRI不能有效诊断腹主动脉瘤。反转恢复FSE序列成像速度快，不需使用心电门控，使得抑制血池信号的屏气T1WI成为可能，其轴面图像可很好地显示主动脉壁、附壁血栓和硬化斑块，冠状面图像可清楚显示动脉瘤的直径和纵向范围。SE序列T1WI和T2WI也可有效地检出主动脉壁和主动脉周围间隙的炎症性改变。炎性腹主动脉瘤是一种变异的动脉瘤，特征为主动脉壁增厚、主动脉周围纤维化和局部组织粘连，因手术死亡率较高，因此需要特殊的手术方法。SE序列图像上，炎性动脉瘤的主动脉周围"袖套"呈中等信号。静脉内注射对比剂后，主动脉周围袖套显著强化，因而可清楚区分腔内血栓、主动脉壁，以及包埋于炎性袖套内的邻近组织结构。对比增强MRA将最终取代导管血管造影用于术前评价腹主动脉瘤[59]。三维MRA可清楚显示腹主动脉的范围和形态。经表面重建后处理技术得到的三维图像，有助于制订手术和血管内治疗方案。靶区冠状面MIP图像可显示主动脉瘤和腹部血管的解剖及病理变化，以发现血管狭窄。由于MR对比剂无肾毒性，因此增强MRA可用于诊断和随访腹主动脉瘤。

主动脉创伤

创伤性主动脉破裂由外伤所致，病变自内膜扩展至外膜。在美国，创伤是死亡的第三位原因，是40岁以下人群的主要死亡原因。在致死性创伤性病变中，主动脉破裂仅次于头外伤。美国每年汽车交通事故死亡中的1/4（约8 000人）与主动脉破裂有关。气囊和安全带并不能阻止这种类型的损伤，估计道路交通事故统计学上主动脉创伤的发生率更高，尽管强制使用约束装置可保护受害者免受胸部和头部损伤，降

低了头部碰撞致死性损伤的发生率,但并不能阻止产生主动脉破裂的损伤机制。主动脉峡部易受快速减速力的损伤,而相对运动的胸主动脉则受动脉韧带的保护。临床资料显示,90%的主动脉破裂发生于主动脉峡部,损伤可累及邻近的无名动脉或主动脉瓣上方的升主动脉近段,也可见于降主动脉远端和腹主动脉肾动脉下节段。病变横向累及主动脉全周或部分,不同程度地穿透主动脉壁各层。无破裂的内膜出血是主动脉破裂的一个过程,在高分辨力的成像方法出现前还不被临床所认识。当出现主动脉破裂时,可从中膜延续至外膜,并伴有假性动脉瘤形成。无论何种病变类型,均可出现主动脉周围血肿。85%的完全破裂病例可引起立即死亡。如果外伤时主动脉未完全破裂,外膜及周围组织的血肿可维持主动脉壁的连续性,此时应用血管扩张剂和β受体阻滞剂类药物,可降低主动脉壁的压力和急性期破裂的危险。在治疗相关病变后,可实施延迟外科手术治疗[60]。最近的手术系列报道,相对于以前急诊外科手术高达20%～50%的死亡率,现在主动脉破裂的死亡率已降至0～10%。

影像学表现

尽管新的外科手术方式降低了临床上创伤性主动脉破裂患者的自发性死亡率,但必须认识到创伤性主动脉破裂是一种潜在的进展性病变。为此,有必要迅速和准确地作出诊断,以便使用药物控制动脉血压及实施延迟或急诊外科手术修补,从而降低其危险性。对胸部钝性创伤患者应常规行胸部X线检查,以筛查创伤性主动脉病变。在胸部X线表现阳性的基础上,目前可利用几种成像方法确诊或排除病变[61]。成像方法的选择必须考虑到患者的临床情况。主动脉血管造影的敏感性低,获得的信息有限,且具有潜在的操作危险性,特别是对于多发性创伤,不应作为首选。在血流动力学严重不稳定的情况下,TEE的优点是适用于不能中断心肺复苏和治疗过程的患者进行床旁检查。对于稳定的患者,理想的成像方法应能够提供主动脉壁以及外伤累及到的器官和组织的清晰图像。而常规CT难以显示轻微的主动脉损伤,这是由于在轴面CT图像上,小的内膜撕裂可因正常主动脉腔的容积效应而显示不清。螺旋CT的多平面重建和更好的对比增强,克服了这些局限性。螺旋CT明显

缩短了采集时间,并减少了运动伪影,提供高质量的图像,因此,具有很高的诊断价值。对于急性胸部钝伤和可疑主动脉病变,特别是多发病变患者,应首选螺旋CT检查。

MRI表现

MRI诊断急性主动脉病变的主要局限性是检查时间长和难以接近患者。快速MRI技术的发展已将检查时间缩短为几分钟,因此MRI甚至已可用于急危患者的检查。文献报道24例创伤性主动脉破裂患者MRI检查的应用价值,并与血管造影和CT进行了比较[62]。MRI诊断的准确性为100%,血管造影为84%(2例局部病变为假阴性),而CT为69%(2例假阴性和3例假阳性)。由于病变的出血成分在MRI表现为高信号,因而MRI有利于诊断外伤患者。SE序列矢状面图像(图23.17)可显示胸主动脉长轴,有助于鉴别局部撕裂(局限于前壁或后壁的撕裂)与主动脉全周撕裂。由于累及周缘的环形病变更可能破裂,因此,两者的鉴别具有十分重要的预后价值[63]。外膜周围血肿、胸膜和纵隔血性积液均应认为是病情不稳定的征象(图23.18)。创伤性主动脉破裂MRI检查时的扫描序列与其他主动脉病变的扫描序列相同,且不需增加扫描时间,应用较大视野的MRI即可综合评价胸部外伤,如肺挫伤和水肿、胸腔积液和肋骨骨折。MRI检查的无创性和可重复性,适用于择期外科手术患者胸部和主动脉病变的检查。

MRA虽可最佳显示主动脉病变及与主动脉弓上血管的关系(图23.19),但MRA并不能比SE序列MRI图像提供更多的诊断信息,且不能显示主动脉壁病变和主动脉周围血性积液。

主动脉炎

主动脉炎性疾病分为两类:非特异性即病因不明的主动脉炎(如Takayasu动脉炎、Behcet病、巨细胞性主动脉炎、Kawasaki病和强直性脊柱炎)和特异性主动脉炎,后者是已知病因的主动脉炎症性病变如梅毒性主动脉炎。已通过流行病学观察到非特异性主动脉炎存在种族差异,常见于亚洲国家和极少数高加索人群中,因此,遗传倾向假说获得支持。非特

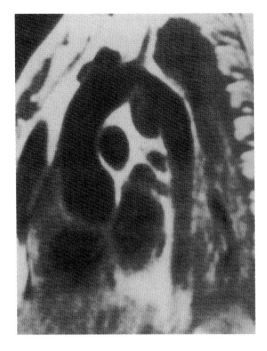

图23.17 急性创伤性主动脉病变的SE序列矢状面图像。主动脉壁部分撕裂导致憩室样动脉瘤。

异性主动脉炎组织学上最终引起主动脉壁显著不规则增厚和纤维性病变，导致主动脉狭窄（Takayasu动脉炎）、主动脉及其主要分支动脉瘤或主动脉根部扩张所致的主动脉瓣关闭不全。

影像学表现

由于病变早期的症状无特异性，主动脉炎的早期诊断常较为困难，而此时内科治疗可能更有效。常规血管造影主要显示晚期病变，如血管狭窄或局限性动脉瘤。螺旋CT可显示主动脉炎早期动脉壁的轻微改变，表现为炎性节段动脉壁强化。但螺旋CT增强扫描时血管腔内高密度对比剂可引起邻近主动脉壁的伪影，因而不适用于显示早期血管壁的强化改变。

MRI表现

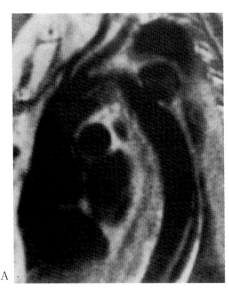
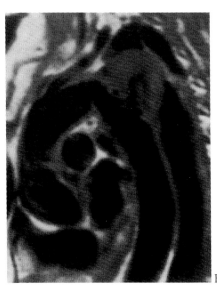

图23.18 不稳定创伤性主动脉病变的SE序列矢状面图像。图A：可见环形裂口的憩室样动脉瘤和主动脉周围的大血肿。图B：1周后，憩室样动脉瘤扩大。

SE序列图像可用于显示主动脉壁增厚。巨细胞性主动脉炎的主动脉壁表现为高信号，而中层由于纤维组织增生通常呈较低信号。对比增强SE序列T1WI和T2WI有助于诊断Takayasu动脉炎[64]，甚至对早期病变可提供有关病变活动性的重要信息。活动性炎症病变显示为主动脉壁不同程度的增厚和强化。Choe等[64]报道26例活动性Takayasu动脉炎患者，对比增强MRI、临床表现及实验室检查的符合率为88%；而慢性非活动期的特征是广泛无强化的血管周围纤维化。对于主动脉及其分支狭窄的诊断，MRA可取代有创性的X线血管造影，并可用于随访检查[65]。由于X线血管造影时在穿刺部位有并发假性动脉瘤的风险，因此，主动脉炎患者应尽量避免进行X线血管造影。MRI可通过显示病变主动脉壁的厚度是否变薄，来评价药物治疗的效果。已有很多文献报道，主动脉炎患者行外科手术后，因炎症复发可导致缝线裂开。因此有必要对主动脉炎患者术前和术后进行严格、长期的随访。

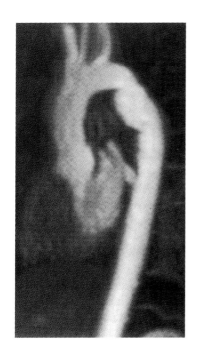

图23.19　创伤性主动脉病变患者的MRA。直观显示病变与主动脉弓之间的关系。

表23.3　主动脉弓畸形

主动脉走行或分支血管畸形
双主动脉弓
迷走右锁骨下动脉
迷走无名动脉动脉或左颈总动脉，可伴有或不伴有气管压迫
锁骨下窃血
动脉导管吊索
旋绕食管后主动脉弓
右位主动脉弓，伴有或不伴有食管后异位血管
主动脉长度、大小或连续性畸形
颈位主动脉弓
主动脉假性缩窄
主动脉发育不良
主动脉脉弓闭锁

主动脉先天性疾病

主动脉弓畸形

胎儿期6对主动脉弓参与形成2个背侧大动脉，主动脉囊形成降主动脉。成熟期某些主动脉弓消失，第3、第4和第6主动脉弓发育为成熟血管结构。主动脉弓畸形是由于正常情况下应保持通畅的胚胎期主动脉弓异常退化，或由于正常情况下应退化的结构持续开放（表23.3）所致[66]。

迷走右锁骨下动脉是一种最常见的血管畸形，占正常人群的0.5%。据报道发病率约为0.4%～2%，即约200个胎儿中有1例罹患。迷走右锁骨下动脉来自于左侧胚胎源性主动脉弓。在胚胎晚期，迷走右锁骨下动脉起源于降主动脉近端，走行于食管后形成一个完全的血管环。迷走右锁骨下动脉可增宽形成Kommerell憩室，代表胚胎右主动脉弓最远端。通常，迷走右锁骨下动脉不引起任何症状，常在MRI或CT胸部检查时偶然发现。有时随年龄增长，迷走右锁骨下动脉迂曲及扩张，可产生食管受压和食管梗阻[67]。

右位主动脉弓走行于气管右侧，向下走行于胸椎的右侧或左侧。可见于约0.1%的成年人。右位主动脉弓有两种类型：右位主动脉弓伴头臂动脉镜像分支和右位主动脉弓伴迷走左锁骨下动脉。迷走左锁骨下动脉起始部可局部扩张。两种类型常伴有其他先天性心脏畸形。通常，右位主动脉弓伴迷走左锁骨下动脉本身不引起任何症状，然而，如果动脉韧带位于左侧，右位主动脉弓、左颈总动脉、动脉韧带和食管后异位左锁骨下动脉构成血管环，即可引起症状。

双主动脉弓的特征为从同一支升主动脉同时发出左、右两支主动脉弓，两支主动脉弓在气管和食管两侧走行，向后汇合成降主动脉，后者位于脊柱右侧或左侧。两支主动脉弓内腔大小差异较大，通常左主动脉弓部分或全部闭锁。两支动脉弓在气管和食管周围形成血管环，因而常伴有相应的气管或食管受压的严重症状。

颈位主动脉弓为罕见畸形，在主动脉弓转折向下形成降主动脉之前，主动脉弓延伸至颈部软组织。主动脉弓高位异常时常导致气管受压，产生喘鸣、呼吸困难等症状。搏动性颈部肿块为本病的特征性表现。

MRI表现

MRI具有多平面、大视野成像能力，因而特别有助于诊断主动脉弓畸形。当怀疑主动脉弓畸形时，应系统观察每个层面的解剖结构。轴面SE序列图像可显示异常血管及与食管和气管的相互关系(图23.20)。此外，冠状面、矢状面及薄层图像可更好地显示异常

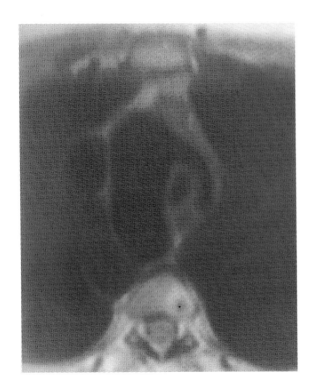

图 23.20 轴面 SE 序列图像。可见右位主动脉弓伴迷走左锁骨下动脉走行于气管和食管间。

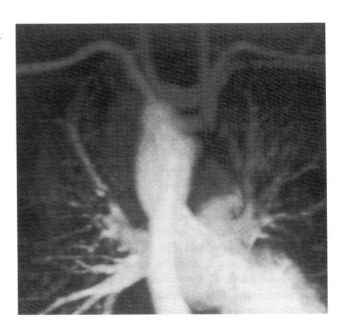

图 23.21 右位主动脉弓 MRA。迷走左锁骨下动脉起自于右位主动脉弓。

血管的起源。Kersting-Somerhoff 等[67A]研究了 16 例主动脉弓畸形患者，证实了 SE 序列 MRI 显示这些畸形的能力。目前，对比增强 MRA 可非侵袭性地以三维模式准确显示主动脉弓畸形和伴发血管畸形，因而是评价主动脉弓畸形的理想成像技术[68,69]（图 23.21）。MIP 和表面遮蔽后处理技术可重建三维图像，有助于显示纵隔的异常解剖，特别有助于外科手术方案的优化制订。由于 MRI 可同时显示畸形的主动脉弓和弓上血管以及受压的纵隔结构，因而联合应用 MRA 和 SE 序列 MRI，要优于外科手术前 X 线血管造影术。

主动脉缩窄

主动脉缩窄是一种常见的先天性畸形，是由于近动脉韧带的动脉后壁中膜异常褶皱，造成纤维隆起突入主动脉，进而导致梗阻性病变。狭窄节段可为局灶性（主动脉缩窄）、弥漫性（主动脉峡部发育不全）或完全性（主动脉弓闭锁）。

MRI 表现

矢状面 SE 序列图像可用于显示主动脉缩窄的形态特征。诊断和定性疾病的首要步骤是显示缩窄节段的范围和严重程度。矢状面图像很容易显示主动脉弓和弓上血管，并易于显示主动脉缩窄；轴位成像受部分容积效应的影响会低估主动脉缩窄的程度。通过测量峡部和膈上主动脉直径，可确定缩窄的形态学指标。可用峡部的直径或横断面积与腹主动脉相同参数的比率来表示缩窄程度。尽管测量解剖意义上的主动脉狭窄可以达到诊断缩窄的目的，但是否具有临床意义却取决于血流动力改变。电影 MRI 已应用于评价缩窄区的湍流，可通过流空信号的长度量化缩窄的严重程度。MRI 流速图通过测量缩窄平面的射流速度确定缩窄程度，也可提供更多的功能信息。此外，流速图可量化降主动脉流速和侧支循环流量[70]。侧支循环流量是缩窄程度的另一个重要参数，对手术方案的选择非常关键。三维 MRA 可在无任何部分容积效应及自旋去相位伪影的情况下显示缩窄的范围和严重程度（图 23.22）。三维 MRA 上也可显示侧支循环血管，提示缩窄的血流动力学严重程度，对于制订外科修补手术方案非常重要。

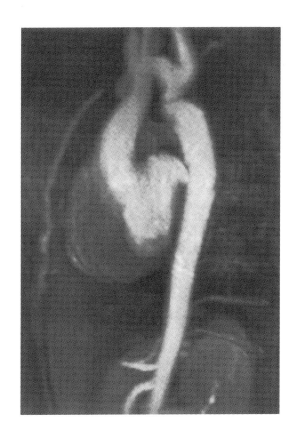

图 23.22　主动脉缩窄 MRA。较大的左锁骨下动脉下方主动脉峡部可见局限性狭窄。

术后表现

　　主动脉缩窄可有多种治疗方案,这取决于主动脉弓及缩窄的形态、患者年龄及临床状况。长期的临床经验表明,早期手术可以达到较好的治疗结果。最近,介入治疗及球囊成形术已被广泛使用,并得到了很好的效果,特别是对于轻、中度患者。高分辨力成像可精确地显示所需的解剖层面,对于介入治疗尤为重要,可降低并发症及术后再狭窄[71]。

　　残存缩窄及主动脉弓发育不良可引起术后高血压,这与手术方式有关,例如端端吻合的缩窄切除术。文献报道,合成补片主动脉成形术及锁骨下动脉补片主动脉成形术后,动脉瘤形成的风险增高。而且球囊成形术后发生再狭窄、主动脉夹层和假性动脉瘤也已有报道。因此,无论采用何种手术及何时修补,均应进行认真随访[72]。超声心动图已广泛应用于主动脉缩窄修补术后的评价。彩色多普勒可获得有关缩窄梯度压差的数据,有助于检出再狭窄,但由于透声窗的限制,难以评价主动脉弓的解剖,特别是成人主动脉弓。MRI 已长期应用于随访主动脉缩窄修复术后患

者,MRI 多平面常规 SE 序列即可很好地显示胸主动脉,并通过对比增强 MRA 获得额外诊断信息。MRA 可更好地显示主动脉弓和弯曲或扭曲走行的降主动脉近端,并可通过后处理技术显示术后并发症,如再缩窄、涤纶补片动脉瘤(图 23.23,图 23.24)、吻合口

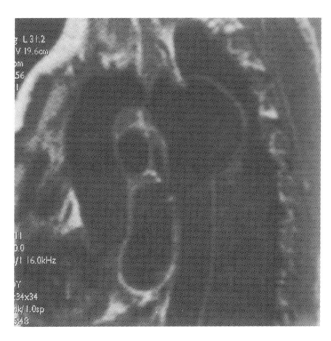

图 23.23　主动脉缩窄外科修复术后 SE 序列矢状面图像。显示一大的 Dacron 补片动脉瘤。

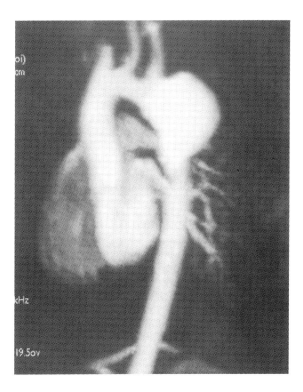

图 23.24　与图 23.23 同一患者的 MRA。显示动脉瘤恰位于左锁骨下动脉下方。

假性动脉瘤[73]。由于一些术后并发症可能无任何症状，通常推荐使用MRA评价外科修复术后的主动脉缩窄。

主动脉假性缩窄

假性缩窄是一种罕见的胸主动脉畸形，是第3~7周胚胎背侧节段未能正确融合成主动脉弓所致。导致主动脉弓和降主动脉的第一部分延长，被韧带固定后，产生异常扭结。尽管这种异常的弯曲和形态类似于主动脉缩窄，但扭结部位无梯度压差。患者通常无症状，偶尔可出现高血压。随年龄增长，湍流可引起进行性假性缩窄后扩张，且主动脉夹层动脉瘤也常见报道。

MRI能够识别假性缩窄，特别适用于辨别真、假性缩窄。SE序列轴面和矢状面图像上可显示异常扭曲。主动脉扭曲形态类似于主动脉缩窄，但无纤维隆起。MRA可显示主动脉弓延长和高位以及侧支血管缺失，轴面和矢状面重建图像上无明显狭窄是假性缩窄的主要特征。

主动脉窦瘤

主动脉窦瘤又称瓦氏窦瘤，是先天性动脉壁结构层畸形，其特征为内膜缺失。这种畸形通常累及一个主动脉窦，最常见于右冠状动脉窦。由于内膜弹性成分的缺失，主动脉窦呈不对称性扩张，甚至可见于新生儿。主动脉窦瘤无明显症状，文献报道，未疑诊本病的年轻患者动脉破裂的发病率较高。对于主动脉窦明显扩张的新生儿，鉴别诊断需包括Marfan综合征。SE序列MRI和MRA可显示主动脉异常[74]。主动脉窦异常扩张通常为非对称性，而Marfan综合征的主动脉窦异常扩张可累及主动脉根部。主动脉窦瘤破裂通常破入右心房，从而产生左向右分流，可在梯度回波序列图像上显示。对于未破裂的主动脉窦瘤，

外科治疗时机的标准尚未确立。不论动脉瘤绝对大小如何，动态观察其进行性扩大是外科修补的指征。

■ 动脉粥样硬化斑块的MRI

尸体解剖研究显示，胸主动脉内动脉粥样硬化斑块的数量与冠状动脉内动脉粥样硬化程度直接相关。胸主动脉粥样硬化强烈预示冠心病的发生，并高于常规的危险因素，同时，也标志着猝死、中风、内脏血栓栓塞的风险增加。TEE和快速CT降主动脉检查可用于预测心血管疾病。MRI为无创性成像技术，可在质子磁化特性的基础上显示动脉粥样硬化斑块的成分，并区分组织结构[75~77]。高分辨力MRI日益被用于评价血管壁和显示动脉粥样硬化病变的特征。不断提高的MRI技术和软件，使得MRI系统可获得微米级的空间分辨力，以及活体MRI显微镜成为可能。MRI具有极高的软组织对比，对于动脉粥样硬化斑块内组织成分的分辨能力是无可比拟的。可通过T1、T2和质子密度的改变辨别稳定和不稳定病变的成分[76]。斑块区内的脂质成分在T1WI和质子密度加权图像上呈高信号，在T2WI上呈低信号。斑块的纤维细胞成分在T1WI、T2WI和质子密度加权图像上均呈高信号。斑块内钙沉积在T1WI、T2WI和质子密度加权图像上均呈低信号。纤维帽和脂质核、机化血栓、新鲜血栓、钙化区和坏死区均可在活体和离体成像中显示，动脉粥样硬化病变可见于颈动脉、冠状动脉和胸主动脉。MRI可无创性地评价主动脉粥样硬化斑块厚度、范围和成分，可用于连续评价动脉粥样硬化斑块的预后和诱导性治疗后斑块的消退。

^{13}C MRS可提供脂质化学成分信息，可作为诊断动脉粥样硬化斑块进展的标志[78]。MRI血管内成像设备的出现，可通过提供成像线圈和血管壁间的近距离接近，进一步提高空间分辨力和磁场均匀性[79]。联合应用组织特性和MRS评价斑块特性具有极大的发展潜力，从而获得斑块形成和发展的新观点。

参考文献

[1] Urban BA, Bluemke DA, Johnson KM, et al. Imaging of thoracic aortic disease. *Cardiol Clin* 1999, 17: 659-682.

[2] Reddy GP, Higgins CB. MR imaging of the thoracic aorta. *Magn Reson Imaging Clin N Am* 2000, 8: 1-15.

[3] Stemerman DH, Krinsky GA, Lee VS, et al. Thoracic aorta: rapid black-blood MR imaging with half-Fourier rapid acquisition with relaxation enhancement with or without electrocardiographic triggering. *Radiology* 1992, 213: 185-191.

[4] Sakuma H, Bourne MW, O'Sullivan M. et al. Evaluation of thoracic aortic dissection using breath-holding cine MRI. *J Comput Assist Tomogr* 1996, 20: 45-50.

[5] Niezen RA, Doornbos J, van der Wall EE, et al. Measurement of aortic and pulmonary flow with MRI at rest and during physical exercise. *J Comput Assist Tomogr* 1998, 22: 194-201.

[6] Powell AJ, Maier SE, Chung T, et al. Phase-velocity cine magnetic resonance imaging measurement of pulsatile blood flow in children and young adults: *in vitro* and *in vivo* validation. *Pediatr Cardiol* 2000, 21: 104-110.

[7] Bogren HG, Buonocore MH. 4D magnetic resonance velocity mapping of blood flow patterns in the aorta in young vs. elderly normal subjects. *J Magn Reson Imaging* 1999, 10: 861-869.

[8] Hopkins KD, Leheman ED, Gosling RG. Aortic compliance measurements: a noninvasive indicator of atherosclerosis. *Lancet* 1994, 334: 1 447.

[9] Groenink M, de Roos A, Mulder BJM, et al. Changes in aortic distensibility and pulse wave velocity assessed with magnetic resonance imaging following beta-blocker therapy in the Marfan syndrome. *Am J Cardiol* 1998, 82: 203-208.

[10] Fattori R, Bacchi Reggiani L, et al. MRI evaluation of aortic elastic properties as early expression of Marfan syndrome. *J Cardiovasc Magn Reson* 2000, 4: 43-48.

[11] Debatin JF, Hany TF. MR-based assessment of vascular morphology and function. *Eur Radiol* 1998, 8: 528-539.

[12] Sodickson DK, McKenzie CA, Li W, et al. Contrast-enhanced 3D MR angiography with simulta-neous acquisition of spatial harmonics: a pilot study. *Radiology* 2000, 217: 284-289.

[13] Lee VS, Martin D J, Krinsky GA, et al. Gadolinium-enhanced MR angiography: artifacts and pitfalls. *AJR Am J Roentgenol* 2000, 175: 197-205.

[14] Neimatallah MA, Ho VB, Dong Q, et al. Gadolinium-enhanced 3D magnetic resonance angiography of the thoracic vessels. *J Magn Reson Imaging* 1999, 10: 758-770.

[15] Goyen M, Ruehm SG, Debatin JF. MR-angiography: the role of contrast agents. *Eur J Radiol* 2000, 34: 247-256.

[16] Prince MR, Narasimham DL, Jacoby WT, et al. Three dimensional gadolinium-enhanced MR angiography of the thoracic aorta. *AJR Am J Roentgenol* 1996, 166: 1 387-1 397.

[17] Krinsky G, Rofsky N, Flyer M, et al. Gadolinium-enhanced three dimensional MR angiography of acquired arch vessels disease. *AJR Am J Roentgenol* 1996, 167: 981-987.

[18] Krinsky G, Rofsky N, De Corato DR, et al. Thoracic aorta: comparison of gadolinium-enhanced three dimensional MR angiography with conventional MR imaging. *Radiology* 1997, 202: 183-193.

[19] Coady MA, Rizzo JA, Goldstein LJ, et al. Natural history, pathogenesis and etiology of thoracic aneurysms and dissection. *Cardiol Clin* 1999, 17: 615-633.

[20] Bansal RC, Krishnaswamy C, Ayala K, et al. Frequency and explanation of false negative diagnosis of aortic dissection by aortography and transesophageal echocardiography. *J Am Coll Cardiol* 1995, 25: 1 393-1 401.

[21] Spittel PC, Spittel JA, Joyce W, et al. Clinical features and differential diagnosis of aortic dissection: experience with 236 cases(1980 through 1990). *Mayo Clin Proc* 1993, 68: 642-651.

[22] Cigarroa JE, Isselbacher EM, De Sanctis RW, et al. Diagnostic imaging in the evaluation of suspected aortic dissection. Old standard and new direction. *N Engl J Med* 1993, 328: 35-43.

[23] Nienaber CA, Fattori R, Lund G, et al. Non-surgical reconstruction of thoracic aortic dissection by stent-graft placement. *N Engl J Med* 1999, 140: 1 338-1 345.

[24] Dake MD, Kato N, Mitchell RS, et al.

Endovascular stent-graft placement for the treatment of acute aortic dissection.*N Engl J Med* 1999, 140: 1 546-1 552.

[25] Nitatori T, Yokoyama K, Hachiya J, et al. Fast dynamic MRI of aortic dissection: flow assessment by subsecondal imaging.*Radiat Med* 1999, 17: 9-14.

[26] Chang JM, Friese K, Caputo GR, et al.MR measurement of blood flow in the true and false channel in chronic aortic dissection.*J Comput Assist Tomogr* 1991, 15: 418-423.

[27] Bogaert J, Meyns B, Rademakers FE, et al. Follow-up of aortic dissection: contribution of MR angiography for evaluation of the abdominal aorta and its branches.*Eur Radiol* 1997, 7: 695-702.

[28] Nienaber CA, von Kodolitsch Y, Nikolas V, et al.The diagnosis of thoracic aortic dissection by noninvasive imaging procedures.*N Engl J Med* 1993, 328: 1-9.

[29] Sommer T, Fehske W, Holzknecht, et al.Aortic dissection: a comparative study of diagnosis with spiral CT,multiplanar transesophageal echocardiography and MR imaging.*Radiology* 1996, 199: 347-352.

[30] Fisher U, Vossherich R, Kopka L, et al.Dissection of the thoracic aorta : pre-and postoperative findings of turbo-FLASH MR images in the plane of the aortic arch.*AJR Am J Roentgenol* 1994, 163: 1 069-1 072.

[31] Hagan PG, Nienaber CA, Isselbacher EM, et al.The International Registry of Acute Aortic Dissection (IRAD): new insight into an old disease.*JAMA* 2000, 283: 897-903.

[32] Krukemberg E.Beitrage zur Frage des Aneurysma dissecans.*Beitr Pathol Anat Allg Pathol* 1920, 67: 329-351.

[33] Fattori R, Bertaccini P, Celletti F, et al.Intramural posttraumatic hematoma of the ascending aorta in a patient with a double aortic arch.*Eur Radiol* 1997, 7: 51-53.

[34] Nienaber CA, von Kodolitsch Y, Petersen B, et al.Intramural hemorrhage of the thoracic aorta.Diagnostic and therapeutic implications.*Circulation* 1995, 92: 1 465-1 472.

[35] Coady MA, Rizzo JA.Elefteriades JA.Pathological variants of thoracic aortic dissection.Penetrating aortic ulcers and intramural hematomas.*Cardiol Clin* 1999, 17: 637-657.

[35A] Yamada T, Takamiya M, Naito H, et al. Diagnosis of aortic dissection without intimal rupture by x-ray computed tomography.*Nippon Acta Radiol* 1985, 45: 699-710.

[36] Keren A, Kim CB, Hu BS, et al.Accuracy of multiplane transesophageal echocardiography in diagnosis of typical acute aortic dissection and intramural hematoma. *J Am Coll Cardiol* 1996, 28: 627-636.

[37] Moore A, Oh J, Bruckman D, et al.Transesophageal echocardiography in the diagnosis and management of aortic dissection.An analysis of data from the International Registry of Aortic Dissection (IRAD).*J Am Coll Cardiol* 1999, 33-2 (A): 470A.

[38] Murray JG, Manisali M, Flamm SD, et al. Intramural hematoma of the thoracic aorta: MR imaging findings and their prognostic implications.*Radiology* 1997, 204: 349-355.

[38A] Shennan T.Dissecting aneurisms.*Medical Research Council Special Report* Series no.193: 1 934.

[39] Movsowitz HD, Lampert C, Jacobs LE, et al. Penetrating atherosclerotic aortic ulcers.*Am Heart J* 1994, 128: 1 210-1 217.

[40] Hayashi H, Matsuoka Y, Sakamoto I, et al. Penetrating atherosclerotic ulcer of the aorta: imaging features and disease concept.*Radiographics* 2000, 20: 995-1 005.

[41] Yucel EK, Steinberg FL, Egglin TK, et al. Penetrating atherosclerotic ulcers: diagnosis with MR imaging.*Radiology* 1990, 177: 779-781.

[42] Fann JI, Smith JA, Miller CD, et al.Surgical management of aortic dissection during a 30 years period. *Circulation* 1995, 92 (Suppl Ⅱ): 110-121.

[43] Svensson LG, Crawford SE.Statistical analyses of operative results.In: *Cardiovascular and vascular disease of the aorta*.Philadelphia: WB Saunders, 1997: 432-455.

[44] Heinemann M, Laas J, Karck M, et al.Thoracic aortic aneurysms after acute type A aortic dissection: necessity for follow-up.*Ann Thorac Surg* 1990, 49: 580-584.

[45] Bonser RS, Pagano D, Lewis ME, et al.Clinical and pathoanatomical factors affecting expansion of thoracic aortic aneurysms.*Heart* 2000, 84: 277-283.

[46] Fattori R, Bacchi Reggiani ML, Bertaccini P, et al.Evolution of aortic dissection after surgical repair. *Am J Cardiol* 2000, 86: 868-872.

[47] Moore NR, Parry AJ, Trottman-Dickenson B, et al.Fate of the native aorta after repair of acute type A

dissection: a magnetic resonance imaging study. *Heart* 1996, 75: 62-66.

[48] Mesana TG, Caus T, Gaubert J, et al. Late complications after prosthetic replacement of the ascending aorta: what did we learn from routine magnetic resonance imaging follow-up? *Eur J Cardiothorac Surg* 2000, 18: 313-320.

[49] Kawamoto S, Bluemke DA, Traill TA, et al. Thoracoabdominal aorta in Marfan syndrome: MR imaging findings of progression of vasculopathy after surgical repair. *Radiology* 1997, 203: 727-732.

[50] Gaubert J, Moulin G, Mesana T, et al. Type A dissection of the thoracic aorta. Use of MR imaging for long-term follow-up. *Radiology* 1995, 196: 363-369.

[51] Loubeyre P, Delignette A, Boneloy L, et al. MRI evaluation of the ascending aorta after graft-inclusion surgery: comparison between an ultra-fast contrast-enhanced MR sequence and conventional cine-MRI. *J Magn Reson Imaging* 1996, 6: 478-483.

[52] Fattori R, Descovich B, Bertaccini P, et al. Composite graft replacement of the ascending aorta: leakage detection with gadolinium-enhanced MR imaging. *Radiology* 1999, 212: 573-577.

[53] Clouse WD, Hallett JW, Shaff HV, et al. Improved prognosis of thoracic aortic aneurysm: a population based study. *JAMA* 1998, 280: 1 926-1 929.

[54] Weishaupt D, Ruhm SG, Binkert CA, et al. Equilibriumphase MR angiography of the aortoiliac and renal arteries using a blood pool contrast agent. *AJR Am J Roentgenol* 2000, 175: 189-195.

[55] Holland AE, Barentsz JO, Skotnicki S, et al. Preoperative MRA assessment of the coronary arteries in an ascending aortic aneurysm. *J Magn Reson Imaging* 2000, 11: 324-326.

[56] Yamada N, Okita Y, Minatoya K, et al. Preoperative demonstration of the Adamkiewicz artery by magnetic resonance angiography in patients with descending or thoracoabdominal aortic aneurysms. *Eur J Cardiothorac Surg* 2000, 18: 104-111.

[57] Guirguis EM, Barber GG. The natural history of abdominal aortic aneurysm. *Am J Surg* 1991, 162: 481-483.

[58] Hilfiker PR, Quick HH. Pfammatter T, et al. Three-dimensional MR angiography of a nitinol-based abdominal aortic stent graft: assessment of heating and imaging characteristics. *Eur Radiol* 1999, 9: 1 775-1 780.

[59] Grist TM. MRA of the abdominal aorta and lower extremities. *J Magn Reson Imaging* 2000, 11: 32-43.

[60] Pate JW, Fabian TC, Walker W. Traumatic rupture of the aortic isthmus: an emergency? *World J Surg* 1995, 19: 119-126.

[61] Mirvis SE, Shanmuganathan K. MR imaging of thoracic trauma. *Magn Reson Imaging Clin N Am* 2000, 8: 91-104.

[62] Fattori R, Celletti F, Bertaccini P, et al. Delayed surgery of traumatic aortic rupture: role of magnetic resonance imaging. *Circulation* 1996, 94: 2 865-2 870.

[63] Fattori R, Celletti F, Descovich B, et al. Evolution of post traumatic aneurysm in the subacute phase: magnetic resonance imaging follow-up as a support of the surgical timing. *Eur J Cardiothorac Surg* 1998, 13: 582-587.

[64] Choe YH, Kim DK, Koh EM, et al. Takayasu arteritis: diagnosis with MR imaging and MR angiography in acute and chronic active stages. *J Magn Reson Imaging* 1999, 10: 751-757.

[65] Berkmen T. MR angiography of aneurysms in Behçet disease: a report of four cases. *J Comput Assist Tomogr* 1998, 22: 202-206.

[66] Thiene G, Frescura C. Etiology and pathology of aortic arch malformations. In: Nienaber CA, Fattori R, eds. *Diagnosis and treatment of aortic diseases*. New York: Kluwer Academic Publisher, 1999: 225-269.

[67] Bakker DA, Berger RM, Witsenburg M, et al. Vascular rings: a rare cause of common respiratory symptoms. *Acta Paediatr* 1999, 88: 947-952.

[67A] Kersting-Somerhoff BA, Sechtem V, Fisher MR, Higgins CB. MR Imaging of congenital anomalies of the aortic arch. *AJR AM J Roentgenol* 1987, 149: 9.

[68] Delabrousse E, Kastler B, Bernard Y, et al. MR diagnosis of acongenital abnormality of the thoracic aorta with an aneurysm of the right subclavian artery presenting as a Horner's syndrome in an adult. *Eur Radiol* 2000, 10: 650-652.

[69] Carpenter JP, Holland GA, Golden MA, et al. Magnetic resonance angiography of the aortic arch. *J Vasc Surg* 1997, 25: 145-151.

[70] Julsrud PR, Breen JF, Felmlee JP, et al. Coarctation of the aorta: collateral flow assessment with phase-contrast MR angiography. *AJR Am J Roentgenol* 1997, 169: 1 735-1 742.

[71] Paddon AJ, Nicholson AA, Ettles DF, et al. Long-term follow-up of percutaneous balloon angioplasty in adult aortic coarctation. *Cardiovasc Intervent Radiol* 2000, 23: 364-367.

[72] Therrien J, Thorne SA, Wright A, et al. Repaired coarctation: a "cost-effective" approach to identify complications in adults. *J Am Coll Cardiol* 2000, 35: 997-1 002.

[73] Bogaert J, Kuzo R, Dymor Kovski S, et al. Follow-up of patients with previous treatment for coarctation of the thoracic aorta: comparison between contrast-enhanced MR angiography and fast spin-echo MR imaging. *Eur Radiol* 2000, 10: 1 047-1 054.

[74] Baur LH, Vliegen HW, van der Wall EE, et al. Imaging of an aneurysm of the sinus of Valsalva with transesophageal echocardiography, contrast angiography and MRI. *Int J Card Imaging* 2000, 16: 35-41.

[75] Fayad ZA, Fallon JT, Shinnar M, et al. Noninvasive *in vivo* high-resolution magnetic resonance imaging of atherosclerotic plaque in genetically engineered mice. *Circulation* 1998, 98: 1 541-1 547.

[76] Fayad ZA, Nahar T, Fallon JT, et al. *In vivo* magnetic resonance evaluation of atherosclerotic plaques in the human thoracic aorta: a comparison with transesophageal echocardiography. *Circulation* 2000, 101: 2 503-2 509.

[77] Worthley SG, Helft G, Fuster V, et al. Serial *in vivo* MRI documents arterial remodeling in experimental atherosclerosis. *Circulation* 2000, 101: 586-589.

[78] Toussaint J, Southern JF, Fuster V, et al. ^{13}C-NMR spectroscopy of human atherosclerotic lesions. Relation between fatty acid saturation, cholesteryl ester content and luminal obstruction. *Circulation* 1994, 14: 1 951-1 957.

[79] Zimmermann-Paul GG, Quick HH, Vogt P, et al. High-resolution intravascular magnetic resonance imaging. Monitoring of plaque formation in heritable hyperlipidemic rabbits. *Circulation* 1999, 99: 1 054-1 061.

第24章　　腹主动脉、肾动脉和肠系膜动脉MRA

QIAN DONG

SHALINI G. CHABRA

MARTIN R. PRINCE

　　MRI心血管检查最早和最简单的应用即为腹主动脉成像。由于腹主动脉体积相对较大且受心脏运动影响相对小，因而是最早用于人体成像的动脉之一。对于腹主动脉瘤这一常见疾病，冠状面与轴面SE序列黑血技术可以很好地显示其大小和范围。腹主动脉血流缓慢引起的不完全流空现象，常见于老年患者或主动脉病变患者。使用较长TE（如20~30ms）或使用预脉冲消除血流信号，可得到较好的黑血图像[1]，然而黑血MRI分辨力和信噪比（SNR）均相对较低，难以显示血管腔内细微结构或主动脉分支血管。

　　亮血技术可获得较高的信噪比和分辨力。最基本的亮血技术为二维时间飞跃（TOF）技术，其可在轴面或冠状面对腹主动脉成像。由于平面内饱和现象的存在，难以进行矢状面二维TOF。对于血流较快的患者，三维TOF或三维相位对比（PC）技术可显示主动脉分支血管。对于血流较慢的患者，包括老年人、动脉瘤、充血性心力衰竭或动脉硬化患者，钆对比增强MRA是全面优质评价腹主动脉及其分支动脉的亮血技术。

■ 腹主动脉瘤

　　依据治疗的需要，主动脉瘤可分为两类：一类是需随访测量其增长情况的；另一类是已达到需手术

治疗的某一界点，必需详尽地显示其腔内解剖，以用于手术修复或支架植入[2~16]。冠状面和轴面黑血MRI如SE序列T1WI，足以用来测定主动脉直径。但在术前计划中，为选择支架大小和进行定位，则需行钆对比增强冠状面三维MRA和轴面二维TOF MRA，连续3mm或4mm间隔，1mm重叠扫描。呼吸指令相位编码（ROPE）对比增强轴面二维TOF MRA可最大限度地消除呼吸运动伪影。三维PC MRA在腹腔动脉、肠系膜上动脉和肾动脉中的应用更为广泛，特别是当这些动脉在三维对比增强MRA上显示不理想时更需要三维PC MRA。

　　通过分析图像确定动脉瘤上方腹腔动脉和肾动脉水平的主动脉直径以及动脉瘤最大直径；同时也必须确定髂总动脉和股动脉的直径。另外尚需测量两侧肾动脉与动脉瘤起始部之间的距离、动脉瘤长度和动脉瘤末端在主动脉或髂动脉中的确切位置。

　　MRA可显示支架植入后动脉瘤直径的变化，并可显示镍钛或其他非铁磁性合金支架内瘘口的存在。理想状态下，支架植入后动脉瘤直径应缩小，至少不应进一步增大。此外，钆对比增强延迟图像上不应发生支架外动脉瘤囊壁强化。为最大限度检测出微小瘘口，可将对比剂注入前的图像从对比剂注入后的图像中减影，以消除背景信号。

肾动脉 MRA

　　MRA 可准确评价疑似肾动脉狭窄的患者，且不需使用肾毒性对比剂，无电离辐射，避免了动脉导管术及相关危险。MRA 除可显示肾动脉狭窄外，还可显示血管解剖，评价肾血管旁路移植、肾移植吻合情况以及显示肾肿瘤时的血管受侵，从而有利于肾血管重建手术方案的制订。如果支架为铂、镍钛或其他非铁磁合金材料，MRA 还可显示支架植入后的肾动脉。多种技术可提供相关的补充信息，如肾形态、动脉解剖、血流和肾分泌功能。本章阐述了最常用的技术，重点介绍三维对比增强 MRA 和其他多种技术的联合应用，以获得肾动脉 MRA 的综合评价。

　　肾血管狭窄早期，狭窄为局限性且狭窄程度低于 50% 时，则血流动力学改变不明显，此时疏通肾动脉并不能为患者带来益处。如果狭窄超过管腔直径的 70%，则肾血流减少导致肾缺血，受肾素—血管紧张素调节，出现血压升高，随着病程延长，狭窄进展加重导致血管闭塞。此外，控制严重肾动脉狭窄患者的血压，可降低肾灌注和功能，加速肾单位的丢失。如果高血压得不到有效控制，虽然缺血肾脏受到的损伤会相对减轻，但对侧的正常肾脏可发展为高血压肾病，全身其他组织也将受到高血压的损害。及时的血管重建几乎可完全恢复肾功能。如果慢性闭塞任其发展，则可发生肾单元受损和肾萎缩，直至肾功能无法恢复。因此，早期诊断肾动脉狭窄对于预防永久性肾损害十分重要。

　　高血压及其导致的肾功能衰竭的严重危害性，一直被公众所关注[17]，这促使人们寻找一种安全的、非创伤性的、费用相对低廉的方法来诊断肾动脉狭窄。在最近的 Meta 分析中，以常规血管造影术为"金标准"比较后发现[18]，钆对比增强 MRA 较超声及开博通肾功能显像（captopril renography）更为准确，对于肾动脉主干的显示可与 CT 血管造影相媲美。MRA 诊断肾动脉主干狭窄时，受试者特征（receiver operating curve）曲线下面积为 0.99，准确率非常高。因此，MRA 是诊断肾动脉狭窄的一种安全准确的方法。

　　过去，由于碘对比剂和动脉插管的潜在危险，常规肾动脉造影诊断肾动脉狭窄的应用仅局限于临床上高度怀疑的患者。适应证为儿童和青少年高血压、难

治性高血压、初发或近期恶化的高血压、血管紧张素—转化酶抑制剂引起的肾衰以及外围血管病。对比增强 MRA 简单、安全、价格较低且准确性高[18~22]，可用于更多肾动脉狭窄患者检查。

　　最近的研究发现，以常规 X 线血管造影作为参照标准，大剂量钆对比增强肾动脉 MRA 检出肾动脉狭窄的灵敏性和特异性均在 90% 以上。然而，这些研究以高度简化的分类为基础，肾动脉狭窄通常被划分为以下几级：0、≤50%、≥50% 和≥75%。即使是目前最先进的 MRI 扫描仪，最大空间分辨力也仅约为 1mm³，仍明显低于 X 线血管造影的空间分辨力。因此，三维钆对比增强 MRA 常高估狭窄的形态级别，尤其是高度狭窄。

　　由于 MRA 空间分辨力有限，因而除了形态学分级外，还应评价狭窄的血流动力学和功能[23~27]。临床医师需要了解的是肾动脉狭窄是否出现血流动力学的明显改变，然后才能判断患者是否能从肾血管重建中获益。多种不同 MRI 序列获得的功能信息，有助于确定血流动力学上的明显狭窄。具有血流动力学改变的明显狭窄，在三维 PC 成像上显示自旋去相位，在电影 PC 上显示血流速度曲线下降和收缩峰值延迟，其他功能信息包括肾脏大小、强化程度、分泌功能和皮髓质差别消失。虽然多种 MRI 序列可提供诊断肾动脉狭窄的功能数据，但要求必须在技术上和临床上都可行的综合性 MRI 检查，且可标准化、可重复性分析。标准化必须应用于图像数据的获得、重建、分析和解读[27]。对比增强可在单次对比剂注射后获得单次三维数据，从而重建出大量三维投影图像，以获得多方位的和最佳的双侧肾动脉图像[28~33]。与常规数字减影血管造影相比，对比增强 MRA 具有 MRA 本身固有的优越性。

推荐使用的 MRA 技术

　　包括 TOF 法和 PC 法在内的多种以血流为基础的 MRA 技术，已用于肾动脉和肾静脉成像[34~49]（表 24.1）。然而，这些技术也存在一定的局限性，包括狭窄部位的湍流所致的信号丢失[30, 50, 51]、平面内饱和[51]、不能显示远端肾动脉和副肾动脉等小血管，以及心脏病、主动脉瘤或老年患者血流缓慢造成的图像质量下降等。大剂量钆对比剂增强 MRA 和高分辨力

三维毁损梯度回波序列则无以上局限性[50~58]。钆对比剂较为安全，即使是大剂量，也可用于肾功能衰竭患者[59]。三维钆对比剂增强MRA可在约15～30s的一次屏气时间内，显示肾动脉以及整个腹主动脉、髂动脉和肠系膜动脉。可在静脉期和平衡期重复检查以显示肾静脉和下腔静脉（IVC），延迟期可以显示双侧肾脏的分泌功能。

必须指出的是，仅通过钆对比增强三维MRA显示动脉管腔的形态，难以对肾动脉狭窄的疑似病例作出全面评价。为确定患者是否可得益于肾血管重建术，有必要评价任何狭窄肾动脉的血流动力学。推荐用于评价肾动脉狭窄血流动力学的MRI技术包括：①二维电影 PC 测量肾血流量[24]。②三维PC显示具有血流动力学意义狭窄部位的湍流所致的去相位[25,60]。③评价两肾增强时间的不对称性[61]。④评价钆对比

剂的排泄差异[22]。⑤在MRI测量肾动脉血流的基础上，评价血管紧张素—转化酶抑制剂的作用[62]或者钆对比剂的廓清率[63]。由于很多技术需要可靠的心电门控和复杂的后处理，因而难以实施，但三维PC脉冲序列应用广泛，易于实施，无需心电门控，且后处理技术简单。此外，大剂量钆对比剂注射后，可显著改善三维 PC MRA 的图像质量，因此，三维PC MRA可作为钆对比增强三维 MRA的一种极好的补充序列。

进行一次MRI检查时，应设计一种综合的成像方法，以取得肾动脉狭窄的动脉成像和血流动力学特征（表24.2）。通常情况下，1.5T成像系统需配备高性能梯度和控制钆对比剂团注时间的设备。尽管技术人员无需监控就可采集图像，但诊断医师应进行图像后处理以保证准确的诊断，特别是对于质量较差的图像。

表 24.1 时间飞跃和相位对比技术肾动脉 MRA 的准确性比较

研究者和参考文献序号	年份	患者数	MRA 技术	敏感性 ％	特异性 ％
Kim 等[34]	1990	25	2D TOF	100	90
Kent 等[36]	1991	23	2D TOF	100	94
Debatin 等[35]a	1991	33	2D PC	80	91
			2D TOF	53	97
Gedroyc 等[37]	1992	50	3D PC	83	95
Grist 等[38]	1993	35	3D PC+2D TOF	89	95
Yucel 等[39]	1993	16	2D+3D TOF	100	93
Servois 等[42]	1994	21	2D TOF	70	78
Hertz 等[40]	1994	16	2D TOF	91	94
Loubeyre 等[41]	1994	53	3D TOF	100	76
De Cobelli 等[82]	2000	50	3D PC	94	94
Silverman 等[47]	1996	37	Cine PC	100	93
De Haan 等[45]	1996	38	3D PC	93	95
Loubeyre 等[46]	1996	46	3D TOF+3D PC	100	90
Schoenberg 等[24]	1997	23	2D PC flow	100	93
Duda 等[48]	1997	22	2D TOF	73	47
			3D PC	78	76
Hahn 等[83]	1999	32	3D PC	93	81
Westenberg 等[84]	1999	17	3D PC-PSL	相关系数为 0.90	
Nelson 等[85]	1999	5	3D TOF	71	95
Lee 等[62]a	2000	35	Cine PC	50	78
			+ACE	67	84

a 同一个患者应用两种不同的 MRA 技术。

TOF：时间飞跃；PC：相位对比；2D：二维；3D：三维；PSL：狭窄后信号丢失；ACE：血管紧张素转化酶。

表 24.2　肾动脉 MRA 参数

参数	自旋回波序列	SSFSE 序列	轴面 T2WI	3D Gd MRA	3D PC MRA	3D Gd 延迟 MRA*
切面	矢状面	矢状面	轴面	冠状面	轴面	冠状面
TE	最小值	180	102	最小值	5～10	最小值
TR	275	∝	2,920	5	18	5
翻转角	—	—	—	45	35	45
带宽	15.6	31.25	16	62	16	62
频率编码	256	256	256	512	256	512
相位编码	192	256	256	192(128～256)	192	192
均数	2	1	3	1(0.5～1)	1	1
FOV	40(32～48)	40(32～48)	32(26～44)	34(30～44)	2.5(2～3)	3(2.6～3)
层厚	10	9	8(8～12)	2.6(2～4)	2.5(2～3)	3(2.6～3)
层间隔	隔行扫描	0	2(2～3)	—	0	0
层数	20	24	18	30(28～44)	28(28～60)	32(30～36)
扫描时间（分：秒）	3:59	0:56	4:46	0:30	7:23	35

　* 如果观察不到钆对比剂的排泄，则在钆对比剂注射后延迟 10min 扫描。给予 10～20mg 速尿，并重复扫描。
　SSFSE：单次激发快速自旋回波；3D：三维；PC：相位对比；Gd：钆对比剂；TE：回波时间；TR：重复时间；FOV：视野。

患者准备

　　对于呼吸急促的患者，吸氧可帮助其在对比增强三维 MRA 的整个采集过程中屏气[64]。对于较瘦的患者，尽管接近 Torso 线圈或相控阵体线圈的组织较亮并出现近磁场伪影，但这些线圈仍有助于获得较高 SNR 的图像。在患者和线圈之间放置 1～2cm 的泡沫材料，可减少近磁场伪影。体线圈适用于肥胖患者，并可获得大视野(FOV)的均匀信号。MRI 扫描前，可在胸廓下缘沿腋线放置标志，有助于定位双侧肾脏。

定位

　　包括 SE 序列 T1WI 或 HASTE（半傅立叶采集单次激发快速自旋回波）技术在内的黑血成像序列，可产生黑血效应，有助于同时定位动脉和器官（图 24.1A）。尽管单次激发快速自旋回波（SSFSE）不需屏气，但仍推荐采用屏气采集（图 24.1B）。作者推荐应用矢状面黑血图像定位。同样地，也可在轴面上采集快速二维 TOF 亮血图像定位。

轴面 T2WI

　　应用轴面 FSE 序列脂肪饱和 T2WI 可覆盖双肾全长，有助于显示肿物，并可鉴别单纯肾囊肿与疑为恶性肿瘤的复杂病变。使用充分的平均值和重复时间可使该序列至少持续 4～5min，以便有足够的时间建立更复杂的三维钆对比增强 MRA 序列（详见下文）。

三维钆对比增强 MRA

　　使用冠状面三维毁损梯度回波容积技术可包括整个腹主动脉、肾动脉和髂动脉。在选择具体参数时，重要的是要认识到三维钆对比增强 MRA 的采集应越快越好。快速扫描可在比较短的扫描时间内注射同等剂量的钆对比剂。较快的注射速度可使动脉中的钆对比剂获得较高的浓聚，从而在 MRA 上获得较高的信噪比。快速扫描也有助于减少运动伪影并使患者易于屏气。为了获得快速扫描，可使用尽可能短的 TR、TE 以及仅覆盖动脉解剖并具有足够的分辨力的较少层面。但应避免使用较大的带宽，这是由于尽管增大带宽可缩短扫描时间，但信噪比降低。并且，在低于30s的扫描时间内团注对比剂较为困难，但扫描时间在40s以上的则相对容易。

有必要将TE缩短至3ms以内，从而避免过多的自旋去相位，尤其是狭窄远端的湍流。由于脂肪是最明亮的背景组织，选择能使脂肪和水去相位的TE（1.5T约2.5ms）将有助于抑制脂肪信号，但有可能在脂肪和器官的界面产生伪影。在钆对比剂注射前，采集用于数字减影的三维数据，可减少背景组织信号。

理论上讲，在一定的TR和预期的钆血液浓度基础上，应调整翻转角以获得最佳的T1对比；然而，作者在实践中发现，三维钆对比增强MRA并不特别依赖于翻转角，30°～45°的翻转角几乎适用于所有病例。应用较长TR和较大剂量钆对比剂时，需增大翻转角；应用较短TR和较少剂量钆对比剂时，需减小翻转角。

当应用三维毁损梯度回波容积成像时，首先要估计患者可承受的屏气时间。然后，调整扫描范围、层厚和相位编码步阶数，以使采集的图像可包括主动脉

和肾动脉，并且应在患者屏气时间内完成采集，因而有必要正确估计患者的屏气能力[65]。通常，老年人、吸烟者和心肺疾病患者至多可屏气20～25s，而年轻人、不吸烟者和无心肺疾病者可屏气30～40s或更长时间。调整层厚、层数和相位编码步阶数，确保采集时间足够短，以使患者在整个扫描过程中屏气。如果患者呼吸十分急促，根本不能屏气，最好将扫描调整至1min内，并让患者自由呼吸。

成像容积自腹主动脉前方至肾脏中部后方，层厚2～3mm（图24.1A）。在层面方向上进行1/2零填充可成倍地增加层数。容积成像上界为腹腔干上方2～3cm。使用几乎和患者身体同样大的视野（FOV），可避免包绕伪影。通常使用30～36cm的FOV已足够，并可包括下方的髂动脉。同时，可用垫子抬高患者手臂，有助于将手臂置于静电屏蔽之外，或将手臂举过胸部或头部以避免手臂包绕于成像容积内。

钆对比剂团注的时间至关重要。肾动脉强化的峰值时间必须与k-空间中心的数据采集同步。这可通过钆对比剂—探测脉冲序列如美国GE公司的SmartPrep或德国Siemens公司的CARE或团注试

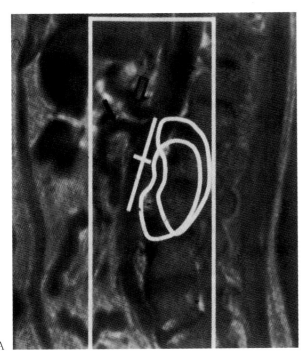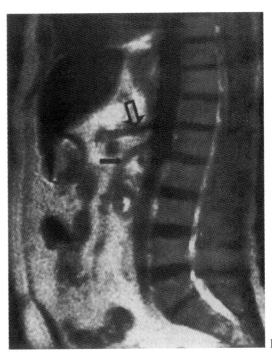

图24.1 矢状面SE序列T1WI（图A）或单次激发快速自旋回波定位像（图B）。图B中可见腹腔动脉的起始部（开放箭头）和肠系膜上动脉（实心箭头）及腹主动脉。图A中的方框为钆对比增强MRA扫描的三维容积范围，包括腹主动脉和肾脏（白色肾轮廓线）。自动触发追踪开始于肠系膜上动脉水平的腹主动脉。（本图片经允许摘自Dong Q, Schoenberg SO, Carlos RC, et al. Diagnosis of renal vascular disease with MR angiography. *Radiographics* 1999, 19: 1 540）

验来实现[66~68]。也可根据患者年龄和心血管状况，凭经验来决定团注时间。通常，对大多数患者来说，应用连续相位编码和40~50s的扫描，从开始注射对比剂到开始扫描之间的延迟时间为10s。如果未行团注对比剂试验或钆对比剂—检测脉冲序列，时间较短的扫描则很难保持扫描时间的准确性。

钆对比剂的剂量也是决定图像质量的重要决定因素之一。通常，剂量越大，图像质量越好。作者所在的研究单位采用简化手动注射的标准模式，30~40ml的对比剂，注射速度为2ml/s，可适用于大多数患者。对比剂注入后，必须用至少20ml的生理盐水冲洗静脉注射管和静脉，以保证全部剂量钆对比剂的注入并促进静脉快速回流。使用能自动转换的标准化静脉注射管，可以在对比剂注射和生理盐水冲洗之间迅速切换如Smart Set（Top Spins，密歇根州安阿伯密市）。

为进一步描述肾功能，需评价对比剂通过肾脏的速度。这需在三次单独的屏气过程中重复多次采集动脉期、静脉期和平衡期图像，也可通过单次屏气超高速多相位三维钆对比增强MRA采集多次三维图像[57]。每次三维图像采集的扫描时间必须减至5~10s，从而显示肾脏强化短暂演变过程中的微小变化（图24.2）。

三维相位对比成像

为进一步显示肾动脉和狭窄病变，可在动态对比增强采集后立即采集轴面三维相位对比图像。这有助于评价肾动脉狭窄对肾功能的影响，并有助于评价远端肾动脉。对于肾血流正常的患者，速度编码应设定为50cm/s，而对于心力衰竭、肾衰竭（肌酐>2.0mg/dL）、主动脉瘤或者70岁以上的患者，速度编码应降低至30cm/s。对于小于30岁的年轻患者或运动员患者，速度编码应设定为60cm/s。可通过心电门控二维电影PC技术精确定量肾血流量。此技术在垂直于肾动脉长轴的单个部位采集多个二维图像，这些图像的时间分辨力较高，可显示心动周期内肾动脉横断面的血流量（图24.3）。

延迟排泄期成像

10min后，重复行相对较大翻转角（至少45°）的冠状面三维毁损梯度回波脉冲序列成像，可显示钆对比剂在输尿管和膀胱排泄的情况。双侧排泄不对称可反映双肾功能的差别。应确保TE尽可能短，并使用尽可能宽的接收器带宽以获得尽可能短的TE，来避

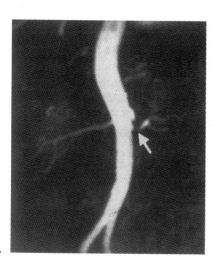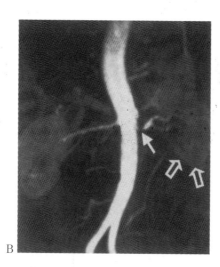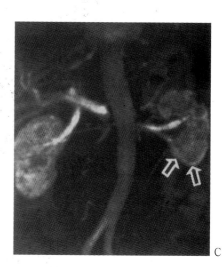

A   B   C

图24.2 肾动脉的多期三维钆对比增强MRA（TR为3.2ms，TE为1.1ms，FOV为27cm×36cm，层块厚度为8cm，重建层面数为44，每相位采集时间为6.3s）图像。图A：动脉早期，肾动脉完全强化，显示左肾动脉近端高度狭窄（箭头），右肾动脉正常。肾实质未见强化。图B：动脉晚期，皱缩的左肾显示延迟强化（空箭头）。图C：静脉早期，显示双肾强化程度相同。（本图片经允许摘自Schoenberg SO，Knopp MV，Bock M，et al.MRI of the kidneys：new diagnostic strategies. *Der Radiologye* 1999，39：373－385）

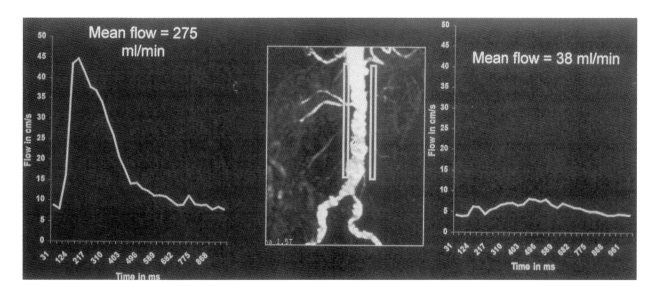

图24.3 用两条垂直于双侧肾动脉的二维电影相位对比流动技术测量肾血流量示意图。右肾动脉血流量正常，但收缩峰值出现早。平均血流量为275ml/min。左肾动脉血流量曲线平缓，缺少收缩期流速成分。平均血流量仅仅为38ml/min。左肾动脉狭窄在血流动力学和功能上的表现均较明显，左肾动脉狭窄的诊断明确。Mean flow：平均血流量；Time in ms：时间（ms）；Flow in cm/s：流入速度（cm/s）。

免收集系统（输尿管、膀胱）内钆对比剂高度浓聚所致的去相位。注射10mg速尿有助于钆对比剂更充分地聚集在输尿管和收集系统内。

图像分析

测量肾脏的大小和皮质厚度

矢状面T1WI可用于测量肾脏长度、皮质与髓质分界和肾实质厚度（图24.4A），此外，当肾轴异常时，也可应用平衡期三维钆对比增强MRA测量（图24.4B，图24.4C）。长期肾动脉狭窄患者的肾脏长度和实质厚度将有所减少。

肾肿块的特征性描述

轴面T2WI有助于检出和显示任何肾肿块或其他腹部病变。三维钆对比增强MRA原始图像与对比增强CT图像相似，也可用于评价疑似病变。但不应在最大强度投影（MIP）图像上分析肿块，这是由于MIP图像上肿块在某些情况下本身就可能模糊不清。

图像重建

三维MRA数据采集后，需在计算机工作站上进行10～20min的后处理，从而获得MIP图像和重建图像，以最佳显示腹主动脉、双侧肾动脉、腹腔干、肠系膜上动脉（图24.5）和髂总动脉。肾动脉容积MIP图像可在倾斜冠状面和倾斜轴面上包括双侧肾动脉，从而可在相互垂直的层面上评价肾动脉起始部位（图24.6），容积补偿也有助于显示肾动脉。

肾动脉狭窄程度评价

可根据肾动脉在三维钆对比增强MRA和三维PC MRA上去相位的表现，对肾动脉狭窄进行分级（图24.7，表24.3）。其他MRI技术可用于评价血流动力学，例如可通过观察电影PC流量变化半定量评价血流动力学参数，特别是对于早期收缩峰值的延迟或丢失。此外，也可通过皮髓质界面的消失、肾强化延迟以及收集系统内的钆对比剂浓度不对称、肾脏长度和实质厚度减小，来评价肾实质的功能改变。狭窄后扩张也与血流动力学上的明显狭窄有关。

表 24.3　三维钆对比增强 MRA 和三维 PC MRA 的肾动脉狭窄分级

分级	3D 钆对比增强 MRA	3D PC MRA
正常(0～24%)	正常	正常
轻度(25%～49%)	轻度狭窄	正常
中度(50%～75%)	狭窄	狭窄±失相位
重度(75%～99%)	狭窄>75%	严重失相位
闭塞	成像质量优，但不能显示肾动脉	成像质量优，但不能显示肾动脉

3D：三维；Gd：钆；PC：相位对比。

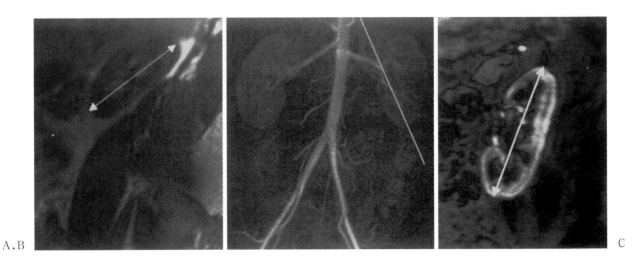

A,B　　　　　　　　　　　　　　　　　　　　　　　　　　　　　　　　　　　　　C

图 24.4　图 A：矢状面 SE 序列 T1WI，显示右肾大小和实质厚度正常。图 B 和图 C：在三维钆对比增强 MRA 动脉期倾斜重建图像上测量肾脏长度，即肾脏长轴的长度。

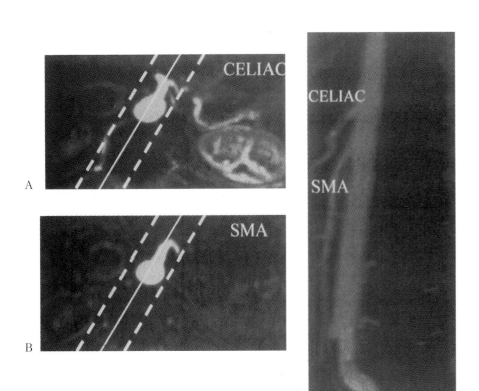

图 24.5　腹腔动脉（图 A）和肠系膜上动脉（图 B）的起始部轴面重建图像来自矢状面容积 MIP 重建图像（图 C）。三维钆对比增强 MRA 显示正常的腹腔动脉、肠系膜上动脉和肠系膜下动脉。CELIAC：腹腔动脉；SMA：肠系膜上动脉。

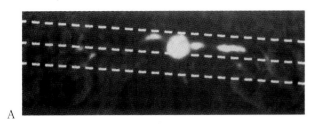

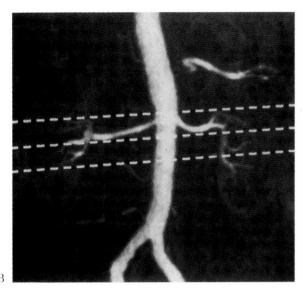

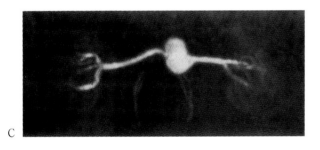

图24.6 图A为双侧肾动脉轴面重建图像，用于引导重建倾斜冠状面容积MIP图像（图B）。并可通过图B的图像重建出第二个倾斜轴面MIP图像（图C）。这样可产生两个相互垂直的肾动脉图像，有助于显示偏心性动脉粥样硬化斑块。（本图片经允许摘自Dong Q，Schoenberg SO，Carlos RC，et al.Diagnosis of renal vascular disease with MR angiography.*Radiographics* 1999，19：1 545）

肾动脉MRA的多种表现

正常表现、误判和解剖变异

正常肾脏长度通常为11～13cm，右肾通常小于左肾（相差约1cm）。肾动脉MRA研究显示，对由正常通畅的肾动脉供应的肾脏，肾实质厚度约为1.7cm±0.3cm[25]。可通过与对侧正常肾脏相比而得

出肾实质厚度的减少。在三维PC MRA上，肾功能正常患者的肾皮质呈高信号、皮髓质分界清晰且动脉信号较高。联合应用三维钆对比增强MRA和三维PC MRA，通常可显示达到肾门一级分支的整个肾动脉（图24.7A）。即使伪影普遍存在，但如果三维钆对比增强MRA和三维 PC MRA均显示为正常肾动脉，则应认为该肾动脉正常。

最常见的误判为屏气失败、团注时间错误或钆剂量不足所致的图像质量降低。此时，三维PC序列可能是评价肾动脉的最佳序列之一。但是，对于血流缓慢或肾功能衰竭的患者，以及速度编码与肾血流速度不匹配时，三维PC的应用受限。三维PC图像通常在肾动脉起始部位显示去相位伪影，且特别易受手术银夹和支架伪影的影响，从而可能在原始图像上显示为无信号区，邻近信号错误编码显示为极高信号。

很多误判与图像重建有关。仅凭一幅图像得出的诊断有时是错误的，因而在多个成像层面上观察肾动脉显得非常重要。MIP图像上，当肾动脉与强化的肾皮质或肾静脉重叠时，如果MIP层面太厚，则肾动脉表现为狭窄的假象；如果MIP层面太薄，MIP容积未完全括及血管，将导致肾动脉假性狭窄或闭塞。最后一个要注意的误判是对比剂团注时间错误引起的环状伪影，类似于动脉夹层[65]。当注射速度不恒定，或注射持续时间太短或时机不当，以至于在采集k-空间中心数据期间的钆浓度发生改变，则可出现环状伪影。

必须注意副肾动脉或迷走肾动脉的有无，其发生于约30%的患者[69]。绝大多数副肾动脉起源于腹主动脉（图24.8），但少数情况下，副肾动脉也可起源于一侧髂总动脉。副肾动脉尤其常见于马蹄肾患者（图24.9）。左肾静脉通常走行于腹主动脉前方和肠系膜上动脉后方，当其走行于腹主动脉后方时，则称为"*主动脉后肾静脉*"（图24.10）。主动脉前肾静脉和主动脉后肾静脉同时出现时，则称为"*环形肾静脉*"。右肾静脉双支变异也很常见。

肾动脉狭窄

动脉粥样硬化性狭窄是最常见的肾动脉病变（图24.11）。尽管有15%～20%的肾动脉动脉粥样硬化性病变并未合并其他部位病变，但动脉粥样硬化性肾动

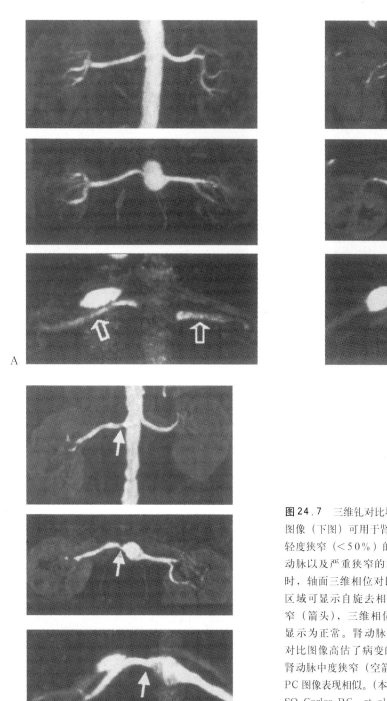

图 24.7　三维钆对比增强 MRA（上图和中图）和三维 PC 图像（下图）可用于肾动脉狭窄分级。正常肾动脉（图 A）、轻度狭窄（<50%）的右肾动脉（图 B）和中度狭窄的左肾动脉以及严重狭窄的右肾动脉（图 C）。肾动脉轻度狭窄时，轴面三维相位对比图像则显示为正常；但在严重狭窄区域可显示自旋去相位（三角箭头）。因此，对于轻度狭窄（箭头），三维相位对比图像低估了病变程度，肾动脉显示为正常。肾动脉严重狭窄时（三角箭头），三维相位对比图像高估了病变的严重程度，显示为局限性闭塞。对于肾动脉中度狭窄（空箭头），三维钆对比增强 MRA 和三维 PC 图像表现相似。（本图片经允许摘自 Dong Q, Schoenberg SO, Carlos RC, et al. Diagnosis of renal vas-cular disease with MR angiography. *Radiographics* 1999, 19:1 547）

脉狭窄通常提示动脉粥样硬化也已累及冠状动脉、脑动脉和周围血管。对于肾血管源性高血压患者，动脉粥样硬化通常见于主动脉，并常累及一侧或双侧肾动脉入口或近心端 1~2cm 处。少数情况下，动脉粥样硬化可能局限于远端肾动脉或肾动脉分支。如不及时治疗，将会进展为肾动脉闭塞和肾实质永久受损（图 24.11A）。

因此，对于肾血管源性高血压或肾功能不全患者，有必要早期诊断和治疗肾动脉狭窄。三维钆对比增强 MRA 诊断肾动脉狭窄的敏感性和特异性见表 24.4。很多研究报道了肾功能改变可提示肾动脉狭窄的严重程度，这些改变包括肾实质强化和皮质厚度的显著差异[25]、三维 PC MRA 上狭窄区信号丢失[25,26] 以及 MRI 电影 PC 流量测定中平均流量和早期心脏收缩峰值降低[24]。已有文献报道 MRI 测定钆对比剂的排泄分数和肾小球滤过率[63]，以及肾血管性高血压

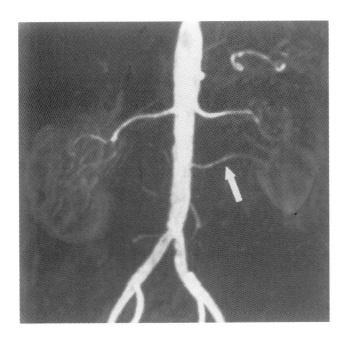

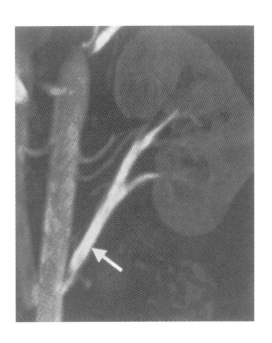

图24.8　三维钆对比增强 MRA 冠状面容积 MIP 图像。显示正常双侧肾动脉，并显示起源于腹主动脉的左侧副肾动脉（箭头）。（本图片经允许摘自 Dong Q,Schoenberg SO, Carlos RC,et al.Diagnosis of renal vascular disease with MR angiography.*Radiographics* 1999，19:1 548）

图24.10　平衡期三维钆对比增强 MRA 冠状面容积 MIP 图像显示主动脉后左肾静脉（箭头），并显示其汇入下腔静脉。（本图片经允许摘自 Dong Q,Schoenberg SO,Carlos RC,et al.Diagnosis of renal vascular disease with MR angiography.*Radiographics* 1999，19:1 548）

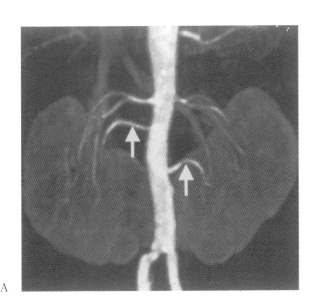

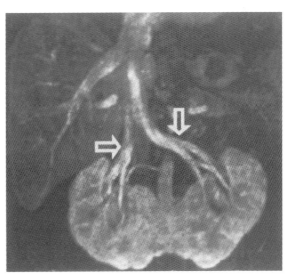

A

B

图24.9　图 A：动脉期三维钆对比增强 MRA 冠状面容积 MIP 图像。显示正常起始的左、右主肾动脉，并可见左侧副肾动脉（箭头）。图 B：静脉期显示双侧肾静脉（空箭头），并显示双肾下极融合（马蹄肾）。（本图片经允许摘自 Dong Q,Schoenberg SO,et al.Diagnosis of renal vascular disease with MR angiography.*Radiographics* 1999，19:1 548）

表 24.4   三维钆对比增强 MRA 诊断肾动脉狭窄的准确性

研究者和参考文献序号	年份	患者数	技术	敏感性（%）	特异性（%）
Prince 等[12]	1995	19	3D Gd	100	93
Grist[a]	1996	35	3D Gd	89	95
Snidow 等[52]	1996	47	3D Gd	100	89
Holland 等[19]	1996	63	3D Gd	100	100
Steffens 等[56]	1997	50	3D Gd	96	95
Rieumont 等[31]	1997	30	3D Gd	100	71
De Cobelli 等[21]	1997	55	3D Gd	100	97
Bakker 等[22]	1998	50	3D Gd	97	92
Hany 等[32]	1998	103	3D Gd	93	90
Thornton 等[86]	1999	62	3D Gd	88	98
Schoenberg 等[87]	1999	26	3D Gd	94~100	96~100
Thornton 等[86]	1999	42	3D Gd	100	98
Cambria 等[89]	1999	25	3D Gd+PC	97	100
Ghantous 等[90]	1999	12	3D Gd	/	100
Marchand 等[91]	2000	/	3D Gd	88~100	71~100
Shetty 等[92]	2000	51	3D Gd	96	92
Winterer 等[93]	2000	23	3D Gd	100	98
Weishaupt 等[94]	2000	20	血池 3D	82	98
Bongers 等[95]b	2000	43	3D Gd	100	94
			开博通肾图	85	71
Volk 等[96]	2000	40	时间分辨 3D Gd	93	83
Oberholzer 等[97]	2000	23	1T 3D Gd	96	97
Korst 等[98]	2000	38	3D Gd	100	85
De Cobelli 等[99]b	2000	45	3D Gd	94	93
			多普勒 US	71	93
Qanadli 等[109]	2001	41	3D Gd	95	82
			开博通的多普勒 US	79	80
			开博通闪烁扫描	47	88
Voiculescu 等[110]	2001	36	3D Gd	96	86
Mittal 等[111]	2001	26	3D Gd	96	93
	总计 1 005			加权平均=95%	92%
	最小—最大			（82~100）	（64~100）

[a] 磁共振协会第 12 次年会上的记录的原始数据，纽约，1996。

[b] 3D 钆对比增强 MRA 与其他技术相比较。

3D：三维；Gd：钆对比剂；PC：相位对比；T：特斯拉；US：超声波扫描。

患者行开博通敏感性动态 MRI 检查的可行性[70]。

纤维肌发育不良是肾动脉狭窄的第二位常见的原因。纤维肌发育不良是一种发生在中小动脉的非动脉粥样硬化性血管病变[71]。纤维肌发育不良可累及远端肾动脉、颈内动脉和颅内动脉，也可见于其他动脉，如锁骨下动脉、腋动脉、肠系膜动脉、肝动脉、脾动脉和髂动脉，但均较少见。大多数纤维肌发育不良患者为女性，且几乎总是 40 岁以下的年轻人。依据血管造影的表现和最初累及动脉壁的何层，可进行纤维肌发育不良的组织学分类，划分为内膜纤维增生、中层纤维肌发育不良和中层周围（外膜）纤维增生。中层纤维肌发育不良是最常见的类型，并可进一步分为

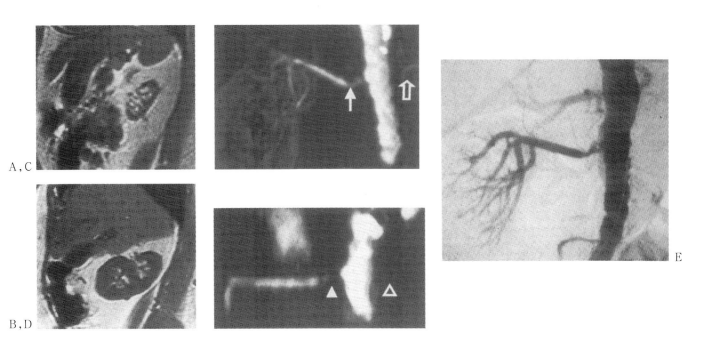

图24.11 矢状面ＴＩＷＩ（图Ａ）显示左肾长度缩短和肾实质变薄，右肾大小正常（图Ｂ）。图Ｃ：三维钆对比增强ＭＲＡ冠状面容积ＭＩＰ图像显示腹主动脉动脉粥样硬化性改变、右肾动脉狭窄（箭头）和左肾动脉闭塞（空心箭头）。图Ｄ：三维ＰＣ轴面ＭＩＰ图像显示狭窄区域去相位（三角箭头），左肾动脉闭塞段无信号显示（空心三角箭头）。图Ｅ：常规动脉造影证实了ＭＲＡ的结果，并显示右肾动脉狭窄处的压力梯度为66ｍｍＨｇ。（本图片经允许摘自 Dong Q,Schoenberg SO,Carlos RC,et al.Diagnosis of renal vascular disease with MR angiography.*Radiographics* 1999，19：1 549）

中层纤维增生（常见）、中层过度增生和外膜发育不良（后两者罕见）。最常见的中层纤维增生在血管造影上表现为"串珠样"特征，即网状狭窄区域间有小纺锤形或囊状动脉瘤。通常，纤维肌发育不良不累及近端肾动脉，仅累及肾动脉主干的远端2/3部位；有时，也可延伸至肾段动脉。当近端肾动脉受累时，则很可能为内膜纤维增生，此时，肾动脉双侧受累常见。如果空间分辨力不足，则MRA不足以显示纤维肌发育不良所致的肾动脉主干远端的轻微不规则改变（图24.12）。

动脉夹层

主动脉夹层是指血液经内膜撕裂部位进入主动脉管壁中膜，与主动脉退行性变有关，常见于高血压或隐匿性血管壁病变的患者，后者可包括Marfan综合征、Ehlers-Danlos综合征、复发性多软骨炎、主动脉缩窄、Turner综合征以及主动脉瓣膜置换。主动脉夹层延伸至腹主动脉时（图24.13），肾动脉血流量减少。夹层也可累及肾动脉，撕裂的内膜片在心脏

收缩期和舒张期往复运动，并交替覆盖肾动脉开口，即使在肾动脉通畅的情况下,灌注压降低和血管真腔塌陷也可导致肾血流量减少[72]。

肾动脉瘤

动脉粥样硬化所致的动脉瘤常见于肾下腹主动脉（infrarenal aorta）和髂总动脉，也可见于肾动脉（图24.14）。大多数肾动脉瘤患者年龄为50~70岁[73]。类似于其他部位的动脉瘤，肾动脉瘤的并发症包括破裂、血栓形成、栓塞以及动脉夹层。MRA的三维特性有助于显示动脉瘤的解剖学特征、与其他血管结构的关系、各个层面上的直径和动脉瘤的类型，例如囊状动脉瘤或梭形动脉瘤。

移植肾动脉

一旦肾移植患者的血清肌酐水平升高,则应考虑移植肾动脉狭窄。狭窄通常见于连接移植动脉和髂动脉的外科吻合口处。吻合口可为髂内动脉端端吻合,

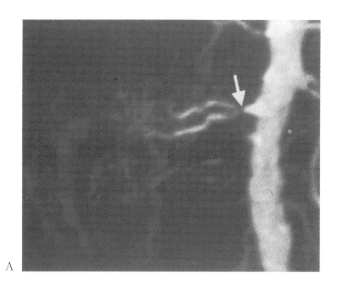
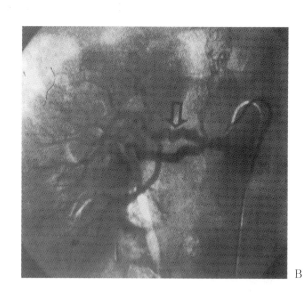

A

B

图24.12 图A：三维钆对比增强MRA的冠状面容积MIP图像。显示右肾动脉严重狭窄（箭头），诊断为动脉粥样硬化性狭窄。图B：常规DSA图像上则显示为纤维肌发育不良伴有肾动脉广泛受累（开放箭头）。因而MRA做出的动脉粥样硬化性狭窄的诊断不能成立。（本图片经允许摘自Dong Q,Schoenberg SO,Carlos RC,et al.Diagnosis of renal vascular disease with MR angiography.*Radiographics* 1999，19∶1 550）

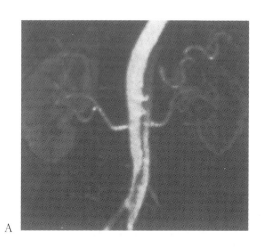

A

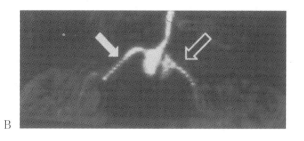

B

图24.13 三维钆对比增强MRA的冠状面（图A）和轴面（图B）容积MIP图像。显示主动脉夹层远端延伸至主动脉分叉水平。肠系膜上动脉和右肾动脉的血液供应来自于真腔（箭头），而左肾动脉则起源于假腔。（本图片经允许摘自Dong Q,Schoenberg SO,Carlos RC,et al.Diagnosis of renal vascular disease with MR angiography.*Radiographics* 1999，19∶1 550）

也可为髂外动脉端侧吻合。移植动脉吻合口近端的髂动脉也可发生动脉粥样硬化性狭窄（图24.15）。有时，在移植过程中，狭窄也可见于髂动脉上放置手术银夹的部位。如果移植的肾动脉充分开放，但肾强化不明显，且无钆对比剂排泄，则有可能发生移植肾排斥。应用或不应用对比剂的二维和三维 MRA准确诊断移植肾动脉狭窄的敏感性和特异性见表24.5。

肾细胞癌累及肾静脉和下腔静脉

肾细胞癌倾向于累及肾静脉并沿下腔静脉向上蔓延。肿瘤累及下腔静脉的程度难以在超声甚至增强CT上诊断[74]，而MRI显示远端肾静脉癌栓的敏感性则为100%。联合应用SE序列T1WI、T2WI以及轴面TOF图像，可更为全面地评价肾实质肿块。动脉期和平衡期三维钆对比增强MRA可显示肿瘤强化和肾静脉受侵范围（图24.16）。

▌肠系膜动脉MRA

MRA可非侵袭性地诊断慢性肠系膜缺血，并可提供有关肠系膜血管通畅和狭窄的信息（图24.17）。MRA可作为疑诊肠系膜缺血患者的备选成像技术，

表24.5 移植肾动脉 MRA 间技术的比较

研究者和参考文献序号	年份	患者数	技术	敏感性%	特异性%
Gedroyc 等[101]	1992	50		83	97
Smith 等[102]	1993	34	3D TOF	100	95
Johnson 等[103]	1997	11	Gd MRA	67	88
			3D PC	60.3	76
			2D TOF	47	81
			Gd/PC	100	100
Ferreiros 等[104]	1999	24	Gd 3D	100	98
Luk 等[105]	1999	9	3D Gd	/	100
Chan 等[100]	2001	17	3D Gd	100	75

TOF：时间飞跃；Gd：钆；3D：三维；2D：二维；PC：相位对比。

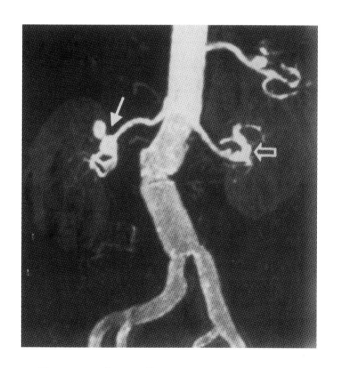

图24.14 三维钆对比增强 MRA 的冠状面容积 MIP 图像。显示右肾动脉囊状动脉瘤（箭头）和左肾动脉梭形动脉瘤（空心箭头）。（本图片经允许摘自 Dong Q, Schoenberg SO, Carlos RC, et al. Diagnosis of renal vascular disease with MR angiography. *Radiographics* 1999，19：1 551）

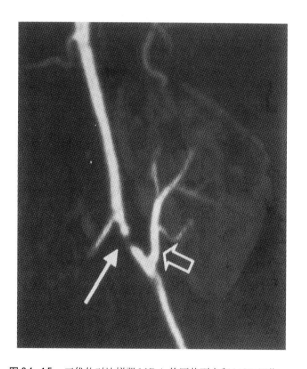

图24.15 三维钆对比增强 MRA 的冠状面容积 MIP 图像。显示左髂外动脉狭窄（箭头）和正常的移植肾动脉（空心箭头）。髂外动脉狭窄减少了移植肾脏的血流量并导致血压增高和血清肌酐升高。球囊血管成形术后，症状改善。（本图片经允许摘自 Dong Q, Schoenberg SO, Carlos RC, et al. Diagnosis of renal vascular disease with MR angiography. *Radiographics* 1999，19：1 551）

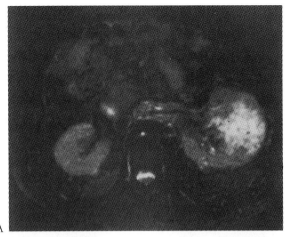

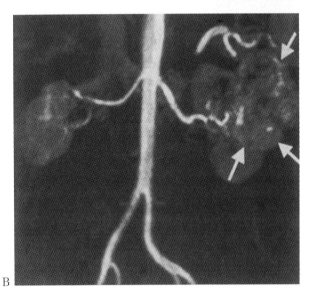

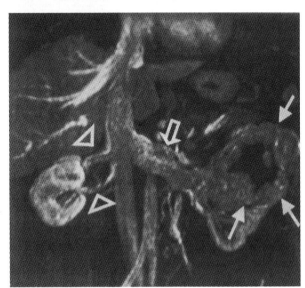

图24.16 肾细胞癌患者的轴面T2WI（图A）、动脉期容积MIP图像（图B）和静脉期三维钆对比增强MRA
重建图像（图C）。显示左肾较大的肿块均匀强化（箭头），左肾静脉受累（空心箭头）。并同时显示两支右
肾静脉（三角空心箭头）。（本图片经允许摘自Dong Q,Schoenberg SO,Carlos RC,et al.Diagnosis of renal
vascular disease with MR angiography.*Radiographics* 1999, 19:1 552）

此类患者可经手术治疗获益（图24.18）。MRI也可以提供包括血流量和静脉氧饱和度的功能信息。

慢性肠系膜缺血的症状特点为餐后腹痛、体重减轻和厌食。至少2/3肠系膜血管主干狭窄或闭塞，可用于证实慢性肠系膜缺血的诊断（图24.19,图24.20）。但由于甚至所有3支肠系膜动脉的慢性狭窄和闭塞也可不出现任何腹部症状，因而该诊断标准并不完善。因此，慢性肠系膜缺血的临床诊断十分困难。

功能测量

MRI电影PC技术可准确、无创性地测定肠系膜血流量。餐后正常情况下，肠系膜上静脉和肠系膜上动脉的血流量增大，但肠系膜缺血患者则不明显。

在体MRI血氧测定

MRI评价肠系膜上静脉氧合血红蛋白的百分比（SMV%HBO$_2$），有助于研究肠系膜血液循环。可用不受流量限制的T2加权在体测量静脉血液来测定SMV%HBO$_2$。与血流量测量相比，肠系膜动、静脉氧饱和差可更准确地诊断肠系膜缺血。空腹和餐后的血液变化也可用于诊断肠系膜缺血。餐后正常情况下，肠系膜上静脉氧饱升高。标准餐后，SMV%HBO$_2$的

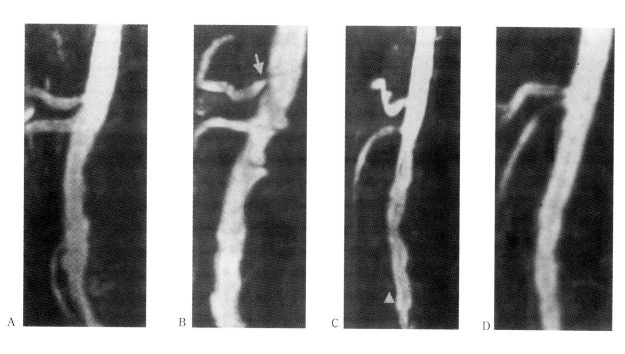

图 2 4 . 1 7 肠系膜动脉的三维钆对比增强 M R A 图像。图 A：矢状面 M I P 重建图像显示明显通畅的腹腔动脉、肠系膜上动脉和肠系膜下动脉。图 B：腹腔动脉起始部（箭头）明显狭窄。图 C：肠系膜上动脉轻度狭窄（黑箭头），肠系膜下动脉严重狭窄（白三角箭头）。图 D：肠系膜上动脉中度狭窄（向上箭头），肠系膜下动脉中、重度狭窄（黑三角箭头）。

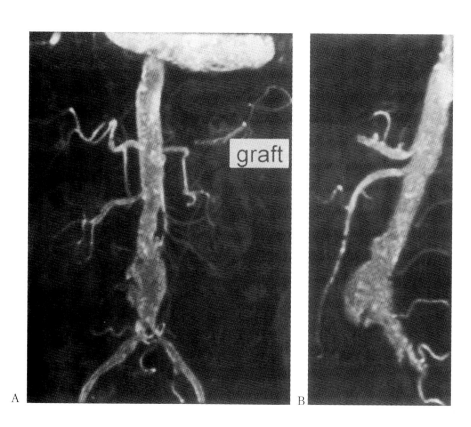

图 2 4 . 1 8 冠状面三维钆对比增强 M R A（图 A）和矢状面 M I P 重建图像（图 B）。显示明显通畅的脾肾移植动脉（箭头）以及腹主动脉瘤的存在。腹腔动脉和肠系膜上动脉通畅。graft：移植血管。

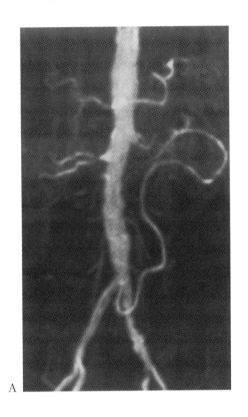
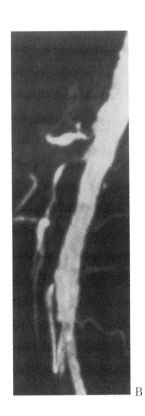

图24.19 肠系膜缺血患者。MRA 显示腹腔动脉起始部严重狭窄、肠系膜上动脉中至重度狭窄、肠系膜下动脉起始部中至重度狭窄，以及主动脉严重粥样硬化。冠状面 MIP 图像（图 A）可见多发明显迂曲的小动脉，为本病的特征性表现，提示广泛侧支循环形成。

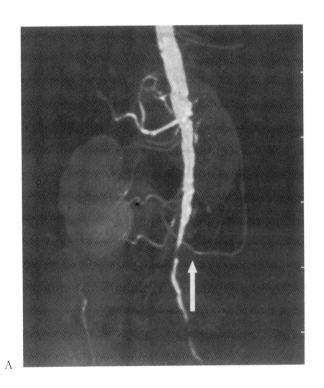
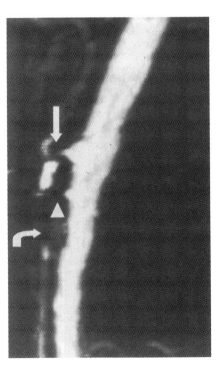

图24.20 肠系膜缺血患者。图 A：腹主动脉和肠系膜动脉冠状面三维钆对比增强 MRA 图像，显示腹主动脉动脉粥样硬化以及明显增多的小动脉（向上箭头）。图 B：矢状面 MIP 重建图像显示腹腔动脉近端严重狭窄（向下箭头）。可见肠系膜上动脉（三角箭头）起始部闭塞，在起始部 2 cm 处的血管重建，肠系膜下动脉（弯箭头）闭塞。

下降提示慢性肠系膜缺血[81]。

对比增强三维MRA

对于肠系膜缺血的诊断,特别是对于注射碘对比剂反应的患者,钆对比增强超快速三维毁损梯度回波序列MRI(表24.6)可取代常规对比增强血管造影或作为其补充方法。

应用快速梯度系统,可在屏气状态下进行腹部成像,从而消除呼吸运动的影响。单次采集的三维容积数据可在工作站重建,从而可在投影图像上显示血管解剖结构。MRA还有助于诊断动脉畸形、血栓及动脉夹层,并可显示门静脉系统。

结束语

MRA有助于诊断多种腹主动脉、肾动脉和肠系膜血管病变。完善的检查应包括多种序列,了解肾动脉管腔的形态、病侧肾功能改变以及肾脏或腹膜后肿瘤的有无。

表24.6 肠系膜动脉MRA的准确性比较

研究者和参考文献序号	年份	患者数	技术	敏感性％	特异性％
Carlos 等[58]	2002	26	3D Gd	96	95
Meaney 等[106]	1997	14	3D Gd	100	95
Miyazaki 等[107]	1995	100	2D TOF	80	33
Prince 等[12]	1995	43	3D Gd	94	98
Durham[108]	1993	28	2D TOF	60	96

Gd:钆对比剂;TOF:时间飞跃;3D:三维;2D:二维。

参考文献

[1] Edelman RR, Chien D, Kim D.Fast selective black blood MR imaging.*Radiology* 1991, 187: 655-660.

[2] Arlart IP, Gerlach A, Kolb M, et al.MR angiography using Gd-DTAP in staging of abdominal aortic aneurysm: a correlation with DSA and CT [in German].*Rofo Fortschr Geb Rontgenstr Neuen Bildgeb Verfahr* 1997, 167: 257-263.

[3] Atkinson DJ, Vu B, Chen DY, et al.First pass MRA of the abdomen: ultrafast, non-breath-hold time-of-flight imaging using Gd-DTPA bolus.*J Magn Reson Imaging* 1997, 7: 1 159-1 162.

[4] Gilfeather M, Holland GA, Siegelman ES, et al.Gadolinium-enhanced ultrafast three-dimensional spoiled gradient-echo MR imaging of the abdominal aorta and visceral and iliac vessels [published erratum appears in *Radiographics* 1997, 17: 804].*Radiographics* 1997, 17: 423-432.

[5] Hany TF, Pfammatter T, Schmidt M, et al.Ultrafast contrast-enhanced 3D MR angiography of the aorta and renal arteries in apnea [in German].*Rofo Fortschr Geb Rontgenstr Neuen Bildgeb Verfahr* 1997, 166: 397-405.

[6] Kaufman JA, Geller SC, Petersen MJ, et al.MR imaging (including MR angiography) of abdominal aortic aneurysms: comparison with conventional angiography.*AJR Am J Roentgenol* 1994, 163: 203-210.

[7] Kelekis NL, Semelka RC, Molina PL, et al.Immediate postgadolinium spoiled gradient-echo MRI for evaluating the abdominal aorta in the setting of abdominal MR examination.*J Magn Reson Imaging* 1997, 7: 652-656.

[8] Laissy JP, Soyer P, Tebboune D, et al.Abdominal aortic aneurysms: assessment with gadolinium-enhanced time-of-flight coronal MR angiography(MRA).*Eur J Radiol* 1995, 20: 1-8.

[9] Leung DA, Hany TF, Debatin JF.Three-dimen-

sional contrast-enhanced MR angiography of the abdominal arterial system. *Cardiovasc Intervent Radiol* 1998, 21: 1-10.

[10] Petersen MJ, Cambria RP, Kaufman JA, et al.Magnetic resonance angiography in the preoperative evalu-ation of abdominal aortic aneurysms. *J Vasc Surg* 1995, 21: 891-898; discussion 899.

[11] Prince MR, Narasimham DL, Stanley JC, et al.Breath-hold gadolinium-enhanced MR angiography of the abdominal aorta and its major branches. *Radiology* 1995, 197: 785-792.

[12] Prince MR, Narasimham DL, Stanley JC, et al.Gadolinium-enhanced magnetic resonance angiography of abdominal aortic aneurysms. *J Vasc Surg* 1995, 21: 656-669.

[13] Shetty AN, Shirkhoda A, Bis KG, et al.Contrast-enhanced three dimensional MR angiography in a single breath-hold: a novel technique. *AJR Am J Roentgenol* 1995, 165: 1 290-1 292.

[14] Sivananthan UM, Ridgway JP, Bann K, et al.Fast magnetic resonance angiography using turbo-FLASH sequences in advanced aortoiliac disease. *Br J Radiol* 1993, 66: 1 103-1 110.

[15] Snidow JJ, Johnson MS, Harris VJ, et al. Three-dimensional gadolinium-enhanced MR angiography for aortoiliac inflow assessment plus renal artery screening in a single breath-hold. *Radiology* 1996, 198: 725-732.

[16] Yucel EK.MR angiography for evaluation of abdominal aortic aneurysm: has the time come?*Radiology* 1994, 192: 321-323.

[17] Lewin A, Blaufox MD, Castle H, et al.Apparent prevalence of curable hypertension in the Hypertension Detection and Follow-up Program. *Arch Intern Med* 1985, 145: 424-427.

[18] Boudewijn G, Vasbinder C, Nelemans PJ, et al.Diagnostic tests for renal artery stenosis in patients suspected of having renovascular hypertension: a meta-analysis. *Ann Intern Med* 2001, 135: 401-411.

[19] Holland BA, Dougherty L, Carpenter JP, et al.Breath-hold ultrafast three-dimensional gadolinium-enhanced MR angiography of the aorta and the renal and other visceral abdominal arteries. *AJR Am J Roentgenol* 1996, 166: 971-981.

[20] Hany TF, Debatin JF, Leung DA, et al.Evaluation of the aortoiliac and renal arteries: comparison of breath-hold, contrast-enhanced, three-dimensional MR angiography with conventional catheter angiography. *Radiology* 1997, 204: 357-362.

[21] De Cobelli F, Vanzulli A, Sironi S, et al. Renal artery stenosis: evaluation with breath-hold, three-dimensional, dynamic, gadolinium-enhanced versus three-dimensional, phase-contrast MR angiography. *Radiology* 1997, 205: 689-695.

[22] Bakker J,Beek FJ,Beutler JJ,et al.Renal artery stenosis and accessory renal arteries: accuracy of detection and visualization with gadolinium-enhanced breath-hold MR angiography. *Radiology* 1998, 207: 497-504.

[23] Walsh P, Rofsky NM, Krinsky GA, et al. Asymmetric signal intensity of the renal collecting systems as a sign of unilateral renal artery stenosis following administration of gadopentetate dimeglumine. *J Comput Assist Tomogr* 1996, 20: 812-814.

[24] Schoenberg SO, Knopp MV, Bock M, et al. Renal artery stenosis: grading of hemodynamic changes with cine phase-contrast MR blood flow measurements. *Radiology* 1997, 203: 45-53.

[25] Prince MR, Schoenberg SO, Ward JS, et al. Hemodynamically significant atherosclerotic renal artery stenosis: MR angiographic features.*Radiology* 1997, 205: 128-136.

[26] Wasser MN, Westenberg J, van der Hulst VP, et al.Hemodynamic significance of renal artery stenosis: digital subtraction angiography versus systolically gated three-dimensional phasecontrast MR angiography. *Radiology* 1997, 202: 333-338.

[27] Prince MR.Renal MR angiography: a comprehensive approach.*J Magn Reson Imaging* 1998, 8: 511-516.

[28] Prince MR.Gadolinium-enhanced MR aortography.*Radiology* 1994, 191: 155-164.

[29] Prince MR, Grist TM, Debatin JF. *Three-dimensional contrast MR angiography*, 2nd edition.Berlin: Springer-Verlag, 1998.

[30] Leung DA, McKinnon GC, Davis CP, et al. Breath-hold, contrast-enhanced, three-dimensional MR angiography.*Radiology* 1996, 200: 569-571.

[31] Rieumont MJ, Kaufman JA, Geller SC, et al. Evaluation of renal artery stenosis with dynamic gadolinium-enhanced MR angiography.*AJR Am J Roentgenol* 1997, 169: 39-44.

[32] Hany TF, Leung DA, Pfammatter T, et al. Contrast-enhanced magnetic resonance angiography of the renal arteries.Original investigation.*Invest Radiol* 1998, 33: 653-665.

[33] Gilfeather M, Yoon HC, Siegelman ES, et al. Renal artery stenosis: evaluation with conventional angiography versus gadolinium-enhanced MR angiography. *Radiology* 1999, 210: 367–372.

[34] Kim D, Edelman RR, Kent KC, et al. Abdominal aorta and renal artery stenosis: evaluation with MR angiography. *Radiology* 1990, 174: 727–731.

[35] Debatin JF, Spritzer CE, Grist TM, et al. Imaging of the renal arteries: value of MR angiography. *AJR Am J Roentgenol* 1991, 157: 981–990.

[36] Kent KC, Edelman RR, Kim D, et al. Magnetic resonance imaging: a reliable test for the evaluation of proximal atherosclerotic renal arterial stenosis. *J Vasc Surg* 1991, 13: 311–318.

[37] Gedroyc WM, Negus R, al-Kutoubi A, et al. Magnetic resonance angiography of renal transplants. *Lancet* 1992, 339: 789–791.

[38] Grist TM. Magnetic resonance angiography of the aorta and renal arteries. *Magn Reson Imaging Clin N Am* 1993, 1: 253–269.

[39] Yucel EK, Kaufman JA, Prince M, et al. Time of flight renal MR angiography: utility in patients with renal insufficiency. *Magn Reson Imaging* 1993, 11: 925–930.

[40] Hertz SM, Holland GA, Baum RA, et al. Evaluation of renal artery stenosis by magnetic resonance angiography. *Am J Surg* 1994, 168: 140–143.

[41] Loubeyre P, Revel D, Garcia P, et al. Screening patients for renal artery stenosis: value of three-dimensional time-of-flight MR angiography. *AJR Am J Roentgenol* 1994, 162: 847–852.

[42] Servois V, Laissy JP, Feger C, et al. Two-dimensional time-of-flight magnetic resonance angiography of renal arteries without maximum intensity projection: a prospective comparison with angiography in 21 patients screened for renovascular hypertension. *Cardiovasc Intervent Radiol* 1994, 17: 138–142.

[43] Fellner C, Strotzer M, Geissler A, et al. Renal arteries: evaluation with optimized 2D and 3D time-of-flight MR angiography. *Radiology* 1995, 196: 681–687.

[44] Borrello JA, Li D, Veselv TM, et al. Renal arteries: clinical comparison of three-dimensional time-of-flight MR angiographic sequences and radiographic angiography. *Radiology* 1995, 197: 793–799.

[45] de Haan MW, Kouwenhoven M, Thelissen GR, et al. Renovascular disease in patients with hypertension: detection with systolic and diastolic gating in three-dimensional, phase-contrast MR angiography. *Radiology* 1996, 198: 449–456.

[46] Loubeyre P, Trolliet P, Cahen R, et al. MR angiography of renal artery stenosis: value of the combination of three-dimensional time-of-flight and three-dimensional phase-contrast MR angiography sequences. *AJR Am J Roentgenol* 1996, 167: 489–494.

[47] Silverman JM, Friedman ML, Van Allan RJ. Detection of main renal artery stenosis using phase-contrast cine MR angiography. *AJR Am J Roentgenol* 1996, 166: 1 131–1 137.

[48] Duda SH, Schick F, Teufl F, et al. Phase-contrast MR angiography for detection of arteriosclerotic renal artery stenosis. *Acta Radiol* 1997, 38: 287–291.

[49] Gedroyc WM, Neerhut P, Negus R, et al. Magnetic resonance angiography of renal artery stenosis. *Clin Radiol* 1995, 50: 436–439.

[50] Prince MR. Body MR angiography with gadolinium contrast agents. *Magn Reson Imaging Clin N Am* 1996, 4: 11–24.

[51] Maki JH, Chenevert TL, Prince MR. Contrast-enhanced MR angiography. *Abdom Imaging* 1998, 23: 469–484.

[52] Snidow JJ, Johnson MS, Harris VJ, et al. Three-dimensional gadolinium-enhanced MR angiography for aortoiliac inflow assessment plus renal artery screening in a single breath-hold. *Radiology* 1996, 198: 725–732.

[53] Dong Q, Schoenberg SO, Carlos RC, et al. Diagnosis of renal vascular disease with MR angiography. *Radio Graphics* 1999, 19: 1 535–1 554.

[54] Schoenberg SO, Knopp MV, Prince MR, et al. Arterial-phase three-dimensional gadolinium magnetic resonance angiography of the renal arteries. Strategies for timing and contrast media injection: original investigation. *Invest Radiol* 1998, 33: 506–514.

[55] Schoenberg SO, Prince MR, Knopp MV, et al. Renal MR angiography. *Magn Reson Imaging Clin N Am* 1998, 6: 351–370.

[56] Steffens JC, Link J, Grassner J, et al. Contrast-enhanced, k-space-centered, breath-hold MR angiography of the renal arteries and the abdominal aorta. *J Magn Reson Imaging* 1997, 7: 617–622.

[57] Schoenberg SO, Bock M, Knopp MV, et al. Renal arteries: optimization of three-dimensional gadolinium-enhanced MR angiography with bolus-timing-independent fast multiphase acquisition in a single breath-hold. *Radiology* 1999, 211: 667–679.

[58] Carlos RC, Stanley JC, Stafford-Johnson D, Prince MR.Interobserver variability in the evaluation of chronic mesenteric ischemia with gadolinium-enhanced MR angiography.*Acad Radiol* 2001, 8: 879-887.

[59] Prince MR, Arnoldus C, Frisoli JF.Nephrotoxicity of high-dose gadolinium compared to iodinated contrast.*J Magn Reson Imaging* 1996, 6: 162-166.

[60] Bass JC, Prince MR, Londy FJ, et al.Effect of gadolinium on phase-contrast MR angiography of the renal arteries.*AJR Am J Roentgenol* 1997, 168: 261-266.

[61] Ros PR, Gauger J, Stoupis C, et al.Diagnosis of renal artery stenosis: feasibility of combining MR angiography, MR renography, and gadopentetate-based measurements of glomerular filtration rate.*AJR Am J Roentgenol* 1995, 165: 1 447-1 451.

[62] Lee VS, Rofsky NM, Ton AT, et al.Angiotensin-converting enzyme inhibitor-enhanced phase-contrast MR imaging to measure renal artery velocity waveforms in patients with suspected renovascular hypertension.*AJR Am J Roentgenol* 2000, 174: 499-508.

[63] Niendorf ER, Grist TM, Lee FT, et al.Rapid *in vivo* measurement of single-kidney extraction fraction and glomerular filtration rate with MR imaging.*Radiology* 1998, 206: 791-798.

[64] Marks B, Mitchell DG, Simelaro JP.Breath-holding in healthy and pulmonary-compromised populations: effects of hyperventilation and oxygen inspiration.*J Magn Reson Imaging* 1997, 7: 595-597.

[65] Maki JH, Chenevert TL, Prince MR.The effects of incomplete breath-holding on 3D MR imaging quality.*J Magn Reson Imaging* 1997, 7: 1 132-1 139.

[66] Prince MR, Chenevert TL, Foo TK, et al.Contrast-enhanced abdominal MR angiography: optimization of imaging delay time by automating the detection of contrast material arrival in the aorta.*Radiology* 1997, 203: 109-114.

[67] Wilman AH, Riederer SJ, King BF, et al.Fluoroscopically triggered contrast-enhanced three-dimensional MR angiography with elliptical centric view order: application to the renal arteries.*Radiology* 1997, 205: 137-146.

[68] Rofsky NM, DeCorato DR, Krinsky GA, et al.Hepatic arterial-phase dynamic gadolinium-enhanced MR imaging: optimization with a test examination and a power injector.*Radiology* 1997, 202: 268-273.

[69] Kadir S.*Atlas of normal and variant angiographic anatomy*.Philadelphia: WB Saunders, 1991: 388.

[70] Grenier N, Trillaud H, Combe C, et al.Diagnosis of renovascular hypertension: feasibility of captopril-sensitized dynamic MR imaging and comparison with captopril scintigraphy.*AJR Am J Roentgenol* 1996, 166: 835-843.

[71] Lüscher TF, Lie JT, Stanson AW, et al.Arterial fibromuscular dysplasia.*Mayo Clin Proc* 1987, 62: 931-952.

[72] Williams DM, Lee DY, Hamilton BH, et al.The dissected aorta.Part Ⅲ.Amatomy and radiologic diagnosis of branch-vessel compromise.*Radiology* 1997,203: 37-44.

[73] Kincaid OW.*Renal angiography*.Chicago: Year Book, 1996: 124-125.

[74] Kallman DA, King BF, Hattery RR, et al.Renal vein and inferior vena cava tumor thrombus in renal cell carcinoma: CT, US, MRI, and venacavography.*J Comput Assist Tomogr* 1992, 16: 240-247.

[75] Li KC, Whitney WS, McDonnell CH, et al.Chronic mesenteric ischemia: evaluation with phase-contrast cine MR imaging.*Radiology* 1994, 190: 175-179.

[76] Li KC, Dalman RL, Ch'en IY, et al.Chronic mesenteric ischemia: use of *in vivo* MR imaging measurements of blood oxygen saturation in the superior mesenteric vein for diagnosis.*Radiology* 1997, 204: 71-77.

[77] Li KC, Pelc LR, Dalman RL, et al.*In vivo* magnetic resonance evaluation of blood oxygen saturation in the superior mesenteric vein as a measure of the degree of acute flow reduction in the superior mesenteric artery: findings in a canine model.*Acad Radiol* 1997, 4: 21-25.

[78] Dalman RL, Li KC, Moon WK, et al.Diminished postprandial hyperemia in patients with aortic and mesenteric arterial occlusive disease.Quantification by magnetic resonance flow imaging.*Circulation* 1996, 94 (9 Suppl): Ⅱ 206- Ⅱ 210.

[79] Li KC, Hopkins KL, Dalman RL, et al.Simultaneous measurement of flow in the superior mesenteric vein and artery with cine phase-contrast MR imaging: value in diagnosis of chronic mesenteric ischemia.Work in progress.*Radiology* 1995, 194: 327-330.

[80] Li KC, Whitney WS, McDonnell CH, et al.Chronic mesenteric ischemia: evaluation with phase-contrast cine MR imaging.*Radiology* 1994, 190: 175-179.

[81] Li KC, Wright GA, Pelc LR, et al.Oxygen saturation of blood in the superior mesenteric vein: *in vivo* verification of MR imaging measurements in a canine model.Work in progress.*Radiology* 1995, 194: 321-325.

[82] De Cobelli F, Venturini M, Vanzulli A, et al.Renal arterial stenosis: prospective comparison of color Doppler US and breath-hold, three-dimensional, dynamic, gadolinium-enhanced MR angiography. *Radiology* 2000, 214: 373-380.

[83] Hahn U, Miller S, Nagele T, et al.Renal MR angiography at 1.0 tesla: three-dimensional (3D) phase contrast techniques versus gadolinium enhanced 3D fast low angle shot breath-hold imaging. *AJR Am Roentgenol* 1999, 172: 1 501-1 508.

[84] Westenberg JJ, Van der Geest RJ, Wasser MN, et al.Stenosis quantification from post-stenotic signal loss in phase-contrast MRA data sets of flow phantoms and renal arteries. *Int J Card Imaging* 1999, 15: 483-493.

[85] Nelson HA, Gilfeather M, Holman JM, et al. Gadolinium-enhanced breath-hold three-dimensional time-of-flight renal MR angiography in the evaluation of potential renal donors. *J Vasc Interv Radiol* 1999, 10 (2 Ptl): 175-181.

[86] Thornton MJ, Thornton F, O'Callaghan J, et al.Evaluation of dynamic gadolinium-enhanced breath-hold MR angiography in the diagnosis of renal artery stenosis. *AJR Am J Roentgenol* 1999, 173: 1 279-1 283.

[87] Schoenberg SO, Essig M, Bock M, et al.Comprehensive MR evaluation of renovascular disease in five breath holds. *J Magn Reson Imaging* 1999, 10: 347-356.

[88] Thornton J, O'Callaghan J, Walshe J, et al. Comparison of digital subtraction angiography with gadolinium-enhanced magnetic resonance angiography in the diagnosis of renal artery stenosis. *Eur Radiol* 1999, 9: 930-934.

[89] Cambria RP, Kaufman JL, Brewster DC, et al.Surgical renal artery reconstruction without contrast arteriography: the role of clinical profiling and magnetic resonance angiography. *J Vasc Surg* 1999,29: 1 012-1 021.

[90] Ghantous VE, Eisen TD, Sherman Ah, et al. Evaluating patients with renal failure for renal artery stenosis with gadolinium-enhanced magnetic resonance angiography. *Am J Kidney Dis* 1999, 33: 36-42.

[91] Marchand B, Hernandez-Hoyos M, Orkisz M, et al.Diagnosis of renal artery stenosis with magnetic resonance angiography and stenosis quantification [Review; 36 references; in French]. *J Mal Vasc* 2000, 25: 312-320.

[92] Shetty AN, Bis KG, Kirsch M, et al.Contrast-enhanced breath hold three-dimensional magnetic resonance angiography in the evaluation of renal arteries: optimization of technique and pitfalls. *J Magn Reson Im-*

aging 2000, 12: 912-923.

[93] Winterer JT, Strey C, Wolffram C, et al.Pre-operative examination of potential kidney transplantation donors: value of gadolinium-enhanced 3D MR angiography in conparison with DSA and urography [in German]. *Fortschritte auf dem Gebiete der Rontgenstrahlen und der Neuen Bildgebenden Verfahren* 2000, 172: 449-457.

[94] Weishaupt D, Ruhm SG, Binkert CA, et al. Equilibrium-phase MR angiography of the aortoiliac and renal arteries using a blood pool contrast agent. *AJR Am J Roentgenol* 2000, 175: 189-195.

[95] Bongers V, Bakker J, Beutler JJ, et al.Assessment of renal artery stenosis: comparison of captopril renography and gadolinium-enhanced breath-hold MR angiography. *Clin Radiol* 2000, 55: 346-353.

[96] Volk M, Strotzer M, Lenhart M, et al.Time-resolved contrast-enhanced MR angiography of renal artery stenosis: diagnostic accuracy and interobserver variabiliry. *AJR Am J Roentgenol* 2000, 174: 1 583-1 588.

[97] Oberholzer K, Kreitner KF, Kalden P, et al. Contrast-enhanced MR angiography of abdominal vessels using a 1 tesla system [in German]. *Rofo Fortschr Geb Rontgenstr Neuen Bildgeb Verfahr* 2000, 172: 134-138.

[98] Korst MB, Joosten FB, Postma CT, et al.Accuracy of normal-dose contrast-enhanced MR angiography in assessing renal artery stenosis and accessory renal arteries. *AJR Am J Roentgenol* 2000, 174: 629-634.

[99] De Cobelli F, Venturini M, Vanzulli A, et al.Renal arterial stenosis: prospective comparison of color Doppler US and breath-hold, three-dimensional, dynamic, gadolinium-enhanced MR angiography. *Radiology* 2000, 214: 373-380.

[100] Chan YL, Leung CB, Yu SC, et al.Comparison of non-breathhold high-resolution gadolinium-enhanced MRA with digital subtraction angiography in the evaluation on allograft renal artery stenosis. *Clin Radiol* 2001, 56: 127-132.

[101] Gedroyc WM, Negus R, al-Kutoubi A, et al. Magnetic resonance angiography of renal transplants. *Lancet* 1992, 339: 789-791.

[102] Smith HJ, Bakke SJ.MR angiography of in situ and transplant renal arteries.Early experience using a three-dimensional time-of-flight technique. *Acta Radiol* 1993, 34: 150-155.

[103] Johnson DB, Lerner CA, Prince MR, et al. Gadolinium-enhanced magnetic resonance angiography of renal transplants. *Magn Reson Imaging* 1997, 15: 13-20.

[104] Ferreiros J, Mendea R, Jorquera M, et al. Using gadolinium-enhanced three-dimensional MR angiography to assess arterial inflow stenosis after kidney transplantation. *AJR Am J Roentgenol* 1999, 172: 751–757.

[105] Luk SH, Chan JH, Kwan TH, et al. Breath-hold 3D gadolinium-enhanced subtraction MRA in the detection of transplant renal artery stenosis. *Clin Radiol* 1999, 54: 651–654.

[106] Meaney JF, Prince MR, Nostrant TT, et al. Gadolinium-enhanced MR angiography of visceral arteries in patients with suspected chronic mesenteric ischemia. *J Magn Reson Imaging* 1997, 7: 171–176.

[107] Miyazaki T, Yamashita Y, Shinzato J, et al. Two-dimensional time-of-flight magnetic resonance angiography in the coronal plane for abdominal disease: its usefulness and comparison with conventional angiography. *Br J Radiol* 1995, 68: 351–357.

[108] Durham JR, Hackworth CA, Tober JC, et al. Magnetic resonance angiography in the preoperative evalu-ation of abdominal aortic aneurysm. *Am J Surg* 1993, 166: 173–177.

[109] Qanadli SD, Souliz G, Therasse E, et al. Detection of renal artery stenosis: prospective comparison of captopril enhanced Doppler sonography, captopril enhanced scintigraphy and MR angiography. *AJR Am J Roentgenol* 2001, 177: 1 123–1 129.

[110] Voiculescu A, Hofer M, Hetzel GR, et al. Noninvasive investigation for renal artery stenosis: contrast-enhanced MRA and color Doppler sonography as compared to DSA. *Clin Exp Hypertens* 2001, 23: 521–531.

[111] Mittal TK, Evans C, Perkins T, et al. Renal arteriography using gadolinium enhanced 3D MR angiography—clinical experience with the technique, its limitations and pitfalls. *Br J Radiol* 2001, 74: 495–502.

第25章　外周动脉MRA

MARTIN.WASSER

随着工业化国家人均寿命延长，外周动脉粥样硬化性疾病越来越引起人们的重视。尽管粥样硬化可以发生于人体所有血管，但90%的病例累及下肢。目前，美国每年下肢血管粥样硬化有50 000～60 000例采用经皮腔内血管成形术，110 000例采用血管置换手术，100 000例采用截肢手术[1]。

制订治疗方案前，详细了解病变的位置、范围和程度非常重要。长期以来，常规血管造影一直是首选的成像方法，然而，X线血管造影有明确的危险性和局限性，包括对比剂严重过敏反应，甚至目前应用的非离子型对比剂也可出现严重过敏反应[2]；近70%的外周动脉严重狭窄者有肾功能衰竭的迹象[3]，因此，对比剂诱导的肾功能不全就必须予以考虑。因而，非创伤性检查方法如多普勒超声和MRA在外周动脉疾病诊断中的应用越来越多。

对比增强MRA一出现便很快成为引人注意的替代常规血管造影的方法，对比增强MRA之所以能迅速应用于血管领域，是由于它所获得的图像与常规血管造影的图像非常相近。研究表明，用于MRA的对比剂Gd-DTPA（钆－二亚乙基三胺五乙酸）无肾毒性[4]，这就意味着有肾功能损害的患者也能行对比增强MRA检查。

与以往的相位对比法（PC）和时间飞跃法(TOF) MRA技术不同，对比增强MRA不受湍流和平面内饱和伪影的影响。因此，在临床应用中对比增强MRA较相位对比法和时间飞跃法MRA更具优势。

而且，由于无平面内饱和伪影使得冠状面成像成为可能，因而可覆盖更大的解剖区域。而且对比增强MRA与常规MRA相比最大的优势在于极大地减少了检查时间。常规MRA必须在横断面上获取图像以避免平面内饱和，这是它成像时间长的重要原因。由于外周血管的流动模式是三相的（舒张期返流），常规MRA必须采用心电触发以避免信号丢失[5]，更加延长了检查时间。

两个研究将最好的常规MRA技术和心电触发二维TOF MRA与对比增强MRA直接进行比较[6,7]，这两个研究收录在Meta分析中，分析评价了从1991年1月至1999年6月所刊登的21个外周血管MRA的研究结果[8]，另外19个研究中，有11个采用了二维TOF MRA，仅8个采用了三维增强MRA。

二维TOF MRA在检出明显狭窄的血管（管腔狭窄大于50%）血流动力学的敏感性为64%～100%，三维对比增强MRA为92%～100%，二维TOF MRA特异性为68%～96%，三维对比增强MRA为91%～99%。这些数据表明，在检测外周动脉疾病方面，三维对比增强MRA优于二维TOF MRA；尤其是下肢近端血管成像，二维TOF MRA的结果受到质疑，文献报道二维TOF MRA的敏感性为83%～100%，特异性为23%～100%。二维TOF MRA检查迂曲髂动脉的假阳性，可能是由于平面内饱和或静脉预饱和带所致的动脉信号饱和；短节段的信号缺失也可能是由于短节段闭塞或严重狭窄。由于静脉预饱和带的影响，可能不能辨认血液逆流。

Meta分析中的10个研究中仅有2个对三维对比增强MRA进行了评价，这两个研究描述了对比增强MRA在检测股腘部和腘窝下区血管疾病的精确性。在这些区域，对比增强MRA同样优于二维TOF MRA，二维TOF MRA敏感性为88%～92%，对比增强MRA为94%～100%，其特异性分别为82%～98%和97%～99%。对于腘窝血管二维TOF MRA敏感性和特异性分别为89%～98%和91%～95%，对比增强MRA分别为91%～94%和100%。因而，从节省时间和提高准确性来讲，对比增强MRA是评价下肢动脉疾病的最佳MRA技术。

目前尚无有关MRA在评价上肢动脉疾病准确性的数据，尽管常规MRA与对比增强MRA未进行比较，但我们也没有理由怀疑对比增强MRA同样是研究这一领域动脉的最佳技术。与下肢动脉相似，上肢动脉血流表现为三相，高阻力血流模式，在常规MRA上有相同的伪影。

本章是关于包括上肢和下肢动脉的外周动脉对比增强MRA技术和应用的概述。尽管粥样硬化是引起外周动脉血管疾病的主要原因，本章尚对其他疾病也进行了描述。

外周动脉对比增强MRA 技术

基本原理

对比增强MRA的基本原理是静脉注射顺磁性对比剂后对动脉进行首过成像[9]。对比剂能够明显缩短血液的T1弛豫时间，使得动脉在梯度回波序列T1WI上呈高信号。动脉强化和静脉强化之间的延迟为获取单纯动脉图像提供了时间窗，这个时间窗的长短不仅取决于对比剂注射的速度，也与被检查的解剖区域有关。上肢静脉回流比下肢静脉回流快得多，因此，要求采集时间更短。由于该技术依赖于对比剂首过成像，因此，注射对比剂后确定恰当的图像采集时间非常重要。目前已有多种技术用于计算这种所谓的

扫描延迟，将在下面予以介绍。

MRA图像质量与诸如所要显示的靶动脉、分辨力和感兴趣区的容积、所采用序列参数和对比剂团的几何形状有关。动脉强化程度依赖于个体的生理参数如心输出量和血容量；也依赖于应用对比剂的参数如流速、剂量和生理盐水冲洗量，这些参数可以人为控制。血液T1信号的缩短是由于血管内对比剂的聚集，而后者取决于注射对比剂的速度。虽然当注射速度超过5ml/s时并不会进一步提高信号强度，一般而言，注射流率越快血管内对比剂浓度越高。事实上，但当注射速度超过6ml/s时，血管内信号可能会有所下降[10]。另一方面，注射速度越快，静脉回流越快，对比剂团滞留越短，因此要求采集的时间也越短。必须寻求合适的参数使成像时间、分辨力和动—静脉时间窗相互协调。对于锁骨下及臂丛动脉这些相对较大区域的成像，扫描时间可相对短些，因为扫描容积可以适当小些，而且空间分辨力要求也不高，因此上肢对比剂的注射速度最好采用2～3ml/s。下肢动—静脉时间窗较上肢长，因此采集时间就可以长些，且需要较长的扫描时间以使空间分辨力足够高而能显示小的股、腘动脉，所以，下肢对比剂注射速度采用0.5～1.5ml/s。

损毁梯度回波序列重T1WI（短TR／短TE，翻转角20°～50°）所获得的视野、矩阵大小、扫描容积和阶段数量都取决于动—静脉间隔时间。运用增强前、后图像减影的方法仅显示动脉可使图像简单明了，且伪影较小[6]（图25.1）。与动脉高信号体素一致的容积数据，可采用最大强度投影法(MIP)进行后处理。要做出一个好的诊断需参考原始图像和横断面重建图像。

图像采集时间

对比增强MRA最重要的是开始采集的时间要适当，要与对比剂到达感兴趣区血管的时间一致。动脉强化要与中心k-空间的采集相一致，这一点至关重要。而且，为了使动静脉差别更明显，在静脉回流前

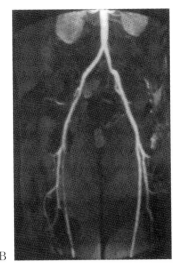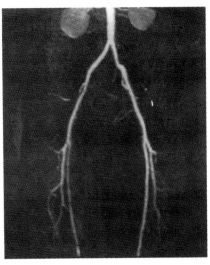

A,B

图25.1　主动脉和髂动脉未减影（图A）和减影（图B）对比增强MRA图像。减影图像的对比背景好，能显示更多的血管。

必须对中心k-空间抽样检查。有3种常用的方法来确保采集的时间合适。

对比剂团注试验

静脉内团注小剂量对比剂（1~2ml）后用快速动态成像序列测量其循环时间,可得出合适的采集时间。动态序列可在对比剂团到达感兴趣区时进行成像,从而计算出扫描延迟时间。为了防止对比剂聚集在静脉中,连接管内必使用生理盐水,无论是对比剂团注试验还是最终的生理盐水冲洗都必须使用相同的注射速度。这种方法简单易于操作,不足之处在于需额外使用对比剂,这就使总的操作时间延长了2~3min。但心律不齐的患者,通过对比剂团注计算出的循环时间可能与最终注射的对比剂循环时间不同。

透视下启动扫描

快速成像序列可用于显示对比剂进入感兴趣区,然后可以自动（SmartPrep, GE Medical System）[11]或手动（Blous track, Philips Medical System)[12]启动MRA数据采集。这种方法的缺点是实际开始采集时间与透视中所见的对比剂到达时间有2~4s的时间差,那么如果需要指导患者呼吸以配合检查,则该方法的时间差太短。

时间相容成像

随着梯度技术和硬件的不断完善,高分辨力大范围成像所需的时间大大缩短。目前,已可在6s内对整个下肢区域进行冠状面成像[13]。因此,如果在静脉内注射对比剂后采用动态容积序列,动脉期总会包括在某一个采集时间内,这样就不需计算注射对比剂后的扫描时间。

MRA方案

上肢

锁骨下和臂丛动脉成像需应用80~90mm中等大小的成像范围,在闭气状态下采集增强前后图像。对比剂采用0.1~0.2mmol/kg,注射速度2~3ml/s。使用对侧前臂注射对比剂以避免静脉重叠。采用体部相控阵线圈可提高信噪比。

手部小血管的成像要求较高的空间分辨力,可采用头部线圈或更合适的专用表面线圈。手部动静脉血液循环时间很短,约为12s,而且几乎所有病例的双手循环时间也不同,平均相差4.5s[14]。手部动脉成像要求开始采集时间要精确,一般采用椭圆重排k-空间采样[14]。

下肢

下肢血管成像需覆盖较大的解剖区域，约100cm。由于MR的视野长度仅为45～50cm，全下肢血管成像就要求数个区域或"部位"分段成像，这就意味着患者必须重新定位才能位于磁场中心。目前，有两种全下肢血管成像的方法即所谓的"多区域成像"和团注对比剂追踪技术，这两种方法都要求成像区域间有足够的重叠。

多区域成像

通过2～3次分别团注对比剂对下肢动脉的三个区域（髂动脉区、腘动脉和腘下动脉区）依次成像[15]。每个区域都需要采集蒙片图像，这些数据可从注射对比剂后获得的图像中减去。对比剂注射速度应较快（1～1.5ml/s），以确保血管呈高信号。这种技术的优点为能应用于任何临床MR扫描机而不需要应用特殊的硬件，而且成像参数适用于各个独立的区域。然而，多区域成像技术检查时间较长（每个患者30～45min），所需的对比剂总量为0.2～0.3mmol/kg，且由于钆的循环，第二、三次成像区域所获得的减影图像信噪比降低[16]（图25.2），在随后的成像中适当增加对比剂剂量可部分避免信号强度衰减。不同的区域均可应用表面线圈成像。

团注对比剂追踪或步进技术

首先对下肢的三个区域进行蒙片成像[12,17~19]，然后缓慢恒速注入对比剂，对比剂在下肢动脉内的流动可以通过步进技术进行追踪。这种技术需要特殊的硬件使检查床移动到预先设定的位置，可使用步进设备或专用的MR检查床。步进技术的优点是成像速度快，不到4min就能扫描整个下肢血管，对比剂的剂量要求相对较小（约30ml）。

以前，步进技术的不足之处是扫描前的准备只适

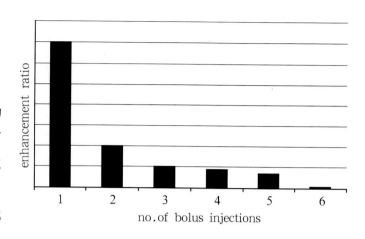

图25.2 血液流动状态下重复注射Gd-DTPA（钆-二亚乙基三胺五乙酸）后减影图像的强化率。重复注射在很大程度上减小了强化噪声比。由于在体对比剂可发生外渗，因而在体对比剂血管内聚集效应所产生的对比较低。enhancement ratio：强化路强化率；no.of bolus injections：团注次数。（本图片经允许摘自 Watanabe Y, Dohke M, Okumura A, et al. Dynamic subtraction contrast-enhanced MR angiography：technique, clinical applications, and pitfalls. *Radiographics* 2000, 20：135-152）

用于单个区域，而三个区域的成像是依次完成的。近来，这种这种技术已经发展得更灵活[12]，甚至可以使用专用的表面线圈[20]。目前，尚无这两种方法对比研究的报道。

图像显示

为使相关临床医生接受这种技术，应提供给临床医生熟悉的图像，要求MRA图像与常规X线血管造影图像非常相似。在提供给血管外科医生时，MRA图像的数量应少，较大的四幅或六幅图像即可，使外科医生在远处就能看到。为了更好地定位，应像常规X线血管造影一样显示骨性标志(图25.3)。

MRA 诊断误判

尽管涡流和平面内饱和所引起的信号丢失通常对对比增强MRA无影响，但仍然可能高估狭窄长度，尤其是狭窄段血流速度快和对比剂浓度低时[21]。

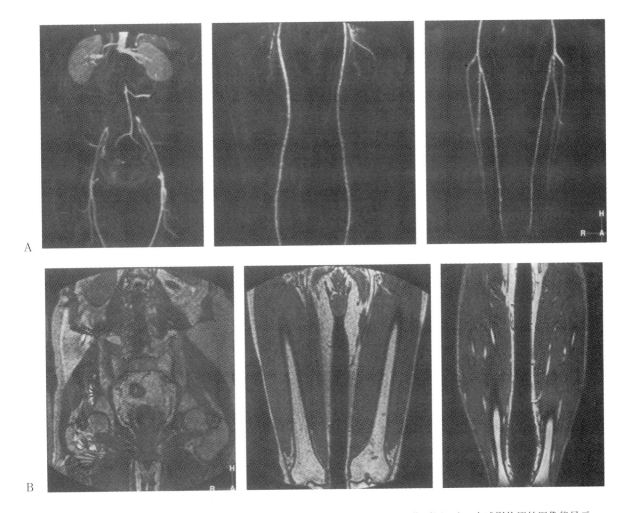

图25.3 腹主动脉远端和髂总动脉近端闭塞的下肢外周动脉MRA图像（图A）。未减影的原始图像能显示骨性标志，尤其是关节的显示（图B）。

对比增强MRA也可有其他伪影，例如在锁骨下区域，锁骨下静脉的磁敏感性伪影会引起信号缺失和邻近动脉的假性狭窄[22]。

如果在中心k-空间采样后对比剂才到达感兴趣区血管而使扫描时间不合适，则会在血管中心看到一条黑线，即所谓的假夹层[23]。

对成像容积内的所有感兴趣血管都必须加以注意，不恰当的扫描范围会造成动脉迂曲，如髂动脉末端出现闭塞表现[24]。建议同时采集矢状面和横断面显示全部成像容积的图像（图25.4）。

有时可见与血管平行的高信号鬼影或相位伪影[23]（图25.5）。而且也可能出现减影误登录伪影。银夹和金属支架磁敏感性伪影可引起信号缺失（图26.6）。

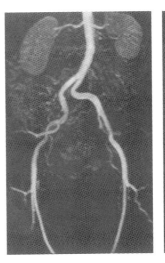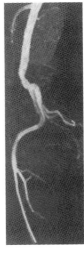

图25.4 主髂动脉区最大强度投影法对比增强MRA冠状位（左图）和矢状位（右图）图像。矢状位尤能显示延长的髂外动脉。

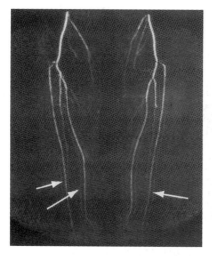
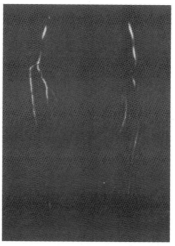

图25.5 显示下肢血管成像中的鬼影（箭头）。左图为最大密度投影图像，右图为源图像。

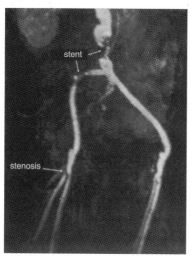
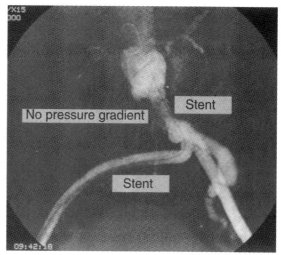

图25.6 主动脉和髂动脉分叉修补术和腹主动脉远端支架置入及右髂动脉修补术后患者。MRA（左图）将磁敏感性伪影误为支架狭窄，但X线血管造影图像上（右图）无压力差。Stent：支架；stenosis：狭窄；No pressure gradient：无压力梯度。

外周动脉MRA 的临床应用

上肢

锁骨下动脉窃血综合征

锁骨下动脉阻塞可引起所谓的锁骨下动脉窃血综合征。由于锁骨下动脉的阻塞，阻塞远端及上肢的血流由同侧椎动脉逆流来维持。因此，当上肢运动时，近端锁骨下动脉狭窄的患者会出现同侧椎动脉灌注不足。对比增强MRA能显示近端锁骨下动脉狭窄或闭塞(图25.7)，且同一部位的流速图可同时显示椎动脉逆流[25]。

大动脉炎

大动脉炎（Takayasu arteritis）是一种原因不明的原发性动脉炎,累及主动脉及其主要分支和肺动脉。血管造影最常见的征象是主动脉及其分支狭窄(图25.7，图25.8)，也可有血管闭塞、动脉瘤和血管扩张[26](图25.9)。常规血管造影对这些患者并非没

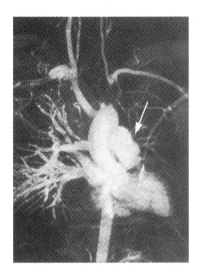
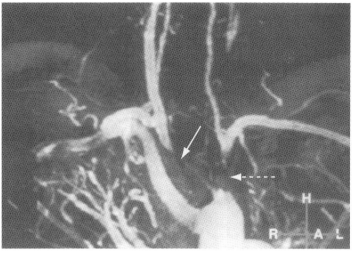

图 25.7 大动脉炎患者。左锁骨下动脉起始部狭窄（右图，虚箭头）。左椎动脉逆流充盈锁骨下动脉远端（锁骨下动脉窃血）。该患者左、右颈动脉同时受累，左侧闭塞，右侧严重狭窄（右图，箭头）。左肺动脉闭塞（左图，箭头），为大动脉炎的特征性表现。

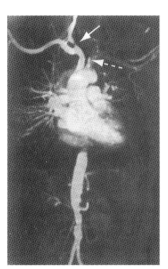
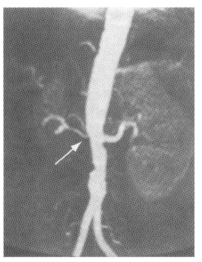

图 25.8 大动脉炎患者。可见右颈动脉狭窄（左图，箭头）及左颈动脉和左锁骨下动脉闭塞（虚箭头）。还看到右肾动脉狭窄（右图，箭头）。

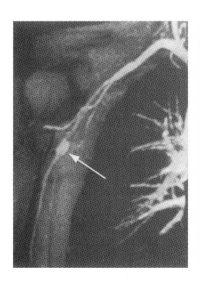
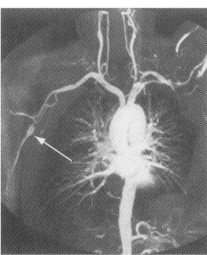
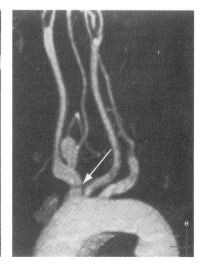

图 25.9 大动脉炎患者 MRA。可见右头臂动脉隔膜型狭窄（右图，箭头）和右肱动脉动脉瘤（左图及中图，箭头）。

有危险。局部缺血性并发症的发生率升高可能与患者血液中促凝血因子活性升高有关[26]。一项研究报道了20例大动脉炎对比增强 MRA 检查，共检出 80 个主动脉及其分支病变[27]，但有 7 支(9%)分支血管的狭窄高估为闭塞，可能与分辨力较低有关。对比增强 MRA 的优势在于其尚能显示肺动脉病变(图 25.7)，肺动脉受累是大动脉炎的特征，动脉粥样硬化或其他系统性动脉疾病多不会出现[28]。动脉壁的早期炎症也可在对比剂注射后 SE 序列横断面上显示。

胸廓出口综合征

胸廓出口综合征是由于肋锁区的骨性结构解剖变异或前斜角肌的止点肥大，使锁骨下血管或臂丛神经受压而引起的神经血管症候群。患者在抬臂时感到上肢疼痛，在运动时上肢失去感觉，也可能在锁骨下动脉供血区触及震颤，桡动脉搏动减弱或消失，分支血管的血压降低。尽管胸廓出口综合征神经压迫远比血管压迫常见，但对比增强 MRA 能显示出锁骨下动脉的受压狭窄。

Dymarkowsky 等[30]发现 5 例疑为胸廓出口综合征的患者中 3 例有动脉压迫。在患者前臂内收或过度外展时，对锁骨下动脉进行时间分辨对比增强MRA，其病因也可在 SE 序列 T1WI 上显示。

手部血管病变

手部血管的动脉粥样硬化罕见，手部血管成像可能是由于怀疑有心脏疾病或锁骨下动脉粥样硬化、雷诺综合征、硬皮病、风湿性关节炎、脉管炎或外伤性血栓。由于动－静脉时间窗的限制和图像高分辨力的要求，目前手部血管 MRA 仍是一大挑战。

下肢

动脉粥样硬化

动脉粥样硬化是一种系统性病变，可引起受累动脉的狭窄、闭塞或动脉瘤样扩张。

狭窄－闭塞性疾病

对有急性先兆缺血的患者，应尽快进行 X 线血管造影，然后对该段血管进行溶栓治疗，在这种情况下不考虑 MRA 检查。

对于慢性肢体缺血的患者，MRA 已成为可替代X 线血管造影更有价值的治疗前检查手段。在分析下肢间歇跛行患者MRA 图像时，首先要清楚临床医生想知道什么，并且要熟悉临床结局和可供选择的治疗方法，临床医生也必须具有血管专业放射专家的思维和知识[31]。对病变段血管近端入口、远端出口和病变段血管本身进行分析非常重要。如果近端入口受损，则远端出口的重建则可能有危险。如果远端出口血液流出受限则可考虑近端重建。因为，血管近端病变对下肢血管的影响最大，血管外科的总体原则是首先治疗血管近端病变。

描述病变血管的狭窄位置、程度和长度非常要。对于处于有临床意义的狭窄临界即狭窄40%～60%的病例，常需要测量血管内压力来评价病变区的血流动力学供应[32]。依据血流动力学异常程度和临床表现，决定是否干预治疗。通常，对血流动力学上有明显狭窄表现，管腔狭窄超过50%就需要治疗。在几乎所有评价MRA 价值的研究中，都是以常规数字血管减影(DSA)作为参照标准，但这种标准并不像临床认为的那么准确。DSA 难以检出邻近大血管壁的偏心性斑块(图 25.10)。作者发现，与测量血管内压相比，DSA 探测有血流动力学意义的肾动脉明显狭窄的敏感性仅为70%[33]。Wikstrom 等[34]以主动脉、股动脉压力差 20mmHg 为血流动力学显著性异常标准，结果DSA 发现有意义髂动脉狭窄的敏感性和特异性为

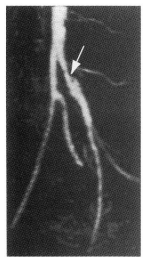
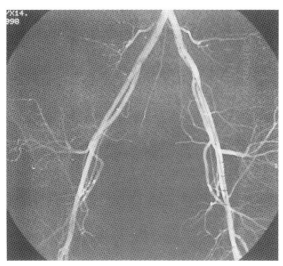

图25.10 动脉粥样硬化患者的MRA图像显示左髂总动脉狭窄（左图）。狭窄位于血管背侧，在X线血管造影图像上未能显示（右图），但能测到25mmHg的压力差。

86%和88%，MRA为81%和75%，多普勒超声为72%和88%。在分析流出血管时，常规血管造影也不是合适的参照标准，MRA能比常规血管造影显示更多的通畅流出血管[35,36]（图25.11）。

双功能多普勒超声是检测颈总动脉狭窄的准确方法，也是下肢血管疾病的一种可靠的、无创性诊断方法[37,38]，但多普勒超声依赖于操作者的技术水平并且费时费力，也不能提供治疗计划所需的血管全貌。

最近，对9个对比增强MRA（216例患者）和18个彩色多普勒超声（1 059例患者）的研究进行Meta分析[39]。在所有病例中以常规血管造影为金标准，对比增强MRA评价管腔狭窄大于50%动脉疾病的总敏感性为97%（95%可信区间为95.7%～99.3%），双功能超声敏感性为87.6%（95%可信区间为84.4%～90.8%）。两者的总特异性相似（对比增强MRA为96.2%，双功能超声为94.7%）。对比增强MRA的数据与前面所提到的二维TOF MRA及对比增强MRA相比较的Meta分析的数据一致[8]。

双功能超声研究几乎报道了人体不同部位与常规血管造影的对照研究结果，但对比增强MRA只有5项报道，因此每个解剖部位的对照研究尚不可能。通常，对比增强MRA与常规血管造影之间的时间间隔（平均5d）短于双功能超声与血管造影之间的时间间隔（平均17d）。有人认为两项检查之间的时间间隔增加，则敏感性将会下降。在双功能超声中确实如

此，以上报道的双功能超声的敏感性较低，部分原因可能是血管造影与双功能超声检查时间间隔太长。

由于对比增强MRA的高敏感性和高特异性，在间歇跛行患者的检查中有望替代常规血管造影（图25.12）。彩色双功能超声将成为测定对比增强MRA中发现有狭窄患者的血流动力学的备选技术。

间歇性跛行通常由下肢血管狭窄或闭塞引起。然而，有时主动脉的严重狭窄或闭塞也可引起这一症状，称为Leriche综合征，主动脉病变也可在对比增强MRA上显示[40]（图25.3，图25.13）。

动脉瘤

对比增强MRA是显示动脉瘤的良好方法[41]。动脉瘤可见于股动脉和腘动脉，而腘动脉瘤是一严重疾病，因为近1/3的患者由于未被发现和不可触知的小的腘动脉瘤导致远端栓子形成或急性严重肢体缺血[42]。股动脉瘤相对来说不甚重要，可保守观察[43,44]。在一项313例腹主动脉瘤全部行股腘区域的超声检查研究中[45]，36例有外周动脉瘤，占12%；在发现的51个外周动脉瘤中31个是腘动脉瘤。外周动脉瘤仅发生在有腹主动脉瘤的男性患者，发生率为14%，有腹主动脉瘤的62例女性患者中未发现一例外周动脉瘤，这种性别差异的原因目前尚不清楚。36例男性外周动脉瘤中有14例（39%）出现外周血管闭塞疾

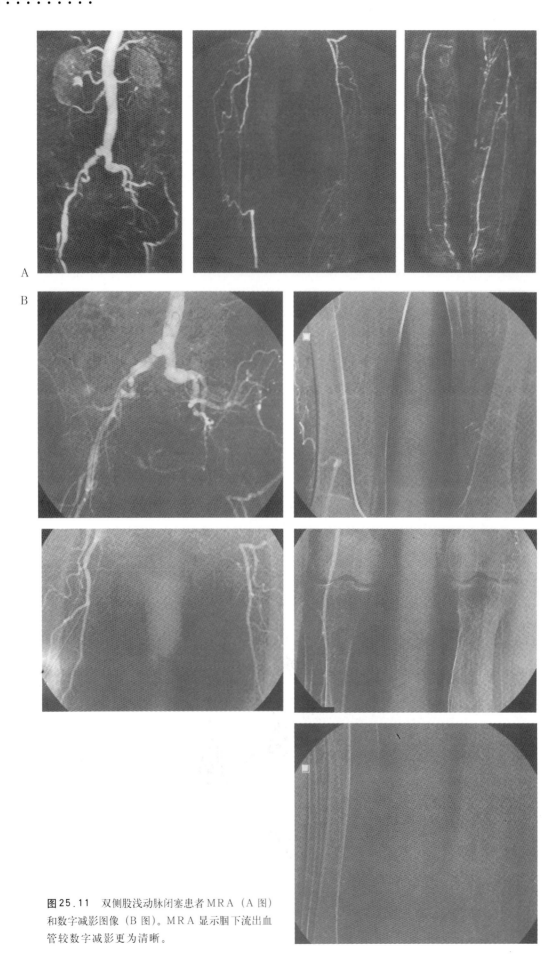

图25.11 双侧股浅动脉闭塞患者MRA（A图）和数字减影图像（B图）。MRA显示腘下流出血管较数字减影更为清晰。

病，而215例无外周动脉瘤男性患者中有20例（9%）出现外周血管闭塞疾病。

尽管腘动脉瘤是一种重要的常见疾病，在对比增强MRA外周血管疾病的研究中尚未见相关报道。

糖尿病

在工业化国家，糖尿病相关性血管疾病是非外伤性下肢截肢的主要病因。糖尿病患者通常有长段落的血管闭塞，尤其是腘动脉以下血管(图25.14)。外科手术使血流再通是保存下肢的重要治疗手段。血管旁路移植技术的发展使其用于足部动脉成为可能。在制订血管再通计划前，了解足部远端的血运情况（包括足弓血管）很有必要。有研究表明，对于常规血管造影不能显示的远端开放血管[34,46]，即使二维 TOF MRA 也能显示。Kreitner等[47]用头部线圈来接收信号，对24例糖尿病患者的对比增强MRA的价值做了评价。所有患者均在5d内行血管造影作为对照，每例被检查侧肢体选7个血管节段进行评价：胫前动脉远端、胫后动脉远端、腓动脉远端、足背动脉、外侧足底动脉、足底正中动脉和足底动脉弓。在168个被检查动脉节段中，DSA显示血管通畅74个血管节段，对比增强MRA上显示血管通畅104个血管节段。有9例患者（38%，9/24）的30个适合做血管移植的节段仅在MRA上显示，结果这9例中的7例改变了治疗方案。因此，提示有严重外周血管闭塞的糖尿病患者，在制订足部旁路移植计划时，应采用对比增强MRA替代DSA。

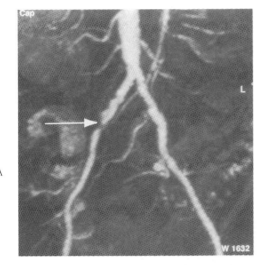
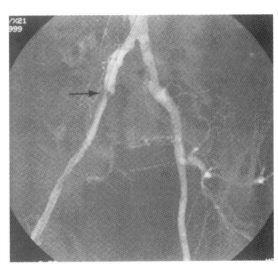
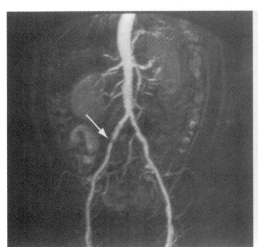
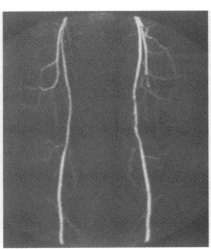
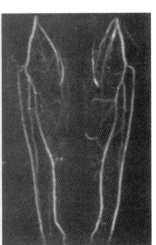

图25.12 右髂动脉狭窄患者MRA（图A左图）和数字减影图像（图A右图）对比，远端血管无狭窄（图B）。

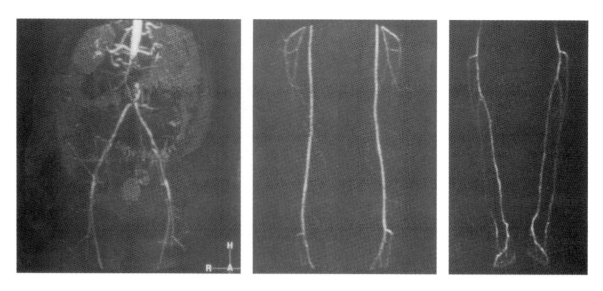

图 25.13　　主动脉远端闭塞（Leriche 综合征）。

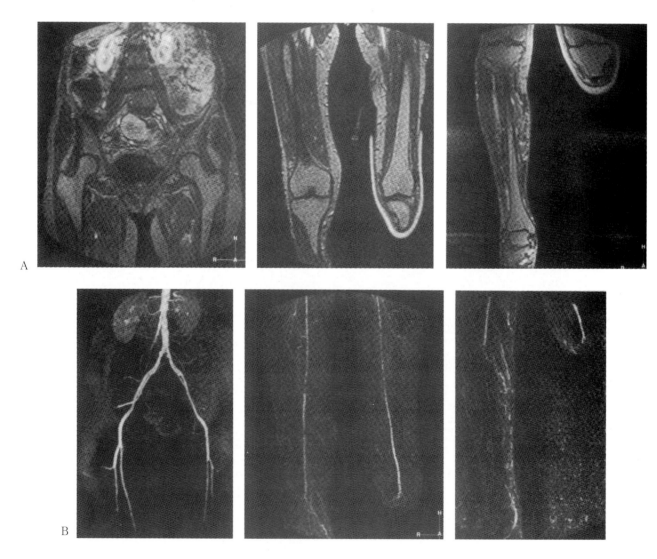

图 25.14　　糖尿病患者左下肢截肢术后（图 A）。由腘下动脉闭塞引起右小腿局部缺血和顽固性溃疡（图 B）。

外周旁路移植血管的监测和随访

对比增强MRA可用于动脉旁路移植术后血管的监测和随访。外周旁路移植血管可以是自体的隐静脉，也可是膨胀的聚四氟乙烯（PTFE）或涤纶。自体静脉移植血管的再通率高于其他的移植血管，且前者术后第1年旁路移植血管狭窄的发生率为12%。80%的狭窄发生于术后第1年，几乎所有的狭窄都发生于前18个月[48]。60%的狭窄初期症状不明显[48]，因此须仔细监测旁路移植血管，以便及时发现狭窄，从而实现血流的再通即二次开通。监测标准如踝－臂指数已经获得实验成功。双功能超声也是常规监测手段，可计算出狭窄近端与远端的收缩期峰值速度比，也可显示整个移植血管。当双功能超声发现异常或需要进行血管介入时，应行常规X线血管造影检查。

双功能超声可用于评价移植血管的开放情况，并检出狭窄，但双功能超声检测侧支血流的价值有限，并且可能漏诊近端的病变，而这些病变将最终危及移植血管的通畅。

已报道的两个研究应用对比增强MRA对下肢移植血管的监测进行了评价。Bartschinger等[49]报道了31支移植血管的30例患者，均进行了DSA和对比增强MRA检查。对比增强MRA评价了93段移植血管，有6段血管由于银夹或支架引起的伪影而无法评价。所有的异常（10例狭窄，9例闭塞，8例动脉瘤或扩张）在对比增强MRA上均能显示，敏感性为100%。由于6例无法评价，所以特异性为90.3%。Benbid等[50]选择双功能超声检出异常且有临床症状的23例患者，共有40支移植血管，进行MRA和X线血管造影对照检查。MRA显示38支移植血管（95%），其中28支异常，高估2支狭窄。部分移植血管有多处异常。对比增强MRA检测狭窄和闭塞的敏感性为91%，特异性95%。有5例在对比增强MRA上检出了其他并发症，其中4例为超声未发现的无血栓形成的扩张，1例为常规血管造影漏诊的血栓形成性扩张。由此可见，对比增强MRA能否成为唯一的监测方法还有待于进一步研究。

对比增强MRA在监测和随访其他旁路移植血管方面也显现出一定的价值，这些移植血管用PTFE或涤纶做成，而不是自体静脉。如上肢血管的颈动脉—锁骨下动脉旁路、无名动脉和锁骨下动脉重建（图25.15）以及腋动脉—腋动脉旁路。下肢血管移植重建可以是腋动脉—股动脉，股动脉—股动脉交叉旁路以及胸主动脉—股动脉旁路[51]。

腘动脉受压

无动脉粥样硬化的年轻人出现间歇性跛行可能是由于腘动脉受压综合征所致，发生率为0.16%~3.5%[52]，这与腓肠肌和腘动脉的解剖关系异常即内

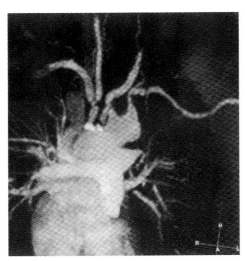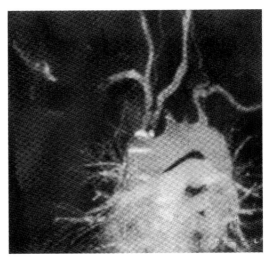

图25.15 动脉粥样硬化患者头臂动脉和左颈动脉的闭塞和重建MRA图像。

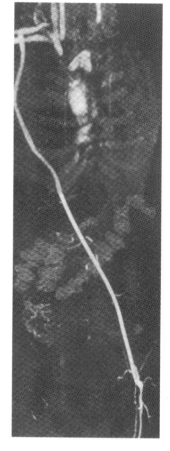
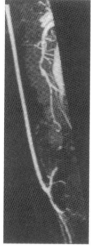

图25.16 冠状面（左图）和矢状面（右图）最大强度投影图像。显示右锁骨下动脉至左股动脉的腋—股动脉旁路移植血管。

显示异常解剖。图25.17为应力状态下对比增强 MRA 显示的受腓肠肌压迫的腘动脉。

新进展

MRI 技术进展

梯度技术和硬件的不断完善，缩短了扫描时间，提高了时间分辨力，扩大了周围动脉的成像范围。能够实时重建，更容易阅读，而且不用计算对比剂注射后的延迟时间。由于 MRA 可行动态采集，可同时显示对比剂在两侧肢体血管内的流动，其图像可与常规血管造影相媲美。

使用专门用于周围血管成像的线圈，能获得更高分辨力和更高信噪比的图像；应用相控阵线圈，可通过并行数据采集技术来缩短成像时间。联合应用 SMASH[56] 和 SENSE[57] 技术及线圈可弥补省略的梯度步级。

对比剂

在下肢 MR 血管造影中，当细胞外对比剂 Gd-DTPA 以低速率注射时，对比剂弥散入组织间隙，细胞外对比剂渗入组织间隙可降低背景对比，并且静脉强化相对较晚。低速率注射的缺点是对比剂在血流中被稀释而使增强效应相对降低。快速注射能使对比剂以更高的浓度聚集于靶血管，但同时静脉回流加快，动—静脉时间窗变短。可行的解决方法是采用高浓度对比剂如 1.0mol/L Gadovist（Schering，Berlin，Germany）注射。

新型对比剂即所谓的血池对比剂，为血管内对比剂，没有或很少发生组织间隙弥散。血池对比剂并不一定指对比剂在体内存留时间长。事实上，为了安全起见，理想的血池对比剂应排泄迅速，与细胞外对比剂排泄速度几乎相同甚至更快。第一代血池对比剂通过顺磁性共价键与大分子物质如赖氨酸、白蛋白、多糖以及脂质等螯合形成，仅有少量组织间隙弥散，但

侧与腓肠肌内侧头相邻有关[53]，腓肠肌内侧头的异常附着也可导致运动过程中腘动脉受压。腘动脉功能性受压是指两者解剖位置关系正常，因腓肠肌肥大而压迫腘动脉[54]。可选择的治疗方法有切除异常的腓肠肌内侧头或腘动脉内置入支架。若要显示应力状态下腘动脉的受压情况，可选择放松状态下和足抗阻力屈曲状态下的常规血管造影，但 DSA 不能显示压迫的原因。

MRI 横断面成像能显示压迫的原因，Di Cesare 等[55]采用二维 TOF MRA 对 6 例怀疑有腘动脉受压的患者进行放松状态下和足部抗阻力屈曲状态下的扫描，应力状态下的横断面图像上可显示受压的腘动脉以及与腓肠肌异常的解剖关系。

放松状态下和应力状态下的对比增强 MRA，也可诊断腘动脉受压，将未减影的三维数据进行重建可

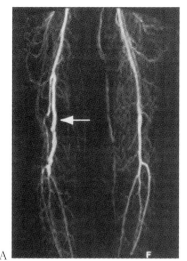
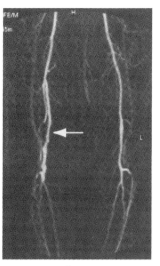
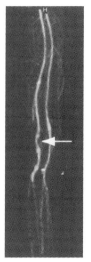

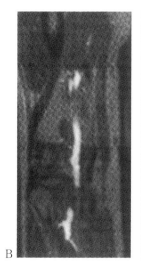
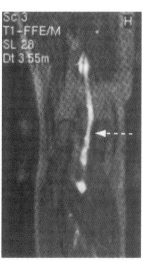
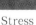

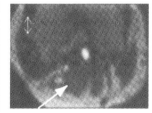

图25.17 男性，27岁，长跑运动员，复发性跛行。已因右胭动脉严重狭窄行股胭动脉旁路移植。放松状态下（左图）无狭窄显示，膝关节伸展足跖曲状态下ＭＲＡ，可显示腓肠肌压迫旁路移植动脉［图Ａ中冠状面（中图）和矢状面（右图）最大强度投影图像］。ＭＲＡ冠状面未减影图像和横断面重建图像（图Ｂ）显示腓肠肌及其外侧头与股骨髁之间受压的旁路血管。Ｓｔｒｅｓｓ：膝关节伸展足跖曲状态。

其在血液中存留时间较长。新的顺磁性（钆）血池对比剂排泄速度较快，且没有或很少渗入组织间隙，这些特性是因为现在已经能制造出与大分子物质如白蛋白可逆性结合的对比剂如MS－325 (Epix Medical, Cambridge, Massachusetts)。

MultiHance (Bracco Diagnostics, Princeton, New Jersy)是一种独特的顺磁性对比剂，目前正在进行临床试验，它可与白蛋白微弱结合，因此减少了组织间隙弥散，但仍然存在组织间隙弥散。所以严格来说，MultiHance不是血池对比剂。

另一类血池对比剂由含氧化铁的超顺磁性离子组成如PEG-Ferron(Nycomed Amersham, Bucking-hamshire, United Kingdom)、AngioMark(Epix Medical)和Combidex(Advanced Magetics,

Cambridge, Massachusetts)。

与细胞外对比剂相比，顺磁性和超顺磁性血管内对比剂以及MultiHance的主要优势在于其弛豫性强。因而有利于获得更强的血管信号或降低所需对比剂的剂量。

血池对比剂的主要缺陷是静脉强化早,这使得动脉成像时间窗很短。当大血管如髂动脉、胭动脉成像时，因为可以进行选择性血管重建，所以静脉早期强化影响不大。但在小腿，静脉的严重重叠会降低动脉成像的图像质量。

由于采用细胞外对比剂已取得了满意的MRA结果，因此，血池对比剂若要成功应用于周围血管，MRA必须解决静脉重叠问题。可行的方法有：发展特殊的后处理技术，例如静脉减影方法[58]；另一种是改进计算方法使图像与相位信息结合，类似于彩色多普勒超声，能辨别血流方向，可区分出动、静脉[59]。

结束语

由于MRI技术的发展以及对比增强MRA的应用，MRA已经成为除常规X线血管造影外可选择的血管成像方法。大量研究表明，在上、下肢周围动脉成像中，MRA可代替DSA。尽管目前DSA的分辨力仍高于MRA，但在临床实践中，对比增强MRA能提供评价外周血管通畅情况的所有相关信息，而且对比增强MRA是一种无创检查，能提供血管的多平面图像，副作用很少，也适用于门诊患者。

与DSA不同，对比增强MRA甚至可安全地应用于肾功能不全的患者。MR技术的进一步发展，将会进一步缩短扫描时间，对比度和空间分辨力将进一步提高。至于血池对比剂能否用于周围血管MRA，取决于软件的发展能否消除多余的静脉强化。

参考文献

[1] Martin EC.Transcatheter therapies in peripheral and nonvascular disease. *Circulation* 1991, 83：1-5.

[2] Waugh JR, Sacharias N.Arteriographic complications in the DSA era.*Radiology* 1992, 138：237-281.

[3] Goldman K, Salvesen S, Hegedus V.Acute renal failure after contrast medium injection.*Invest Radiol* 1984, S19：S125.

[4] Niendorf HP, Haustein, J, Louton T, et al.Safety and tolerance after intravenous administration of 0.3 mmol/kg Gd-DTPA：results of a randomized, controlled clinical trial.*Invest Radiol* 1991, 26 (Suppl 1)：221S-225S.

[5] Ho KY, de Haan MW, Oei TK, et al.MR angiography of the iliac and upper femoral arteries using four different inflow techniques.*AJR Am J Roentgenol* 1997, 169：45-53.

[6] Ho KY, de Haan MW, Kessels AG, et al.Peripheral vascular tree stenosis：detection with subtracted and nonsubtracted MR angiography.*Radiology* 1998,206：673-681.

[7] Poon E, Yucel EK, Pagan-Marin H, et al.Iliac artery stenosis measurements：comparison of two-dimensional time-of-flight and three-dimensional dynamic gadolinium-enhanced MR angiography.*AJR Am J Roentgenol* 1997, 169：1 139-1 144.

[8] Nelemans PJ, Leiner T, de Vet HCW, et al.Peripheral arterial disease：meta-analysis of the diagnostic performance of MR angiography.*Radiology* 2000,217：105-114.

[9] Prince MR, Yucel EK, Kaufman JA, et al.Dynamic gadolinium-enhanced three-dimensional abddominal MR arteriography.*J Magn Reson Imaging* 1993, 3：877-881.

[10] Kopka L, Vosshenrich R, Rodenwaldt J, et al.Differences in injecting rates on contrast-enhanced breath-hold three-dimensional MR angiography.*AJR Am J Roentgenol* 1998, 170：345-348.

[11] Foo TKF, Saranathan M, Prince MR, et al.Automated detection of bolus arrival and initiation of data acquisition in fast, three-dimensional MR angiography image quality.*Radiology* 1997, 203：275-280.

[12] Leiner T, Ho KY, Nelemans PJ, et al.Three-dimensional contrast-enhanced moving-bed infusion-tracking (MoBi-track) peripheral MR angiography with flexible choice of imaging parameters for each field of view. *J Magn Reson Imaging* 2000, 11：368-377.

[13] Frayne R, Grist TM, Swan JS, et al.3D MR DSA：effecs of injection protocol and image masking.*J Magn Reson Imaging* 2000, 12：476-487.

[14] Winterer JT, Scheffler K, Paul G, et al.Optimization of contrast-enhanced MR angiography of the hands with a timing bolus and elliptically reordered 3D pulse sequence.*J Comput Assist Tomogr* 2000, 24：903-908.

[15] Watanabe Y, Dohke M, Okumura A, et al. Dynamic subtraction contrast-enhanced MR angiography：technique, clinical applications, and pitfalls.*Radiographics* 2000, 20：135-152.

[16] Westenberg JJM, Wasser MNJM, van der Geest RJ,et al.Scan optimization of gadolinium-enhanced three-dimensional MRA of peripheral arteries with multiple bolus injections and *in vitro* validation of stenosis quantification.*Magn Reson Imaging* 1999, 17：47-57.

[17] Ho KYJAM, Leiner T, De Haan MW, et al. Peripheral vascular tree stenoses：evaluation with mov-

ing-bed infusion-tracking MR angiography.*Radiology* 1998, 206: 683-692.

[18] Wang Y, Lee HM, Khilnani NM, et al.Bolus-chase MR digital subtraction angiography in the lower extremity.*Radiology* 1998, 207: 263-269.

[19] Meaney JFM, Ridgway JP, Chakraverty S, et al.Stepping-table gadolinium-enhanced digital subtraction MR angiography of the aorta and lower extremity arteries: preliminary experience.*Radiology* 1999, 211: 59-67.

[20] Alley MT, Grist TM, Swan JS.Development of a phased-array coil for the lower extremities.*Magn Reson Med* 1995, 34: 260-267.

[21] Mitsuzaki K, Yamashita Y, Onomichi M, et al.Delineation of simulated vascular stenosis with Gd-DTPA-enhanced 3D gradient echo MR angiography: an experi-mental study.*J Comput Assist Tomogr* 2000, 24: 77-82.

[22] Neimatallah MA, Chenevert TL, Carlos RC, et al.Subclavian MR arteriography: reduction of susceptibility artifact with short echo time and dilute gadopentetate dimeglumine.*Radiology* 2000, 217: 581-586.

[23] Maki JH, Prince MR, Londy FJ, et al.The effects of time-varying intravascular signal intensity and k-space acquisition order on three-dimensional MR angiography image quality.*J Magn Reson Imaging* 1996, 6: 642-651.

[24] Korosec FR, Mistretta CA.MR angiography: basic principles and theory.*Magn Reson Imaging Clin N Am* 1998, 6: 223-256.

[25] Van Grimberge F, Dymarkowski S, Budts W, et al.Role of magnetic resonance in the diagnosis of sub-clavian steal syndrome.*J Magn Reson Imaging* 2000, 12: 339-342.

[26] Yamato M, Lecky JW, Hiramatsu K, et al.Takayasu arteritis: radiographic and angiographic findings in 59 patients.*Radiology* 1986, 161: 329-334.

[27] Yamada I, Nakagawa T, Himeno Y, et al.Takayasu arteritis: diagnosis with breath-hold contrast-enhanced three-dimensional MR angiography.*J Magn Reson Imaging* 2000, 11: 481-487.

[28] Yamada I, Numano F, Suzuki S.Takayasu arteritis: evaluation with MR imaging.*Radiology* 1993, 188: 89-94.

[29] Choe YH,Han BK,Koh EM,et al.Takayasu's arteritis: assessment of disease activity with contrast-enhanced MR imaging.*AJR Am J Roentgenol* 2000, 175: 505-511.

[30] Dymarkowski S, Bosmans H, Marchal G, et al.Three-dimensional MR angiography in the evaluation of thoracic outlet syndrome.*AJR Am J Roentgenol* 1999, 173: 1 005-1 008.

[31] Rofsky NM, Adelman MA.MR angiography in the evaluation of atherosclerotic peripheral vascular disease: what the clinician wants to know.*Radiology* 2000, 214: 325-338.

[32] Kinney TB, Rose SC.Intraarterial pressure measurements during angiographic evaluation of peripheral vascular disease: techniques, interpretation, applications, and limitations.*AJR Am J Roentgenol* 1996, 116: 277-284.

[33] Wasser MN, Westenberg J, van der Hulst VP, et al.Hemodynamic significance of renal artery stenosis: digital subtraction angiography versus systolically gated three-dimensional phase-contrast MR angiography.*Radiology* 1997, 202:"333-338.

[34] Wikstrom J, Holmberg A, Johansson L, et al. Gadolinium-enhanced magnetic resonance angiography, digital subtraction angiography and duplex of the iliac arteries compared with intra-arterial pressure gradient measurements.*Eur J Vasc Endovasc Surg* 2000, 19: 516-523.

[35] Owen RS, Carpenter JP, Baum RA, et al. Magnetic resonance imaging of angiographically occult runoff vessels in peripheral arterial occlusive disease.*N Engl J Med* 1992, 326: 1 577-1 581.

[36] Carpenter JP, Owen RS, Baum RA, et al. Magnetic resonance angiography of peripheral vessels.*J Vasc Surg* 1992, 16: 807-813.

[37] Koelemay MJW, Den Hartog D, Prins MH, et al.Diagnosis of arterial disease of the lower extremities with duplex ultrasonography.*Br J Surg* 1996, 83: 404-409.

[38] Legemate DA, Teeuwen C, Hoeneveld H, et al.Value of duplex scanning compared with angiography and pressure measurement in the assessment of aortoiliac arterial lesions.*Br J Surg* 1991, 78: 1 003-1 008.

[39] Visser K, Hunink MGM.Peripheral arterial disease: gadolinium-enhanced MR angiography versus color-guided duplex US—ameta-analysis.*Radiology* 2000, 216: 67-77.

[40] Ruehm SG, Weishaupt D, Debatin JF.Contrast-enhanced MR angiography in patients with aortic occlusion (Leriche syndrome).*J Magn Reson Imaging* 2000,

11：401—410.

[41] Prince M, Narasimham D, Stanley J, et al. Gadolinium-enhanced magnetic resonance angiography of abdominal aortic aneurysms.*J Vasc Surg* 1995, 21：656—669.

[42] Whitehouse WM, Wakefield TW, Graham LM, et al.Limbthreatening potential of arteriosclerotic popliteal aneurysms.*Surgery* 1983, 93：694—699.

[43] Adiseshiah M, Bailey DA.Aneurysms of the femoral artery.*Br J Surg* 1977, 64：174—176.

[44] Graham LM, Zelenock GB, Whitehouse WM, et al.Clinical significance of arteriosclerotic femoral artery aneurysms.*Arch Surg* 1980, 115：502—507.

[45] Diwan A, Sarkar R, Stanley JC, et al.Incidence of femoral and popliteal artery aneurysms in patients with abdominal aneurysms.*J Vasc Surg* 2000, 31：863—869.

[46] Baum RA, Rutter CM, Sunshine JH, et al. Multicenter trial to evaluate vascular magnetic resonance angiography of the lower extremity.*JAMA* 1995, 274：875—880.

[47] Kreitner KF, Kalden P, Neufang A, et al.Diabetes and peripheral arterial occlusive disease.Prospective comparison of contrast-enhanced three-dimensional MR angiography with conventional digital subtraction.*AJR Am J Roentgenol* 2000, 174：171—179.

[48] Berkowitz HD, Hobbs CL, Roberts B, et al. Value of routine vascular laboratory studies to identify vein graft stenosis.*Surgery* 1981, 90：971—979.

[49] Bertschinger K, Cassina PC, Debatin J, et al. Surveillance of peripheral arterial bypass grafts with three-dimensional MR angiography：comparison with digital subtraction angiography.*AJR Am J Roentgenol* 2001,176：215—220.

[50] Bendib K, Berthez ène Y, Croisille P, et al. Assessment of complicated arterial bypass grafts：value of contrast-enhanced subtraction magnetic resonance angiography.*J Vasc Surg* 1997, 26：1 036—1 042.

[51] Krinsky G, Jacobowitz G, Rofsky N.Gadolinium-enhanced MR angiography of extraanatomic arterial bypass grafts.*AJR Am J Roentgenol* 1998,170：735—741.

[52]Hamming JJ.Intermittent claudication at an early age due to anomalous course of the popliteal artery. *Angiology* 1959, 10：369—370.

[53] Insua JA, Young JR, Humphries AV.Popliteal entrapment syndrome.*Arch Surg* 1970, 101：771—775.

[54] Mailis A, Lossing A, Ashby P, et al.Intermittent claudication of tibial vessels as a result of calf muscle hypertrophy：case report.*J Vasc Surg* 1992, 16：116—120.

[55] Di Cesare E, Marsili L, Marino G, et al.Stress MR imaging for evaluation of popliteal artery entrapment. *J Magn Reson Imaging* 1994, 4：617—622.

[56] Sodickson DK, McKenzie CA, Li W, et al. Contrast-enhanced 3D MR angiography with simultaneous acquisition of spatial harmonics：a pilot study, *Radiology* 2000, 217：284—289.

[57] Weiger M, Pruessmann KP, Kassner A, et al. Contrast-enhanced 3D MRA using SENSE.*J Magn Reson Imaging* 2000, 12：671—677.

[58] Grist T, Korosec F, Peters D, et al.Steady-state and dynamic MR angiographic imaging with MS-325：initial experience in humans.*Radiology* 1998, 207：539—544.

[59] Nayak KS, Pauly JM, Kerr AB, et al.Real-time color flow MRI.*Magn Reson Med* 2000, 43：251—258.

第26章　颈动脉MRA

CHARLES M. ANDERSON

目前，已认识到颈动脉狭窄可导致中风，并且狭窄越重，中风发生的几率越高。采用动脉内膜剥脱术对狭窄段进行矫正可降低中风的发生，具有重要的临床意义。在美国，中风是第三位死亡原因，也是引起老年人残疾的主要原因[1]，每年每100 000人中约有160人出现急性中风。4%的中年人和年龄稍大的成年人有颈动脉狭窄[2]，而且这一比例随年龄增加而增加[3]。近1/4有冠状动脉疾病的患者和1/3有周围血管疾病的患者合并有颈动脉狭窄[4]。通常在中风前未怀疑有颈动脉狭窄，因此，早期发现颈动脉斑块，然后行颈动脉内膜剥脱术可在很大程度上避免中风的发生。

近10年来，颈动脉成像多采用无创性成像技术，既安全又经济，而且能提供可对比的临床结果。10年前盛行的颈动脉外科手术前所有患者都要行传统X线血管造影检查的观点现在已经过时，观念的转变使对比增强MRA和多普勒超声的应用更加广泛。与心脏不同，颈动脉在心跳和呼吸过程中相对静止，尤其适宜MRA检查。用于颈部成像的高敏感线圈能显示颈动脉的详细解剖。理想的颈动脉成像序列已广泛应用，更重要的是关于颈动脉狭窄程度与临床结果之间的关系已经研究清楚，因此，可利用精确的影像学标准来指导选择需要外科手术的患者。

■ MRI 技术

图像采集方法

颈动脉MRA常采用时间飞跃法（TOF）和对比增强MRA法，TOF MRA图像显示的是流入成像容积的血液，而对比增强MRA显示的是对比剂在血管内的分布[5~7]，而不是血液本身的运动。根据血管成像图像是否由多个薄层层块或单一厚层层块进行重建，TOF MRA可进一步分为二维[8]或三维[9]图像，多层重叠薄层块采集（MOTSA）[10]是二维和三维技术的混合应用。这几种序列都能成功地测量颈动脉的狭窄，每种序列都有各自的优点和缺点。

二维时间飞跃法MRA

二维 TOF MRA获得的是一组连续的颈部横断面图像，自颅底至胸廓入口，每层固定不动的组织结构被射频脉冲激发而变暗，血液因在射频脉冲之间进入层面未被激发而变亮。每一层面在相邻层面扫描之前都已完全采集，因此，血液只需流经一个层面。为满足较高的分辨力，层厚应为2mm或更薄。如果层厚达不到，则可通过重叠扫描来提供较高的分辨力。在每一层上方放置"行走"（walking）或"漫游"（traveling）饱和带可除去颈静脉信号的干扰。由于二维 TOF MRA层面很薄，即使血流速度慢，其层面血管内也可由于流入的血液而呈亮信号，因此，这种技术对慢血流提供了较高的血流背景信号比。

三维时间飞跃法MRA

三维 TOF MRA用厚层横断面扫描可获得颈动脉分叉部图像，采用二级相位梯度编码将这一厚层分成很薄的几个部分,每部分在三维 TOF MRA 中层厚常为 1mm 甚至更薄,这比采用二维 TOF MRA 的分辨力要高。因为血液在通过这一厚层之前可能会受到多次激发而导致信号丢失,所以这种三维方法仅用于快血流。正如在二维 TOF MRA 中一样,应在采集层面上方或在与采集层面平行处设置一饱和带可以消除颈静脉信号的干扰。

多层重叠薄层块采集

MOTSA 血管图像由很多薄的层块图像重建而成。与二维 TOF MRA 一样,这些层块是连续采集的,且与三维 TOF MRA 一样将每一层块分为很多更薄的层块,由于层块相对较薄,在规定的 1cm 中,血液能横穿该容积,且信号可以在射频脉冲之间得到恢复。每一层块的采集容积都与上一层块部分重叠。为了提高信号的一致性,每一层块图像只保留中心部分,这样重叠扫描需要用 12min 或更长的时间。

对比增强 MRA

对比增强 MRA 是一种有效的颈动脉成像方法,而且快速采集还能显示血流较慢的血管。对比剂通过前臂静脉快速团注,到达颈动脉时需应用快速三维梯度回波序列。由于即使对比剂被电磁波多次激发后仍然呈亮信号,因此对比剂剂量不需很大。采取冠状面扫描,扫描覆盖范围从颈部到 Wills 环,扫描时间约 20s 甚至更短,在颈静脉强化前即可完成采集。

对比增强 MRA 在梯度场为 20mT/m 或更高梯度场的先进 MR 机器上施行更好。由于高梯度,采集时间短于 20s,而采集时间越短,所需的对比剂剂量越小,一般需 20~30ml 钆对比剂。加快注射速度可以提高信号强度和信噪比。高梯度场可使回波时间低于 2ms,使流动和磁敏感所引起的伪影减至最小。

对比增强 MRA 所面临的挑战是在对比剂到达时即启动快速采集序列,可通过以下几种技术实现。

1.用 2ml 对比剂团注,然后用 10ml 生理盐水冲洗,每秒对感兴趣区血管进行重复扫描以监测对比剂通过时间,根据通过时间来计算扫描延迟时间。尽管这种技术很费时,但成功率很高。

2.一些厂家通过设定机器的程序,使得机器与螺旋 CT 一样,当探测到血管内信号发生变化时即自动启动扫描序列[11]。这种方法省去了单独的小剂量对比剂测试,常与相位编码梯度的中心重排技术同时应用。相位编码梯度中心重排技术确保了在强化峰值时序列中大的回波数据早采集,而小的、相对次要的回波数据晚采集。省略中心重排技术是一种更为精巧的技术,不采集最小的回波。

3.随着静脉内对比剂从外周血管注入,MR 可进行实时透视下主动脉弓成像,当看到对比剂进入主动脉弓时透视终止,血管成像开始[12]。与自动启动扫描技术一样采用中心重排采集[13]。

4.如果采集时间很短,也可连续采集几幅成像图像,保留与动脉强化峰值相对应的图像。更复杂的操作是当对比剂通过时只重复采集大的中心回波,小的回波只采集一次[14,15],这样获得的成像图像不仅血管信号较高,分辨力也较高。

在对比增强 MRA 中,当像素减少时可出现噪声。这个缺陷可通过采用相位排列颈部线圈和增加对比剂剂量来弥补;另一种常用的解决方法是采集低分辨力数据,然后通过一种称为"补零"的内插法从这些数据中计算出较高分辨力的图像。虽然补零能提高表观分辨力,但不能提供与真正的高分辨力采集一样的详细信息。

比较好的方法是注射对比剂后连续快速采集两次图像,第一次采集在动脉强化峰值时,可最佳地显示解剖结构;第二次采集显示稍后充盈的血管,尤其是慢血流血管。

检查方法对比

分辨力

三维 TOF 和对比增强 MRA 在所选层面方向上的分辨力优于二维 TOF MRA,二维 TOF MRA 分辨力的缺陷削弱了其探测动脉溃疡、小斑块或纤维肌结构不良的能力。

体素应采用 1mm³ 或更小以便能够测量管腔直径。颈内动脉的直径约为 5~6mm。宽度为 1mm 的体素在测量管腔直径时精确度不足 20%。当采用内插法进行血管成像时可获得较高的分辨力和精确度,但当放大测量管腔内径时内插法的局限性就显示出来

了。采用512矩阵图像能提高精确度。对比增强MRA
的血管边缘比三维TOF MRA更清晰，因近血管壁的
慢血流与血管中心的快血流信号一样亮，因此，应用
钆对比剂增强MRA的分辨力较高（图26.1，图26.2）。

近闭塞处

　　三维TOF MRA不适用于这种情况，二维TOF
MRA显示高度狭窄的血管更好些。需要注意的是血
流受阻时间长时,颈内动脉可能会闭塞而被误诊为颈
外动脉的分支。测量颈动脉管有助于区分小颈内动脉
和咽升动脉,骨性管道的大小可将先天小颈内动脉与
闭锁颈内动脉区别开来。动脉后期对比增强MRA被
认为是探测闭塞血管或重构血管最敏感的技术（图
26.3）。

血液逆流

　　血液逆流的血管（如锁骨下盗血现象中的椎动脉）
由于其信号被上方的饱和带消除了，因此在ＴＯＦ

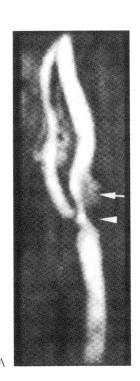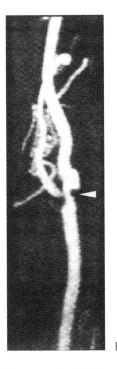

图26.1 多层重叠薄层块采集（MOTSA）血管成像图像,
显示滞留血液对信号强度的影响。颈内动脉起始处的中
度狭窄（箭头）在MOTSA技术（图A）和对比增强MRA
（图B）上显示是相同的，但对比增强MRA血管信号强度一
致性较好，尤其是血流经过颈动脉球部时引起球后部相
对停滞的血池在MOTSA上信号较弱（三角箭头）。

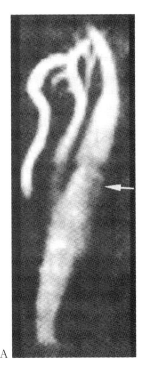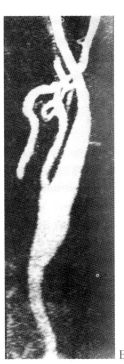

图26.2 显示对比增强ＭＲＡ上血流信号具有更好的一致
性。图Ａ：动脉内膜剥脱术后，颈总动脉远端和颈内动脉
近端扩张，因而血流速度较慢，信号较弱（箭头）。图Ｂ：
对比增强ＭＲＡ图像。由于其对血流速度不敏感而信号强
度一致。

MRA不能显示。如果血管在TOF图像上看不到，可
以在采集层面下方设置饱和带或不用饱和带重复采集。
因为对比增强MRA在动脉期血管已经是亮信号了，
所以对比增强MRA不能分辨血液的逆流（图26.4）。

血管迂曲

　　颈动脉的水平段（如球部）、向下折曲段（如冗
长的血管圈）在横断面二维TOF MRA上常不能显
示流入的血流，因此，在二维TOF图像上，水平段
和向下折曲段是黑信号。在这种序列中侧支结构常不
能完全显示,而且血管的信号强度取决于其血流进入
采集层面的角度。对比增强MRA对血流速度依赖不
大，因而血管信号高且均匀，而且在对比增强MRA
上，血液停滞于成像区时信号不会丢失，因此，对比
增强MRA更适于血管迂曲的检查。

相位弥散与狭窄的高估

　　狭窄段血液信号强度的减弱可造成狭窄程度的高
估,信号强度减弱的原因有两方面：第一，可能是管

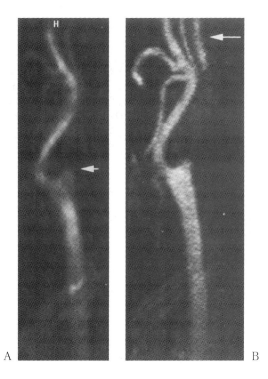

图 26.3 对比增强 MRA 显示颈内动脉重构。图 A：MOTSA 上 ICA 明显狭窄（箭头）。图 B：对比增强 MRA 上颈中部显示 ICA 的重构血管（箭头）。ICA 的重构血管罕见但仍可能发生，通常来源于侧支营养血管。

腔比体素直径小而发生信号的部分容积效应。第二，由于血流速度和血流通道具有高度变异性，因此，管腔内血流可能发生相位弥散[16]。这种信号衰减的机制笼统地称为"湍流"，尽管它可能与真正湍流的定义不符。相位弥散的数量取决于梯度的强度和体素的大小，二维 TOF MRA 层面选择的梯度、体素均很大，因此信号衰减更加明显；相位弥散在三维 TOF 和对比增强 MRA 上发生较少，因此除非管腔直径太小，否则信号不会丢失（图 26.5）。

通常，对比增强 MRA 上流动、运动相关性伪影较 TOF MRA 少见，可能有以下原因：对比增强 MRA 对血液速度相对不敏感；TE 时间很短，TE 期间内血液只发生很小的移位；总扫描时间短，因而患者在扫描期间不会移动（图 26.6，图 26.7）。三维 TOF 与对比增强 MRA 对狭窄程度的高估目前还无法确定。对比增强 MRA 上狭窄管腔内信号的减弱可能与信噪比较低有关（图 26.8）。

斑块显示

虽然分辨力较低，颈动脉的斑块在三维 TOF 上也能看到。斑块的信号为中等强度，界于高信号的血液和低信号的肌性血管壁之间，钙化斑块无信号，而出血斑块为高信号。三维容积数据能够在颈动脉分叉平面进行长轴重建，这有利于更好地显示斑块在颈动脉球内的位置（图 26.5）。另一种常用的斑块成像技术是黑血序列，常用心电门控薄层 SE 序列垂直于血流采集（图 26.9）。

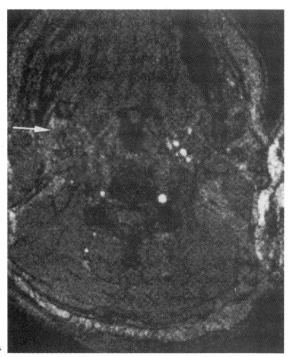

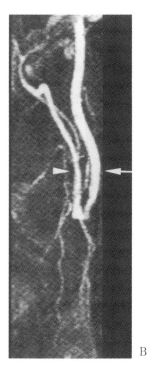

图 26.4 显示对比增强 MRA 上动脉的显示与血流方向无关。图 A：二维 TOF MRA 于颈内、颈外动脉内看不到血流（箭头）。图 B：对比增强 MRA 可看到颈总动脉闭塞，颈外动脉大分支（三角箭头）的逆流血液使颈内动脉（箭头）重新开放。在二维 TOF MRA 上，颈内、外动脉内的血流信号被用于抑制颈静脉信号的上方饱和带所消除。

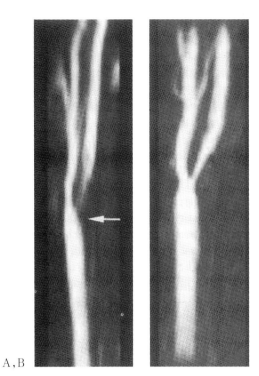
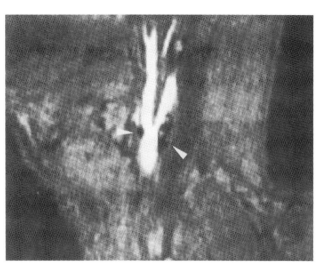

A,B　　　　　　　　　　　　　　　　　　　　　　　　　　　　C

图26.5　显示二维TOF　MRA对颈动脉狭窄的高估。图A：　二维TOF　MRA上颈内动脉起始部信号明显减弱（箭头）。图B：三维TOF　MRA上颈内动脉起始部的信号比二维TOF　MRA明显增强。图C：通过颈动脉分叉平面的三维TOF　MRA数据的侧矢状位重建图像，暗区结构为钙化斑（三角箭头）。在原始或重建图像上血管管径显示更宽，且较MIP影像更为准确。

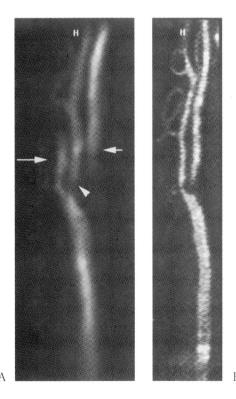
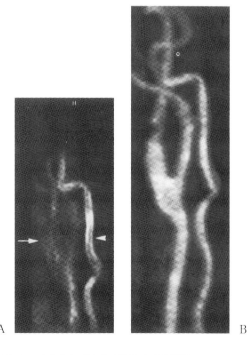

A　　　　　　　　　　　　　　　　B　　　　　　　　　A　　　　　　　　　B

图26.6　显示对比增强MRA减少患者明显移动的优势。图A：MOTSA　MRA上显示颈动脉分为3个分支，颈外动脉起始处（三角箭头）以及2支外侧血管（箭头）狭窄。图B：对比增强MRA仅显示2个分支。伪影由头部在两层重叠MOTSA系列图像之间的明显移动引起。

图26.7　减少患者明显移动的快速对比增强MRA。图A：12min　MOTSA　MRA，椎动脉较亮且显示清晰（三角箭头），而颈动脉信号微弱（箭头）。图B：20s对比增强MRA，2支血管均显示清晰。MOTSA　MRA上颈动脉信号的丢失由打鼾引起。

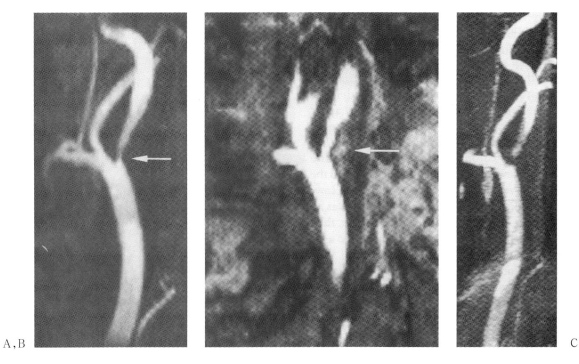

A,B

C

图 26.8 显示对比增强 MRA 对颈动脉狭窄的高估。图 A： MOTSA MRA 显示颈内动脉起始处狭窄（箭头）。图 B：在侧矢状位重建图像上管腔显示更好，并能清晰显示斑块（箭头）。图 C：同一患者的对比增强 M R A 显示狭窄较严重。

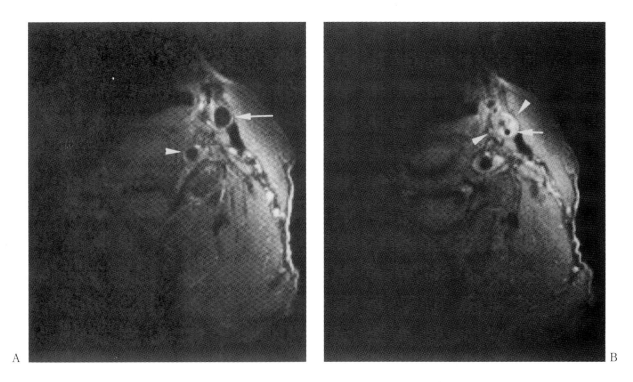

A

B

图 26.9 黑血技术颈动脉斑块成像。图 A：颈部心电门控 S E 序列，采用表面线圈接受信号，颈内动脉（箭头）和椎动脉（三角箭头）成流空信号。图 B：颈动脉分叉水平，管腔被亮斑块（箭头）包绕而明显狭窄（三角箭头）。

扫描计划

扫描参数的选择取决于MR场强和厂家,每个厂家所提供的成像参数都能使他们的设备最优化。

颈动脉扫描计划

标准的扫描计划是将患者颈部和头部置于头或颈部线圈中,最好是头颈一体化线圈内,基础脑部成像包括弥散[17]和液体衰减翻转恢复序列(FLAIR)[18],以确定患者是否有新鲜的或陈旧的中风。颈动脉成像一般先行二维TOF序列扫描,以对颈动脉分叉定位并发现狭窄部位或逆流的血管。如果椎动脉或其他血管在二维图像上显示不出来,则应不设置预饱和带重复该序列以排除逆流。根据二维TOF MRA图像,MOTSA和对比增强MRA将更具有针对性。对比增强MRA的TR应缩至最短,TE也应在不降低分辨力的情况下缩至最短。每个患者均采集MOTSA和对比增强MRA图像,这样可发挥每个序列的优势,使图像分析更为准确[19]。

主动脉弓扫描计划

TOF MRA在主动脉弓及颈动脉起始部的成像并不甚成功,这是因为:①呼吸运动可引起伪影。②主动脉弓处血流方向的多样性使得难以选择一个在所有动脉段中流入量最大的、特定方向的层面。③主动脉弓和近端颈动脉内的血流往复流动。对主动脉弓及颈部血管起始部的成像,对比增强MRA是唯一有效的方法[20~22]。通常三维扫描选用冠状位以显示整个颈动脉长度及椎动脉和近端锁骨下血管(图26.10,图26.11)。但是如果原发疾病位于主动脉弓,如主动脉夹层波及颈动脉,则在主动脉弓平面进行侧矢状位采集是最佳选择。

如果必须在成像期间同时显示主动脉弓和颈动脉,可进行两次独立的钆对比剂血管成像:第一次显示主动脉弓,第二次显示颈动脉分叉。第二次成像中显示静脉强化,从注射对比剂后的图像中减去注射前的图像,可在第二次成像图像上消除静脉信号。还可以采用大视野使主动脉弓和颈动脉处于一个扫描层面中,这种情况下推荐使用512矩阵。

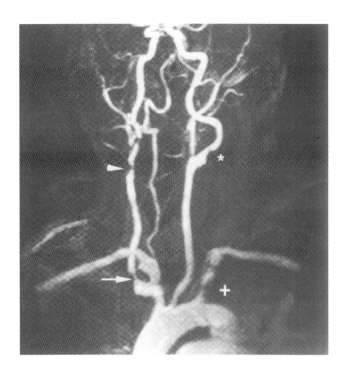

图26.10 采用大视野在一次对比增强MRA图像上显示多处病变。左前斜位显示狭窄更为清晰,多发狭窄分别位于右颈总动脉起始处(箭头)、分叉处(三角箭头),左颈动脉球部(*)及左锁骨下动脉近段(+)。左椎动脉闭塞。

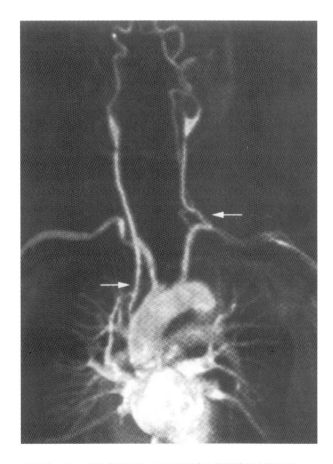

图26.11 对比增强MRA显示颈动脉旁路移植血管通畅。上胸部和颈部MRA图像显示因颈总动脉闭塞而放置的左右两支移植血管(箭头)。

颅内血管

尽管超出了本章讨论范畴，但应注意颈内动脉虹吸部和大脑动脉采用 MOTSA 成像最好。颅内椎基底动脉也采用 MOTSA 成像。颅外椎动脉用对比增强 MRA 显示最好。

图像分析

在分析颈动脉 MRA 图像时，尤其注意不要高估湍流区的狭窄程度，这种现象常发生于严重狭窄段的远端血流喷射速度减慢时。分析原始图像比分析计算后的重建图像可减小狭窄的高估[23,24]。最大强度投影（MIP）会加重信号丢失并使血管显得纤细，这是因为该算法所选择的不仅是血管内最亮的也是背景最亮的信号[25]，结果背景平均信号强度提高到超过了血管边缘的信号强度。MIP 的高估是三维 MRA 的重要问题，而这在对比增强 MRA 上并不重要，因为对比增强 MRA 上，背景强度已被极大地抑制，但在分析对比增强 MRA 原始图像时仍有意义（图 26.12）。

除 MIP 外，另一种方法是在颈动脉分叉水平进行三维 TOF 重建（图 26.2，图 26.8），这种方法能有效地显示斑块的位置，且能够追踪出在原始横断面图像上不能辨认的微小残留管腔。

表面遮蔽成像（SSD）（图 26.13）的视觉效果较好，但丢掉了很多有用的信号信息。计算这些图像时，选择一个显示血管边缘清晰的强度阈值，由于狭窄血管管腔内的信号强度减弱，这个阈值不可避免的夸大了狭窄程度，如果残留在血管管腔内的信号强度低于阈值，则正常颈总动脉与颈内动脉之间的连续性

将会中断。

另一种常见的伪影见于血管急速转弯处，血液速度在血管转弯外弧处最大，而沿着内弧处速度要低得多。在三维 TOF 序列，内侧弧形部分可能饱和而导致假性狭窄出现，这种伪影常见于颈动脉入岩骨处及急转弯处[26]。对比增强 MRA 能克服这一问题。

在血管急剧转弯处，尤其在颈动脉虹吸部，血流的方向在相位编码梯度和频率编码梯度中有很大不同，结果导致血管形状的扭曲及错误描绘，还可能出现假性狭窄。

颈部金属引起的磁敏感伪影可能是由于外科用银夹或牙齿矫正器所致，这种伪影在横断面上表现为血管外的环形无信号区，容易辨认，通过缩短 TE 和减小体素，可将这种伪影减至最小。对比增强 MRA 具有很短的 TE，在有金属伪影时为首选序列（图 26.14）。

分析图像时应注意不要被因患者移动引起的伪影迷惑，移动会掩盖严重狭窄，同时也会产生假性狭窄。

最后，用百分比来描述狭窄比用分类或数值测量更好。计算机工作站及其测量工具或胶片和校正珠宝商放大镜（calibrated jeweler's loupe）技术均可应用。

临床应用

颈动脉与中风

动脉粥样硬化斑块主要发生在颈动脉分叉的球部，这是因为血流在此处"流速分离"，这种血流模式导致沿后壁的血流速度缓慢，所以斑块易发生于该

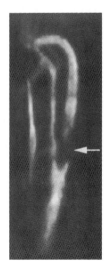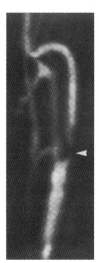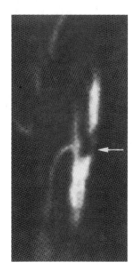

A，B

图 26.12 分析 MRA 图像时应同时分析原始图像和投影图像。图 A：MOTSA MRA 图像上颈内动脉近端信号缺失（箭头）。图 B：同一病例对比增强 MRA 图像上信号缺失略小（三角箭头），可能是因为斑块远方血流速度较慢而引起的信号丢失。图 C：在狭窄处的原始图像上可看到残留的管腔（箭头）。在最大强度投影图像上残留管腔的信号痕迹易被背景信号掩盖。

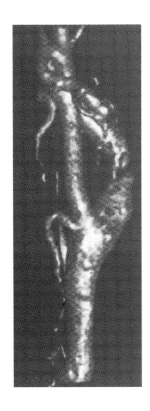

图26.13 亚毫米分辨力对比增强MRA的表面遮蔽成像。虽然这种重建方式能消除背景信号，但丢失了血流信号的细微差别。分析MRA图像时，信号的变化可能是有价值的征象。

部位[27,28]（图26.15，图26.16），其他颈动脉粥样硬化常发生的部位有颈总动脉起始部及颈内动脉虹吸部。颈动脉粥样硬化是引起中风的原因，但并不是唯一的原因，其他原因还有颈动脉夹层[29,30]、纤维肌发育不良、冗长颈动脉的扭曲打结、大脑动脉血栓形成[31]以及源于心脏[32]或主动脉溃疡[33]的栓子。

颈动脉粥样硬化引起中风主要通过以下两种机制进行：①血栓形成性中风：为颈动脉狭窄段血管的闭塞。②栓塞性中风：为来源于颈动脉狭窄部位脱落的栓子闭塞了颅内分支引起。当斑块发生坏死脱落进入血管腔内[34]，或聚集于溃疡区的血小板和凝血酶被释[35~37]，或在狭窄远端的涡流中凝血酶形成时[38]均可形成栓子。经颅多普勒超声检查中经常可探测到静止的颈动脉栓子，因而支持在没有斑块坏死的情况下也可形成栓子的观点[39]。然而对一个特定的患者很难证明栓子就是中风的原因，因为栓子仅短时存在，在血管成像时常已被溶解[40]。另外，部分被溶解的栓子临床上可与颅内血管的动脉粥样硬化表现相似。

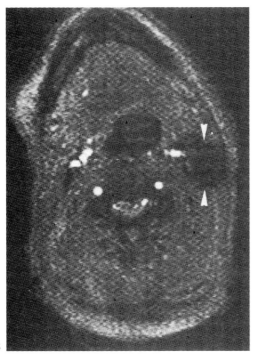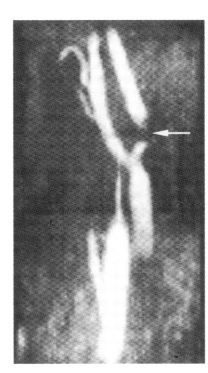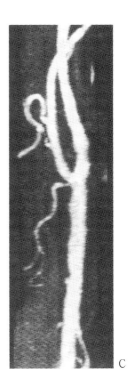

A,B C

图26.14 显示对比增强使金属夹的伪影减至最小。图A：二维TOF MRA（TE，10ms）显示金属夹伪影为显著环形暗区（三角箭头）。图B：在三维 TOF MRA（回波时间为6ms）上产生假性狭窄（箭头）。注意颈部的显著旋转，扫描块不在同一层面。图C：对比增强MRA（TE，2ms），金属夹的伪影几乎被消除。小体素和短TE可减轻金属磁敏感伪影。

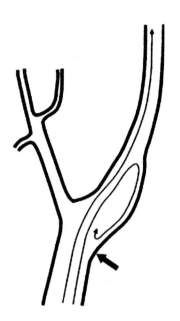

图26.15 分流现象。血流从颈动脉球部近端后壁分开（箭头），前部流向头侧，后部流向尾侧形成再循环。分流点通常是斑块形成的位置。

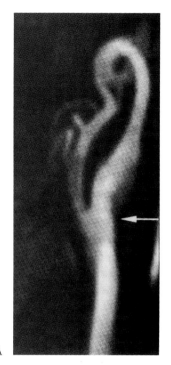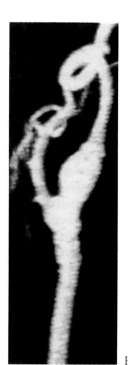

图26.16 显示分流。图A：接近正常的颈动脉球前部比后部亮，在球部入口处有一条黑线沿后壁延伸（箭头）即分流处。这就是颈动脉斑块最常形成的位置。图B：对比增强ＭＲＡ由于对血流速度不敏感而不能显示分流。

颈动脉狭窄的意义

研究人员已开始从形态学上对颈动脉粥样硬化容易引起血栓形成或栓子进行研究，以便在中风发生前采取干预措施。粥样斑块成分的变化和坏死"核心"的形成在MRA上可被显示出来[41～43]，但至今仅进行了这一信息与中风相关性的初步研究[44,45]。唯一明确与中风有关的斑块特征为管腔的高度狭窄和大溃疡的出现，狭窄越严重，发生中风的可能性越大。动脉内膜剥脱术后，中风的危险性减小，有数篇已发表的临床试验研究也证实了这一关系。

北美症状性颈动脉内膜剥脱研究(NASCET)协作组[46]检查了3 000例新近有短暂性缺血发作及分叉处狭窄的患者。结果发现，狭窄程度超过血管直径70%的患者中，有24%在18个月内发生中风；狭窄程度为90%～99%的患者比狭窄程度为80%～89%的患者发生中风的危险性大，而狭窄程度为80%～89%的患者又比狭窄程度为70%～79%的患者发生中风的危险性大。实行动脉内膜剥脱术后18个月内中风的发生率降至7%。外科手术将中风的发生率降低了71%，死亡率降低了58%。

欧洲颈动脉外科研究（ECST）协作组[47]检查了2 518例有症状的患者，得出以下结论：狭窄程度超过70%的患者行动脉内膜剥脱术后3年内中风的发生

率从21.9%降至12.3%。

无症状性颈动脉粥样硬化研究(ACAS)协作组[48]检查了4 465例无症状患者后发现，在这部分人群，尽管动脉内膜剥脱术意义不大，但也有意义。狭窄程度超过60%的患者5年内中风发生率从11%降至5.1%。

动脉内膜剥脱术的意义长期存在，经验事务合作研究组[49]发现，外科动脉内膜剥脱术后8年内有12%的患者发生脑血管意外，而仅采用药物治疗的患者有25%发生脑血管意外。

这一外科研究的结论是管腔狭窄大于70%有症状的患者，常规推荐使用动脉内膜。1998年NASCET协作组宣布，经过数据的回顾性分析，建议狭窄超过50%的患者采用动脉内膜剥脱术[50]。实际上，这一建议到目前为止尚未被广泛采用。无症状患者动脉内膜剥脱术的适应证还是一个有争议的问题。ACAS协作组采用以60%狭窄为标准，这样为防止5年内发生中风，应采用多种治疗措施。临床工作中，许多外科医生采用狭窄程度80%～85%为标准来选择有症状的患者进行动脉内膜剥脱术[51]。

NASCET和ACAS协作组根据颈内动脉最窄处直径与颈动脉球部远方正常直径之比为标准对狭窄进

行分级[52,53]（图 26.17）。用直径来衡量狭窄而不是用残余横断面面积，这参考了能描绘出解剖结构的传统 X 线导管造影术的分级标准。

确认研究

影像研究的焦点已集中在多普勒超声、MRA 及 X 线导管造影等方法在探测管腔狭窄程度超过 70% 的准确度上。许多研究将三维 TOF 或 MOTSA MRA 与 X 线导管造影[24,54~64]进行比较，高度狭窄的中位敏感性为 93%，中位特异性为 88%。对比增强 MRA 与 X 线导管造影相比准确度相近[6,65~67]，而且能更好地显示动脉溃疡（图 26.18）和严重狭窄段远端的慢血流及狭窄长度[111]。然而对比增强 MRA 的信噪比要比 MOTSA 低，尤其是当采集时间不当而错过了动脉强化峰值时，这种现象更明显。与 X 线导管造影相比，MOTSA 和对比增强 MRA 联合使用准确度更高[19]。

研究采用 X 线导管血管造影术作为金标准，问题是导管血管造影术本身的测量错误被计算为 MRA 的错误。由于 X 线导管造影本身的再现率不足 94%[68~70]，因而，MRA 实际的敏感性和特异性要比报道的高。事实上，初步数据表明，在某些情况下，无创性血管成像比 X 线血管造影更为敏感[56]。将 X 线血管造影、MRA 和多普勒超声进行对比，采用手术标本而不是血管造影作为金标准[71]，多普勒超声和

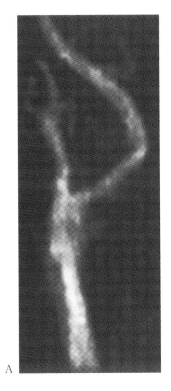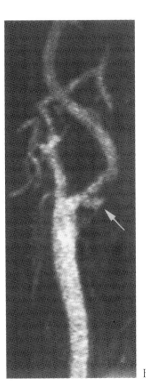

图 26.18 对比增强 M R A 探测颈动脉溃疡。图 A：在 MOTSA MRA 图像上显示颈内动脉近端长段轻度狭窄，未显示溃疡。图 B：对比增强 M R A 可见溃疡（箭头）。由于溃疡腔内血液流入很少，因而时间飞跃法图像上不能显示溃疡。

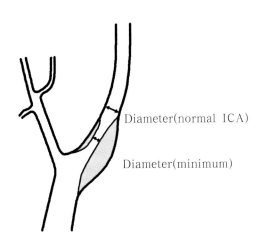

Diameter(normal ICA)

Diameter(minimum)

图 26.17 北美症状性颈动脉内膜剥脱研究（NASCET）协作组通过比较球部残留管腔最小直径与球部远方正常颈内动脉直径，根据以下公式 [1 −（最小直径／ 正常 I C A 直径）]×100 来衡量颈动脉的狭窄。Diameter (minimum)：残留管腔最小直径；Diameter (normal ICA)：球部远方正常颈内动脉直径。

MRA 与动脉内膜剥脱标本的相关性均比 X 线血管造影的相关性好，这种差异是由于当狭窄部位为椭圆形或形态更复杂的形状时，X 线血管造影未显示其最小直径造成的。旋转 X 线血管造影术是一种新的有价值的血管造影技术，一次导管注射后，从多个方向采集图像。该技术表明了由于传统 X 线导管血管造影不能从多方位观察狭窄区，因此常低估狭窄的严重程度[72]，这就是说当 MRA 与金标准导管造影相比时，M R A 常高估，但当以旋转血管造影为金标准时，MRA 与之相比没有发现高估倾向。实际上狭窄管腔通常是非圆形的，由于多普勒超声速率是由断面面积决定而不是由直径决定的，因此在 X 线导管血管造影与多普勒超声相比较时，需要特别注意这一点[73]。

从 M R A 而非 X 线导管血管造影中了解的斑块形状的信息在确认研究中常被忽略，原因是 X 线导管血管造影是唯一公认的已应用于临床的金标准。虽然对于狭窄的测量 MRA 胜于 X 线导管血管造影，但在 N A S C E T 协作组的大规模临床试验中仍未采用 MRA。仅当 MRA 和多普勒超声所测量的血管直径与

X线导管血管造影测量的直径结果一致时才有意义。

成本效益

MRA费用低且并发症少，因此与X线导管造影相比，其效价比更高。MRA的平均费用为X线导管造影的1/3，为多普勒超声的3倍，不同的医疗中心费用会有所不同。在头部健康检查项目中，颈动脉狭窄的花费，包括诊断、动脉内膜剥脱术以及术后的临床观察应加以控制，这种预算方法留给X线导管造影的余地很少。

中风作为X线导管造影的并发症，其发生率为0.5%～1.0%[74~76]，围手术期中风的发生率为2%～3%[46,48]，因此在治疗计划中增加X线导管造影实际上增加了总体并发症的发生率。ACAS协作组明确提出中风与X线导管造影之间的关系和中风与动脉内膜剥脱术之间的关系相同[77]。

因此，成本效益的计算就倾向于无创性成像。这些研究采用了NASCET和ACAS协作组的风险统计以及文献中或应用中的精确统计，来预测假定组和实际组患者的结果，作为推测疾病流行的特性[60,7~83]。

Kent等[60]调查了一组有症状患者的各种成像方法的成本效益，单独采用多普勒超声的质量调整预期寿命（QALE）为9.619年，单独采用X线导管造影的QALE为9.632年，生存质量调整（QALY）的成本效率逐年递增。联合使用多普勒超声和MRA，如果两者结果不同再采用X线导管造影，使QALE最大达9.639年，而成本效率递增较小，因而该方法是最佳方案。单独采用MRA的结果几乎和X线导管造影相同（QALE为9.631年），无明显优势，其边际成本未见报道。

上述结果表明，最昂贵和最廉价的检查方法其最终结果差别不大，X线导管造影可提高诊断的准确性，但也可导致更多的并发症。

Obuchowski等[83]认为颈部有杂音且需行外科手术的患者，其狭窄的发病率为20%，采用三种成像方法：①多普勒超声和随之有选择性地应用MRA。②多普勒超声和随之有选择性地应用X线导管造影。③单独采用MRA。三种方法的QALE评价结果一致。这个研究引起了联合使用无创性成像方法的争论[84]。

对无症状患者进行筛选时，无创性成像的优势更为突出。Kuntz等[82]认为在这个人群中采用X线导管造影检查实际的中风发生率（5年内7.12%）比单独使用多普勒超声（6.35%）、单独使用MRA（6.16%）、联合使用多普勒超声和MRA且需要时随之使用X线导管造影（6.34%）要高。

研究结果的局限性

成本效益计算假定X线导管造影是完全准确的，那么多普勒超声和MRA对约10%需外科手术颈动脉狭窄的诊断是不正确的；假定X线导管造影、多普勒超声和MRA都可能出现错误，那么无创性成像方法的费用优势将更加引人注目。

当进行风险统计时，NASCET协作组假设的阈值为70%，ACAS协作组假设的阈值为60%，很难表现出个体之间手术预期效果的差异。如果中风患病率能以狭窄程度作为一个连续变量来统计，那么狭窄测量之间的微小差别对结果的影响不大，但搜集这些数据需要很难实现的大规模临床试验。

有人预测，成本效益计算会低估图像的准确性。因为这种方法是假定多普勒超声和MRA技术均已成熟，而实际上，各医疗中心之间无创性成像的准确性有很大差异。Howard等[85]在调查来自ACAS协作组内不同医疗中心的多普勒超声数据时提出了上述问题。NASCET协作组收集了多普勒超声数据，显示了其与中风危险性关系不大，但操作者之间或质量控制的一致性难以达到[86,87]。与之相比，X线导管造影数据精确详细，且由同一训练有素的人员阅读[53]。因此，应注意，只有在经验丰富的研究中心进行成像才能得到成本效益研究所预测的良好结果[88]。

成像方法选择

怀疑有颈动脉狭窄者应首先选择多普勒超声，选择可靠的医院、由经验丰富的操作者实施，如果该技术足以显示狭窄程度超过70%，且多个病变的出现不以波形为基础，那么最有成本效益的方法是直接进行手术，但多普勒超声技术的局限常需要进一步检查。多普勒超声的局限性包括：出现斑块影、颈内动脉位置较深、不合适的灰度色标与多普勒超声测量不一致、对侧有病变。波形消失、延迟[89]或异常低的舒张期速率提示有多个病变的存在。

如果患者要求进一步检查，应选择技术成熟、图像质量有保证的MRA。大多数病例，MRA即能解决颈动脉狭窄的诊断问题，其他的成像方法对判定狭窄程度也有一定意义，如多普勒超声足以确定狭窄大于或小于70%的颈动脉狭窄[90]。如果同时应用MRA和多普勒超声检查而且结果一致，那么，这一结果与传统X线血管造影结果的一致性将很高。在一项应用多普勒超声、MRA和X线导管造影检查狭窄程度为70%的研究中，Serfaty等[119]发现，与金标准X线导管造影相比，对比增强MRA敏感性为94%，特异性为85%；但当对比增强MRA结果与多普勒超声结果一致时，敏感度和特异性均为100%。

应尽量减少X线导管造影检查。对不典型病变，只有X线导管造影技术提供的高分辨力和特定的血管对比才能显示病变时，这一技术必不可少。每次外科手术前是否进行X线导管造影尚存在争议。事实上，常规采用X线导管造影会降低患者的平均疗效，而且，由于以下原因，寻求直径测量的高精确性无重要意义。首先，颈动脉狭窄管腔的形状高度复杂，一次测量值并不能准确代表所有的血流动力学改变。第二，狭窄与中风间的关系并不十分确定，仅1/3中风是由外科可评价的狭窄引起的[91]，而且分叉处狭窄大于70%的患者中仅有25%在18个月内发生中风[46]，无症状的患者中，仅有21%的高度狭窄患者3年内发生中风[48]，这些数据表明，对某一特定的患者来说，影像检查并不能预测动脉内膜剥脱术的效果，而统计数字仅仅是仅对整个外科手术人群的效果提高。第三，尽管多普勒超声后再进行X线导管造影偶尔会发现其他病变，但很少再改变治疗方案[92~97]。仅2%有颈动脉分叉部显著狭窄的患者并发颈动脉起始部病变[98]，但颈动脉起始部病变一般并不引起脑栓塞现象[99]。第四，NASCET协作组的结果以狭窄程度大于70%为外科手术阈值，但并不代表手术对狭窄小于70%的患者无益。

实际工作中大多数外科医师首选无创性成像方法进行术前评价，X线导管造影的应用已大大减少。

颈动脉夹层

颈动脉夹层（图26.19）常由外伤引起，患者临床表现为头痛、颈部疼痛以及交感神经麻痹。夹层进展可导致血栓形成或栓子。夹层由中层膜的出血组成，某些病例出血可延伸至动脉外膜。内膜片通常发生在颈动脉球部或球部上方，且延伸至颈内动脉一段距离；但撕裂的内膜片不一定被影像学检查显示。X线血管造影图像上可见一狭窄区，光滑或不规则[29,100]。SE序列T1WI横断面图像采用脂肪饱和序列将有助于识别颈动脉夹层假腔[30]。需要提及的是，并不是所有夹层都造成狭窄。

通常颈动脉狭窄患者首先采取保守治疗如服用华法令数月以防止中风的发生，然后依据具体情况确定是否手术或介入治疗。

纤维肌发育不良

纤维肌发育不良是一种主要累及平滑肌的罕见特发性疾病，血管壁呈串珠状改变。常发生于中年女性。这种疾病可进展为血管腔高度狭窄、短暂性脑缺血发作甚至中风。常用的治疗方法为使用抗凝剂及血管扩张术。对轻度纤维肌发育不良，MRA不如X线导管造影敏感。二维 TOF MRA 由于分辨力不足易漏诊该病，对比增强MRA可发现较明显病变。

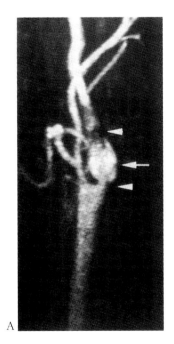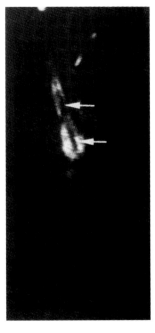

图26.19　原始图像显示夹层内膜片。图A：颈动脉对比增强MRA显示球部动脉瘤（箭头）和狭窄（三角箭头）。图B：原始冠状面图像上显示呈低信号的夹层内膜片（箭头）。需注意的是，最大强度投影通常不能显示内膜片。

椎基底动脉供血不足

椎基底动脉供血不足指的是后脑循环的短暂性局部缺血，可能存在意识丧失。低血压、心律失常、贫血、脑肿瘤以及锁骨下盗血现象均可能被误认为椎动脉狭窄，需注意鉴别。

狭窄通常发生于近椎动脉起始处、椎动脉颅内连接处或基底动脉。MOTSA MRA常用于后脑循环的成像，但在颈部椎动脉成像较为困难。颈动脉对比增强MRA的同时可显示椎动脉，因而，椎动脉图像可作为颈动脉研究的一部分自动获得。对比增强MRA常不能辨别血流方向，锁骨下盗血须由二维 TOF MRA诊断，采集饱和带上、下方的图像以证实椎动脉有无逆流。

椎动脉夹层

椎动脉夹层常因颈部扭伤引起，多发生于C1和C2椎体水平，患者表现为突然发作的头痛、颈部疼痛及脑干和小脑的局部缺血症状。MRI和MRA表现为壁内血肿、假性动脉瘤及血管狭窄。蛛网膜下腔出血为颅内段椎动脉夹层的征象。

主动脉弓及颈动脉起始部

经皮多普勒超声不能直接显示主动脉弓及颈动脉起始处，但对其近端的病变可通过波形消失或血流方向的反转提示。同样，在颈动脉分叉处的MRA，当血流反转或流入速度不同，以及由此引起的在三维 TOF MRA采集中左、右血管信号的饱和度不同，均提示更近端的病变。此时，除X线血管造影外，对比增强MRA是可供选择的无创性检查方法。

厚的主动脉斑块或主动脉溃疡为中风的危险因素[101]，其在MRA上可被很好显示，但随血管搏动漂移的小斑块因时间平均采集可能难于显示。

■ 前景展望

MRI设备的发展趋势为梯度场强不断增加，极

大减少序列采集时间，并允许钆在更短的时间内更集中地注入人体。未来的MRI设备将使对比增强MRA采集速度更快，分辨力更高，血管信号更强。另外，这些设备的TE将进一步缩短，因此无论是静止的还是流动相关性的信号消失都会消除，降低MRA高估狭窄的缺陷。

由于TE变短以及流动伪影减少，不再需要对比剂和血液流入，血管成像仅需水加权序列即能实现，这样，MRI和MRA之间的差别将会消失，任何数量的血管节段将在一次操作中采集。由于颈动脉、冠状动脉以及外周动脉病变关系密切，常同时发生，因而，全面的筛选检查应包括这三个区域。这种新方法将追溯至MRA的最早时期，即血液成像试图采用心电门控SE序列T2WI。

另一种全身血管成像的方法是采用实验性血管内对比剂，对比剂在血池中存留数小时，因而可应用采集时间长、分辨力高的成像序列。对比剂可在患者进入磁场之前注射，不需要定时注射。初步报道显示了较强的图像对比以及与X线导管造影良好的一致性[102]。

一种MRI新方法可更好地理解斑块构成是如何引起中风的。NASCET协作组仅把狭窄的直径作为中风危险性的预测值，并没有直接考虑斑块的不稳定性、形态、血流模式以及管壁的剪切力。目前，外科大夫要想改善单纯有症状患者的病情，必须采取5项甚至更多的措施。如果高分辨力MRI所显示的斑块组成和形状能够提供患者发生中风危险的更为特异的指标，那将大大减少不必要的手术。

经皮颈动脉血管成形术及支架的置入是一种能减轻狭窄且不需住院或仅需短期住院的方法，然而，许多学者怀疑血管成形术是否像外科动脉内膜剥脱术一样安全。最近的回顾性研究表明其并发症超过NASCET协作组报告的结果。然而，许多采用血管成形术的患者由于并存疾病而没有包括在NASCET协作组报告的结果中[103]。如果颈动脉介入被广泛接受，则MRA的应用将大大减小。这是因为若将患者从多普勒超声检查后直接到X线血管造影术成为一整套程序，既能证实多普勒超声发现的病变，又可兼顾治疗。事实上，由于RF屏蔽效应，支架置入后应避免MRA检查。

另一种不可预知的变量是CT血管造影的迅速发展[104,105]。近来，多排CT可在动脉增强期快速、薄

层扫描整个颈部，CT 血管造影消除了 MRA 上的血流伪影，进一步提高了无创性血管成像的准确性。

结束语

MRA 是颈动脉成像的常用方法，能探测斑块及斑块溃疡、测量管腔的狭窄、证实血管开放、确认血液的逆流并能显示夹层内膜片和血肿。颈动脉 MRA 常用的两种序列为 MOTSA 和对比增强 MRA。MOTSA 不需注射对比剂，因而比对比增强 MRA 便宜、方便；而对比增强 MRA 由于能相对避免血液流动和运动引起的伪影而逐渐取代 MOTSA 成为首选序列。新一代 MRI 设备梯度场更强，能提高 MR 血管造影的质量。可靠的颈动脉 MR 血管成像分析需要熟知颈动脉

球部的血流模式、能分辨常见的信号伪影，尤其是由湍流效应及患者移动所引起的伪影。通过与其他成像方法和外科对比观察进行一系列质量控制，可提高 MRA 图像质量和分析的正确性。

颈动脉的无创性成像检查方便、费用低和风险低。作为筛选检查，MRA 与其他无创性成像检查如多普勒超声和 CT 血管造影相竞争，多普勒超声最便宜，可作为筛选的首选方法；MRA 作为血管造影的辅助手段在研究脑部及心脏疾病方面有独特优势，可作为最终或确诊手段。

参考文献

[1] Kuller LH, Crook LP, Friedman GP.Survey of stroke epidemiology studies.Stroke 1972, 3：579.

[2] Colgan MP, Strode GR, Sommer JD, et al.Prevalence of asymptomatic carotid disease：results of duplex scanning in 348 unselected volunteers.*J Vasc Surg* 1998, 8：674-679.

[3] Fine-Edelstein JS, Wolf PA, O'Leary DH, et al.Precursors of extracranial carotid atherosclerosis in the Framingham study.*Neurology* 1994, 44：1 046-1 050.

[4] Schartz LB, Bridgman AH, Kieffer RW, et al. Asymptomatic carotid artery stenosis and stroke in patients undergoing cardiopulmonary bypass.*J Vasc Surg* 1995, 21：146-153.

[5] Cloft HJ, Murphy KJ, Prince MR, et al.3D gadolinium-enhanced MR angiography of the carotid arteries.*Magn Reson Imaging* 1996, 14：593-600.

[6] Levy R, Prince M.Arterial-phase three-dimensional contrast-enhanced MR angiography of the carotid arteries.*AJR Am J Roentgenol* 1996, 67：211-215.

[7] Prince M, Chenevert T, Foo T, et al.Contrast-enhanced abdominal MR angiography：optimization of imaging time by automating the detection of contrast arrival time in the aorta.*Radiology* 1997, 203：109-114.

[8] Keller PJ, Drayer BP, Fram EK, et al.MR angiography with two-dimensional acquisition and three-dimensional display.*Radiology* 1989, 173：527-532.

[9] Masaryk TJ, Modic MT, Ruggiere PM, et al. Three-dimensional (volume) gradient echo imaging of the carotid bifurcation：preliminary clinical experience.*Radiology* 1989, 171：801-806.

[10] Parker DL, Yuan C, Blatter DD.MR angiography by multiple thin slab 3D acquisition.*Magn Reson Med* 1991, 17：434-451.

[11] DeMarco JK, Schonfeld S, Keller I, et al.Contrast-enhanced carotid MR angiography with commercially available triggering mechanism and elliptic centric phase encoding.*AJR Am J Roentgenol* 2001, 176：221-227.

[12] Riederer SJ, Bernstein MA, Breen JF, et al. Three-dimensional contrast-enhanced MR angiography with real-time fluoroscopic triggering：design specifications and technical reliability in 330 patient studies.*Radiology* 2000, 215：584-593.

[13] Huston J, Fain SB, Riederer SJ, et al.Carotid arteries：maximizing arterial to venous contrast in fluoroscopically triggered contrast-enhanced MR angiography with elliptic centric view ordering.*Radiology* 1999, 211：265-273.

[14] Korosec F, Grist T, Frayne R, et al.Time-resolved contrast-enhanced 3D MR angiography.*Magn Reson Med* 1996, 36：345-351.

[15] Mistretta CA, Grist TM, Korosec FR, et al. 3D time-resolved contrast-enhanced MR DSA：advantages and tradeoffs.*Magn Reson Med* 1998, 40：571-581.

[16] Urchuk S, Plewes D.Mechanism of flow-induced signal loss in MR angiography.*J Magn Reson*

Imaging 1992, 2：453-462.

[17] Le Bihan, ed.*Diffusion and perfusion magnetic resonance imaging.*Philadelphia：Lippincott-Raven Publishers, 1995.

[18] Brandt-Zawadski M, Atkinson D, Detrick, M, et al.Fluid-attenuated inversion recovery (FLAIR) for assessment of cerebral infarction：clinical experience in 50 patients.*Stroke* 1996, 27：1 187-1 191.

[19] Serfaty JM, Chirossel P, Chevallier JM, et al. Accuracy of three-dimensional gadolinium-enhanced MR angiography in the assessment of extracranial carotid artery disease.*AJR Am J Roentgenol* 2000, 175：455-463.

[20] Prince MR.Body MR angiography with gadolinium contrast agents.*Magn Reson Imaging Clin N Am* 1996, 4：11-24.

[21] Krinsky G, Maya M, Rofsky N, et al.Gadolinium-enhanced 3D MRA of the aortic arch vessels in the detection of atherosclerotic cerebrovascular disease.*J Comput Assist Tomogr* 1998, 22：167-178.

[22] Carpenter JP, Holland GA, Golden MA, et al. Magnetic resonance angiography of the aortic arch.*J Vasc Surg* 1997, 25：125-151.

[23] DeMarco JK, Nesbit GM, Wesbey GE, et al. Prospective evaluation of extracranial carotid stenosis：MR angiography with maximum intensity projections and multiplanar reformation compared with conventional angiography.*AJR Am J Roentgenol* 1994, 163：1 205-1 212.

[24] Anderson CM, Lee RL, Levin DL, et al.Measurement of internal carotid artery stenosis from source MR angiograms.*Radiology* 1994, 193：219-226.

[25] Rossnick S, Laub G, Braeckle R.Three-dimensional display of blood vessels in MRI.In：*Proceedings of the IEEE Computers in Cardiology.*New York：Institute of Electricl and Electronic Engineers, 1986, 193-195.

[26] van Tyen R, Saloner D, Jou LD, et al.MR imaging of flow through tortuous vessels：a numerical simulation.*Magn Reson Med* 1994, 31：184-195.

[27] Zarins C, Giddens D, Balasubramanian L, et al.Carotid plaques localized in regions of low flow velocity and shear stress.*Circulation* 1981, 64：44.

[28] Shaaban AM, Duerinckx AJ.Wall shear and early atherosclerosis：a review.*AJR Am J Roentgenol* 2000, 174：1 657-1 665.

[29] Levy C, Laissy JP, Raveau V, et al.Carotid and vertebral artery dissections：three-dimensional time-of-flight MR angiography and MR imaging versus conventional angiography.*Radiology* 1994, 190：97-103.

[30] Provenzale JM.Dissection of the internal carotid and vertebral arteries：imaging features.*AJR Am J Roentgenol* 1995, 165：1 099-1 104.

[31] Marzewski DJ, Furlan AJ, St.Louis P, et al. Intracranial internal carotid artery stenosis：long-term prognosis.*Stroke* 1981, 13：821-824.

[32] Castaigne P, Lhermitte F, Gautier J, et al. Internal carotid artery occlusion：a study of 61 instances in 50 patients with post-mortem data.*Brain* 1970, 93：321.

[33] Amarenco P, Duyckaerts C, Tzourio C, et al. The prevalence of ulcerated plaques in the aortic arch in patients with stroke.*N Engl J Med* 1992, 326：221-225.

[34] Mohr J, Gautier J, Pessin M.Internal carotid artery disease.In：Barnett H, Mohr J, Stein B, et al.eds. *Stroke.*New York：Churchill Livingstone, 1992：285-335.

[35] Winberger J, A R.Neurologic symptoms associated with nonobstructive plaque at carotid bifurcation：analysis by real-time B-mode ultrasonography.*Arch Neurol* 1983, 40：489-492.

[36] Dixon S, Pais S, Raviola C, et al.Natural history of nonstenotic asymptomatic ulcerative lesions of the carotid artery：a further analysis.*Arch Surg* 1982, 117：1 493.

[37] Eliasziw M, Streifler JY, Fox AJ, et al.Significance of plaque ulceration in symptomatic patients with high-grade carotid stenosis.North American Carotid Endarterectomy Trial.*Stroke* 1994, 25：304-308.

[38] Beal M, Williams R, Richardson E, et al. Cerebral embolism as a cause of transient ischemic attacks and cerebral infarction.*Neurology* 1981, 31：860.

[39] Akiyama Y, Sakaguchi M, Yoshimoto H, et al.Detection of microemboli in patients with extracranial carotid artery stenosis by transcranial Doppler sonography. *No Shinkei Geka* 1997, 25：41-45.

[40] Bozzao L, Fantozzi L, Bastianello S, et al.Ischemic supratentorial stroke：angiographic findings in patients examined in the very early phase.*J Neurol* 1989, 236：340.

[41] Wildy KS, Yuan C, Ferguson MS, et al.Atherosclerosis of the carotid artery：evaluation by magnetic resonance angiography.*J Magn Reson Imaging* 1996, 6：726-732.

[42] Davies MJ, Richardson PD, Woolf N, et al. Risk of thrombosis in human atherosclerotic plaques：role of extracellular lipid, macrophage, and smooth muscle

cell content.*Br Heart J* 1993, 69: 377-381.

[43] Martin AJ, Ryan LK, Gottlieb AL, et al.Arterial imaging: comparison of high resolution US and MR imaging with histologic correlation.*Radiographics* 1997, 17: 189-202.

[44] el-Barghouti N, Nicolaides AN, Tegos T, et al.The relative effect of carotid plaque heterogeneity and echogenicity on ipsilateral cerebral infarction and symptoms of cerebrovascular disease.*Int Angiol* 1996, 15: 300-306.

[45] Kardoulas DG, Katsamouris AN, Gallis PT, et al.Ultrasonographic and histologic characteristics of symptom-free and symptomatic carotid plaque.*Cardiovasc Surg* 1996, 4: 580-590.

[46] Barnett HJM.North American Symptomatic Carotid Trial Collaborators.Beneficial effect of carotid endarterectomy in symptomatic patients with high-grade carotid stenosis.*N Engl J Med* 1991, 325: 445-453.

[47] European Carotid Surgery Trialists' Collaborative Group.MRC European carotid surgery trial: interim results for symptomatic patients with severe (70-99%) or with mild (0-29%) carotid stenosis.*Lancet* 1991, 337: 1 235-1 243.

[48] Executive Committee for the Asymptomatic Carotid Atherosclerosis Study.Endarterectomy for asymptomatic carotid artery stenosis.*JAMA* 1995, 273: 1 421-1 428.

[49] Hobson RW, Strandness DE.Editorial: Carotid artery stenosis: what's in the measurement?*J Vasc Surg* 1993, 18: 1 069-1 070.

[50] Barnett HJ, Taylor DW, Eliasziw M, et al. Benefit of carotid endarterectomy in patients with symptomatic moderate or severe stenosis.*N Engl J Med* 1998, 339: 1 415-1 425.

[51] Barnett HJM, Meldrum HE, Eliasziw M.Atherosclerotic disease of the carotid arteries: a medical perspective.In: Barnett HJM, Mohr JP, Stein MB, et al., eds.*Stroke*.New York: Churchill Livingston, 1998: 1 189-1 198.

[52] Barnett HJM, Warlow CP.Editorial: Carotid endarterectomy and the measurement of stenosis.*Stroke* 1993, 24: 1 281-1 284.

[53] Fox J.How to measure carotid stenosis.*Radiology* 1993, 186: 316-318.

[54] Korogi Y, Takahashi M, Mabuchi N, et al. Intracranial vascular stenosis and occlusion: diagnostic accuracy of three-dimensional, Fourier transform, time-of-flight MR angiography.*Radiology* 1994, 193: 187-193.

[55] Levi CR, Mitchell A, Fitt G, et al.The accuracy of magnetic resonance angiography in the assessment of extracranial carotid artery occlusive disease: a comparison with digital subtraction angiography using NASCET criteria for stenosis measurement.*Cerebrovasc Dis* 1996, 6: 231-236.

[56] Liberopoulos K, Kaponis A, Kokkinis K, et al.Comparison study of magnetic resonance angiography, digital subtraction angiography, dupex ultrasound examination with surgical and histological findings of atherosclerotic carotid bifurcation disease.*Int Angiol* 1996, 15: 131-137.

[57] Link J, Brinkmann G, Steffens JC, et al.MR angiography of the carotid arteries in 3D TOF technique with sagittal double-slab acquisition using a new head-neck coil.*Rofo Fortschr Geb Rontgenstr Neuen Bildgeb Verfahr* 1996, 165: 544-550.

[58] Vanninen RL, Manninen HI, Partanen PL, et al.Carotid artery stenosis: clinical efficacy of MR phase-contrast flow quantification as an adjunct to MR angiography.*Radiology* 1995, 194: 459-467.

[59] Vogl TJ, Heinzinger K, Juergens M, et al. Multiple slab MR angiography of the internal carotid artery: a preoperative comparative study.*Rofo Fortschr Geb Rontgenstr Neuen Bildgeb Verfahr* 1995, 162: 404-411.

[60] Kent KC, Kuntz KM, Mahesh RP, et al. Perioperative imaging strategies for carotid endarterectomy: analysis of morbidity and cost-effectiveness in symptomatic patients.*JAMA* 1995, 274: 888-893.

[61] Nicholas GG, Osborne MA, Jaffe JW, et al. Carotid artery stenosis: preoperative noninvasive evaluation in a community hospital.*J Vasc Surg* 1995, 22: 9-16.

[62] Patel MR, Kuntz KM, Roman AK, et al.Preoperative assessment of the carotid bifurcation: can magnetic resonance angiography and duplex ultrasonography replace contrast arteriography?*Stroke* 1995, 26: 1 753-1 758.

[63] Mittl RL, Broderick M, Carpenter JP, et al. Blinded reader comparison of magnetic resonance angiography and duplex ultrasonography for carotid artery bifurcation stenosis.*Stroke* 1994, 25: 4-10.

[64] Young GR, Humphrey PR, Shaw MD, et al. Comparison of magnetic resonance angiography, duplex ultrasound, and digital subtraction angiography in assessment of extracranial internal carotid artery stenosis.*J*

Neurol Neurosurg Psychiatry 1994, 57: 1 466-1 478.

[65] Willig DS, Turski PA, Frayne R, et al.Contrast-enhanced 3D MR DSA of the carotid artery bifurcation: preliminary study of comparison with unenhanced 2D and 3D time-of-flight MR angiography. *Radiology* 1998, 208: 447-451.

[66] Slosman F, Stolpen AH, Lexa FJ, et al.Extracranial atherosclerotic carotid artery disease : evaluation of non-breath-hold three-dimensional gadolinium-enhanced MR angiography.*AJR Am J Roentgenol* 1998, 170 : 489-495.

[67] Enochs WS, Ackerman RH, Kaufman JA, et al.Gadolinium-enhanced MR angiography of the carotid arteries.*J Neuroimaging* 1998, 8: 185-190.

[68] Gagne PJ, Matchett J, MacFarland D, et al. Can the NASCET technique for measuring carotid stenosis be reliably applied outside the trial? *J Vasc Surg* 1996, 24: 449-455.

[69] Young GR, Sandercock PA, Slattery J, et al. Observer variation in the interpretation of intra-arterial angiograms and the risk of inappropriate decisions about carotid endarterectomy.*J Neurol Neurosurg Psychiatry* 1996, 60: 152-157.

[70] Eliasziw M, Fox AJ, Sharpe BL, et al.Carotid artery stenosis: external validity of the North American Symptomatic Carotid Endarterectomy Trial measurement method.*Radiology* 1997, 204: 229-233.

[71] Pan XM, Saloner D, Reilly LM, et al.Assessment of carotid artery stenosis by ultrasonography, conventional angiography, and magnetic resonance angiography: correlation with *ex vivo* measurement of plaque stenosis *J Vasc Surg* 1995, 21: 82-88.

[72] Elgersma OE, Wust AFJ, Buijs PC, et al. Multidirectional depiction of internal carotid artery stenosis: three-dimensional time-of-flight MR angiography versus rotational and conventional digital subtraction angiography. *Radiology* 2000, 216: 511-516.

[73] Prestigiacomo CJ, Connolly ES, Quest DO.Use of carotid ultrasound as a preoperative assessment of extracranial carotid artery blood flow and vascular anatomy. *Neurosurg Clin N Am* 1996, 7: 577-587.

[74] Hankey GJ, Warlow CP, Sellar RJ.Cerebral angiographic risk in mild cerebrovascular disease.*Stroke* 1990, 21: 209-222.

[75] Grzyska U, Freitag J, Zeumer H.Selective arterial intracerebral DSA : complication rate and control of risk factors.*Neuroradiology* 1990, 32 : 296-299.

[76] Polak JF.Noninvasive carotid evaluation: carpe diem.*Radiology* 1993, 186: 329-331.

[77] Young B, Moore WS, Robertson JT, et al.An analysis of perioperative surgical mortality and morbidity in the asymptomatic carotid atherosclerosis study.Asymptomatic Carotid Arteriosclerosis Study Investigators.*Stroke* 1996, 27: 2 216-2 224.

[78] Cronenwett JL, Birkmeyer JD, Nackman GB, et al.Cost-effectiveness of carotid endarterectomy in asymptomatic patients.*J Vasc Surg* 1997, 25: 298-309.

[79] Derdeyn CP, Powers WJ.Cost-effectiveness of screening for asymptomatic carotid atherosclerotic disease. *Stroke* 1996, 27: 1 944-1 950.

[80] Lee TT, Solomon NA, Heidenreich PA, et al. Cost-effectiveness of screening for carotid stenosis in asymptomatic persons.*Ann Intern Med* 1997, 126: 337-346.

[81] Vanninen R, Manninen H, Soimakallio S.Imaging of carotid artery stenosis : clinical efficacy and cost-effectiveness.*AJNR Am J Neuroradiol* 1995,16, 1 875-1 883.

[82] Kuntz KM, Skillman JJ, Whittemore AD, et al.Carotid endarterectomy in asymptomatic patients—is contrast angiography necessary? A morbidity analysis.*J Vasc Surg* 1995, 22: 706-714.

[83] Obuchowski NA, Modic MT, Magdinec M, et al.Assessment of the efficacy of noninvasive screening for patients with asymptomatic neck bruits.*Stroke* 1997, 28: 1 330-1 339.

[84] Carriero A, Ucchino S, Magarelli N, et al. Carotid bifurcation stenosis: a comparative study between MR angiography and duplex scanning with respect to digital subtraction angiography.*J Neuroradiol* 1995, 22 : 103-111.

[85] Howard G, Baker WH, Chambless LE, et al. An approach for the use of Doppler ultrasound as a screening tool for hemodynamically significant stenosis (despite heterogeneity of Doppler performance).A multicenter experience.Asymptomatic Carotid Atherosclerosis Study Investigators.*Stroke* 1996, 27: 1 951-1 957.

[86] Hobson RW 2d, Weiss DG, Fields WS, et al. VA Cooperative Trial : Efficacy of Carotid Endarterectomy for Asymptomatic Carotid Stenosis.The Veterans Affairs Cooperative Study Group.*N Engl J Med* 1993, 328: 221-227.

[87] Eliasziw M, Rankin RN, Fox AJ, et al.Accuracy and prognostic consequences of ultrasonography in identifying severe carotid artery stenosis.North American

Symptomatic Carotid Endarterectomy Trial (NASCET) Group.*Stroke* 1995, 26: 1 747-1 752.

[88] Horrow MM, Stassi J, Shurman A, et al.The limitations of carotid sonography: interpretative and technology-related errors.*AJR Am J Roentgenol* 2000, 174: 189-194.

[89] Kotval PS.Doppler waveforms parvus and tardus: a sign of proximal folw obstruction.*J Ultrasound Med* 1988, 8: 435-440.

[90] Kallmes DF, Omary RA, Dix JE, et al.Specificity of MR angiography as a confirmatory test of carotid artery stenosis.*AJNR Am J Neuroradiol* 1996, 17: 1 501-1 506.

[91] Mohr JP, Caplan LR, Melski JW, et al.The Harvard Cooperative Stroke Registry : a prospective registry.*Neurology* 1978, 28: 754.

[92] Khaw KT.Does carotid duplex imaging render angiography redundant before carotid endarterectomy? *Br J Radiol* 1997, 70: 235-238.

[93] Golledge J, Wright R, Pugh N, et al.Colour-coded duplex assessment alone before carotid endarterectomy. *Br J Surg* 1996, 83: 1 234-1 237.

[94] Ballard JL, Deiparine MK, Bergan JJ, et al. Cost-effective evaluation and treatment for carotid disease. *Arch Surg* 1997, 132: 268-271.

[95] Hansen F, Bergqvist D, Lindblad B, et al. Accuracy of duplex sonography before carotid endarterectomy—a comparison with angiography.*Eur J Vasc Endovasc Surg* 1996, 12: 331-336.

[96] Jackson MR, Chang AS, Robles HA, et al. Determination of 60% or greater carotid stenosis: a prospective comparison of magnetic resonance angiography and duplex ultrasound with conventional angiography. *Ann Vasc Surg* 1998, 12: 236-243.

[97] Saouaf R, Grassi CJ, Hartnell GG, et al.Complete MR angiography and Doppler ultrasound as the sole imaging modalities prior to carotid endarterectomy.*Clin Radiol* 1998, 53: 759-786.

[98] Akers D, Markowitz I, Kerstein M, et al.The evaluation of the aortic arch in the evaluation of cerebrovascular insufficiency.*Am J Surg* 1987, 154: 230.

[99] Provan JL.Arteriosclerotic occlusive arterial disease of brachiocephalic and arch vessels.In: Rutherford RB, ed.*Vascular Surgery*.Philadelphia: WB Saunders, 1989: 822.

[100] Djouhri H, Guillon B, Brunereau L, et al. MR angiography for the long-term follw-up of dissection aneurysms of the extracranial internal carotid artery.*AJR Am J Roentgenol* 2000, 174: 1 137-1 140.

[101] The French Study of Aortic Plaques in Stroke Group.Atherosclerotic disease of the aortic arch as a risk factor for recurrent ischemic stroke.*N Engl J Med* 1996, 334: 1 216-1 221.

[102] Bluemke AB, Stillman AE, Bis KG, et al. Carotid MR angiography: phase Ⅱ study of safety and efficacy for MS-325.*AJR Am J Roentgenol* 2001, 219: 114-122.

[103] Phatouros CC, Higashida RT, Malek AM, et al.Carotid artery stent placement for atherosclerotic disease: rationale, technique and current status.*Radiology* 2000, 217: 26-41.

[104] Leclerc X, Godefroy O, Lucas C, et al.Internal carotid arterial stenosis : CT angiography with volume rendering.*Radiology* 1999, 210 : 673-682.

[105] Link J, Brossman J, Grabner M, et al.Spiral CT angiography and selective digital subtraction angiography of internal carotid artery stenosis.*AJNR Am J Neuroradiol* 1996, 17: 89-94.

第 27 章　动脉粥样硬化斑块成像

ZAHI A. FAYAD

动脉粥样硬化斑块概述

动脉粥样硬化是一种发生在主动脉、颈动脉、冠状动脉以及外周动脉等血管壁的全身性疾病，是引起心脏病和中风的主要原因[1]。在西方国家，50%死亡病例的病因是动脉粥样硬化。动脉粥样硬化斑块的主要成分有：①纤维成分，如结缔组织细胞外基质，包括胶原蛋白、蛋白多糖、纤维连接蛋白弹性纤维。②脂类，如胆固醇结晶、胆固醇酯和磷脂。③炎性细胞，如单核巨噬细胞、T淋巴细胞和平滑肌细胞[2]。各种成分以不同比例出现于不同斑块时，可以引起一系列病变[1,3,4]。除此之外，"高危性斑块"（high-risk plaque）或"脆性斑块"（vulnerable plaque)的特征也因其所处血管的不同（如冠状动脉、颈动脉或主动脉）而不同。

冠状动脉脆性斑块

具有破裂倾向的冠状动脉硬化斑块，即所谓"脆性斑块"，多有65～150μm菲薄的纤维帽和较大的脂质核心。急性冠状动脉综合征常是脆性斑块破裂所致[3,4]，这种引起冠状动脉管腔轻度狭窄的斑块，在X线血管造影上通常不能显示[3]。

根据美国心脏协会血管病变委员会（AHACVL)的标准，血管病变的类型部分程度上是由病变的进展阶段或时期确定的[1,4]。冠状动脉的"脆性"IV型、V_a型（2期）以及"复杂性"VI型（4期）病变与急性冠状动脉综合征最具相关性。尽管IV型和V_a型病变在血管造影上未必表现为管腔狭窄，但由于巨噬细胞依赖性蛋白水解酶如金属蛋白酶的释放，因而容易发生破裂[2,5]。IV型病变由混有纤维组织的细胞外脂质组成，表面被覆纤维帽；V_a型病变主要由细胞外脂质核心和表面菲薄的纤维帽构成。IV型和V_a型病变破裂可引起血栓形成，或演变为"复杂性"VI型病变。在组织因子存在的情况下，脂质核心很容易形成血栓[1,6]。引起急性冠状动脉综合征的VI型病变不易形成附壁小血栓，而易形成大的阻塞性血栓。

X线血管造影上IV型和V_a型冠状动脉小病变最终可导致多达2/3的不稳定型心绞痛或其他急性冠脉综合征[3]。有较大脂质核心的相对非狭窄性斑块容易受损，破裂和血栓形成的危险性都很高；纤维帽的肩部最薄，局部巨噬细胞[7]和肥大细胞[8]聚集时常破裂溶解[5]。相反，X线血管造影上表现为严重狭窄的硬化斑块由于含有大量平滑肌细胞和胶原纤维以及少量脂质，因而不容易破裂。

颈动脉高危性斑块

与冠状动脉的脆性斑块富含脂质成分和具有薄层纤维帽不同，颈动脉高危性斑块的特征为可引起血管严重狭窄。至于颈动脉斑块采用"高危"一词而非经典词汇"脆性"，是因为"脆性"意味着存在富脂核心。颈动脉高危斑块不一定富含脂质，但相当不均质，并且富含纤维组织。颈动脉高危斑块破裂时，常形成壁内血肿或动脉夹层,可能与心脏收缩期血流对狭窄抵抗区的冲击有关[9]。由于颈动脉位置表浅且相对静止,所以颈动脉较冠状动脉更容易进行成像[10]。周围血管(如下肢血管)粥样硬化性疾病的病理学改变与颈动脉血管硬化病变相似。然而与周围血管病变成像相比,颈动脉斑块成像可以提供更多的诊疗信息。

主动脉脆性斑块

尸体解剖[11]与经食管超声心动图(TEE)[12]进行的研究表明,胸主动脉粥样硬化是冠心病发生的一个重要征兆。事实上,主动脉壁厚度、血管腔不规则程度以及硬化斑块成分等因素,对未来血管性疾病的发生都有重要提示[13,14]。因此,法国主动脉硬化斑块研究会(FAPS)的研究人员通过应用 TEE 研究发现,血管壁厚度超过 4mm 的非钙化性主动脉硬化斑块患者,发生所有血管性疾病(中风、心肌梗死、周围血管栓塞以及心血管疾病性死亡)的危险性显著增加[13,14]。上述非钙化斑块通常为富脂性斑块(美国心脏病协会分类中的Ⅳ型和Ⅴ$_a$型),在不同的成像方法上可相对较容易评价和描述其特征[14]。冠状动脉内富脂性斑块即为"脆性"斑块,容易发生破裂和血栓形成。

MRI 技术

对动脉粥样硬化斑块的直接显示,将会促进对动脉粥样硬化这一疾病自然病程的理解。除B超、超快速CT等无创性成像技术之外,X线血管造影、血管内超声、血管内镜和光学相干断层技术等有创性成像技术,均可用于动脉粥样硬化性血管的评价。大多数标准血管成像技术可显示血管内径或狭窄、管壁厚度以及硬化斑块的大小。但尚无一种成像技术可以完全显示动脉粥样硬化斑块的构成特征,因而无法确切辨别脆性或是高危斑块[15]。

高分辨力 MRI 的出现,有可能成为能够在体显示动脉粥样斑块构成特征的主要的无创性成像方法。根据硬化斑块的化学成分、浓度、水分含量、物理状态、分子运动以及扩散等生理生化参数,MRI 可以鉴别硬化斑块的成分[16]。MRI 为动脉粥样斑块检查提供了一种无电离辐射、可重复使用的成像方法。

临床应用

硬化斑块的体外 MRI 研究

应用 MRI 技术辨别硬化斑块特征的早期研究主要为使用磁共振波谱(MRS)和化学位移成像评价斑块内脂质[17~24]。但是,硬化斑块内的脂质含量明显低于水含量,而且上述 MRI 技术成像的信噪比(SNR)也较低[18,21,25],因此很难在体应用这些 MRI 技术。目前的研究主要集中在氢质子 MRI 上。

硬化斑块的 MRI 多重对比成像

继应用髂动脉标本进行体外 MRI 研究之后[26],Herfkens 等[27]首先对一例患者进行在体主动脉粥样硬化的 MRI 研究。该项研究仅评价了粥样硬化病变的解剖学或形态学特征如血管壁厚度和管腔狭窄。

随着 MRI 技术进展如快速成像序列及专用检测线圈的应用,高分辨与高对比 MRI 已经成为可能,并且已经用 T1WI、T2WI、PDWI 等 MRI 多重对比成像技术,对硬化斑块的不同成分进行了研究[15]。正如先前所证实的,动脉粥样硬化的 MRI 特征依赖于 T1WI、PDWI 和 T2WI 上硬化斑块的信号强度(表27.1)及其形态表现[10,25,28~33]。

纤维性硬化斑块由混有平滑肌细胞的细胞外基质构成,呈短 T1 信号,其 T1 缩短效应即 T1WI 呈高信号,是蛋白质与水相互作用的结果[34]。

斑块内的脂质主要由未结晶胆固醇和结晶酯构

表 27.1　动脉粥样硬化斑块的 MRI 特征

	相对信号强度[a]		
	T1WI	PDWI	T2WI
钙质	低信号	低信号	低信号
脂质	高信号	高信号	低信号
纤维组织	等信号	高信号	等至高信号
血栓[b,c]	多变	多变	多变

[a] 相对信号强度为相对于背景信号(肌肉)而言;[b] 代表表面不规则;[c] 提示不同的信号强度可能是血栓机化的结果。

成，呈短T2信号[25]。脂质成分的T2缩短效应即T2WI呈低信号，一定程度上是脂蛋白的微胶粒结构、氧化变性或胆固醇酯与来自脂肪链或胆固醇环的水分子互换的结果，也是自由水和结合水交换的结果[25,35,36]。血管周围脂肪主要由三酰甘油构成，在MRI图像上的表现不同于粥样硬化斑块内脂肪[37]，由于主要由羟基磷化钙构成的硬化斑块钙化区质子密度和弥散介导的磁敏感效应较低，在MRI上呈低信号[26,38]。

已有很多对中枢神经系统[39]、盆腔[40]和主动脉[41,42]内血栓或血肿的MRI表现与演化的研究。出血的MRI表现依据的是血红蛋白的结构及其氧化状态。不同阶段凝血块的所含成分有所不同（如氧合血红蛋白、脱氧血红蛋白、正铁血红蛋白、含铁血黄素／铁蛋白）。每种成分都有特异的T1和T2弛豫特性，可以产生不同的信号强度[43~47]。血液可以缩短水的T1、T2时间。据推测，T1缩短是血红蛋白转变为顺磁性的正铁血红蛋白所致；T2缩短是磁敏感性效应所致。基于上述观点，富含铁蛋白或含铁血黄素的成熟血栓在T2WI上呈明显低信号。

作者分析了22例离体颈动脉内膜切除标本的MRI和组织病理检查资料[48]，对66幅横断面的多重对比MRI图像及其病理切片进行了比较。MRI对每种成分检出的敏感性和特异性均很高，很容易辨别钙化、纤维组织、脂质核心以及血栓。正如前文已述，作者发现，反应水分子运动的扩散加权成像有助于显示血栓形成[49]（图27.1）。

在体MRI实验研究

研究人员已经使用MRI对包括小鼠[50]、大鼠[51]、兔[52]、猪[53]以及灵长类动物[54]在内的动脉粥样硬化斑块进行了研究。在兔动脉粥样硬化研究中，作者证实MRI能够定量检测硬化斑块中的脂质与纤维成分。应用动脉粥样硬化饮食并双腔气囊血管内膜剥离术可诱导实验动物胸、腹主动脉内硬化斑块形成[55]（图27.2），MRI检查采用FSE序列行3mm层厚PDWI和T2WI扫描，层面内分辨力为0.35mm。作者观察到，在富含脂质和纤维成分的区域，MRI与其组织病理之间具有明显相关性。

在两项单独的系列研究中[56,57]，MRI显示兔动脉粥样硬化的硬化斑块在经低胆固醇饮食后明显消

退。这两项研究中，兔主动脉内膜损伤并进行高胆固醇饮食喂养后，一组继续给予高胆固醇饮食者动脉粥样硬化进展，另一组给予正常低胆固醇饮食者动脉粥样硬化消退。结果发现，低胆固醇饮食组发生粥样硬化的血管壁范围小和血管壁平均厚度薄，而高胆固醇饮食组则明显增加。低胆固醇饮食组粥样硬化斑块内的脂质成分明显减少，高胆固醇饮食组则明显增加。结果还发现，低胆固醇饮食组粥样硬化斑块内的纤维成分轻微增加，而高胆固醇饮食组则明显减少。就动脉粥样硬化的负荷量与斑块构成而言，MRI与其组织病理学之间具有明显相关性[57]。

另外一项应用Watanabe兔进行的系列MRI研究表明[58]，使用肝脏羟甲基戊二酸辅酶A(HMG CoA)还原酶抑制剂(statins)和新型药物酰基胆固醇酰基转移酶（ACAT）抑制剂，进行降脂治疗的效果良好。联合应用statins类降血脂药物和ACAT抑制剂，可促使已形成的动脉粥样硬化病变明显消退。

作者还在兔主动脉粥样硬化模型研究中发现，MRI可用于显示动脉重构[59]。应用常规MRI系统（如1.5T MRI设备）进行在体血管壁成像，层面内空间分辨力可以达到300μm或更高，并有足够的SNR和CNR。为了研究类似小鼠腹主动脉（管径<1mm）的小血管结构，有必要应用小射频线圈和强磁场梯度的高场MRI扫描系统来增加图像的SNR[60]。作者应用磁体孔径为84mm的9.4T MRI系统对活体动物动脉粥样硬化病变进行了研究[60]。MRI显微成像的层面内空间分辨力可达到50~97μm，层厚达500μm。应用转基因载脂蛋白E转染小鼠的研究发现，在显示主动脉粥样硬化斑块的大小、形态和特征上，MRI显微成像与组织学表现之间具有很好的一致性。最近，作者将研究拓展到严重程度不同且进展迅速的动脉粥样硬化动物的随访上[61]（图27.3）。在不同动物疾病模型的进展期和消退期，高分辨MRI和MRI显微成像可以方便、无创性地定量评价动脉粥样硬化的连续变化[62]。

人颈动脉粥样硬化斑块的在体MRI研究

目前，MR已经用于人颈动脉[10,63]、主动脉[64]、周围动脉[65]以及冠状动脉[66]粥样硬化斑块的研究。对

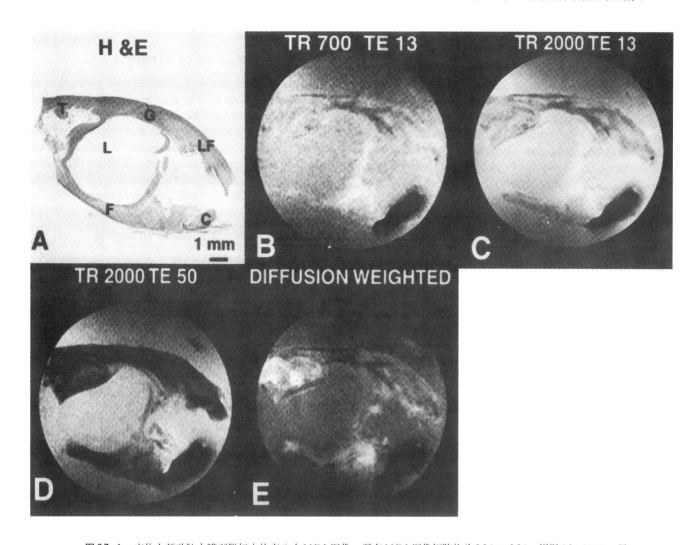

图27.1　离体人颈动脉内膜剥脱标本的高分力MRI图像。所有MRI图像矩阵均为256×256，视野12.4mm，层厚500µm，层内分辨力48µm。图A：低倍苏木精-伊红染色光镜照片。图B（T1WI）、图C（PDWI）、图D（T2WI）和图E（DWI）（b=636s/mm²）显示动脉粥样硬化斑块的特征。为便于辨别，对管腔（L）、钙化区域（C）、纤维组织（F）、含有细胞外脂质与细胞的纤维区域（LL）、血栓（T）以及坏死性脂质核心（G）都做了标记。钙化组织在所有MRI图像上均表现为低信号，而脂质核心在T2WI上（图D）表现为低信号，但在T1WI（图B）和PDWI图像上（图C）均表现为高信号。血栓在DWI（图E）上表现为高信号。（本图片经允许摘自Shinnar M，Fallon JT，Wehrli S，et al. The diagnostic accuracy of *ex vivo* magnetic resonance imaging for human atherosclerotic plaque characterization. *Arterioscler Thromb Vasc Biol* 1999，19：2 756-2 761）

照动脉内膜剥离术，已经获得颈动脉粥样硬化患者进展期病变的图像[10]。颈动脉位置表浅且相对静止，较主动脉和冠状动脉更容易进行成像。并可术前在体定量测量粥样硬化斑块内短T2成分，其T2值与术后得到的短T2成分具有相关性[10]。一些颈动脉粥样硬化斑块的MR研究包括正常与病理状态下动脉壁的成像及特征[10]、动脉粥样硬化斑块的大小[63]以及脂肪帽"完整性"的检出等内容[67]。

如前所述，绝大多数硬化斑块的在体MRI及其特征研究采用高分辨SE序列黑血技术和FSE序列的多重对比技术（如T1WI、T2WI和PDWI）。通过使用诸如射频脉冲空间饱和或反转恢复脉冲的预饱和脉冲，使流动血液呈黑色，从而更好地显示邻近血管壁。Hatsukami等[67]提出应用亮血技术（如三维TOF快速成像）来显示纤维帽的厚度和硬化斑块的完整形态。这种亮血序列增加了流动血液的信号强度，是T1WI和PDWI的混合，可使纤维帽更加突出。

MRA可联合使用血管壁高分辨黑血成像技术（图27.4）。MRA可以显示血管狭窄的严重程度及空间分布，而血管壁高分辨黑血成像技术可以显示硬化

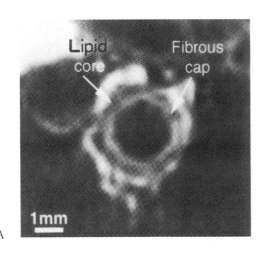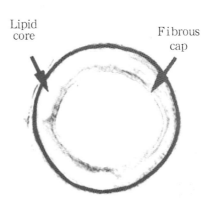

图27.2 兔主动脉粥样硬化的在体MR T2WI（图A）和相应的组织切片（图B）。脂质核心呈低信号，纤维帽呈高信号。（经允许摘自 Helft G,Worthley SG, Fuster V,et al.Atherosclerotic aortic component quantification by noninvasive magnetic resonance:an *in vivo* study in rabbits.*J Am Coll Cardiol* 2001, 37:1 149–1 154) Lipid core：脂质核心；Fibrous cap：纤维帽。

斑块的构成,便于硬化斑块的危险度评价以及治疗模式的选择。最近,随着颈部血管成像的新型相控阵线圈[68~70]和新型成像序列的临床应用,如"速度选择性"流动抑制长回波链FSE序列和双反转恢复预扫描脉冲序列（黑血成像）[64,66],MRI动脉硬化斑块成像的空间分辨力已提高至≤250μm。

人主动脉粥样硬化斑块的在体MRI研究

有关人主动脉粥样硬化斑块MRI黑血技术成像的特点已有报道[64,71]。胸主动脉MRI检查面临的主要挑战是,既要获得有足够敏感性的亚毫米级图像,

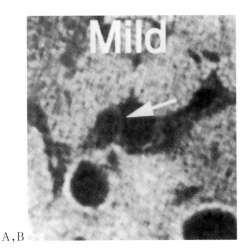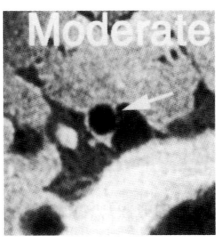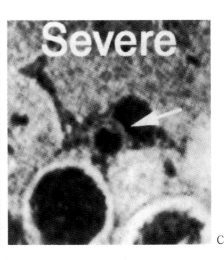

图27.3 3只ApoE−/−（载脂蛋白E转染）大鼠腹主动脉（箭头）PDWI序列MR显微图像,显示不同程度的动脉粥样硬化病变。图A：西方饮食饲养8周ApoE−/−大鼠,有轻度动脉粥样硬化病变。图B：西方饮食饲养20周ApoE−/−大鼠,有中度动脉粥样硬化病变。图C：移植研究中的大鼠,有重度动脉粥样硬化病变；供体大鼠西方饮食喂养27周,受体大鼠西方饮食喂养20周。所有MRI图像均在9.4-T Bruker MRI系统获得,像素大小109μm×109μm×500μm（本图片经允许摘自参考文献61中）。Mild：轻度；Moderate：中度；Severe：重度。

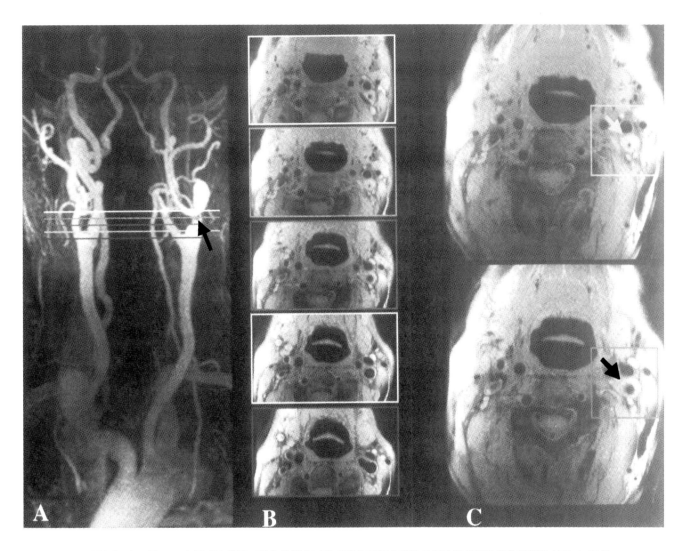

图27.4　图A：应用对比增强三维快速梯度回波序列和颈部主动脉弓相控阵线圈采集的颈动脉ＭＲＡ图像，显示左侧颈内动脉严重狭窄（箭头）。图Ｂ：颈动脉的轴面ＭＲＩ黑血技术高分辨图像。左侧定位像显示ＭＲＩ轴面扫描层面的位置（顶线对应第１帧图像，第２线对应第２帧图像，依此类推）。图Ｃ：颈动脉粥样硬化斑块的局部放大图像（取自图Ｂ自上数起的第２、３帧图像），箭头所示为颈动脉粥样硬化斑块（本图片经允许摘自参考文献１５中）。

又要消除呼吸运动和血液流动造成的伪影。Summers等[71]应用MRI进行了一项显示纯合子家族性高胆固醇血症患者的升主动脉管壁增厚的研究，由于此项研究仅进行了常规SE序列T1WI扫描，因而未进行斑块成分分析。Fayad等[64]应用T1WI、PDWI和T2WI分析硬化斑块的成分，运用FSE序列联合"速度选择性"流动抑制预脉冲进行快速高分辨成像。在相同的主动脉横断层面上，MRI与TEE显示的硬化斑块成分及最大厚度均值之间均具有显著相关性。患者的降主动脉硬化斑块富含脂质和纤维组织（图27.5）。

在Framingham心脏研究（FHS）协作组报道的无症状患者中，MR显示主动脉粥样硬化的发病率与负荷（如粥样硬化斑块容积与主动脉容积之比），随着年龄的增加而明显增加，且腹主动脉粥样硬化的发病率与负荷高于胸主动脉[72]。研究还发现，长期测量的危险因子以及FHS冠状动脉危险评分，与MRI检出的无症状性主动脉粥样硬化显著相关[73]。

冠状动脉粥样硬化斑块的在体ＭＲＩ研究

冠状动脉粥样硬化斑块在体MRI研究的根本目的在于进行冠状动脉粥样硬化斑块的无创性成像。有关猪动脉粥样硬化模型的初步研究表明，进行冠状动

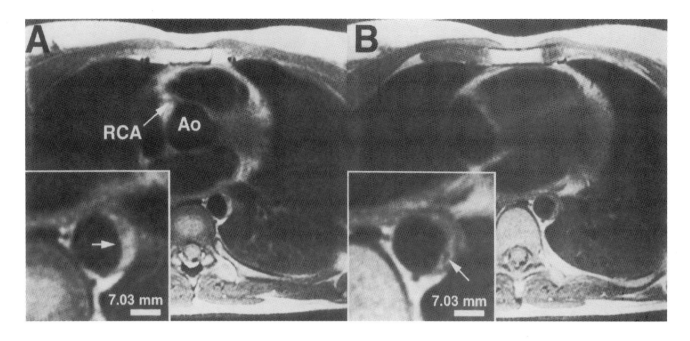

图27.5　严重弥漫性动脉粥样硬化患者，降主动脉的T2WI图像。各处动脉血管粥样硬化斑块的表现与特征各不相同。T1WI、T2WI和PDWI可提供斑块的特征信息。每帧图像中的小图像为降主动脉的放大像。图A：富含纤维组织的稳定型斑块（放大图像中箭头）。图B：不稳定型富脂斑块（放大图像中箭头）。MRI图像层厚5mm，无层间隔，自头侧至足侧方向显示图A～图B。清晰可见右冠状动脉（RCA）起始段（图A中箭头）起自主动脉根部（Ao）（本图片经允许摘自参考文献64中）。

脉血管壁成像的困难来自于心脏与呼吸运动伪影、血管纤细、走行迂曲以及特殊的位置等[33,74]。作者应用在人体颈动脉和主动脉成像中的MRI黑血技术，进行猪冠状动脉血管壁及血管腔的成像[66]。在球囊血管成形术诱导的约克郡白化猪冠状动脉病变的研究中，上述成像方法同样有效[74]。就MRI与组织病理之间的组内相关性而言，观察者本身及观察者之间的意见一致性具有良好的可重复性，组内相关系数为0.96～0.99。MRI还可显示病变内的血肿，其敏感性82%，特异性84%。

在动物实验之后，作者进行了正常人以及动脉粥样硬化患者冠状动脉的高分辨黑血技术MRI研究。正常对照组与动脉粥样硬化患者（管腔狭窄≥40%）的动脉管壁最大厚度之间具有显著的统计学差异。冠状动脉左前降支粥样硬化斑块患者的在体MRI图像如图27.6所示。Fayad等[76]采用屏气扫描进行冠状动脉粥样硬化斑块的MRI研究，最大限度地减少了呼吸运动伪影。Botnar等[75]联合应用FSE黑血技术与实时呼吸导航门控以及实时层面位置的矫正技术进行冠状动脉硬化斑块的MRI研究。

MRI在体监测治疗

正如实验研究所显示的那样，MRI是进行一系列无创性在体评价动脉粥样硬化病变进展与转归的有效成像技术。作者在最近的研究中发现，对于无症状未经治疗的高胆固醇血症和颈动脉、主动脉粥样硬化患者，MRI可用于在体监测statins类药物降脂治疗的疗效[76]。开始降脂治疗后，MRI可随时观察和测量动脉粥样硬化斑块；还可以观察到动脉粥样硬化斑块的明显转归。重要的是，尽管statins类药物的降脂作用快、效果理想，但最少需要12个月才能观察到血管壁的变化。事实上，降脂药物治疗6个月内观察不到血管壁的变化，12个月时可观察到血管壁变薄，但血管腔尚无变化。以上发现与先前的实验研究结果一致[56,58]。

Coulden等[65]对腘动脉球囊扩张血管成形术后血管进行了高分辨MRI。MRI确定了所有患者的动脉粥样硬化斑块的范围，甚至在X线血管造影上显示"正常"的血管分支内，MRI亦可显示占据49%～76%血管横截面积的动脉粥样硬化病变。该研究显示，高分辨MRI能够明确周围血管粥样硬化斑块的范围，并可显示血管成形术后的血管重建与再狭窄。MRI

可用于血管成形术后的随访,很容易显示硬化斑块碎裂、局部血管破裂及有关血管直径、血流、病变大小等变化的信息。

应用前景

粥样硬化斑块 MRI 的技术进展

目前,动脉粥样硬化斑块 MRI 的空间分辨力主要受 SNR 的限制,直接增加 SNR 的方法之一就是

改进接收线圈。

新型表面线圈

作者已经设计出一种用于冠状动脉粥样硬化斑块 MRI 高分辨成像(层面内分辨力≤0.5mm)的新型心脏线圈,并且已经进行了实验研究[69]。这种新型线圈由一组线圈构成(四单元相控阵线圈:两个正方形线圈,边长均为7.3cm;两个矩形线圈,边长分别为6.4cm和9.7cm),所有线圈均置于前胸部。

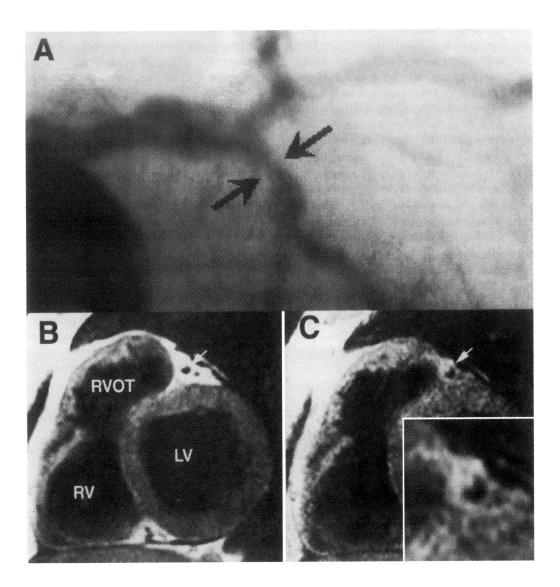

图27.6 图A～图C:冠状动脉左前降支(LAD)硬化斑块患者的在体 MR 横断面图像。图C中的小图为 LAD 内硬化斑块的放大像。选择性 X 线冠状动脉造影图像(图A)显示 LAD 狭窄(箭头)。MRI 图像层厚4mm,层内空间分辨力750μm,采用长回波链 FSE 序列和速度选择性流动抑制进行屏气扫描,时间短于16s。RV:右心室;LV:左心室;RVOT:右心室流出道。(本图片经允许摘自 Fayad ZA,Fuster V,Fallon JT,et al.Noninvasive *in vivo* human coronary artery lumen and wall imaging using black-blood magnetic resonance imaging.*Circulation* 2000,102:506-510)

应用 1.5T MRI 机扫描。对新型前置四单元线圈和一体化心脏线圈（两个前片，两个后片，均为 20 cm × 12cm）的心脏各部位 SNR 进行比较。对 15 例正常受试者与冠状动脉近端病变患者，应用二维螺旋与黑血 FSE 技术进行冠状动脉壁与硬化斑块的高分辨MRI。将 SNR 与距离两种相控阵线圈绘成远近关系曲线图（图 27.7），由此曲线可以明显看出，这种线圈在距离 12cm 时具有很好的 SNR。所有四单元前置相控阵线圈，均获得了冠状动脉硬化斑块的高分辨力图像（层面内分辨力 ≤ 0.5mm，层厚 3 ~ 4mm）。简而言之，新型线圈的图像质量优于一体化心脏线圈。对于冠状动脉近端血管壁粥样硬化的高分辨力 MRI 特征的显示，这种新型线圈将起到重要作用。

内置线圈

提高 SNR 和空间分辨力的另一办法就是使用内置线圈，内置线圈包括放置于感兴趣血管周围的线圈[77~79]、直接插入血管内的线圈[30,80~96]以及放置于食管内的经食管线圈[97]。但是，使用内置线圈显示硬化斑块，MRI 将变成一项有创性检查。

置入 MRI 血管周围线圈的优势在于无须在感兴趣区血管内置入线圈即可成像，而且只有感兴趣区组织的信号较高。成对使用内置线圈时，无须外部的导线连接。Summers 等[79]在 7.0T MRI 扫描仪上使用内置线圈，成功地显示了小鼠颈动脉血管成形术后血管壁的变化。在这项研究中，采用一种基础损伤模型来显示正常血管对血管成形术的反应。结果表明，

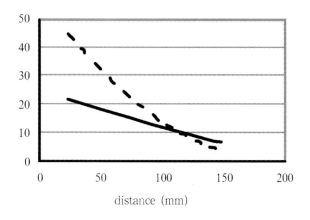

图 27.7 SNR（纵轴）与标准一体化心脏相控阵线圈（实线）和新型四单元前置相控阵线圈（虚线）至心脏的距离（distance）相关。

MRI 测量的血管壁厚度与组织学测量值之间具有良好的相关性。使用外部表面线圈时，皮肤的 SNR 最高；随着组织深度的增加，图像的 SNR 进行性降低。采用内置线圈的另一优势是血管 SNR 最高，而周围组织噪声较小。内置线圈技术在动物硬化斑块模型的进展与治疗的动物实验研究中非常有用。在新西兰兔高胆固醇血症模型中，Ford 等[77]在球囊损伤后的主动脉周围置入线圈，扫描图像具有足够的空间分辨力和 SNR，可以随访损伤主动脉的形态学变化。MR 定量形态计量学与根据血管造影及组织学进行的形态测量之间，具有很好的一致性。在研究模型中，使用内置线圈在体 MRI 随访动脉粥样硬化和管腔再狭窄的诱因时，无须进行多次有创性操作。这种技术是对常规组织学技术的一种改进，并且通过提供同一动物动脉壁的一系列连续高分辨力图像，提高了统计学意义，而常规组织学技术则需要牺牲多只动物来评价动脉血管壁的动态变化。目前，上述技术在动物模型中仍然是观察动脉粥样硬化斑块形态与进展，仍处于动物实验研究阶段。

血管周围成像既有足够的空间分辨力，又有足够的信号强度和均质性，可以提供动脉硬化斑块的高分辨力图像，但由于这种成像技术需要手术永久性植入线圈，因而仅限于动物实验研究。虽然血管内同样具有创伤性，但可使成像线圈与血管壁直接接触，图像的空间分辨力最高。可通过经皮穿刺法将线圈植入血管内，成像后去除。若线圈紧邻血管壁，则斑块位于线圈的敏感区内。虽然不同于血管周围线圈，与外部表面线圈相比，血管内置线圈可提供更好的空间细节，但不便于动脉壁硬化斑块的常规评价。血管内置线圈 MRI 技术的缺陷是血流与动脉壁搏动造成的伪影、信号强度的快速辐射状衰减和缺乏灵活性[98]。Zimmerman-Paul 等[88,89]报道了前两种技术缺陷的改进方法，他设计出了由可充气球囊包绕的线圈以靠近血管壁，使其无法移动。采用球囊血管内 MRI 技术的问题之一是在成像的数分钟内需要闭塞血管。这种技术用于评价周围动脉可以接受，但难以用于颈动脉或冠状动脉。可能的解决方法包括缩短成像时间或设计出能够通过成像血管的导管[86,95,99]。

最近，Ocali 和 Atalar[99]与 Shinnar 等[95]设计了两种具有应用前景的线圈。Ocali 和 Atalar 设计的线圈是通过使同轴电缆的一端发生短路并暴露一段内置

导线做成的。与先前设计的相比，这种设计的优势在于：直径小，具有高度灵活性，信号强度高，使大多数电子设备能够远离导管放置。Shinnar等设计的直径为1.3mm导管线圈具有类似特点，可通过导丝来放置。这种线圈无球囊包裹，因此在采集图像时不需堵塞血流，已通过兔动脉粥样硬化模型进行了在体试验。图像的SNR允许进行层面内分辨力为78μm，层厚1~2mm，且无明显运动伪影的高分辨成像，非常容易辨别斑块成分（如脂质核心、纤维帽）。图27.8显示了外部表面线圈和血管内线圈的在体MRI。这种需阻塞血管的新型血管内线圈有望以更高的分辨力在体显示动脉粥样硬化斑块。这种能够通过导丝放置的线圈能够在透视或MRI引导下放置[84]，其大小正好适合于人体冠状动脉。未来的工作将集中在冠状动脉成像的动物实验研究以及常规MRI的潜在应用上[83,98,100]。

MRI可提供有助于评价高危斑块所需要的空间分辨力和组织特征。新设计的线圈可以检测血管内、外及周围的信号，将使危险斑块的评价和诊断成为可能。随着上述技术越来越多的应用于临床，已经可以采用经皮治疗来减少并改善急性缺血综合征的预后。此外，上述技术还能帮助更好地理解血管壁形成高危斑块的病理基础。

动脉硬化斑块MRI技术的未来进展

采用更薄的层厚如三维采集技术，将进一步改善动脉壁的成像质量[101]。采用特殊设计的线圈，如更小的前置四单元相控阵线圈，可提高图像的空间分辨力，辨别冠状动脉粥样硬化病变内部的微细结构[69]。其他MRI技术如扩散加权[48,49]、磁化转移[102]和对比增强技术[53,103]等，均可提供动脉硬化斑块结构更多的细节与额外信息。采用黑血技术时，血管壁附近的慢流血有可能影响血管壁成像的准确性。作者应用MR黑血技术对冠状动脉和脑动脉成像的初步研究结果则显示，这种慢流血对成像的影响微乎其微[66,74]。然而，要进行准确的动脉硬化斑块成像，尤其在颈动脉分叉部位，则需要新型的和更为有效的血流抑制技术[104]。

■ 结束语

对于辨别是否为脆性斑块，动脉粥样硬化斑块成像的各项技术是必不可少的。多种有创性和无创性成像技术，均可用于动脉粥样硬化血管的评价。大多数标准成像技术可以确定血管直径或狭窄程度、管壁厚度以及斑块体积。但这些成像技术对于辨别动脉粥样

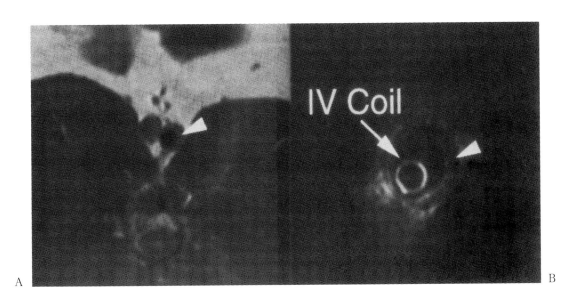

图27.8　兔动脉粥样硬化模型的主动脉硬化斑块（三角箭头）外部表面线圈与血管内线圈的在体MRI对照研究。图A：使用外部表面线圈成像，层面内分辨力350μm，层厚3mm。图B：采用血管内线圈（IV线圈）成像，层面内分辨力78μm，层厚2mm。

硬化斑块是否稳定或处于高危状态、是否容易破碎而形成血栓尚存在困难。在体高分辨力多重对比 MRI，对于动脉硬化高危斑块的无创性成像是最有前景的技术。MRI 可以对动脉粥样硬化的进展和转归进行连续评价，其应用开创了全身各处动脉粥样硬化诊断、预防与治疗（如药物降脂疗法）的全新领域。

■致谢

本研究的部分资助来自北美放射学会纽约分会、社区信托基金会和国家卫生研究所（NHLBI-NIHP50-HL-54469，R01-HL-61801，R01-HL-61814）、Merck、Magna 实验室以及 GE 医疗系统；同时还受到 Zena & Michael A.Wiener 心血管研究院以及 Mount Sinai 医学院放射科的资金资助。感谢 Gilbert Aguinaldo，Juan J.Badimon，Robin P Choudhury，Roberto Corti，Burton Drayer，John T.Fallon，Valentin Fuster，Edward A.Fisher，Gerard Helft，Meir Shinnar，Ernane Reis，Jean Francosi Toussaint，Steve G.Worthley 等的帮助，还非常感谢 Thomas Foo，Herman Flick，Chris Hardy 博士，感谢 GE 医疗与合作研发部的 Bronwyn Medley 女士和 Manoj Saranathan 先生，感谢 Merck 的 Michele Mercuri 博士和 Magna 实验室的 Lawrence Minkoff 博士。Karen Metroka，Stella Palencia 和 Mary Ann Whelan-Gales 等帮助征募并挑选患者。最后，还要感谢 Frank Macaluso，Paul Wisdom 和 John Abela 在 MRI 扫描时提供的帮助。

参考文献

[1] Fuster V, Fayad ZA, Badimon JJ.Acute coronary syndromes: biology.*Lancet* 1999, 353 (Suppl 2): SⅡ5-SⅡ9.

[2] Libby P.Molecular bases of the acute coronary syndromes.*Circulation* 1995, 91: 2 844-2 850.

[3] Falk E, Shah PK, Fuster V.Coronary plaque disruption.*Circulation* 1995, 92: 657-671.

[4] Fuster V.Lewis A.Conner Memorial Lecture. Mechanisms leading to myocardial infarction: insights from studies of vascular biology.*Circulation* 1994, 90: 2 126-2 146.

[5] Richardson PD, Davies MJ, Born GV.Influence of plaque configuration and stress distribution on fissuring of coronary atherosclerotic plaques.*Lancet* 1989, 2: 941-944.

[6] Toschi V,Gallo R,Lettino M,et al.Tissue factor modulates the thrombogenicity of human atherosclerotic plaques.*Circulation* 1997, 95: 594-599.

[7] Moreno PR, Falk E, Palacios IF, et al.Macrophage infiltration in acute coronary syndromes.Implications for plaque rupture.*Circulation* 1994, 90: 775-778.

[8] Kaartinen M, Penttila A, Kovanen PT.Accumulation of activated mast cells in the shoulder region of human coronary atheroma,the predilection site of atheromatous rupture.*Circulation* 1994, 90: 1 669-1 678.

[9] Glagov S, Zarins C, Giddens DP, et al.Hemodynamics and atherosclerosis.Insights and perspectives gained from studies of human arteries.*Arch Pathol Lab Med* 1988, 112: 1 018-1 031.

[10] Toussaint JF, LaMuraglia GM, Southern JF, et al.Magnetic resonance images lipid, fibrous, calcified hemorrhagic, and thrombotic components of human atherosclerosis *in vivo.Circulation* 1996, 94: 932-938.

[11] Solberg LA, Strong JP.Risk factors and atherosclerotic lesions.A review of autopsy studies.*Arteriosclerosis* 1983, 3: 187-198.

[12] Fazio GP, Redberg RF, Winslow T, et al. Transesophageal echocardiographically detected atherosclerotic aortic plaque is a marker for coronary artery disease.*J Am Coll Cardiol* 1993, 21: 144-150.

[13] The French Study of Aortic Plaques in Stroke Group.Atherosclerotic disease of the aortic arch as a risk factor for recurrent ischemic stroke.*N Engl J Med* 1996, 334: 1 216-1 221.

[14] Cohen A, Tzourio C, Bertrand B, et al.Aortic plaque morphology and vascular events: a follow-up study in patients with ischemic stroke.FAPS Investigators.French Study of Aortic Plaques in Stroke.*Circulation* 1997, 96: 3 838-3 841.

[15] Fayad ZA, Fuster V.Clinical imaging of the high-risk or vulnerable atherosclerotic plaque.*Circ Res* 2001, 89: 305-316.

[16] Wood ML, Wehrli FW.Principles of magnetic resonance imaging.In: Stark DD, Bradley WG, eds.*Magnetic resonance imaging*, vol 1.St.Louis: Mosby, 1999: 1-14.

[17] Soila K, Nummi P, Ekfors T, et al.Proton relaxation times in arterial wall and atheromatous lesions in man.*Invest Radiol* 1986, 21: 411-415.

[18] Maynor CH, Charles HC, Herfkens RJ, et al. Chemical shift imaging of atherosclerosis at 7.0 tesla. *Invest Radiol* 1989, 24: 52-60.

[19] Pearlman JD, Zajicek J, Merickel MB, et al. High-resolution ^{1}H NMR spectral signature from human atheroma.*Magn Reson Med* 1988, 7: 262-279.

[20] Mohiaddin RH, Firmin DN, Underwood SR, et al.Chemical shift magnetic resonance imaging of human atheroma.*Br Heart J* 1989, 62: 81-89.

[21] Vinitski S, Consigny PM, Shapiro MJ, et al. Magnetic resonance chemical shift imaging and spectroscopy of atherosclerotic plaque.*Invest Radiol* 1991, 26: 703-714.

[22] Gold GE, Pauly JM, Glover GH, et al.Characterization of atherosclerosis with a 1.5-T imaging system. *J Magn Reson Imaging* 1993, 3: 399-407.

[23] Altbach MI, Mattingly MA, Brown MF, et al. Magnetic resonance imaging of lipid deposits in human atheroma via a stimulated-echo diffusion-weighted technique.*Magn Reson Med* 1991, 20: 319-326.

[24] Toussaint JF, Southern JF, Fuster V, et al. ^{13}C-NMR spectroscopy of human atherosclerotic lesions. Relation between fatty acid saturation, cholesteryl ester content,and luminal obstruction.*Arterioscler Thromb* 1994, 14: 1 951-1 957.

[25] Toussaint JF, Southern JF, Fuster V, et al. T2-weighted contrast for NMR characterization of human atherosclerosis.*Arterioscler Thromb Vasc Biol* 1995, 15: 1 533-1 542.

[26] Kaufman L, Crooks LE, Sheldon PE, et al. Evaluation of NMR imaging for detection and quantification of obstructions in vessels.*Invest Radiol* 1982, 17: 554-560.

[27] Herfkens RJ, Higgins CB, Hricak H, et al. Nuclear magnetic resonance imaging of atherosclerotic disease.*Radiology* 1983, 148: 161-166.

[28] Merickel MB, Carman CS, Brookeman JR, et al.Identification and 3-D quantification of atherosclerosis using magnetic resonance imaging.*Comput Biol Med* 1988, 18: 89-102.

[29] Yuan C, Tsuruda JS, Beach KN, et al.Techniques for high-resolution MR imaging of atherosclerotic plaque.*J Magn Reson Imaging* 1994, 4: 43-49.

[30] Martin AJ, Gotlieb AI, Henkelman RM.High-resolution MR imaging of human arteries.*J Magn Reson Imaging* 1995, 5: 93-100.

[31] Yuan C, Murakami JW, Hayes CE, et al. Phased-array magnetic resonance imaging of the carotid artery bifurcation: preliminary results in healthy volunteers and a patient with atherosclerotic disease.*J Magn Reson Imaging* 1995, 5: 561-565.

[32] von Ingersleben G, Schmiedl UP, Hatsukami TS,et al.Characterization of atherosclerotic plaques at the carotid bifurcation: correlation of high-resolution MR imaging with histologic analysis—preliminary study. *Radiographics* 1997, 17: 1 417-1 423.

[33] Worthley SG, Helft G, Fuster V, et al.High resolution *ex vivo* magnetic resonance imaging of in situ coronary and aortic atherosclerotic plaque in a porcine model.*Atherosclerosis* 2000, 150: 321-329.

[34] Edzes HT, Samulski ET.Cross relaxation and spin diffusion in the proton NMR or hydrated collagen. *Nature* 1977, 265: 521-523.

[35] Fisel CR, Ackerman JL, Buxton RB, et al. MR contrast due to microscopically heterogeneous magnetic susceptibility: numerical simulations and applications to cerebral physiology.*Magn Reson Med* 1991, 17: 336-347.

[36] Witztum JL, Steinberg D.Role of oxidized low density lipoprotein in atherogenesis.*J Clin Invest* 1991, 88: 1 785-1 792.

[37] Rapp JH, Connor WE, Lin DS, et al.Lipids of human atherosclerotic plaques and xanthomas: clues to the mechanism of plaque progression.*J Lipid Res* 1983, 24: 1 329-1 335.

[38] Kucharczyk W, Henkelman RM.Visibility of calcium on MR and CT: can MR show calcium that CT cannot?*AJNR Am J Neuroradiol* 1994, 15: 1 145-1 148.

[39] Bradley WG Jr.MR appearance of hemorrhage in the brain [see Comments].*Radiology* 1993, 189: 15-26.

[40] Yamashita Y, Hatanaka Y, Torashima M, et al.Magnetic resonance characteristics of intrapelvic haematomas.*Br J Radiol* 1995, 68: 979-985.

[41] Murray JG, Manisali M, Flamm SD, et al. Intramural hematoma of the thoracic aorta: MR image findings and their prognostic implications [see Comments].

Radiology 1997, 204: 349—355.

[42] Bluemke DA.Definitive diagnosis of intramural hematoma of the thoracic aorta with MR imaging [Editorial; Comment].*Radiology* 1997, 204: 319—321.

[43] Rapoport S, Sostman HD, Pope C, et al.Venous clots: evaluation with MR imaging.*Radiology* 1987, 162: 527—530.

[44] Bryant RG, Marill K, Blackmore C, et al. Magnetic relaxation in blood and blood clots.*Magn Reson Med* 1990, 13: 133—144.

[45] Bass JC, Hedlund LW, Sostman HD.MR imaging of experimental and clinical thrombi at 1.5 T.*Magn Reson Imaging* 1990, 8: 631—635.

[46] Erdman WA, Jayson HT, Redman HC, et al. Deep venous thrombosis of extremities: role of MR imaging in the diagnosis.*Radiology* 1990, 174: 425—431.

[47] Totterman S, Francis CW, Foster TH, et al. Diagnosis of femoropopliteal venous thrombosis with MR imaging: a comparison of four MR pulse sequences.*AJR Am J Roentgenol* 1990, 154: 175—178.

[48] Shinnar M, Fallon JT, Wehrli S, et al.The diagnostic accuracy of *ex vivo* magnetic resonance imaging for human atherosclerotic plaque characterization.*Arterioscler Thromb Vasc Biol* 1999, 19: 2 756—2 761.

[49] Toussaint JF, Southern JF, Fuster V, et al. Water diffusion properties of human atherosclerosis and thrombosis measured by pulse field gradient nuclear magnetic resonance.*Arterioscler Thromb Vasc Biol* 1997, 17: 542—546.

[50] Fayad ZA, Fallon JT, Shinnar M, et al. Noninvasive *in vivo* high-resolution magnetic resonance imaging of atherosclerotic lesions in genetically engineered mice.*Circulation* 1998, 98: 1 541—1 547.

[51] Chandra S, Clark LV, Coatney RW, et al. Application of serial *in vivo* magnetic resonance imaging to evaluate the efficacy of endothelin receptor antagonist SB 217242 in the rat carotid artery model of neointima formation.*Circulation* 1998, 97: 2 252—2 258.

[52] Skinner MP, Yuan C, Mitsumori L, et al.Serial magnetic resonance imaging of experimental atherosclerosis detects lesion fine structure,progression and complications *in vivo*.*Nat Med* 1995, 1: 69—73.

[53] Lin W, Abendschein DR, Haacke EM.Contrast-enhanced magnetic resonance angiography of carotid arterial wall in pigs.*J Magn Reson Imaging* 1997, 7: 183—190.

[54] Kaneko E, Yuan C, Skinner MP, et al.Serial magnetic resonance imaging of experimental atherosclerosis allows visualization of lesion characteristics and lesion progression *in vivo*.*Ann N Y Acad Sci* 1997, 811: 245—252; discussion 252—254.

[55] Helft G, Worthley SG, Fuster V, et al.Atherosclerotic aortic component quantification by noninvasive magnetic resonance: an *in vivo* study in rabbits.*J Am Coll Cardiol* 2001, 37: 1 149—1 154.

[56] McConnell MV, Aikawa M, Maier SE, et al. MRI of rabbit atherosclerosis in response to dietary cholesterol lowering.*Arterioscler Thromb Vasc Biol* 1999,19: 1 956—1 959.

[57] Helft G, Worthley SG, Fuster V, et al.Progression and regression of atherosclerotic lesions: monitoring with serial noninvasive magnetic resonance imaging. *Circulation* 2002, 105: 993—998.

[58] Worthley SG, Helft G, Osende JI, et al.Serial evaluation of atherosclerosis with *in vivo* MRI: study of atorvastatin and avasimibe in WHHL rabbits. *Circulation* 2000, 102: II —809.

[59] Worthley SG, Helft G, Fuster V, et al.Serial *in vivo* MRI documents arterial remodeling in experimental atherosclerosis. *Circulation* 2000, 101: 586—589.

[60] Fayad ZA, Fallon JT, Shinnar M, et al. Noninvasive *in vivo* high-resolution magnetic resonance imaging of atherosclerotic lesions in genetically engineered mice.*Circulation* 1998, 98: 1 541—1 547.

[61] Choudhury RP, Aguinaldo JG, Rong JX, et al.Atherosclerotic lesions in genetically modified mice quantified *in vivo* by noninvasive high-resolution magnetic resonance microscopy.*Atherosclerosis* 2002; 162: 315—321.

[62] Pohost GM, Fuisz AR.From the microscope to the clinic: MR assessment of atherosclerotic plaque.*Circulation* 1998, 98: 1 477—1 478.

[63] Yuan C, Beach KW, Smith LH Jr, et al.Measurement of atherosclerotic carotid plaque size *in vivo* using high resolution magnetic resonance imaging.*Circulation* 1998, 98: 2 666—2 671.

[64] Fayad ZA, Nahar T, Fallon JT, et al.*In vivo* MR evaluation of atherosclerotic plaques in the human thoracic aorta: a comparison with TEE.*Circulation* 2000, 101: 2 503—2 509.

[65] Coulden RA, Moss H, Graves MJ, et al.High resolution magnetic resonance imaging of atherosclerosis and the response to balloon angioplasty.*Heart* 2000, 83: 188—191.

[66] Fayad ZA, Fuster V, Fallon JT, et al.Noninvasive *in vivo* human coronaty artery lumen and wall imaging using black-blood magnetic resonance imaging. *Circulation* 2000, 102: 506-510.

[67] Hatsukami TS, Ross R, Polissar NL, et al. Visualization of fibrous cap thickness and rupture in human atherosclerotic carotid plaque *in vivo* with high-resolution magnetic resonance imaging. *Circulation* 2000, 102: 959-964.

[68] Fayad ZA, Connick TJ, Axel L.An improved quadrature or phased-array coil for MR cardiac imaging. *Magn Reson Med* 1995, 34: 186-193.

[69] Fayad ZA, Hardy CJ, Giaquinto R, et al. Improved high resolution MRI of human coronary lumen and plaque with a new cardiac coil. *Circulation* 2000, 102: II -399.

[70] Hayes CE, Mathis CM, Yuan C.Surface coil phased arrays for high-resolution imaging of the carotid arteries.*J Magn Reson Imaging* 1996, 6: 109-112.

[71] Summers RM, Andrasko-Bourgeois J, Feuerstein IM, et al.Evaluation of the aortic root by MRI: insights from patients with homozygous familial hypercholesterolemia.*Circulation* 1998, 98: 509-518.

[72] Jaffer FA, O'Donnell CJ, Kissinger KV, et al.MRI assessment of aortic atherosclerosis in an asymptomatic population: the Framingham Heart Study.*Circulation* 2000, 102: II -458.

[73] O'Donnell CJ, Larson MG, Jaffer FA, et al. Aortic atherosclerosis detected by MRI is associated with contemporaneous and longitudinal risk factors: the Framingham Heart Study (FHS).*Circulation* 2000, 102: II -836.

[74] Worthley SG, Helft G, Fuster V, et al. Noninvasive *in vivo* magnetic resonance imaging of experimental coronary artery lesions in a porcine model. *Circulation* 2000, 101: 2 956-2 961.

[75] Botnar RM, Stuber M, Kissinger KV, et al. Noninvasive coronary vessel wall and plaque imaging with magnetic resonance imaging.*Circulation* 2000, 102: 2 582-2 587.

[76] Corti R, Fayad ZA, Fuster V, et al.Effects of lipid-lowering by simvastatin on human atherosclerotic lesions: a longitudinal study by high-resolution, noninvasive magnetic resonance imaging.*Circulation* 2001, 104: 249-252.

[77] Ford JC, Shlansky-Goldberg RD, Golden M. MR microscopy of the arterial wall in an experimental model of atherosclerosis: preliminary results.*J Vasc Interv Radiol* 1997, 8: 93-99.

[78] Carpenter TA, Hodgson RJ, Herrod NJ, et al. Magnetic resonance imaging in a model of atherosclerosis: use of a collar around the rabbit carotid artery.*Magn Reson Imaging* 1991, 9: 365-371.

[79] Summers RM, Hedlund LW, Cofer GP, et al. MR microscopy of the rat carotid artery after balloon injury by using an implanted imaging coil.*Magn Reson Med* 1995, 33: 785-789.

[80] Yeung CJ, Atalar E.RF transmit power limit for the barewire loopless catheter antenna [In Process Citation].*J Magn Reson Imaging* 2000, 12: 86-91.

[81] Yang X, Bolster BD Jr, Kraitchman DL, et al.Intravascular MR-monitored balloon angioplasty: an *in vivo* feasibility study.*J Vasc Interv Radiol* 1998, 9: 953-959.

[82] Correia LC, Atalar E, Kelemen MD, et al. Intravascular magnetic resonance imaging of aortic atherosclerotic plaque composition.*Arterioscler Thromb Vasc Biol* 1997, 17: 3 626-3 632.

[83] Ladd ME, Debatin JF.Interventional and intravascular MR angiography.*Herz* 2000, 25: 440-451.

[84] Quick HH, Ladd ME, Nanz D, et al.Vascular stents as RF antennas for intravascular MR guidance and imaging.*Magn Reson Med* 1999, 42: 738-745.

[85] Quick HH, Ladd ME, Zimmermann-Paul GG, et al.Singleloop coil concepts for intravascular magnetic resonance imaging.*Magn Reson Med* 1999, 41: 751-758.

[86] Quick HH, Ladd ME, Hilfiker PR, et al. Autoperfused balloon catheter for intravascular MR imaging. *J Magn Reson Imaging* 1999, 9: 428-434.

[87] Ladd ME, Quick HH.Reduction of resonant RF heating in intravascular catheters using coaxial chokes. *Magn Reson Med* 2000, 43: 615-619.

[88] Zimmermann GG, Erhart P, Schneider J, et al.Intravascular MR imaging of atherosclerotic plaque : *ex vivo* analysis of human femoral arteries with histologic correlation.*Radiology* 1997, 204: 769-774.

[89] Zimmermann-Paul GG, Quick HH, Vogt P, et al.High-resolution intravascular magnetic resonance imaging: monitoring of plaque formation in heritable hyperlipidemic rabbits.*Circulation* 1999, 99: 1 054-1 061.

[90] Martin AJ, McLoughlin RF, Chu KC, et al. An expandable intravenous RF coil for arterial wall imaging. *J Magn Reson Imaging* 1998, 8: 226-234.

[91] Martin AJ, Henkelman RM.Intravascular MR

imaging in a porcine animal model.*Magn Reson Med* 1994, 32: 224-229.

[92] Martin AJ, Ryan LK, Gotlieb AI, et al.Arterial imaging: comparison of high-resolution US and MR imaging with histologic correlation.*Radiographics* 1997, 17: 189-202.

[93] Kandarpa K, Jakab P, Patz S, et al.Prototype miniature endoluminal MR imaging catheter.*J Vasc Interv Radiol* 1993, 4: 419-427.

[94] Hurst GC, Hua J, Duerk JL, et al.Intravascular (catheter) NMR receiver probe: preliminary design analysis and application to canine iliofemoral imaging. *Magn Reson Med* 1992, 24: 343-357.

[95] Shinnar M, Worthley SG, Helft G, et al.A new non-obstructive intravascular MRI probe for high resolution *in vivo* imaging of atherosclerotic plaques.*J Am Coll Cardiol* 2000, 35: 479A.

[96] Rogers WJ, Prichard JW, Hu YL, et al.Characterization of signal properties in atherosclerotic plaque components by intravascular MRI. *Arterioscler Thromb Vasc Biol* 2000, 20: 1 824-1 830.

[97] Shunk KA, Lima JA, Heldman AW, et al. Transesophageal magnetic resonance imaging.*Magn Reson Med* 1999, 41: 722-726.

[98] Lardo AC.Real-time magnetic resonance imaging: diagnostic and interventional applications.*Pediatr Cardiol* 2000, 21: 80-98.

[99] Ocali O, Atalar E.Intravascular magnetic resonance imaging using a loopless catheter antenna.*Magn Reson Med* 1997, 37: 112-118.

[100] Tello R, Mitchell PJ, Melhem ER, et al. Interventional catheter magnetic resonance angiography with a conventional 1.5-T magnet : work in progress. *Australas Radiol* 1999, 43: 435-439.

[101] Luk-Pat GT, Gold GE, Olcott EW, et al. Highresolution three-dimensional *in vivo* imaging of atherosclerotic plaque.*Magn Reson Med* 1999, 42: 762-771.

[102] Pachot-Clouard M, Vaufrey F, Darasse L, et al.Magnetization transfer characteristics in atherosclerotic plaque components assessed by adapted binomial preparation pulses.*MAGMA* 1998, 7: 9-15.

[103] Yu X, Song SK, Chen J, et al.High-resolution MRI characterization of human thrombus using a novel fibrin-targeted paramagnetic nanoparticle contrast agent.*Magn Reson Med* 2000, 44: 867-872.

[104] Steinman DA, Rutt BK.On the nature and reduction of plaque-mimicking flow artifacts in black blood MRI of the carotid bifurcation.*Magn Reson Med* 1998, 39: 635-641.

第28章 全身三维MRA

MATHIAS GOYEN

STEFAN G. RUEHM

JORG F. DEBATIN

周围血管性疾病是影响人类健康的一组严重疾病，仅在美国每年报告的手术病例就超过100 000例[1]。这种疾病影响患者的日常生活，可使患者丧失自理能力和劳动能力。周围血管性疾病是全身动脉粥样硬化进程的一部分，通常伴有冠状动脉、肾动脉和颈动脉病变。周围血管疾病患者的治疗必须考虑其流行病学，特别是明显的危险因素或预测自然蜕变的因素[2]。显而易见，综合评价血管基本形态才能恰当处理动脉性疾病。定位和评估动脉性病变的严重程度，是决定治疗的关键。为此，几种成像技术包括X线导管血管造影、双功能超声、CT血管造影（CTA）、MRA等，目前正应用于临床。

迄今为止，经导管X线血管造影已成功地应用于周围动脉的检查。但经导管X线血管造影花费高、有创并有一定危险性[3~5]，从而促进了包括超声、CTA、MRA在内的无创性周围血管成像技术的研究与评价。相对于CTA而言，MRA视野大、对比剂无肾毒性和无电离辐射。与超声相比，MRA无操作者依赖性，且克服了声窗的限制。MRA无电离辐射、对比剂安全并且诊断正确率高[6]，已经成为世界各地许多医疗中心快速评价动脉性疾病的首选技术[7~10]。

全身MRA 的概念

由于动脉粥样硬化性疾病影响全身动脉系统，因而需要同时对主动脉根部至末梢动脉的动脉系统进行大范围评价。最初，对比剂剂量的限制以及随后的实质组织强化，减少了单一40~48cm视野内对比增强三维MRA对整个动脉系统的显示。团注追踪技术的应用，扩大了对比增强三维MRA完整显示动脉血管的范围，包括盆腔、股部、腘窝和踝部动脉血管[11~14]。快速梯度系统的使用为进一步扩大团注追踪技术的应用奠定了基础；有可能在72s内显示自颈动脉至末梢血管的全身三维MRA[15]。

全身MRA的概念是基于直接连续的、5次轻微重叠三维数据采集。第一次数据采集覆盖主动脉弓、弓下动脉分支和胸主动脉；第二次数据采集覆盖腹主动脉及包括肾动脉在内的重要分支；第三次数据采集显示盆腔血管，而最后两次数据采集分别覆盖下肢动脉血管。

MRI 技术

在使用"移动血管定位像"进行三维采集计划，

并运用小剂量对比剂团注技术确定对比剂到达靶血管的时间之后，即可采用三维快速梯度回波序列进行扫描（德国 Erlangen Siemens Magnetom Sonata：TR/TE：2.1/0.7ms；翻转角：25°；内插零填充40～64；块厚：120mm；层厚：3.0mm 内插至1.9mm；FOV：390 mm × 390mm；矩阵256 × 225 内插零填充至512 × 512；读出带宽863Hz/ 像素；采集时间12s）。要求从头到脚无遗漏显示 176cm 范围内的血管，三维数据采集需要重叠3cm。每次三维数据采集时间为12s[16]。

钆螯合物剂量为0.2mmol/kg，并用0.9%生理盐水稀释至60ml[17]。分双期自动注射对比剂（使用宾夕法尼亚生产的 MR Spectris 高压注射器），前半量注射速率为1.3ml/s，后半量注射速率为0.7ml/s。以1.3ml/s 的速率注射 30ml 生理盐水冲洗对比剂。

诊断准确性

与数量有限的节段性诊断性 X 线减影血管造影检查进行对照的结果表明，全身 MRA 作为一种无创性数字减影血管造影方法，其诊断性能足以保证临床应用[15]。根据两位互相独立阅片者的双盲读片结果，与常规 X 线导管血管造影相比，全身 MRA 检测管腔狭窄 > 50% 的真正意义上的血管疾病整体敏感性分别为91%（95% 可信区间0.76～0.98）和94%（95% 可信区间 0.8～0.99），特异性分别为93%（95% 可信区间0.85～0.97）和90%（95% 可信区间0.82～0.96）。观察者之间对于评价全身 MRA 的意见一致性良好（κ =0.94，95% 可信区间0.9～0.98）。

无限制移动视野血管造影系统 (AngioSURF)在全身MRA的应用

无限制移动视野血管造影系统（angiographic system for unlimited rolling field of views，AngioSURF，MR-Innovation机，德国Essen）（图28.1），联合应用Torso躯体表面线圈进行信号接收，可改善图像空间分辨力。使用表面线圈可明显提高图像的SNR和CNR，并由此提高了检出下肢周围性血管疾病严重狭窄（管腔狭窄 > 50%）的敏感性和特异性，两者分别可达95.3%和95.2%[18]。

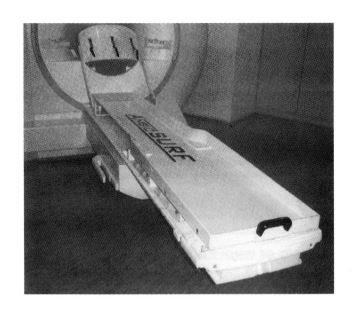

图28.1　无限制移动视野血管造影系统（Angio SURF）手工驱动床面进行全身高分辨对比增强三维MRA。AngioSURF 可以安装在 Siemens MRI 扫描仪的床面上，它允许手工推动患者在圆形极化脊柱线圈和圆形极化体部相控阵表面线圈之间运动。通过志愿者 / 患者相对于表面线圈的逐步运动，采用这一技术可以进行全身三维数据采集，得到的图像信噪比明显优于体线圈。全身高分辨 MRA 可在团注对比剂72s 内采集结束。

进行 AngioSURF 检查时，患者仰卧位平躺在与MRI完全兼容的MRI检查床上的AngioSURF平板上，足先进（图28.1）。AngioSURF 平板适合于 Siemens公司生产的绝大多数标准MRI系统。Angio-SURF 平板长240cm，下面有7对滚珠轴承，进行检查时将其固定于检查床上。使用 AngioSURF 平板可以直接连续采集6次400mm的三维数据。使用指示器可以调整所需要的视野（FOV）。通过使用后置脊柱线圈和磁体孔内相对静止的前置Torso相控阵线圈完成信号的采集。将两个脊柱线圈单元固定在检查床上，标准Torso相控阵线圈固定于高度可调整的固定器上，后者固定在静止的床板上，这样就可应用放置于同一磁体等中心的同一静止线圈采集所有5节段数据。

尽管人们已经认识到动脉粥样硬化是一种累及整个动脉系统的全身性疾病，但是其诊断方法仍然是节段性的，这在很大程度上是因为目前所用成像方法的固有限制，包括辐射暴露、对比剂剂量的限制、有创性以及经济因素等。当使用某些特定的检测模式时，由于流动血液相对于静止组织呈亮信号，MRI 可以显示血管系统。通过应用MRI钆对比剂，目前已经

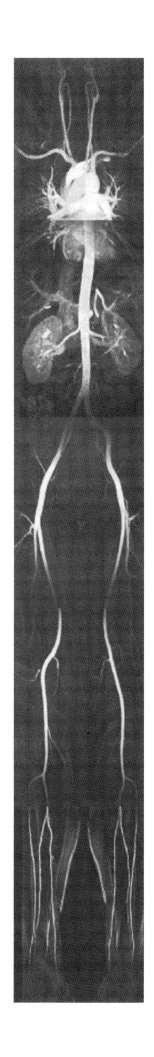

克服很多非增强MRA的限制。如果在数据采集时动态注入对比剂，由于钆对比剂可以缩短血流的T1弛豫时间，因而可以选择性显示动脉系统[19,20]。

应用最新高性能MRI扫描仪和梯度系统，可大大减少采集全部三维数据所需要的时间。如果TR缩短至2.1ms，即可在12s内采集一次三维数据。因而，在略微超过60s的短暂动脉期相内，至多可以采集5次三维数据（图28.2）。使用相控阵Torso表面线圈时，动脉系统的信号增强可直接提高图像的空间分辨力，内插像素达0.8mm×0.8mm×2mm。这样就可以更好的显示较小血管，尤其是胫部血管。

对于周围性血管疾病患者，临床医生希望确定血管梗阻性病变的部位及严重程度，以帮助制订治疗计划（图28.3）。关于周围性动脉疾病的处理，美国介入协会组织（TransAtLantic Inter-society Consensus, TASC）推荐，依据当地的设备条件、诊断经验和检查费用，在进行X线血管造影前可将双功能超声或MRA作为无创性的初步检查[21]。

■ AngioSURF 在周围性血管疾病中的应用

在首先推荐应用MRA进行外周血管评价的一组100例周围性血管疾病患者中，AngioSURF检查额外显示出临床相关疾病25例（33节段），包括肾动脉狭窄（15例）、颈动脉狭窄（12例）、锁骨下动脉狭窄（2例）和腹主动脉瘤（4例）。周围性血管疾病患者容易伴发其他动脉性疾病并不令人吃惊，而恰恰说明了动脉粥样硬化为全身性疾病。间歇跛行患者合并循环系统的其他部位动脉粥样硬化的危险性极高。由于周围性血管疾病是由动脉粥样硬化造成的，因而很少是一个孤立的疾病。

◄――――――――――――――

图28.2 采用AngioSURF采集的全身三维MRA，由5个三维数据段构成，需72s。每个三维数据段的采集时间为12s。每次采集的3s间歇时间内，手动移动床面至下一个成像容积中心。从头顶至下肢连续5次采集，覆盖范围达到180cm，总采集时间72s。使用自动注射器（MR Spectris）注射0.2mmol/kg莫迪司（MultiHance, Bracco diagnostics, Princeton, New Jersey），第一个半量以1.3ml/s注射，第二个半量以0.7ml/s注射，随后使用30ml生理盐水冲洗。通过2ml团注对比剂试验，在降主动脉水平确定扫描延迟时间。全身MRA的图像质量足可用于评价自锁骨下动脉至下肢血管的整个动脉系统。

有必要对伴随心血管疾病的程度加以估计,以保证临床医生在适当时候治疗周围性血管病。根据周围性血管疾病患者的流行病学、病史、临床检查和心电图,明确提示40%~60%的这类患者存在冠状动脉疾病,尽管患者通常无症状,并且常因为能够进行有限的运动而受忽视[22,23]。与周围性血管病和心血管病的关系相比,周围性血管病与脑血管病之间的关系似乎并不明显。26%~50%周围性血管疾病患者在双功能超声上检出了颈动脉病变[24,25],其中绝大多数患者有脑血管意外病史或颈动脉杂音,而且再发病的危险性也有所增加[26]。

本组研究中,12例认为无颈动脉病变的患者中有10例发现了病变,这表明了病史通常太过注重临床症状。由于作者所研究的患者提示有周围性血管疾病的症状,因而采集的病史就仅集中在相应的周围性血管区域。仅对3例患者进行了非常直接提问,才提示有颈动脉疾病的其他症状。

大约1/4的周围性血管疾病患者患有高血压,对于这些患者应警惕其肾动脉狭窄的可能性。本组13例(13%)患者患有肾动脉狭窄,且管腔狭窄超过50%。

筛选周围性血管疾病患者是否患有症状性或无症状性颈动脉疾病和主动脉瘤价值的争论还在继续[25,27]。与正常人群相比,跛行患者更有可能患有明显的无症状性颈动脉疾病,但无症状颈动脉疾病的治疗还存在着争议,筛选所产生的问题及花费都非常重要。

需要说明的是,尽管本章所讲的检查称为全身MRA,但并不包括颅内血管以及冠状动脉,因为后者要求更为详细的诊断性评价方法。全身MRA具有无创性、覆盖范围广、可三维成像和对比良好等优点,已经使之成为评价动脉粥样硬化患者动脉系统病变的一种快速、安全的有效方法。

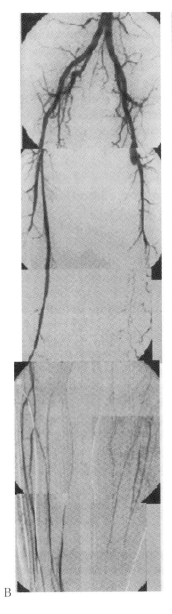
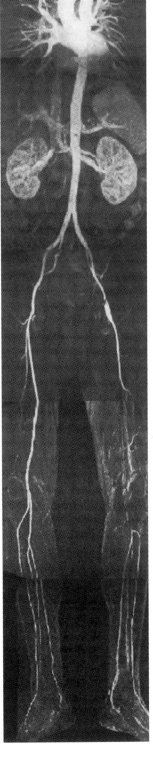
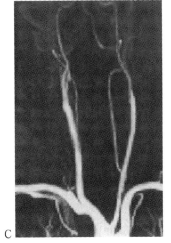

A,B

C

图28.3 男,54岁,周围血管疾病患者,左下肢曾行旁路血管移植术。图A:有创性X线血管造影图像,导管造影图像显示左侧旁路移植血管吻合口近端严重狭窄,左侧股浅动脉/腘动脉闭塞。图B:全身MRA,同样显示了上述病理改变。图C:除此之外,由于覆盖的解剖范围广,MRA还显示了右侧颈内动脉的严重狭窄。

新型 MRA 对比剂

目前，只有细胞外钆螯合物已通过批准，成为可应用于人体的 MRA 对比剂[28]。不同程度蛋白修饰的顺磁性钆剂及超顺磁性复合物正在进行临床评价[29]。一些新型对比剂如莫迪司（MultiHance，Bracco diagnostics，Princeton，New Jersey）具有很高的弛豫性和不同的排泄途径，但仍然属于细胞外对比剂。与 0.5-M 的细胞外对比剂相比，高浓度对比剂如 1.0-M 的 Gadovist（德国 Schering 生产）用于动脉增强更有优势[30]。对比剂注入血管后，由于血池型即血管内对比剂相对分子质量大或充分结合大分子，可存留在血管内，不会漏出至血管外；在细胞外对比剂应用的基础上，考虑到 MRA 技术的迅速发展，未来用于冠状动脉以外动脉血管树形态学成像的血管内对比剂仍然有待开发研究。

参考文献

[1] Rutkow IM, Ernst CB.An analysis of vascular surgical manpower requirements and vascular surgical rates in the United States.*J Vasc Surg* 1986, 3: 74–83.

[2] TransAtlantic Inter-Society Consensus (TASC). Management of peripheral arterial disease (PAD).*J Vasc Surg* 2000, 31 (Suppl Part 2): S5.

[3] Hessel SJ, Adams DF, Abrams HL.Complications of angiography.*Radiology* 1981, 138: 273–281.

[4] AbuRahma AF, Robinson PA, Boland JP, et al.Complications of arteriography in a recent series of 707 cases: factors affecting outcome.*Ann Vasc Surg* 1993, 7: 122–129.

[5] Shehadi WH.Contrast media adverse reactions: occurrence, recurrence, and distribution patterns.*Radiology* 1982, 143: 11–17.

[6] Shellock FG, Kanal E.Safety of magnetic resonance imaging contrast agents.*J Magn Reson Imaging* 1999, 10: 477–484.

[7] Prince MR.Gadolinium-enhanced MR aortography.*Radiology* 1994, 191: 155–164.

[8] Prince MR, Narasimham DL, Stanley JC, et al. Breath-hold gadolinium-enhanced MR angiography of the abdominal aorta and its major branches.*Radiology* 1995, 197: 785–792.

[9] Meaney JF, Weg JG, Chenevert TL, et al.Diagnosis of pulmonary embolism with magnetic resonance angiography.*N Engl J Med* 1997, 336: 1 422–1 427.

[10] Goyen M, Debatin JF, Ruehm SG.Peripheral MR-angiography.*Top Magn Res Imaging* 2001, 12: 327–335.

[11] Meaney JF, Ridgway JP, Chakraverty S, et al.Stepping-table gadolinium-enhanced digital subtraction MR angiography of the aorta and lower extremity arteries: preliminary experience.*Radiology* 1999, 211: 59–67.

[12] Ho KY, Leiner T, de Haan MW, et al.Peripheral vascular tree stenoses: evaluation with moving-bed infusion-tracking MR angiography.*Radiology* 1998, 206: 683–692.

[13] Ruehm SG, Hany TF, Pfammatter T, et al. Pelvic and lower extremity arterial imaging: diagnostic performance of three-dimensional contrast-enhanced MR angiography.*AJR Am J Roentgenol* 2000, 174: 1 127–1 135.

[14] Goyen M, Ruehm SG, Barkhausen J, et al. Improved multistation peripheral MR angiography with a dedicated vascular coil.*J Magn Reson Imaging* 2001, 13: 475–480.

[15] Ruehm SG, Goyen M, Barkhausen J, et al. Rapid magnetic resonance angiography for detection of atherosclerosis.*Lancet* 2001, 357: 1 086–1 091.

[16] Ruehm SG, Goyen M, Quick HH, et al.Whole-body MRA on a rolling table platform (AngioSURF). *Rofo Fortschr Geb Rontgenstr Neuen Bildgeb Verfahr* 2000, 172: 670–674.

[17] Goyen M, Herborn CU, Lauenstein TC, et al. Optimization of contrast dosage for gadobenate dimeglumine-enhanced high-resolution whole-body 3D magnetic resonance angiography.*Invest Radiol* 2002, 37: 263–268.

[18] Goyen M, Quick HH, Debatin JF, et al.Whole-body 3D MR angiography using Angio*SURF*: initial clinical experience.*Radiology (in press)*.

[19] Prince MR, Chenevert TL, Foo TK, et al.Contrast-enhanced abdominal MR angiography: optimization of imaging delay time by automating the detection of contrast material arrival in the aorta.*Radiology* 1997, 203: 109–114.

[20] Cavagna FM, Maggioni F, Castelli PM, et al.

Gadolinium chelates with weak binding to serum proteins. A new class of high-efficiency, general purpose contrast agents for magnetic resonance imaging.*Invest Radiol* 1997, 32: 780-796.

[21] TransAtlantic Inter-Society Consensus(TASC). Management of peripheral arterial disease (PAD).*J Vasc Surg* 2000, 31 (Suppl Part 2): S69.

[22] Von Kemp K, van den Brande P, Peterson T, et al.Screening for concomitant diseases in peripheral vascular patients.Results of a systematic approach.*Int Angiol* 1997, 16: 114-122.

[23] Hertzer NR, Beven EG, Young JR, et al.Coronary artery disease in peripheral vascular patients.A classification of 1000 coronary angiograms and results of surgical management.*Ann Surg* 1984, 199: 223-233.

[24] Klop RB, Eikelboom BC, Taks AC, et al. Screening of the internal carotid arteries in patients with peripheral vascular disease by colour-flow duplex scanning. *Eur J Vasc Surg* 1991, 5: 41-45.

[25] Alexandrova NA, Gibson WC, Norris JW, et al.Carotid artery stenosis in peripheral vascular disease. *J Vasc Surg* 1996, 23: 645-649.

[26] McDaniel MD, Cronenwett JL.Basic data related to the natural history of intermittent claudication. *Ann Vasc Surg* 1989, 3: 273-277.

[27] Marek J, Mills JL, Harvich J, et al.Utility of routine carotid duplex screening in patients who have claudication.*J Vasc Surg* 1996, 24: 572-577; discussion 577-579.

[28] Goyen M, Ruehm SG, Debatin JF.MR-angiography: the role of contrast agents.*Eur J Radiol* 2000, 34: 247-256.

[29] Knopp MV, von Tengg-Kobligk H, Floemer F, et al.Contrast agents for MRA: future directions.*J Magn Reson Imaging* 1999, 10: 314-316.

[30] Goyen M, Lauenstein TC, Herborn CU, et al. 0.5 *M* Gd-chelate (Magnevist) vs.1.0 *M* Gd-chelate (Gadovist): dose-independent effect on image quality of pelvic 3D MRA.*J Magn Reson Imaging* 2001, 14: 602-607.

第29章　血管内介入MRI

ARNO BÜCKER

由于MRI硬件和MRI序列的发展与改进，MRA作为一项诊断性成像技术，正趋于取代X线血管造影术。尽管MRA对冠状动脉成像研究还面临着挑战，但是，短TR短TE快速梯度回波序列的出现，可以进行屏气三维对比增强血管造影，这是MRA在主动脉及其分支甚至末梢血管等方面临床应用的突破。一个理想的进行血管内介入的MR序列，应当可以获得背景解剖与介入器械实时变化的三维数据。当然，还必须以较高的分辨力显示血管解剖和介入器械。直接应用屏气三维MRA时，不需要使用对比剂，如果需要进行对比剂的多期注射，就必须避免商用对比剂的毒性反应。尽管使用血池对比剂可以避免上述问题，但由于其可造成动静脉解剖结构重叠，结果还是不令人满意。

截至目前，本书著者还在为取得进行血管性MRI介入所需的理想实时三维图像而努力，这是因为用于血管介入的三维数据采集速度还很慢。但通过联合应用三维数据路线图以及先前在MIP重建基础上的导管尖端实时显示技术，已经初步成功地进行了MR血管性介入[1]。对于小血管和介入器械的显示，除了需要很高的时间分辨力之外，还需要优良的空间分辨力。介入器械必须是非铁磁性材料才能避免产生较大的伪影。此外，出于安全考虑，不能使用可起天线作用的金属导丝等器械[2]。

目前，以上提到的许多"挑战"尽管还未找到理想的解决方案，但至少已经部分得到解决。正如本书所述，进一步调整现在使用的技术，以使血管内介入MRI进入常规临床应用的积极探索正在进行中。目前几乎所有已报道的临床应用都仅限于动物研究。随着技术的进一步发展，进行血管内MRI介入的实时成像最终将应用于临床，并将对临床实践产生巨大影响。

■ 技术问题

以上提出的进行血管内MRI介入的各种要求必须同时满足。如果一个实时成像序列在显示血管解剖时不能同时显示介入器械，将不能提供令人满意的介入性操作。基于教学原因，下面将分别讨论有关技术的各个方面。然而必须谨记，由于需要协调功能性并同时满足所有重要的先决条件，故而进行血管内MRI介入仍然是一个需要研究并面临挑战的领域。

实时MRI

1984年，在应用回波平面成像（EPI）的有关文献中就有实时MRI的描述[3]，但是这些图像的空间分辨力非常低。在目前常规应用的笛卡儿采集MR图像中，MR的基本物理特性造成了其空间分辨力和时间分辨力的平衡。由于必须逐一检测每一像素点，所以 MRI 图像的空间分辨力直接与采集时间成正比。因此，标准 MRI 技术产生的图像，要么空间分辨力高而时间分辨力低，要么时间分辨力高而空间分辨力低。由于进行介入操作需要对技术细节进行了解，所以辐射状扫描和螺旋状扫描等新的成像技术对于 MRI 引导下的血管介入已经变得必不可少，而且这种新型成像技术在实时诊断成像尤其是心脏成像中，显得日益重要。

硬件因素

一方面，对扫描速度的要求使人们偏爱高场强介入 MRI 系统；但另一方面，高场强 MRI 系统所能提供给患者的检查通路通常小于开放式中低场强 MRI 系统[4]。高场强 MRI 系统存在的另一缺陷是磁敏感性伪影的增加，这在应用金属性介入器材时可能导致问题[5]。考虑到需要优质的诊断性 MRI 血管图像以及能够实时成像的先决条件，尽管已成功应用中场强 MRI 系统进行过介入操作[11]，但是仍然可以得出结论，高场强 MRI 更利于引导血管性介入。目前，先进 MRI 设备所必需的高梯度磁场所提供的短 TR 短 TE，不仅是扫描速度所要求的，也是真实稳态进动快速成像序列（True-FISP）的高质量成像所必需的，这一序列在心脏的诊断性成像方面已经起着重要作用，也有望最终在 MRI 介入中起重要作用。尽管应用低场强 MRI 可以提供合理的成像速度与图像质量，进行介入操作的有关文章已有很多如在活检和射频消融方面的应用[6,7]，但应用低场强 MRI 系统进行血管性介入的有关报道尚不多见。

要在 MRI 引导下进行血管性介入，还需要硬件方面的调整。必须有磁体旁监视器用于直接指导介入操作。应当能够改变层面位置，而且至少能够改变一些扫描参数，以便能够通过改变 TR、TE 和翻转角，充分灵活地优化图像质量。对于 MRI 引导的血管性介入的管理以及对可能产生的并发症和紧急情况的预备，目前至少还需要血管成像的备份系统。此外，MRI 实时专用序列进行原始数据的实时重建还需要特殊硬件。不同的介入装置至少部分满足上述要求，这在文献中已有所报道[8~10]。

序列设计

MRI 图像是通过采集 k-空间的原始数据重建而成的。目前标准的采集方案为线样填充 k-空间进行笛卡儿成像；其中每条线都代表一个相位编码步阶（图 29.1）。使用常规 GRE 或 SE 序列，采集一条 k-空间线需一个 TR 时间。所以，矩阵 256，相位编码步阶为 256、TR 为 4ms 的一幅 GRE 图像采集时间为 1s。使用 FSE、GRE 或 EPI 技术能够在一个 TR 时间内进行一次以上相位编码步阶的取样，因此加快了成像速度。尽管采用以上任何一种技术均可实现亚秒级成像，但我们发现，至少与下述的其他 k-空间技术相比，无论是图像对比或是采集速度均不能满足引导血管介入的需要。Bakker 等[11]应用笛卡儿成像进行的 MRI 介入研究结果表明，成像过程中的快速背景减影明显有利于介入器械的显示。快速计算并显示图像需要特殊的硬件调整[12]。每 2s 一帧图像的帧速度，代表着一帧图像的

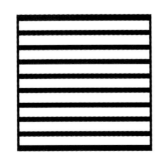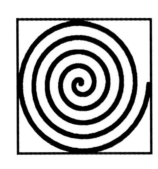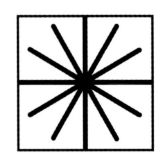

图 29.1 不同的 k-空间填充方式。示意图所示为笛卡儿式填充（左图）、螺旋状填充（中图）和辐射状填充（右图）。要重建一幅 MRI 模数图像，k-空间的中心和外周部分都必须充填。k-空间的中心部分主要反映图像的对比度和信号。在螺旋状或辐射状填充时，螺旋或辐射线的数量并不与图像的空间分辨力直接相关。

采集时间以及图像的计算和显示时间为0.5~1s。尽管成像速度相对慢，但研究者能够在MRI引导下进行离体和在体球囊扩张术[113]。

　　就k-空间的快速充填来说，螺旋扫描是最为有效的数据采集方法之一。顾名思义，螺旋采集需要一条或多条螺旋线填充k-空间（图29.1）。在理论上，一条螺旋线足以重建一幅MRI图像。通常情况下需要采集一条以上的螺旋线，而不同的螺旋线相互重叠。螺旋扫描的效果以及更为详细的技术，如部分k-空间填充已超出本书范围，有兴趣的读者可参阅相关文献[14,15]。依据螺旋线的准确形态与长度，每条螺旋线的采集时间也有所不同。螺旋扫描可以在100ms内采集一幅图像，因而可实时显示跳动的心脏，所以，这项技术非常适合诊断性成像（图29.2）。由于不要求使用心电触发，因而不会考虑心律失常产生的问题。螺旋扫描的速度与产生心腔和血管良好对比的流动敏感性相结合，故而螺旋扫描技术可以用于血管性介入MRI。螺旋扫描的缺陷是需要均匀的磁场，以避免明显的伪影。通常，使用可干扰磁场均匀性的金属器械时，就会引发此类问题。

　　　　另外一种k-空间采样技术是辐射状扫描[16]。类似于笛卡儿扫描，辐射状扫描也需要采集多条线，只不过这些线以辐射状填充k-空间(图29.1)。与螺旋扫描相比，辐射状扫描时间效率不高，因而要获得良好SNR和避免严重取样不足所造成的条纹状伪影，就必须采集相对大量的辐射线。由于每条辐射线的采集时间与笛卡儿扫描所需时间相当，结果成像时间就会相对较长。文献报道辐射状扫描的成像速度足以成功引导血管性介入[17]。由于图像的空间分辨力与辐射状扫描线的数量无直接相关，因此辐射状扫描一定程度的取样不足是可以接受的。取样不足时，空间分辨力本质上并未减少[18]，而且高对比度的显示某一结构仅需要几条辐射线（图29.3）。除此之外，辐射状扫描还可以与滑动窗重建技术理想结合产生视野共享（view sharing）技术[19]。这种重建技术利用部分新数据和部分老数据计算新的MRI图像，"帧频"（frame rate）高于采集单幅完整MRI图像所需要的采集速度（图29.4）。其快速运动由于平均而部分冻结，结果产生了MRI电影，虽然该项技术的这一特征至少在理论上不太适合心功能的诊断性成像，但在背景解剖基本不变的基础上，仍可以很好地显示运动的介入器械。这项技术的另一优点是对运动伪影不敏感[20]，因此可以用于无须屏气肺栓塞的诊断[21]。本章的很多图片就是运用辐射状扫描结合滑动窗重建技术获得的，帧幅率达20幅/s。由于在过去采集一幅图像需要数秒，因而在实时成像上介入器械的运动与其实际运动之间稍有迟滞。

　　目前所有用于MRI引导下血管性介入的实时成像序列都只能单幅采集成像。较慢的三维成像速度还不足以进行实时成像，更难保持血管与背景解剖间的良好对比。出于对比度的需要，介入MRI不能使用投影成像的原理。与X线血管造影相比，MRI的断层图像在这方面明显是个缺点。为了覆盖感兴趣血管解剖包括扭曲血管，所采集的单幅图像的层厚必须尽可能地厚，血管解剖与背景组织之间还必须保持良好对比。还得同时考虑到介入器械的显示。血池对比剂的应用已经显示出了优越性[22]；但其可采集的层厚将会受到限制。由于早期应用Gd-DTPA，输尿管的辐射状成像的图像信号强度高，所以输尿管与充满血池对比剂的血管相似（图29.5）。含对比剂结构与背景结构之间的对比随层厚的增加而逐渐降低，是适用于所有MRI序列的一个原则，因此，扫描的最大层厚是有限的。此外，血池对比剂还可造成动、静脉解剖的重叠，明显降低图像质量(图29.6)。

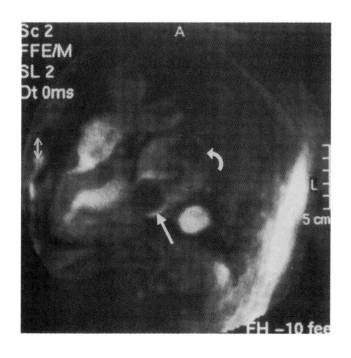

图29.2　120ms螺旋采集的实时心脏长轴图像，显示左房黏液瘤（箭头）。在实时成像上，涡流引起的左房暗区很容易与肿块区分。

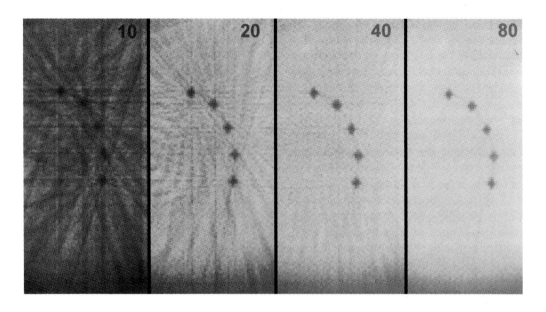

图29.3 水浴中镝标记导管（图29.7）的辐射状k-空间填充图像。图像的数量（指计算MRI图像所需要的辐射线数量）显示需要多少辐射线来显示导管标记的结构。此外，增加辐射线的数量可增加信噪比，并可减少取样不足造成的条纹状伪影。

■ 所需器械

尽管在MRI实时成像方面已经取得进展，但使用各种MRI技术采集的图像质量仍然逊色于X线透视的图像质量，这在MRI实时成像显示纤细的导管时尤为明显。塑料导管由于质子含量少在MRI图像

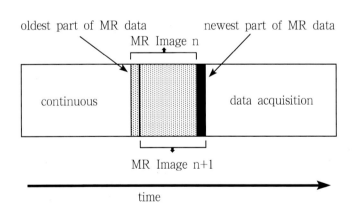

图29.4 滑动窗重建技术重建图像的速度明显高于单幅图像的采集速度。它利用新老数据重建下一幅图像。尽管理论上这一技术可应用于所有k-空间填充方式，但特别有助于辐射状扫描，因为单一辐射线贯穿k-空间的内、外两部分，对于新重建的图像，增添了新的或低或高的频率成分。Oldest part of MR data：老数据；MR image n：MRI图像n；newest part of MR data：新数据；continuous：连续；data acquisition：数据采集；MR image n+1：MRI图像n+1；time：时间。

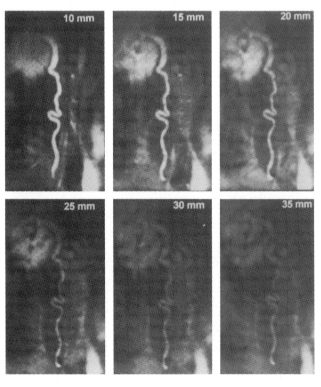

图29.5 辐射状k-空间填充采集的层厚逐渐增加的图像。血池性钆对比剂填充的输尿管类似于血管，可持续减低腔内纵向弛像时间（T1）。尽管使用了对比剂，层厚的增加则进一步减小输尿管与背景组织之间的对比。环状伪影由k-空间的辐射状填充所造成。

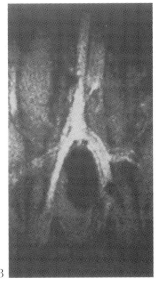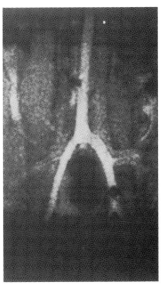

A,B

图29.6 髂动脉辐射状扫描图像显示梯度回波技术的固有对比。图A：第一次成像时，显示动、静脉重叠。图B：第二次成像时，在成像区域以外放置饱和带，静脉信号完全被抑制，清晰显示髂动脉。

上通常呈黑影。介入器械纤细，只有在空间分辨力足够高的MRI图像上才能显示。此外，要提供与低信号介入器械之间的适当对比，MRI图像背景就必须足够亮。迄今为止，实时成像的空间分辨力及其对比度还不足以可靠地显示介入器械，因而，已经引入特殊方法来显示介入器械，这些方法分为被动性显示技术和主动性显示技术。"被动性显示"是指在MRI图像上直接显示器械，无需改变MRI序列或扫描硬件。另一方面，"主动性显示"常用于主动将线圈的位置投影到MRI图像上，通常需要专用硬件，需调整MRI序列以开发MRI在三维空间内定位专用线圈的能力。

应用磁敏感性标记的被动性显示技术

1990年Rubin等[23]发现，常规标准放射介入用导管在MRI图像上呈小的无信号影，因而不能在MRI图像上可靠地显示。Rubin等因此在聚乙烯导管表面涂上均匀的强磁性物质。根据强磁性物质的浓度，产生超过导管实际大小的磁敏感性伪影，因此导管易在MRI图像上显示。不过这种表面涂有强磁性物质的导管的伪影表现，很大程度上取决于主磁场 B_0 的方向。由于在进行血管造影时不能控制 B_0 而只取决于血管解剖，所以这种导管并不适合于MRI

介入。Bakker等[24]通过在导管周围放置氧化镝环形标记，解决了磁敏感性伪影依赖于主磁场 B_0 方向的问题（图29.7）。镝与钆同属镧系元素。由于导管周围的环形镝标记的磁化能力即磁敏感性与周围组织之间存在差异，所以高浓度的镧系元素可引起信号缺失，因而，此种信号缺失也称为磁敏感性伪影。这种可靠地显示导管的能力，已经过离体实验研究并在志愿者中得到了证实[25]。尽管已经解决了磁敏感性标记物对 B_0 方向的依赖性问题，但MRI图像上标记物的大小仍然依赖于扫描序列参数，TE是其中最重要的一个。由于难于进行实时MRI，因此并不需要调整成像参数以最理想地显示介入器械。此外，只要介入

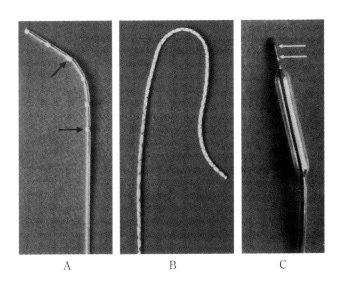

A　　　B　　　C

图29.7 可以通过使用磁敏感性标记（图A）（箭头）或利用磁场不均匀性（图B）获得被动法显示。在后一种方法中，铜线沿导管长轴形成了一个回路。如果铜线呈双螺旋状，如本例所示，通过绝缘铜线的弱电流将会引起整个导管周围的信号减低。图C：主动性显示时，导管顶端需要微线圈定位（箭头）。

器械位于类似主动脉这样的大血管内，MRI的断层特性即意味着大的信号缺失影具有优越性，即使介入器械不在图像中央亦能被显示。但另一方面，对于较小的血管，大的磁敏感性伪影可使血管解剖结构模糊。很多专用介入MRI扫描仪允许在扫描过程中迅速调整序列参数，因而至少可部分改变磁敏感性标记的大小，但是如果考虑到实时扫描选择合理TE的话，参数调整的有效性相对减小（图29.8）。

应用磁场不均匀性理论的被动性显示技术

在序列参数各不相同的MRI图像上，介入器械所显示的大小可以改变，由此产生磁场不均匀性理论在这一领域的应用[26]。绝缘铜线环从导管中部缠绕至导管尖端背部（图29.7）。铜线环连接小电源使一小股直流电通过线圈，根据拇指定律，这股电流可产生局部磁场，造成主磁场不均匀，导致信号缺失。根据电流强度的强弱伪影大小会发生变化（图29.9）。信号缺失的形态可因铜线环结构的不同而改变，因此可只局限性标记球囊的起点和末端，或标记整个导管。如同在被动性显示中Bakker等[4]首先提出的那样，可以通过缠绕铜线来产生不依赖于 B_0 方向的信号缺失[27]。在活体试验中，产生足够大信号缺失区所需要的150mA以下电流的强度很小，不会构成安全问题[28]，尤其当绝缘铜线位于导管壁内时。然而，这种铜线可起到天线的作用，而且在发生共振时可明显产热[2]。有关安全方面的问题将在下一章节中详细讨论。

在动物试验中，已经对磁场的不均匀性进行了评价，这种磁场不均匀性对于显示不同管径的血管内介入导管具有优势[29]（图29.10）。使用约150mA的较大电流，可以稳定地显示猪主动脉内导管的全长。导管一旦进入肾动脉，信号缺失影就会掩盖血管解剖。MRI序列参数保持恒定时，关闭铜线内的电流即可解决这一问题[30]。

尽管可以在肾动脉近端显示导管，但是很难找到合适的影像层面来显示肾动脉全程。如上所述，MRI断层图像在发现更小血管或显示扭曲血管方面并不具有优势。主动性显示有助于解决这类问题。

主动性显示

主动性显示时，介入器械上装有微小线圈（图29.7）。由于MRI线圈的敏感性与大小有关，因此接收MRI信号的微小线圈只在微线圈邻近产生信号。如果使用合适的MRI序列，就可以利用信号频率来确定微线圈在二维（图29.11）或三维空间中的位置[31]。如果将微线圈放置在导管的尖端，就可计算出导管尖端的位置并将其投影到MRI图像上[1,32]（图29.12）。另外，了解微线圈在三维空间中的位置，可用于确定实时成像中包含微线圈的MRI层面，即所谓层面追踪技术[33]。有研究显示，微线圈的数目可以增加，代价是减慢了线圈位置的更新显示速度[34]。此外，可以改变微线圈的形状来覆盖介入器械的全长，如显示更长节段的导丝。这种称为"MRI绘图"(MRI profiling)的技术也可以与其他微线圈联合应用[33]。

最初，常用MRI追踪技术将微线圈的位置叠加在先前采集的MIP图像上[1]。在屏气团注对比剂之后即可采集三维数据。因此难以实时更新背景解剖，而且在导管操作期间，患者的任何移动甚至是血管的弯曲，均可造成微线圈位于血管外的假象。虽然如此，应用此技术还是成功地进行了球囊闭塞、血管栓塞以及门静脉系统穿刺等介入操作[1]。一项MRI主动性导管追踪与X线透视下导管操作的离体比较性研究

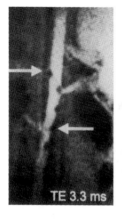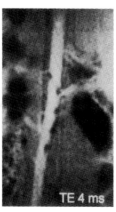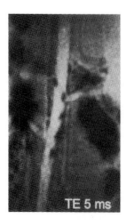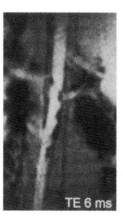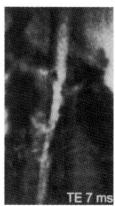

图29.8 可通过调整TE而改变被动性磁敏感标记的大小。TE越长，标记周围的信号缺失越大，这在随TE增加的辐射状梯度回波序列图像上可以显示。由于增加TE延长了图像采集时间，图像质量下降，因而改变磁敏感标记大小的可能性有限。

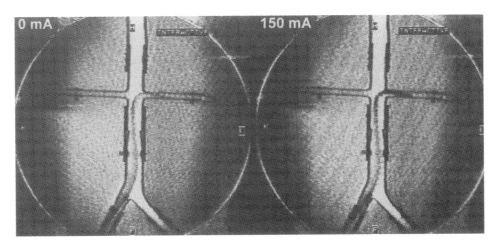

图29.9 应用磁场不均匀性原则，流动模型中导管的辐射状扫描成像。可通过增大环绕导管长轴铜线内的电流（此例为150mA），来增大导管周围的伪影。

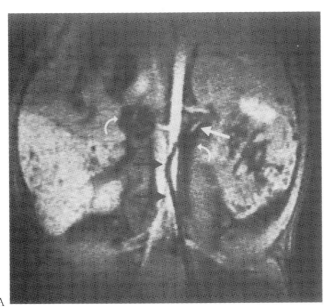

A

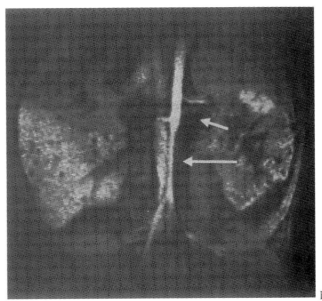

B

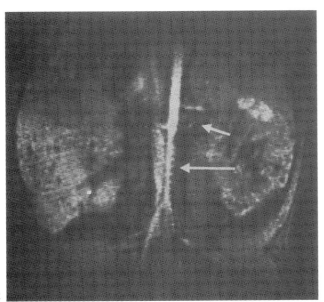

C

图29.10 电流接通（图A和图B）与断开（图C）时利用磁场不均匀性导管进行的实时辐射状成像。当导管位于主动脉内时，左肾动脉近端可以显示（图A中白直箭头）。肠气伪影遮盖了左肾动脉入口部位和右肾动脉远端（图A中弯箭头）。导管插入左肾动脉后（图B中长箭头），电流接通时左肾动脉不能显示（图B中短箭头）。关闭电流可再次显示左肾动脉，在这一固定图像上仍然不能看到导管顶端。电流断开时主动脉内的导管（图C中长箭头）显示更好。只要导管放置在接近成像层面的中心位置，导管即可清晰显示。

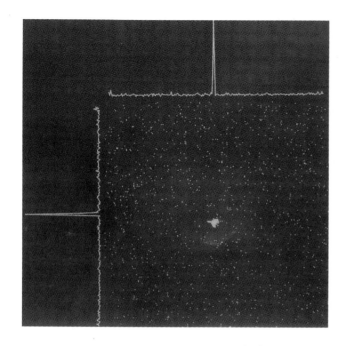

图 29.11　微线圈仅接受紧邻周围区域信号，重建一幅由信号强度很高的小区域构成的图像。通过信号分析能够计算出微线圈的位置，这可投影到一幅"标准"MRI图像上。

显示，两种技术所需时间相等[36]。研究尚未表明这一结论也适用于更为复杂的在体解剖情况。为了避免主动性顶端追踪技术的运动伪影，人们希望除进行顶端实时追踪之外，还可以对血管解剖进行实时成像。采用二维辐射状扫描技术完成了在体和离体血管解剖与导管顶端的同时显示[33,37]。要同时采集从微线圈到标准 MRI 线圈的数据，需要采用多通道 MRI 接收器。作为二维成像技术，有必要通过使用层面追踪技术对成像层面内的感兴趣血管进行定位，层面追踪技术通过了解微线圈的位置来改变成像层面的位置。必须了解总的层面方向，以确保较长的感兴趣血管包括在扫描层面内。在一项更为复杂的技术中，在导管顶端安装有 3 个微线圈[38]。这需要微线圈来推算导管顶端附近的两个点，并因此提供介入设备的方位信息。除此之外，还需要编制软件来确定如狭窄部位的感兴趣点。这三点可用于自动确定的包含导管顶端和靶区的理想介入成像层面。在 0.2T MRI 扫描仪上额外安装调整软、硬件都不能进行实时成像。不过，如果这种复杂的方法可以完全自动进行，并联合应用实时成像序列，尽管复杂，但整个操作将可应用于临床。

其他技术

多项研究已证实了 MRI 快速扫描技术显示介

入器械的困难与复杂性。除上文所述技术外，其他技术亦有应用，这些技术在成像速度、可利用的空间分辨力以及其他优、缺点上具有很大不同。导管顶端小的可调触角作为基准标记已有文献报道[39]，而且人们还开发了电子自旋共振[40]和 Overhauser 效应[41]用于介入器械的显示。各种成像方法都利用对比剂充盈导管[42~44]。血管内 MRI 已经被用于引导扩张兔主动脉[45]。这里列举的还不完全，有兴趣的读者可以参考有关文献。

安全问题

假如考虑了一般禁忌证，那么MRI是一项安全的检查技术。当然，靠近 MRI 扫描仪不能使用强磁性材料。而且，即便是非强磁性金属，产热[46]或感应电流[47]亦可引发安全问题。介入器械的危险性在于其一旦达到临界长度即可起到天线的作用。介入器械因共振导致射频能量持续反馈到器械，既而发热。类似于可调谐到无线电台的收音机天线，介入器械也可被调谐至 MRI 体线圈发射的射频上。临床上发生共振反应的情况很难预测，不可能模拟一个病例的最坏情况或测量某一序列的最大产热量。除介入器械在磁体孔径中的位置外，患者的体位和体型也都起着重要作用，MRI 序列所使用的射频能量也同样重要，但是

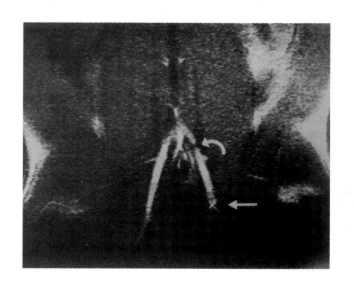

图 29.12　主动性显示顶端示踪导管的位置被投影到实时辐射状成像上，由闪烁的十字表示（直箭头）。此幅梯度回波图像显示髂动脉近端狭窄（弯箭头），可由主动性实时顶端追踪的球囊导管进行成功扩张。

在发生共振时，即便是吸收率特别低的序列，理论上亦可引发明显的有害产热。一项使用主动性顶端追踪导管进行的在体试验发现，尽管在 0.5T MRI 上导管无明显产热，但在 1.5T MRI 上导管温度可增高至 20℃[48]。另一在体实验研究发现，在 1.5T MRI 上导丝温度仅增高 15℃，而在 0.2T MRI 上导丝无明显产热[49]。在 1.5T MRI 上使用导丝进行试验时发现，30s 内导丝温度可达到 50℃，最高可达 74℃[2]。在该项研究的一个病例，触摸标准镍钛记忆合金导丝造成了皮肤灼伤。在活体动物试验中，尽管实验猪被尽可能放置在远离磁体中心的位置（图 29.13），猪主动脉内标准镍钛记忆合金导丝顶端的温度仍升高了 35℃。而且，作者仅仅将弯曲的导丝接触动物，即可在标准镍钛记忆合金导丝末梢反复产生火花（图 29.13）。迄今为止，我们还不知道在导丝插入动物体内时，导丝末梢是否会产生类似效应。

目前尚未采取初步措施解决金属导丝以及其他金属器械的安全问题。有人提出随导丝插入扼流线圈，并且这种技术已经显示出了阻止产热的可行性[50]。另一种办法是采用光呼吸技术和光电连接，来取代 MRI 扫描仪与微线圈之间的电子连接，所以不会因共振而产热[51]。还有一种方法就是利用激光纤维向导管顶端的小线圈传导能量，其不需要导线连接，但可造成体素内失相位[52]。迄今为止，尚无商业可用安全兼容的 MRI 导丝，这就是临床上较少进行 MRI 引导下血管介入的主要原因之一。

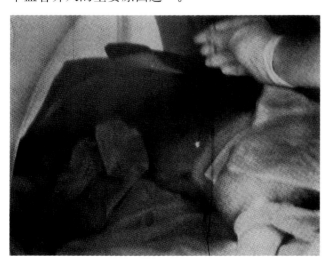

图 29.13 将一头体重 40kg 的猪尽量放置在远离磁体中心的位置，并将镍钛记忆合金导丝的顶端放置于主动脉内，导丝末端在磁体内向后弯曲接触到这头死猪。导丝的末端可见引起皮肤灼伤的火花。

血管内介入 MRI 的应用

由于迄今为止尚未解决标准金属器械的安全问题，因而几乎所有 MRI 介入都是在体外或动物实验进行的。MRI 介入的稳定增长，必定刺激能与目前实用技术相适应的商用器械的进一步开发和研究。

MRI 引导下的经皮扩张术

经皮腔内血管成形术（PTA）是在 MRI 引导下进行的最早介入手术之一。最初，使用主动性顶端追踪技术，将导管投影到先前采集的三维对比增强数据的 MIP 图像上[11]。事实上，尽管这种方法不能实时更新显示血管解剖结构，但在 0.5T MR 扫描仪上，已经成功地为 1 例患者进行了髂动脉经皮腔内血管成形术。在猪髂动脉狭窄模型上，在进行主动性导管顶端实时追踪显示的同时，进行了血管解剖的实时显像及血管扩张术[37]。被动显示可用于主动脉、髂动脉以及透析通路的扩张[11,13,53]。已有两项研究进行了人体临床试验。其中一项研究应用标准镍钛合金导丝、支架以及充盈钆对比剂的可视性球囊来进行髂动脉的经皮腔内血管成形术[54]。在该项研究中，使用金属导丝并未引起任何副反应，但是，不应忽视镍钛合金导丝产热的危险性，尤其在高场强 MRI 系统中。已有几组体外研究阐述了导丝射频产热的可能性[2,49,55,56]（图 29.13）。另外一项临床研究涉及血液透析旁路狭窄患者[57]。使用镝标记的被动性显示，可成功地联合应用减影技术实施 MRI 介入。文献报道在 MRI 引导下还进行了实验动物肾动脉扩张成形术[58]。

MRI 引导下的支架置入术

三维对比增强 MRA 的缺点是血管腔内支架显示不清，因而难以定量测量置入内支架后的血管再狭窄[59]。但是，一些支架在 MRI 图像上仅引起很小伪影，所以仍可在 MRI 引导下放置[60]。在动物实验中，首次证实了 MRI 辐射状扫描和被动性显示引导下，实时控制支架置入的可行性[61]。被动性显示也首次应用在未使用实时控制的 MRI 引导下人体支架的置入[54]。支架产生的伪影依赖于支架的形态与所采用的 MRI

序列。在迄今为止进行的唯一临床研究中[54],ZA支架 (Cook Europe, Bjaeverskov, Denmark) 的实时辐射状成像[62]与Memotherm支架 (BARD,Salt Lake City,Utah,USA) 稍慢的常规梯度回波成像相比,前者的图像质量更好。上述两类支架的离体实验结果比较,表明两者产生的伪影相似。所以,尽管实时成像对MRI软件、硬件的要求很高,但其图像质量已有所改善[63](图29.14)。在另一研究中,主动显示法用于支架放置,支架的功能是用作接收天线[64]。

MRI 引导下的腔静脉滤器置入术

腔静脉滤器的置入相对简单,因此可在成像速度相对较慢的MRI技术引导下进行[65~67]。对包括各种腔静脉滤器在内的所有介入器械的被动性显示均已进行过研究。类似于支架伪影,腔静脉滤器伪影也随滤器的类型与成像序列的不同而有所变化。实时辐射状成像也可用于放置腔静脉滤器,由于实时辐射状成像可以显示肾血管和下腔静脉,因而有可能快速准确放置下腔静脉滤器[68](图29.15)。

MRI 引导下的经颈静脉门－体分流术

1994年,在进行X线引导下经颈静脉门－体分流术 (TIPS) 以前,常用MR帮助制订手术计划。有关MRI引导下进行TIPS的操作已有报道[1,70]。根据作者的经验,MRI引导仅有助于门静脉穿刺。由于扫描层面必须与TIPS管道的方向一致,所以在MRI引导下进行支架放置特别困难和耗费时间[71]。MRI断层图像的一个弱点是难以在同一成像层面上显示TIPS管道、门静脉和下腔静脉。若拟在适当时间内控制TIPS操作,需要专门的扫描计划工具、主动性顶端追踪技术以及层面追踪技术来定位理想的MRI层面。

MRI 引导下的心脏射频消融术

由于心脏的持续搏动及其解剖结构的复杂性,因而难以在MRI引导下进行心脏介入治疗。因为通过主动脉进行插管已取得成功,所以有文献断言,在

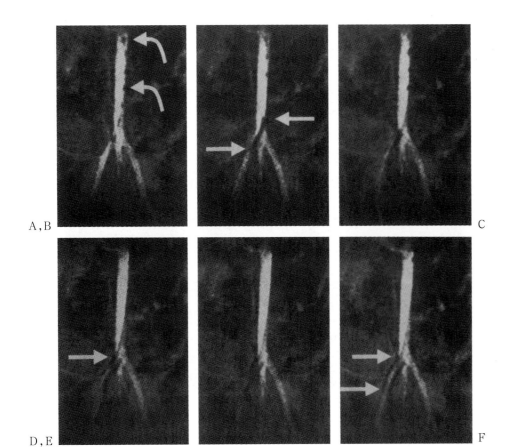

A,B

C

D,E

F

图29.14 MRI引导下放置ZA支架的实时辐射状成像。图A:活体猪主动脉内镝标记导丝(箭头)。图B:将支架引入主动脉(箭头)。而后释放支架(图C),支架部分展开(图D和图E)和完全展开(图F)。(本图片经允许摘自Bucker A, Neuerburg JM, Adam G, et al. Real-time MR fluoroscopy for MR-guided iliac ar-tery stent placement. *J Magn Reson Imaging* 2000, 12: 616-622)

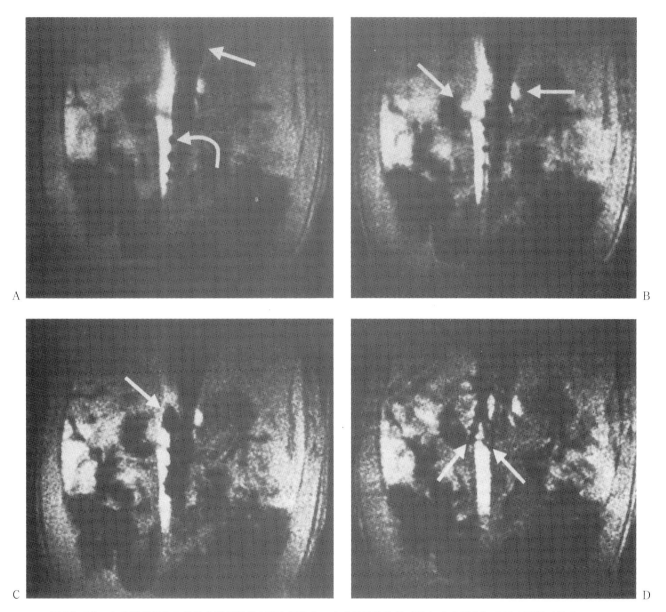

图29.15 在头端放置饱和带的实时辐射状MRI图像上，主动脉呈暗信号（图A中直箭头）。MRI可显示的Gunther Tulip下腔静脉滤器（Cook Europe，Bjaeverskov，Denmark）的引导管鞘被推进（图A中弯箭头）至肾动脉（图B中箭头）。滤器头（图C中箭头）被放置于左肾动脉开口处。滤器展开后，除可显示滤器头外，还可显示滤器的两个脚（图D中箭头）。

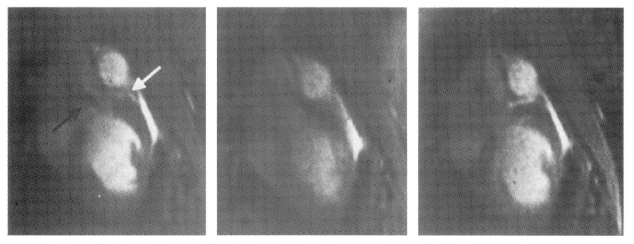

图29.16 实时辐射状MRI图像。在MRI引导下一不锈钢应力弯曲冠脉支架（Aachen Resonance，Aachen，Germany）（黑箭头）被放置到冠状动脉左前降支（白箭头）。

MRI引导下进行冠状动脉插管是可能的[72]。依靠被动性导管显示法，已经进行了MRI引导下的心脏射频消融术[73]。除了控制介入操作，MRI还能够直接显示透壁消融的成功与否。在本研究中，正确确定包含导管的扫描层面非常困难，作者提议应用主动性顶端追踪技术来解决这一问题[73]。

MRI引导下的弹簧圈栓塞术

目前除进行了MRI引导下的猪肾动脉扩张术外，还进行了弹簧圈栓塞术[74]。肾动脉行程迂曲，实时辐射状扫描技术很难显示其全长。使用血池对比剂可增加采集层面厚度，从而保持血管与背景的对比，但在本研究中没有采用血池对比剂。白金和镍钛合金弹簧圈的被动显示使之能够正确放置，而辐射状扫描的流动性敏感技术能够直接判断栓塞是否成功。然而，与X线血管造影比较，实时MRI时的弹簧圈伪影以及较低空间分辨力，使其不可能准确显示弹簧圈的形态。

手术建立的犬颈动脉瘤的成功栓塞已有报道。该研究中，钆对比剂充盈导管被叠加到预先采集的MIP-MRA 图像上[75]。联合时间决定对比剂动态成像要素(incorporating time-resolved imaging contrast kinetics elements, TRICKS)技术以及去相位投影，几乎可以做到图像的实时显示（约每秒3帧图像）[44]。这一技术不能直接显示 Guglielmi 可脱弹簧圈；但可以通过反复采集新的MRA图像来显示这种可脱弹簧圈。

■ 前景展望

MRI最明显的优势是无电离辐射，因此作为一种引导介入的方法可以与X线血管造影媲美。除此之外，MRI还有其他优势：无需对比剂即可显示血管解剖、血管壁、鉴别富脂斑块或钙化斑块、测量血流量等。当然与高分辨实时X线血管造影成像相比，这些优势将被MRI断层成像的特点、与显示常规介入器械遇到的问题、MRI技术的复杂性以及采集图像数

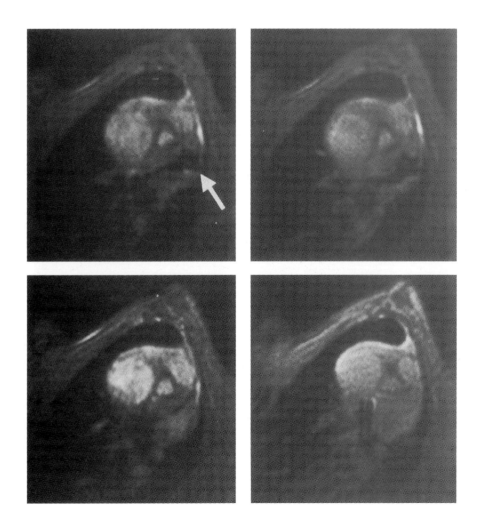

图29.17　在实时辐射状MRI引导下，放置MRI兼容性房室间隔封堵器。封堵器第一部分在左房（箭头）展开后，将封堵器撤至房间隔，第二部分在右房展开。

据需要更长时间等缺点所抵消。然而所有这些问题在过去几年内已经得到完全或部分解决。作者目前正准备探索介入MRI的新领域如在心脏中的应用[73,76,77]（图29.16，图29.17），最终将激励研究者和制造商们进行深入研究。例如，在心脏病学领域证实经血管壁射频消融术的可能性，或减少儿童心脏病患者进行电生理检查时的射线辐射，都具有明显优势。根据迄今所取得的进展，血管内介入MRI无疑最终将成为部分临床常规，有可能为患者提供更好的治疗。

结束语

必须克服两个主要障碍，才能成功地进行MRI引导下的血管性介入。首先是高质量的实时成像，这在过去几年中已经得到很大的发展。其次是介入器械问题。介入专家们已经成功研制出用于选择性插管的复杂导丝和导管。这些高质量的介入器械已经发展了许多年，要它们适应MRI环境尚需要一段时间。所想到的方法很多，也反映了这一任务的复杂性。另一方面，MRI引导下介入已成功地应用于动物实验甚至是临床治疗，这清楚地说明了它的潜力。只要介入器械可用且安全问题得到解决，在一些专门的医学中心就可以进行MRI与X线血管造影引导和监视下进行介入的临床应用对比研究。只有在这种临床比较研究完成之后，目前仅限于纯研究性MRI引导下的血管性介入必然成为临床检查常规。

参考文献

[1] Wildermuth S, Debatin JF, Leung DA, et al. MR imaging-guided intravascular procedures: initial demonstration in a pig model. *Radiology* 1997, 202: 578–583.

[2] Konings MK, Bartels LW, Smits HF, et al. Heating around intravascular guidewires by resonating RF waves. *J Magn Reson Imaging* 2000, 12: 79–85.

[3] Mansfield P. Real-time echo-planar imaging by NMR. *Br Med Bull* 1984, 40: 187–190.

[4] Adam G, Bucker A, Glowinski A, et al. Interventional MR tomography: equipment concepts [in German]. *Radiologe* 1998, 38: 168–172.

[5] Lewin JS, Duerk JL, Jain VR, et al. Needle localization in MR-guided biopsy and aspiration: effect of field strength, sequence design, and magnetic field orientation. *AJR Am J Roentgenol* 1996, 166: 1 337–1 345.

[6] Duerk JL, Lewin JS, Wendt M, et al. Remember true FISP? A high SNR, near 1-second imaging method for T2-like contrast in interventional MRI at.2 T. *J Magn Reson Imaging* 1998, 8: 203–208.

[7] Busch M, Bornstedt A, Wendt M, et al. Fast "real time" imaging with different k-space update strategies for interventional procedures. *J Magn Reson Imaging* 1998, 8: 944–954.

[8] Adam G, Neuerburg J, Bucker A, et al. Interventional magnetic resonance. Initial clinical experience with a 1.5-tesla magnetic resonance system combined with c-arm fluoroscopy. *Invest Radiol* 1997, 32: 191–197.

[9] Silverman SG, Jolesz FA, Newman RW, et al. Design and implementation of an interventional MR imaging suite. *AJR Am J Roentgenol* 1997, 168: 1 465–1 471.

[10] Paley M, Mayhew JE, Martindale AJ, et al. Design and initial evaluation of a low-cost 3-tesla research system for combined optical and functional MR imaging with interventional capability. *J Magn Reson Imaging* 2001, 13: 87–92.

[11] Bakker CJ, Smits HF, Bos C, et al. MR-guided balloon angioplasty: *in vitro* demonstration of the potential of MRI for guiding, monitoring, and evaluating endovascular interventions. *J Magn Reson Imaging* 1998, 8: 245–250.

[12] van der Weide R, Zuiderveld KJ, Bakker CJ, et al. Image guidance of endovascular interventions on a clinical MR scanner. *IEEE Trans Med Imaging* 1998, 17: 779–785.

[13] Smits HF, Bos C, van der Weide R, et al. Endovascular interventional MR balloon angioplasty in a hemodialysis access flow phantom [corrected] [published erratum appears in *J Vasc Interv Radiol* 1998 Nov-Dec; 9 (6): 1024]. *J Vasc Interv Radiol* 1998, 9: 840–845.

[14] Spielman DM, Pauly JM, Meyer CH. Magnetic resonance fluoroscopy using spirals with variable sampling densities. *Magn Reson Med* 1995, 34: 388–394.

[15] Pipe JG, Ahunbay E, Menon P. Effects of interleaf ordder for spiral MRI of dynamic processes. *Magn Reson Med* 1999, 41: 417–422.

[16] Rasche V, de Boer RW, Holz D, et al. Con-

tinuous radial data acquisition for dynamic MRI.*Magn Reson Med* 1995, 34: 754-761.

[17] Bücker A,Adam G,Neuerburg JM,et al.Real-time MRI with radial k-radial scanning technique for control of angiographic interventions [in German].*Rofo Fortschr Geb Rontgenstr Neuen Bildgeb Verfahr* 1998, 169: 542-546.

[18] Peters DC, Korosec FR, Grist TM, et al. Undersampled projection reconstruction applied to MR angiography.*Magn Reson Med* 2000, 43: 91-101.

[19] Riederer SJ, Tasciyan T, Farzaneh F, et al. MR fluoroscopy: technical feasibility.*Magn Reson Med* 1988, 8: 1-15.

[20] Glover GH,Pauly JM.Projection reconstruction techniques for reduction of motion effects in MRI.*Magn Reson Med* 1992, 28: 275-289.

[21] Haage P, Bucker A, Kruger S, et al.Radial k-scanning for real-time MR imaging of central and peripheral pulmonary vasculature [in German].*Rofo Fortschr Geb Rontgenstr Neuen Bildgeb Verfahr* 2000, 172: 203-206.

[22] Bakker CJ, Bos C, Weinmann HJ.Passive tracking of catheters and guidewires by contrast-enhanced MR fluoroscopy.*Magn Reson Med* 2001, 45: 17-23.

[23] Rubin DL, Ratner AV, Young SW.Magnetic susceptibility effects and their application in the development of new ferromagnetic catheters for magnetic resonance imaging.*Invest Radiol* 1990, 25: 1 325-1 332.

[24] Bakker CJ, Hoogeveen RM, Weber J, et al Visualization of dedicated catheters using fast scanning techniques with potential for MR-guided vascular interventions.*Magn Reson Med* 1996, 36: 816-820.

[25] Bakker CJ, Hoogeveen RM, Hurtak WF, et al.MR-guided endovascular interventions: susceptibility-based catheter and near-real-time imaging technique.*Radiology* 1997, 202: 273-276.

[26] Glowinski A,Adam G,Bucker A,et al.Catheter visualization using locally induced, actively controlled field inhomogeneities.*Magn Reson Med* 1997, 38: 253-258.

[27] Glowinski A, Kursch J, Adam G, et al.Device visualization for interventional MRI using local magnetic fields: basic theory and its application to catheter visualization.*IEEE Trans Med Imaging* 1998, 17: 786-793.

[28] Adam G, Glowinski A, Neuerburg J, et al. Catheter visualization in MR-tomography: initial experi-mental results with field-inhomogeneity catheters [in German].*Rofo Fortschr Geb Rontgenstr Neuen Bildgeb Verfahr* 1997, 166: 324-328.

[29] Adam G, Glowinski A, Neuerburg J, et al. Visualization of MR-compatible catheters by electrically induced local field inhomogeneities: evaluation *in vivo.J Magn Reson Imaging* 1998, 8: 209-213.

[30] Bücker A,Adam G,Neuerburg JM,et al.Real-time MRI with radial k-space scanning technique for control of angiographic interventions [in German].*Rofo Fortschr Geb Rontgenstr Neuen Bildgeb Verfahr* 1998, 169: 542-546.

[31] Ackerman JL, Offutt MC, Buxton RB, et al. Rapid 3-D tracking of small RF coils.In: *Proceedings of the International Society of Magnetic Resonance in Medicine* 1986: 1 131.

[32] Dumoulin CL,Souza SP,Darrow RD.Real time position monitoring of invasive devices using magnetic resonance imaging.*Magn Reson Med* 1993, 29: 411-415.

[33] Rasche V, Holz D, Kohler J, et al.Catheter tracking using continuous radial MRI.*Magn Reson Med* 1997, 37: 963-968.

[34] Ladd ME, Zimmermann GG, McKinnon GC, et al.Visualization of vascular guidewires using MR tracking.*J Magn Reson Imaging* 1998, 8: 251-253.

[35] Ladd ME, Erhart P, Debatin JF, et al. Guidewire antennas for MR fluoroscopy.*Magn Reson Med* 1997, 37: 891-897.

[36] Zimmermann-Paul GG, Ladd ME, Pfammatter T, et al.MR versus fluoroscopic guidance of a catheter/guidewire system: *in vitro* comparison of steerability.*J Magn Reson Imaging* 1998, 8: 1 177-1 181.

[37] Bücker A, Adam G, Neuerburg J, et al.MR-guided PTA applying radial k-space filling and active tip tracking: simultaneous real-time visualization of the catheter tip and the anatomy.In: *Proceedings of the International Society of Magnetic Resonance in Medicine* 1999: 575.

[38] Zhang Q, Wendt M, Aschoff AJ, et al.Active MR guidance of interventional devices with target-navigation.*Magn Reson Med* 2000, 44: 56-65.

[39] Coutts GA, Gilderdale DJ, Chui M, et al.Integrated and interactive position tracking and imaging of interventional tools and internal devices using small fiducial receiver coils.*Magn Reson Med* 1998, 40: 908-913.

[40] Ehnholm GJ, Vahala ET, Kinnunen J, et al. Electron spin resonance (ESR) probe for interventional MRI instrument localization. *J Magn Reson Imaging* 1999,

10：216—219.

[41] Joensuu RP, Sepponen RE, Lamminen AE, et al.A shielded Overhauser marker for MR tracking of interventional devices.*Magn Reson Med* 2000, 43：139—145.

[42] Nanz D, Weishaupt D, Quick HH, et al.TE-switched double-contrast enhanced visualization of vascular system and instruments for MR-guided interventions.*Magn Reson Med* 2000, 43：645—648.

[43] Omary RA,Unal O,Koscielski DS,et al.Real-time MR imaging-guided passive catheter tracking with use of gadolinium-filled catheters.*J Vasc Interv Radiol* 2000, 11：1 079—1 085.

[44] Unal O, Korosec FR, Frayne R, et al.A rapid 2D time-resolved variable-rate k-space sampling MR technique for passive catheter tracking during endovascular procedures.*Magn Reson Med* 1998, 40：356—362.

[45] Yang X, Atalar E.Intravascular MR imaging-guided balloon angioplasty with an MR imaging guide wire：feasibility study in rabbits.*Radiology* 2000, 217：501—506.

[46] Buchli R, Boesiger P, Meier D.Heating effects of metallic implants by MRI examinations.*Magn Reson Med* 1988, 7：255—261.

[47] Peden CJ, Collins AG, Butson PC, et al.Induction of microcurrents in critically ill patients in magnetic resonance systems.*Crit Care Med* 1993, 21：1 923—1 928.

[48] Wildermuth S, Erhart P, Leung DA, et al.Active instrumental guidance in interventional MR tomography：introduction to a new concept [in German].*Rofo Fortschr Geb Rontgenstr Neuen Bildgeb Verfahr* 1998, 169：77—84.

[49] Liu CY, Farahani K, Lu DS, et al.Safety of MRI-guided endovascular guidewire applications.*J Magn Reson Imaging* 2000, 12：75—78.

[50] Ladd ME, Quick HH.Reduction of resonant RF heating in intravascular catheters using coaxial chokes.*Magn Reson Med* 2000, 43：615—619.

[51] Wong ME, Zhang Q, Duerk J, et al.An optical system for wireless detuning of parallel resonant circuits.*J Magn Reson Imaging* 2000, 12：632—638.

[52] Konings MK, Bartels LW, van Swol CF, et al.Development of an MR-safe tracking catheter with a laser-driven tip coil.*J Magn Reson Imaging* 2001, 13：131—135.

[53] Godart F,Beregi JP,Nicol L,et al.MR-guided balloon angioplasty of stenosed aorta：*in vivo* evaluation using near-standard instruments and a passive tracking technique.*J Magn Reson Imaging* 2000, 12：639—644.

[54] Manke C, Nitz WR, Lenhart M, et al.Stent angioplasty of pelvic artery stenosis with MRI control：initial clinical results [in German].*Rofo Fortschr Geb Rontgenstr Neuen Bildgeb Verfahr* 2000, 172：92—97.

[55] Nitz WR, Oppelt A, Renz W, et al.On the heating of linear conductive structures as guide wires and catheters in interventional MRI.*J Magn Reson Imaging* 2001, 13：105—114.

[56] Wildermuth S, Dumoulin CL, Pfammatter T, et al.MR-guided percutaneous angioplasty：assessment of tracking safety, catheter handling and functionality.*Cardiovasc Intervent Radiol* 1998, 21：404—410.

[57] Smits HF, Bos C, van der Weide R, et al.Interventional MR：vascular applications.*Eur Radiol* 1999, 9：1 488—1 495.

[58] Omary RA, Frayne R, Unal O, et al.MR-guided angioplasty of renal artery stenosis in a pig model：a feasibility study.*J Vasc Interv Radiol* 2000, 11：373—381.

[59] Meyer JM, Buecker A, Schuermann K, et al.MR evaluation of stent patency：*in vitro* tests of 22 metallic stents and the possibility of determining their patency by MR angiography.*Invest Radiol* 2000, 35：739—746.

[60] Manke C, Nitz WR, Lenhart M, et al.Magnetic resonance monitoring of stent deployment：*in vitro* evaluation of different stent designs and stent delivery systems.*Invest Radiol* 2000, 35：343—351.

[61] Bücker A, Neuerburg JM, Adam G, et al.Stentplazierung unter Echtzeit-MR-Kontrolle：erste tierexperimentelle Erfahrungen.*Fortschr Rontgenstr* 1998, 169：655—657.

[62] Bücker A, Neuerburg JM, Adam GB, et al.Real-time MR fluoroscopy for MR-guided iliac artery stent placement.*J Magn Reson Imaging* 2000, 12：616—622.

[63] Bücker A, Adam G, Neuerburg JM, et al.Interventional magnetic resonance imaging-non-invasive imaging for interventions [in German].*Rofo Fortschr Geb Rontgenstr Neuen Bildgeb Verfahr* 2000, 172：105—114.

[64] Quick HH, Ladd ME, Nanz D, et al.Vascular stents as RF antennas for intravascular MR guidance and imaging.*Magn Reson Med* 1999, 42：738—745.

[65] Neuerburg J, Bücker A, Adam G, et al.

Kavafilterimplantation unter MRT-Kontrolle: Experimentelle In vitro-und In vivo-Untersuchungen.*Fortschr Rontgenstr* 1997, 167: 418-424.

[66] Bartels LW, Bos C, van Der Weide R, et al. Placement of an inferior vena cava filter in a pig guided by high-resolution MR fluoroscopy at 1.5 T.*J Magn Reson Imaging* 2000, 12: 599-605.

[67] Frahm C,Gehl HB,Lorch H,et al.MR-guided placement of a temporary vena cava filter: technique and feasibility.*J Magn Reson Imaging* 1998, 8: 105-109.

[68] Bücker A,Neuerburg JM,Adam G,et al.Real-time MR guidance for inferior vena cava filter placement. *J Vasc Interv Radiol* 2001, 12: 753-756.

[69] Muller MF, Siewert B, Stokes KR, et al.MR angiographic guidance for transjugular intrahepatic portosystemic shunt procedures.*J Magn Reson Imaging* 1994, 4: 145-150.

[70] Kee ST, Rhee JS, Butts K, et al.MR-guided transjugular portosystemic shunt placement in a swine model.*J Vasc Interv Radiol* 1999, 10: 529-535.

[71] Bücker A, Neuerburg JM, Adam GB, et al. MR-guidance of TIPS procedures performed at 1.5 T.*Eur Radiol* 2000, 10 (Suppl 1): 171.

[72] Serfaty JM, Yang X, Aksit P, et al.Toward MRI-guided coronary catheterization: visualization of guiding catheters, guidewires, and anatomy in real time.*J Magn Reson Imaging* 2000, 12: 590-594.

[73] Lardo AC, McVeigh ER, Jumrussirikul P, et al.Visualization and temporal/spatial characterization of cardiac radiofrequency ablation lesions using magnetic resonance imaging.*Circulation* 2000, 102: 698-705.

[74] Bücker A, Adam G, Neuerburg J, et al.Coil embolisation of renal arteries under real-time MR control exploiting radial k-space filling: *in vivo* animal experiments.In : *Proceedings of the International Society of Magnetic Resonance in Medicine* 2000: 1 316.

[75] Strother CM, Unal O, Frayne R, et al. Endovascular treatment of experimental canine aneurysms : feasibility with MR imaging guidance.*Radiology* 2000, 215: 516-519.

[76] Bücker A, Grabitz R, Spuentrup E, et al.MR-guided placement of an atrial septal closure device in an animal model.*Circulation* 2000 (*in press*).

[77] Spuentrup E, Ruebben A, Schaeffter T, et al. MR-guided coronary stent placement in a pig model. *Circulation* 2002, 105: 874-879.